U0930584

吴阶平医学基金会资助项目

药物毒性诊断病理学

Diagnostic Pathology of Drug Toxicity

主编　张惠铭　姚大林

科 学 出 版 社
北 京

内容简介

本书介绍了实验动物主要器官和组织发生的自发性、药物引起的毒性组织病理病变，主要包括心血管系统、呼吸系统、消化系统、泌尿系统、生殖系统、造血淋巴系统、内分泌系统、皮肤及附属器、神经系统、眼、骨关节肌肉等在内的自发性和毒性改变，也包括部分疾病动物模型的病理变化，着重介绍了诊断和鉴别诊断的方法，内有1800余张高质量病理图片。本书写的是病理形态的内容，看的是有特色的病理图片，分析的是病变之间的关系，联系的是临床病理生理的变化数据指标，重点解决的是病理诊断和鉴别诊断的标准问题。

本书主要面向毒性病理学工作者，从事药物毒理学研究、新药研发、药品法规监管机构审评专家，以及医学、药学及兽医院校的师生。

图书在版编目（CIP）数据

药物毒性诊断病理学 / 张惠铭，姚大林主编．— 北京：科学出版社，2021.5
ISBN 978-7-03-066514-0

Ⅰ．①药…　Ⅱ．①张…②姚…　Ⅲ．①毒性－病理学　Ⅳ．①R99

中国版本图书馆 CIP 数据核字（2020）第 206057 号

责任编辑：李　玫 / 责任校对：张　娟
责任印制：赵　博 / 封面设计：龙　岩

版权所有，违者必究，未经本社许可，数字图书馆不得使用

科学出版社出版
北京东黄城根北街16号
邮政编码：100717
http://www.sciencep.com

三河市春园印刷有限公司印刷

科学出版社发行　各地新华书店经销

*

2021年5月第　一　版　开本：889×1194　1/16
2021年5月第一次印刷　印张：40 1/4
字数：1 130 000

定价：498.00 元

（如有印装质量问题，我社负责调换）

编著者名单

主　编　张惠铭　姚大林

副主编　左从林　王和枚　广内康彦

编著者　（以姓氏笔画为序）

广内康彦　王贝贝　王和枚　尹　君
左从林　孙维梁　杜　牧　吴文玉
何亚男　宋良文　张　蕊　张伟娟
张惠铭　姚大林　郭　静　郭　慧
郭卯戊　廖启超　潘　琳

主编简介

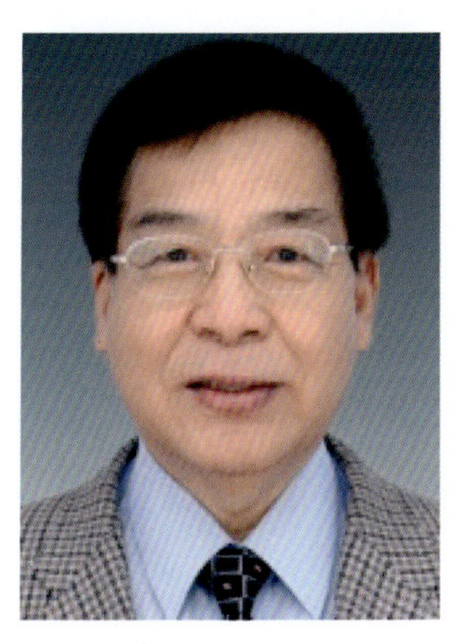

张惠铭　北京昭衍新药研究中心股份有限公司资深病理学家，教授。1975年毕业于吉林医科大学（现吉林大学白求恩医学部），后获日本北里大学病理学博士学位。1990年任北京中日友好医院病理科副主任，《诊断病理学杂志》编委。1995年赴美国俄亥俄州立大学病理系从事肿瘤病理学研究，2005年转任密歇根大学外科肿瘤免疫治疗研究所资深研究员。2007年任上海思博学院卫生技术与护理学院副院长，负责基础教育工作，病理学被评为2010年上海高校市级精品课程。2013年任职北京昭衍新药研究中心股份有限公司，负责毒性病理学诊断和审核工作，并任昭衍科学委员会主席，参与“十二五”国际化创新药物安全性评价技术平台建设。长期从事病理学工作，医学及病理学基础扎实，具有丰富的临床病理学、实验病理学、毒性病理学工作经验及病理学教学工作经验，编写出版了多部病理学专著，发表了多篇融汇病理学、毒理学及临床医学的毒性病理学文章，作为审评专家参与国家药品监督管理局药品审评中心的新药审评工作。

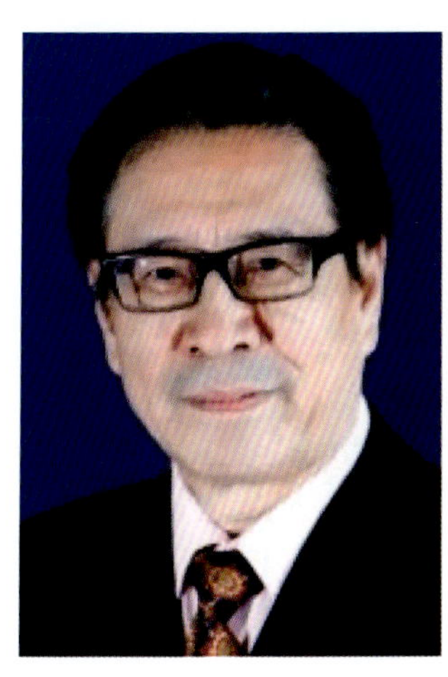

姚大林　北京昭衍新药研究中心股份有限公司首席科学家、资深副总裁。国家药品监督管理局药品审评中心新药审评专家和国家药品监督管理局药物非临床研究质量管理规范法规顾问。毕业于白求恩医科大学（现吉林大学白求恩医学部），获医学硕士（心血管病理）和医学博士（神经病理）学位。早年国内职场生涯为临床及病理医师和医科大学教师。1990年任美国国立卫生研究院神经与中风疾病研究所特聘科学家，从事神经系统脱髓鞘疾病分子病理学和实验治疗研究，之后加入美国某医药企业担任药理毒理部科学家，负责新药研发的药理毒理学研究工作。1999年在美国联邦政府食品药品监督管理局药品审评中心代谢与内分泌药品部担任药理毒理学审评员，从事新药申请的药理毒理学审评、审批工作。2008年在该中心法规办公室科学调查处任职，负责美国及国际相关研究机构的GLP/BE法规现场检查及评审。2012年加盟北京昭衍新药研究中心股份有限公司。

副主编简介

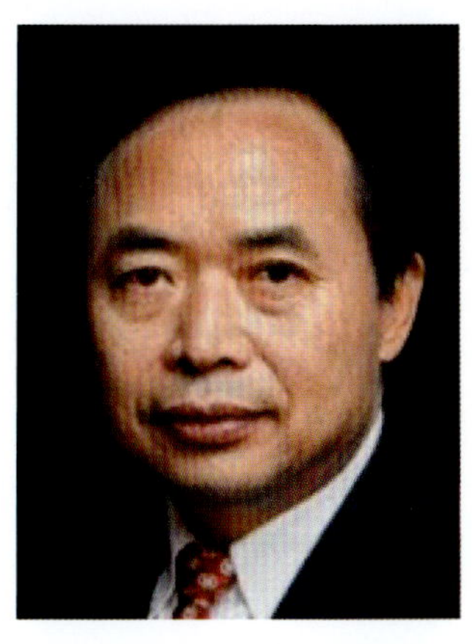

左从林　北京昭衍新药研究中心股份有限公司副董事长，为该公司创始人之一。国家药品监督管理局药品审评中心新药审评专家和国家药品监督管理局药物非临床研究质量管理规范检查专家。毕业于第三军医大学医学专业，获军事医学科学院毒性病理学硕士学位，曾于北京协和医院病理科进修学习。从事药物毒理学及毒性病理学工作25年，专注于新药研发的临床前安全性评价及药物非临床研究质量管理规范法规领域，直接参与了数百个新药临床前安全性评价的毒理及毒性病理学工作。主持国家“重大新药创制”科技重大专项药物安全评价技术平台建设工作。

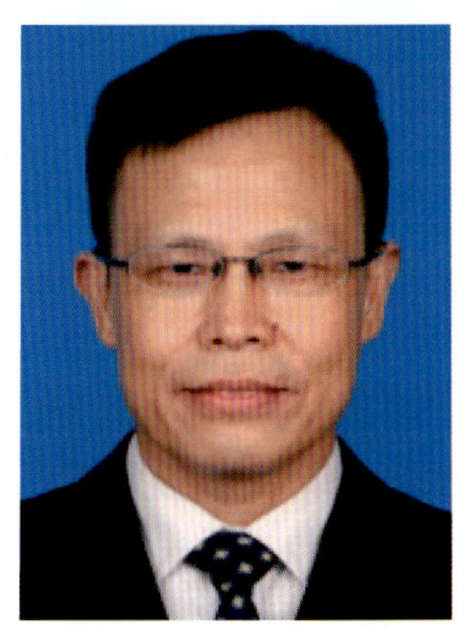

王和枚　北京昭衍新药研究中心股份有限公司病理部高级总监。毕业于华中科技大学同济医学院，法医病理学硕士；2002年毕业于军事医学科学院，获卫生毒理学博士学位；2006～2008年在德国美因茨约翰内斯·古腾堡大学医学中心进行博士后研究。曾任国家新药安全评价研究中心副主任兼病理部部长。从事毒性病理学工作二十余年，为中国畜牧兽医学会兽医病理学分会首批认证病理学家、美国毒性病理学会及欧洲毒性病理学会资深会员、国家药品监督管理局药品审评中心新药审评专家和国家药品监督管理局药物非临床研究质量管理规范检查专家。

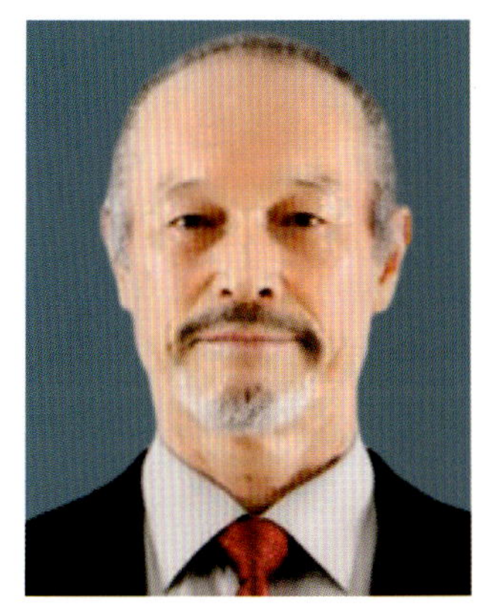

广内康彦　北京昭衍新药研究中心股份有限公司资深病理学家，日本毒性病理学资格认证专家，从事实验动物病理学及毒性病理研究工作近40年。1978年日本安评中心（An-Pyo Center）初创时，率先建立了病理实验室，完成了全套毒性病理学体系建设及大、小鼠长期毒性实验及致癌实验的病理诊断工作；在致癌性研究的病理诊断和多种疾病动物模型如动脉粥样硬化、脑梗死、帕金森病等病理研究中颇有建树。加盟昭衍新药研究中心股份有限公司后大力推进我国，乃至国际的先进毒性病理学技术，培养后辈，为我国毒性病理学学科发展做出了贡献。

序 1

药物临床前安全性评价是新药研发的关键环节之一，药物毒性病理学变化的观测和诊断是其主要内容，关乎疾病预后和患者性命。生命至上，科学第一。科学地认识药物毒性表现，准确评估和正确诊断药物毒性病理变化，需要有系统的诊断病理学知识和经验。这就需要一部《药物毒性诊断病理学》作为药物毒性评价“金标准”的重要参考书。

药物毒性病理变化在动物和人体既有相似性，也有不同之处。病理变化本身又是动态的、异质性的。所以，我们在学习药物毒性诊断病理学知识、实践药物毒性病理变化的观察和诊断时，要特别注重科学性与灵活性，实事求是，客观准确，不可片面和武断。有的药物在人体显示的毒性病理变化可能就是在被临床前安全评价时忽略了。

药物种类的多样性和毒理的复杂性使得其毒性病理变化诊断更具挑战性。仔细观测、认真记录、分析总结、不断提高，并开展深入研究，是发展药物毒性诊断病理学的关键路径。针对化学药和生物药等众多药物可能毒性，利用越来越多的先进检测技术，从宏观到微观、从组织到组学、从观察到测定、从定性到定量、从形态到信息、从人工到智能的评估分析，多维度和跨尺度地整合评估毒性病理变化，是未来这一领域的必然发展趋势。我们需要努力提升诊断病理学的技术水平。这也是“健康中国”计划的重要需求之一。

在疫情肆虐之时，没有一款针对新型冠状病毒肺炎（COVID-19）特效药物问世，让我们深深体会到药物研发的价值。面对重大新突发传染病，快速研发药物需要科学的评估药物毒性。实践再次证明，传统病理学技术到分子病理诊断都具有不可替代的作用，包括COVID-19在内的重大传染病救治和防控措施需要全面、正确的病理诊断和发病机制的认识。

在武汉抗疫之际，恰逢昭衍临床研究团队一行十余人奔赴武汉，而且与我住在同一个宾馆。他们年轻而富有朝气，在大疫之前逆向而行、毫不退缩。他们特地从北京拉来一整车病理仪器支援我们在火神山医院开展尸检病理工作，让我很感动。我们2020年2月8日到达武汉开展尸检病理诊断和研究工作，整整一年过去了。在党和政府的领导下，经过全国人民奋力拼搏，新型冠状病毒肺炎疫情得到了控制，但未来的新药研发显得更重要。出版这样一部《药物毒性诊断病理学》病理学专著，期望能够提升我国新药评价水平，为“健康中国”发展战略贡献一份力量。

卞修武
中国科学院院士
陆军军医大学西南医院病理科主任
2021年2月8日

序 2

毒性病理学是研究毒性物质诱发细胞、组织器官结构和功能改变的一门医学科学。毒性病理学的重要使命之一是在药物临床前毒性实验中提供病理诊断，即利用动物实验对新药进行安全评价。由于病理诊断能够解释毒性损伤的原因、损伤机制、损伤细胞和组织的形态改变及代谢特征，因此动物病理诊断和人类疾病的病理诊断一样，也被视为毒理评价和诊断的“金标准”。

我国毒性病理学研究起步较晚，大概是在2000年以后随着新药研发和安全评价工作在我国逐渐开展而兴起的一项专门的学科和业务，但在短短十余年间，我国已形成了一支日益壮大的毒性病理学工作者队伍，科学研究和诊断水平不断提高，令人欣慰。近年来部分毒性病理学工作者翻译出版了多部国外毒性病理研究的原著、图谱及相关书籍，为一线毒性病理工作者提供了有用的工具书，但是在国内尚缺乏这方面的专著。北京昭衍新药研究中心股份有限公司病理部的同仁们编辑出版的这本《药物毒性诊断病理学》，应该是国内第一部诊断毒性病理研究的专著。

主编张惠铭教授早年毕业于吉林医科大学（现为吉林大学白求恩医学部），其后获得该校病理学硕士学位和日本北里大学医学部病理学博士学位，曾在美国俄亥俄州立大学病理系和密歇根大学外科肿瘤免疫治疗研究所工作多年。张惠铭教授长期工作在病理学的教学、科研、尸检和外科病理诊断第一线，积累了丰厚的病理学理论与实践经验，是科班出身的人类疾病病理学专家。2013年，张惠铭教授加入了我国新药研究和安全评价的著名企业——北京昭衍新药研发中心股份有限公司，在过去的8年间，他将自己在人类病理学工作中积累的理论基础和实践经验，成功地融汇到毒性病理学诊断和研究中，取得了优异的成绩，本书的出版便是一个见证。

《药物毒性诊断病理学》一书最大的特点，即写的是病理形态的内容，看的是有特色的病理图片，分析的是病变之间的关系，联系的是临床病理生理的变化数据指标，重点解决的是病理诊断和鉴别诊断的标准问题。书中使用的毒性病理案例和病理图片都是他们在实践工作中积累而成，这一点尤为可贵。本书的出版为国内从事新药安全评价毒性病理诊断和研究、从事人类疾病实验病理研究的工作者提供了方便实用的参考书。同时，本书的出版填补了我国药物毒性病理学术界原著参考书的空白。

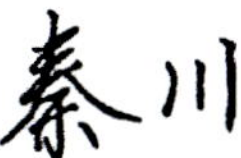

中国兽医病理学家/实验动物病理学家
北京协和医学院病理学系终身教授
中国实验动物学会理事长
2020年12月

前言

2013年，北京昭衍新药研究中心股份有限公司（以下简称昭衍）承担的“十二五”“国际化创新药物安全性评价技术平台建设”顺利结题，又承担了“十三五”“创新药物非临床安全评价关键技术研究”新课题。在专项的支持下昭衍的药物安全性评价技术能力得到了质的提升，最突出的表现是由昭衍评价的大量的新药毒理报告被美国食品药品监督管理局及其他国家药品审评机构接受并支持在该国的产品注册，其中也包含大量的毒性病理学报告。在总结平台成果时，重大专项课题负责人、昭衍总经理左从林研究员、首席科学家姚大林博士和我一致认为，作为国家支持的平台应与业界同仁分享平台建设成果，应该将其编撰成册。可当我们真的开始做编书计划时，才发现这是一项十分浩大的工程，需要筛选出许多有价值的资料，需要很多平时就已满负荷工作的病理工作者的参与！然而，船已开，箭上弦，只有勇往直前。

我国于2003年开始实施药物非临床研究质量管理规范，标志着我国开始了规范的药物安全性评价工作。在过去的17年里，我国的药物安全性评价能力取得了飞速进步，基本与国际接轨，在支持创新药物的安全性评价技术体系中，毒性病理学虽然也取得了长足的进步，但相对较为薄弱，这与我国毒性病理学人才培养体系不成熟、从业人员资历浅、经验不足有关。近年来我国药物毒性病理学家们力求改变现状，翻译了多部毒性病理学著作和图谱，为广大毒性病理工作者提供了学习的便利，但缺乏一本理论与实践相结合、以实际研究资料为基础、以诊断为目的的毒性病理学参考书。昭衍成立于1995年，积累了超过3000份的毒性病理学研究报告，特别是近10年与国际同行开展大量的毒性病理学研究合作，积累了丰富的毒性病理学背景及药物毒性病变数据，培养了一支富有经验的毒性病理学技术队伍，同时也拥有国际化的专家支持队伍，为编写《药物毒性诊断病理学》打下了坚实的基础，也使得为我国毒性病理学做些绵薄贡献的愿望得以实现。

本书重点是为毒性病理诊断和鉴别诊断提供支持材料，本书写的是病理形态的内容，看的是有特色的病理图片，分析的是病变之间的关系，联系的是临床病理生理的变化，而不用过多文字介绍药理学机制。本书内容安排力求兼顾毒性病理学常见病变及系统性，全书共16章，包括实验动物的主要器官和组织发生的自发性和药物引起的毒性病变，也包括部分疾病动物模型的病理变化，以补充药物引起的病变信息不足。本书引用的1800余张病理图片主要来自昭衍实验室二十余年积累的病理数据库（使用滨松切片扫描仪C10730拍摄），以期给读者补充实实在在的新信息，对于少数我们缺少的病理图片，引用了文献并加以标注，在此对原著者一并表达衷心的感谢。本书主要面向国内毒性病理学工作者，也希望对从事药物毒理学研究、新药研发、药品法规监管机构审评专家，以及医学、药学及兽医院校的师生和同仁有所帮助。

本书编写工作历时8年，昭衍的病理团队为此付出了巨大的努力。在此，特别感谢昭衍每天工作在一线的病理专题负责人，他们翔实的观察和记录成就了本书；感谢昭衍北京和苏州两地病理技术主管何则、杨月琴、周敏，以及两地病理部的每一位病理技师，是他们的辛勤工作、日积月累才有了大量内容丰富和高质量的切片素材；感谢昭衍毒理部、药理部、分析部和动物部的同仁们，是他们高质量、合规地实施药物非临床研究质量管理规范试验才能有合格的病理数据；感谢本书编委会秘书组赵蕾、陈慧洋、赵荣臻、肖瑶等的辛苦校对和文献整理工作；感谢以冯宇霞董事长为首的昭衍领导核心对我们编书工作的全力支持。本书的编写也得到国内外业界专家的大力支持，英国的廖启超（Kai Chiu Liu）博士和日本的广内康彦（Yasuhiko Hirouchi）博士分别参与了部分章节的编写工作；北京中日友好医院的潘琳、孙维梁和郭静参与了内分泌部分章节的编写；国际著名毒性病理学家、美国毒性病理学会的Robert Garman博士、Robert Maronpot博士和Ingrid Pardo博士慷慨惠赠多幅典型病变照片等素材，对本书的写作和出版给予了无私的帮助。

感谢吴阶平医学基金会对本书的出版给予的鼓励和支持，2020年1月9日，吴阶平医学基金会病理学部在北京召开了新闻发布会，本书的编写出版是其2020年资助的重点项目之一。卞修武院士为本书的编写给予了指导，并撰写了序言。

特别感谢科学出版社对我们工作的信任和支持，能在科学出版社出版此书是我们的荣幸，也彰显了科学出版社对我国药物创新及毒性病理学科发展的担当和远见卓识。

由于我们的能力和业务水平有限，难免存在不足之处，敬请各位同仁不吝赐教，以帮助我们提高及再版时修正，若能如此，实为幸事。正是：

一朝付刊喜心田，八年耕耘果满园。

立誓积木攒文本，废寝忘食弃休闲。

花开朵朵有特色，毒性病理解疑难。

虽知科学深如海，愿将微力助同贤。

教授

2021年1月

目 录

第一章

毒性病理学诊断的理论与实践

毒性病理学是医学学科之一，是将病理学的专业实践应用于毒理学研究中，以探讨化学物质、生物物质或其他环境因子对人体、动物或环境所产生的影响的学科[1]。因此，也可以说毒性病理学是病理学和毒理学的综合学科。人体病理学或兽医病理学（这里指解剖病理学，包括活体组织检查和尸检）都是以诊断为基本目的，从而研究人类或动物疾病的致病因素（病因）、发病机制、器官和系统的功能变化，其基本手段是观察和研究疾病状态下组织和细胞的形态学改变及其与功能障碍的相关性和预后等。

在兽医诊断实验室中，毒性病理学归属兽医病理学范畴，是诊断和预防动物自发或化学品所导致的疾病的核心学科。人们已认识到化学损伤诱导的疾病模型意义重大，因为通过这类模型可以获得毒性损伤变化的重要数据及了解其毒性机制。众所周知的多年前我国发生的三聚氰胺（melamine）污染奶粉事件，以及出口到美国的宠物食品中含氰尿酸（cyanuric acid）导致大批猫和犬急性肾毒性死亡事件，就是通过兽医病理学诊断而发现和确定的，从而使人们充分认识到三聚氰胺的肾毒性作用[2]。

与人体病理学和普通兽医病理学不同的是，药物毒性病理学服务于新药研发，尤其重要的是针对全新分子体（new molecular entity，NME）的毒性研究。其研究对象主要是各种实验动物，在给予不同剂量药物的情况下，从组织病理学和细胞病理学水平（有时也包括免疫病理学和分子病理学）方面，以空白组或辅料对照组动物为参照，剖检后对全身各器官、系统进行详尽的肉眼及显微镜检查，观察和发现药物毒性所致的器官组织结构和细胞形态改变。结合动物生前临床表现、临床病理和其他功能检查资料，综合判断有无毒性病变、严重程度、毒性靶器官（target organ）、非靶毒性及病变是否可恢复（reversibility），从而推断出最大无毒性反应剂量（no observed adverse effect level，NOAEL），为药物毒理学研究提供病理形态学依据，进而为确保药物临床试验时的人体安全性提供有力支持，并针对可能产生的毒性制订临床监测和防范预案，以规避可能发生的风险，故这类研究也称药物非临床安全性评价（nonclinical safety assessment）。尽管评估药物安全性的某些体外毒性研究（in vitro study）有时也会应用病理学手段，至少到目前为止所占比例很小，故本书将重点讨论体内毒性研究（in vivo study）的病理诊断。简言之，毒性病理学同毒理学研究一样，其核心目的就是为新药研发进行危害识别（hazard identification）和风险评估（risk assessment）。

从技术实施的角度，用于支持临床人体试验及药物上市申请的非临床安全性研究受到所在地区、国家和国际的严格法规监管，均需在符合药物非临床研究质量管理规范（Good Laboratory Practice，GLP）的条件下进行。无论是地区性的法规文件还是国际协调组织［如人用药品注册技术要求国际协调会议（International Council for Harmonization，ICH）］的法规文件，从本质上讲，大多都提供了有关实验设计、实施和研究报告等非常有用的信息，而且这些内容基本上是一致的[3]。在法规要求的各类药物毒性研究实验中，除某些特殊项目外，无论是一般毒理研究中的急性、亚急性或亚慢性毒性，还是长期给药的慢性毒性实验，以及致癌性实验和生殖发育毒理等研究，作为药物非临床安全性评价研究领域中最重要和最基本学科之一的毒性病理学，都是不可或缺的毒性评估终极手段，或称为“金标准”，通常会起到“一锤定音”的关键作用。我国GLP的实施和毒性病理学学科的建立及起步较晚，与美国、日本、欧洲等发达国家和地区差距较大，在一定程度上制约了我国新药研发的质量与进步[4]。在缺乏新药研发实业的年代，我国没有专业的毒性病理学学科。那时对以仿制药为主的制药工业的非临床毒性评价，即使做些简单的毒理实验，也基本依赖于为数不多的兽医病理学家，有时也依赖人体病理学家，相关院校的毒性病理学教材和教学体系基本缺如。但近20年来，新药研发实业在我国蓬勃兴起，临床前及药物进入临床试验后的非临床安全性研究，尤其是涉及确保人体安全性为目的的GLP毒性实验的需求与日俱增，这些都为新药研发企业、以药物GLP安全性评价为主营业务的外包合同研究机构（Contract Research Organization，CRO），以及政府和学术研究机构的毒性病理学家带来了极大的挑战。自我国创新药非临床评价引入国际公认的GLP法规以来，在毒性病理诊断专业人才不足、经验相对缺乏的情况下，以众多非临床CRO的GLP实验室为核心的工业领域或政府安全性评价机构，承担了绝大部分新药研发GLP毒理实验研究的毒性病理诊断和评价工作。在驻华跨国药企及许多海归病理学专家，尤其是多位拥有美国兽医病理学家学会（American College of Veterinary Pathologist，ACVP）认证资质的外籍专家们的大力推动和指导下，我国为新药安全性评价服务的毒性病理诊断水平有了快速提高和长足进步。我国毒性病理学专业民间学术团体组织的全国性或地区性的各类学术活动、与外国病理学专家的频繁业务交流、许多学科带头人和专家们通过著述传授其知识和经验[5-8]，以及许多中文专业书籍（尽管多为译著）近年来相继问世[9-22]，对促进年轻毒性病理学家的成长和推动我国药物毒性病理学事业的发展做出了重要贡献。

有学者总结了近年来我国药物GLP安全性评价研究中毒性病理学存在的问题和原因，如病理诊断标准不规范、缺少病理学检查技术规程、实验动物病理学研究薄弱等，并提出了解决这些问题的对策，如建立实验动物毒性病理数据库、开展比较组织学和自发病变的研究、制订毒性病理诊断标准等。由于准确、客观的毒性病理诊断是新药安全性评价的核心和关键，对从业的毒性病理学家，尤其是经验和诊断水平尚待提高的青年毒性病理工作者们提出了更紧迫和更高的要求。在科学飞速发展的今天，要求我们利用传统的临床及解剖病理学技术，结合当代分子和细胞生物学新技术，将毒性病理学整合到药物对人体暴露后的危害识别和风险评估任务中。

毒性病理诊断和医学、药学领域的其他专业一样，需要融合多学科、多专业、多领域的知识，包括且不限于兽医基础医学中的解剖学、生理学、免疫学、组织胚胎学、毒理学、药理学及各系统疾病的兽医临床医学，才能对所观察到的组织形态学改变进行综合分析和判断，尤其是对于不同种属、不同品系，甚至不同年龄、性别的实验动物，要在自发和偶发背景病变（包括组织学人工改变）与真正的药物毒性作用引起的改变之间，做出客观准确的鉴别诊断和评估，这就要求毒性病理学家全面掌握所有的相关知识，包括药物的已知毒性作用。总之，毒性病理学家至少要有兽医科学或相关领域的教育背景，拥有合格的专业资质，受过合适的毒性病理学诊断的训练，具备相应的能力和经验，才能对所观察到的组织病理学改变进行评估、描述和解释，并应用特定的和适当的术语予以诊断并撰写报告（详见本章第二节）。此外，组织技术规程的执行和操作，对能否制作出优质的组织切片和取得准确的毒性病理诊断结果起到至关重要的作用，因此将毒性病理诊断称为一个系统工程毫不为过。从动物尸体剖检、肉眼大体检查、脏器称重，到组织固定、取材切块包埋、切片染色、镜下观察乃至特殊染色的应用，任何一个步骤的疏忽或失误，都可能为正确诊断和评估带来障碍甚至造成无法挽回的损失。由于篇幅所限，本章仅就组织病理学技术规程（包括剖检、标本取材、组织学技术）、组织病理学检查和评估（包括人员资质、阅片程序、名词、术语及病变程度分级）、组织病理学报告撰写及常见问题的分析与解释，以及同行评议及病理学工作组的意义和具体实施予以概述。

毒性病理学将在甚至已经在很大程度上继续受益于诸多科学学科不断进步的成果。对于毒性病理学尤其重要的是，越来越多的分子方法提供了更多深入了解毒性病理学的途径。毒性代谢动力学可视化的体内成像技术、人工智能和更强大的计算机技术的飞速发展，有望在一定程度上实现自动化形态学诊断。在可预见的将来，尽管动物体内研究不可能被计算机和体外研究彻底替代，但通过生物标志物的研究（包括短期的毒理基因组学研究），为新方法的应用带来了新的希望。无论如何，传统毒性病理学依然重要，同时对新方法的验证也是不可或缺的。

第一节　毒性病理学技术规程

一、动物剖检

实验动物生存期给药结束后，要对其执行安乐死并准备剖检。这是生产组织病理学报告数据的起始点，也是动物存活期研究（in-life study）和尸体解剖研究（post mortem study）的分界线。由于动物剖检（necropsy）过程是整个药物毒性研究和病理诊断非常关键的第一步，且与其他实验室检测技术不同，在剖检过程中，如果操作过程出现错误，无论是忽略了大体病变观察、器官称重，还是忘记了采集某个组织，都无法重复，成为不可弥补的永久性损失。因此，应由训练有素和富有经验的病理技术人员从事此项工作，并由资深技术人员或专题病理负责人现场监察，负责确认大体所见描述的准确性和资料记录的完整性。在计算机化数据收集系统已经普及的今天，这些资料在剖检现场应完整准确地录入计算机系统[23]。由于毒性病理学家主要依赖病理技术人员进行剖检及大体病变观察，为使剖检过程按照统一、有序、严谨、高标准的要求进行，不放过肉眼可见的任何异常组织变化或病变，培训成熟、富有经验的病理技术人员是重中之重[24]。

关于安乐死所用方法和药品，目前业界基本遵循美国兽医病理学家学会和国际实验动物评估和认可委员会（Association for Assessment and Accreditation of Laboratory Animal Care，AAALAC）关于执行安乐死的指导性建议，其基本宗旨是在抓取和安乐死过程中尽可能减少动物的疼痛或恐惧，这不仅是人道伦理的要求，同时也可避免因应激造成的某些器官的人工改变。通常，吸入性或非吸入性药物处死优于诸如断头等物理方法[25]。虽然采用哪种安乐死的方法和药品取决于实验方案和动物种属，但所用安乐死方法都应有相应的标准操作规程（standard operating procedure，SOP），并经机构动物护理和使用委员会（Institutional Animal Care and Use Committee，IACUC）批准。为减少和防止尸体组织自溶，以及人工改变，应尽量缩短处死和解剖的时间间隔，时间越长，器官重量和组织学形态变化就越大。有学者统计，从剖检延迟25分钟开始，就会导致肝绝对重量或相对于体重重量明显增加，并产生镜下肝细胞空泡变[26]，因此建议解剖应在安乐死后5分钟内开始，而剖检时间不应超过20分钟。表1-1列举了常用的安乐死方法和药剂，仅供参考[27]。

GLP实验室对剖检操作人员在技术操作和法规依从性方面一般都有具体要求，首先是要严格遵循相关的SOP；同时在剖检开始之前，应熟悉该项目实验方案对剖检的具体要求，了解需要采集哪些器官和组织，以及对标本固定方法有无特殊要求。解剖室内应备有该项研究的实验方案及与剖检相关的SOP，可供剖检操作人员随时参考。解剖室应配备合适的血液及标本存储容器，并附有相应动物准确的ID标签，以免个体间或实验组间混淆。技术人员事先应清楚地了解所要剖检的动物在存活期出现的临床表现，如眼科发现、胃肠道症状、皮肤变化、神经系统症状等，以便在解剖时对相应器官、系统予以特殊关注，以期发现肉眼改变与临床表现是否存在关联。

表1-1 常用的安乐死方法与化学剂

方法	化学剂
窒息	二氧化碳
麻醉	异氟烷 戊巴比妥钠 甲氧氟烷 氟烷 氯仿
颈椎脱位（拉断）	
断头（斩首）	

从事剖检的病理技师应受过专门训练，熟悉不同种属、品系、年龄、性别的实验动物的解剖学及正常组织器官的肉眼性状，包括大小、颜色、重量、均一性及实质器官的切面特征。应遵循已经发表和公认的实验动物剖检指导原则进行操作[28, 29]。对同一研究专题所有动物的解剖操作要以统一和一致的方式进行，以便从不同组别动物中尽可能获取一致和全面的信息，尤其是对啮齿动物的剖检，由于同时要对很大数量的动物进行解剖，这就要求对不同组别的动物进行剖检的先后顺序加以合理安排，以保障组间的一致性。

剖检时应在足够的光照下对器官和组织进行详细、彻底的肉眼检查。准确描述并记录大体病变是剖检工作的重要一环，因为大体所见将对后续的标本取材和切块起指导作用。粗略识别、记录并采集大体病变对于那些实验方案中未包括的组织器官尤其重要，如胸、腹、盆腔，颅腔等，否则将无法进行显微镜检查。应采用通行的描述性术语来确切记录大体所见的异常发现、位置、数量、大小、颜色、质地、色泽一致性、分布及任何特殊的表征性病变。解剖过程中拿取脏器标本需格外谨慎，避免对组织造成指压、碾碎或器械损伤，否则极易造成标本的人工改变，混淆实验结果和（或）结论。自来水冲洗有时会造成人工假象，故解剖中可用生理盐水冲洗标本或保持组织湿润。既要尽量缩短操作时间以避免组织自溶（尤其是消化管和某些消化腺），同时也要确保对所有组织进行彻底检查和准确记录，不仅要避免匆忙中遗漏某些不易察觉的微小改变，更要避免丢失组织标本。在记录大体病变时应使用描述性术语，避免使用先入为主的特定诊断性名词。建议参考Frame和Mann提供的记录大体病变时常用的描述性术语（表1-2）。

表1-2 描述大体病变的内容和常用术语

位置	数目	性状	特殊征象
皮肤（cutaneous）	单个（single）	脆弱、易碎（brittle）	区域（area）
皮下（subcutaneous）	2个（two）	干酪样（caseous）	粘连（adhesion）
腹膜（peritoneal）	4个（four）	纤维素性（fibrinous）	局限的（circumscribed）
腹部（abdominal）	多于x个（greater than x）	坚实（firm）	压低的（depressed）
胸部（thoracic）	多个（multiple）	易碎（friable）	扩张的（distended）
颅部（cranial）	尺寸（size）	波动的（fluctuant）	平坦的（flat）

续表

位置	数目	性状	特殊征象
骶（sacral）	小的（small）	胶状的（gelatinous）	不规则的（irregular）
腰（lumbar）	增大的（enlarged）	颗粒状（granular）	分层的（layered）
颈（cervical）	尺寸增大（increased in size）	油腻的（greasy）	线状、直线的（linear）
腋（axillary）	尺寸缩小（decreased in size）	沙砾的（gritty）	分叶状（lobulated）
鼠蹊（inguinal）	确切度量（exact measurement）	硬的（hard）	斑点、模糊（macule）
特定部位	**颜色**	黏液状（mucoid）	团块（mass）
腹侧（ventral）	黑（black）	油滑的（oily）	结节（nodule）
背侧（dorsal）	蓝（blue）	粗糙的（rough）	椭圆度（oval）
侧面（lateral）	褐（brown）	有弹力的（rubbery）	乳头状（papillary）
内侧（medial）	清晰（clear）	鳞样的（scaly）	丘疹（papule）
远端（distal）	浑浊（cloudy）	柔软的（soft）	有蒂的（pedunculated）
近端（proximal）	晦暗（dark）	薄（thin）	穿孔、有孔的（perforated）
深部（deep）	绿（green）	黏的（viscous）	有凹痕的（pitted）
门部（hilus）	灰（grey）	水样、稀薄（watery）	斑块（plaque）
壁（wall）	杂色、斑驳（mottled）	**分布**	多倍体（polypoid）
腔（lumen）	不透明（opaque）	局部（focal）	显著的（prominent）
黏膜（mucosa）	苍白（pale）	多灶（multifocal）	脐形的（umbilicated）
浅表的（superficial）	粉（pink）	弥漫（diffuse）	凸起的（raised）
浆膜（serosa）	紫（purple）	碎片状（patchy）	圆形的（round）
皮质（cortex）	红（red）	双侧（bilateral）	球形的（spherical）
髓质（medulla）	棕褐（tan）	对称（symmetrical）	
实质（parenchyma）	透明（transparent）	汇合（confluent）	
外周（peripheral）	半透明（translucent）	单侧（unilateral）	
边缘（margin/edge）	白（white）	全叶（all lobes）	
前（anterior）	黄（yellow）	随机、无规律（random）	
后（posterior）			
右（right）			
左（left）			
颅侧（cranial）			
尾侧（caudal）			

此外，剖检者对不同种属动物某些器官的特殊性应有所了解，例如，不同于其他种属，小型猪的胸腺比较特殊，它由心包膜上方衍生到颈部及颌下腺下方，而甲状腺位于颈部胸腺的下方，甲状旁腺则位于颌下腺旁侧的胸腺中[30]。有关皮肤的标本采集，无论是皮肤表面的异常发现还是注射局部的病变，都

应事先做好标记，否则固定后微小病变可能会消退或难以辨认。如有多个不同部位相似的异常发现或注射局部的病变，需把组织取下来放入适当的容器中（如包埋盒），并做好相应部位的标记，以免混淆。对新鲜未固定组织，拿取时要轻柔，如脑组织，未固定时按压极易造成“暗神经元”的人工伪像，因而误诊为神经元变性或坏死（necrosis）；摘取睾丸时，过度挤压会驱使生精细胞脱落而阻塞生精小管管腔，导致误诊或错误解释。现场监察的毒性病理学家或专题负责人（study director，SD）应在识别大体病变时行使指导和确认职能。最后需要强调的是，剖检时应由同一解剖团队的人员对对照组和给药组进行剖检，而且各组动物应随机分配给各解剖者予以解剖。

二、器官称重和组织标本采集

在毒理学研究中，器官重量的评估是化学药、生物药或其他化学品评估中不可或缺的组成部分。器官重量的变化有可能是指示毒性靶器官的敏感指标，但也有可能是发生在没有任何病理形态改变的情况下，尤其是某些小分子化学药的毒性实验，如毒理学研究中常见的一个现象是与细胞色素P450诱导相关的肝重量增加，但并无肝组织学改变。与对照组相比，给药组肝重量增加高达20%，也不一定出现肝细胞形态改变或血清化学改变[31]。同样，在毒理学研究中也常见到与剂量相关的肾重量的变化，但并无肾组织学改变的病理形态学证据[32]。

美国毒性病理学会（Society of Toxicologic Pathology，STP）多年前组织的若干不同专题工作组中，有一个专门调研现行法规指南中关于评估啮齿与非啮齿动物器官重量的小组。大量调查工作的结论是，不同的专业领域，如药品、食品、环境等领域进行毒理学评估研究时，对器官重量变化的意义看法并不一致，在肯定了器官重量改变是毒性研究的表征指示之一的前提下，对于哪个器官重量变化最有意义分歧较大。还有学者认为，器官重量本身发生变化不一定是毒性作用所致，还要结合动物体重变化、供试品的药理学作用、临床病理数据、动物是否禁食及是否被反复抽血检查等因素，全面分析[33]。笔者对后者的看法持赞同意见。总之，在啮齿类6个月重复给药或大动物亚慢性和慢性GLP毒性实验中，器官重量改变有时的确可作为与供试品有无毒性相关作用的指征，尽管此时显微镜下组织学改变可有或可无[34]，当然器官重量改变也有可能与供试品药理作用相关，如减肥药（体重为更重要的药效指标）。

有学者认为，如果在器官称重前放血，可得到更为一致的器官重量测定结果[35]。在器官称重之前，要将附着在脏器上的脂肪组织、血凝块和其他结缔组织剔除干净，并防止组织脱水；成对的器官可以一并称量。对于一些体积较小的器官（如啮齿动物的甲状腺）和新鲜解剖时不易分离附着物的器官（如啮齿动物的前列腺），固定后称重可能会减少新鲜标本拿取不当造成的人工改变；但为了称量的准确性，肾上腺要先摘取称重后再固定。不同实验室称量器官和标本采集清单可能有所不同，STP建议按照美国业界的常规做法，在重复给药7天至1年的GLP一般毒理实验中，称重器官至少要包括肝、肾、心脏、脑、肾上腺和睾丸。同时，不建议在2年啮齿类动物致癌实验或其替代性实验（指6个月或更短期的转基因动物实验）中对器官进行称重。除小鼠外，建议对所有其他种属实验动物的甲状腺和垂体进行称量。啮齿类动物应称量脾和胸腺，非啮齿类动物可酌情而定。在性成熟动物中，称量睾丸重量最有价值（大鼠还应包括附睾和前列腺，但小鼠和非啮齿类应视实际情况而定）；对于雌性啮齿类动物，由于受年龄变化、动情周期的状态及衰老等因素的影响，其生殖器官重量变化比较复杂，会对结果解释造成限制。STP强调，无论何种类型的研究或哪种器官，都必须结合供试品类别、作用机制及研究的整体数据对器官重量变化予以综合评估[36]，同时建议对需要解释特殊机制的大动物的某些器官，如淋巴结和生殖组织予以称重；对吸入实验中的肺或供试品可能直接产生影响的组织也应称重。目前在国内外常规GLP毒理实验研究中，对下列器官的重量通常都予以称量已成为共识，而其他未包括在内的器官则视情况而定。称重器官清单包括肾上腺、脑、心脏、肾、肝、卵巢、前列腺、垂体、脾、睾丸、胸腺、甲状腺及甲状旁腺。

在动物剖检时采集哪些组织标本，主要依据研究项目的实验方案而定。2000年以前，美国药物毒性病理组织标本采集范围多为业界毒性病理专家们约定俗成的内容，当时欧盟和日本已发布了长期毒性和致癌实验的标准受检组织清单。美国FDA于1999年建议STP成立特别工作组，负责制订受检组织器官的清单。参考欧盟和日本的相关技术文件，STP于2003年推出关于重复给药毒性实验采集组织内容的推荐目录，我国也曾有学者专门推介过该目录并有所补充[37, 38]。目前业界公认，在一个标准的重复给药GLP毒性研究及致癌实验中，每只动物基本采集40种或以上的组织。表1–3所列器官和组织清单（以英文名称首字母为序）包括了STP推荐目录中未包括在内，但国内外药物安全性评价机构目前基本都采集的内容，如子宫颈、股骨、喉、鼻腔、视神经、直肠、颌下及腘窝淋巴结、舌等，此外某些非常规取材的组织也一并列入。

表1–3 重复给药毒性实验及致癌性实验病理标本取材清单*

肾上腺	肝	脊髓
主动脉（胸段）	肺	脾
胸骨及骨髓	乳腺	胃
脑	肠系膜淋巴结	睾丸
盲肠	鼻腔	胸腺
宫颈	视神经	甲状腺
结肠	卵巢	舌
十二指肠	胰腺	气管
附睾	甲状旁腺	膀胱
食管	周围神经（坐骨神经）	子宫
眼球	垂体	阴道
股骨	腘窝淋巴结	
胆囊	前列腺	清单以外非常规组织：
哈德腺	直肠	大体病变
心脏	唾液腺（腮腺、舌下腺、颌下腺）	组织包块
回肠	精囊	注射给药部位组织
空肠	骨骼肌	种属或品系特殊性组织
肾	皮肤	已知的靶组织
喉		

*清单基本适用于所有种属动物；适用于支持首次用于人体药物临床前安全性评价的重复给药GLP毒理实验方案

除该清单以外还有哪些非常规组织需要采集，主要取决于给药途径（如皮下注射、肌内注射或静脉注射，玻璃体内注射或视网膜下注射，吸入给药或皮肤局部涂抹等），肉眼发现的肿物包块（尤其针对致癌实验），肉眼可见病变的组织和器官，以及某些特殊品系动物（如转基因动物）具有的特殊组织。例如，注射给药局部的组织标本需要采集检查；吸入给药时上呼吸道组织需要采集（鼻腔需多水平取材以观察不同类型上皮对吸入药物反应的组织学改变）；眼科玻璃体内或视网膜下注射时，取材应尽可能包括注射进针部位和给药部位；皮肤涂抹给药时应采集给药局部皮肤组织。

三、组织固定与标本处理

制作高质量并使不同组间动物保持高度一致性的病理标本，对于进行药物毒性病理学评价十分重要，这就要求从剖检开始到组织固定、取材、组织处理及切片染色，充分考虑到如何尽量减少因操作程序引起的组间、个体间差异，保证最终显微镜下观察的“物质基础”的一致性。

（一）固定

组织标本取出后必须及时或尽快浸入固定液中，否则可能会因死后改变而造成误判。一般建议固定液量与组织的比例为10∶1；对较大的实质性脏器，尤其是大动物如犬、猴和猪的脑、肝、肾，应于剖检时称重后，及时切开固定，否则固定液难以渗入组织和细胞。发现死亡或濒死、处死的动物尸体应置于4℃冰箱保存并尽早解剖，以避免和减少因组织自溶导致的诊断困难。

最常见的死后改变为组织自溶。动物一旦死亡，组织自溶过程就已开始，因此，及时剖检和固定对获得清晰准确的组织学图像，避免或减轻人工改变至关重要。影响组织自溶的严重程度的因素有：①从动物死亡到组织固定的时间；②死亡原因；③环境温度及动物的机体状态；④组织中有无细菌存在。

尽量缩短死亡与组织固定之间的时间间隔将会极大减轻组织自溶的程度。解剖工作应在安乐死后5分钟内开始，解剖时长不应超过20分钟，器官和组织称量后应尽快浸泡于固定液中。对濒死动物的处死应尽早进行，以避免因自溶导致组织丧失而无法观察。组织自溶后有利于腐生菌生长，因而在自溶组织切片中通常可见到细菌，且细胞核永远丧失染色性而无法观察[39]。

实际工作中对大多数组织最常应用的固定液为10%中性缓冲福尔马林（neutral buffered formalin，NBF）溶液，其优点是穿透性强，使用方便，价格低廉；缺点是本品为高毒性致突变剂，是啮齿动物吸入性致癌剂，还可导致组织的人工改变，如组织收缩及视网膜剥离，操作时要求通风及对废液进行特殊处理。容器内固定液的量应充足，一般要求为组织容积的10倍量，但如果组织标本制备得合适，标本体积3倍量的固定液即可固定良好。睾丸在固定前不宜切开，主要原因是睾丸生精小管内组织极为柔弱，需要整体固定以保持其组织结构完整性。对睾丸和眼球的固定，目前多主张应用改良的Davidson固定液。该固定液是不同比例的甲醛、乙醇和冰醋酸的混合液，其固定效果优于Bouin液，且对环境污染较小，组织收缩较轻，而目前仍有实验室在应用Bouin液。无论使用哪种固定剂，都会出现一定的人工改变，如福尔马林固定液会导致生殖细胞间彼此收缩，产生一系列人工改变，这些改变可能被误认为空泡，还会导致细胞脱落和生精上皮变性。

固定方法分浸泡固定和灌注固定两种。浸泡固定适用于绝大多数组织，当组织切块厚度不超过5mm时，一般需要24～48小时达到完全固定。较小的组织，如甲状腺、卵巢、肾上腺、淋巴结和胸腺等，应置于小盒内固定，以免丢失。扁平柔软的片状组织，如胆囊、肠道、膀胱等，应平贴于滤纸或纸板上固定，以避免组织扭曲变形。

灌注固定多适用于中空组织，如肺、膀胱等。尤其是肺，由于它既可以是吸入给药也可以是非吸入给药的毒性靶器官，而常规浸泡固定时，肺组织处于萎陷状态，难以观察肺泡组织的细微结构，故经气管灌注为常用的固定方法。固定时切忌压力过大，以免损伤肺泡组织，导致人为的“肺气肿”假象；经血管灌注固定时，如果压力过大可造成血管周围较大空隙而镜下误认为是供试品相关的水肿。尽管可能会产生这些不利影响，但灌流后固定充盈的肺组织显然比浸泡固定萎陷的肺组织形态学上更加清晰，病变更易识别[40]。还有学者在取出肺之前采用钳夹阻闭气道以防止肺萎陷，从而克服了灌注固定可能造成的人工伪像。我们对大鼠肠道也进行灌注固定，不仅减少了自溶的可能性，肠黏膜形态保存也会更好。经血管灌流固定有时也会用到，如有特定要求的神经组织病理检查。骨性组织如胸骨、股骨和鼻甲在固定后，还需应用酸性溶液予以脱钙，方能进行切块、包埋和切片。在啮齿类动物，脑垂体通常随颅底骨原位固定，以避免组织破损，之后再取出切块。甲状腺也与气管和喉一起原位固定。

（二）组织切块

组织切块（trimming）应由受过良好训练的技师操作，操作者应熟悉动物大体解剖，熟悉医学名词术语，了解并理解剖检记录中的大体所见，尤其是疑似病变的区域。切块时操作者应能实时得以接触和阅读实验方案、相关SOP及剖检时的大体观察记录。组织处理的标本小盒内应附有准确清晰的ID标签。

取材切块用以包埋并最终进行镜下检查的组织，是为整个研究项目提供最典型、最有代表性的部位，因此在切块时要细心、细致，对固定好的组织进行进一步的肉眼检查，尤其是剖检时记录有大体病变或异常的器官和组织。由于切块是另一个可能影响组间和动物个体间组织学评价一致性的工序，因此实验方案或SOP所列的所有组织标本都应按统一标准予以切块。所有动物的对应组织应按一致的标准取材，尤其是较大的器官，如肝、肺、脑，应按SOP要求，在相同的部位切取同等数量的组织切块以用于检查。肿物组织取材时应尽量包括少部分邻近的正常组织。一般组织切块厚度不超过3mm，较小的组织可直接包埋。切片时应保证能够显示该组织块的最大平面用于镜检。使用软铅笔做标记，切勿使用墨水笔。啮齿动物脑组织应采用金属制作的切脑模具冠状等距切割成组织片。由于剖检时无法切开脑组织进行检查，故在切块时应对脑标本切面仔细观察，注意有无肉眼可见的异常，如特殊颜色改变、脑室有无扩大等。啮齿动物心脏取材通常采用纵切的方式，以便尽可能包括所有房室、间隔及室壁心肌、瓣膜及大血管。但有时根据不同研究目的，如观察心肌梗死的心肌坏死情况，也可进行横切。评价吸入途径的药物毒性时，除重点观察肺外，上呼吸道包括鼻腔、喉咽部、气管可能需多层面取材（见“呼吸系统”）。

固定好的组织在切块时，一旦病理技术人员肉眼发现了其他异常，在予以记录的同时，如果按常规取材程序未能包含所见的大体异常，还应额外切取相应的组织。而切块时如果未见到剖检时所观察到的大体异常，也应予以如实记录。可参阅相关文献，进一步了解组织取材和切块方面的一些具体技术要求[41]。

（三）组织处理、包埋及切片

组织处理（tissue processing）程序包括组织脱水、透明、浸蜡、包埋，这部分工作属常规组织学技术，参考资料很丰富。进入组织包埋程序之前，国内多数具有一定规模的实验室多采用自动组织处理机进行操作。包埋（embedding）时应将包埋盒内的组织块轻轻按压平整，切片平面朝下，正确定位。例如，如果组织块是狭长形，切片（section）时组织块长轴应与切片刀的刀刃平行。对于组织块中较硬的组织如角质或纤维组织部分，切片时应尽量将其置于蜡块上部（即刀刃最后接触蜡块）。

常规石蜡切片厚3～5μm，适用于大部分组织的显微镜下检查，有学者建议某些组织如肺和肾，2～4μm薄切片更易观察到细微改变。用于毒性病理诊断的切片，要求必须高质量，组织完整，染色良好，尽可能减少人工改变。肝、肺、心、肾等较大组织切片时易于定位，但某些体积较小的组织，如脑垂体和肾上腺，切片时稍有不慎可能会漏掉某部分组织，如神经垂体或肾上腺髓质。一旦发现有组织不完全的切片，必须补切或深切，对切片上缺如的组织应调出湿标本重新取材包埋补切。

（四）苏木精-伊红染色、免疫组织化学染色

苏木精-伊红（hematoxylin and eosin，HE）染色是组织学和组织病理学的常规染色，其中苏木精为碱性染料，与酸性的RNA和DNA成分结合，故将细胞核和酸性组织成分染成蓝色；而伊红为酸性，与碱性物质结合，如蛋白质等，将其染成红色。两者结合，将组织染出梯度颜色，便于组织学评估。

一般来讲，常规HE染色即可基本满足毒性实验组织病理学评估的要求。除HE染色外，组织化学染色（统称特殊染色）在毒理病理学评价中有时也要用到，即通过应用化学染色以判断或定性某些与病变相关的物质及鉴别组织或细胞成分，从而加深对病变发生机制的理解。表1-4总结了常用的组织化学染色方法、着染物质及颜色特征。

表1-4 常用的组织化学染色剂、用途与特点

染色名称	着染物质	颜色
阿尔辛蓝过碘酸希夫染色	糖原和黏蛋白（黏液素）、基底膜、某些微生物如真菌和原虫	洋红色；或由黏蛋白的类型决定染成蓝色或紫色
油红 O 染色	中性脂肪	红色（需用冷冻切片）
普鲁士蓝染色	铁离子（含铁血黄素）	暗蓝色
施莫尔染色	脂褐素，黑色素	暗蓝或黑色
Von Kossa 染色	矿物沉积（钙）	暗紫或黑色
Masson 三色染色	胶原和肌肉	胶原蓝色，肌肉红色
PTAH 染色	骨骼肌横纹	暗蓝色
马蒂尼红蓝染色	肌肉，纤维素，胶原	分别为淡红，亮红，蓝色
刚果红染色	淀粉样物沉积	粉 - 绿色（偏光下）
甲苯胺蓝染色	有髓神经纤维	蓝色
卢克索固蓝染色	中枢神经髓鞘	蓝色

毒性病理诊断有时需要通过针对特异性蛋白标志物的抗体进行免疫组织化学（immunohistochemistry，IHC）染色以期鉴别细胞类型。IHC染色常用于鉴别淋巴细胞亚型，包括T细胞的CD3、CD79a，B细胞的CD4、CD8和CD45R，以及组织巨噬细胞的CD68。传统的通过给动物注射溴脱氧尿苷（BrdU）之后，用抗BrdU抗体进行IHC染色的方法目前已被简单的Ki-67或增殖细胞核抗原（proliferating cell nuclear antigen，PCNA）IHC方法取代。同时，IHC染色也广泛应用于组织交叉反应实验。

透射电镜在临床前研究中有时会用到，如确认和定性细胞器的超微结构改变，包括线粒体、内质网或细胞膜。在毒理研究中，透射电镜通常用于进一步鉴别光镜下发现的某些改变，如肝细胞肥大是粗面和滑面内质网增加还是含有板层小体的磷脂沉积症所致。尽管常规应用甲醛溶液固定的标本也可以用于透射电镜检查，但事先要有目的的做电镜检查的标本，最好按电镜标本要求取材和固定。

第二节 组织病理学检查和评估

组织病理学检查和评估是药物非临床毒理研究中极为重要的终点。传统的人体或兽医病理医师通常需要详细描述组织和细胞异常形态改变，在此基础上做出最后明确的疾病诊断，其报告比较详细，甚至冗长；与之不同的是，毒性病理学家在对显微镜下的组织学改变进行细致的观察后，要在充分和完整设计的表格中以简明扼要的方式（摘要）进行记录，从而便于将对照组与各给药剂量组的形态学发现进行表格式的比较，而不是采用详细的形态学描述的程序去做诊断。

以一个慢性进行性肾病肾标本的描述和诊断记录为例，下列比较即可一目了然。

传统人体病理学观察记录：肾，肾病，进行性，慢性，特征是基底膜增厚，肾小管上皮细胞变性和再生，肾小管扩张，内含粉染的蛋白样管型，间质内混合性炎细胞浸润，主为淋巴细胞，间质纤维化，肾小球系膜增生显著，肾小囊扩张，囊壁细胞增生，肾小球粘连和肾小球硬化。

药物毒性病理学记录（阅片记录表格内清晰简洁的记录）：肾病，慢性，进行性，重度。

从事毒性病理评价的专业人员，除要求具有相应的受教育背景和资质，还必须拥有足够的阅片经

验，能够对组织病理学所见做出准确的描述和判断、客观和科学的解释，并总结出完整、准确并符合科学性的组织病理学报告，从而为整个毒理研究专题的结论提供可靠的依据。

一、毒性病理学家的资质和职责

新药研发的安全性评价研究需要多学科专业人士的共同参与和协作，其中毒性病理学家可起到关键性的核心作用。毫无疑问，病理学家首先必须精通和可识别药物给予实验动物后可能引起的组织成分的形态学改变，但这还远远不够。对其业务能力的另一基本要求是对病变的发生机制能给予解释，即病变是如何发生的，为什么得以发生，可能的毒性靶效应是什么，产生了哪些非靶作用等，尽管这个任务可能要与安全性评价团队协作共同完成，尤其是倚重毒理SD及上级科学家的帮助。由此可见，病理学家与团队成员的互动和沟通十分重要。沟通和交流的内容不应仅限于所准备的病理学描述性报告、形态学照片和数据总结表，还应包括对所研究供试品的生物学机制和对与药理学作用相关病变的解释。

目前国际上尚未出台针对毒性病理学家资格的统一认证标准，也没有资格认证方能从事该岗位工作的要求。对于是否有资格从事药物毒性病理学评估通常因不同国家而异。普遍的共识是，从事毒性病理学诊断的人员需要在生物医学领域接受过合适的教育，并需要经过毒性病理学的研究生培训（我国对毒性病理医师要求为硕士或博士）。国际毒性病理学家协会联合会（International Federations of Societies of Toxicologic Pathologists，IFSTP）曾于2003年介绍了对于全球某些区域性毒性病理学家培训和资格认可标准的评估标准。尽管有些国家实行对毒性病理学家进行鉴定、认证（如在日本和英国），但缺少对实验室毒性病理学家的全球认可系统，以及定义其核心能力的通用标准。因此，基于各个国家和地区的显著差异性，IFSTP认为在全球范围内建立正式的毒性病理学家资格认证标准而又不干扰各种已建立的系统目前尚不可行[42]。该标准通过综合介绍各地区从业人员的不同标准和要求，以期成为毒性病理学工作的专业协会或为专业人士的职业发展加以优化的人或机构的指南文件。该标准主要是考虑能否实行“执业许可证”的认证制度，以便该领域的人能获得足够的培训和拥有足够经验的人能得到全球的认可。Ettlin等在其《合格毒性病理学家的全球认可：现状与未来》中，也谈到了评定合格的毒性病理学家的几种方式[43]，他认为这种资质的获得要经过教育和培训、考试、经验积累及外部考核评估四个途径。而对从业资格的认证可通过下列途径：①制订作为成熟的毒性病理学家必须熟悉的毒性病理学基础知识和技能的标准，并进行宣传；②对候选人在该领域所具有的核心知识水平进行确切的考核；③由独立的专家组对其候选人相关教育培训背景和经验进行考核。

在我国，目前从事药物安全性评价的机构绝大部分为专业化的非临床CRO或行使类似功能的其他机构的毒性病理学家，这个岗位通常被称为组织病理学主要研究者（principle investigator，PI）或病理专题负责人，他们要为毒理研究项目的结果提供十分重要的组织病理学依据。目前这些专业人员的资质基本上由所在研究机构自行考核和认定，我国相关专业的学术团体正在推动国家层面的毒性病理学家资质认证工作。

在药物非临床安全性评价过程中，毒理研究SD十分倚重组织病理学PI提供的组织学发现和意见（结论），并结合其他专业领域的检查结果，如动物临床表现（笼旁观察及详细检查）、摄食摄水量、体重变化、临床病理结果及其他理化检查等结果，对所检测的供试品的毒理学特性进行综合分析和判断，发现毒性靶器官，确立小分子药物的最大无毒性反应剂量或大分子生物药的最低预期生物学效应水平（minimum anticipated biological effect level，MABEL），从而为确定新药临床试验的起始剂量和可能出现的毒性反应及其预防与救治措施提供重要信息，确保新药受试者的人身安全和未来上市后临床患者的安全。因此，组织病理学PI做出的组织病理学报告将是整个毒理报告中极为重要的科学性和具有法律效力的文件。

二、组织病理学阅片及评估方式

对组织病理学PI来说，镜下阅片固然是完成其本职工作最重要的基本功，但和全面负责整个毒性病理研究项目的SD一样，在进行阅片之前，需对整个实验周期（给药期及恢复期）实验动物的临床表现及采集的生理、病理学资料，以及大体解剖所见，尤其是剖检时对各个器官的肉眼检查所见，同时还包括器官重量的变化等信息全面掌握。

在以危害识别（hazard identification）和风险评估（risk assessment）为核心目的的新药非临床安全性评价研究中，毒理研究结论中十分关键的NOAEL的确立很大程度上取决于毒性病理学的发现和评估。美国STP于2004年发表的组织病理学最佳实践指南为毒性病理学家如何对一个毒理研究课题进行全面、准确、客观的评价提供了很好的建议[44]。该建议基本可归纳为三个方面，即掌握全面信息、有序进行评估及确保准确一致，以下分别对这三个方面予以简述。

1.组织病理学PI在进行显微镜阅片前应全面掌握研究项目的信息

（1）供试品的性质及所属化合物的类别。

（2）该供试品先前对与本实验相同或不同种属动物的研究结果，包括靶器官效应。

（3）全面了解实验方案的所有细节。

（4）动物存活期（in-life phase）所有数据，包括临床观察体征、体重变化、摄食和摄水数据。

（5）临床病理数据，包括血液学、生化、尿液分析、激素测定、酶学数据。

（6）个体动物的大体剖检所见和器官重量数据。

2.组织病理学评估的程序

（1）根据对组织切片的观察，评估标本处理质量（包括组织采集、固定、切块、组织处理和染色等组织学技术的质量）。

（2）确保切片已包括所取目标组织或器官的适当部分，必要时可要求重切标本或深切蜡块。

（3）在镜下观察记录表格中，应使用简洁、标准化的诊断术语和诊断标准。

（4）根据具体情况及需要，可对复杂病变给予详细描述和定义。

（5）镜下观察顺序可按个体动物的顺序进行（以便对个体动物全身健康水平进行全面评估），也可按每个器官的顺序进行（对器官的变化进行更加集中的评估，从而在病变严重性分级上保持更大的一致性）。

（6）采用可明确定义、具有可重复性和实质意义的病变严重程度分级系统。

3.在致癌性研究的病理评估时确保准确一致

（1）需要区分增生、不典型增生和肿瘤。

（2）诊断肿瘤时要确定是良性还是恶性，是原发性还是转移性。

（3）为毒理SD提供死亡原因的评估。

近年来，在STP推荐的上述组织病理学最佳实践指南的基础上，Burkhardt等多个来自国际巨头药业的毒性病理学家又提出了在非临床安全性生物标志物鉴定研究中评估病理数据的建议，进一步总结了若干实践经验，从而为鉴定和使用合格的药物毒性病理研究生物标志物提供了重要的指南[45]。

许多实例证明，美国STP的组织病理学最佳实践指南在实际工作中是行之有效、事半功倍的合理流程。毒性病理学家在阅片前全面了解实验方案和动物存活期的所有数据，了解供试品的已知概况（包括化学、代谢特点等），有助于从临床与病理相结合的角度，对药物可能出现的毒性作用有所理解和警觉，对可能的毒性靶器官予以格外关注。同时对剖检资料，如器官重量变化、大体肉眼所见异常等做到心中有数，就能在阅片过程中全面考虑与显微镜下组织学发现之间的关联。需要理解的是，有时镜下检查未见到明显的病变证据，但血液学和血生化指标异常仍提示可能有细胞损伤。一个典型实例是，血清谷丙转氨酶（glutamic-pyruvic transaminase，GPT）和胆红素（bilirubin）水平增高是肝细胞损伤的明显证据，在正常情况下组织病理学可见到肝细胞损伤，但有时这些血液生化指标必须达到一定的严重程度，方能见到相应的肝细胞形态学改变，这提示毒性病理学家应全面了解其他检测指标的重要性，而非机械地强调“形态变化为依据”。同样，血液学指标如红细胞计数减少和血红蛋白浓度降低，而外周血网织红细胞增加，也提示了造血系统存在潜在的毒性。红细胞数量减少标志着红细胞在外周循环中破坏过多或骨髓无法产生足够的红细胞，如果红细胞减少同时伴有血循环中网织红细胞增加，则表示骨髓仍有再生能力，可以产生红细胞来替代被破坏的细胞，反之，则为贫血，是再生能力丧失所致，此时骨髓的组织病理学检查即可确认这种改变是中央性的（与骨髓造血能力相关）还是周围性的，而检查骨髓涂片则可确定受影响的是哪类细胞。通过普鲁士蓝染色对脾和肝组织进行病理学检查，如显示存在过多的含铁血黄素（铁离子色素），也可确认有大量的红细胞被破坏。

阅片前审阅器官重量数据，会提示需要特殊关注哪些器官的组织学变化。器官重量增加，提示实质细胞在大小（肥大）、细胞数（增生）、积液（水肿）等方面的变化；而器官重量减少，也会提示细胞大小（萎缩）或细胞数（如发育不全）等方面的变化。总之，在已有上述数据的情况下，这些数据会为毒性病理学家预判供试品毒性，以及受累组织和细胞种类提供一定线索。

一个毒理研究专题通常由一位组织病理学PI负责阅片和病理学评估。但在致癌实验中，由于工作量巨大，有时会由一位组织病理学PI负责评估肿瘤病变，而另一位负责评估非肿瘤性病变。美国有的CRO还采用两位组织病理学PI各自负责一个性别动物的所有病变评估工作的方式。关于阅片顺序及镜下放大倍数，并没有统一要求或规则，完全以各实验室的各自习惯及其SOP为准，但最基本、最核心的要求是，组织病理学PI必须确保组织学评估的准确性、一致性和完整性，组织病理学报告能够真实反映病理学数据。

“谁先谁后”，即阅片时按器官组织顺序、组别顺序还是个体动物顺序，业界也有争论，但事实上更多学者倾向随个人喜好，即可以按组织或器官顺序，或每性别动物从小号向大号顺序，或随机取片，或跨组别，或按组别等方式。在不同组别不同动物中（即跨组别、跨动物）按组织顺序阅片会使同类病变在严重程度评分的一致性上更易管控；按个体动物顺序阅片则有利于将每只动物作为一个整体进行评估，对探讨濒死或死亡动物的死因更有帮助；致癌实验时则必须按个体动物进行阅片[46]。

关于阅片的组别顺序，不同实验室有各自的习惯。据了解目前欧美多数规模较大的GLP实验室的做法是，在啮齿类，由于入组动物数量较大，通常先对对照组和高剂量组进行阅片，之后根据高剂量组所发现的供试品相关改变，再对中、低剂量组进行阅片；也有实验室规定，如果高剂量组未发现任何与供试品相关的改变，则免除低剂量各组的阅片。而在非啮齿大动物实验，由于动物数较少，对各组所有动物都要进行组织学评估（表1–5）。

表1–5　建议的阅片组别顺序

顺序	雄性组	雌性组
1	对照组	对照组
2	高剂量组	高剂量组
3	中剂量组	中剂量组
4	低剂量组	低剂量组

同时，即使是由同一位病理学家阅片，为了避免发生诊断标准随时间变化而变化的趋势，即所谓的“诊断飘移”（diagnostic drift），有学者提议通过如表1–6所述的按组别及动物序号阅片的顺序来避免或减少这种“诊断飘移”趋势的发生。

表1–6　建议的阅片顺序（动物号与组别）

顺序	雄性组和动物号	雌性组和动物号
1	#1–10 对照组	#1–10 对照组
2	#1–10 高剂量	#1–10 高剂量
3	#1–10 中剂量	#1–10 中剂量
4	#1–10 低剂量	#1–10 低剂量
5	#11–20 对照组	#11–20 对照组
6	#11–20 高剂量	#11–20 高剂量
7	#11–20 中剂量	#11–20 中剂量
8	以此类推……	以此类推……

关于阅片时采用“明读”（un–coded reading）还是“盲读”（coded reading），业界和监管机构一直有不同的声音。“明读”指病理学家了解所评估的动物组别，即切片来自对照组还是给药组，乃至了解所评估动物的剂量水平。“盲读”又称“无偏见盲读”（blind unbiased reading），是指病理学家不了解所评估动物的组别及实验项目的其他已知信息，直接检查事先编码的切片，事后再进行揭盲。虽然两者各有利弊，但方式的选择完全取决于组织病理学评估的目的和具体情况。药物安全性评价领域目前的基本共识是，不建议在初始研究项目中采用盲读方式，尤其是全新分子体的毒性实验。原先对该化合物在有机体的毒性特征一无所知时，更需要明读，这是因为只有在充分了解动物生前的临床表现、所有检查项目的数据及剖检时大体所见的基础上，才会更确切地分析镜下所见的组织学改变，并在与动物常见的自发病变或背景病变相鉴别时，做出更准确的判断。美国STP无异议地支持病理学家在长期诊断实践中实行的明读阅片方式，认为只有充分了解动物的所有信息，方能对组织切片进行深度的评估。该协会同ACVP的看法一致，也认为对药物毒理学研究的组织切片常规采用盲读方式进行评估是不合适的[47]。盲读不仅完全遮蔽了病理学家综合分析的思维能力，编码及揭盲过程中也可能出现错误，而且增加了研究成本，还浪费时间。但在某些情况下，如评价组织出现细微变化（如肝细胞肥大或甲状腺滤泡上皮改变）时，盲读或许更具实用性。最近，有学者赞成更广泛地使用无偏见盲读组织病理学的评估方式，以便与其他专业通常以盲法进行的一些定量性检测保持一致[48，49]，而这种看法目前尚未被广泛接受或推荐。笔者个人的体会是，组织病理学主要用于定性研究，属主观的非定量性形态科学（形态测量除外），即使对病变严重程度给予分级，也只能是提供一个大致的范围，因此一个新化合物的初始毒性实验或已有毒性资料的化合物采用新的动物种属进行毒性研究，采用明读法评估组织病理学变化，是符合科学性和客观需求的。盲读法可以用于某些特定情况，如在已了解某个化合物的毒性概况和毒靶基础上的后续研究中，为了确认先前已确定的病变差异的有效性、用于核实先前病变严重性的分级及用于定量性的研究（如形态测量的指标）。盲读法对于统一所用命名术语及病变程度判断的一致性，并确定合适的NOAEL可能都是有益的。总之，盲读不适用于尚未确定有哪些发现或变化的研究。在药物毒性研究项目中，盲读法可防止假阳性结果，但这类研究更应关注的是不要出现假阴性结果。

三、诊断名词和术语

长期以来，毒性病理学界基本遵循国际公认的诊断标准和命名法进行病变描述和诊断，如标准化命名和诊断标准规范化系统（Standardized System of Nomenclature and Diagnostic Criteria，SSNDC）的《毒性病理学指南》[50]。我国药物毒性病理学界也有学者对国际上相关的诊断标准和命名作过综述[51]。从2005年开始，美国STP、欧洲STP与工业毒理学动物数据注册处（Registry of Industrial Toxicology Animal-data，RITA）联合发起了更新和协调毒性病理学现有命名和数据库的协作项目。2006年，英国STP和日本STP也加入其中，使该项目成为真正的全球性项目，其目的是协调国际认可的命名和诊断术语及诊断标准，并对在大鼠和小鼠中观察到的镜下非增生性病变和增生性病变进行分类，从而按照各器官系统提供统一和标准化的分册出版物，作为毒性病理学家日常工作的借鉴，即业界目前熟知并公认的大鼠和小鼠病变命名及诊断标准国际协调会（International Harmonization of Nomenclature and Diagnostic Criteria for Lesions in Rats and Mice，INHAND）[52]。

由于药物毒性病理学检查的重要目的之一是对供试品治疗的各组动物可能产生的组织学改变与对照组动物进行比较，这就需要用客观和一致的方式记录显微镜观察结果，从而便于制成表格并进行组间比较。此种情况下，需要使用的是描述性和解释性术语，而不是单纯的诊断名词（term）。始终使用描述性和解释性术语来制作阅片记录表格，可减少混乱和误解，并易于组间比较。此外，有时还要对病变给予附加的额外描述和解释，提供更为准确和详尽的描述性病理报告，这样才能尽可能真实、客观地将毒理研究项目中与药物相关的组织学改变传达给毒性病理学SD进行综合分析，最终载入毒性病理学报告。

（一）诊断名词

在描述病变时，通常需要使用各类诊断名词和修饰性术语，以使描述性诊断更加具象化，以下列举一些常用的诊断名词和修饰术语，供读者参考。

1.非肿瘤性病变的诊断名词

（1）××病（-opathy）：泛指某个特定器官的病理性状态，如肾病（nephropathy）、视网膜病（retinopathy）。

（2）××炎（-itis）：泛指某个特定器官的炎症状态，如肾炎（nephritis）、肝炎（hepatitis）。

2.肿瘤性病变的诊断名词

（1）良性肿瘤（benign tumor）：①腺瘤（adenoma），源于腺上皮组织；②乳头状瘤（papilloma），源于非腺体上皮组织，呈乳头状生长的肿瘤。

（2）恶性肿瘤（malignant tumor）：①癌（carcinoma），源于上皮组织；②肉瘤（sarcoma），源于间叶组织。

（3）器官或组织的确定：如肺、肝、肾。

（4）具体部位（指器官或组织内的部位）：如小叶中央、皮质、髓质、肾小球系膜等。

（5）形态改变（即特化的诊断）：①非肿瘤性病变，坏死、增生、渗出等；②肿瘤病变，腺瘤、癌、肉瘤。

3.限定性修饰语

（1）分布：局灶性、多灶性、弥漫性等。

（2）病期：急性、亚急性、慢性。

（3）细胞类型：中性粒细胞、巨噬细胞等。

（二）注意事项

对病变进行描述性诊断时，经常能够用到上述列举的名词术语。在描述和记录时应充分注意以下几方面内容。

1.确认器官内发生变化的解剖学和组织学具体部位，尤其是某些解剖和组织学比较复杂的器官如肝，例如，腺泡、门脉、门脉周围、小叶中央带、小叶中央、肝门、导管、导管周围、小管旁或被膜下。对于肾和胸腺，通常需标明变化发生在皮质还是髓质。在中枢神经系统中，受影响的解剖位置通常对于了解病变发病机制至关重要，如海马CA1、CA2区，以及黑质、脉络丛等。如此一来，可使无法接触组织切片的研究人员或进行同行评议的病理学家一目了然。

2.病变分布方式、特点的修饰语，包括局灶性（focus）、多灶性（multiple foci）和弥漫性（diffuse）。有些病理学家也用“focal”意指灶性或灶状（局灶或多灶皆可），这时指的则是病灶本身的特点，而不是其实际分布。“弥漫性”指病变影响组织的大部分区域。

3.病变特征（性质）：在使用包含广义的诊断术语时，关于病变特性的修饰语就显得尤其重要。典型例子是“坏死”，如干酪样、凝固性、肝单细胞坏死或桥接坏死等。

4.病变持续时间或病变特点相关的修饰语：表示病程期限的包括急性、亚急性、慢性和慢性活动性等。同时这些术语又通常与特定类型炎性细胞种类相关，如急性（中性粒细胞），亚急性（中性粒细胞与单核细胞、淋巴细胞混合），慢性（淋巴细胞、浆细胞、单核细胞或巨噬细胞）和慢性活动性（单核细胞和中性粒细胞）。

（三）完整和准确的描述性诊断会提供更加丰富的信息

以肝坏死为例，镜下观察可能出现下列3种记录：①肝，坏死，急性（缺乏病变特征和部位的修饰性术语）；②肝，坏死，中度（缺乏病期特征、病变特征和部位的修饰性术语）；③肝，坏死，急性凝固性，小叶中央，中度（所有的修饰性术语都用到了）。

显然第三个描述是最完整和全面的。总之，这些修饰性术语的使用，会使镜下病变描述及表格录入更加完整、清晰和实用，使得组织病理学报告更加完善，并为形态学回溯提供了方便。

此外，在记录病变时有时会用到组合词，即组织变化中既有A病变又有B病变，此时可应用组合词语来记载形态学表现，组合词诊断的好处是可以减少在病理数据输入系统中词汇的用量。例如，在各种组织中可能同时存在退行性变和再生改变，因此通常可根据病理学家的判断，将这两种变化合并记载为“变性/再生”的单个形态学诊断。

四、病变程度分级与记录方式

在不同种属实验动物中是否出现药物毒性相关的病变，是毒理学研究的核心目的之一，但同样重要的是要了解和界定供试药物引起这些病变的严重程度及不同剂量情况下的差异，并有助于甄别是供试品相关的病变还是动物的自发或背景病变。因此根据统一的病变程度分级（grading score）系统，即可在有连贯性的严重程度范围内发现毒性损害属于哪一个水平，并在各组动物之间予以比较[52]。病变严重程度等级唯一依据的是所检查的组织切片中形态变化的程度（即数量和复杂程度），并在病理报告中明确定义影响研究结果评估的关键性病变[53]。

理想的病变严重程度分级系统应该是：①可定义（definable）；②可重现（reproducible）；③有意义（meaningful）。应有专门文字描述以界定病变严重程度统一制订的标准，以及对各类病变的命名和该命名下病理改变的特征（很多美国CRO把这部分内容作为组织病理学报告的一部分，通常附于报告正文之后，称为“病理术语表”即Pathology Glossary，其中包括病变分级法和分级定义的叙述，以及各类常见病变的形态学描述）。这不仅对解释数据至关重要，更能使药品监管机构的审评人员对各组动物之间的差异有心理印象。定义明确的病变严重性分级系统和此类描述性文字还对病理同行评议的过程有极大帮助[44]。

有时某些病变由于各种原因无法计分表达其严重程度，如肿瘤、囊肿、组织自溶及先天异常等，通常可用“有”（present）或“无”（absent）来记录。

目前比较通行使用的病变分级系统为四级计分法（属半定量计分法；也有学者将0级列入其中而称为五级评分法）；对应的相对病变程度描述和计分如表1–7。

表1–7 四级病变分级法

计分分数	病变程度	分级的定义
0	正常范围	在实验条件下，结合年龄、性别和种系等因素考虑，可能有改变出现，但在其他情况下可能会考虑为正常状态的偏离
1	轻微	出现的变化几乎不超过正常范围内的变化（即最低限度的变化）
2	轻度	病变易于识别，但严重程度有限；病变可能不会产生任何功能障碍；病变组织范围占受检组织的 11% ～ 20%
3	中度	病变突出，很有可能向严重性发展的趋向。可能产生有限度的组织或器官功能障碍；21% ～ 40% 的组织受累
4	重度	病变程度严重且已形成完全性病变，预期会产生明显的组织或器官功能障碍；病变涉及 41% ～ 100% 的受检组织范围

对同一研究项目中病变评分的一致性要体现在动物与动物之间、组与组之间、给药结束与恢复期结束之间，甚至同类化合物不同研究项目之间。这种严格的一致性要求是保证病理评估结果客观、准确的关键，同时避免了“诊断飘移”的发生。作为专业性非临床安全性评价机构的毒性病理学家，还应尽力做到在所有研究项目评估中，对同类组织学改变保持诊断的一致性，甚至同一机构内的病理学家互相之间也要尽力做到对同类病理变化判断标准（包括定性和评分）的一致性。

关于阅片检查记录的录入方式因研究机构和个人不同，可有不同习惯，这里推荐类似下列为例的诊断录入方法（肿瘤一般只按部位记录诊断即可，除非有特殊情况需要注明，如双侧、多发性等）：①肝，小叶中心——坏死，急性，明显；②睾丸，细精管——萎缩，单侧，多灶，轻度；③肺，鳞状细胞癌；④胰腺，胰岛——腺瘤，多灶；⑤甲状腺，C细胞——腺瘤，双侧。

镜下病变的总结通常以表格方式最佳，不仅简明扼要，而且使组间对比一目了然。同样，不同研究机构可按各自的格式和习惯撰写报告，例如，表1–8为昭衍实验室6个月大鼠GLP慢性毒性实验的组织病理学报告中肝病变总结记录，供同道参考。

关于显微镜下所见的记录，通常有直接电脑输入、先录音后电脑自动输入，以及先手写记录，之后电脑录入。总之，选择何种记录方式取决于条件和病理学家的个人喜好。

表1-8 供试品相关性镜下肝脏病理改变总结（主实验结束安乐死）

剂量［mg/（kg·d）］		0		0.5		5		50	
性别 检查的动物数量		雄 20	雌 20	雄 20	雌 20	雄 20	雌 20	雄 20	雌 20
肥大，肝细胞， 小叶中央	合计	0	0	0	0	2	0	17	19
	轻微	0	0	0	0	2	0	1	8
	轻度	0	0	0	0	0	0	5	8
	中度	0	0	0	0	0	0	11	2
	重度	0	0	0	0	0	0	0	1
空泡变，小叶中央	合计	2	0	6	0	11	0	20	1
	轻微	2	0	6	0	11	0	8	0
	轻度	0	0	0	0	0	0	9	0
	中度	0	0	0	0	0	0	2	0
	重度	0	0	0	0	0	0	1	1

五、常见病理过程的病变简述

为使形态描述和诊断术语更好地与INHAND各器官系统文件的命名学及术语进一步统一，Mann 等总结了在一些毒性病理诊断时通常遇到的与器官或组织相关的病理学过程的特点，很有参考意义。

（一）血液循环障碍

血管系统损伤可导致血液循环障碍，常见的形态表现包括充血或淤血、出血、水肿、血栓形成、栓塞等，以及血管壁结构改变如变性、炎症或坏死。

（二）“细胞浸润”与“炎症”

如上文所述，毒性病理学诊断倾向更多使用描述性和解释性术语而非简单的诊断名词，这也是毒性病理学与临床人体病理学的显著差异之一。典型的例子是“肝炎”，它本指具有特殊病原（如病毒）、独特发病机制、肝功能损害及临床表现的综合征，但在毒性病理诊断时，见到肝内出现类似的炎细胞浸润时，不能以肝炎称之，只需描述浸润细胞的种类而不必诊断炎症（inflammation）的类别，尤其是病变反应主要表现为细胞聚集而缺乏肝炎的其他特征时（如临床病理诊断肝炎时所具备的肝细胞变性、点状坏死、小叶周边或小叶内以单核细胞为主伴嗜酸性粒细胞和中性粒细胞浸润、肝窦内库普弗细胞活跃增生等）。事实上，药物毒性肝损伤及肝内炎细胞浸润（infiltration）与肝炎（尤指病毒性肝炎）两者的疾病性质和病理改变基本没有相关性。同理，描述肾炎细胞浸润时只需描述形态所见即可，如“炎细胞浸润、中性粒细胞为主”，而不是以临床医学上的“肾急性炎症”或“急性肾炎”这类诊断名词称之。换句话说，毒性病理学家一般不使用以器官定位为主的疾病描述（如肝炎、肺炎、胃炎等），而是使用上述对组织学改变的确切描述来建立诊断。尽管如此，如果观察到某种具有明确导向性的典型病理变化组合时，如发生于某个器官的结核病变，毒性病理学家当然可以使用明确的临床病理诊断术语，如

“脑膜结核”或“淋巴结结核”等。

（三）细胞内沉积物

通常以空泡变（vacuolation）为起始诊断命名，继以适当的修饰语或特殊染色确定的沉积物种类来描述。常见的细胞内沉积物（intracellular accumulations）主要包括脂质和糖原。

（四）细胞外沉积物

细胞外沉积物（extracellular accumulations）常见的情况有玻璃样变、淀粉样变和胆固醇结晶沉积。

（五）矿化

建议起始的诊断术语用“矿化”（实质是钙化），后面缀以适当的病因修饰语，标明是继发于何种病理变化的矿化（mineralization）。初始原因通常包括营养不良性钙化（dystrophic calcification）、转移性钙化（metastatic calcification）和骨钙化（osseous calcification）。

（六）色素

建议起始描述性诊断以色素（pigments）开头，后面缀以通过特殊染色等手段确立的色素种类，包括外源性色素（GLP实验室饲养的动物相对少见，尤其是啮齿类）和内源性色素，后者以黑色素为主，正常存在于色素性啮齿动物的表皮、视网膜和虹膜；也见于正常小鼠脾和脑膜。脂褐素常见于老年动物，为胞质内核周围的细微、黄褐色颗粒；陈旧性出血灶内常可见到含铁血黄素，普鲁士蓝染色可资确认。

六、实验动物恢复性研究的毒性病理学

用于法规申报的药物毒性实验除个别情况外，均要求设置恢复性研究（reversibility study），主要目的是进一步了解给药结束时所发现的毒性表现是否可逆转或恢复，从而为人体临床用药提供支持安全性的数据。现行技术法规如《支持药物进行临床实验和上市的非临床安全性研究指导原则》［ICH M3（R2）］中，就原则性地提到毒性病理学试验中恢复性研究的必要性。美国STP曾责成毒性病理学恢复性研究小组评估现行的法规指导原则、相关文献，以及与非临床毒性实验中所见到的解剖病理学病变恢复性的评估，以便提供有指导意义的最佳实践方式的建议。这个工作小组后来发表的意见书（position paper），对指导恢复期组织毒性病理学评估，尤其是在实验设计（如恢复期动物数设置）、不同类型组织和细胞损伤所需的恢复时长及描述病变可恢复性的术语等方面，提出了很有意义的建议。Perry等认为，组织损伤和再生过程中，细胞与细胞外基质所处的关系及其互动非常复杂，但有一个通常的准则是：如果细胞外基质未受影响，组织损伤涉及的无论是不稳定的组织还是稳定的组织，恢复都是可能的；相反，如果组织损伤导致细胞外基质损伤或丧失，则难以恢复正常，至多以形成纤维化或组织钙化等非功能性病理性再生为结局。根据这一特点，可确定是否需要进行恢复性研究。表1–9列出了各种类型损伤及其恢复的可能性及程度，以及是否需要进行恢复研究[54]。笔者认为，新分子体非临床安全性评价的早期毒性研究，对供试品的毒性特点和所致病变知之甚少，绝大多数实验方案都应设置恢复期研究，除非对药物的毒靶组织和靶细胞已经了解，表1–9内容才有一定的指导意义，或者在用于支持后期临床安全性的慢性毒性实验设计中，据以确定是否需要进行恢复性研究。

表1-9 常见的组织损伤反应及其可恢复性

细胞病理学	恢复的可能性	是否需恢复性研究
不稳定组织[1]损伤（丧失或坏死），但细胞外基质保存完好（正常结构保留）	高	否
不稳定组织损伤，细胞外基质损伤或丧失（正常结构丧失）	中等	是
稳定组织[2]损伤，细胞外基质完好（正常结构保留）	中等	是
稳定组织损伤，细胞外基质损伤或丧失（正常结构丧失）	轻微	否
恒久性组织[3]的损伤	轻微	否
胶质瘢痕（中枢神经组织）	轻微	否
纤维化	轻微	否
组织矿化	轻微	否
变性	高	否
适应性反应	高	否
肥大	高	否
增生	中等	是
化生	轻度－中度	是
肿瘤	无	否

1. 不稳定组织（持续分裂的组织），如骨髓、造血组织及上皮表面（皮肤和胃肠道上皮）。特征：①整个生命周期都进行分裂的细胞；②损伤后易再生；③拥有大量的干细胞。

2. 稳定组织（静息组织），如肝、肾、胰腺实质细胞；间叶细胞如成纤维细胞、平滑肌、内皮、淋巴细胞、骨细胞、子宫内膜卫星细胞以及软骨细胞。特征：①低度复制能力；②能够再生并形成其起源的组织；③外界刺激可诱发其快速分裂。

3. 恒久性组织（非分裂性组织），神经元和心肌细胞。特征：①正常情况下，出生后不再分裂的细胞；②不能再生者

为保证恢复性研究的合理性，建议应设置合适数量的恢复期动物。以前的研究中有学者曾在啮齿动物恢复期中每组每性别仅包括2只动物，而大动物每组每性别仅有1只，得出的评估结论显然会有很大的片面性。目前建议恢复期内应有足够动物数进行评估，例如，给药结束剖检每组每性别有10只啮齿动物或3～4只大动物，那么在恢复期啮齿类每组每性别应包括5只动物，或大动物每组每性别2～3只。除个别情况外，没有必要将所有给药组都设置恢复组，一般只包括对照组和高剂量组即可。

病理学家可根据给药结束时的病理发现提出有关恢复期时长的建议。例如，如果毒性病变见于小肠上皮、肝实质细胞或肾小管的变性、坏死，可能2～4周的恢复期即可；但如果是睾丸细精管损伤，则提示可能需要2～3个月的恢复期，以允许1～2个生精周期的发生。对某些需要更长时间方能恢复的病变，可根据与给药结束时所发现病变的发生率和严重程度的比较，找到有无部分恢复的证据。此外，对临床病理学指标和生物标志物，如血液学、肝酶和肾小球滤过标志物等，可以在恢复期进行监控并协助确定达到恢复所需的时间。此外，尽管实验设计中恢复期动物也应按照方案规定，采集所有的组织和器官，但在组织学评估时，通常只需要对在给药结束剖检中发现不良反应的组织进行重点检查即可。

恢复性研究常用的术语是“恢复”与“可逆”。评估的结果通常有3种情况：①完全逆转（与对照组相比，无异常发现，或某些病变程度与对照组相似）；②部分逆转（与主实验给药动物相比，病变发生率和严重程度均有所减轻）；③无逆转（与主实验给药动物相比，病变发生率和严重程度无变化甚或增加）。除了ICH M3要求的对于单剂量毒性进行延迟毒性观察外，通常不需要在恢复性研究中专门

评估延迟性毒性。在疫苗安全性研究中，若证实有延迟性毒性存在，一般通过N+1的实验设计即可达到目的。

第三节　毒性病理学报告及病理数据

药物毒性病理研究中的毒性病理学报告会面对许多不同层面的读者。一份优质的毒性病理学报告首先是为毒理SD提供最为重要和关键性的组织病理学评估的结论，从而帮助毒理SD在关键的毒性病理学终点的评价中做出准确和科学的判断。同时，药品监督管理专家将倚重病理学报告做出有关科学、临床试验安全性策略和风险管控等方面的决策。

一、资料汇总、报告撰写及格式

无论采用何种方式记录病理所见、制作和存储包括动物个体数据和小结性的资料和表格，以及最终全面总结撰写病理报告，在GLP机构中这些均属于病理学PI的职责。即使是委托他人（如助理）协助进行制表，病理学PI是唯一能够确定这些数据正确性的人。而对研究结果能否做出合理、正确的解释则完全取决于所收集的个体资料的准确性。即使是最富有经验的病理学家，如果是采用不适当或错误的程序生成的总结性表格，所做出的病理学评估也毫无价值甚至还会对人们产生误导。同时，由于许多研究机构的毒性病理学部门使用计算机系统化处理组织病理学数据，因此用于GLP实验研究的病理计算机系统的验证是强制性的。

所有组织病理学指标和发现都必须生成个体动物数据和表格，以及按实验组为单位的总结性表格（summarized or tabulated data），包括个体动物剖检大体所见、器官重量、镜下观察记录等。在基础资料表（如镜下阅片记录）中，如发现某个组织有特殊性病变，病理学PI需对该组织切片重新评估（甚至重切或深切原有组织蜡块），还可邀请同行进行非正式评议或提供建议。在基础资料表中还要确保所有记录的名词术语及病变计分的一致性。诊断飘移是另一个需要关注的问题，尤其是在含有大量啮齿动物的大规模重复给药实验中，如果病理学PI意识到诊断命名和病变分级中的飘移，有必要进行重新评估，此时建议使用盲读法重新阅片。

全面的病理学评估不仅仅是数据展示，最后要通过完整的书面报告显示。因此，报告的文字必须以合乎逻辑和前后一致并统一的方式进行组织（包括诊断命名、术语的使用和病变分级的确定）。目前药品法规监管机构对组织病理学报告并无格式上的具体要求。据笔者所知，国际上不同的CRO企业对报告的撰写也是有不同的格式和偏好，有的是在毒理报告正文加入“组织病理学评估”（histopathology evaluation）或“尸体剖检评估”（postmortem evaluation）的主体文字内容，动物个体数据则列入毒理报告后面总的附录中；还有的是形成独立的解剖病理学报告（anatomic pathology report）或组织病理学报告（histopathology report），作为附件列入毒理报告的附录中。无论是主体文字描述报告，还是个体及总结数据表的附录，一个基本要求是报告中的文字叙述要准确、完整，所描述的病理改变应在个体数据资料和总结表中可溯源，并对所观察到的组织学变化做出合理解释，提供的评估结果要真实、准确[55]。

组织病理学报告作为整个毒理报告正文后的附件的独立性文件，要由病理学PI签字发出，因此病理学PI必须对报告内容的完整性和准确性负责。为了能够正确解释实验结果，尤其是数字资料，病理学家有必要了解一些统计学知识，如检验方式、显著性考量及其在实际应用上的限制。

一般来说，毒性病理学报告的文字叙述部分应包括“实验设计”（study design，即“材料和方法”）、“结果”（result）、“讨论”（discussion）及“结论”（conclusion）几个部分。有的实验室比较喜欢在病理报告开头就放置一个“小结”（summary），以便对读者“开宗明义”，预先对报告中的主要病理检查结果有个基本印象[23]。这个小结应该只是一个关于所发现与供试品相关组织病理学改变的简明扼要的陈述，以及所确立的NOAEL或其他指标，如无反应剂量（no observed effect level，NOEL）或最小毒性反应剂量（lowest-observed-adverse-effect level，LOAEL）。笔者在监管机构工作时审阅过的报告中曾看到过某些实验室的小结过于冗长，几乎是报告文本的缩写版，这其实没有必要。

“实验设计”部分需要清楚地予以描述，简要说明该研究所用供试品的种类和性质，实验目的，所用实验动物的种属、品系、年龄、体重和来源，给药剂量水平，每组每性别动物数量，给药途径、频次及时长（周期），安乐死计划及日期。如果“尸体剖检评估”是在毒理报告之中，以上内容应该在毒理报告的开头就已有叙述，则在本部分不必重复，以免冗赘。本部分还需列入该实验中常规应用的标准与非标准的组织病理学程序，如剖检和组织学技术规程等内容。

“结果”部分需将所有与供试品相关的大体和镜下发现、器官重量、病变性质、病变发生率和严重程度进行详细描述和报告，包括阳性发现的总结性数据表。注意实验过程中是否有由于动物自身健康问题出现伴发疾病或原有基础疾病在给药情况下发病或恶化的情况。如有类似情况发生，其病理检查结果应予以详细阐述。通常会将实验中死亡动物的病理检查结果在这一节内单独叙述，包括给药期间、给药结束及恢复期终止时，动物有无发现死亡或濒死处死的情况。

器官重量数据一般以器官绝对重量和器官与体重或脑重比值来分别显示，其意义通常与剖检大体所见、临床病理和组织病理学发现相结合予以解释；有时还要通过供试品作用机制加以解释。器官重量发生变化而大体和镜下均未见任何改变时，所做解释要十分小心；同理，对雌性生殖系统器官重量的变化也要谨慎，因其受年龄、性成熟状态及动情周期所处阶段影响较大。

本部分还应将所做的所有特殊染色、免疫组化、电镜检查或其他特殊技术检查结果包括在内，并不特殊要求文字表格（text table），但如果此类表格有助于使报告结果更加明确清晰，则建议加入。给药组动物中发现的自发性病变如果与同步对照组相似，只需记录在原始数据中，不必在报告中额外描述；然而，如果给药组动物自发病变在发生率和严重性上都超过同步对照组的话，则应在报告中加以描述并予以讨论。有时给药组动物自发病变发生率可能超出对照组，尤其是在应激反应影响下发生的改变，但与供试品并无关联，此时可在“结果”部分适当描述，并给予适当的解释或引用文献证据加以说明。笔者个人体会是，这种情况的认定应比较慎重，除非能够与已发表的相关种属、品系动物的历史背景数据（historical control data）进行比较，或符合已知的应激反应规律，才能排除供试品相关性的可能。

关于“讨论”部分，其主要目的是将研究中发现的所有相关信息，尤其是组织病理学发现融入“讨论”的文字内容中。报告的这一部分，要在临床表现、摄食及摄水数据、器官重量变化、临床病理学数据、全身暴露量等信息中，筛选出与组织病理学所见有相互关联的数据，并对其相关性做出清晰而明确的评估和讨论，留取精华，排除无用且不相干的资料和信息，从而为读者提供一个清晰的近乎结论式的思路。

对非预期死亡动物进行讨论时，要结合其他资料及病理所见，推断出可能的死亡原因。对死亡原因应进行科学的分析和解释，尤其关注与供试品相关的毒性因素导致的死亡。这也是药品监督管理机构审评专家比较重视的内容。

对组织病理学改变的解释，有时会受到记录表格中诊断术语、发生率数字、病变严重程度及分布特征的限制，因此以上这些记录内容无法准确而详细地体现病变特点，此时关键是要对病变的形态学特点加以适当描述，通过对某些特殊病变详细而准确的文字描述，做出合理、合适的病变分析。例如，同时观察到膀胱组织内炎细胞浸润和尿路上皮增生，这可能是对慢性炎症的组织反应，而并非癌前增生性病变；然而，如果不在尿路上皮增生变化同时加注炎细胞浸润，很可能会做出不同的判断。

根据供试品早期研究获得的数据和公开文献的相关资料，推断所发现毒性的作用机制。同样，对所做的特殊染色、免疫组化、电镜检查及其他特殊检查的结果也应在“讨论”中加以讨论。讨论中应避免对缺乏证据支持的供试品相关改变的机制提出推论性假设。关于历史对照数据，应尽量采用本身实验室的近期资料（理想情况是近五年的数据），并注意与该实验所用动物种属、年龄和性别的一致性。在缺乏本身实验室历史数据，引用其他实验室数据时也要考虑这些因素。如有与组织病理学相关的统计学资料，如致癌实验研究，也应在本部分予以讨论。

关于病理报告的“结论”部分，应对供试品相关的主要不良反应的改变予以明确总结，最终生成的组织病理学报告应能反映病理学家对药物相关的病理变化及其在整体背景下的解释和最佳判断。简单归结起来，一份优质的毒性病理学报告应做到：①使用公认的术语；②整个报告采用一致的诊断标准；③汇总表和动物个体数据表中的术语相同；④必须报告所有的观察结果；⑤能够引领读者思路和逻辑的写作方式；⑥明确解释研究结果；⑦做出明确的结论。

最后，用于支持法规申报的毒性病理学报告的总结部分，都至少应当包括一个关于最大耐受剂量（maximum tolerated dose，MTD）或NOAEL的结论，或者其他关于给药动物与对照动物相比较时毒性剂量反应的结论。这里顺便澄清几个关于毒理学研究的结论性概念，包括MTD、NOEL、NOAEL和LOAEL。其中急性毒性实验常用的结论性术语“MTD”很容易理解；关于NOEL，20世纪90年代食品药品监督管理局（Food and Drug Administration，FDA）食品安全与应用营养中心（Center for Food Safety and Applied Nutrition，CFSAN）曾有毒性病理学专家将NOEL解释为与对照组动物相比，给药动物没有发生任何不良反应的最高剂量，并将其等同于NOAEL对待[56]。但根据笔者个人经验，FDA药物审评与研究中心（Center for Drug Evaluation and Research，CDER）的药理毒理审评专家对两者的定义还是有区别的，他们认为NOEL为未见到任何反应（包括预期药理学反应）的最高剂量，而NOAEL为未见不良反应的最高剂量（意指可能见到药理学作用）。当然也有其他修饰性定义出现，如韩国学者对两者进行了区分[57]，他们认为NOEL应该是与相应的对照组相比，未产生任何不良反应及非不良反应的最高剂量（这与笔者观点是一致的），而NOAEL则为与对照组动物相比，未产生任何在病变发生率或严重程度上有所增加并具有统计学或生物学意义的不良反应的最高剂量（意指可能产生某些非不良反应，但强调统计学或生物学意义）。对LOAEL的定义基本上不存在异议，是指与对照组动物相比，药物造成不良反应的最低剂量。

对绝大多数非威胁生命临床适应证的受试药物，NOAEL通常是研究结论中的核心结论，因为该剂量的暴露量将作为确定人体临床试验安全起始剂量的重要依据，且一般不能超过该剂量的潜在暴露量[58, 59]。其基本原则是首次用于人体（first-in-human，FIH）时所选择的起始剂量必须确保对受试者健康不造成危害或不发生任何不良事件。但这个依据并非适用于所有情况，尤其在针对恶性肿瘤和神经系统疾病适应证时。例如，针对晚期肿瘤患者的小分子药物，通常都具有细胞毒作用，预期会对人体产生很大毒性，所以FIH剂量选择的目标是要求在临床安全性可控和可耐受的毒性情况下，同时要为患者带来药理学疗效。据此，法规建议可选择在啮齿动物发现严重毒性剂量（severely toxic dose，STD）的1/10，即所谓的“STD10”，作为起始剂量；在非啮齿类大动物，选择其最高非严重毒性剂量（highest non-severely toxic dose，HNSTD）的1/6作为起始剂量[60]。这个原则的FIH剂量都是按照体表面积方式折算的。针对大分子生物制剂，由于通常在不同种属间的药理反应差异显著，有时甚至在单剂量后仍具有强大的激动剂特性且作用时间长，因此FIH临床安全剂量选择引入了MABEL的概念，它涉及对体外药理学、体内药理学和毒性数据的综合评估，以预测给予人体时将对人体产生最小药理作用的起始剂量[61]。学者们公认，根据所有研究资料，在证据权重分析基础上（a weight-of-evidence basis）确立NOAEL或其他关键指标是客观实用的，其中组织病理学在确认不良反应和毒性病变、设定NOAEL过程中是处于核心地位的。

关于显微镜照片，欧美国家的毒性病理学报告一般不附加显微镜照片，药品监督管理机构也没有相关要求，这是因为审评人员认为，报告中的描述和数据统计分析已足以说明问题。但我国很多研究机构仍习惯在病理报告后附加照片，以示证据，笔者认为此做法虽无太大意义，但也无害。由于肯定是选择有代表性的照片，故难免具有主观性和片面性，倒不如总结的数据、表格更全面更有意义。

二、常见问题及分析

由于是以形态学改变为核心证据，所以常规毒性病理评估不允许通过理论推测做出最终结论，因而难以处理的问题并不多。比较重要且时常遇到的难题有药物毒性改变与动物自发或背景病变及组织学人工改变的鉴别、药物不良反应与非不良反应组织病理学的区别、细胞凋亡与坏死的区别、诊断飘移的避免、应激反应引起的组织学改变与供试品相关病变的鉴别。本部分最后将简要讨论毒性代谢动力学数据对毒性病理学评估的意义和作用。

（一）药物所致病变与动物自发、背景病变及组织学人工改变的鉴别

关于各类实验动物的自发性和背景病变，许多文献都有报道或详细叙述，故难以囊括，读者可参阅相关文献的详细内容[62-67]。需要提醒的是，在药物非临床研究中见到的许多自发性或背景病变都和实验动物年龄性改变相关[68-72]，尤其是啮齿类动物，由于其生命周期较短（2.5～3年），故月龄甚至周龄变化的实际增龄远超过人类年龄的增长幅度。在如3个月、6个月的亚慢性或慢性毒性实验，以及长达2年的长期致癌性实验中，增龄导致的多系统各类自发病变很常见，包括慢性进行性肾病和各类自发性肿瘤。昭衍实验室曾总结了不同品系正常大鼠的自发性肿瘤，发现SD大鼠和Wistar大鼠自发肿瘤发生率均较高[73]。在大动物如犬、小型猪和非人灵长类动物，随年龄变化出现的各系统自发病变也不少见。此外，很多其他因素也会导致自发或背景病变，如饮食、笼具、饲养方式、隐性感染，甚至运输过程等。以饮食为例，大鼠自由摄食可导致慢性进行性肾病并使乳腺肿瘤发生率增高；而限制或减少动物饮食（也包括营养成分改变），则可提高动物存活率和延长动物寿命[74]，且降低肿瘤发生率[75]。然而，将动物饮食限制到低于营养所需的水平，则可导致体重减轻、器官重量降低及抗感染能力下降。过度增加室内光照可引起动物视网膜变性[76]。不仅啮齿动物，非人灵长类动物自发病变也不少见，其心血管自发病变是各类实验动物自发病变中最为常见者之一。在心脏中，最常见到的变化是局限性心肌变性、坏死，伴或不伴有炎细胞浸润，主要为单核细胞。文献中仍习惯称此类自发病变为“心肌病”（cardiomyopathy），多见于非人灵长类动物（NHP）长期毒性实验，与供试品无关。NHP出现的自发性炭末沉着病或肺尘埃沉着病有时是因实验室位于市区附近或市区内，吸入大气中过多的碳颗粒而引起的。此外，NHP的背景病变还包括小肠中出现含有色素的巨噬细胞和胰腺的副脾组织等。在大鼠中，Sprague-Dawley大鼠的自发心肌病发生率远高于Wistar Hannover大鼠；局灶性心肌纤维化发生率与老年大鼠心肌纤维变性率几乎相当，尤其是在长期致癌实验的老年大鼠中。实验动物血管的自发病变也较多见。在比格犬，有时可见坏死性动脉炎（necrotizing arteritis），尤其是壁外冠状动脉（extramural coronary artery）的坏死性炎症[77]。这类动脉炎可影响冠状动脉各层，最明显的是受累血管内膜增生；中膜和外膜可见变性、坏死和炎细胞浸润，被认为是比格犬疼痛综合征的一部分，其发生率低，为散发和偶见，但的确可见于高剂量给药组动物，通常容易与潜在的药物相关改变混淆。通过对大样本啮齿动物致癌实验中对照组动物背景数据的收集，不仅可以积累动物自发肿瘤的数据，还可以收集大量的大、小鼠背景病变资料，昭衍实验室病理和毒理部门近十年来一直在从事这项工作，积累了丰富的资料。在Elizabeth McInnes编写的《Background lesions in laboratory animals：a color atlas》一书中全面总结了小鼠、

大鼠、犬、NHP、兔和小型猪等实验动物的常见自发病变和背景病变，具有很大的参考价值。这些偶发或自发的病变确属病理发现，通常被认为是特定种属或品系动物在正常范围之外的组织形态变化，但在药物毒性研究中，一旦被误认为是给药相关的病变，将造成严重的误导。事实上，想要正确区分动物自发或背景病变与药物所致的形态学改变并非易事，故毒性病理学家应多读文献，努力了解各种动物的自发和背景病变，掌握与所评估实验相关的尽可能多的信息，从而进行全面的综合分析。

组织学人工改变（artifact）可由多种原因引起，如发现动物死亡后无法立即剖检时尸体储藏不当（如置于低温冷冻箱）、动物剖检及组织处理过程中由于种种因素造成的一些组织形态学变化等。无论是死后脏器自溶、固定液选择不当，还是新鲜组织操作粗暴造成的人工机械损伤或空腔器官的灌注固定不良，都很容易造成人为的形态改变，严格地说这不能称为病变，但这些情况的确类似病变，对经验不足的病理学家来说，易将其误认为是药物相关的病理性改变。正确区分和鉴别药物毒性所致病理变化和组织学技术造成的人工改变极为重要，这也是对毒性病理学家辨识能力的考验。例如，技术人员将发现死亡后应冷藏的动物尸体冷冻保存，由于动物组织富含水分，解冻崩解后会在许多组织空间造成类似冰晶的空隙。同理，将冰冷的组织置入福尔马林液中固定，也会造成福尔马林色素在组织内的沉积。再如，安乐死至剖检间隔时间过长，肝通常会出现小叶中央肝细胞空泡变，这是动物死后中央静脉血浆内渗进入邻近的肝细胞胞质所致，与许多病理情况下小叶中央肝细胞脂质蓄积的空泡变很相似，甚至肝重量也会增加，极易与真实的病变混淆。肺的人工改变也很常见，经血管灌流固定液时，如果压力过大，易造成肺实质血管周围间隙增宽而被误认为是血管周围水肿；相反，假如标本固定时肺泡未能充盈且呈萎陷或膨胀不全状态，有可能被误认为是间质性肺炎。剖检时的器械损伤或手指压迫可造成很多人工假象病变，尤其是柔弱的大脑组织，极易形成镜下呈浓缩深染的“暗神经元”，酷似神经元退化变性改变。甚至在切片封片过程中，如有异物如孢子、灰尘、异物颗粒、棉絮纤维或其他切片的组织残渣掉落在组织上，也可造成人工假象和困扰[78]。本书后续章节会对各系统组织常见人工改变进行介绍，这里仅展示几例镜下图片（图1-1）。

除动物自发病变和组织学人工改变之外，还有些因少见并缺乏对其理解而易产生误解的改变，如啮齿动物某些组织形态学性别差异的性二态性（sex dimorphism）及如何正确区分增生性病变与肿瘤等。

性别二态性常见于啮齿动物的某些器官[79]，典型例子是小鼠的肾小球鲍曼囊的上皮细胞。在雄性小鼠中，其肾小球鲍曼囊壁层衬里细胞为立方上皮所覆盖；但在雌性小鼠中，囊壁则由单层扁平上皮构成（图1-2）。镜下见到时不要误诊为雄性小鼠肾球囊上皮化生。

啮齿动物还有几个器官会显示性别二态性，如颌下腺、包皮腺/阴蒂腺和乳腺。在接受某些雄性或雌性激素化合物暴露后，如合成的雄激素羟甲烯龙（oxymetholone），这些腺体的正常形态会发生改变。正常雄性小鼠的颌下腺有许多较大而盘曲的导管，衬以高柱状上皮，核位于细胞基底部，胞质内富含嗜伊红粉染颗粒；但在雌性小鼠中，盘曲的导管相对较小，为低柱状上皮，胞核居中，胞质内嗜伊红颗粒较少。另外，年轻大鼠的乳腺随年龄会发生性别差异的变化，容易引起混淆。性成熟前雌鼠的乳腺与性成熟后的雄鼠乳腺很相似，见不到典型的腺泡和导管结构，直到接受雌激素刺激后，雌鼠乳腺才形成典型的小叶结构。

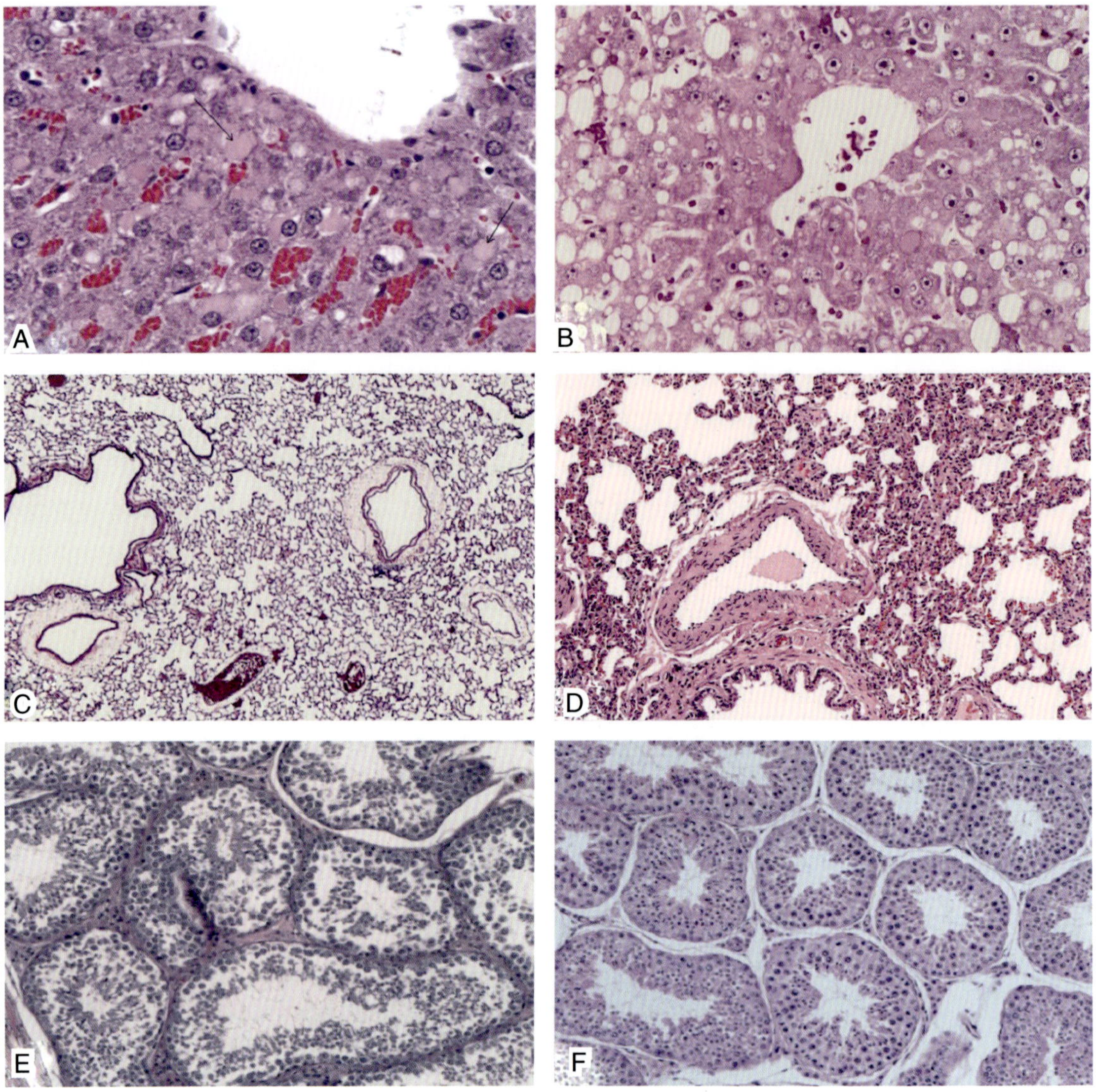

图1-1 组织学人工改变示例

A.动物死后未及时解剖，导致肝细胞胞质内空泡变，空泡内均质嗜伊红染（箭头所示），实为血浆内渗所致的人工改变。B.犬肝人工改变，肝小叶中央性空泡变。C.大鼠肺组织，经血管灌流固定，压力过大导致血管周围间质组织分离，容易误认为是血管周围水肿。D.比格犬肺，浸泡固定，因膨胀不全显示肺泡间隔增宽，细胞密集，容易误认为是间质性肺炎。E.甲醛溶液固定的大鼠睾丸组织，显示显著的细精管结构改变，生精细胞呈解离状态，为典型的固定不良导致的人工改变。F.剖检后迅速置入Bouin液中固定的大鼠睾丸组织，完好地保留了细精管上皮细胞的形态和结构

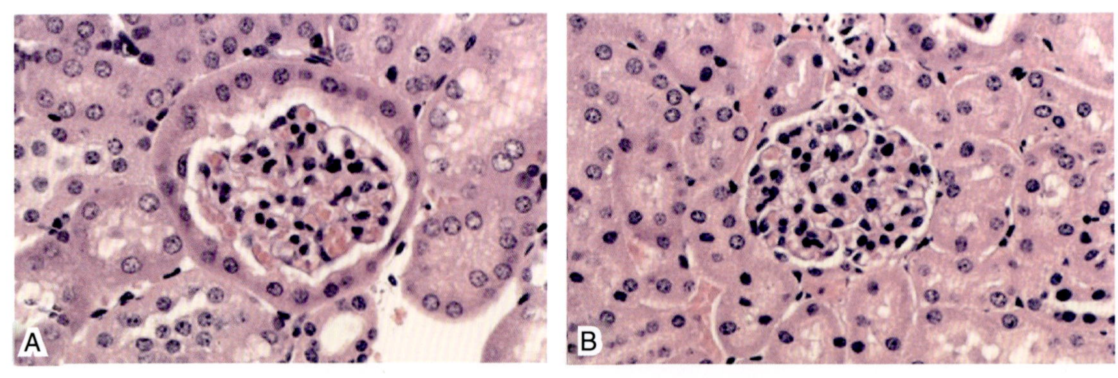

图1-2 小鼠肾小球鲍曼囊的性别二态性

A.雄性小鼠，小球囊壁层衬里为立方上皮；B.雌性小鼠，小球囊壁层为单层扁平上皮覆盖

（二）不良反应与非不良反应

药物安全性评价的核心目的是保护人类受试者和患者免受药物不良反应的危害，只有对毒性病理资料做出合理正确的解释，才能确认哪些变化是药物引起的不良反应，哪些变化属于非不良反应。这就要求毒性病理学家至少应全面了解实验所用种属和品系动物的自发和背景病变、药物进入体内后的处置概况及供试品的药理作用特点。在绝大多数组织和器官中，供试品相关毒性病变的危害很大程度上取决于病变的严重程度，但也因病变器官和部位的特点而有差异，如脑内和眼底视网膜病变，即使程度较轻，也应视为不良反应，这是由于神经系统组织和细胞的再生能力有限，因而缺乏可逆性。

如上文所述，对一项毒理研究中NOAEL的确定通常基于综合评估该实验中所有数据资料为基础的证据权重法（a weight-of-evidence approach）来考量。事实上，要全面评估一项复杂的多终点毒理研究的结果并非易事，需要有广博的背景知识和足够的经验才能把林林总总的复杂资料整合到一致而连贯的报告中来。所谓不良反应，是指在刺激因子作用下产生的来自生物化学、形态学及生理学改变的反应中，任何一种反应或其总和对机体可能造成功能或结构的损害作用。确定了毒性病理学研究中药物的不良反应和NOAEL，可帮助临床医师进行风险评估，确立人体安全起始剂量或停止剂量，从而规避药物相关的潜在不良反应。尽管组织学病变性质和严重程度的评估在确立不良反应上起重要作用，还有其他一些因素也可以帮助区分不良反应与非不良反应。这些因素包括观察到的改变是否为适应性反应（adaptive response），一过性还是持续性作用，是否为更加严重反应的前奏，是否为某个不良反应的继发性反应，其严重程度是否处于值得关注的阈值以下。有学者以苯巴比妥导致的肝细胞肥大[80]和由于超量泵血增加心排血量导致的心肌细胞肥大[81]为例进行研究，发现两者皆为典型的适应性反应，故考虑为非不良反应。

近年来，一个综合评估不良反应结果的新程序广受业界重视，即不良反应结果分析路径（adverse outcome pathway，AOP），它是由经济合作与发展组织（Organization for Economic Co-operation and Development，OECD）于2012年推出的一个详细描述如何在OECD一级制订、审查、商定和发布AOP的指导文件，其具体做法是广泛收集临床前和临床活动范畴的信息，先从一个分子导致的反应开始，进一步补充这个分子的一系列关键活性反应，然后再来确定它是否属于不良反应[82]。AOP临床前阶段的不良反应结果评估内容包括供试品特性、作用方式、供试品在受试种属动物的代谢差异、慢性重复给药毒性实验和致癌实验中的组织病理学发现，以及已确定的临床前发现与人体的相关性。该程序为确立不良反应和 NOAEL提供了更加可靠和有力的评估手段，目前已被业界广泛接受。

总之，在新药研发过程中，毒性病理学家的任务和功能远不止对组织病理学的评估和制作病理报告，还应延伸至对候选药物的风险评估，参与临床前多学科汇总的所有发现，确认危害，评估其发生率、严重程度及对人体健康可能产生的危害。在此过程中，不仅需要充分认识危害物与人体关系、药物暴露量与不良反应的关系、病变可逆性及毒性机制，还应综合考虑药物的临床适应证、安全窗及与已上市同类适应证药物毒性性质的比较。

（三）细胞凋亡与坏死

随着科学进展和新知识的积累，近年来从事基础生物医学研究的人们习惯使用凋亡（apoptosis）一词来命名和描述细胞程序性死亡（programmed cell death）。但对病理学家来说，单从形态学改变很难将凋亡与病理性损伤导致的坏死（necrosis）区别开来。从理论上讲，凋亡是生物体内绝大多数细胞在一定的发育阶段都会发生的正常死亡，而坏死则是细胞因损伤或炎症导致的被动死亡。从形态上看，细胞皱缩、坏死并由巨噬细胞吞噬处理的非炎症过程的细胞死亡，为凋亡；而损伤或感染等炎症过程导致的细胞出现肿胀进而破碎，为坏死。INHAND为坏死或凋亡的统一命名成立了专门工作组，对毒性病理研究中细胞死亡的诊断命名提出了建议[83]。这个小组的具体建议如下。

1.使用“坏死”和“凋亡”作为不同的诊断术语，不可混淆。

2.使用修饰词来表示坏死的分布特点（如坏死，单细胞；坏死，局灶性；坏死，弥散等）。

3.当发生凋亡或单细胞坏死的下列情况时需使用组合术语“坏死/凋亡”：①没有要求或不需要将坏死过程予以拆分时；②无法确定细胞死亡的性质时；③当坏死和凋亡两个病理过程同时存在时。

4.诊断应主要基于HE染色切片的形态特征。必要时还可使用鉴定和表征凋亡的特殊技术。

有学者总结了坏死与凋亡在形态学改变细节上的差异，可资参考（表1-10）。

表1-10 坏死和凋亡在形态上的鉴别

	坏死	凋亡
受损细胞数	多少不一	单个或小团
细胞膜	常破裂	不破裂
细胞核	固缩、碎裂、溶解	碎裂
细胞质	红染或消散	致密
间质变化	胶原肿胀、崩解、液化、基质解聚	无明显变化
凋亡小体	无	有
细胞自溶	有	无
急性炎症反应	有	无

（四）诊断飘移

所谓“诊断飘移”，是指随时间变化而发生病理诊断变化的倾向，尤其是病理学家在不自知的过程中，对早先所执行的诊断标准逐渐发生了变化。毒性病理学的诊断飘移易于发生在大样本量的研究项目中，如涉及大量啮齿动物重复给药3个月或6个月的慢性毒性实验，或是对涉及数百只动物历时2年给药的致癌性实验的评估中。“飘移”现象可能发生在同一个实验组内，也可在同一实验中跨组发生，或者发生在数个不同的实验项目中。

导致诊断飘移的因素很多，简要归结起来包括：①对病变诊断标准阈值发生改变；②对对照组病变诊断标准过于宽松（诊断不足）；③对对照组病变诊断标准过于严格（过度诊断）；④记录为“正常”的标准发生改变。还有其他一些导致诊断飘移的因素，如“边界性”病变（类似“yes”或“no”的情况）及不寻常病变。所谓“边界性”病变是指有的病变不像教科书那样典型明了，通常是似是而非，如有3位病理学家阅片，可能会给出3种不同意见，但在报告中对此类病变必须做出一个明确的诊断。此外，保持对边界性病变的诊断一致性通常较困难，有时需有专家组的介入（即下文介绍的“病理学工作组”）。“不寻常病变”带来的问题是对独特或罕见的病变常需要仔细检查，这类病变可能难以设定一个标准的阈值。随时间流逝发生的“飘移”有两种情形：一是专业性飘移，即特定病变诊断标准的改变，即病变并无改变，但诊断名词发生了变化；二是随着对某些病变生物学的了解逐渐加深，遂命名发生了变化，以便反映对新知识的认识。关于个人行为性飘移，在致癌实验评估中最常见，即随着观察量的增多对病变越来越熟悉，从而在诊断上发生了新的认识，进而导致飘移。个人行为性飘移在下述三种情形下可能发生：①经验不足的病理学家通常对肿瘤会做出过度诊断；②在评阅了数以千计的组织切片后，诊断为肿瘤的数量有可能会降低；③由于对实验动物增生性病变和肿瘤范畴越来越熟悉，而导致自信心增强。

美国实验病理公司的Dr. Jerry Hardisty 推荐了几个避免发生诊断飘移的技术手段。一是首先评估对照组，对该实验入组动物的组织学基线水平（baseline）和总体状况有基本了解，然后进入给药组，对跨组间动物组织学改变的差异会有明显的比较。二是可以按照器官顺序进行阅片，如检查心脏，就把所有动物的心脏标本全部读完，然后进入下一个器官。这种阅片顺序对了解各实验组动物的同一种器官发生的改变可产生完整印象，但缺点是对个体动物的全身整体改变情况缺乏了解。三是先对潜在的靶器官病变进行阅片。可以采用两种方式，一是在了解实验组别情况下，对靶病变进行跨组评估，即为“明读”；然后把切片编码进行盲读，看能否将标本组别鉴别出来。

（五）动物应激反应、供试品相关性改变

在毒性研究中，一个不可忽视的影响是实验动物对实验过程和所给予供试品的应激反应，这也是药物毒性研究中一个特有的特征。这类反应包括可以发现功能性变化的临床病理检测指标，也包括可能观察到的组织形态学改变。由于应激反应的各种表现在毒性研究中很常见，且有时不易与药物引起的改变相区别，本书后续章节不予重点介绍，故本部分对此问题略加深入讨论。

常见应激原范围广泛，如环境、噪声、创伤、感染、限食水、疼痛、紧张等皆可导致应激反应，甚至动物饲养条件（如每笼动物数量）也会明显影响动物的免疫力。应激反应可影响多个器官系统，其中受累最为显著的是免疫系统器官及内分泌器官和性腺，如胸腺、脾、淋巴结、肾上腺、甲状腺、睾丸、前列腺、卵巢、子宫、胃肠等，从功能指标到病理组织学均可能出现改变。

机体感受刺激后的主要反应是儿茶酚胺释放并激活下丘脑–垂体–肾上腺轴（HPA axis）或性腺轴，从而增加血清糖皮质激素的浓度。这些神经内分泌信号的下游效应可能包括体重降低或体重增加，摄食量和活动减少，器官重量降低（如胸腺、脾、淋巴结、精囊）或重量增加（肾上腺）。胸腺和脾白髓显著受累时，其中淋巴细胞减少，胸腺细胞凋亡增加。肾上腺皮质细胞肥大，导致皮质增厚（皮髓质交界处至被膜距离增宽），束状带和球状带增宽、细胞空泡变，分泌活跃或呈耗竭状态。应激对动物消化道的影响主要发生在腺胃，黏膜可出现糜烂或溃疡，但可以很快恢复，在新鲜或固定标本都可能发现（当然有时也可能是化学物质的直接损伤作用）。外周血出现白细胞计数改变（如中性粒细胞增加而淋巴细胞和嗜酸性粒细胞减少），生殖功能发生改变（主要表现为降低）。免疫功能的减弱对免疫反应的许多环节都会产生影响，即所谓的劣性应激，其表现包括抑制巨噬细胞对抗原的吞噬和处理、阻碍淋巴细胞DNA合成和有丝分裂、破坏淋巴细胞使外周淋巴细胞数减少并损伤浆细胞，从而抑制细胞免疫反应和体液免疫反应。

表1-11～表1～16总结了常规毒性病理学研究中实验动物对应激反应的多方面表现和所能观察到的功能与形态的改变。应重视的是各种应激反应常因种属、性别、年龄及应激原的类型和作用时长不同而异，表内所列内容不能一概而论[84]。

表1–11　轻度和重度应激反应下体重与标准器官重量指标的变化

体重/组织	轻度应激	重度应激
体重	无变化或降低	降低
胸腺	无变化或降低	降低
脾	无变化	无变化或降低
肾上腺	无变化	增加
睾丸	无变化	无变化或降低
精囊	降低	降低
前列腺	降低	降低
卵巢	无变化	降低
子宫	无变化	降低

表1-12 急性和慢性应激反应的临床病理指标特点

临床病理指标	急性应激反应[a]	慢性应激反应[b]
中性粒细胞计数	↑	→或↑或↓
淋巴细胞计数	↑	↓
嗜酸性粒细胞计数	→	↓
红细胞容积指标（RBC、HGB、HCT）	→或↑	→或↓
网织细胞计数	→或↑	→或↓
骨髓细胞结构	→	→或↓
血糖浓度	→或↑	↑或↓或→

a.急性应激反应：数分钟至数小时；b.慢性应激反应：数日至数周；↑：升高；↓：下降；→：无明显改变

表1-13 内分泌器官急性和慢性应激反应的形态学改变

组织	急性应激反应[a]	慢性应激反应[b]
肾上腺髓质	嗜铬细胞脱颗粒	肥大或增生或嗜铬细胞瘤（大鼠）
肾上腺皮质	空泡减少	肥大或增生
甲状腺	无改变	无改变

a.急性应激反应：数分钟至数小时；b.慢性应激反应：数日至数周

表1-14 啮齿类动物轻度和重度应激对生殖系统指标的影响

性别	应激程度	影响
雄性	轻度	前列腺和精囊重量降低
	重度	前列腺和精囊重量显著降低；睾丸变性（小鼠）
雌性	轻度	动情期不规则；黄体数目减少
	重度	持续间情期，黄体减少，生殖力降低

表1-15 评估存活期和病理学指标中典型的应激反应

研究阶段	受累系统	评估指标	潜在的应激作用（可能无改变）
生存阶段	营养	体重或体重增重	降低
		摄食量	降低
	外周血细胞	嗜酸性粒细胞计数	降低
		淋巴细胞计数	增高或降低
		中性粒细胞计数	增高
	免疫系统	巨噬细胞吞噬作用	降低

续表

研究阶段	受累系统	评估指标	潜在的应激作用（可能无改变）
器官重量[a]	内分泌系统	肾上腺	增高
	免疫系统	胸腺	降低
		脾	降低
	生殖系统	睾丸[b]	无变化（大鼠）或降低（小鼠）
		附睾	降低
		精囊	降低
		前列腺	降低
		卵巢	降低
		子宫	降低
器官组织学	消化系统	胃溃疡	增加
	淋巴系统	胸腺细胞结构	减少
		脾细胞结构	减少
	生殖系统	睾丸	无变化（大鼠）或变性（小鼠）
		附睾、前列腺、精囊	可能有萎缩
		卵巢、子宫	静止状态
		阴道	黏液分泌能力萎缩
	内分泌系统	肾上腺皮质	肥大 / 增生

a.绝对总量，或相对于体重或脑重量；b.绝对重量

表1–16 应激对大鼠血液、脾和胸腺淋巴细胞亚群的影响

	血液		脾		胸腺	
	百分比	应激作用	百分比	应激作用	百分比	应激作用
B 淋巴细胞	33% ～ 39%	↓	56% ～ 58%	↑或↓	可忽略	可忽略
T 淋巴细胞	49% ～ 55%	↓	36% ～ 40%	→	95% ～ 98%	↓
$CD4^+$	33% ～ 36%	↓	22% ～ 24%	→	5% ～ 7%	↑
$CD8^+$	17% ～ 28%	↓	14% ～ 16%	→	5% ～ 7%	↑
CD4 ：CD8	1.7 ：1～2.1 ：1	→	NR	NR	NR	NR
$CD4^+CD8^+$	NR	NR	NR	NR	85%	↓
NK 细胞	0% ～ 10%	↓或↑或→	2% ～ 5%	↓或↑或→	可忽略	可忽略

NR：不相关；↑：升高；↓：下降；→：无明显改变

需要注意的是，应激反应引起的胸腺组织学改变与免疫毒性所致改变常别无二致，如胸腺重量减少、皮质淋巴细胞数目减少、皮质淋巴细胞凋亡增多、巨噬细胞增多、对感染的易感性增加。如果在病理报告中不予以分析和解释，极易误认为是供试品相关性改变，但事实上很多情况是由于应激反应所造成。当然，有时这些改变也会是应激反应和供试品共同作用所致，此时需要根据供试品化合物特性等已知信息进行分析。

这里顺便简述在区分与年龄相关的退行性改变与供试品所致的萎缩性改变时应考虑的因素：①从性质上说，年龄大的退化是正常的、渐进的和不可逆的，而萎缩是病理性的、异常的，但可能逆转。②可对细胞密度和细胞所占空间进行评估。③与未予给药的同步对照组进行比较。④组织学一过性改变和剂量反应相关性变化的因素。⑤综合考虑包括其他各组织中的组织学改变及所有临床发现。

应激对其他系统的影响如下。

1.心血管系统　主要因交感-肾上腺髓质系统兴奋所引起的心率加快、心收缩力加强、外周总阻力增高及血液的重分布等变化，有利于提高心排血量和血压，保证心、脑和骨骼肌的血液供应，具有重要的防御代偿意义，属良性应激。但同时会产生皮肤、腹腔内脏和肾缺血、缺氧，以及心肌耗氧量增多等不利影响，重度应激还可引起心肌纤维变性、坏死。这些都是在组织病理学评估时尤其要关注的。

2.对消化道的影响　应激引起消化系统功能障碍比较常见，但各种应激原所致的消化道改变并不一致。引起人们重视的是消化道的应激性溃疡（stress ulcer）。

3.凝血和纤溶的变化　应激时因儿茶酚胺分泌增加，可使血小板的聚集性增强而有暂时性的血液凝固性升高。

4.泌尿功能的变化　应激时，泌尿功能的主要变化是尿少、尿比重升高、水和钠排出减少。

总之，在解释毒性病理学研究数据时，重要的是要将化合物的直接特异性毒性与外部因素或高剂量给药组所受到的间接应激影响相区分，尽管有时对两者很难界定，以下几个鉴别诊断要点可供参考：①必须采取整体分析的方法并考虑可能存在的所有因素，综合考量临床体征、体重变化、器官重量、临床病理数据及显微镜下改变；②实验动物的全身状况；③其他组织和器官的变化；④受试化合物是否是已知具有免疫毒性性质或在结构上与已知免疫毒性物质相似；⑤在对照组动物中是否观察到相类似的作用；⑥是否仅在高剂量下才能看到这种改变；⑦有无剂量相关性的作用；⑧实验研究应设有足够的参数系列，以评估应激反应，包括淋巴细胞亚群的检测；⑨不要片面地解释某个改变而忽略了其他改变的相关性；⑩当证据权重不支持供试品对组织的直接相关作用时，不要做出错误结论。

（六）毒性代谢动力学对毒性病理学评估的意义和作用

药物毒性代谢动力学（toxicokinetics，TK），简称毒动学，是研究产生毒性作用的剂量在体内吸收、分布、代谢和排泄等过程随时间的动态变化规律，以增加动物体内实验的安全性评价结果外推的可靠性，并探讨药物毒性发生和发展的规律，是毒性病理学研究的重要组成部分。新药研发过程中多数一般毒性病理研究项目都会同步进行TK的研究。

无论哪种给药途径，药物进入体内后都要分布到全身各组织器官。药物在体内的储存库主要有血浆蛋白、脂肪、骨骼、肝和肾等。肝和肾这两个器官不仅血流量大，而且由于肝、肾组织的细胞具有与许多药物结合的能力，尤其是通过主动转运方式或受体结合方式，使药物富集，导致药物在肝、肾中的浓度通常较高，从而成为不少药物易造成肝、肾毒性的原因之一。因此，毒性病理学家会更多地关注与病理学发现有关的TK数据。

TK与病理学资料互相整合，可对药物导致组织和器官的病理损伤给予更全面及合理的解释。病理学家需要重点了解的TK信息包括：①血浆暴露量的剂量相关变化，是线性、亚线性还是超线性；②时间曲线与血浆暴露量（浓度）；③性别差异与血浆暴露量；④个体反应与血浆暴露量。

供试品相关的组织病理学发现通常与药物的全身暴露量相关，尽管有时在病变发生率和严重程度与暴露量之间的相关性暂时得不到解释，尤其是偶发的病变被高度怀疑为背景性改变时，不得不得出“缺乏因果关系”的结论。基于此，毒性病理学家应对TK的基本原理、受试种属动物中该化合物的TK概况和数据有所了解，尤其是药物的C_{max}、AUC和$T_{1/2}$等主要指标，并将毒性改变与暴露量联系起来进行分析。例如，急性发作的动物毒性临床表现通常会与C_{max}值相联系，而不是首先考虑AUC的影响。此外，药物的半衰期、分布容积和清除率也会受到如肝和肾的损伤和疾病状态的影响[85, 86]。

病理学家应关注在组织学中发现异常病变的动物，分析其血浆暴露量能否解释TK反应，了解所发现的严重异常病变是否与对该供试品较敏感的个体动物相对应，同时有必要对临床数据、血液生化、TK数据和病理学进行全面的了解。

Ploemen等总结了病变与TK关系中一些需要仔细考虑的常见原因[87]。

（1）检查是否存在肝、肾疾病，因其可能会妨碍受试化合物从体内清除。如果存在肝、肾疾病，可追踪个体动物TK和病理学变化是否存在相关性，且个体临床生化数据（如肝、肾功能）将会有助于解释研究结果。

（2）药物血浆蛋白结合率的微小变化可能会严重影响与血浆蛋白高度结合化合物的游离血浆的浓度，从而导致药物毒性的增加或降低。

（3）呕吐是需要关注的临床相关现象。口服给药后立即呕吐的犬可能根本不吸收任何化合物。

（4）动物年龄的影响，在非啮齿类动物研究中（如食蟹猴），如果在同一研究项目中使用不同年龄的动物，与衰老相关的生理变化可能会导致动物异常的TK反应。

（5）胃肠道疾病（有或没有腹泻）同样可能增加或减少口服吸收，从而直接影响血浆暴露。空腹或进食状态也可能导致明显的TK差异[88, 89]。

（6）药物在注射部位的损失，如当皮下大剂量给药时由于化合物的沉淀而引起的损失也会导致异常的血浆浓度分布。这种药物沉淀结晶现象在个体动物之间的变异可能很大，从而导致巨大的个体间差异。

第四节　同行评议和病理学工作组

一、病理学同行评议的法规要求及意义

组织病理学属于定性科学（qualitative science），且带有很大的主观性，不同病理学家，甚至同一病理学家在不同时间点来评估同一张切片，虽结果不至于“南辕北辙”，但都有可能产生差异性结果。为此，20世纪70年代后期美国的专业毒性病理服务公司EPL与美国国家癌症研究所（National Cancer Institute，NCI）及国家毒理学计划（National Toxicology Program，NTP）的致癌性研究计划一起开发了同行评议程序。

包含同行评议的非临床毒理学研究工作通常都是为支持药物临床试验或上市申请而进行的。关于毒理学研究中对病理学同行评议的要求和具体做法，国际经济合作与发展组织（OECD）和美国FDA的许多指导性文件中都有涉及。OECD曾于2014年发布专门文件《Guidance on the GLP Requirements for Peer Review of Histopathology》，其中提到因为组织标本的评估是基于读片病理学家的意见，研究机构通常会实施同行评议程序，由第二位病理学家对若干切片进行评估。该过程是一种确保结果解释的质量

和准确性的最佳做法。2016年美国FDA发布了对组织病理学同行评议和病理工作组（Pathology Working Group，PWG）的简要行业指南，其后又于2019年发布了关于非临床毒理研究中病理学同行评议指导原则的行业问答文件，对同行评议的程序管理、实施和文档记录等许多具体问题做出了明确的规定或建议[90, 91]。尽管病理学同行评议过程中的文件记录实践尚未在GLP法规文件（如FDA的Part 58）中明确定义和阐述，并且在不同非临床研究机构中的实践方式也有所不同，但FDA 2019年的问答文件中已经明确规定，如果病理学同行评议是按照FDA GLP法规（如21 CFR第58部分）要求所进行的非临床安全性研究的一部分，则应在研究记录中充分记录在案和存档，即必须完全符合GLP法规的要求。

我国的GLP法规与美国FDA的质量体系方法和OECD的GLP原则中定义的质量体系及要求是一致的，尤其是近十余年来，大批中国药企的研究新药申请（IND）实行国内外双向申报策略，这就要求从事毒性评价的CRO等研究机构充分满足国内、国际药品监管机构的法规要求，其中包括在GLP实验中实行病理同行评议的做法。国内同行业很多专家也对病理学同行评议的要求和具体做法做过深入研究，不再赘述[92-95]。

同行评议是一种非对抗性的复审，是为了确保诊断过程中数据的质量和准确性。具体说来，正式的组织病理学同行评议要达到的目的是：①确定病变命名和术语的准确性和一致性，发现所做诊断与给药相关性的判断方面是否存在误判或不准确的描述；②确定评估的完整性，即是否存在遗漏的与给药相关的病变；③通过重新评估所有毒性靶组织或靶器官，确定所考虑的NOAEL是否恰当；④审阅来自评估数据和资料文字性解释的正确性。同行评议包括常规和非常规评议两种情况，前者的目的是确保所用命名、术语和病变程度评分的一致性，确认药物毒性靶组织病变，增加对于病理评估准确性的信心，确保病理数据符合药品监督管理机构的要求，以及确认病理学PI建议的NOAEL；后者则重在专门审议靶组织的认定或必要时组成病理工作组对疑难项目进行会诊。

通常对预期要求进行同行评议的研究项目，同行评议要事先包括在实验方案之中，并有确定的评议病理学家人选，有关同行评议结果必须作为病理报告数据文件内容之一，在报告正式发出之前完成。另一种形式称为回顾性同行评议（retrospective peer review），是在病理报告完成并签发之后进行的，多由委托方提出要求，将结果提供给药品监督管理机构审评用。回顾性同行评议所做的任何更改都应作为报告变更（report amendment）加入报告中存档。同行评议病理学家通常会签发一份评议报告（peer review report）或备忘录（memorandum），描述评议过程并确认病理报告反映了的病理数据和结论[96]。

负责同行评议的病理学家可以是同行同事，即病理学PI以外的第二位病理学家，也可由资深专家担当。复审的内容可以是有特殊针对性的问题（如影响毒性评估的关键性或特异性病变，或者鉴别诊断），也可以是专门评议选择的特定组织或器官；通常不需要重新评估研究项目的所有组织切片，较多情况下是选择病理学PI初始评估过的一部分标本或个别组别的标本，进行审议性评估。需要提醒的是，同行评议并非为了核实和验证每种组织学发现的每一个细节，而是为了确保与给药相关发现能够准确被识别，得到一致性诊断和正确解释。有学者建议病理学PI在意识到个人在选择术语或确定病变等级出现偏差时，也需要重新评估所涉及的组织，可实行“盲读”或“编码”阅片，以减少主观偏差。但有学者担心，盲读阅片会对药物相关的变化与自发及背景变化的比较带来困难。另外还有学者担心在初始阅片就实行盲读，可能会忽略细微病变。如本章前文所述，“明读”的优势是对动物组别和动物生前所有临床及生物检测指标结果已全面掌握，病理学家会将注意力主要集中在给药组的组织病理学评估上，并发现重要但有时是很细微的差别，以及给药动物不同剂量组之间的差异，因而易于与未经给药的对照动物比较。总之，毒性病理学家认为对给药组的了解有利于发现所有与治疗有关的作用，并提高了组织病理学评估的准确性。

二、同行评议的方法

不同研究机构的病理同行评议做法可能不太一致，如对不同种属、不同类别实验中复审的标本数量要求等，基本是由各自机构的相关SOP所规定。以下是目前多数美国较大规模非临床CRO的GLP毒性病理同行评议的常规做法，供参考。

（一）亚慢性或慢性啮齿动物毒性研究

重复给药1个月、3个月或6个月。

1.在最高剂量组动物最终至少有60%存活率的实验中，随机从对照组选择雌、雄各2只（约占其本组动物数20%），从最高剂量组随机选择雌、雄各6只（约占其本组动物数60%），复审这些动物的所有组织切片。

2.复审所有濒死处死或发现死亡动物的组织切片，以便核实或查证可能的死因。

3.复审各组所有动物潜在毒性靶器官的特定毒理学终点，以验证可能成立的NOEL和NOAEL。

4.与病理学PI（第一病理学家）研究解决所有的意见分歧。

（二）犬和非人灵长类动物进行的亚慢性或毒性研究

重复给药1个月、3个月、6个月或9个月。

1.在最高剂量组动物达到100%存活率的实验中，随机从对照组至少选择雌、雄各1只（约占其本组动物数25%），从最高剂量组随机至少选择雌、雄各3只（约占其本组动物数75%），复审这些动物的所有组织切片。

2.复审实验中所有濒死处死或发现死亡动物中选取的组织切片，以便核实或查证可能的死因。

3.复审各组所有动物的潜在靶器官的特定毒理学终点，以验证可能成立的NOEL或NOAEL。

4.与病理学PI（第一病理学家）研究解决所有的意见分歧。

（三）啮齿动物致癌实验同行评议方法

1.分别从对照组动物和高剂量组动物随机选择雌、雄各5只（10%），复审这些动物的所有组织。

2.复审已报告的所有增生性病变。

3.复审各组所有动物的潜在毒靶器官的特定毒理学终点，以验证可能成立的NOEL或NOAEL。

4.与病理学PI（第一病理学家）研究解决所有的意见分歧。

（四）病理同行评议所需要的病理学资料和材料

1.组织病理学报告初稿，包括文字叙述性摘要、病变发生率总结表和个体动物组织病理学数据表。

2.所有HE染色切片。

3.临床病理数据总结表（血液学、血液生化和尿液分析）。

4.体重和器官重量（绝对和相对）数据总结表。

5.有关该化合物先前研究的信息。

6.有关供试品预期药理活性的信息。

（五）病理学PI与同行评议病理学家间的工作流程和解决异议的方式

病理学PI负责评估和解释动物个体数据及分析解剖病理学整体结论，如果同行评议病理学家不同意病理学PI的评估或诊断，病理学PI会对这些评估进行修改，以反映与同行评议病理学家的共识。假如某些争议无法解决，则由病理学PI和同行评议病理学家认真遵循SOP的规定，将评估过程和分析结论无偏见和清晰地予以描述，与其他经验丰富的病理学家一道通过协商达成共识。多数情况下，同行评议病理学家由较资深的同行或专家担任，病理学PI通常会尊重评议病理学家的意见而达成共识，完成病理学报告。除非供试品及其病变极为特殊，事关毒靶或NOAEL的确认，且两人的评估差异巨大，否则无须提交病理学工作组做进一步会诊评议。同行评议过程对于组织病理学评估相关的通信记录（如邮件）或会议纪要等，都应保留在研究档案中，以备法规监管机关回溯检查GLP研究的合规性。

三、病理学工作组

欧美地区所称的“Pathology Working Group”（PWG）中文称为“病理会诊组”似乎更为贴切。病理会诊组是一种特殊的组织病理学评估形式，由病理学专家组成的小组对与研究结果相关的特定问题进行独立、公正的审议和评估。PWG一般专注于特定的发现或具有争议性毒理学终点的关键性研究；或就特殊议题进行有限度的组织病理标本阅片评估，解决监管机构所关注的问题；或者对不同实验室或不同病理学家所做出病理评估的结果进行复审。PWG不会审查整个研究项目，但始终包括同行评议病理学家所提供的审核数据及其复审结果。PWG主席是整个小组的核心领导者，他（她）需要彻底了解所要解决的问题，审查所有相关数据和研究结果，并负责PWG的人员组织和工作的开展。PWG成员在完全不了解实验组别和动物真实ID的情况下对切片进行盲读，随后以投票方式，按少数服从多数原则达成共识。对结果进行揭盲后，PWG将对结果进行总结，最终在其报告中反映出专家们的讨论意见和结论[97]。

PWG的成员主要来自学术界、独立执业的毒性病理学顾问、政府机构及无利益冲突的业界毒性病理学家。在美国，基于避免偏见和利益冲突的考量，大多情况下PWG成员主要选择来自独立执业的个体毒性病理学家。选择PWG成员的标准主要根据他们在毒性病理学方面的经验、造诣和各自所精通的靶器官毒性病理专业遴选出来，如毒性神经病理、毒性心血管病理、毒性内分泌病理、啮齿动物致癌实验评估等。

从法规监管方面，PWG的研究数据一般不需要直接提交给监管部门审查，通常只提交给与之签订合同的毒理研究机构，如从事GLP实验的CRO，之后由委托方企业再提交监管机构审评。在美国只有联邦环保署（Environmental Protection Agency，EPA）的农药法规（pesticide regulation）有要求PWG审核程序的第94-5号公告，其他监管机构如FDA，采取的是根据研究项目所需解决问题的个案处理方式（study-by-study basis）来决定是否要求进行PWG审评。

何时需要PWG进行评议取决于多种情况，包括已完结的毒性病理报告或毒性病理终点有争议的关键性研究（pivotal study）、需要回答法规监管机关所关注的问题、需要对在异地不同研究机构进行或由不同病理学家评估的多个实验结果进行比较，此时法规监管机构可能提出要求由PWG进行评议。例如，需要PWG评议来解决监管机构关注的问题中，在致癌性研究常有发生，多数是需要PWG审议靶器官的肿瘤发生率；此外，有时需要PWG评议比较几种多氯联苯（polychlorinated biphenyl，PCB）化合物的多个不同毒性实验中肝发生的增生性病变；还有的是要求PWG对在两个不同实验室中由两位不同病理学家所评估的相同供试品对大鼠心脏病变的诊断进行比较。

PWG选择切片的方式根据评估目的可能不尽相同，有的只选能够解释所提出问题的组织切片；或是由病理学PI或同行评议病理学家评阅过的所有切片，如所有动物的肝肿瘤；也有情况是PWG评阅靶器官的所有切片。

现将美国PWG的具体工作流程和PWG病理报告文件格式介绍如下，供国内业界和政府监管专家参考。

1.美国PWG的具体工作流程

- PWG专家在不了解动物组别或先前诊断的情况下，盲读编码的组织片。
- 小组每位成员将其各自的诊断记录在主席提供的记录表上。
- 每位小组成员都对每个诊断发表意见，有时用投票方式。

- 在对诊断意见产生很大分歧的情况下，小组将共同讨论病变，可能需要进行第二次表决。
- 通过的多数表决结果，确定为每张切片达成共识的诊断。
- PWG主席负责记录PWG最终达成共识的诊断。
- 主席记录PWG最终诊断后，将切片解码（结果揭盲）并制成表格进行评估。
- 对最终的PWG诊断进行解码后，不再允许对任何诊断进行更改。
- PWG小组评估结果并提供结论，整理成PWG总结报告。

2.美国PWG病理报告文件格式及包含内容

- 报告首页
- 数据保密声明
- GLP合规性申明，同时包括：
  - PWG同行评议并非一个完整的研究
  - 本报告不适于联邦法典第40号第160章标准的要求
- PWG成员签字页
- 目录
- PWG病理报告正文
  - 导言与背景
  - 材料和方法
  - 结果
  - 讨论
  - 结论

（姚大林）

参考文献

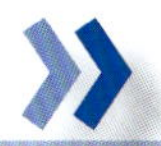

[1] Ettlin RA. Toxicologic pathology in the 21st century. Toxicologic Pathology, 2013, 41(5): 689–708.

[2] Haschek WM, Rousseaux CG, Wallig MA. Toxicologic pathology: an introduction // Haschek WM, Rousseaux CG, Wallig MA. Handbook of Toxicologic Pathology. 2nd ed. San Diego: Academic Press, 2013: 937–973.

[3] UNICEF/UNDP/World Bank/WHO, Special programme for research and training in tropical diseases (TDR). Hand: Geneva Non-clinical Safety Testing. Geneva: World Health Organization, 2004.

[4] 程树军, 黄韧. GLP药物安全性评价中毒性病理学存在的问题及对策. 中国比较医学杂志, 2017, 17(1): 51–54.

[5] 杜艳春, 邱爽, 陈珂, 等. 毒性病理学操作规范. 现代预防医学, 2009, 36(6): 1142–1144.

[6] 王和枚, 董延生, 韩刚, 等. GLP 条件下毒性病理学的规范化建设与实践. 2013年（第三届）中国药物毒理学年会暨药物非临床安全性评价研究论坛论文摘要, 2013.

[7] 屈哲, 林志, 吕建军, 等. 影响药物毒性神经病理学评价质量的主要因素. 药物评价研究, 2017, 40 (9): 1348–1354.

[8] 王捷. 毒性病理学. 沈阳: 辽宁科学技术出版社, 2004.

[9] 周光兴, 谢家骏. 实验动物病理学彩色图谱. 上海: 复旦大学出版社, 2005.

[10] 苏宁, 姚全胜. 新药毒理实验动物组织病理学图谱. 南京: 东南大学出版社, 2005.

[11] 金井清, 榎本真, 任进. 图解毒性病理学. 昆明: 云南科技出版社, 2006.

[12] 孙祖越. 常用实验动物解剖病理取材图谱. 上海: 上海科学技术出版社, 2007.

[13] 祁保民, 王全溪, 姚金水, 等. 动物组织学与病理学对照图谱. 福州: 福建科学技术出版社, 2011.

[14] 岑小波, 胡春燕. 非人类灵长类动物组织病理学图谱. 北京: 人民卫生出版社, 2011.

[15] Haschek WM, Rousseaux CG, Wallig MA. 毒性病理学基础. 刘克剑, 王和枚, 杨威, 等, 译. 北京: 军事医学科学出版社, 2013.

[16] 赵德明, 周向梅, 杨利峰. 动物组织病理学彩色图谱. 北京: 中国农业大学出版社, 2015.

[17] Gopinath C, Mowat V. 毒理病理学图谱. 胡春燕, 刘克剑, 王和枚, 等, 译. 北京: 北京科学技术出版社, 2017.

[18] 秦川. 实验动物比较组织学彩色图谱. 北京: 科学出版社, 2017.

[19] 金毅. 毒性病理学实用方法与技术. 南京: 江苏凤凰科学技术出版社, 2017.

[20] Greaves P . 临床前毒性试验的组织病理学: 药物安全性评价中的解释与相关性. 4 版. 王和枚, 吕建军, 乔俊文, 等, 译. 北京: 北京科学技术出版社, 2018.

[21] McInnes EF. 实验动物背景病变彩色图谱. 孔庆喜, 吕建军, 王和枚, 等, 译. 北京: 北京科学技术出版社, 2018.

[22] 李宪堂, Khan JE, Burkhardt JE. 实验动物功能性组织学图谱. 北京: 科学出版社, 2019.

[23] Abudi MM. Best practice in toxicologic pathology // Fogi AS. A comprehensive guide to toxicology in nonclinical drug development. Amsterdam: Elsevier, 2011: 375–406.

[24] 吕建军, 霍桂桃, 林志, 等. 非临床毒理学实验毒性病理学家培训现状简介. 中国药事, 2016, 30(10): 988–996.

[25] Council N . Guide for the Care and Use of Laboratory Animals–French Version. Publication, 1996, 327(3): 963–965.

[26] Li X, Elwell MR, Ryan AM, et al. Morphogenesis of postmortem hepatocyte vacuolation and liver weight increases in Sprague–Dawley rats. Toxicologic Pathology, 2003, 31 (6): 682–688.

[27] Frame S, Mann P. Principles of pathology for toxicology studies // Hayes AW, Kruger CL, Boca R. Principles and Methods of Toxicology. 5th ed. Boca Raton: CRC Press, 2007: 591–610.

[28] Feldman DB, Seely JC. Necropsy guide: rodents and the rabbits. Boca Raton: CRC Press, 1988.

[29] Olds RJ, Olds JR. A colour atlas of the rat–dissection guide (Wolfe medical atlases). London: Wolfe Medical Publications, 1979.

[30] Svendsen O. The minipig in toxicology. Experimental & Toxicologic Pathology , 2006, 57(5–6): 335–339.

[31] Amacher DE , Schomaker SJ , Boldt SE , et al. The relationship among microsomal enzyme induction, liver weight and histological change in rat toxicology studies. Food & Chemical Toxicology, 1998, 44(4):528–537.

[32] Greaves P. Histopathology of preclinical toxicity studies. 3rd ed. Amsterdam: Elsevier, 2007.

[33] Michael B, Yano B, Sellers RS, et al. Evaluation of organ weights for rodent and non–rodent toxicity studies: a review of regulatory guidelines and a survey of current practices. Toxicologic Pathology, 2007, 35(5): 742–750.

[34] Markovits JE, Bouchard PR. Introduction to toxicologic pathology // Hascheck WM, Rousseaux CG, Wallig MA. Toxicologic Pathology. 3rd ed. Amsterdam: Elsevier, 2013.

[35] Hardisty, JF, Eustis SL. Toxicologic pathology: a critical stage in study interpretation // Clayton DB. Progress in Predictive Toxicology. Amsterdam: Elsevier, 1990.

[36] Sellers RS, Mortan D, Michael B, et al. Society of toxicologic pathology position paper: organ weight recommendations for toxicology studies. Toxicologic Pathology, 2007, 35(5): 751–755.

[37] 杜艳春, 邱爽, 陈珂, 等. 毒性病理学操作规范. 现代预防医学, 2009, 36(6): 1142–1144.

[38] 刘向云, 邱晓燕, 吴建辉, 等. 药物毒性病理学中脏器取材标准方法探讨. 毒理学杂志, 2005, 19(A03): 282–283.

[39] Luna LG. Histo–pathologic methods and color atlas of special stains and tissue artifacts. Downers Grove: Johnson Printers, 1992.

[40] Morawietz G, Ruehl–Fehlert C, Kittel B, et al. Revised guides for organ sampling and trimming in rats and mice–Part 2–A joint publication of the RITA and NACAD groups. Experimental and Toxicologic Pathology, 2004, 55(6): 433–449.

[41] Kittel B , Ruehl–Fehlert C , Morawietz G , et al. Revised guides for organ sampling and trimming in rats and mice–Part 3–A joint publication of the RITA and NACAD groups. Experimental & Toxicologic Pathology, 2004, 55(6):433–449.

[42] Wester P. Report of the IFSTP professional standards subcommittee (PSSC). Experimental and Toxicologic Pathology, 2003, 55(2/3): 221–225.

[43] Ettlin RA, Bolon B, Pyrah I, et al. Global recognition of qualified toxicologic pathologists: where we are now and where we need to go. Toxicologic Pathology, 2008, 36(5): 753–759.

[44] Crissman JW, Goodman DG, Hildebrandt PK, et al. Best practices guideline: toxicologic histopathology. Toxicologic Pathology, 2004, 32(1): 126–131.

[45] Burkhardt JE, Pandher K, Solter PF, et al. Recommendations for the evaluation of pathology data in nonclinical safety

biomarker qualification studies. Toxicologic Pathology, 2011, 39(7): 1129–1137.

[46] Markovits JE, Bouchard PR, Clarke CJ, et al. Introduction to Toxicologic Pathology // Sahota PS, Sahota PS, Popp JA. Toxicologic Pathology: Nonclinical Safety Assessment. Boca Raton: CRC Press, 2013: 82–85.

[47] Prasse K, Hildebrandt P, Dodd D, et al. Microscopic evaluation of veterinary pathology slides. Toxicology and Applied Pharmacology, 1986, 83(1): 184–185.

[48] Holland T, Holland C. Analysis of unbiased histopathology data from rodent toxicity studies (or, are these groups different enough to ascribe it to treatment?). Toxicologic Pathology, 2011, 39 (4): 569–575.

[49] Holland T, Holland C. Unbiased histological examinations in toxicological experiments (or, the informed leading the blinded examination). Toxicologic Pathology, 2011, 39(4): 711–714.

[50] Standardized System of Nomenclature and Diagnostic Criteria (SSNDC): Guides for Toxicologic Pathology. Washington DC: STP/ARP/AJFIP.

[51] 吕建军, 林志, 屈哲, 等. 药物临床前安全性评价毒性病理学诊断术语和诊断标准项目及数据库简介. 药物分析杂志,2013, 33(9): 1640–1644.

[52] Mann PC, Vahle J, Keenan CM, et al. International harmonization of toxicologic pathology nomenclature: an overview and review of basic principles. Toxicologic Pathology, 2012, 40(4 suppl): 7S–13S.

[53] Markovits JE, Bouchard PR, Clarke CJ, et al. Introduction to toxicologic pathology // Sahota PS, Sahota PS, Popp JA. Toxicologic Pathology: Nonclinical Safety Assessment. Boca Raton: CRC Press, 2013: 77–96.

[54] Perry R, Farris G, Bienvenu JG, et al. Society of toxicologic pathology position paper on best practices on recovery studies: the role of the anatomic pathologist. Toxicologic Pathology, 2013, 41(8): 1159–1169.

[55] Wolf DC, Mann PC. Confounders in interpreting pathology for safety and risk assessment. Toxicology and Applied Pharmacology, 2005, 202(3): 302–308.

[56] Ronald WM, Dua PN, Fred A. Food and drug administration risk assessment: process and toxicologic pathology. Toxicologic Pathology, 1997, 25(1): 61–67.

[57] Park YC, Cho MH. A new way in deciding NOAEL based on the findings from GLP–toxicity test. Toxicological Research, 2011, 27(3): 133–135.

[58] Lewis RW, Billington R, Debryune E, et al. Recognition of adverse and nonadverse effects in toxicity studies. Toxicologic Pathology, 2002, 30(1): 66–74.

[59] Ochoa R, Rousseaux C. The role of the toxicologic pathologist in risk management. Toxicologic Pathology, 2009, 37(6): 705–707.

[60] Ponce R. ICH S9: Developing anticancer drugs, one year later. Toxicologic Pathology, 2011, 39(6): 913–915.

[61] Muller PY, Milton M, Lloyd P, et al. The minimum anticipated biological effect level (MABEL) for selection of first human dose in clinical trials with monoclonal antibodies. Current Opinion in Biotechnology, 2009, 20(6): 722–729.

[62] Chamanza R, Marxfeld HA, Blanco AI, et al. Incidences and range of spontaneous findings in control cynomolgus monkeys (Macaca fascicularis) used in toxicity studies. Toxicologic Pathology, 2010, 38(4): 642–657.

[63] Jokinen MP, Lieuallen WG, Johnson CL, et al. Characterization of spontaneous and chemically induced cardiac lesions in rodent model systems. Cardiovascular Toxicology, 2005, 5 (2): 227–244.

[64] Kobayashi K, Hirouchi Y, Iwata H, et al. Historical control data of spontaneous lesions in beagle dogs. Journal of Toxicologic pathology, 1994, 7 (3): 329–343.

[65] Keenan C, Hughes–Earle A, Case M, et al. The north American control animal database: a resource based on standardized nomenclature and diagnostic criteria. Toxicologic Pathology, 2002, 30(1): 75–79.

[66] Helke KL, Nelson KN, Sargeant AM, et al. Background pathological changes in minipigs: a comparison of the incidence and nature among different breeds and populations of minipigs. Toxicologic Pathology, 2016, 44(3): 325–337.

[67] McInnes EF. Background lesions in laboratory animals: a color atlas. Amsterdam: Elsevier, 2012.

[68] Peter CP, Burek JD, van Zwieten MJ. Spontaneous nephropathies in rats. Toxicologic Pathology, 1986, 14(1): 91–100.

[69] Robertson JL. Spontaneous renal disease in dogs. Toxicologic Pathology, 1986, 14(1): 101–108.

[70] Suwa T, Nyska A, Haseman JK, et al. Spontaneous lesions in control B6C3F1 mice and recommended sectioning of male accessory sex organs. Toxicologic Pathology, 2002, 30(2): 228–234.

[71] Chamanza R, Parry NM, Rogerson P, et al. Spontaneous lesions of the cardiovascular system in purpose-bred laboratory nonhuman primates. Toxicologic Pathology, 2006, 34(4): 357–363.

[72] Foster JR. Spontaneous and drug-induced hepatic pathology of the laboratory beagle dog, the cynomolgus macaque and the marmoset. Toxicologic Pathology, 2005, 33(1): 63–74.

[73] 何亚男, 张素才, 张惠铭. SD 和 Wistar 大鼠自发性肿瘤的病理学观察. 中华病理学杂志, 2017, 46(4): 249–254.

[74] 张素才, 芮志佩, 张冬霞, 等. 长期致癌试验动物饲养管理技术关注要点. 中国新药杂志, 2017, 26(2): 162–168.

[75] Keenan KP, Ballam GC, Dixit R, et al. The effects of diet, overfeeding and moderate dietary restriction on sprague-dawley rat survival, disease and toxicology. The Journal of Nutrition, 1997, 127(5): 851S–856S.

[76] Pérez J, Perentes E. Light-induced retinopathy in the albino rat in long-term studies. An immunohistochemical and quantitative approach. Experimental and Toxicologic Pathology, 1994, 46(3): 229–235.

[77] Kemi M, Usui T, Narama I, et al. Histopathology of spontaneous panarteritis in beagle dogs. Nihon Juigaku Zasshi the Japanese Journal of Veterinary Science, 1990, 52(1): 55.

[78] Bindhu PR, Krishnapillai R, Thomas P, et al. Facts in artifacts. Journal of Oral and Maxillofacial Pathology, 2013, 17(3): 397–401.

[79] Adams ET, Crabbs TA. Basic approaches in anatomic toxicologic pathology // Hascheck WM, Rousseaux CG, Wallig MA. Haschek and Rousseaux's handbook of toxicologic pathology. 3rd ed. Amsterdam: Elsevier, 2013: 149–173.

[80] Greaves P. Histopathology of preclinical toxicity studies. 3rd ed. Amsterdam: Elsevier, 2007: 470–472.

[81] Matsuo T, Carabello BA, Nagatomo Y, et al. Mechanisms of cardiac hypertrophy in canine volume overload. Am J Physiol, 1998, 275(1 Pt 2): 65–74.

[82] Mathieu V. The adverse outcome pathway concept: a pragmatic tool in toxicology. Toxicology, 2003, 312 (1): 158–165.

[83] Elmore SA, Dixon D, Hailey JR, et al. Recommendations from the INHAND apoptosis/necrosis working group. Toxicologic Pathology, 2016, 44(2): 173–188.

[84] Everds NE, Snyder PW, Bailey KL, et al. Interpreting stress responses during routine toxicity studies. Toxicologic Pathology, 2013, 41(4): 560–614.

[85] Benet LZ, Zia-Amirhosseini P. Basic principles of pharmacokinetics. Toxicologic Pathology, 1995, 23(2): 115–123.

[86] Caldwell J, Gardner I, Swales N. An introduction to drug disposition: the basic principles of absorption, distribution, metabolism and excretion. Toxicological Pathology, 1995, 23(2): 102–114.

[87] Ploemen JP, Kramer H, Krajnc EI, et al. The use of toxicokinetic data in preclinical safety assessment: a toxicologic pathologist perspective. Toxicologic Pathology, 2007, 35(6): 836–839.

[88] Mayer PR. Absorption, metabolism, and other factors that influence drug exposure in toxicology studies. Toxicologic Pathology, 1995, 23(2): 165–169.

[89] Keenan KP, Laroque P, Soper KA, et al. The effects of overfeeding and moderate dietary restriction on Sprague-Dawley rat survival, pathology, carcinogenicity, and the toxicity of pharmaceutical agents. Experimental and Toxicologic Pathology, 1996, 48(2/3): 139–144.

[90] US FDA. Guidance Document. Pathology peer review in nonclinical toxicology studies: questions and answers, 2019.

[91] Fikes J, Patrick DJ, Francke S, et al. Review of Organisation for Economic Co-operation and Development (OECD) Guidance on the GLP Requirements for Peer Review of Histopathology. Toxicologic Pathology, 2015, 43(7): 907–914.

[92] 吕建军, 屈哲, 霍桂桃, 等. OECD组织病理学同行评议GLP要求指导原则解读. 中国药事, 2016, 30(10): 968–976.

[93] 霍桂桃, 杨艳伟, 林志, 等. 非临床毒理学试验中组织病理学同行评议的GLP流程及关键点探讨. 药物评价研究, 2019, 42(1): 1–9.

[94] 吕建军, 霍桂桃, 林志, 等. 组织病理学同行评议的GLP要求及关注点探讨. 中国药事, 2018, 32(4): 485–493.

[95] 孔庆喜, 姚全胜, 黄奕奕, 等. 毒性病理同行评议要求. 药物评价研究, 2011, 34(5): 370–373.

[96] Morton D, Sellers RS, Barale-Thomas E, et al. Recommendations for pathology peer review. Toxicologic Pathology, 2010, 38(7): 1118–1127.

[97] Mann PC, Hardisty JH. Pathology working groups. Toxicologic Pathology, 2014, 42(1): 283–284.

第二章

心血管系统

在新药安全性评价过程中，许多因素可导致实验动物的心血管功能发生异常变化和引起形态学的改变。化学物质对循环系统的毒性主要表现为技能损害症状，而在毒性实验中，心血管系统的器质性病变较少发现。心肌损伤的形态学改变包括变性、凋亡、坏死、矿化、萎缩、肥大等，然而，许多诱导心律失常或干扰代谢功能的外源性物质能够导致动物死亡但却无形态学改变。

确定心脏毒性反应需进行广泛的毒性实验。这些实验包括监测收缩功能、电活动、血压及评价形态学变化。在药物研发过程中，通过体内和体外的安全性评价方法可确定药物大部分的心脏毒性。

机体血管可分为动脉、静脉、微循环血管（毛细血管）和淋巴管，它们的结构有很强的适应性，能够实现所需的功能。外源性化学物质可引起血管变化，此种变化可能是特殊脏器的特定血管或趋向于特定血管的特定部位。血管毒性物质诱导的血管形态学变化包括加速动脉粥样硬化、内膜和中膜增生、钙化、动脉瘤、中膜出血性坏死、纤维素样坏死、微血管病变和血管炎等，血管系统的毒性病变可以影响全身各个脏器的血液供应，导致代谢改变，从而加重器官的损害。

第一节　心　脏

一、解剖学、组织学和功能

心脏位于胸腔心包内，是一个具有四个腔的，相当于一个肌肉性的动力泵，右侧心脏支持肺循环，左侧心脏支持体循环。心室能通过房室瓣与心房彼此分开，右侧的瓣膜称三尖瓣，左侧的瓣膜称二尖瓣。右心房收集来自前后腔静脉、奇静脉和冠状静脉的血液后进入右心室，右心室流出口是肺动脉，肺动脉瓣打开血液流向肺；左心房收集肺静脉回流的血液进入左心室，主动脉瓣开放时，血液流向全身动脉（图2–1）。

组织学心脏分为心内膜、心肌和心外膜三层。心外膜是心包的脏层，覆有间皮细胞，外膜下是结缔组织，内有脂肪、血管、淋巴管和神经。心肌层是肌肉部分，由心肌细胞组成，心房的肌肉较薄，心室的肌肉较厚，左心室游离壁厚度约是右心室的3倍。心肌细胞周围有极为丰富的血管和毛细血管网，还有神经、淋巴管、组织细胞、肥大细胞、成纤维细胞和低分化的间充质细胞。心内膜位于腔室面内层，表面衬有内皮，内膜下是薄层结缔组织，内含血管、神经等。心内膜折叠隆起发育成瓣膜，瓣膜由致密的胶原层、疏松结缔组织层及富含弹力纤维的纤维层构成，其中的瓣膜间质细胞是最普遍的细胞，具有纤维细胞、平滑肌细胞和肌成纤维细胞的特征（图2–2）。

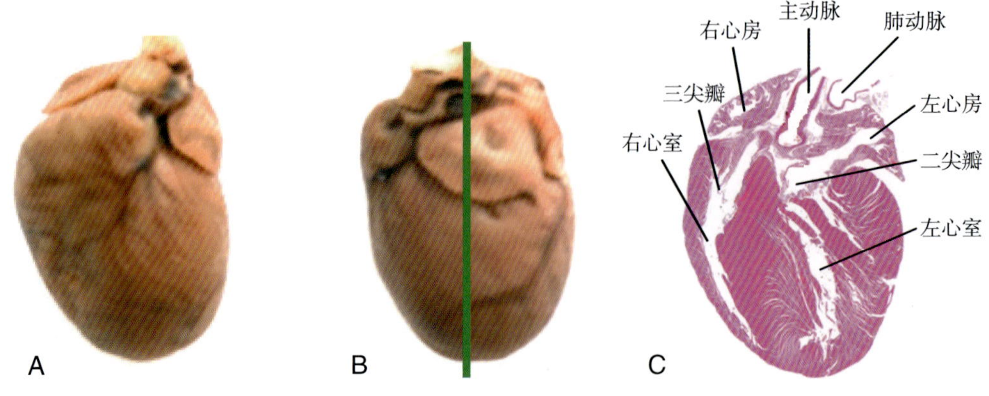

图2-1　大鼠心脏冠状切面

A.心脏纵立摆放显示右侧面右心房和右心室的外观；B.心脏纵立摆放显示左侧面左心房和左心室的外观，竖线显示是纵切的位置；C. B图的纵切面（选自昭衍病理数据库）

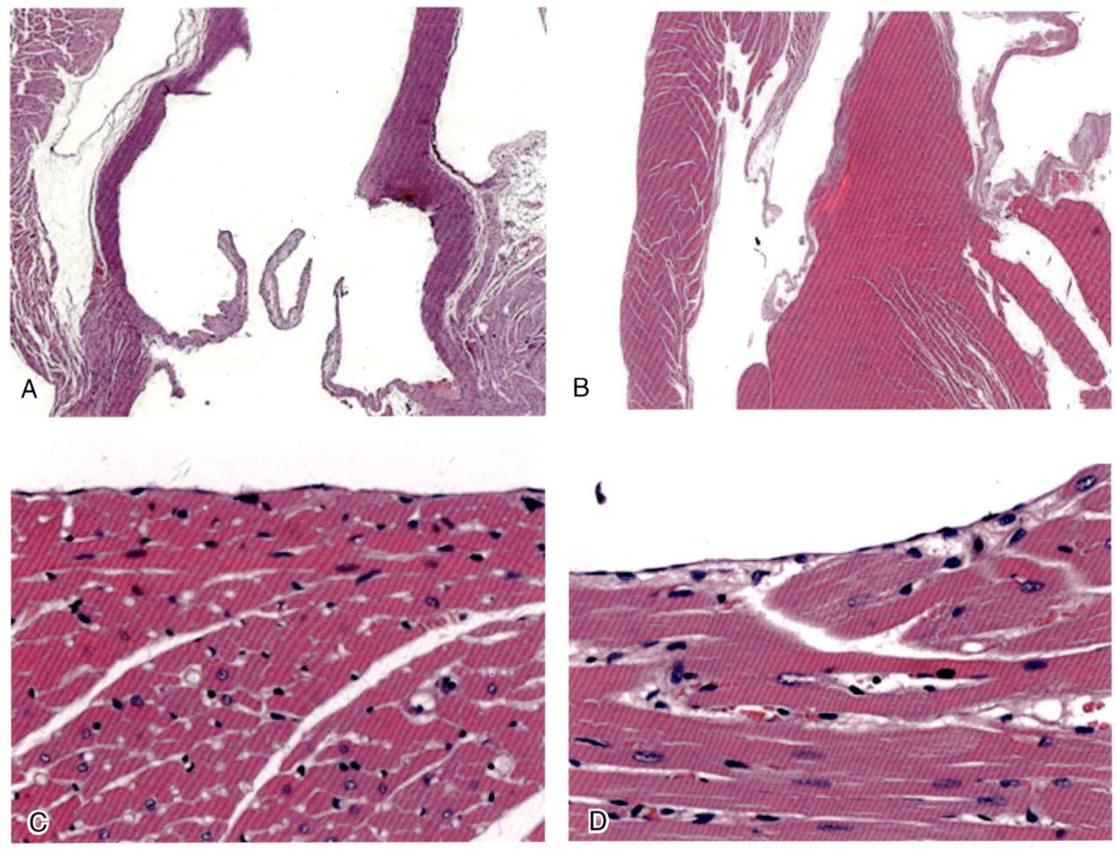

图2-2　大鼠心脏瓣膜、心内膜、心肌、心外膜

A.主动脉瓣；B.二尖瓣和三尖瓣；C.心外膜和心肌；D.心内膜和心肌（选自昭衍病理数据库）

动物正常心脏形状差异较大，如马、牛、鸡的心脏呈长条略扁的圆锥形，猪和犬的心脏呈较短的圆形。不同动物的心脏占体重百分比的差异非常大，猪和大鼠的心脏较小，约为体重的3%；牛、小鼠和豚鼠的心脏中等大，约为体重的0.5%；犬、猫、马的心脏较大，如犬的心脏为体重的0.75%～1.25%。

二、自发和毒性病变

在临床前新药安全性评价实验过程中，受试动物的心脏毒性反应是潜在的严重事件。因此候选药物的非临床安全性评价研究或其他化学品在上市前的安全性研究是非常重要的。这些研究中的心脏毒性反应的可探测性在很大程度上取决于化学物质对心脏的作用机制。在安全性研究中，药物的靶向效应很容易在实验动物中体现，但与药理作用无关的脱靶效应却不一定会出现。脱靶效应通常只发生于临床试验或产品的广泛使用中，因此确定适当的动物模型有利于无心脏毒性的新药开发。

心脏的任何组织部位都可能是有毒物质的靶标，可损害心脏某一部分，或损伤整个心脏组织。心脏毒性损伤的形态学反应包括心肌变性、心肌坏死炎症、心肌血管的变化及心肌肥厚、心肌病等。心肌坏死后，再生是非常有限的，主要是进行纤维修复。心肌细胞坏死通常伴随着周边细胞的肥大和Ⅰ、Ⅲ型胶原蛋白过量蓄积所致的纤维化。此外，还有一类药物能改变心脏的功能但是却不引起形态学变化，这种规律在死亡动物中进行分析时，一定要结合死亡动物使用的药物背景资料、全部临床和病理资料才能做出较为合理的分析。

（一）心内膜病变

1. 心内膜囊肿（endocardial cyst） 在实验动物心内膜，有时可见异常囊肿或腺样结构，内衬各种类型的上皮细胞，从鳞状上皮到立方上皮或柱状上皮，这类囊肿在人类和各种动物种属中已被观察到，包括人、牛和小鼠。此外在非人类灵长类动物中，角化或非角化鳞状上皮囊肿、无囊腔的鳞状上皮斑块和含有嗜伊红液体的甲状腺滤泡样上皮囊肿已经被描述，其发生率较低。

2.心瓣膜血管扩张（cardiac valve vasodilation） 在实验比格犬中，偶可见到心脏二尖瓣或三尖瓣膜出现暗红色血肿，或血管扩张病变，一般无临床症状，被认为是先天性病变。肉眼观察三尖瓣膜可见红色结节，镜下心瓣膜内可见血管扩张，管壁由血管性纤维组织与弹力纤维组织及内皮构成（图2-3A）。

3.心内膜出血 通常是继发性改变，在抗凝血药物的药效试验中，可以造成身体任何部位加心内膜的出血。在动物死亡前应对机体的剧烈变动和应激状态时也可发生心内膜出血（图2-3B）。

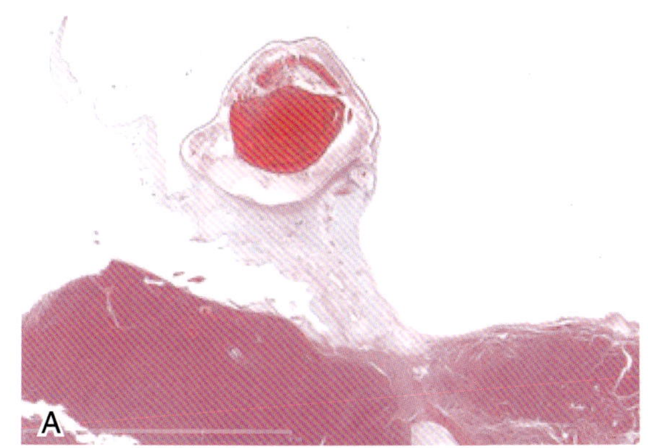

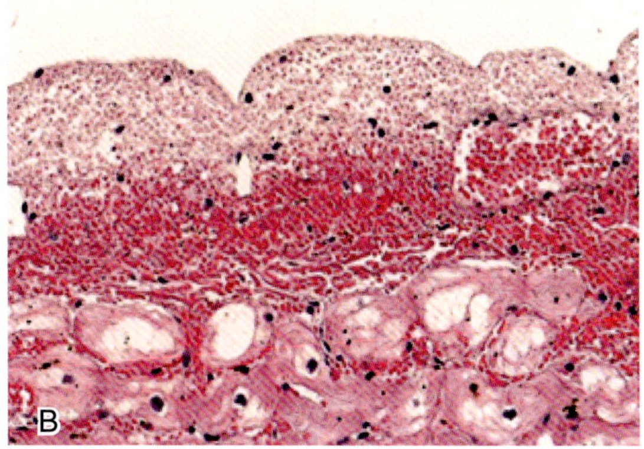

图2-3 比格犬三尖瓣血管扩张和心内膜应激出血

A.比格犬三尖瓣的血管扩张（自发）；B.比格犬心内膜下大片应激性出血（比格犬死于肠套叠）（选自昭衍病理数据库）

4. 心内膜附壁血栓 心内膜是通常发生血栓的部位，主要发生在有心功能不全的情况下，此时血流缓慢涡流，血小板沉积在因缺氧损伤的心内膜上形成血栓，又称心内膜附壁血栓（图2-4）。附壁血栓极容易脱落，来自右心和体循环静脉系统的栓子常随血流运行，栓塞于肺动脉主干或其分支；来自左心、肺静脉和体循环动脉系统的栓子，随体循环的血流运行，最后停留在口径相当的各器官或组织的小动脉或其分支，常见于脑、肾、脾和四肢的指、趾部等，造成器官或组织贫血性梗死。

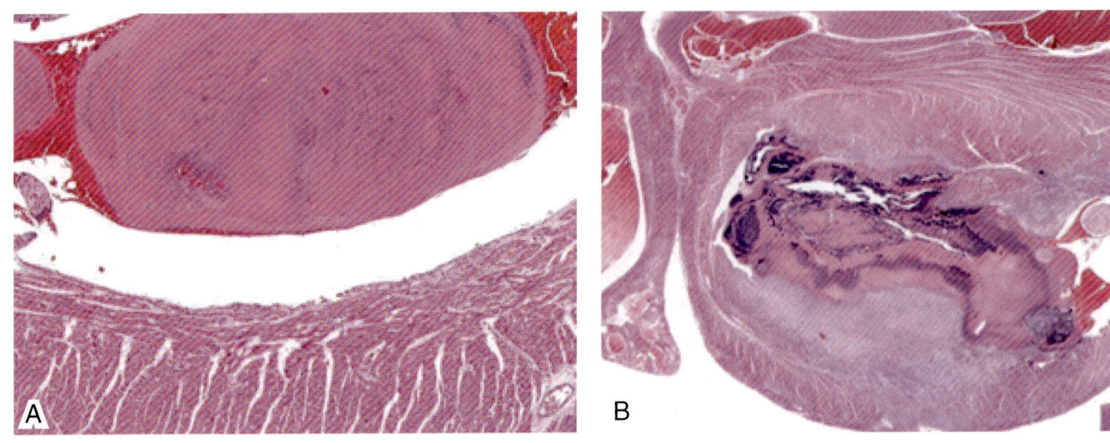

图2-4　大鼠心内膜附壁血栓

A.大鼠右心室附壁血栓（某凝血因子X激活剂药效实验）；B.大鼠右心室附壁血栓，血栓内有炎症、坏死、细菌和血栓边缘的纤维机化（某凝血因子X激活剂的药效实验）（选自昭衍病理数据库）

5. 感染性心内膜炎（infective endocarditis）　指由病原微生物直接侵袭心内膜引起的一种炎症性疾病，常累及心脏瓣膜，也可累及室间隔缺损处、心壁内膜或未闭动脉导管、动静脉瘘等处。心内膜炎可由细菌、真菌、立克次体等致病。在心瓣膜表面形成的血栓（疣赘物）中含有病原微生物（图2-5）。引起心内膜感染的因素有：①病原体侵入血液；②心瓣膜异常，有利于病原微生物的寄居繁殖；③防御机制的抑制。感染性心内膜炎是很凶险的疾病，常导致实验动物死亡。

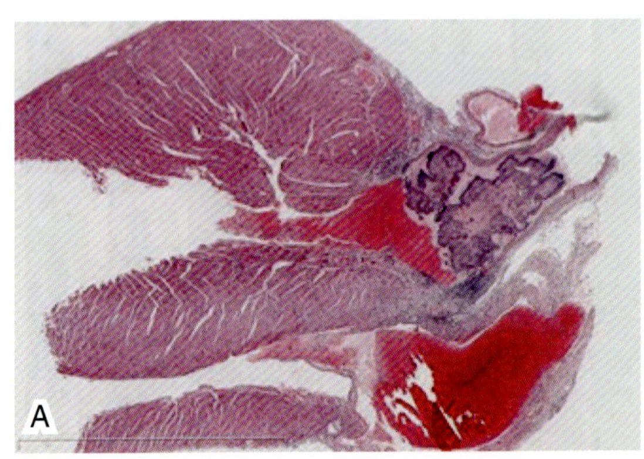

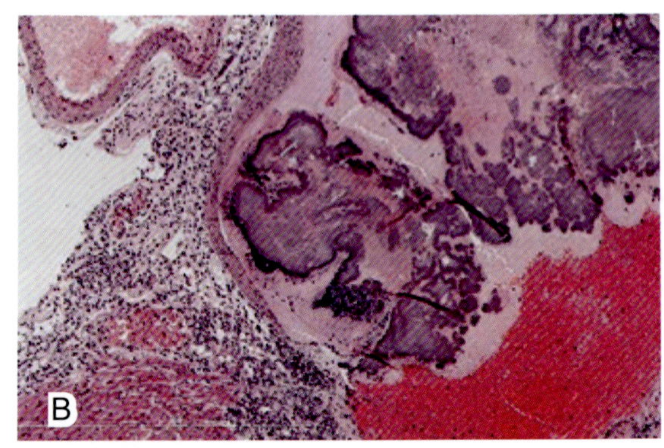

图2-5　左心室主动脉根部感染性心内膜炎

A.小鼠左心室主动脉根部主动脉瓣急性感染性心内膜炎，赘生物形成；B.赘生物内可见炎细胞、纤维素、组织坏死和细菌菌落等（选自昭衍病理数据库）

（二）心肌病变

1.水样变性（hydropic degeneration）　又称细胞肿胀（cellular swelling），是指细胞内水分增加，胞质呈颗粒状或透明空泡状，是一种严重的细胞损伤表现。病理情况下引起细胞水肿的原因通常是感染、缺氧、中毒等。在有害因素作用下，线粒体生物氧化受影响，腺苷三磷酸（ATP）生成减少，细胞膜钠泵受损，造成细胞内水钠过多蓄积。水样变性是长期慢性给予蒽环类药物相关的心肌细胞所特有的变化。在猪、兔和犬中，多柔比星所致心脏毒性的大体变化常伴随心包积液、胸腔积液和腹水。包括人在内的所有动物肌纤维及超微结构的改变基本类似，显微镜下观察早期心肌内出现颗粒，此为肿胀的线粒体，稍晚期变化是心肌纤维内形成大小不等的空泡（图2-6），毒性病理学通常称此为心肌纤维空泡化（vacuolation）。

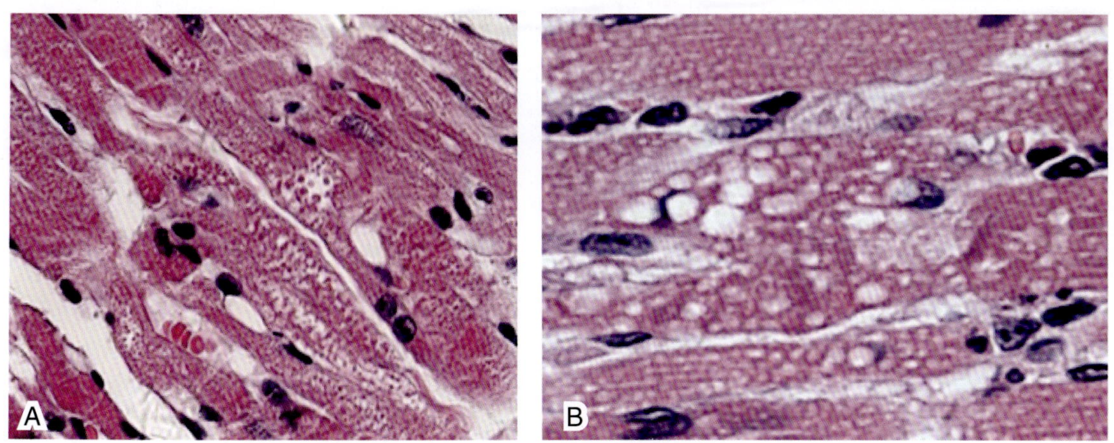

图2-6　**大鼠心肌细胞颗粒变性和空泡变性**

A.心肌纤维肿胀，横纹消失，充满颗粒（某促红细胞生成素毒性实验诱发）；B.心肌纤维内可见大小不等的空泡（某促红细胞生成素毒性实验诱发）（选自昭衍病理数据库）

2.脂肪变性　正常情况下，除脂肪细胞外的实质细胞内一般不见或仅见少量脂滴。如果这些细胞中出现脂滴或脂滴明显增多，则称为脂肪变性（fatty degeneration），多见于肝、心、肾等实质性器官。缺氧、感染、中毒、营养不良、糖尿病及肥胖、某些药物等因素可以干扰细胞的脂肪代谢，使脂肪的吸收增多、氧化障碍、脂蛋白合成障碍，导致脂肪蓄积。肉眼观可见脂肪变性的器官肿大，包膜紧张，切面呈淡黄色，质软，触之有油腻感。镜下观可见细胞内充满大小不等的脂滴，在石蜡切片中脂滴因被有机溶剂溶解，故表现为清晰的空泡状，可用苏丹Ⅲ或油红O染色证实脂肪的存在（图2-7）。

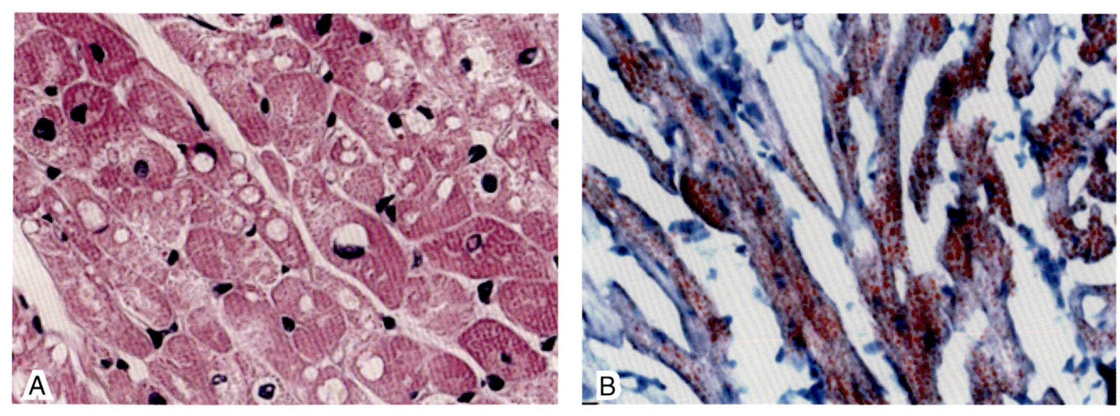

图2-7　**心肌纤维脂肪变性**

A.大鼠弥漫性心肌纤维脂肪变性，内含不规则透亮的空泡，由于脂肪的堆积挤压，细胞核靠边（选自昭衍病理数据库）；B.脂肪变性心肌的油红O染色（选自昭衍病理数据库）

3.心肌脂褐素沉积（lipofuscin deposits）　见于老年动物和严重恶病质动物。病变心脏缩小，呈棕色，镜下可见心肌细胞核两极出现成簇的黄褐色颗粒，是溶酶体内累积的膜状的和无定形细胞碎片残体（图2-8）。

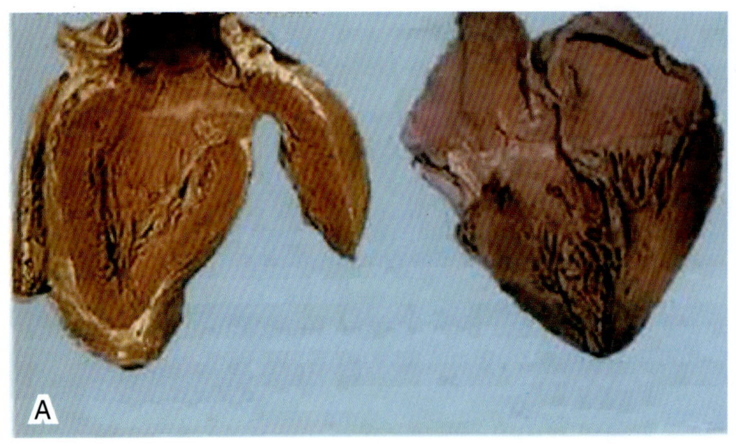

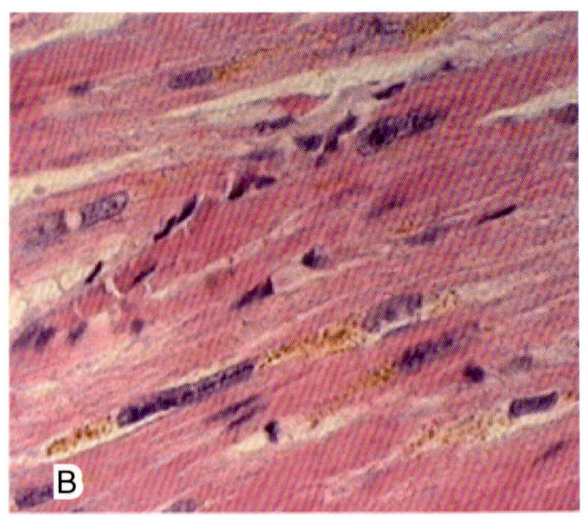

图2-8 萎缩心肌纤维脂褐素沉积

A.正常心脏（左）和萎缩心脏（右），萎缩心脏变为深褐色（人）；B.萎缩心肌细胞质内核两端可见褐色的脂褐素颗粒[1]

4.心肌萎缩与肥大

（1）心肌萎缩（myocardial atrophy）：是指心肌由于受某种疾病的影响而导致长期的慢性血液供应障碍，使心肌营养不良，最终使心肌体积缩小、变硬，变为褐色，故又称心肌褐色萎缩。在动物致癌实验中，那些患有恶性肿瘤的动物最后发生恶病质状态，全身消瘦，体重丧失，各个器官包括心脏都有萎缩的状况。显微镜下萎缩的心肌纤维变细、变密集（图2-9B）。

（2）心肌肥大（myocardial hypertrophy）：是指心肌重量增加超出某一年龄、性别和体重的正常范围，通常是工作负荷增加等代偿反应。一般性心肌肥大可能是由先天性病变、心瓣膜病、肺心病、高血压引起的。各种药物诱发性心肌肥大是指药物的药效作用诱导的心肌细胞肥大，如醛固酮能引起血容量增加，血压增高；血管紧张素Ⅱ和儿茶酚胺可使血管平滑肌收缩致血压升高；生长激素、睾酮及合成的类固醇等药物都可通过药效作用引起心脏肥大（图2-9C）。在药理学中，能引起心肌细胞能量代谢紊乱的化合物也有可能增加心脏重量。对大鼠和犬的临床前研究发现，S-4-羟苯基氨基己酸是一种心脏选择性的长链脂肪酸氧化抑制剂，能引起心脏重量明显增加，心内膜下小灶状损伤和脂肪变性表明有脂质堆积但没有任何细胞损伤或变性的超微结构形态学或生物化学证据[2, 3]。这种心脏重量的增加提示在犬和大鼠中扩大的药理学作用与适应反应有关[4, 5]。

5.心肌细胞坏死　是一种严重的损伤，有多种原因，如缺血、营养不良、毒物质、化学物质、代谢异常和外伤等，特别是具有引起心肌毒性的物质和化学药物等，也可引起心肌细胞坏死，已有文献进行详细报道。心脏的坏死可能是局灶型、多灶型或弥漫型的，而功能的影响取决于坏死的位置和坏死灶的大小。心肌坏死的形态因病变发生的机制而不同，以下介绍几种心肌坏死的类型。

（1）凝固性坏死（coagulative necrosis）：由于器官组织血液供应断绝引起的坏死称为梗死，多发生于组织结构较致密，侧支循环不充分的实质器官，如脾、肾、心肌和脑组织。当这些器官的动脉血流被阻断后，供血区及其邻近的动脉分支发生反射性痉挛，将血液从供血区挤压出去，该区的组织细胞因缺血而变性、坏死，细胞崩解，局部渗透压升高，挤压间质内的小血管，从而使该区保持贫血状态，故称凝固性坏死。在心肌梗死中，显微镜下观察可见坏死的心肌纤维横纹消失，呈模糊凝固状，在急性期心肌间质中有中性粒细胞渗出。如果急性心肌梗死病变广泛且严重，患者或实验动物会死于心源性休克[6]。恢复期的心肌梗死病变要是纤维肉芽组织进行修复为主的变化。实验室动物很难见到自发心肌梗死的案例，但是目前国内外已经建立了很多心肌梗死的动物模型，如小鼠、大鼠、犬、猪、兔等，这些模型各有特点，为研究心肌梗死提供了有用的工具（图2-10，

图2-11）[7]。

（2）毒性反应相关的心肌梗死或坏死：心肌梗死可发生于药物诱导的冠状动脉内膜炎，从而引起继发性血栓，导致心肌梗死；某些药物可以直接影响心肌代谢而诱发心肌细胞坏死；过量去甲肾上腺素因其使心肌血管剧烈收缩而诱发大鼠心肌坏死。昭衍实验室通过投予某地氧化三铁类药物诱发了大鼠心肌散发性肌纤维坏死灶，还有某治疗糖尿病类药物引起了心肌纤维凝固性坏死（图2-12）。

（3）收缩带坏死：与凝固性坏死不同，梗死的周边区显示有一种坏死类型，其特征是显微镜观察到心肌密集的嗜酸性横向带由苍白、有时呈粒状或空泡状的肌浆分隔，这是受损的细胞过度收缩而导致浆分隔所致，这种病理变化称为收缩带坏死（contraction band necrosis）（图2-13）。收缩带坏死以肌原纤维异常收缩，线粒体内电子致密钙化沉积为特点，并发展为心肌细胞溶解。这种类型的坏死的显著特征与大量钙离子内流，钙离子由缺血损伤周边区域局部灌注至缺血损伤的细胞内有关。钙离子通过受损细胞膜渗透进入细胞内可引发肌原纤维异常收缩（挛缩），此种钙离子的通透发生于严重的暂时性心肌组织缺血后动脉血再灌注时或与冠状动脉血流量减少无关导致的心肌坏死。由于这些原因，收缩带坏死常见于各种心脏的毒性损伤，如儿茶酚胺、血管扩张降压药及其他心脏毒性化合物引起的损伤。从收缩带坏死发展到心肌细胞溶解的过程是通过肌原纤维溶解介导的。肌原纤维溶解是一种导致细胞呈空泡外观的变化，这一时间过程充满了可变性。值得指出的是，有些动物在濒死前后心脏的过度收缩，也可以有这种现象出现。另外，观察心肌其他部分是否有心肌梗死发生，也可以进行鉴别[8]。

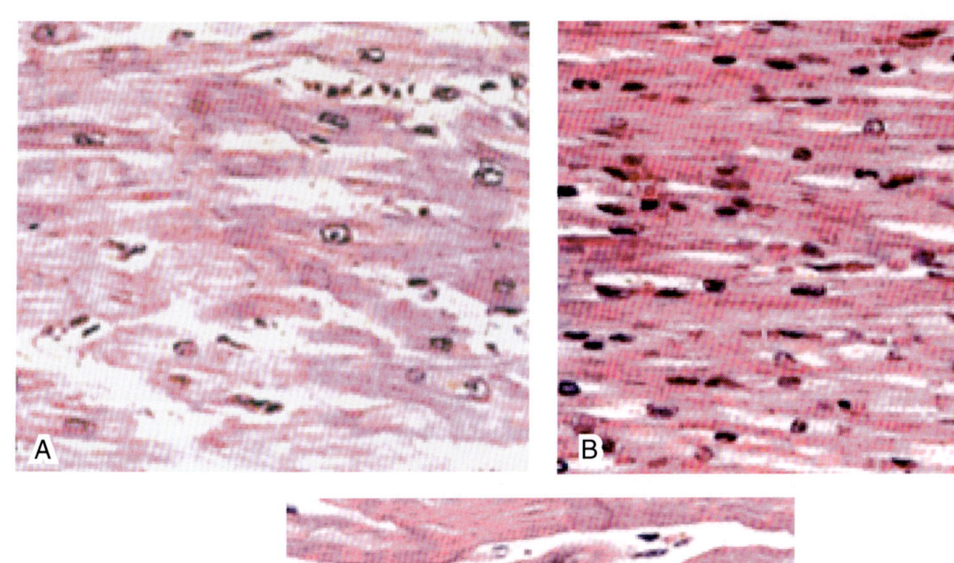

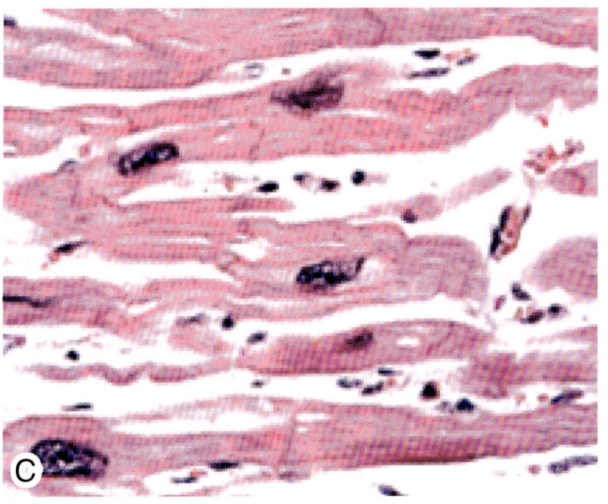

图2-9　心肌萎缩和肥大

A.正常的心肌纤维纵切面，心肌纤维和细胞核大小适中；B.萎缩的心肌纵切面，可见心肌纤维变细、密集、核变小；C.肥大的心肌纤维纵切面，可见心肌纤维粗大，细胞核也增大、深染（人）（选自昭衍病理数据库）

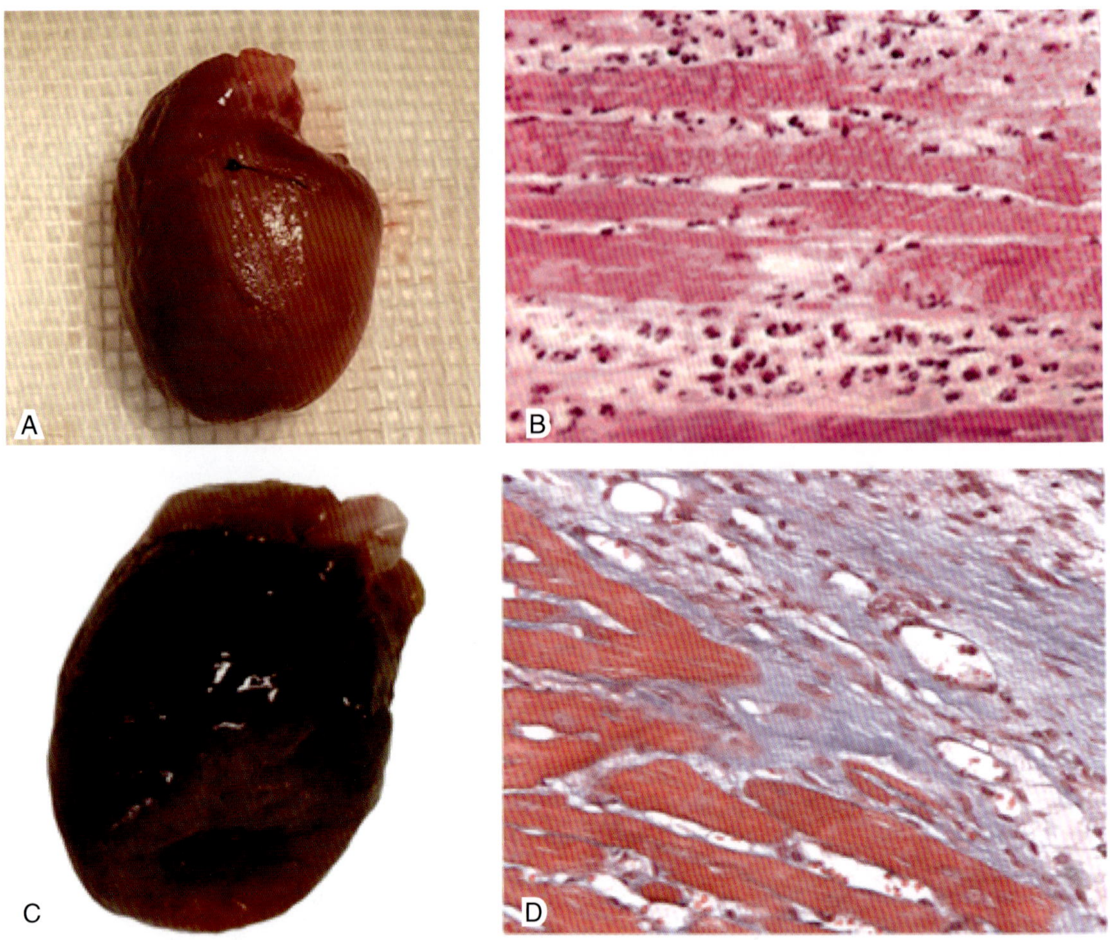

图2-10 Sprague Dawley（SD）大鼠心肌梗死

A. SD大鼠结扎左冠状动脉前降支3天造成左心室前壁心肌梗死，梗死区颜色变白，与健康心肌之间界线清楚；B. 镜下观察梗死区心肌发生凝固性坏死，心肌纤维横纹消失，呈模糊凝固状，心肌间质有大量中性粒细胞渗出；C. 结扎SD大鼠左冠状动脉前降支4周后，梗死区为灰白色，凹陷；D. 镜下观察梗死区心肌纤维消失，大量纤维组织增生（Masson 三色法）（选自昭衍病理数据库）

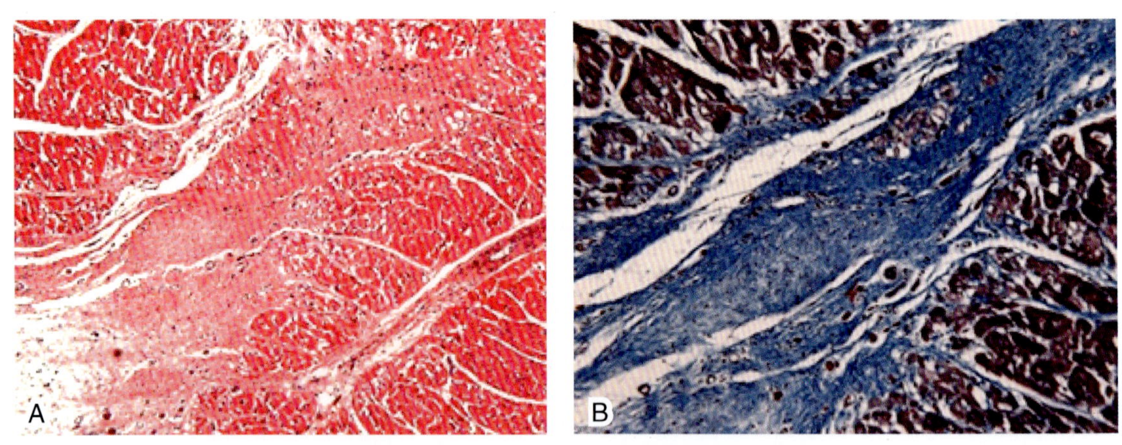

图2-11 小型猪心肌梗死恢复期瘢痕形成

A.瘢痕由胶原纤维组织构成，细胞核很少；B. Masson 三色法染色显示瘢痕区呈蓝绿色（选自昭衍病理数据库）

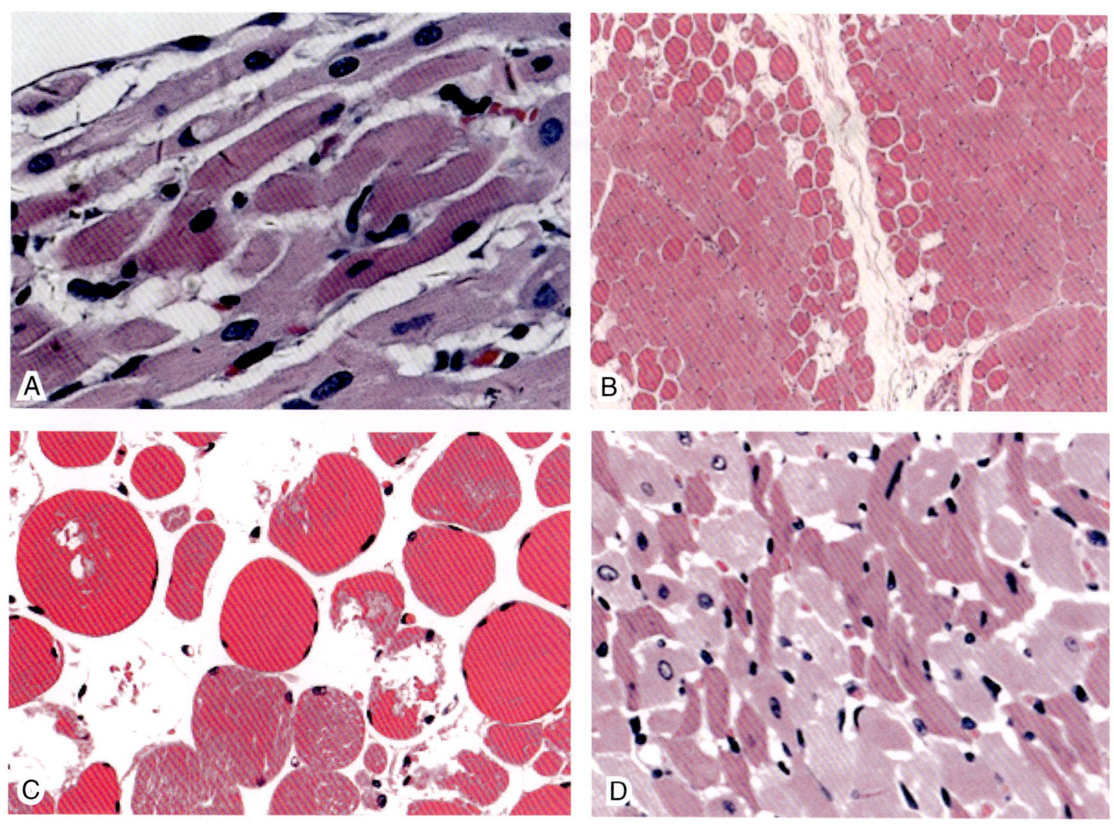

图2-12　**大鼠和犬心肌纤维凝固性坏死**

A.大鼠坏死的心肌纤维横纹消失，染色加深，细胞核减少或消失（某地氧化三铁类药物诱发）；B.犬心肌纤维坏死呈片状分布、靠近边缘；C.高倍镜下观察坏死心肌纤维肿胀，嗜伊红染色加深，横纹消失，胞质含空泡（某治疗糖尿病的药物诱发）；D.大鼠心肌死亡前有强力收缩而造成的假象，疑似凝固坏死，横断面心肌体积小，三角形，染色深，与周围的心肌纤维界线清楚（选自昭衍病理数据库）

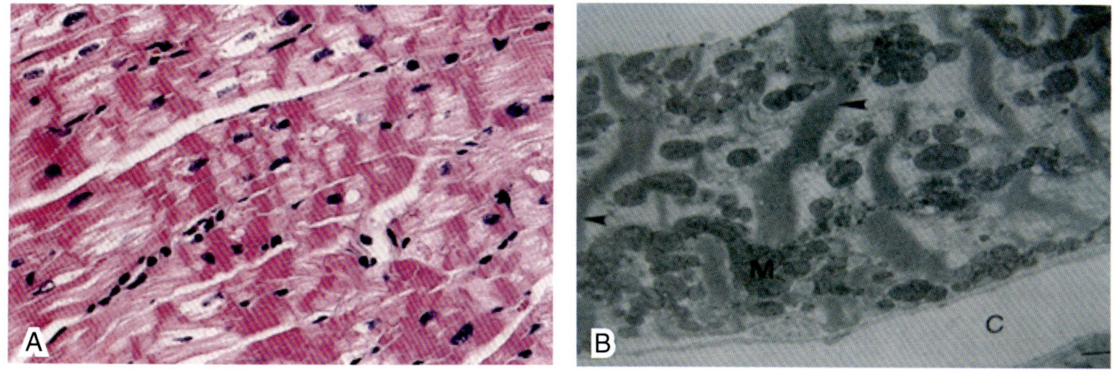

图2-13　**心肌纤维收缩带坏死**

A. 食蟹猴心肌纤维收缩带坏死，密集的嗜酸性横向带由苍白的、空泡状的肌浆分隔（选自昭衍病理数据库）；B. 急性普拉莫西中毒大鼠心肌细胞收缩带坏死，密集的横向收缩条纹明显可见（箭头处），图中M处为线粒体，C处为毛细血管[9]

6. 心肌矿物沉积（myocardial mineral aggradation） 正常心肌细胞一般无矿物质沉积，只有在发生坏死的情况时，血液中的矿物质容易沉积在坏死的心肌或心肌间质。大多数种属的大鼠、小鼠和仓鼠可以因特发性心肌炎引起心肌损伤后，出现心肌矿化，其而矿化的程度和分布与年龄、性别、饮食、皮质类固醇水平等因素相关。文献报道用猪巨细胞病毒感染BAL B/c小鼠，可以诱发心肌矿化，主要发生在外层心肌和心包膜。实验室在对某些药物特别是对心脏作用的药物剂型进行安全评价时，有时能发现某些药物可引起心肌变性坏死和矿化（图2–14）。

7.心肌炎（myocarditis） 是指由各种病因引起的心肌肌层的局限性或弥漫性的炎性病变。炎性病变可累及心肌、间质、血管、心包及心内膜。其病因可以是各种感染、自身免疫反应及理化因素。实验动物会有自发性心肌炎的发生，这在非人灵长类动物、犬、大鼠、小鼠、仓鼠中都可能发生，尤其是老年动物。但是这些自发的心肌炎症的原因不能明确。可以考虑是非特异性的病变。由于使用的实验动物和品系不同，其自发的心肌炎症可能各有特点，可以综合分析并做出诊断。

（1）自发性心肌炎：昭衍实验室近年来开展了较多致癌实验项目，发现对照组大鼠有自发性心肌炎症的案例。病变呈片状或弥漫分布在心肌间质中，炎细胞主要为单核细胞和淋巴细胞，有些病变区域有纤维细胞增生（图2–15）。

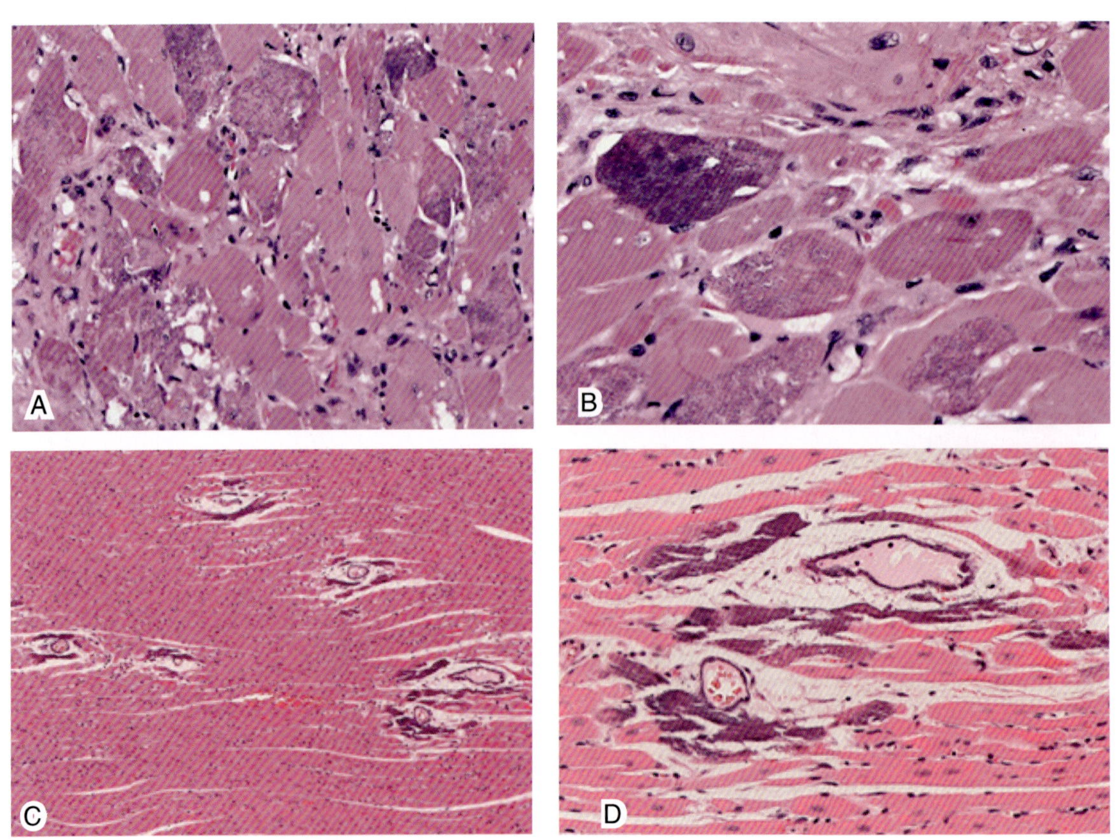

图2–14 大鼠心肌坏死矿化

A.SD大鼠特发性心肌炎后心肌坏死矿化，坏死心肌模糊不清，钙盐沉积，间质可见炎症（某化学类药物诱发）；B. 高倍镜观察矿化的心肌纤维；C. 化学药物诱发的大鼠心肌矿化，矿化灶散在分布；D.矿化灶中心是血管，血管壁也有钙盐沉积，血管周围的心肌纤维钙盐沉积（选自昭衍病理数据库）

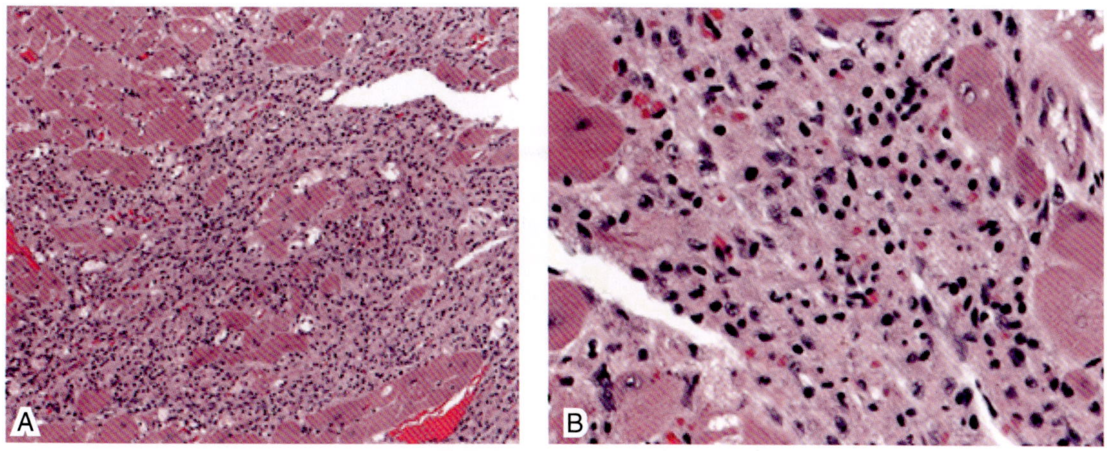

图2-15　SD大鼠自发性心肌炎（实验中期死亡）

A.心肌可见大面积的炎细胞浸润；B.高倍镜观察炎症细胞主要为单核细胞和淋巴细胞（选自昭衍病理数据库）

（2）感染败血症继发的心肌炎：在安全性评价实验中，对照组和供试品组经常有动物在实验中途死亡，其中最多见的死亡原因是感染所致的败血症（septicemia），即细菌进入血液，大量繁殖，产生毒素，引起动物临床症状体征和全身器官组织的病理改变。心肌也常发生败血症继发的急性感染性心肌炎性病灶（图2-16）。

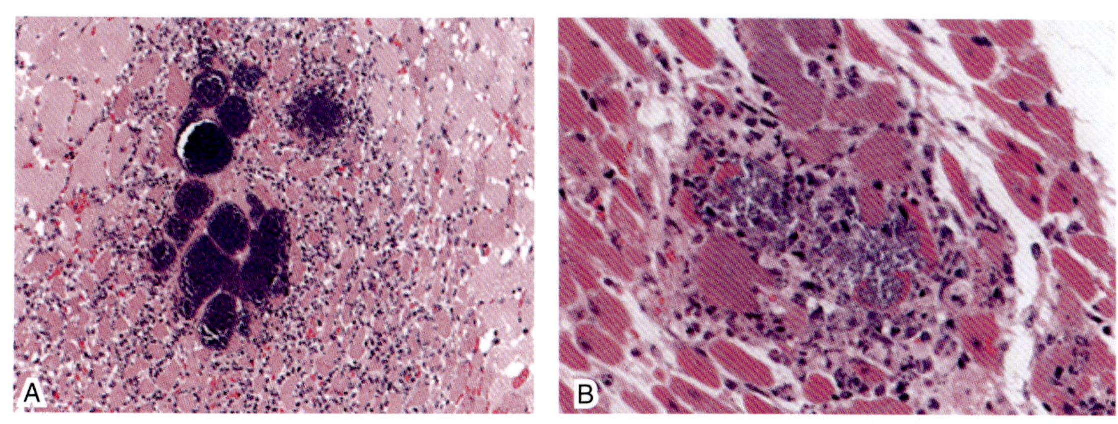

图2-16　败血症心肌感染灶

A.大鼠急性感染性心内膜炎引发败血症心肌内的感染病灶，病灶中心可见细菌团、心肌坏死和弥漫的炎细胞浸润；B.大鼠急性肾盂肾炎引发败血症心肌的感染灶，病灶中心可见心肌坏死炎细胞浸润和细菌团（选自昭衍病理数据库）

（3）中毒性心肌炎（toxic myocarditis）：是指化学物质和药物引起的心肌的炎症。化学物质和药物可通过直接的毒性作用引起细胞损伤发炎，甚至凋亡和坏死。这种损伤可以是急性的也可以是慢性的。药物引起的心肌炎的发生机制较为复杂，因不同药物的药理作用而定。能引起心肌损伤的药物大致分为两类，一类是通过影响心脏的血液灌流的作用而造成心肌损伤，如某些降血压药物和儿茶酚胺类药物；另一类则是直接损伤心肌细胞，如蒽环类抗癌药物。无论是自发性心肌炎还是中毒性心肌炎，心肌的形态学改变大致相似，即心肌的炎症和坏死，以及后续的纤维化。

8. 心肌间质出血　可以因很多因素发生，如败血症，凝血酶抑制剂等的药效作用、心肌血管毒性损伤、应激反应等。局部病灶少量的出血对心脏功能的影响不大，大面积出血可以引起相应的心脏功能障碍。但是由于心肌结构致密的特点，心肌很少发生大面积出血（图2-17）。

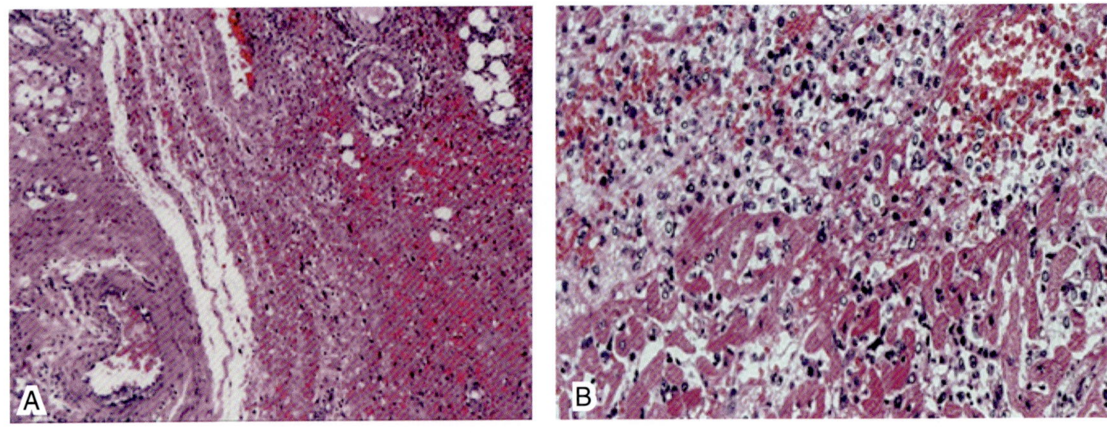

图2-17　心肌间质出血

A.大鼠心肌间质大面积出血（投予凝血酶抑制剂类药物引起）；B.比格犬心肌间质出血伴有炎症（投予凝血酶抑制剂诱发）（选自昭衍病理数据库）

9.心肌间质细胞脂质沉积　脂质沉积症（lipidosis）为脂质代谢异常引起脂类在各个脏器、组织、细胞内沉积。化学物质引起的脂质沉积以磷脂蓄积为主，称为磷脂症（phospholipidosis）。磷脂由甘油、脂肪酸、磷酸和含氮的碱基组成，是细胞膜和细胞内膜性结构的主要成分。一般情况下，细胞内脂质蓄积可见大小不等的空泡，呈泡沫状（图2-18）。心肌间质的脂质或磷脂沉积是心肌间质中的间充质或组织细胞吞噬脂质而成。为了明确磷脂症的诊断，可以做组织化学酸性苏木红法（Baker）染色，以证明脂质和磷脂的存在，或将电镜下观察到环层小体作为诊断标志。

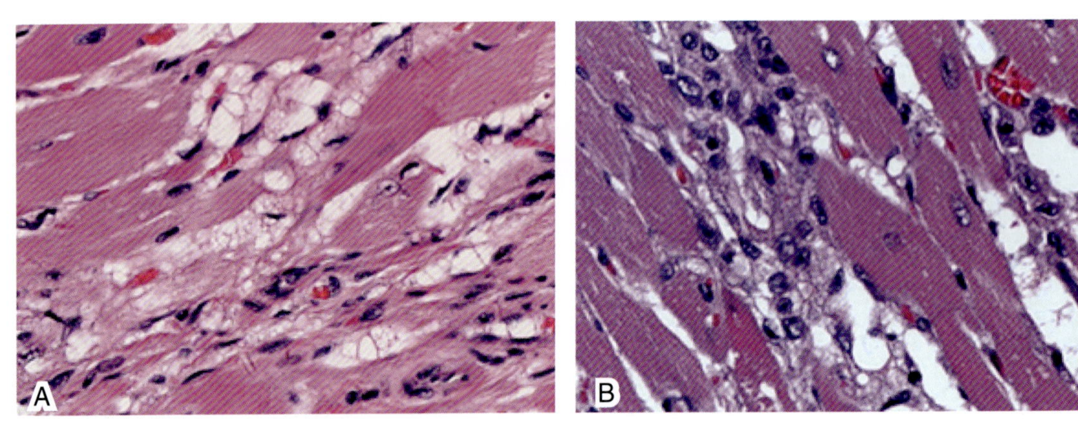

图2-18　大鼠心肌间质脂质沉积

A.老年大鼠自发性病变，心肌间质中可见空泡化细胞集聚，胞质呈泡沫状；B.某新型抗肿瘤药诱发大鼠心肌间质内泡沫细胞聚集，该药诱发全身多器官内脂质沉积（磷脂症）（选自昭衍病理数据库）

10.啮齿类进行性心肌病（rodent murine progressive cardiomyopathy）　是老年大鼠常见的自发性增龄性病变，其发生率和病变程度随着年龄的增长而加重[10]。组织学观察主要是心肌的纤维化。由于本病变是进行性发展，所以早期病变中可以有心肌纤维变性坏死伴炎细胞浸润。老年大鼠进行性心肌病的发病率很高，以雄性大鼠发病为主。其病变多发生在心尖纤维轮下部、乳头和左心室游离壁，有文献报道存活2年的大鼠几乎100%发生此病，雄性大鼠的发病率比雌性大鼠高，病变也比雌性老年大鼠重，F344大鼠比SD大鼠病变重[11]。近年来，昭衍实验室在一项致癌实验中观察了420只对照组SD老年大鼠和Wistar老年大鼠进行性心肌病的发病情况，资料显示心肌纤维化病变总发病率为15.57%，其中雄性发病率为23.7%，雌性发病率为7.32%（图2-19）。这种较低的发病率可能与某些动物较早期死于肿瘤或其他急性疾病时心肌还未显示出病变有关。关于发病机制，由于在限制饮食，慢性肾病和血管病变特别是冠状血管病变时其发病率增加，病变加重，因此考虑与进行性心肌病的发生与心肌缺血有关。关于药物对心肌病变的影响，有研究指出，大鼠心肌病变发生时间、病变程度受药物种类、环境和激素影响，给药可使病变发生较早且程度更重[12]。

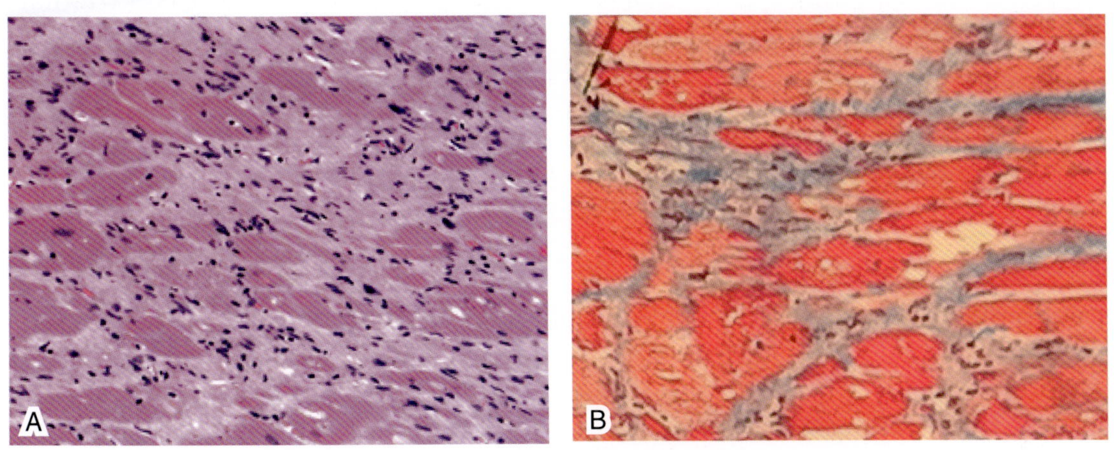

图2-19 老年大鼠进行性心肌病

A.大鼠心肌呈纤维增生性改变；B.心肌纤维化的Masson 染色（选自昭衍病理数据库）

（三）心外膜病变

1. 心外膜炎 又称心包炎。原发性心外膜炎（pericarditis）比较少见。人类风湿性心脏病可以累及心外膜，形成原发性风湿性心外膜炎。实验动物的心外膜炎多为邻近脏器，如胸腺、肺等部位发生化脓性炎症时直接播散所致，或为身体其他部位的炎症发生败血症，炎症血行播散至心包（图2-20A）。药物毒性引起的心外膜损伤较罕见，但是也有药物诱导的心外膜出血性心包炎。心包炎还可以发生于药物诱导的系统性红斑狼疮患者。另外，药物引起的中毒性心肌炎或大面积的心肌坏死，也常通过炎症延伸至心包，尤其是心包脏层，引发心外膜炎。

2. 心外膜出血 使用某些扩张血管的降压药可使犬的右心房出现出血性病变，或导致左心室乳头肌坏死和心脏各区域的浅表性心内膜和心外膜出血。心包出血可能是环磷酰胺毒性和应用一些抗凝血制剂治疗所致，如一些尿毒症患者在血液透析过程中使用肝素（图2-20B）。

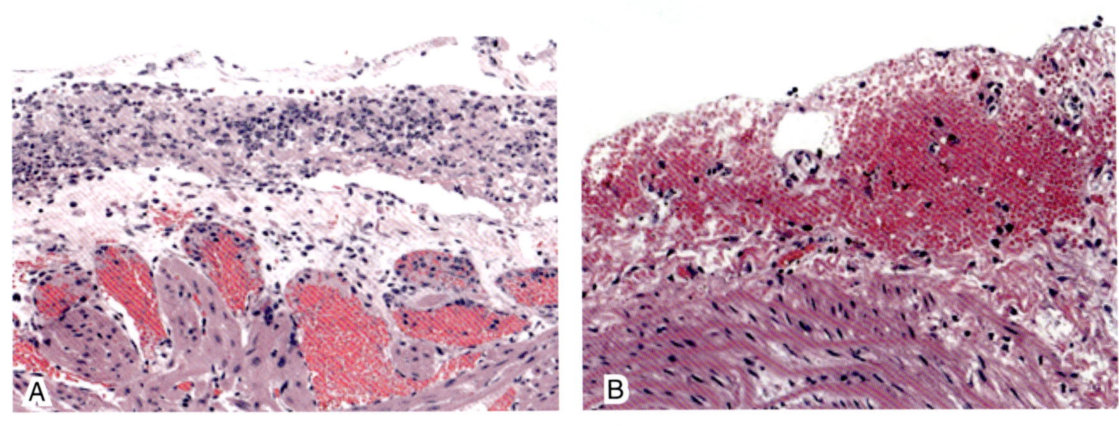

图2-20 化脓性心包炎和心外膜出血

A.大鼠化脓性心包炎，心外膜表面大量中性粒细胞积聚，炎症来自肺脓肿、脓胸的蔓延；B.心外膜下出血，投予凝血酶抑制剂诱发（选自昭衍病理数据库）

3. 心外膜营养不良性矿化 心外膜或心肌营养不良性矿化（malnutrition mineralization under pericardium）是一种种属特异性病变，发生率较高，并且出现在敏感种属的早期年龄段，存在着性别差异和偶然性，饮食状况也影响其发生率。矿化的分布也具有种属特异性，可位于心外膜、心肌或两者同时存在，特别多发生在右心室心外膜处，肉眼观察呈灰白色斑片状。BAL B/c、DAB和C3H小鼠更容易发现有自发性心肌矿化。昭衍实验室用某多西他赛类抗肿瘤药物和脂质体合成的试剂对BAL B/c小鼠探索毒性实验中观察到，不同剂量组小鼠心外膜均发生了营养不良性矿化，且发病率较高（低剂量组 3/10、中剂量组5/10、高剂量组8/10），而对照组小鼠、单独多西他赛组小鼠和阳性对照药组小鼠无一例发病（图2-21）。因此是否可以认为BAL B/c 小鼠心外膜营养不良性矿化可以自发，也可能由某种药物诱发，或药物加重了原有的病变，其病理报告须视每个实验结果而定。

4.心外膜肿瘤 在人类，心内膜、心肌和心外膜的原发性肿瘤和转移性肿瘤均较其他脏器少见，其中原发性肿瘤尤为少见。实验动物罕见有心外膜原发肿瘤报道，但是心包转移性肿瘤偶可见到。昭衍实验室在安全性评价工作中有过心外膜转移性肿瘤的报道，其中以淋巴瘤和白血病为多见（图2-22）。

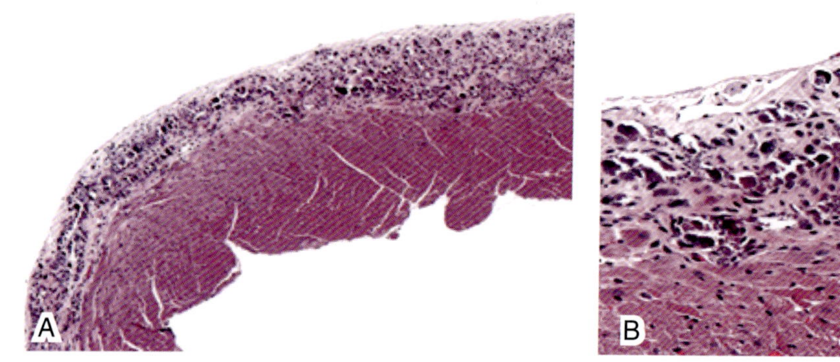

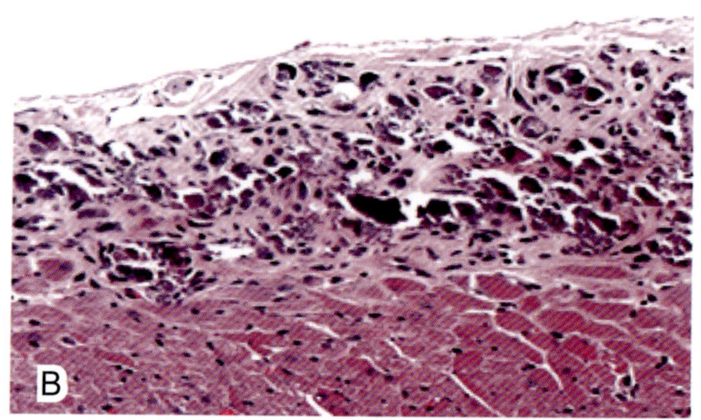

图2-21 小鼠心外膜营养不良性矿化

A.BAL B/c小鼠右心室外侧壁被密集的嗜碱性颗粒物质覆盖（多西他赛类药物诱发）；B. 矿化物质嗜碱性大小不一粗颗粒状，围成小巢，有的部位累及心肌纤维（选自昭衍病理数据库）

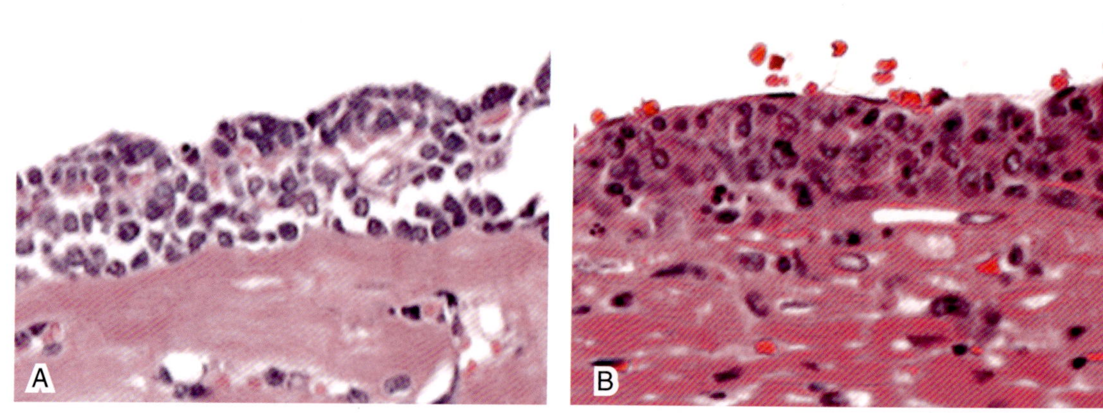

图2-22 心外膜恶性肿瘤浸润

A.大鼠胸腺淋巴瘤心包转移；B.大鼠粒细胞白血病心外膜转移（选自昭衍病理数据库）

（四）心脏肿瘤

人类心脏肿瘤的发病率和组织学分类远高于实验动物，良性肿瘤和恶性肿瘤均可发生。实验动物心脏肿瘤颇为少见，其中原发性肿瘤更为罕见，转移性肿瘤远多于原发性肿瘤。原发性心脏肿瘤大多为良性，可以发生在心内膜、心肌、心外膜和心房。实验室动物心脏肿瘤可发生黏液瘤、神经鞘瘤（施万瘤，Schwannoma）、横纹肌瘤、横纹肌肉瘤、纤维瘤、间皮瘤等（图2-23）。转移性肿瘤以心包为多见（如心外膜肿瘤）。化学制剂诱导的心脏肿瘤罕见，但已见于大鼠、仓鼠和小鼠，相关化合物如氨基甲酸酯、二甲基亚硝胺等众多化学制剂可以诱发心内膜神经鞘瘤。

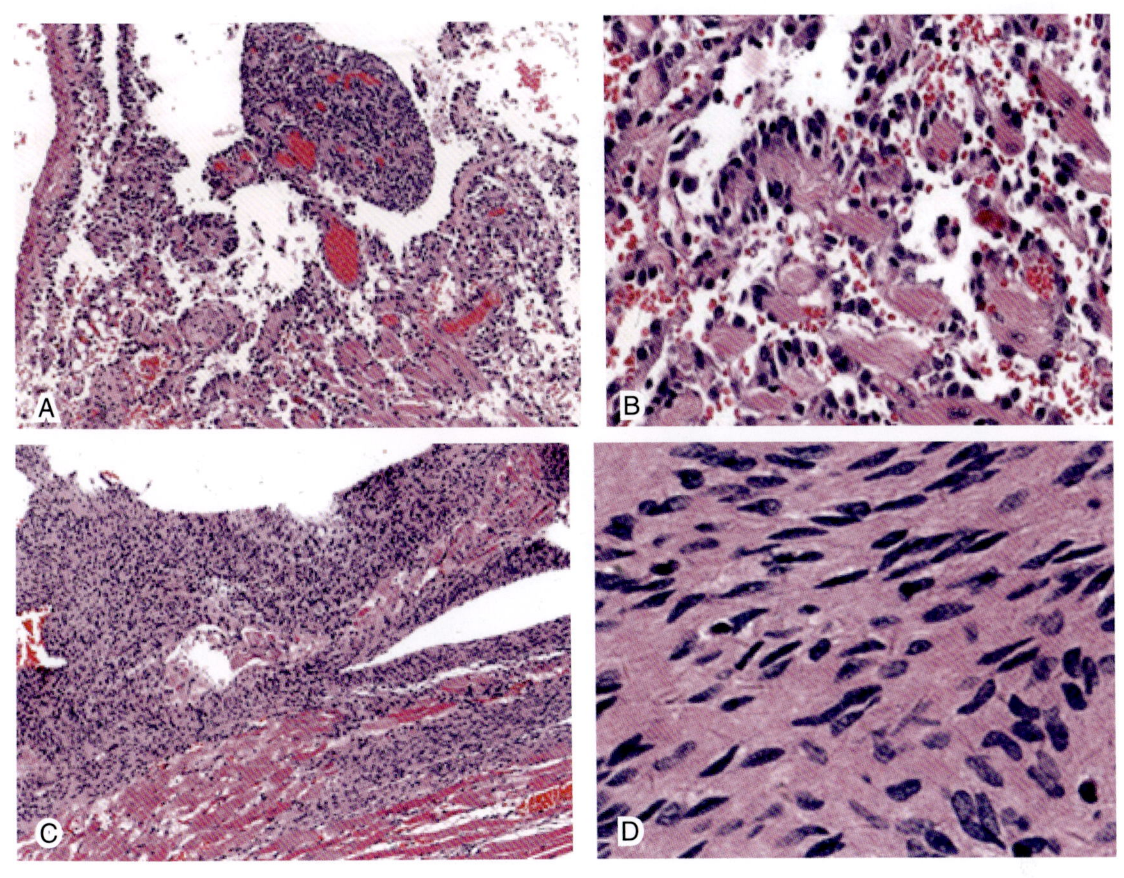

图2-23 大鼠心外膜恶性间皮瘤和心内膜神经鞘瘤

A.大鼠右心房靠近大血管侧可见肿瘤结节，结节下方肿瘤细胞浸润心外膜；B.上皮性分化的肿瘤细胞侵犯心肌（选自昭衍病理数据库）；C.大鼠心内膜被肿瘤组织覆盖或侵入心肌（自发）；D.肿瘤细胞核成梭形或长短圆形或多角形，核深染，不见核分裂，细胞质少且与基质界线不清。肿瘤细胞成排列成漩涡状或栅栏状（palisading）（选自昭衍病理数据库）

第二节 血　管

血管（blood vessel）分为动脉、静脉、微循环血管（毛细血管）和淋巴管，它们的结构有很强的适应性，能够实现所需的功能。外源性化学物质可引起血管变化，可涉及特殊脏器的特定血管或趋向于特定血管的特定部位。血管毒性诱导的血管形态学变化包括加速动脉粥样硬化、中膜和内膜增生、钙化、动脉瘤、中膜出血性坏死、纤维素样坏死、微血管病变和血管炎等。血管损伤愈合可能以修复为主，而不是再生，并可能出现血栓形成、动脉瘤和血管破裂。

一、动脉粥样硬化

对患者和动脉粥样硬化动物模型研究的证据表明，接触某些存在动脉粥样硬化危险因素的化学物质可加快动脉粥样硬化（atherosclerosis，AS）的发展。涉及的化学物质包括甲状腺肿药物、二硫化碳和苯并芘等。严重病变通常出现在肌性和弹性动脉血管处，如猪、兔、鸡、犬、猫、牛和大鼠更容易受到损伤。动脉粥样硬化的发生和发展过程大致为：首先是内膜下脂质沉积，肉眼可见脂质条纹（图

2-24A），这是内膜聚集了源自巨噬细胞和平滑肌细胞吞噬脂质而成的泡沫细胞而成；病变周围有纤维细胞增生，并覆盖在病灶表面；病灶内脂质连同细胞（平滑肌细胞、单核细胞或巨噬细胞，以及少量淋巴细胞）、结缔组织纤维和基质组成斑块（图2-24B～F）。动脉粥样硬化病变可能随时间推移演变成更为严重和复杂的斑块及继发病变。

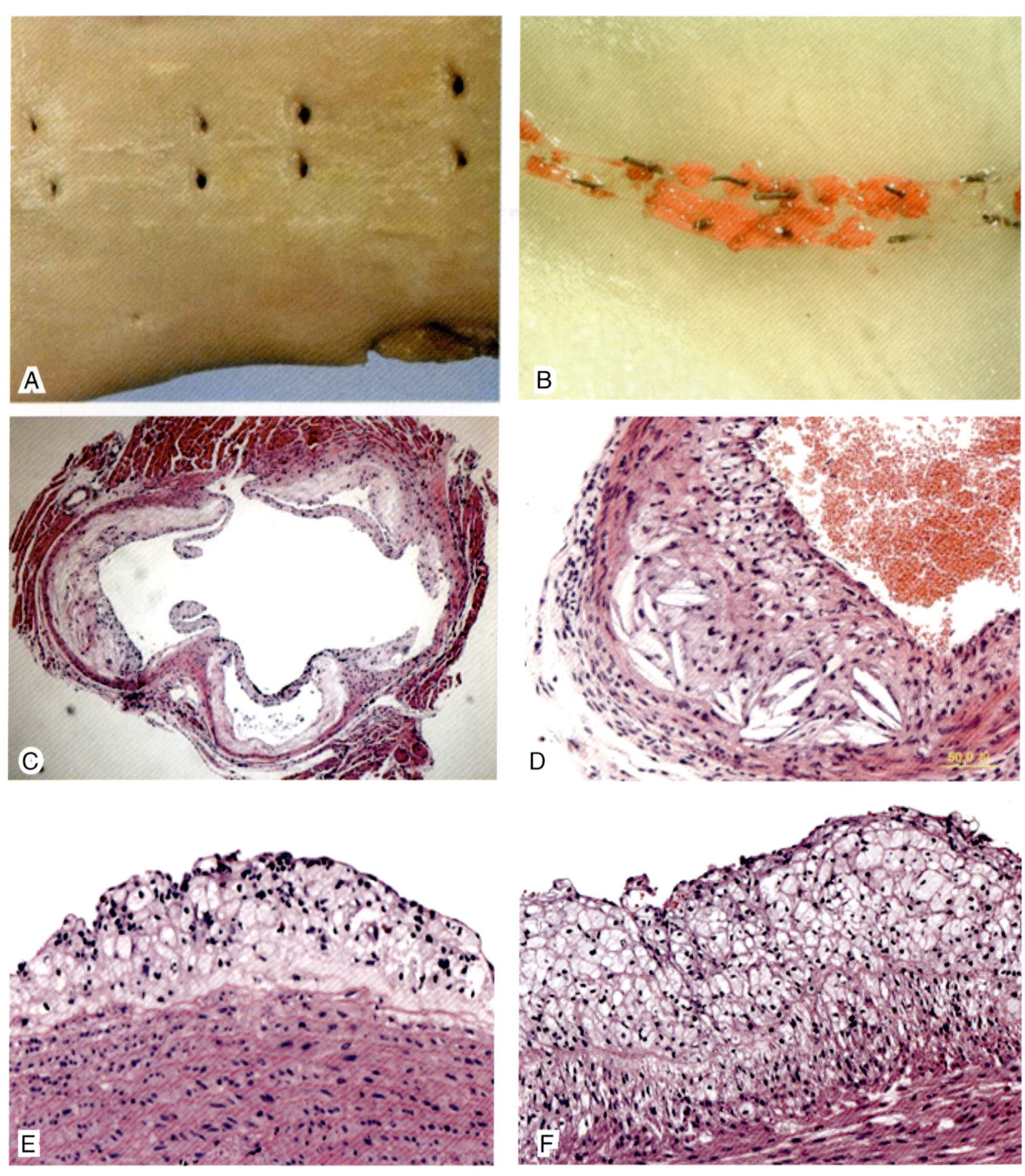

图2-24　人和实验动物主动脉内膜粥样斑块形成

A.人主动脉壁可见黄色的脂点和脂纹（人）；B. ApoE转基因小鼠动脉粥样硬化模型，图中为剪开的主动脉，内膜可见斑块形成，以升主动脉和腹主动脉内膜为重（油红O染色）；C.ApoE小鼠主动脉根部血管内膜粥样硬化模型，可见粥样斑块形成；D.高倍镜观察鼠主动脉根部内膜粥样硬化斑块，斑块内可见胆固醇结晶；E.新西兰大白兔动脉内膜增厚，内有泡沫细胞堆积和炎细胞（早期）；F. 新西兰大白兔动脉内膜极度增厚，内有大量泡沫细胞堆积形成大片的内膜粥样斑块（A～D）（选自昭衍病理数据库）

二、内膜增生肥厚

内皮细胞受到刺激（如炎症）可发生增生（图2-25），动脉粥样硬化的斑块表面也可以观察到内皮细胞增生。实验动物在这方面的报道不多见。

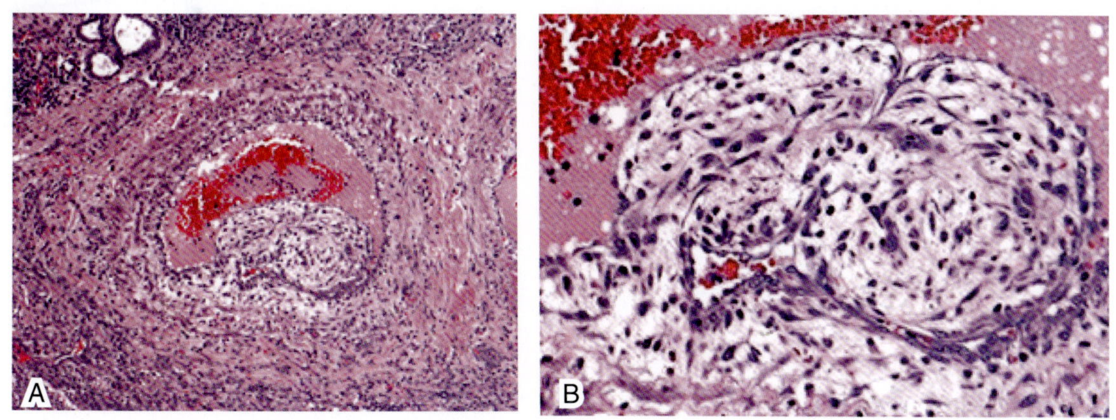

图2-25 犬肺血管内膜增生

A.犬的间质性肺炎伴发血管内膜增生；B.高倍镜观察增生的内膜细胞突入血管腔形成球状（选自昭衍病理数据库）

三、动脉中膜平滑肌肥厚和增生

AS病变的进展，可使动脉中膜平滑肌肥厚和增生。动脉血管壁平滑肌细胞增生肥大是高血压的标志性特征，是由一种适应性反应机制导致。实验动物的高血压模型很多，特别是大鼠和犬类。暴露于有毒物质如麦角生物碱或吡咯里西啶类生物碱可引起肌性中、小动脉和微动脉平滑肌细胞增生和肥大。麦角化合物的慢性血管收缩作用是诱导增生性病变的基础。

四、动脉壁矿化（钙化）

动物动脉中膜矿化（mineralization）是常见的病变，病变可累及弹性和肌性动脉，常与心内膜矿化并发。受影响的动脉呈现一种独特的外观，显示非常坚实致密的管样结构或白色固体的内膜斑块。显微镜下明显的碱性矿化颗粒出现在弹性动脉中膜的弹性纤维中或形成一个完整的环形矿化结构，累及肌性动脉的内弹力膜和中膜的肌肉组织。老年大鼠也可发生血管壁矿化（图2-26）。

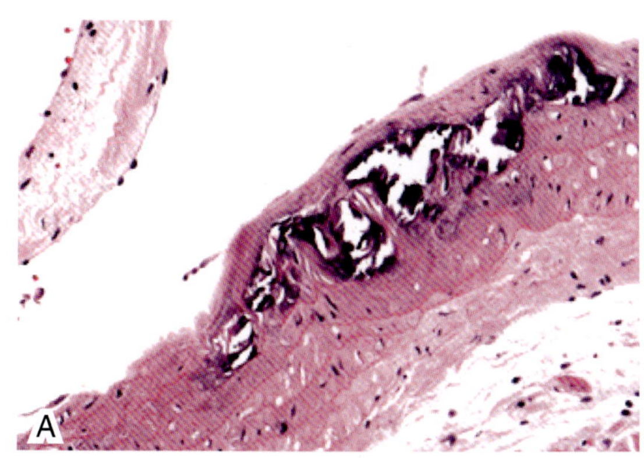

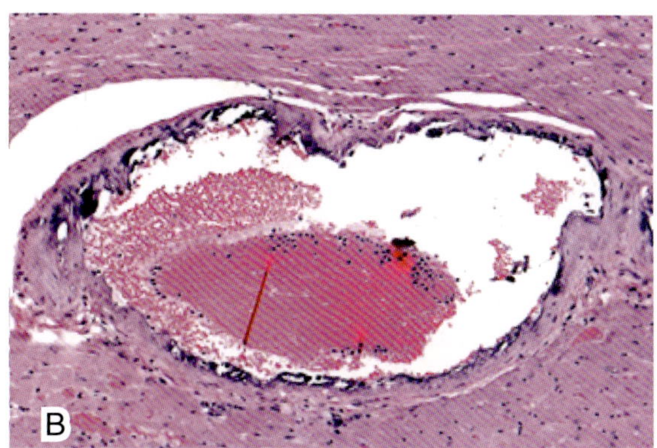

图2-26 老年大鼠主动脉壁内膜和冠状动脉矿化

A.大鼠主动脉壁内膜坏死及矿化；B.大鼠冠状动脉壁矿化（选自昭衍病理数据库）

五、血管壁纤维素样坏死

当血管壁受到各种因素的损伤后，血液中的纤维蛋白原会渗出到血管壁或血管周围组织中，纤维素渗出被认为是血管壁的严重损伤所致。由于内皮损伤后，小动脉壁中血清蛋白和聚合纤维蛋白蓄积，导致受损血管中出现了一种独特的嗜酸性均质外观。昭衍实验室曾应用某治疗肺动脉高压药物给兔耳静脉连续输注，药物对血管的毒性作用引起血管壁纤维素样坏死（fibrinoid necrosis）（图2–27）。

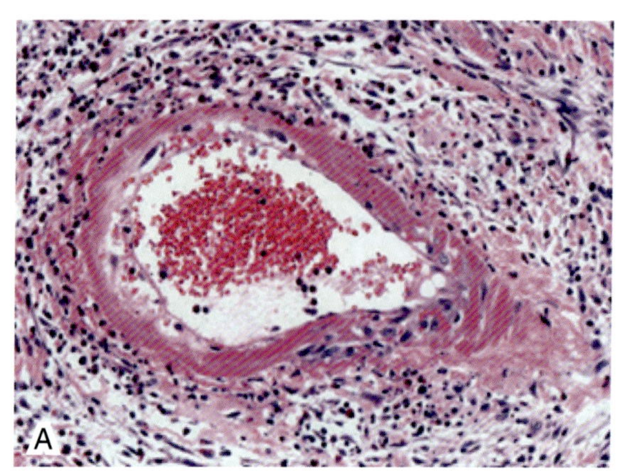

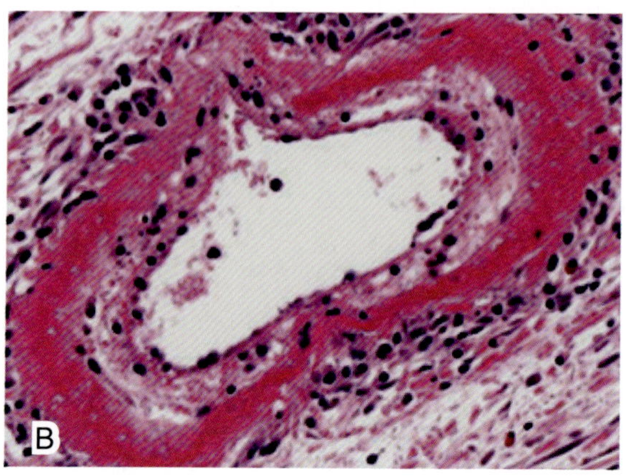

图2–27　**兔耳血管壁纤维素样坏死**

A.新西兰兔耳皮肤血管连续输注药物实验，引起的皮下炎症和血管壁的纤维素样坏死；B.静脉内膜下出血和中膜的纤维素样坏死，呈颗粒状、强嗜酸性染色（某治疗肺动脉高压药物诱发）（选自昭衍病理数据库）

六、血管炎

1.自发性坏死性血管炎　实验室动物可以有自发性坏死性血管炎，特别是啮齿类动物，主要发生在增龄期间的大鼠、小鼠和仓鼠，多数是散发，常累及胰腺、睾丸、肠系膜的血管（图2–28）。由于品系不同，这种自发的血管炎的发病率和累及的器官也常有差异。自发性坏死性血管炎的发病原因尚不明确，可能与自身免疫、饲养环境、饮食因素及动物的血压状态相关。实验室犬类和灵长类动物也可以患上不同类型的血管炎（vdsculitis）（图2–28）。

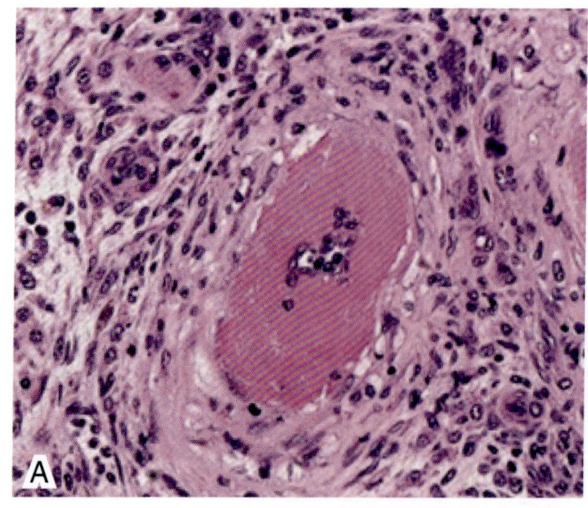

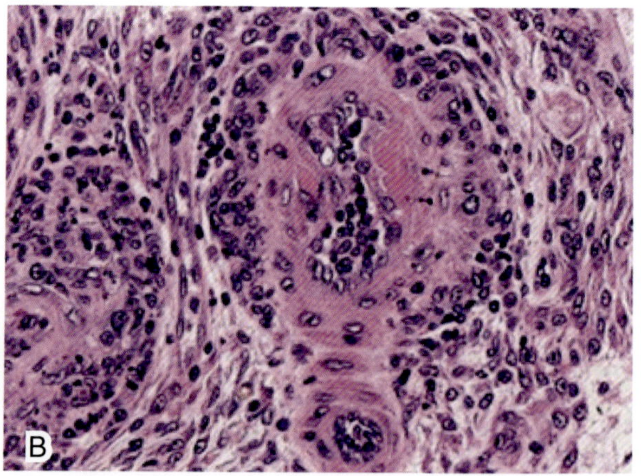

图2–28　**老年大鼠自发睾丸间质动脉炎**

A.睾丸间质动脉内皮增生，血管腔闭塞，内膜下有玻璃样物质沉积，血管周围炎细胞浸润；B.高倍镜图像（选自昭衍病理数据库）

2.药物相关的血管炎症及坏死 实验动物因为应用药物而发生的血管炎症或坏死是很常见的损伤，灵长类、犬类和啮齿类动物都有大量的文章报道。血管损伤的机制较为多样，可以是局部给药的刺激作用（图2-29），也可以是通过静脉给药，通过不同的药理机制作用于血管而造成损伤，或因反复给药形成免疫复合物沉积血管壁而造成血管炎症（图2-30）。

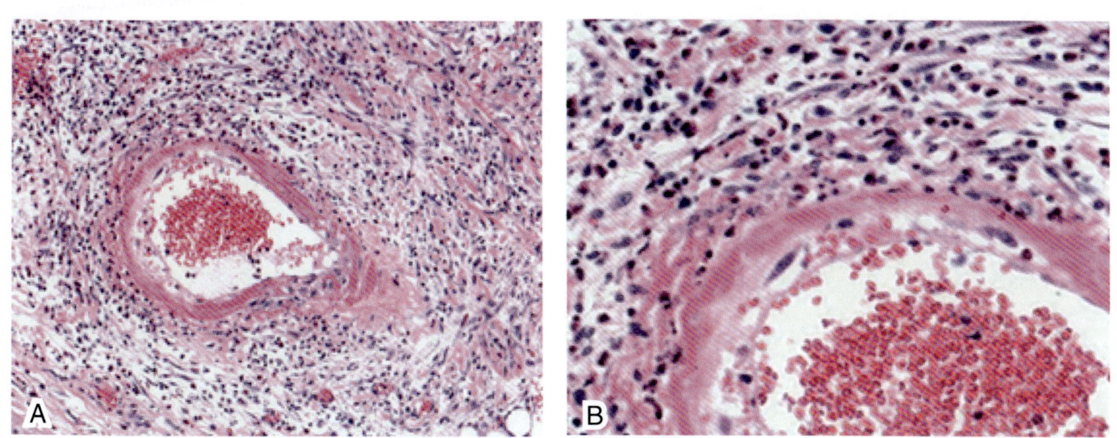

图2-29　新西兰兔耳血管坏死和炎症

A.皮下血管周围弥漫性炎细胞浸润，血管壁坏死（局部皮肤使用刺激性药物诱发）；B.炎症细胞主为中性粒细胞，血管壁可见纤维素样坏死（选自昭衍病理数据库）

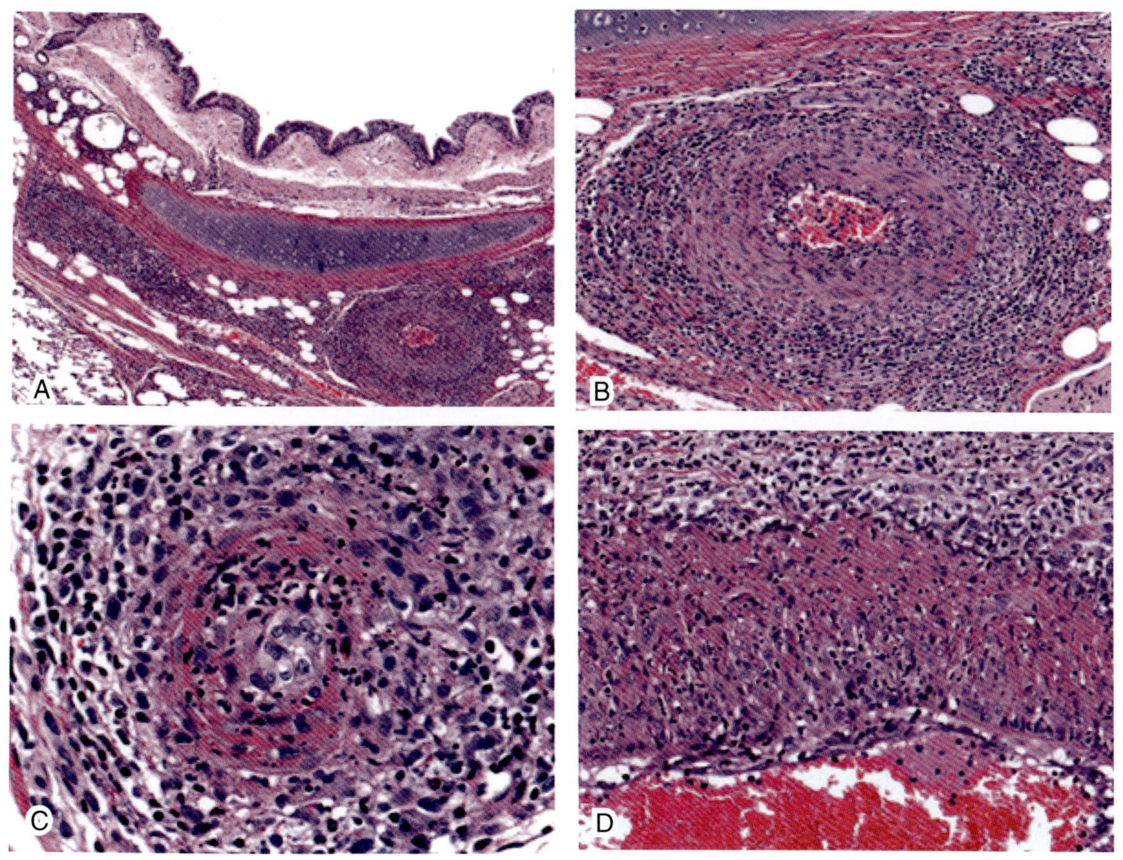

图2-30　比格犬因药物引起的坏死性动脉炎

A. 肺内气管外膜周围多发动脉炎（某抗癌药紫杉醇诱发）；B.混合型炎细胞在内膜、中膜和外膜都有浸润；C.动脉内膜细胞增生阻塞血管腔，管壁坏死伴中性粒细胞浸润，外膜浸润的炎细胞主要是中性粒细胞、淋巴细胞和单核细胞；D. 较大动脉中膜纤维素样坏死（选自昭衍病理数据库）

3.大小血管血栓形成 大动脉由于管腔大，血流速度快，一般不易形成血栓。当发生动脉粥样硬化形成斑块时，斑块破裂可有附壁血栓形成，血栓脱落，阻塞在各脏器相应的血管，引起组织梗死。但是静脉系统的各级血管可因血管内皮受损伤、血流缓慢或药效作用的影响而形成血栓（图2-31）。

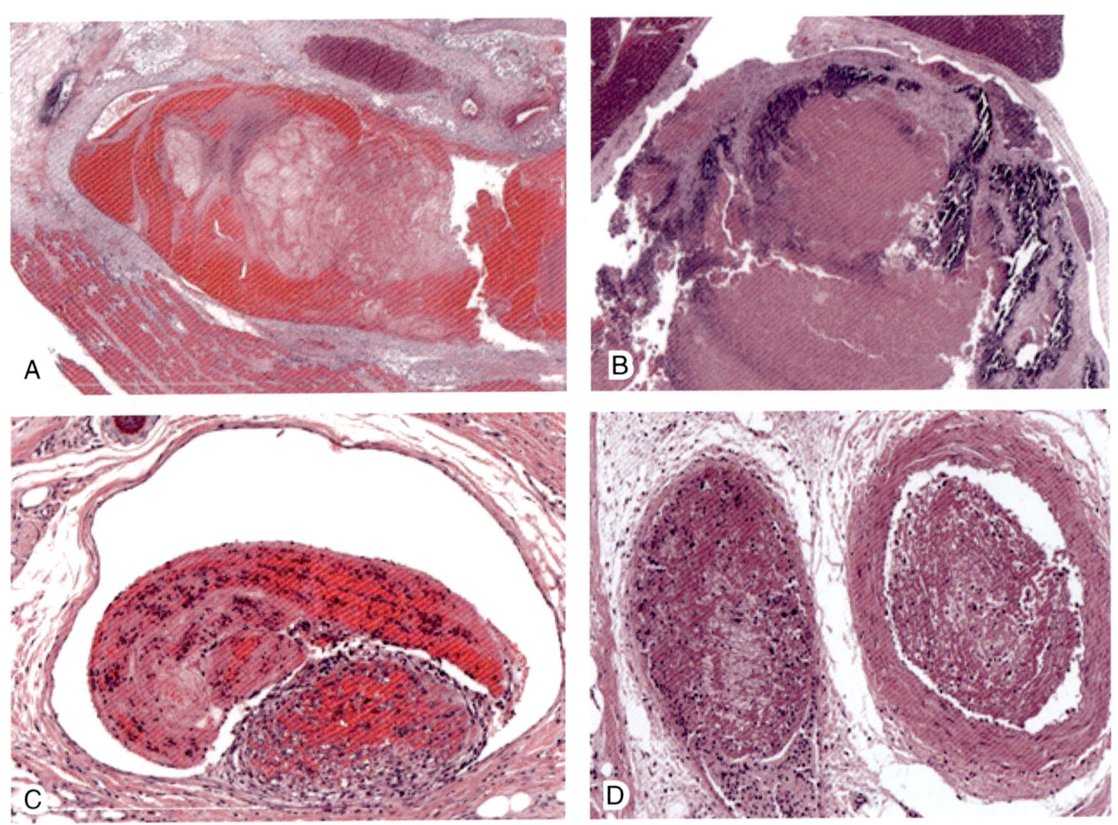

图2-31 静脉系统血栓形成

A.大鼠下腔静脉不全结扎形成的巨大血栓；B.大鼠下腔静脉巨大血栓形成（某凝血因子激活剂药效作用）；C.兔耳静脉血栓形成（局部注射刺激静脉壁的损伤）；D.大鼠尾动、静脉血栓形成（局部重复静脉输注损伤血管壁）（选自昭衍病理数据库）

（宋良文）

参考文献

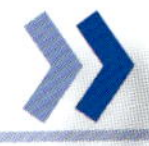

[1] 张惠铭, 相霞, 何钟磊. 病理学. 2 版. 武汉: 华中科技大学出版社, 2016.

[2] Greaves P, Martin J, Michel MC. Cardiac hypertrophy in the dog and rat induced by oxfenicine, an agent which modifies muscle metabolism. Archives of Toxicology Supplement, 1984, 7: 488-493.

[3] Higgins AJ, Faccini JM, Greaves P. Coronary hyperemia and cardiac hypertrophy following inhibition of fatty acid oxidation. Evidence of a regulatory role for cytosolic phosphorylation potential. Advances in Myocardiology, 1985, 6: 329-338.

[4] Greaves P. Histopathology of preclinical toxicity studies. 3rd ed. Amsterdam: Elsevier, 2007: 883-933.

[5] Bachmann E, Weber E, Zbinden G. The effect of methyl-2-tetradecylglycidate (McNeil 3716) on heart mitochondrial metabolism in rats. Biochemical Pharmacology, 1984, 33(12): 1947-1950.

[6] Chen H, Lou L, Zhang D, et al. Qiliqiangxin capsule improves cardiac function and attenuates cardiac remodeling by upregulating miR-133a after myocardial infarction in rats. Evidence-Based Complementary and Alternative Medicine, 2019, 2019: 7528214.

[7] Acosta D. Cardiovascular toxicology. 3rd ed. New York: Taylor & Francis, 2001.

[8] Maxie MG, Robinson WF. The cardiovascular system // Maxie MG. Jubb, Kennedy & Palmer's Pathology of Domestic Animals. 5th ed. Amsterdam: Elsevier, 2007.

[9] Haschek WM, Rousseaux CG, Wallig MA. 毒理病理学基础. 2 版. 刘克剑, 王和枚, 杨威, 等, 译. 北京：军事医学科学出版社, 2014.

[10] Jokinenn MP, Lieuallen WG, Johnson CL. et al. Characterization of spontaneous and chemically induced cardiac lesions in rodent model systerms. The Natoional Toxicology Program experience. Cardiovasc Toxicol, 2005, 5: 227-244.

[11] 今井清, 榎本真, 任进. 图解毒性病理学. 昆明：云南科技出版社, 2006: 33-40.

[12] 永井博文, 日本毒性病理学会. 新毒性病理组织学. 东京: 西村书店, 2017.

第三章

造血淋巴系统

人类和动物自胚胎性骨髓形成之日起，到出生、长大、死亡，骨髓造血组织一直不断增生，制造出成熟的各种类型的细胞供应人体生理的需求。骨髓造血细胞是增生极其活跃的细胞类型，是从最初的原始造血干细胞（hematopoietic stem cell）开始不断增殖分化，产生不同种类和不同阶段的子细胞，最后形成成熟的细胞，经血管释放到全身每个部位。这些不断增殖分化的细胞群体对于某些化学物质和药物非常敏感，一旦受到其毒性作用，便会发生损伤性反应和改变，或为抑制，或为增生，而骨髓抑制通常是主要改变。

在现代医学高速发展的今天，特别是大量新药的开发，必然会出现对造血组织、细胞有影响的药物，因此造血组织和淋巴免疫系统一直在临床前毒理和毒性病理研究中占有非常重要的位置。本章主要从组织病理学的角度，介绍那些由于药物或化学物质引起的造血组织的形态学变化，以及动物骨髓和免疫器官一些自发的病变，以帮助毒性病理医师做出正确诊断和鉴别诊断，所用实验室数据和病理报告案例主要来自昭衍实验室多年工作实践中积累的资料。

第一节　骨　髓

一、组织发生、形态学及生理功能

骨髓组织存在于骨髓腔内，人类胎儿时期和6岁以前，所有具有骨髓腔的骨都有骨髓组织存在并有造血功能，这种骨髓称为红骨髓。6岁以后，红骨髓逐渐减少，只有胸骨和椎骨等处的骨松质内存在红骨髓，维持终身造血，而其他骨的骨髓腔内的骨髓细胞逐渐减少，最后由脂肪结缔组织取代，这种骨髓称为黄骨髓，并失去造血功能。骨髓内最原始的细胞称造血干细胞，具有多潜能分化能力，能分化成髓性造血干细胞群和淋巴造血干细胞群。髓性造血干细胞又能分化出单核细胞系、粒细胞系、红细胞系和巨核细胞系造血干细胞。髓性粒系造血干细胞又能分化成中性粒细胞、嗜酸性粒细胞和嗜碱性粒细胞群。各系分别经早、中、晚阶段的细胞分化，最后形成成熟的单核细胞、中性粒细胞、嗜酸性粒细胞、嗜碱性粒细胞、红细胞和血小板，然后释放到血液中行使生理功能。而淋巴造血干细胞则分化出淋巴系的细胞，此时称非抗原依赖性淋巴细胞，这些细胞在骨髓切片HE染色不容易识别，只有通过骨髓涂片或免疫组织化学方法观察才能识别。部分骨髓内形成的淋巴细胞分化成前体B细胞、B淋巴母细胞和B淋巴细胞，释放到血液，在淋巴组织内经抗原激活后变成浆细胞（骨髓内也有原浆细胞、幼浆细胞和浆细胞的分化），分泌抗体，参与机体的体液免疫活动。而另一部分骨髓内的淋巴细胞分化成前体T细胞、T淋巴母细胞和T淋巴细胞，然后进入血液到达胸腺，分化成胸腺依赖的T淋巴细胞，参与机体的细胞免疫活动。骨髓细胞发生和分化如图3-1。

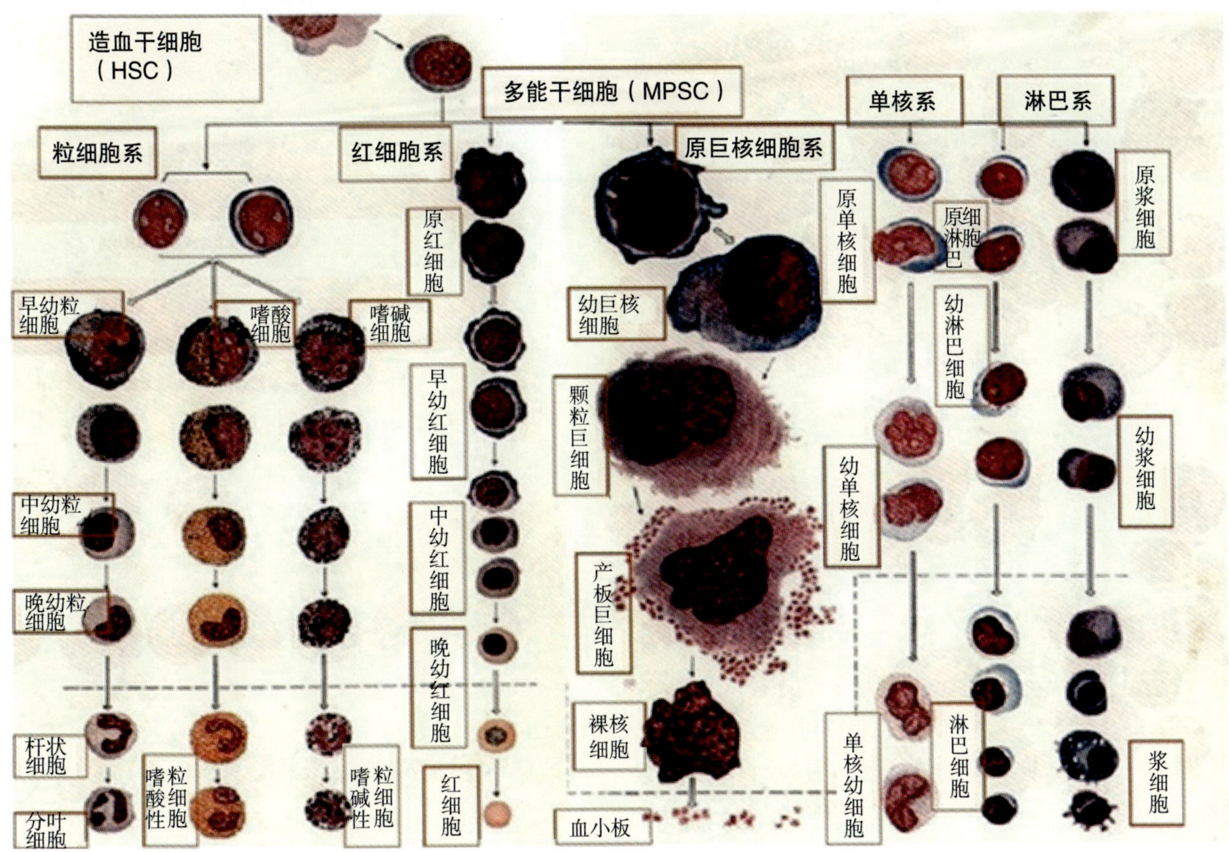

图3-1 骨髓造血细胞发生过程

实验动物的骨髓发生和造血与人类相似，但由于动物种属差异巨大而有一些不同的特点，如哺乳类动物的造血功能始于胚胎时期的肝；而鸟类胚胎发育过程中一直由卵黄囊表面的血岛产生血细胞，出生后发育开始即由骨髓造血；猪在出生后仍有肝造血；小鼠一生中脾都有造血细胞等。

（一）主要骨髓细胞的形态[1, 2]

1.红细胞系　红细胞系的细胞（erythrocyte）体积小于髓系细胞，细胞内含有圆形致密而深染的细胞核。幼稚的红细胞胞质嗜碱性，成熟些的逐渐变得嗜酸。骨髓腔内幼稚期红细胞呈群体岛状存在于间质内，靠近血窦，称红细胞岛（图3-2A）。

2.粒细胞系　又称髓细胞系。粒细胞系的细胞（myelocyte）体积大于红细胞系的细胞，细胞核呈大豌豆或圆环形状，细胞质弱嗜碱性。较成熟的粒细胞，可见节段状和分叶状的核。粒细胞也有呈岛或片状分布的倾向，称粒细胞片，但不如红系明显且远离血窦存在（图3-2B）。

3.巨核细胞系　原巨核细胞经幼巨核细胞发育成巨核细胞（megakaryocyte）。巨核细胞体积很大，核呈分叶状，胞质丰富，其中有大量的血小板，成熟血小板经血窦入血。巨核细胞通常位于血窦旁，并与血窦内皮相邻（图3-2C）。退行性变的巨核细胞表现为胞核模糊甚或固缩深染，胞质嗜酸染色加深，在人类见于血小板减少性紫癜患者，在实验室主要见于老年动物。

在正常骨髓组织学HE切片中，主要看到的就是以上介绍的红细胞系、粒细胞系和巨核细胞系各个阶段的细胞混合存在于骨髓间质的脂肪、血管和网状组织中（图3-2D）。

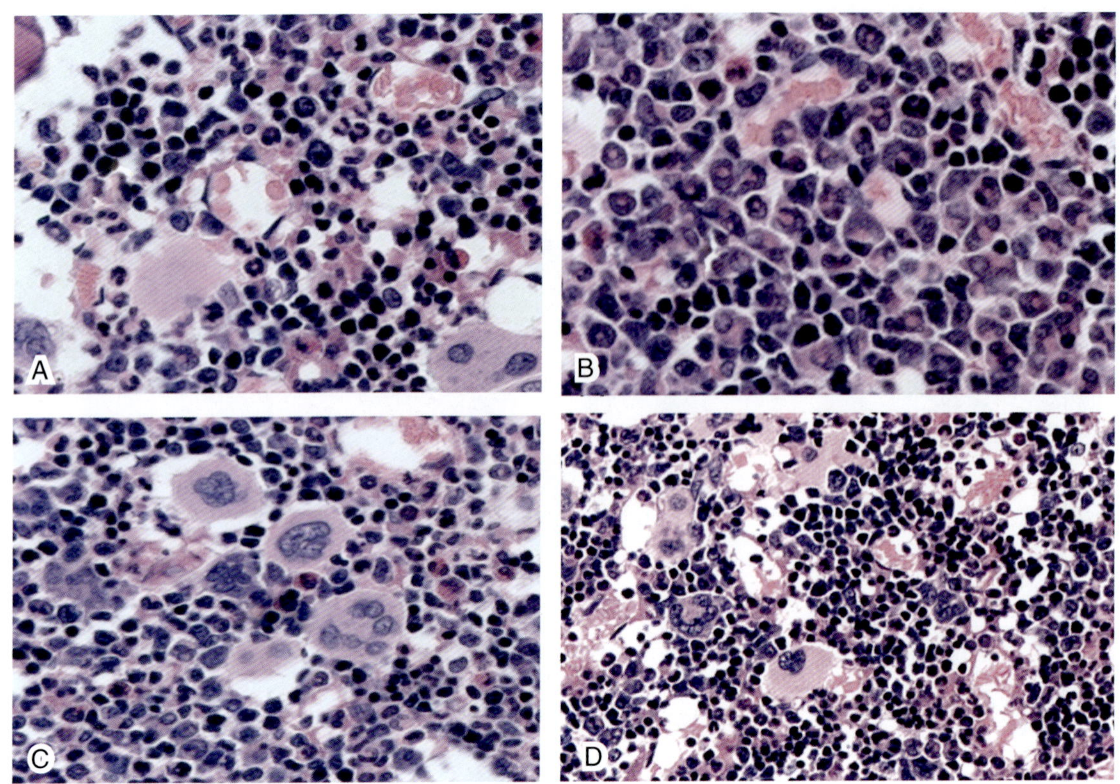

图3-2 大鼠骨髓各种造血细胞正常组织学图片

A.红细胞系细胞，细胞核圆形致密深染，靠近血窦呈岛状聚集（即红岛）；B.粒细胞系细胞，体积大于红细胞系细胞，细胞核呈大豌豆或圆环形状，细胞质弱嗜碱性，较成熟的粒细胞有节段状和分叶状的核，粒细胞系细胞成片状分布（即粒片）；C.巨核细胞系细胞，体积较大，核呈分叶状多核，胞质丰富，散在分布（即散在）；D.骨髓红细胞系细胞、粒细胞系细胞和巨细胞系细胞混合存在的骨髓象（红岛、粒片、巨散在）（选自昭衍病理数据库）

4.淋巴细胞系　骨髓造血干细胞能分化成为淋巴样细胞集落生成单位（colony forming unit lymphoid，CFU-L），即所说的淋巴造血干细胞。淋巴造血干细胞进一步向两个系列分化，一个是前体B淋巴细胞，进一步分化成B淋巴母细胞和B淋巴细胞，即所谓的骨髓依赖性B淋巴细胞。骨髓依赖性B淋巴细胞成熟后，经血流进入淋巴器官或淋巴组织，构成该器官特定位置的B淋巴细胞群体，当接收抗原刺激后，变成浆细胞，产生免疫球蛋白（immunoglobulin），即抗体，参与体液免疫。另一个是前体T淋巴细胞，进一步分化为T淋巴母细胞和T淋巴细胞。T淋巴细胞也经血流进入胸腺皮质区，构成胸腺皮质特定位置的T 淋巴细胞，进一步分化成为成熟的，具备功能的各种类型T细胞，参与生物体内的细胞免疫。HE染色无法区别骨髓内各种类型的T淋巴细胞，需要有特异性标记抗体，用免疫组织化学方法确定。

5.骨髓其他细胞成分　骨髓组织内还有脂肪细胞、纤维细胞、血管和神经纤维等成分，统称骨髓间质。这些细胞主要是作为骨髓细胞的支架和营养骨髓细胞（图3-3A）。

（二）骨髓生长及变化的判定

由于骨髓组织是受很多抗癌药物和免疫抑制剂影响的重要组织之一，对实验动物骨髓组织的观察非常重要，特别是在观察骨髓组织切片时，应结合外周血涂片或骨髓涂片的报告，甚至实验动物的临床症状加以分析判定，以获得完整准确的资料，提高诊断的可靠性。正常骨髓组织清楚显示多样化结构特点，即红细胞、粒细胞、巨核细胞三系各阶段细胞的比例分布，以及造血细胞与脂肪结缔组织间的比例分布。骨髓组织切片观察内容如下。

1.造血组织细胞面积测定　以低倍镜观察某一区域或某些骨小梁围起来限定了的骨髓组织，其中骨髓细胞成分占总面积的40%～60%，脂肪血管等间质成分占40%～60%，如果面积大致相符，即视为正常细胞骨髓象（normal cellular bone marrow）（图3-3B）；如果骨髓细胞成分占60%以上，即为多细胞骨髓象（hypercellular bone marrow），当然还要参考动物种属和年龄特点（图3-3C），如果骨髓细胞成分只占20%～40%，即为低细胞骨髓象（hypocellular bone marrow）（图3-3D）。

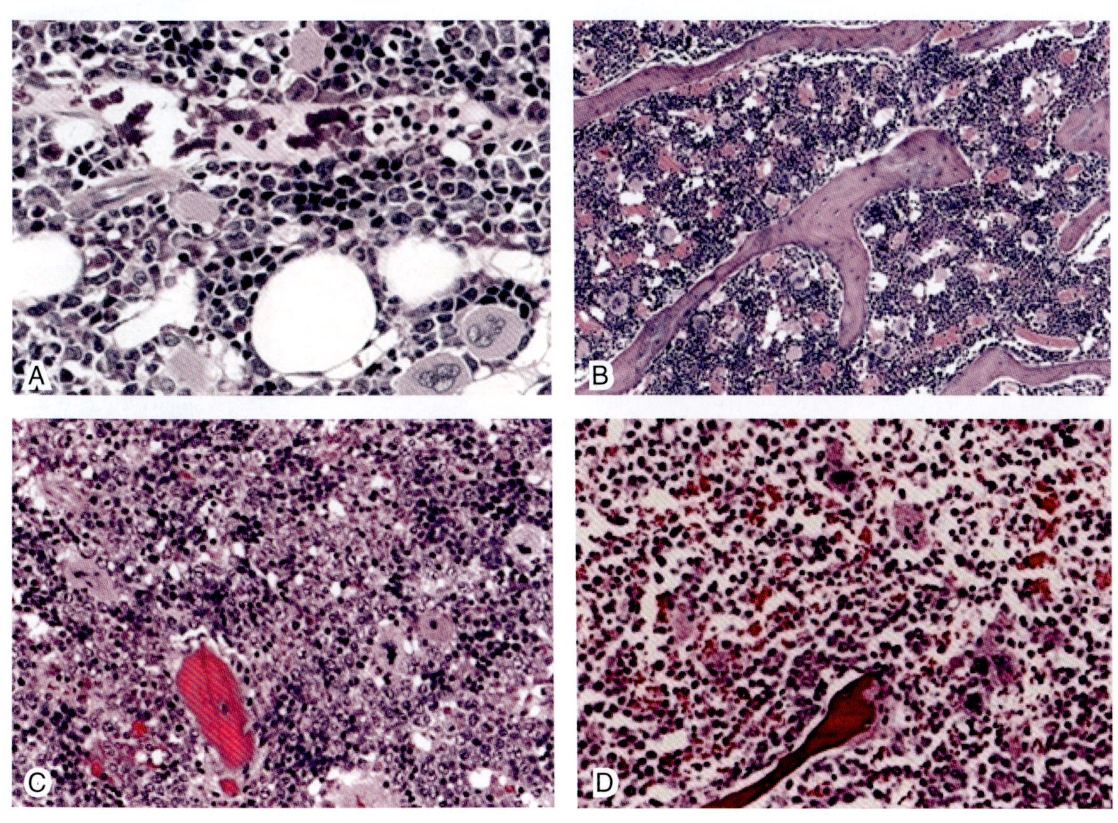

图3-3 大鼠胸骨骨髓间质细胞和骨髓正常细胞分布面积的测定

A.骨髓间质成分包括血管、脂肪细胞、纤维细胞等成分；B.正常细胞分布骨髓象，骨髓的造血细胞成分和间质成分各占50%左右的面积；C.胸骨髓高细胞骨髓象，骨髓细胞成分超过80%，是为显著的高细胞骨髓象，图中可见红细胞系、粒细胞系和巨核细胞系的细胞，间质成分较少；D.大鼠胸骨低细胞骨髓象，骨髓造血细胞低于骨髓腔面积的50%（选自昭衍病理数据库）

2. 确认增多或减少的细胞种类　人类骨髓红细胞系细胞占全骨髓细胞的20%～30%，有核红细胞常呈岛状分布（红岛），靠近血窦；骨髓粒细胞系细胞占全骨髓细胞的40%～60%，各不同阶段的粒细胞成团片或散在分布（粒片）；骨髓巨核细胞系占全骨髓细胞的10%～15%，呈散在分布状态（散在）；单核细胞和淋巴细胞在HE染色切片中不易区别，需做免疫组织化学染色才能辨别，实验动物种类很多，骨髓各系细胞类型和比例差异较大（表3-1）。在实践工作中，需对增多或减少的骨髓细胞群体进行判定。很多药物可引起骨髓抑制，各类造血细胞减少，但大多数是单个系发生的，也有很多化合物暴露于人和动物后的结果不一，或为单个系骨髓细胞毒性，或为全骨髓细胞毒性。

表3-1 骨髓细胞类型和比例

骨髓细胞类型	参考范围			
	食蟹猴	比格犬	SD 大鼠	WH 大鼠
粒系与红系细胞比例（%）	1.0 ～ 3.3	1.0 ～ 3.4	0.8 ～ 2.4	0.9 ～ 2.3
分化粒系细胞（%）	5.0 ～ 12.0	3.0 ～ 10.0	6 ～ 13	6 ～ 13

续表

骨髓细胞类型	参考范围			
	食蟹猴	比格犬	SD 大鼠	WH 大鼠
成熟粒系细胞（%）	33.0 ～ 66.0	40.0 ～ 70.0	32 ～ 54	31 ～ 53
总粒系细胞（%）	40.0 ～ 78.0	39.0 ～ 75.0	38 ～ 62	37 ～ 66
分化红系细胞（%）	4.0 ～ 14.0	3.0 ～ 17.0	4 ～ 12	4 ～ 13
成熟红系细胞（%）	12.0 ～ 37.0	16.0 ～ 35.0	21 ～ 47	21 ～ 43
总红系细胞（%）	17.0 ～ 50.0	21.0 ～ 46.0	26 ～ 55	26 ～ 52
总淋巴细胞（%）	4.0 ～ 17.0	1.0 ～ 7.0	4 ～ 18	4 ～ 18
巨核细胞（%）	0.1 ～ 1.0	0.1 ～ 1.0	0.1 ～ 1.1	0.2 ～ 1.5

引自：李宪堂 . 2019. 实验动物功能性组织学图谱 . 北京：科学出版社 .

3.确定肿瘤性和非肿瘤性增生　由于骨髓细胞增生是生物体内从生到死不停进行的过程，这些一般性增生均属正常或生理范畴的发育现象。所谓非肿瘤性增生是指那些有原因，超出正常增生的一种状况，或称为一种病理变化。如骨髓的代偿性增生、骨髓异常增生症等。而所谓的肿瘤性增生，即特指那些骨髓细胞的异型增生而形成的肿瘤，如骨髓瘤、白血病、淋巴瘤等。

二、常见骨髓毒性病变

（一）骨髓细胞消减性病变（萎缩）

骨髓最重要的药物影响的病变就是造血细胞的减少，包括细胞数目减少、发育不良等，是给予药物后对骨髓细胞抑制的结果。这种骨髓抑制，常见于癌症治疗药物的副作用。快速增殖的骨髓细胞与其他非增殖性细胞比较，对某些细胞毒素制剂表现出特有的易感性。毒性研究中抗有丝分裂的抗肿瘤药物常导致骨髓萎缩，但其他类药物也可以导致骨髓萎缩，骨髓萎缩病变通常不是某药物引起的特定改变[3, 4]。用于治疗而给药造成骨髓常见的重要病变就是骨髓的发育不良（dysplasia），很多抗肿瘤药物如环磷酰胺（cyclophosphamide）可以抑制骨髓细胞的增生或直接杀伤骨髓细胞。还有很多其他药物也可以引起类似的病变。显微镜观察通常就是全骨髓细胞的减少或某系造血细胞的减少。一般说来，磺胺类药（sulfonamide）、致癌剂、免疫抑制剂、抗生素、有机砷类制剂均能诱发骨髓抑制[5]。

昭衍实验室用抗癌药某新型her2抗体偶联制剂在食蟹猴的毒性实验中，诱发骨髓毒性抑制，形态特点是红系细胞和巨核细胞明显减少而粒细胞系细胞增多（图3-4A）；某铂类抗癌药实验中诱发了ICR小鼠骨髓的全血细胞的减少和出血（图3-4B）；某种小分子化合物导致SD大鼠全骨髓造血细胞的减少（图3-4C）；某甲基亚硝基脲类致癌新药在Tg.rasH2 小鼠诱发了重度全骨髓细胞抑制（图3-4D）。

在诊断工作中，正如NTP的文章所建议，在毒性病理诊断工作中记录骨髓细胞的变化时不应使用临床、解释性或诊断性的术语，例如，“萎缩”“发育不全”等，而只用形态描述性术语，如前文所提到的“骨髓细胞成分减少”（hypocellularity）。当对骨髓细胞构成的变化需要进一步解释是否与给药相关，则只应在病理报告中对其进行描述和解释。如果必须给予解释性或诊断性术语时，只能根据全面的病理学发现、其他的组织学改变、可用的血液学数据、骨髓细胞学发现（如M：E比率）或流式细胞检测及临床发现等，来使用诊断性或解释性术语，如“再生障碍性贫血”的诊断，故而这部分工作显然应由专题负责人（SD）来完成[6]。

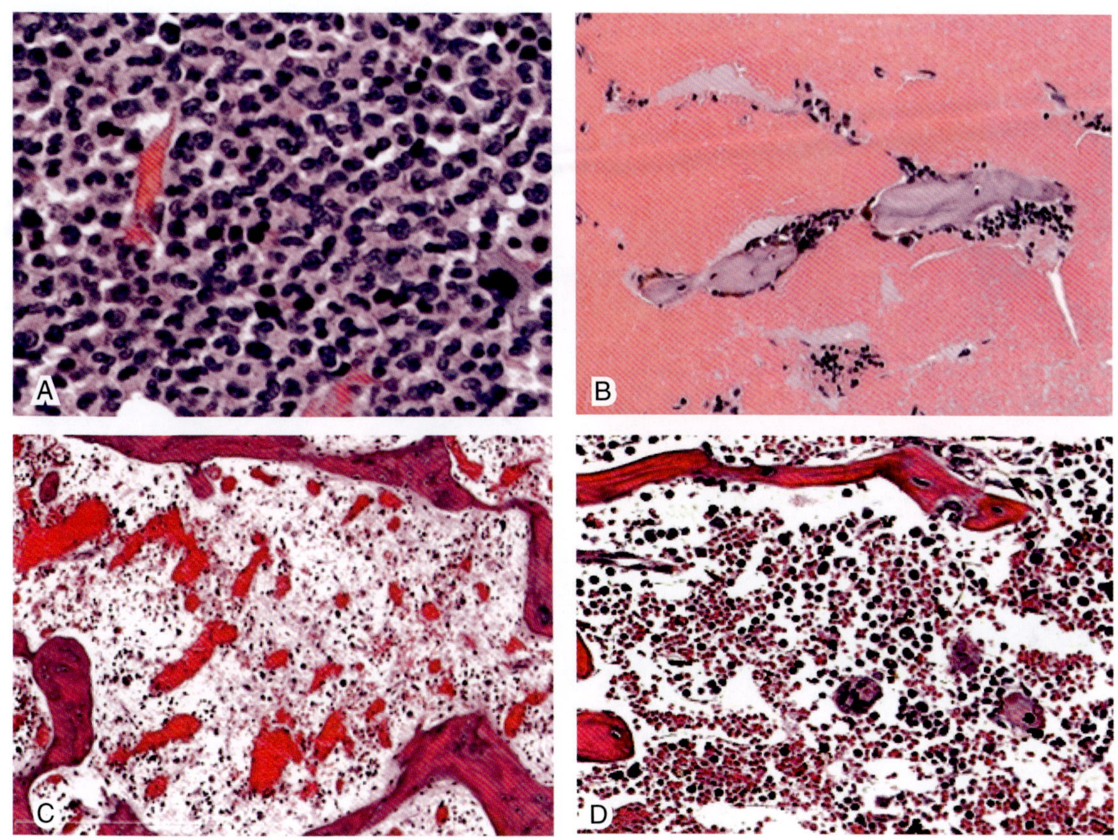

图3-4 骨髓各系造血细胞的抑制形态

A.食蟹猴骨髓红细胞系细胞显著减少而粒细胞增多（抗癌药新型her2抗体偶联制剂诱发）；B. ICR小鼠骨髓全血细胞减少和严重出血（铂类新型抗癌药诱发）；C. 骨髓全造血细胞严重消减，骨髓呈一片荒凉景象，只留有间质组织和血管网（某小分子化合物诱发）；D.Tg.rasH2 小鼠骨髓全造血细胞严重减少，仅有少数细胞残留（甲基亚硝基脲诱发）（选自昭衍病理数据库）

（二）骨髓细胞增生性病变

1.非肿瘤性骨髓细胞增生性病变 一般生理情况下认为红细胞系细胞的增生，常发生于失血的情况下，是因增加了需求；粒细胞系的增生，常发生于伴有机体炎症的情况，也是一种代偿反应；巨核细胞的增生常发生在外周血小板消耗过多，从而使骨髓巨核细胞代偿增生。实验室动物发生的骨髓非肿瘤性增生多由药物引起，而增生（hyperplasia）的细胞可以为单一系统的增生、混合型增生或红细胞系细胞减少而粒细胞系细胞增生等形式。昭衍实验室在对某促红细胞生成素的药效实验中观察到食蟹猴骨髓红细胞系明显增生的药效作用（图3-5A）；注射某种蛋白疫苗在SD大鼠实验中继发了皮肤脓肿和踝关节化脓感染，从而引起骨髓粒细胞系细胞的代偿性增生（图3-5B）；应用某凝血因子激活剂致全身多血管血栓形成而消耗大量血小板引起骨髓巨核细胞代偿性增生（图3-5C）；投予某具有促血小板生成作用的肽类似物质，引致骨髓巨核细胞增生（图3-5D、E）。

2.肥大细胞增生 肥大细胞来自造血干细胞，肥大细胞增生症（mastocytosis）可累及全身各个器官组织，常累及皮肤，并且几乎总是伴有骨髓受累。组织学特征是骨髓腔内有大量的肥大细胞散在或集聚成簇存在，嗜碱性核，胞质内含嗜碱性颗粒（图3-6），需要和肥大细胞瘤相鉴别，肥大细胞瘤总是形成肿瘤性结节，可资鉴别[7]。

3.药物影响下的骨髓细胞输出障碍 在诊断骨髓细胞非肿瘤性增生性病变时，要注意区别一种在骨髓也可以发生的细胞传输障碍性病变。正常情况下，骨髓的各种细胞分化成熟以后就要释放到外周血液中，此过程不断地进行而保持骨髓各种细胞的正常比率。但是近年来的研究发现，某些药物能够通过其药效作用而影响骨髓中的细胞向外输出，从而堆积在骨髓腔内，造成某种细胞增生的现象[8]。值得提出的是，应注意区别这种细胞迁出障碍是和药物作用相关还是感染而引起的骨髓内髓性细胞增多的变化。笔者认为必须对同一病例的造血淋巴免疫系统进行综合评估，因为其他淋巴器官或可能有同样的变化（如胸腺）。同时也要排除动物身体某部位有潜在或隐匿感染的情况，否则诊断比较困难。

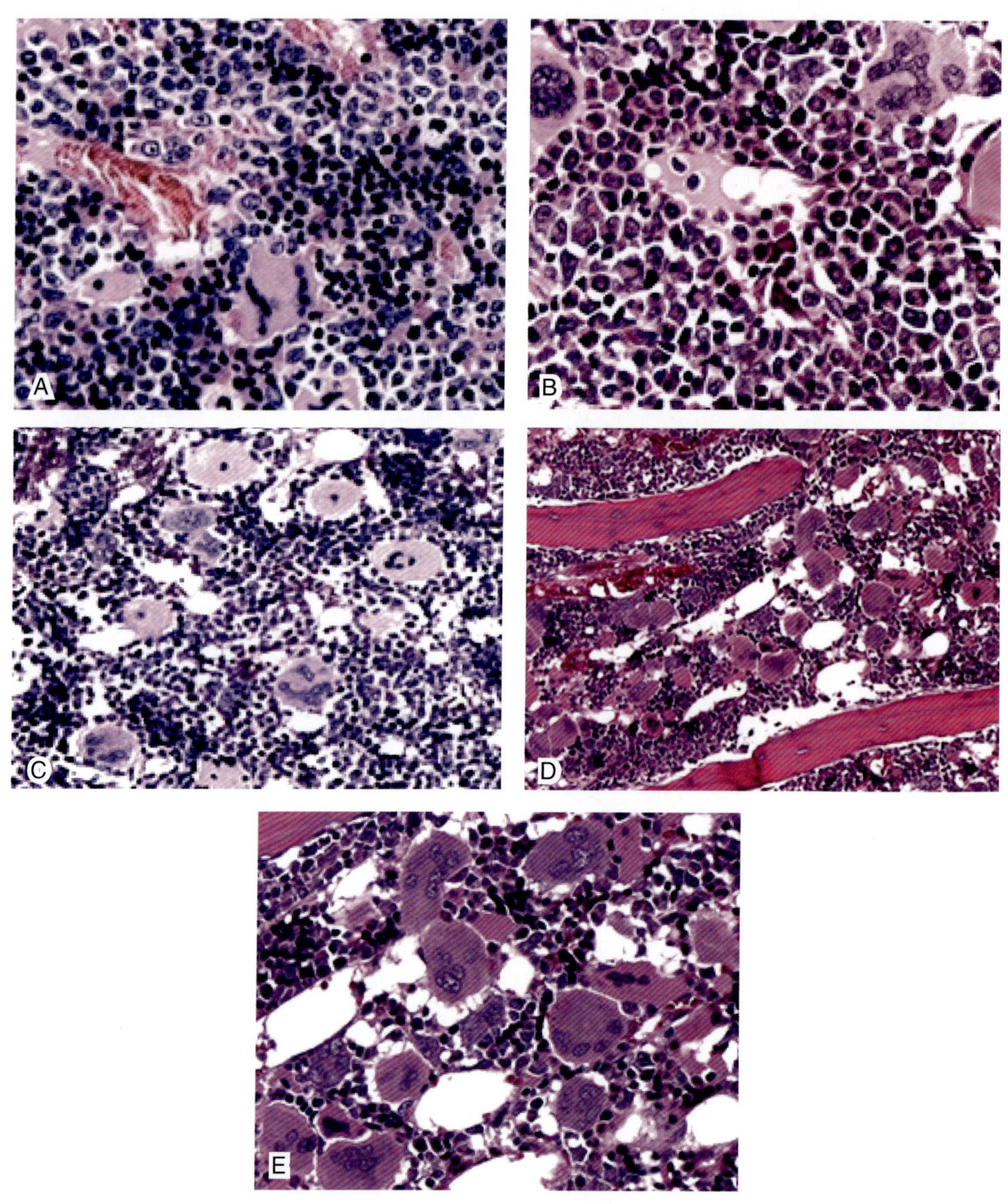

图3-5 药效作用引起的骨髓增生

A.食蟹猴骨髓红细胞系细胞增生，表现红细胞系细胞岛增大并互相连接；B.SD大鼠粒细胞系细胞显著增生；C.大鼠骨髓巨核细胞增生；D.胸骨髓巨核显著增生细胞；E.高倍镜观察增生的巨核细胞体积增大，细胞核增多（选自昭衍病理数据库）

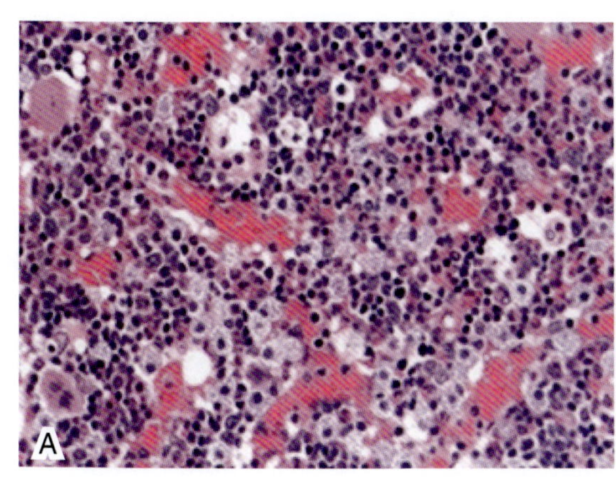

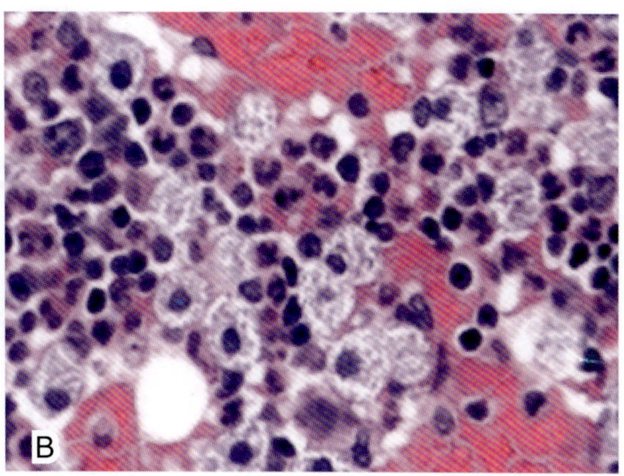

图3-6 大鼠骨髓肥大细胞增生

A.骨髓肥大细胞弥漫性增生，成簇聚集；B.高倍镜观察肥大细胞，嗜碱性核位于中心，胞质可见嗜碱性颗粒（某ADC类药物诱发）（选自昭衍病理数据库）

（三）肿瘤

各种动物自发或诱发的骨髓的恶性肿瘤主要是白血病（leukemia）。白血病是骨髓造血干细胞克隆性增生形成的恶性肿瘤。由于最基本的临床实验室表现为血液中出现大量幼稚的白细胞，称其为白血病细胞，故名白血病。其病理学特征是不成熟的白细胞弥漫性增生，取代正常的骨髓组织，并进入周围血液，浸润肝、脾、淋巴结和全身各器官组织，造成器官肿大、功能障碍，以及临床上的贫血、出血和感染等，最后导致患者或动物恶病质、衰竭，甚至死亡。白血病细胞一般不形成局部的肿块，而是弥漫浸润全身组织器官，无法手术治疗，主要是依靠化学治疗。化疗虽然能杀灭白血病细胞，但是对人体正常组织细胞也会造成极大的伤害，有时候化疗不得不停下来，因此白血病的病死率很高。近年来由于医学和药学的发展，使白血病的治疗获得了巨大的进展，如用全反式维A酸联合三氧化二砷（砒霜）治疗急性早幼粒细胞白血病，5年生存率达到94.7%[9]；新靶向治疗药甲磺酸伊马替尼［Imatinib，商品名为格列卫（Gleevec）］对慢性粒细胞性白血病的5年生存率达到89%[10]；嵌合抗原T细胞（CAR-T）疗法治疗B淋巴细胞白血病/淋巴瘤的缓解率达到70%～90%[11]。昭衍实验室对免疫缺陷NGA小鼠移植人白血病细胞（NALM-6）后，用某CAR-T药物治疗，获得了非常成功的疗效，接受治疗的小鼠的骨髓和脾的白血病细胞几乎全部消失（图3-7）。

白血病的临床和病理分类较为复杂，人类临床上根据病情急缓和白血病细胞的成熟程度可分为急性白血病和慢性白血病。急性白血病起病急，病程短，骨髓和周围血中以异常的原始和早期幼稚细胞为主；慢性白血病起病缓慢，病程长，骨髓和周围血中以晚期阶段的细胞为主。病理学分类根据骨髓增生异常细胞的类型分为粒细胞性白血病、淋巴细胞性白血病、单核细胞性白血病和红白血病。关于淋巴细胞性白血病和淋巴瘤的关系和命名，目前教科书和文献中常用方式是：淋巴细胞白血病/淋巴细胞淋巴瘤，或淋巴瘤/白血病，这是由于骨髓可以有原发淋巴细胞白血病，淋巴性白血病细胞离开骨髓，则浸润到周围淋巴组织和器官中，反之，周围淋巴组织和淋巴器官也可以有原发淋巴细胞性淋巴瘤，这些淋巴瘤细胞也可以进入骨髓形成大面积浸润，有时很难判定是骨髓原发还是周围淋巴组织原发，因此便采取淋巴瘤/白血病或白血病/淋巴瘤分类法。

大鼠、小鼠和仓鼠都有自发性白血病，但是在不同的种属和亚型之间，其发病率、生长形式和细胞类型却有明显的不同。在细胞类型上也分为淋巴细胞性白血病、淋巴母细胞性白血病、大颗粒细胞淋巴瘤粒细胞性白血病、髓母细胞性白血病和红白血病等。实际上，大多数类型和人类白血病分类基本类似。以下介绍几种白血病病理类型。

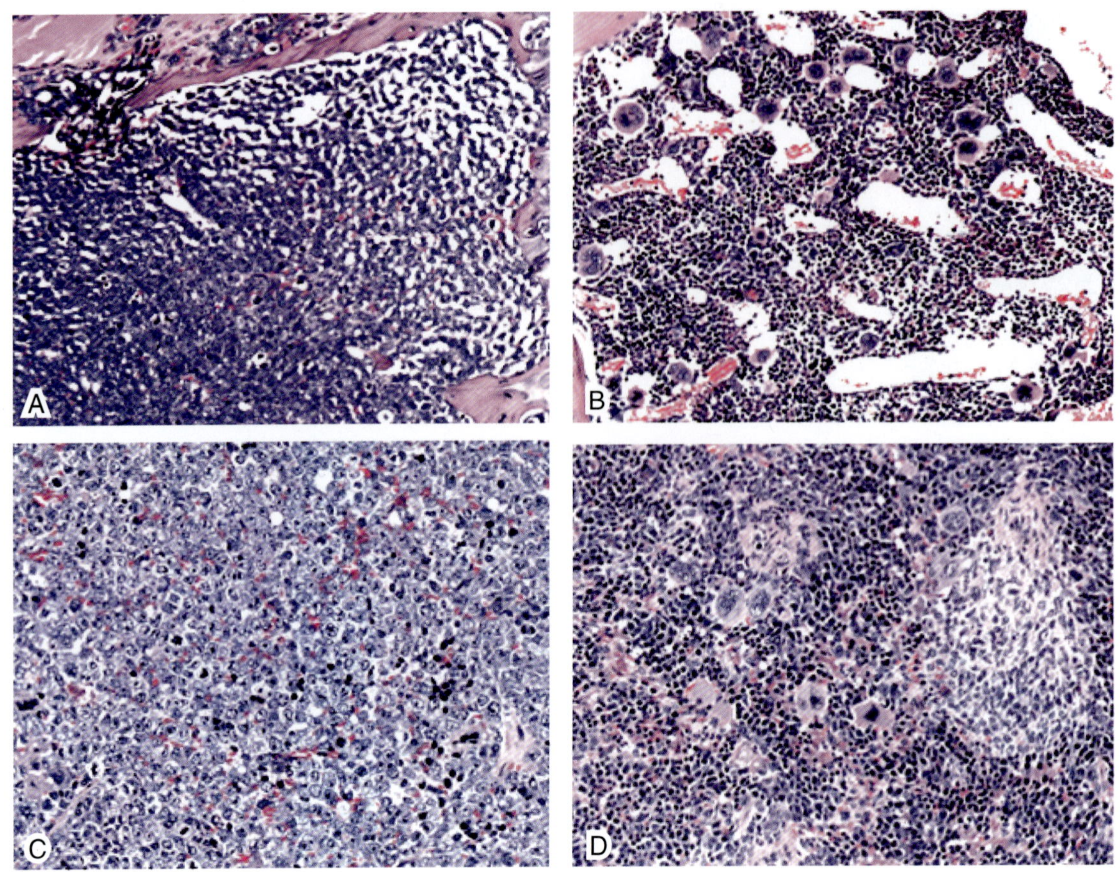

图3-7　小鼠移植白血病CAR-T治疗后效果

A.免疫缺陷NGA小鼠移植人白血病（NALM-6）的骨髓，可见骨髓大面积白血病细胞浸润，正常结构消失；B.用某CAR-T药治疗后，白血病细胞消失，骨髓恢复原来的结构；C.免疫缺陷NGA小鼠移植人白血病（NALM-6）的脾，白血病细胞弥漫浸润，脾正常结构消失；D.用某CAR-T药治疗后，白血病细胞消失，脾恢复原来的结构（选自昭衍病理数据库）

1.淋巴细胞性白血病（lymphocytic leukemia）　表现为骨髓内有大量恶性增生形态接近淋巴细胞的肿瘤细胞，正常骨髓结构消失或被破坏，免疫组织化学染色可以证实是来自T细胞或B细胞。该类型白血病常伴有外周脾和淋巴结的浸润，甚至肝、肺等器官的浸润。在诊断淋巴细胞性白血病时，需注意和恶性淋巴瘤相鉴别。由于原发于骨髓的白血病可以侵犯淋巴结和脾，以及原发于淋巴结或脾的恶性淋巴瘤细胞也可以侵犯骨髓和其他器官，有时候很难鉴别，有一点可参考的特征是，白血病细胞总是倾向弥散浸润于器官的间质却不形成结节，而淋巴瘤总是倾向形成肿瘤性结节。淋巴细胞性白血病可发生于各类大鼠和小鼠，也可用免疫组织化学染色区分T淋巴细胞或B淋巴细胞的来源。

2.淋巴母细胞性白血病（lymphoblastic leukemia）　周围血和骨髓中出现大量淋巴母细胞，其特征是细胞体积较大，核质比值增高，细胞核圆形，染色质疏松，核仁不明显（图3-8）。大鼠的淋巴母细胞性白血病的发病率低于淋巴细胞性白血病。

3.大颗粒细胞淋巴瘤（large granular cell lymphoma，LGL）　大颗粒淋巴细胞的胞质中含有颗粒，其颗粒内含有穿孔素和颗粒酶溶酶体，用嗜苯胺蓝染色可以证实，该特点类似于单核细胞的特征。显微镜下观察，该细胞体积大，胞质丰富呈颗粒状，核亦大，核型不规则，类似于幼稚的单核细胞，有核分裂象。免疫细胞化学染色，可见$CD8^+$，$CD49^+$，MRC DX8（T抑制/细胞毒T的标志物）阳性。大颗粒细胞淋巴瘤常发生在F344和Wistar大鼠，SD大鼠较少见，未见有小鼠发病的报道。由于该病首先表现的是脾大，镜下脾红髓弥漫性肿瘤细胞浸润，肿瘤细胞源于脾白髓边缘带，然后扩散至全脾、淋巴结和骨髓，还有该肿瘤细胞一般不形成淋巴瘤样的结节，这也是称其为白血病的原因[12]。

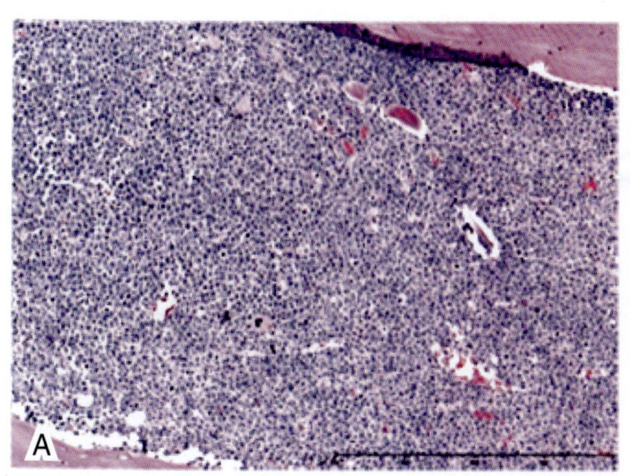
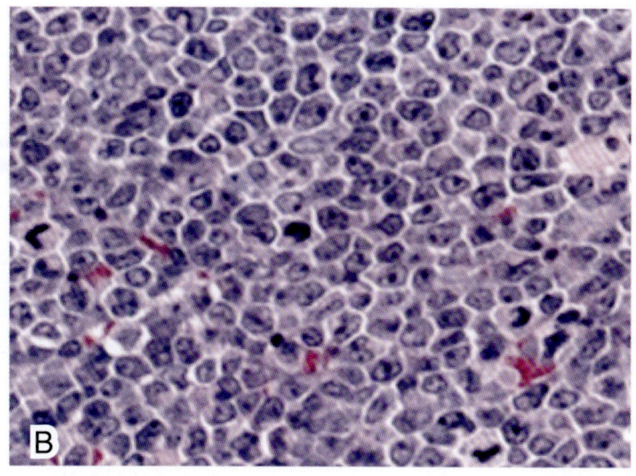

图3-8 大鼠淋巴母细胞性白血病

A. 白血病细胞弥漫性浸润骨髓腔，正常骨髓组织细胞消失；B.高倍镜观察白血病细胞为淋巴母细胞，核圆形，核较淋巴细胞性白血病大，核仁不明显（选自昭衍病理数据库）

4.粒细胞性白血病（granulocytic leukemia） 是最多发生的白血病细胞类型，其特征是外周血中高计数的白细胞和脾浸润，和人类的情况极其相似。浸润的细胞为中度成熟的粒细胞，也可有成熟阶段的粒细胞。几乎所有啮齿类动物都可以发生粒细胞性白血病。昭衍实验室在喂饲2年的420例老年大鼠中，发现3例自发粒细胞性白血病（图3–9）。

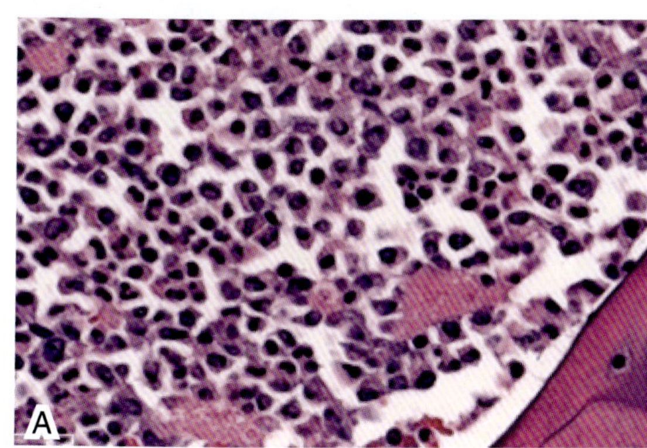
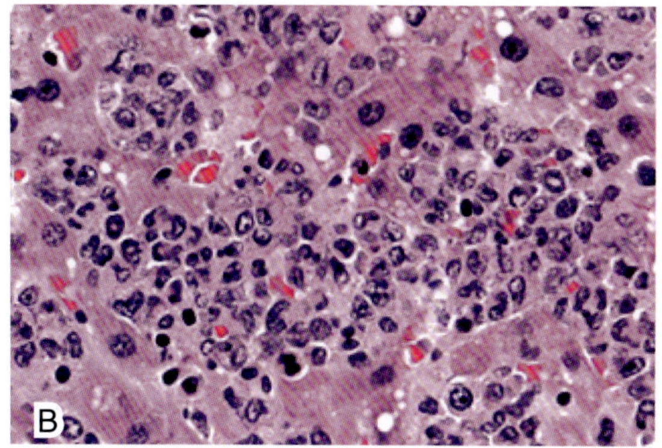

图3–9 SD大鼠骨髓粒细胞性白血病

A.骨髓中见清一色的白血病细胞浸润，为不同阶段的粒细胞；B. 粒细胞性白血病细胞浸润肝（选自昭衍病理数据库）

5.髓母细胞性白血病（medulloblastic leukemia） 是指恶性细胞源于原粒细胞阶段的幼稚细胞，其恶性程度更高，不见较成熟的多形核粒细胞。其需结合血液细胞涂片诊断。

6.红系细胞白血病 如红白血病（erythroid leukemia），是骨髓红细胞系幼稚细胞恶性增生罕见的白血病类型，在啮齿类动物如大鼠和小鼠也有发生。有文献报道用三甲基苯类和亚硝胺化合物在大鼠诱发了红白血病。如果红白血病细胞是非常早期阶段的幼稚细胞，为了和其他类型白血病细胞鉴别，则需要借用特异的抗体行免疫细胞化学技术才能诊断。需要强调的是，在骨髓切片诊断动物红白血病时，需和外周血涂片观察相结合，才有利于最后明确诊断。

7.肥大细胞白血病（mast cell leukemia, MCL） 又称为组织嗜碱性细胞白血病，1957年由Efrati首先提出MCL的诊断，以后陆续有报道。MCL约占恶性肥大细胞肿瘤的15%。许多病例先有系统性肥大细胞增生，以后转变为白血病，少数开始即以肥大细胞白血病发病。肥大细胞白血病的细胞和正常的肥大细胞基本相似，弥漫增生，堆积成片替代骨髓组织，可从骨髓原发部位转移侵犯脾、淋巴结、肝脏等器官

（图3-10）。由于白血病性肥大细胞颗粒内含有肝素（heparin）、组胺（histamine）、嗜酸性粒细胞趋化因子（eosinophil chemotactic factor）等，胞质中含有白三烯（leukotriene），临床上可以出现过敏反应症状如面色潮红、低血压、瘙痒、头痛和支气管痉挛等症状。啮齿类小鼠的各类肥大细胞肿瘤包括白血病可以自然发生在肝脏、脾、骨髓、肾脏，也有报道用甲基胆蒽等致癌物质涂抹皮肤而单发的肥大细胞肉瘤。

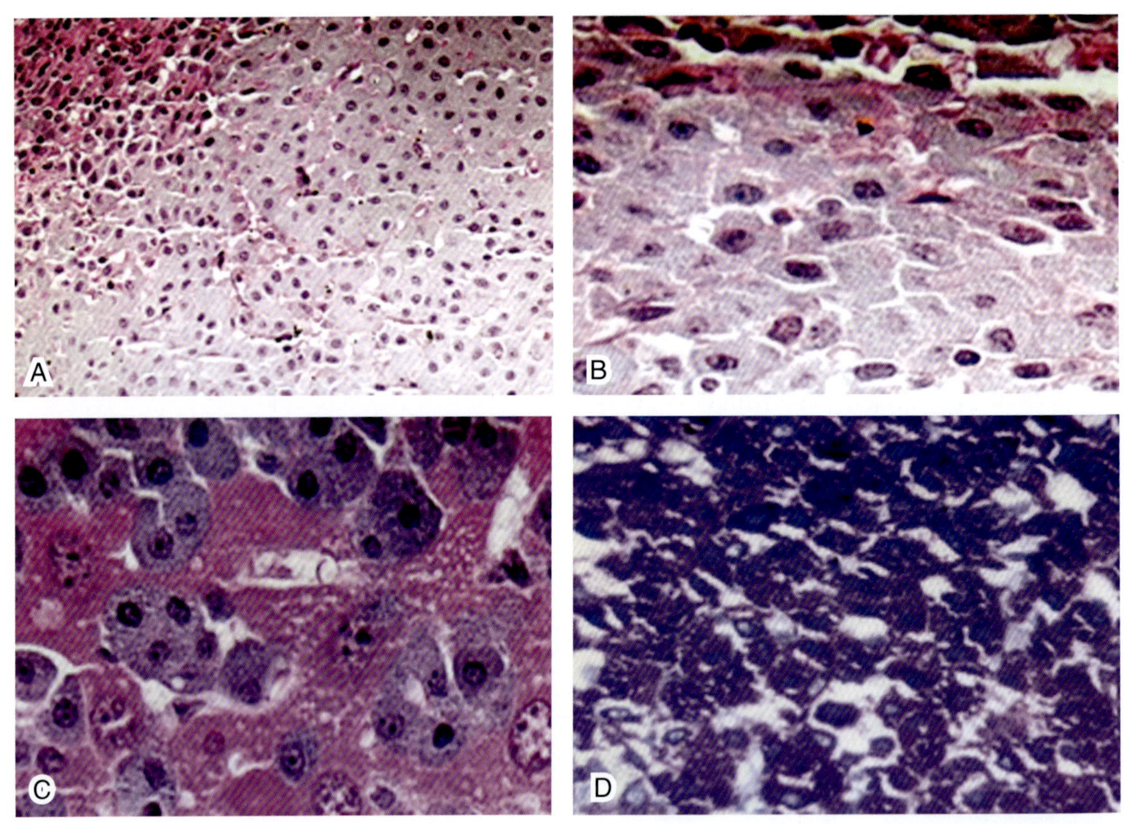

图3-10 NH小鼠肥大细胞性白血病

A.脾可见大量肥大细胞浸润；B.高倍镜观察细胞核圆形或椭圆形，体积较小位于中央，细胞质丰富呈颗粒状，弱嗜碱性；C.肝窦内可见肥大细胞性白血病细胞浸润，胞质内可见嗜碱性颗粒（异染性颗粒），形态和脾内浸润的细胞一致；D.脾内的肥大细胞甲苯胺蓝（Toluidine blue）染色，可见圆形蓝色的细胞核和胞质内紫色的异染性阳性颗粒（标本由广东省职业病防治院提供，昭衍病理部整理）

（四）白血病动物模型

关于实验动物白血病模型，我国早在20世纪70年代即开始了研究，特别是在啮齿类动物发病的文献较多。目前国内外建立的白血病动物模型，常用于多学科和多用途研究，这方面文献也很多，信息量很大[13-15]。制作白血病动物模型主要有以下四种方式。

1.动物自发性白血病模型　是在长期饲养的动物中发现的白血病，取其白血病细胞制成细胞株并传代保留。这种方法耗时，不易捕捉到第一手资料。

2. 诱发性白血病模型　是指以病毒、化学致癌物质或放射线照射动物而诱发的白血病模型。由于具有方法简单、用时较短、重复性好、可控性强等优点，此种模型最为常见，广泛用于药物筛选、毒理、肿瘤等实验研究中。但是这种模型与人类原发性白血病仍然有很大区别，因为人类白血病的发病机制更为复杂，不能和动物实验性白血病的机制完全等同视之。

3.通过移植所建立的模型　用同种/异种或人体白血病细胞，通过皮下注射、腹腔注射、静脉注射或进行骨髓和有白血病细胞浸润的脏器如脾的直接移植而建立的动物白血病模型。中国医学科学院六室实验性白血病小组从1975年开始以“津618病毒”感染615小鼠，形成脾细胞的恶性增生，将脾细胞悬液注射于同系成年小鼠进行移植，成功建立了L615小鼠白血病模型，该模型一直保存至今，移植成功率达100%，为我国乃至世界白血病研究做出了重要贡献[16, 17]。

4.转基因和基因敲除的白血病模型/基因修饰小鼠白血病模型　转基因是指将外源基因导入小鼠受精卵，从而产生子代的白血病小鼠。基因敲除是指利用外源DNA与受体细胞染色体DNA上的同源序列之间发生重组，使之整合到预定位点上并替代原有基因，从而改变小鼠细胞遗传性而获得的小鼠白血病模型。

三、骨髓的其他病变

（一）出血、炎症、坏死、梗死

出血是骨髓内血管破裂，血液大量流入骨髓组织造成；炎症是指骨髓腔内有大量中性粒细胞浸润，甚至形成脓肿，有时也可有肉芽肿形成；骨髓内还可发生灶状坏死、梗死等病变，这些病变多与感染相关。

（二）骨髓纤维化

骨髓纤维化（myelofibrosis）的特征是骨髓腔内造血细胞减少而胶原纤维和网状纤维增生。骨髓纤维化的发生常继发于骨髓损伤、炎症或坏死之后。也有文献报道药物和毒物引起的骨髓纤维化，是药物或毒物引起骨髓细胞广泛抑制的常见继发病变（图3-11）[18]。

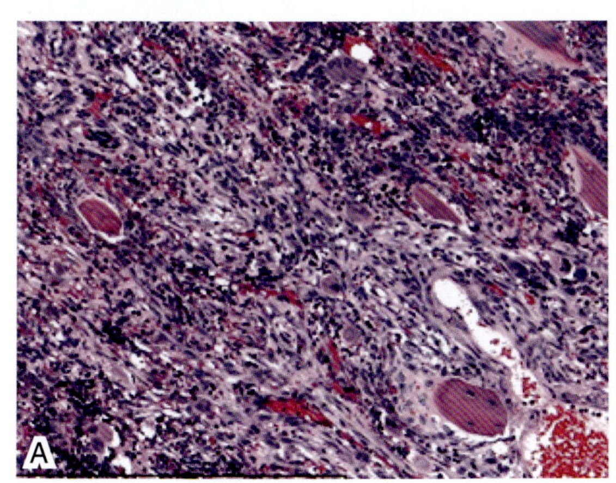

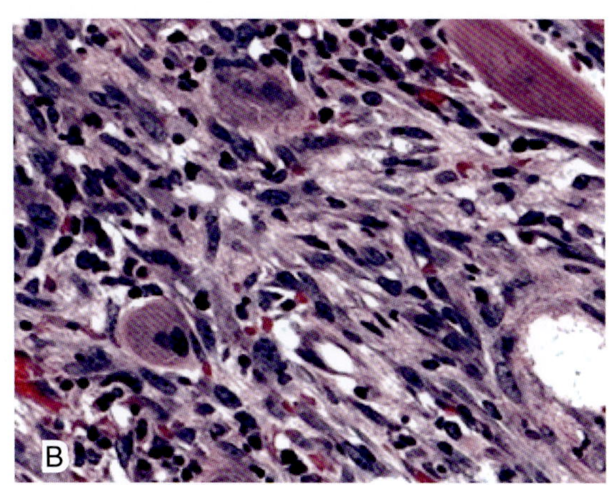

图3-11　SD药物引起大鼠的骨髓纤维化

A.骨髓灶状纤维组织增生，骨髓细胞减少（某促巨核细胞增生的药物诱发骨髓巨核细胞增生同时伴发纤维化灶）；B.高倍镜观察骨髓的纤维细胞增生（选自昭衍病理数据库）

（三）骨髓内淋巴滤泡形成

骨髓内淋巴滤泡形成（lymphoid follicles formation）在恒河猴是较常见的背景现象，如同在脾、淋巴结和胆腺发现的情况一样，常伴有滤泡中心细胞增生。有文献记载认为和D型反转录病毒感染有关，但在大多数灵长类动物并未能证明有反转录病毒的感染。因此，这种改变被认为是机体免疫监视作用增强的结果（图3-12）[19]。

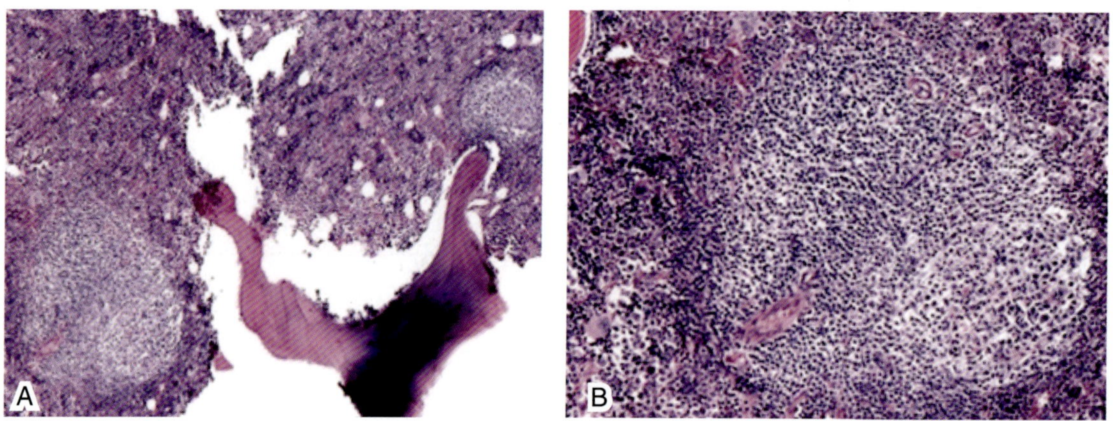

图3-12　SD大鼠骨髓内淋巴滤泡形成

A.骨髓内多灶性淋巴滤泡形成；B.高倍镜见滤泡生发中心细胞增生（该病变发生于血清病肾炎大鼠骨髓，有多例发生，说明骨髓内可能有免疫功能增强）（选自昭衍病理数据库）

四、转移性肿瘤

骨髓转移性肿瘤（bone marrow metastatic tumor）指发生自骨髓外的恶性肿瘤由原发部位经过血行或淋巴道转移到骨髓内形成肿瘤。人类骨髓转移性肿瘤的骨髓活检检出率为35%～97%，高于骨髓穿刺检出率（28%～72%）[20]。野生动物中的转移性肿瘤无法得到确切数据，而实验室动物的生命周期短，无法进行相关的研究，只有在啮齿类动物的致癌实验中，可能观察到某些骨髓转移性肿瘤（图3-13，图3-14），并且有时找不到原发病灶。

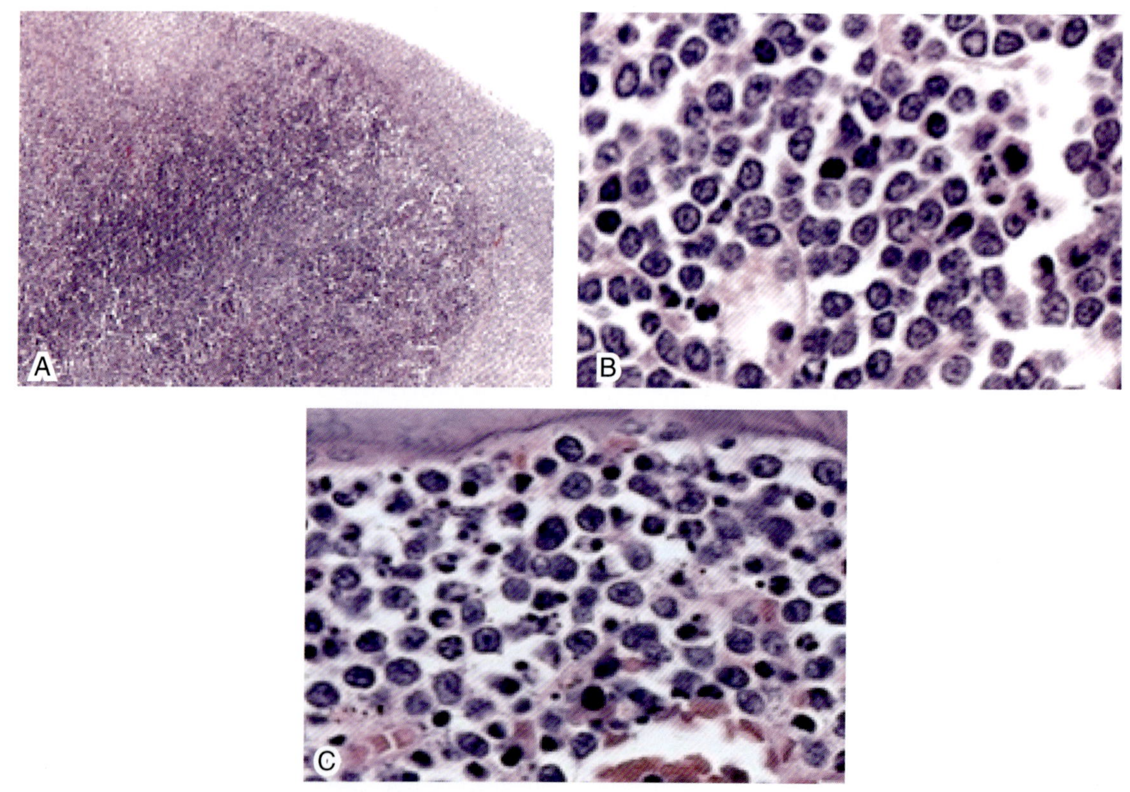

图3-13　大鼠淋巴结恶性淋巴瘤侵犯骨髓（骨髓转移）

A.淋巴瘤组织形成结节，结节右侧为正常淋巴结组织；B.高倍镜下淋巴瘤细胞核体积增大，可见核分裂象和凋亡的肿瘤细胞；C.骨髓内侵犯的恶性淋巴瘤细胞，有的瘤细胞凋亡坏死（选自昭衍病理数据库）

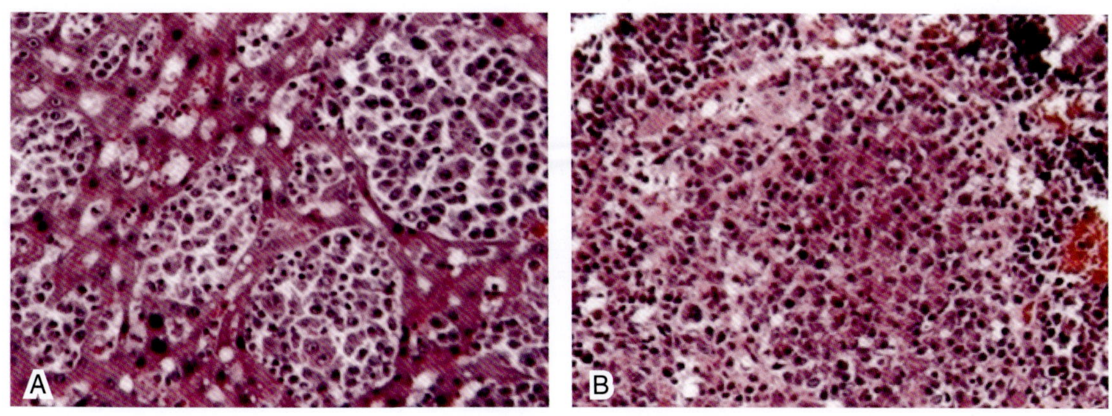

图3-14 大鼠肝组织细胞肉瘤骨髓转移

A.大鼠肝自发组织细胞肉瘤，肿瘤细胞在肝窦内呈巢团状生长，胞质丰富，嗜伊红，细胞核圆形，核仁清楚，有的细胞核靠边；A.骨髓内组织细胞肉瘤转移灶，肿瘤组织发生坏死（选自昭衍病理数据库）

第二节 胸 腺

胸腺（thymus）属于中枢性淋巴器官。胸腺细胞对许多药物和化合物非常敏感，通常发生的改变是胸腺萎缩，即淋巴细胞的消减、凋亡、坏死。胸腺组织对各种应激刺激也非常敏感，并构成相应的病理学改变。又由于大多数动物的胸腺在成年后开始逐渐发生生理性萎缩，因此了解胸腺的正常解剖组织学和退化萎缩的规律、毒性反应及应激反应的病理学变化非常重要。

一、解剖、组织和生理学

（一）结构

胸腺分左右两叶，表面有薄层结缔组织被膜，被膜结缔组织呈片状深入胸腺内部形成小叶间隔，将实质分割成许多不完全分离的胸腺小叶。每个小叶都有皮质和髓质两部分，所有小叶的髓质都相互连续。胸腺于幼儿时期较大，到老年时期，胸腺实质大部被脂肪组织代替，仅存少量皮质和髓质成分。

1.胸腺皮质　以胸腺上皮细胞为支架，间隙内含有大量胸腺细胞和少量其他基质细胞。胸腺上皮细胞，又称上皮性网状细胞，分布于被膜下和胸腺细胞之间，呈星形，有突起，相邻上皮细胞的突起间以桥粒连接成网。胸腺上皮细胞能分泌胸腺素（thymosin）和胸腺生成素（thymopoietin），为胸腺细胞发育必需拥有物质。胸腺细胞（thymocyte）即胸腺内分化发育的早期T细胞，它们密集分布于皮质内，占皮质细胞总数的85%～90%。发育中的胸腺细胞，凡能与机体自身抗原发生反应的（约占95%），将被淘汰而凋亡，仅5% 的胸腺细胞能分化为成熟的T细胞，具有正常的免疫应答潜能，然后迁移至髓质（图3-15）。

2.胸腺髓质　髓质内含较多的胸腺上皮细胞、少量初始T细胞和巨噬细胞等。髓质的T细胞来自皮质，应身体的调节经皮髓交界处的毛细血管微静脉迁移出胸腺到全身周围淋巴器官。淋巴细胞的正常迁移特性和迁移规律对其发育、成熟和行使免疫系统功能非常重要。髓质胸腺上皮细胞呈多边形，胞体较大，细胞间以桥粒连接，也能分泌胸腺激素。部分胸腺上皮细胞构成胸腺小体。胸腺小体（thymic corpuscle）是胸腺髓质的特征性结构，散在分布，由胸腺上皮细胞呈同心圆排列而成。小体外围的细胞，核明显，细胞可分裂；近小体中心的上皮细胞核逐渐退化，胞质中含有较多的角蛋白；而小体中心的上皮细胞则完全角化，呈强嗜酸性染色，或均质透明。啮齿类的胸腺小体不明显，非人灵长类动物的胸腺小体则比较明显[21]。

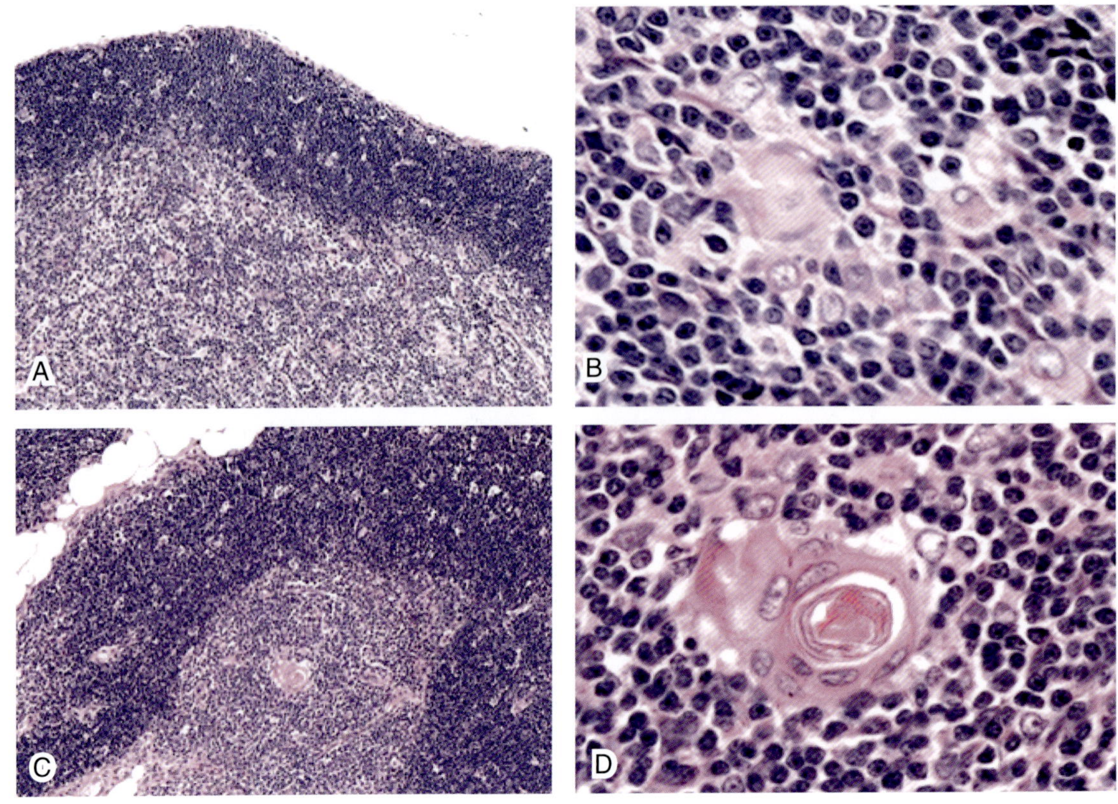

图3-15　**大鼠和食蟹猴正常胸腺**

A.大鼠胸腺低倍镜图像，皮质和髓质界线清晰，皮质主为胸腺细胞即早期发育的T细胞，髓质主要为胸腺上皮细胞；B. 大鼠胸腺髓质高倍镜观察各种细胞，胸腺小体不明显；C. 食蟹猴胸腺低倍镜图像，皮质和髓质界线清晰；D.食蟹猴胸腺髓质高倍镜观察各种细胞，胸腺小体明显（选自昭衍病理数据库）

（二）功能

胸腺是形成初始T细胞的场所。实验证明，切除新生小鼠的胸腺，该动物即缺乏T细胞而不能排斥异体移植物，周围淋巴器官及淋巴组织中无次级淋巴小结出现，机体产生抗体的能力也明显下降。如果在动物出生后数周再切除胸腺，此时因已有大量初始T细胞迁至周围淋巴器官和淋巴组织内，已能行使一定的免疫功能，故短期内看不出影响，但机体的免疫力仍会逐渐下降。胸腺具有重要的免疫调节功能。首先，多种胸腺基质细胞表达主要组织相容性复合物（major histocompatibility complex，MHC）分子，对T细胞的成熟起重要作用。其次，各种胸腺基质细胞可分泌多种胸腺激素和细胞因子，是促进T细胞成熟的必要条件。某些胸腺激素在临床上可用于治疗免疫缺陷。胸腺的重量、形态和功能受多种因素的影响，如年龄、健康状况及肾上腺和性腺类固醇活性。胸腺是一个易受损害的器官，急性疾病、肿瘤、大剂量照射或大剂量类固醇药物等均可导致胸腺的急性退化，胸腺细胞大量死亡与枯竭。但除掉有害因素后，胸腺的结构可逐渐恢复。任何形式的应激都会使胸腺表现出快速退化，所以在毒性研究中解释胸腺的变化时，特别是对死亡动物，必须要考虑到应激因素。

（三）生理性退化

动物进入性成熟期后胸腺即开始退化，退化的时间和速度依动物种类不同而异，大鼠在3个月时胸腺即开始退化。在退化的早期，可见皮质区淋巴细胞数量减少，其他上皮成分相对稀疏。至晚期，可见胸腺体积缩小，小叶内脂肪浸润，皮质淋巴细胞显著减少，皮髓质分界不清，髓质上皮细胞相对明显，有小管或囊肿形成（图3-16）。雌性动物胸腺退化比雄性动物慢，有时差异很大。胸腺退化的过程是循序渐进的，也是不可逆的，髓质退化速度慢，皮质退化速度快。有时在动物有疾病时，胸腺退化速度也会减慢。胸腺萎缩退化的发生机制现在还不清楚，性激素可能与之相关。

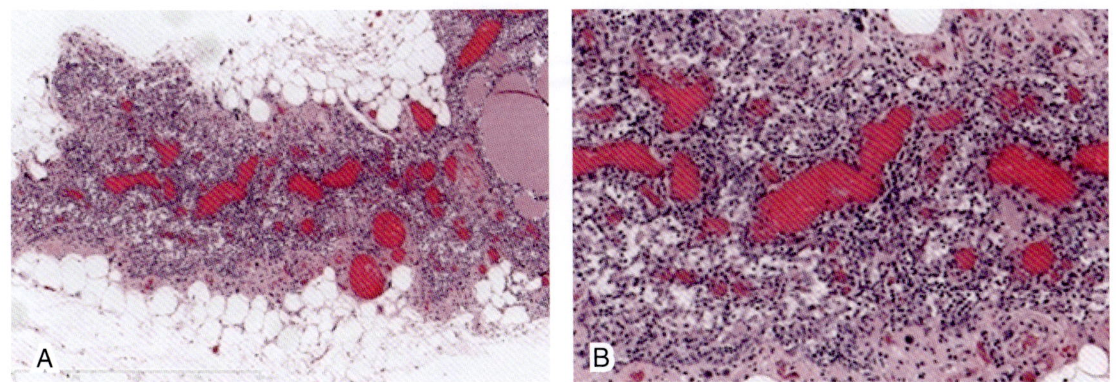

图3-16 老年大鼠胸腺萎缩

A.萎缩胸腺外形不规则，被膜增厚，周围由脂肪包裹，图右侧可见囊肿形成；B.高倍镜见实质淋巴细胞稀疏，皮髓界线不清，血管扩张（选自昭衍病理数据库）

二、自发和毒性病变

（一）萎缩（淋巴细胞消减）

正常情况下，动物和人类一样，随着年龄增长，胸腺开始发生退化萎缩且越来越明显，老年动物甚至看不到胸腺组织，属于常见的生理性改变。如何区别由化学物质引发的胸腺萎缩和生理性萎缩尤为重要，病理学家一般看不到老年动物胸腺早期正在退化的过程，且萎缩速度也比由化学物质引发的萎缩缓慢。随着胸腺上皮的增生，在萎缩的组织间隙可见脂肪浸润。结合实验组动物有给药的事实，可资鉴别。引起胸腺及淋巴组织萎缩的毒性物质，除了阻碍核酸代谢或蛋白合成的细胞增生抑制物质，如除白消安（busulphan）、环磷酰胺（cyclophosphamide）外，四氯代偶氮苯、氟烷（halothane）、甲氧基乙酸（methoxyacetic acid）、皮质甾体激素类（corticosteroids）、性激素和白细胞介素等均能诱发胸腺和淋巴组织萎缩[22, 23]。显微镜下，病理性的萎缩称淋巴细胞消减（lymphcyte depletion），早期轻症淋巴细胞受损，表现为核浓缩、核碎裂，间质巨噬细胞增生，吞噬凋亡的淋巴细胞形成满天星（starry-sky）现象（图3-17）。病变严重时胸腺呈细索带状，甚至细胞完全消失。昭衍实验室曾给SD大鼠应用抗癌药酪氨酸激酶抑制剂，引起了胸腺类似的毒性病变（图3-18）。

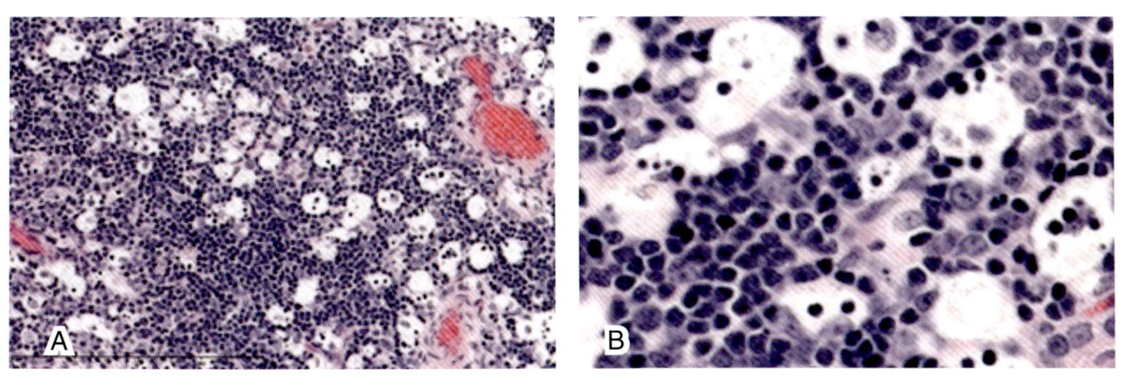

图3-17 大鼠胸腺皮质“满天星”现象

A. 胸腺皮质淋巴细胞凋亡，吞噬细胞吞噬细胞碎片而形成满天星现象；B.吞噬坏死细胞碎片的“星”细胞（抗癌药酪氨酸激酶抑制剂诱发）（选自昭衍病理数据库）

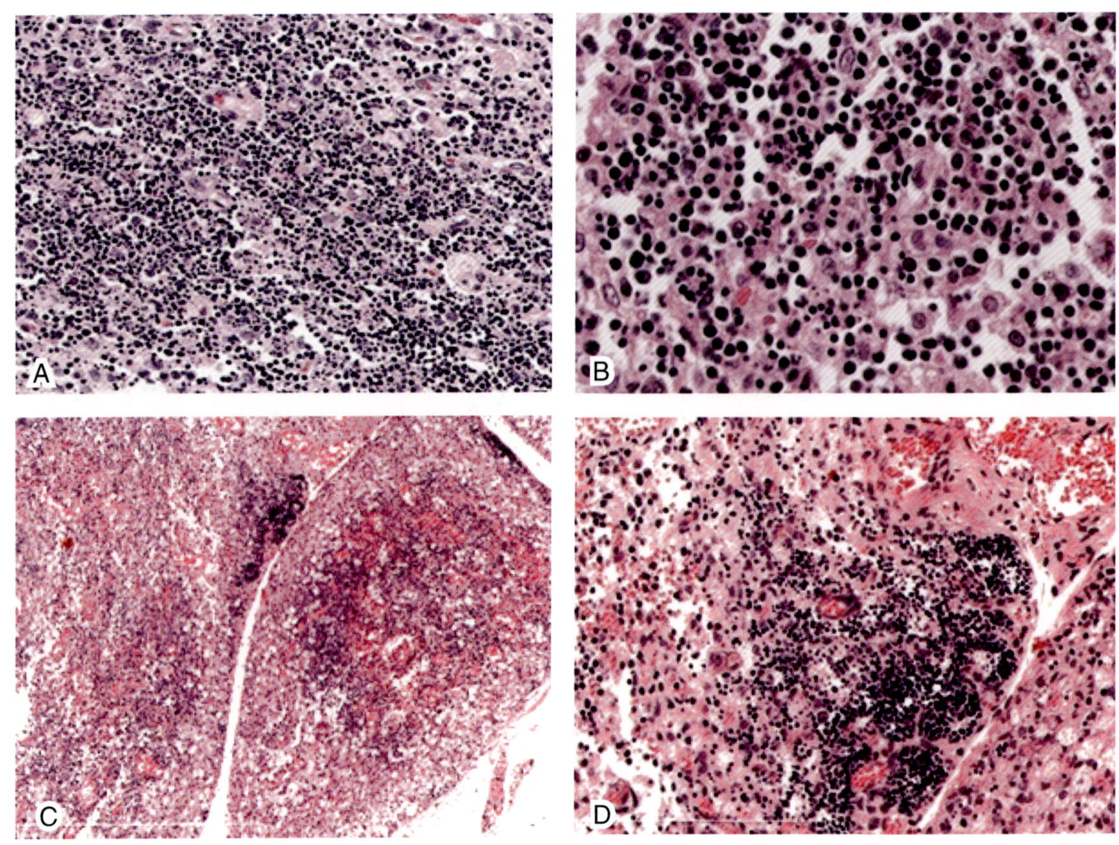

图3-18　大鼠毒性胸腺萎缩

A.抗癌药（酪氨酸激酶抑制剂）诱发胸腺萎缩，胸腺细胞减少，皮髓质界线消失；B.高倍镜见胸腺细胞凋亡、坏死碎片；C.抗癌药物（酪氨酸激酶抑制剂）诱发的重症胸腺萎缩病变，皮质和髓质淋巴细胞极度减少，几乎完全消失；D.皮质残留的胸腺细胞灶（选自昭衍病理数据库）

（二）胸腺的应激反应机制及形态学改变

所谓应激或应激反应（stress response），是指机体在受到一定强度的应激源（躯体或心理刺激）作用时，所出现的全身性非特异型适应反应。适度应激有利于机体在变动的环境中维持自身稳定，提高机体应对不利环境的能力，但过强或持续时间过长的应激可导致器官损伤和功能障碍。应激的发生机制主要是通过两个通路完成，一是通过神经的下丘脑-垂体-肾上腺轴，即各种损害因素，包括精神和物质（如药物），作用于下丘脑，使促肾上腺皮质激素释放激素（corticotrophin—releasing hormone，CRH）释放增多，通过垂体释放促肾上腺皮质激素（adrenocorticotropic hormone，ACTH），使肾上腺皮质分泌糖皮质激素（glucocorticoid，GC）增多，作用于免疫系统包括对胸腺造成影响，并影响新陈代谢和对其他器官造成影响。二是各种损害因素通过交感-肾上腺髓质系统的兴奋，使肾上腺髓质分泌大量的肾上腺素（epinephrine）和去甲肾上腺素（norepinephrine），造成全身免疫系统的影响，对应激反应进行抵抗或逃避，主要参与调控机体对应激的急性反应。一般地说，急性或低级的应激源趋向于增加免疫反应，慢性或更严重的应激源能导致免疫抑制。实验动物胸腺应激相关的形态学改变主要为：①淋巴细胞凋亡，淋巴细胞溶解，淋巴吞噬作用，主要是分布于胸腺皮质中的未成熟T淋巴细胞出现核浓缩、碎裂和溶解，形成凋亡小体，以及巨噬细胞吞噬破坏的淋巴细胞出现的易染小体（tingible body）而形成的满天星现象（图3-19）。与皮质相反，髓质淋巴细胞密集，与皮质相比髓质细胞增多。②淋巴细胞成分减少或衰竭或萎缩，特别是在慢性应激反应时发现，皮质的淋巴细胞减少，通常没有凋亡现象。

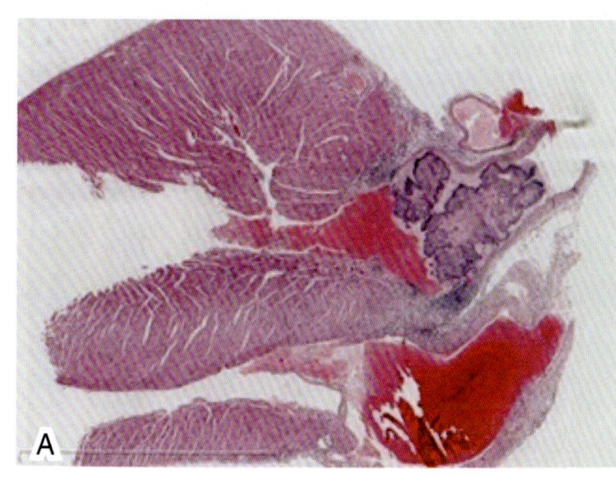

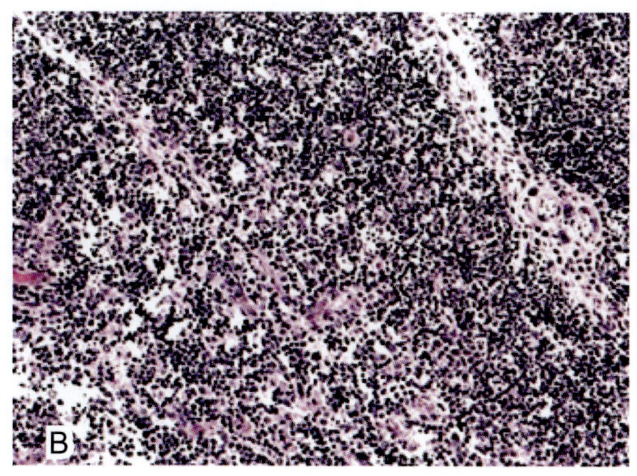

图3-19 **大鼠胸腺应激反应**

A.急性感染性心内膜炎SD大鼠，主动脉瓣形成巨大赘生物导致循环障碍心力衰竭死亡；B.同一患病大鼠胸腺应激反应，可见全胸腺淋巴细胞减少皮髓质界线消失及“满天星”现象（选自昭衍病理数据库）

伴随严重的胸腺萎缩，上皮细胞和巨噬细胞相对明显易见而淋巴细胞缺乏。需排除胸腺的生理性退化，如年龄、种属等。慢性应激和给予地塞米松后看到的胸腺淋巴细胞凋亡，其程度取决于动物种属、品系、性别、年龄、肥胖等。大鼠胸腺中的慢性应激导致皮髓质面积减少，皮质胸腺淋巴细胞减少及交感神经支配减少[24, 25]。由于许多药物和化学物质引起的胸腺的毒性损害，也主要表现为在淋巴细胞的凋亡变化，因此如何区别应激作用和直接免疫毒性作用显得非常重要。作为病理学家，我们通常采用证据权重法（weight of evidence，WOE）得出结论。采用WOE的依据：①了解药物靶点和相关的通路以排除直接的靶向介导的和邻近的脱靶效应；②毒性反应的发生率（通常见于高剂量组）；③参考其他的应激相关的指标，如肾上腺皮质增生、皮质细胞空泡减少、胃黏膜糜烂、出血或发生溃疡，以及周围血中性粒细胞增多等。如果没有明显的证据，可要求做免疫毒性评价。如果WOE没有明显的证据支持是应激引起的改变，则需要与免疫毒性专家相磋商来决定。药物导致的胸腺病变和应激反应导致的胸腺病变的鉴别可参考表3-2。

表3-2 **药物毒性的胸腺改变和应激反应胸腺改变的鉴别**

	药物毒性	应激反应
发生机制	化学物质直接作用于胸腺细胞，干扰和破坏细胞代谢	①下丘脑－垂体－肾上腺轴－激素释放，胸腺受到糖皮质激素影响；②交感－肾上腺髓质系统兴奋，肾上腺素和去甲肾上腺素释放，对全身免疫系统有影响
胸腺重量	减轻	减轻
组织学改变	萎缩，淋巴细胞消减，核浓缩核碎裂核溶解消失，皮髓界线不清，间质巨噬细胞增生，吞噬凋亡的淋巴细胞形成“满天星”现象	萎缩，皮质淋巴细胞凋亡，核浓缩、碎裂和溶解，即细胞凋亡小体及巨噬细胞吞噬现象；髓质淋巴细胞增多
其他脏器可发生的改变	除胸腺外的淋巴组织会有类似改变；其他脏器也或有化学性损伤病变如肾小管上皮变性坏死或肝细胞坏死等	肾上腺皮质细胞增生，类固醇泡沫减少和消失；胃糜烂、出血、溃疡；外周血白细胞数升高
可调查到的临床资料	实验动物给了药，胸腺靶点和通路明确，一般发生在高剂量组，发病数目多	动物有急性重症疾病发生，或发生死亡

（三）胸腺肥大和增生

某些情况下，胸腺淋巴细胞数量增多，胸腺体积增大，称胸腺肥大（hypertrophy of thymus），最多见于老年的啮齿类动物。老年啮齿动物的胸腺增生（thymic hyperplasia）可累及皮质和髓质。胸腺皮质发生增生，增生的上皮细胞的胞质更丰富，髓质常呈结节样增生。关于老年胸腺增生的发生机制，一般认为是老年大鼠的胸腺受到垂体促性腺激素释放素的作用而发生增生所致。实验室研究资料证明，给食蟹猴应用人表皮生长因子，每天1次，连续2周，可在高剂量组造成胸腺的增生，主要是胸腺上皮的增生[26, 27]。

（四）淋巴细胞迁移障碍

淋巴细胞是迁移性细胞，骨髓造血干细胞分化成淋巴造血干细胞后，进一步向两个系列分化，一个是前体B淋巴细胞，另一个是前体T淋巴细胞。前体T淋巴细胞（又称祖T细胞）离开骨髓，在胸腺被膜下穿越这里的血管进入胸腺，移行到皮质，经历发育、增殖、分化，最后变成功能成熟的T细胞。约95%的细胞经凋亡而消失，仅有约5%的细胞进一步分化成为各类成熟的、具备功能的T细胞。T淋巴细胞从皮质进入髓质，然后在皮髓交界处经毛细血管微静脉迁移出胸腺到全身周围淋巴器官。淋巴细胞的正常迁移特性和迁移规律对其发育、成熟和行使免疫功能作用非常重要。淋巴细胞传输障碍（blockade of lymphocytic traffiking）有两种表现形式，一种是淋巴细胞从皮质向髓质迁移的障碍，另一种是成熟淋巴细胞从胸腺迁移至外周血液的障碍。

淋巴细胞从皮质向髓质迁移的障碍，表现为大量淋巴细胞堆积在胸腺皮质，使皮质面积增宽，而胸腺髓质变薄，甚至消失，皮髓质比例增加。昭衍实验室在静脉注射紫杉醇类抗癌药的SD大鼠毒性实验中，供试品组胸腺皮质有显著增厚而髓质区明显的缩小甚至消失现象，发病率几乎为100%且有明显的剂量相关性，说明该抗癌药物影响了皮质淋巴细胞向髓质的迁移的过程（图3-20A、B）。昭衍实验室还在某免疫抑制剂的毒性实验中诱发了小鼠的皮质淋巴细胞向髓质迁移的障碍（图3-20C、D）。值得注意的是这一类病变胸腺的皮质虽然增厚，但是胸腺体积通常不增大，重量也不增加，这需要和胸腺萎缩相鉴别，胸腺萎缩的特征是胸腺体积减小，重量减少，镜下见皮质和髓质淋巴细胞均减少，皮髓界线不清。

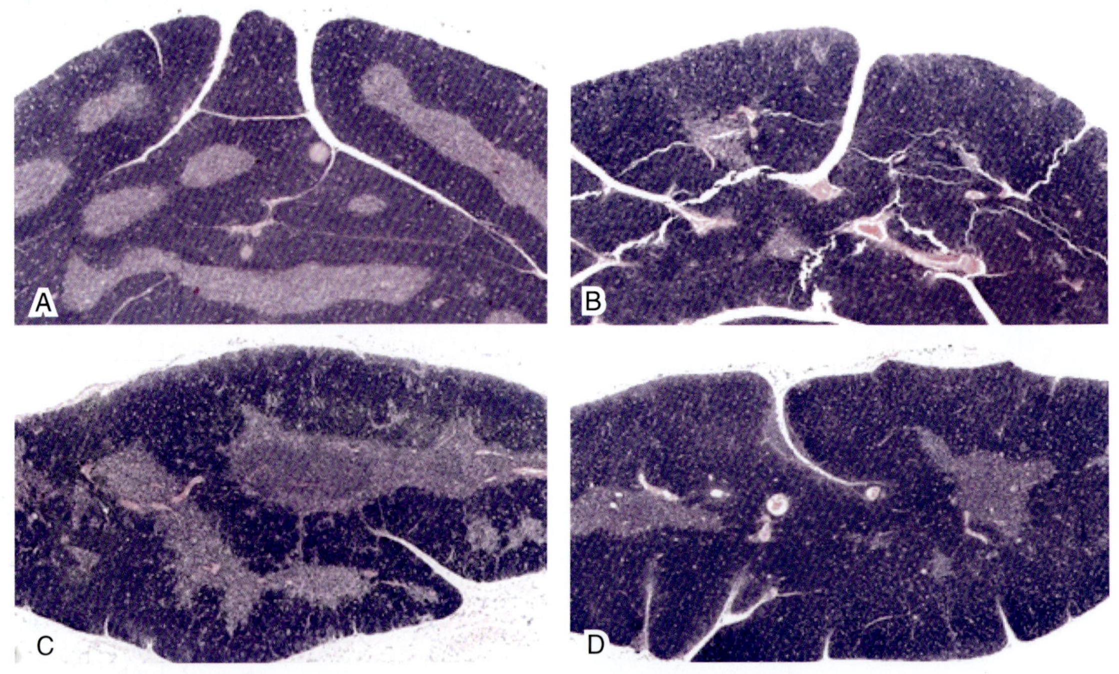

图3-20　大鼠和小鼠胸腺皮质淋巴细胞迁移障碍

A.对照组大鼠胸腺，皮质和髓质面积分布和厚度正常；B.紫杉醇给药组大鼠胸腺，显示皮质增厚，髓质区变小或消失；C.对照组小鼠胸腺，皮髓质面积分布和厚度正常；D.免疫抑制剂诱发小鼠胸腺皮质变厚，髓质区变小或消失，皮髓质比例变大（选自昭衍病理数据库）

关于淋巴细胞从皮质向髓质迁移障碍的机制，有文献介绍，骨髓产生的祖T细胞由胸腺被膜下进入胸腺浅层皮质，浅层皮质的淋巴细胞大多处于未成熟状态（不表达CD44，CD44是一种透明质酸受体和E选择素配体），在迁移至髓质的过程中经历阳性、阴性选择，最终进入髓质内的T淋巴细胞大多数成熟（表达CD44）。一方面，迁移过程主要受胸腺上皮细胞分泌的透明质酸调节，由于髓质内的透明质酸浓度高于皮质，可以促进T淋巴细胞向髓质迁移。此外，该迁移过程还受网状纤维蛋白、纤维粘连素、层粘连蛋白等的调控，某些治疗药物可能会影响这一迁移过程[28, 29]。

另一方面，成熟淋巴细胞从胸腺迁移至外周血液的障碍，表现为髓质大量淋巴细胞堆积而使髓质增宽，皮质变薄，皮髓质比例下降。前文提到，成熟的T淋巴细胞从皮质进入髓质，然后在皮髓交界处经毛细血管微静脉迁移出胸腺到全身周围淋巴器官（图3-21A、B）。某些药物治疗后可能会影响成熟T淋巴细胞的迁出过程。昭衍实验室在某免疫抑制剂的毒性实验中，实验组大鼠也发现有明显的胸腺髓质增宽、皮质变薄的改变，说明该免疫抑制剂具有干扰成熟淋巴细胞迁出胸腺的作用（图3-21C、D）。

探讨淋巴细胞迁出胸腺的病理生理过程也是免疫学领域的重要话题，尽管目前的研究显示大量细胞因子或受体参与了淋巴细胞的迁出，同时S1P（磷酸鞘氨醇）可能发挥了关键作用。研究表明，S1P是一种G蛋白偶联受体，可以与髓质内成熟的T淋巴细胞结合。外周循环血中S1P的浓度高于胸腺组织，因此髓质内成熟的T淋巴细胞可在S1P信号指导下，穿过毛细血管微静脉离开胸腺，进入外周循环[30, 31]。

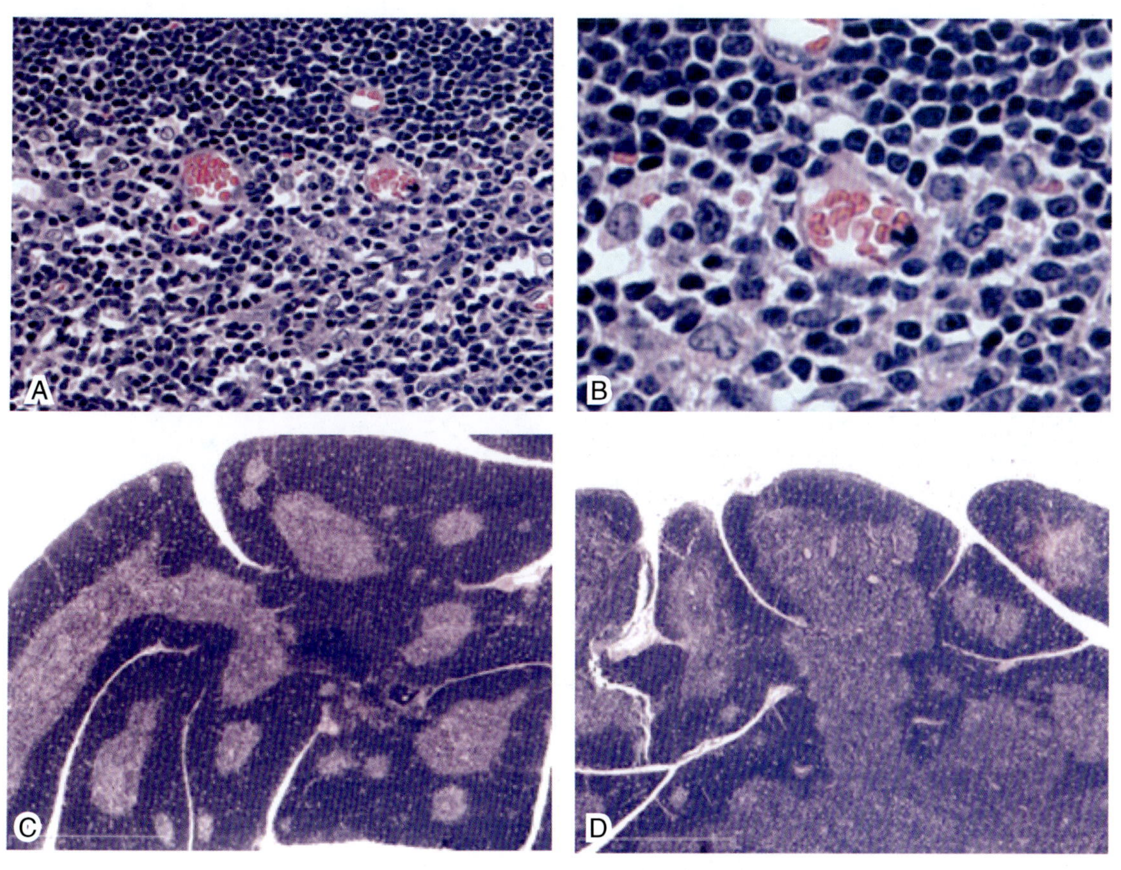

图3-21 大鼠胸腺髓质成熟淋巴细胞迁出障碍

A.大鼠胸腺皮髓交界处可见两个毛细血管微静脉；B.高倍镜下的微静脉；C.对照组小鼠胸腺皮质和髓质面积分布、厚度和皮髓质比例正常；D.给药组小鼠胸腺髓质增宽淋巴细胞聚集，皮质变薄，皮髓质比例变小（选自昭衍病理数据库）

（五）胸腺肿瘤

1.胸腺瘤　源于胸腺的上皮细胞，根据肿瘤生长特征和细胞分化，又分为良性胸腺瘤和恶性胸腺瘤。

（1）良性胸腺瘤（benign thymoma）：是胸腺最多发的肿瘤，多发生在鼠类动物，如大鼠、小鼠和仓鼠。良性胸腺瘤有一个清楚的界线或包膜，肿瘤细胞分化良好。组织学上分为三个类型，即上皮细胞型、混合细胞型、淋巴细胞型或纯淋巴细胞型。淋巴细胞型或纯淋巴细胞型的肿瘤组织中仍然含有一定量的胸腺上皮细胞，这是和胸腺淋巴瘤鉴别的要点。上皮型胸腺瘤的瘤细胞可呈鳞状上皮，甚至发生鳞状细胞癌（图3-22A、B），或分化成梭形上皮和腺样上皮，甚或形成菊形团样结构。胸腺瘤内的淋巴细胞被认为是肿瘤成分。

（2）恶性胸腺瘤（malignant thymoma）：由于肿瘤细胞来源于胸腺上皮，亦称胸腺癌。恶性胸腺瘤没有明显界线，向周围组织浸润性生长，包膜或有或无。组织学类型与良性胸腺瘤类似，但肿瘤细胞和组织结构异型性较大，可见核分裂象（图3-22C、D）。

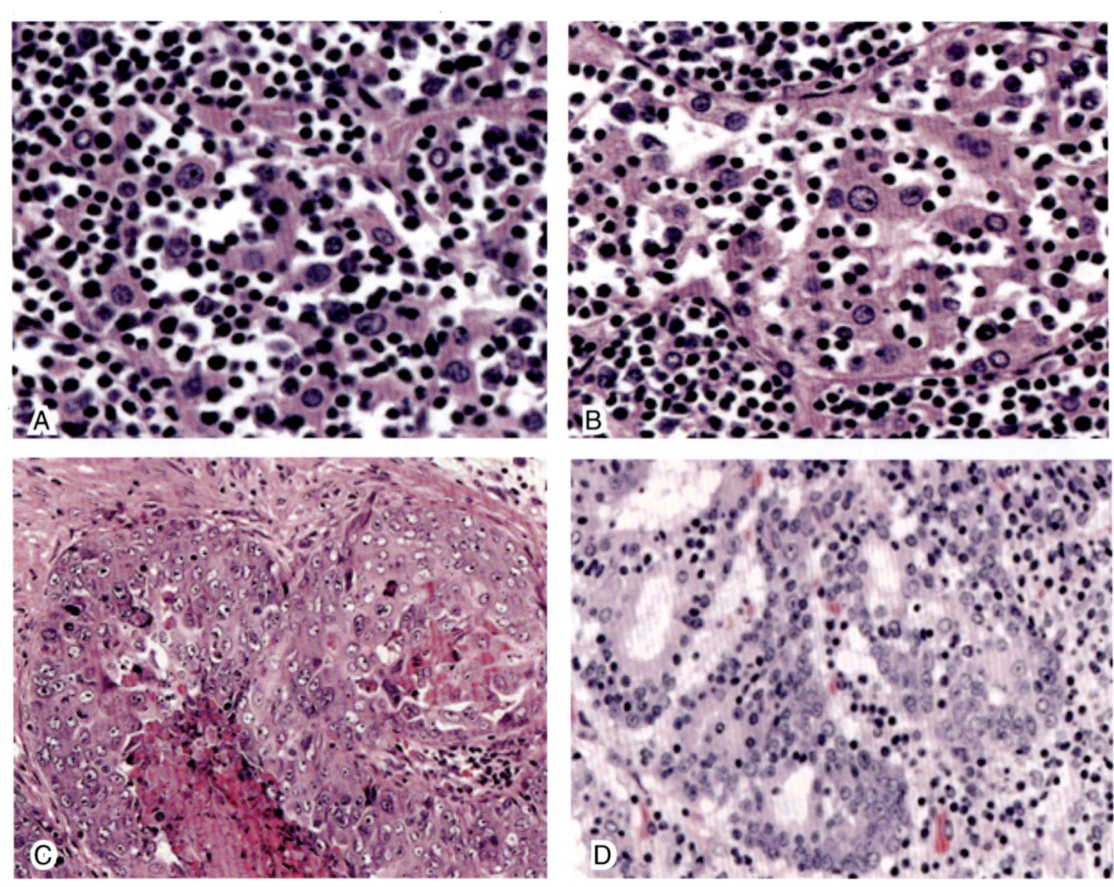

图3-22　SD大鼠胸腺瘤和胸腺癌

A.老年SD大鼠自发的胸腺瘤（淋巴细胞型），上皮性细胞和淋巴细胞混合存在，上皮细胞成分体积大核圆形或椭圆形，核仁清楚，胞质丰富，又称“肥胖细胞”；B.上皮细胞成分巢状分布；C.SD大鼠自发胸腺鳞状细胞癌，可见癌巢和角化珠；D.胸腺癌，癌性腺体大小形态不规则，癌细胞多层，有异型性（选自昭衍病理数据库）

2. 胸腺淋巴瘤　胸腺属于淋巴器官，也可以发生恶性淋巴瘤（malignant lymphoma），大鼠和小鼠多发。胸腺淋巴瘤可以是原发的，也可能是继发于别处的淋巴瘤的转移，或实验室致癌实验中发生的胸腺淋巴瘤。采用化学物质、病毒、射线，以及在某些肿瘤基因敲除的小鼠，均可诱发胸腺淋巴瘤。胸腺淋巴瘤多为T细胞淋巴瘤，多为淋巴母细胞性或淋巴细胞性淋巴瘤，如果淋巴瘤细胞形态不典型，且有多形性，可诊断为多形性细胞淋巴瘤（图3-23）。淋巴瘤的最后确切细胞类型，须做免疫组织化学检查以明确诊断。胸腺原发性淋巴瘤较少见，在做出原发性淋巴瘤诊断时，必须排除身体其他部位存在淋巴瘤，同时要结合全部病历资料进行鉴别诊断。

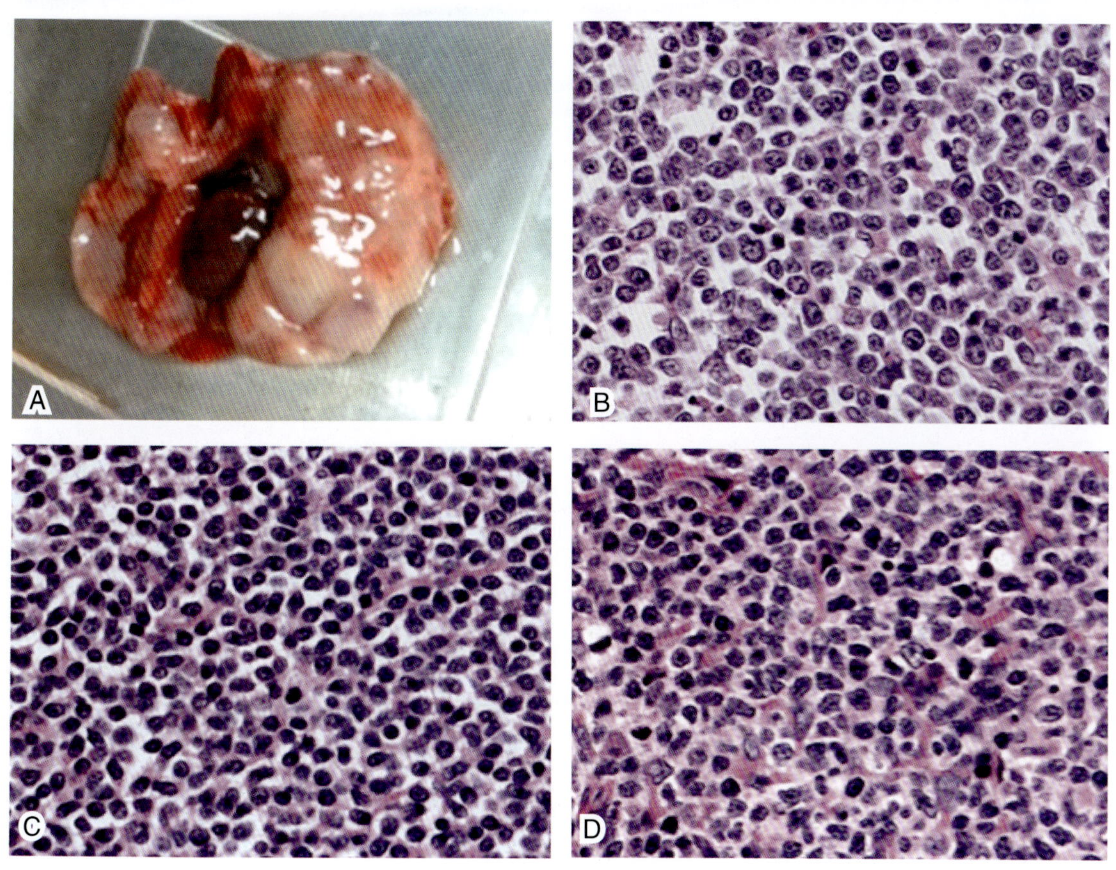

图3-23 大鼠胸腺淋巴瘤

A.胸腺巨大肿瘤包绕挤压心脏和肺，肿瘤粉红色（致癌实验诱发）；B.组织学见瘤细胞体积较大，圆形，胞质少，核不规则，染色质稀疏，核仁不明显，核分裂象多见，为淋巴母细胞性淋巴瘤；C.胸腺淋巴瘤，淋巴细胞性，瘤细胞较小，接近于正常淋巴细胞；D.胸腺淋巴瘤，多形细胞性（选自昭衍病理数据库）

（六）其他病变

1.胸腺囊肿 多源于胸腺与第三对咽囊之间的残留导管（canal of Kursteiner），少数为继发性囊肿，也可为来自哈德小体的囊性扩张。胸腺囊肿的肉眼观呈单房或多房，囊内为澄清或暗红色液体。组织学观察根据来源的不同，囊壁可为单一或各种混合的上皮，如复层鳞状、立方状、柱状等。上皮下为结缔组织，其边缘可见到正常胸腺组织。胸腺囊肿在老年大鼠中比较多发（图3-24）。

2.胸腺出血 是胸腺内血管破裂，血液流入胸腺组织所致，陈旧性出血可见含铁血黄素沉积。胸腺出血一般多发生在应激状态下的实验动物中，多见于犬类（图3-25A）。

3.异位胸腺 在纵隔和颈部器官组织中，偶尔可以见到胸腺组织，称异位胸腺。常发生在甲状腺、甲状旁腺等处（图3-25B）。

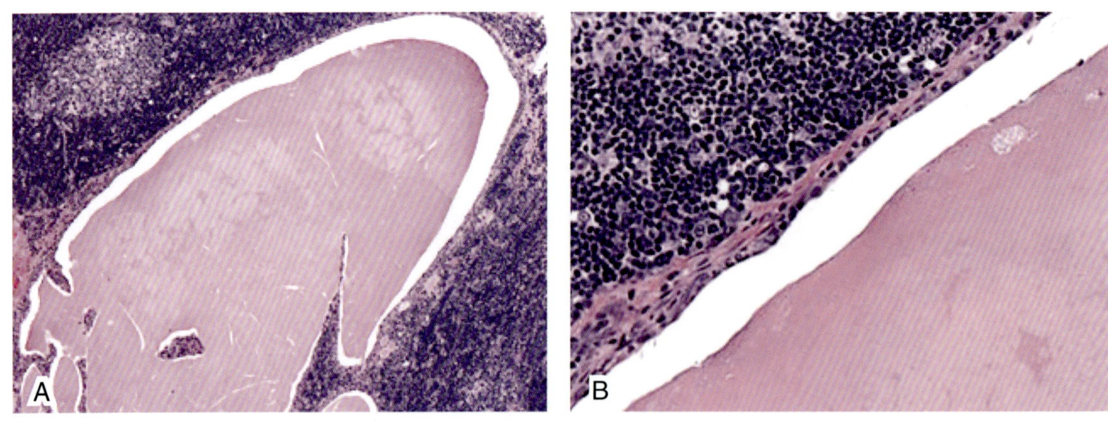

图3-24 **大鼠胸腺囊肿**

A.胸腺囊肿；B.囊肿壁内衬立方上皮（选自昭衍病理数据库）

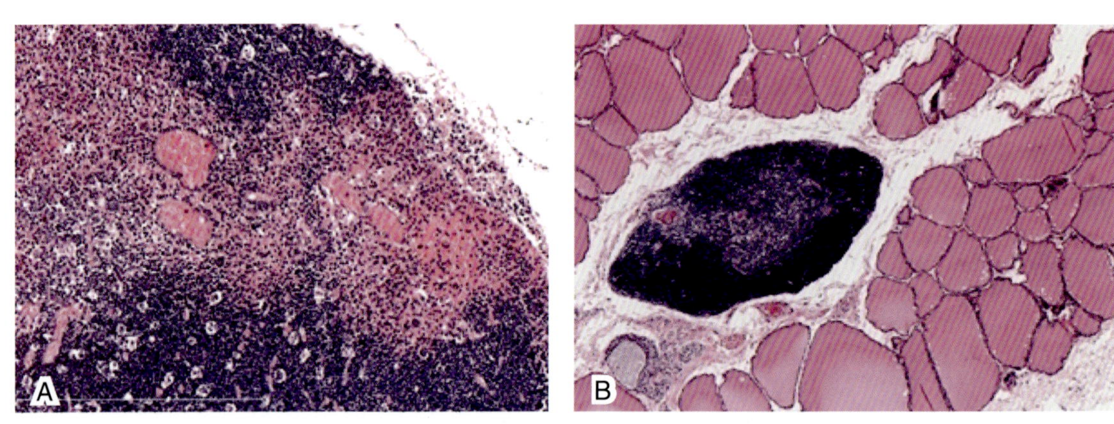

图3-25 **比格犬肠套叠引发胸腺应激出血和胸腺甲状腺异位**

A.胸腺内可见大片出血灶连接成片，胸腺组织被挤压；B.胸腺甲状腺异位（选自昭衍病理数据库）

第三节 脾

脾（spleen）是体内最大的淋巴器官，位于血液循环的通道上，是机体滤过血液、贮存血液、髓外造血和产生免疫应答的重要器官。无论是在自然情况下或在药物安全评价研究中，实验动物脾都可能发生许多不同的病变和造成脾的毒性反应，主要表现为脾内淋巴细胞的消减或增生性改变等。当机体处于应激情况时，脾也可以发生病理学的改变，因此掌握脾的病理和毒性病理特点十分重要。

一、解剖组织学

脾的表面包有结缔组织被膜，脾的实质主要由淋巴组织构成。在新鲜状态下，脾切面大部分呈红色，称为红髓（red pulp），红髓间有散在分布的灰白色点状区域，称为白髓（white pulp），红髓和白髓交界处是边缘区（marginal zone）。

脾的被膜较厚，由富含弹性纤维及平滑肌的致密结缔组织构成，表面覆有间皮细胞，被膜深入脾实质内，形成小梁，构成脾的粗支架，小梁间的网状组织构成脾的微支架，被膜和小梁内的平滑肌细胞收缩可调节脾的血流量，脾动脉和脾静脉从脾门进入实质后，随小梁分支形成小梁动脉和小梁静脉。

（一）白髓

白髓由动脉周围淋巴鞘和淋巴小结组成。

（1）动脉周围淋巴鞘（periarterial lymphatic sheath）：是围绕在中央动脉（小梁动脉的分支）周围的弥散淋巴组织，由大量T细胞、少量巨噬细胞和交错突细胞（interdigitating cell）构成，相当于淋巴结的副皮质区，但无毛细血管后微静脉。当发生免疫应答时，动脉周围淋巴鞘内的T淋巴细胞分裂增殖增多，淋巴鞘增厚。中央动脉旁有一条伴行的小淋巴管，它是鞘内T细胞经淋巴迁出脾的重要通道。

（2）淋巴小结：又称脾小体（splenic nodule），位于动脉周围淋巴鞘的一侧，主要由大量B淋巴细胞构成。初级淋巴小结在抗原刺激后可形成具有生发中心的次级淋巴小结，呈现明区、暗区和小结帽，小结帽朝向红髓。正常情况下脾内淋巴小结较少，当抗原侵入时，淋巴小结数量剧增。

（3）边缘区：位于白髓和红髓交界处，该区主含B细胞，但细胞数量较白髓稀疏，较脾索的细胞密集，并混有少量红细胞。中央动脉侧支末端在白髓和边缘区之间膨大形成的小血窦，称边缘窦（marginal sinus），它是血液内抗原及淋巴细胞进入白髓的重要通道，白髓内的淋巴细胞也可以经此区进入血窦，参与再循环。边缘区含较多的巨噬细胞，是脾内首先接触抗原、捕获抗原和诱发免疫应答的重要部位，具有较强的滤血作用，因此边缘区细胞的减少或消失通常是最先出现的改变。白髓淋巴细胞分布见图3-26。

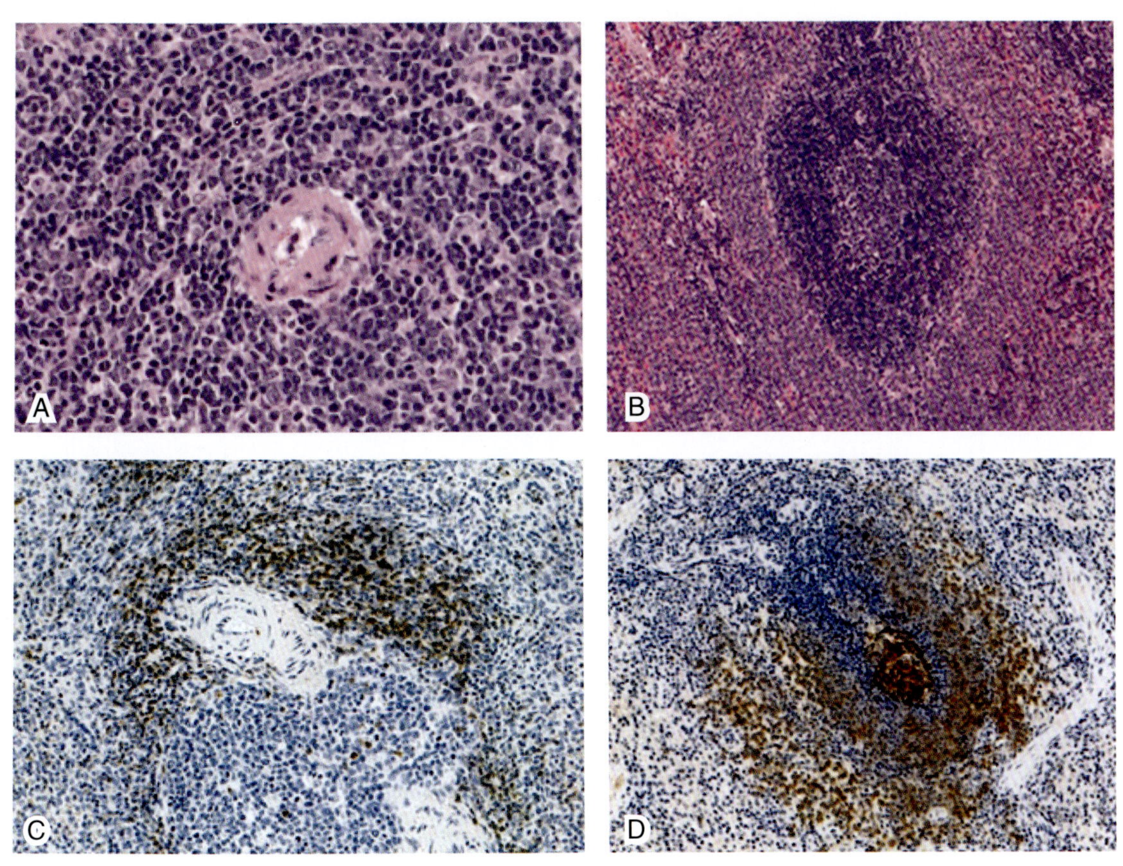

图3-26　大鼠和小鼠脾白髓和红髓组织象和免疫组化学染色

A.大鼠白髓动脉周围淋巴鞘，见脾小体中央动脉及周围的T淋巴细胞；B.白髓的动脉周围淋巴鞘、脾小体和边缘区；C.小鼠的白髓动脉周围淋巴鞘T细胞CD3阳性，而脾小体和边缘区B细胞CD3阴性；D.白髓脾小体B细胞和边缘区B细胞CD21阳性，而动脉周围淋巴鞘T细胞CD20阴性（选自昭衍病理数据库）

（二）红髓

红髓分布于背膜下、小梁周围及白髓之间的广大区域，由脾索和脾窦组成。脾索（splenic cord）由富含血细胞的淋巴组织构成，呈不规则的条索状并连接成网。脾索内含较多的B细胞、浆细胞、巨噬细胞和树突状细胞。当中央动脉主干穿出白髓进入脾索后，分支形成笔毛微动脉（penicilliar arteriole），大部分开口于脾索，侵入血中的抗原可被脾索内的巨噬细胞和树突状细胞捕获处理，激发免疫应答，因此脾索是脾内进行滤血的主要场所。脾血窦（splenic sinus）是一种静脉性血窦，形态不规则并互联成网，血窦内含有各种血细胞（图3-27）[32，33]。

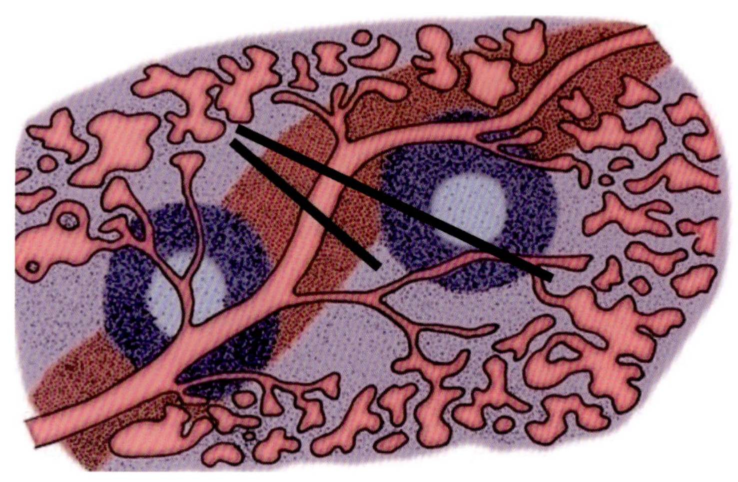

图3-27　脾白髓和红髓的分布

图中自左下方到右上方走行的是脾小动脉，周围伴行的是T淋巴细胞群（红色）；蓝色球形区是淋巴小结（脾小体），位于动脉周围淋巴鞘一侧，由B淋巴细胞构成，中间浅色区是生发中心；其余灰色部分是为红髓的脾索和脾窦（由Dr. Susan A Elmore提供）

（三）脾的功能

脾能滤过血液，脾索和边缘区含大量的巨噬细胞，可以对血液中的病原体和衰老的红细胞进行吞噬清除，因此从脾静脉出来的血液中的抗原等物质已被清除。脾是各类免疫细胞居住的场所，侵入血液的病原体如细菌、疟原虫和血吸虫等，可引起脾内发生免疫应答，脾的体积和内部结构也相应发生变化。体液免疫应答时，淋巴小结增多、增大，脾索内浆细胞增多，细胞免疫应答时，动脉周围淋巴鞘显著增厚。胚胎早期的脾有造血功能，成年后，脾内仍含有少量造血干细胞，当机体严重缺血或某些病理情况下，脾可以恢复造血。特别是在老年啮齿类动物的髓外造血是常见的现象。脾还是储血器官，血液常储存在脾窦内。当机体需血量增加时，被膜和小梁平滑肌收缩，可将血液排入血循环。

二、脾的重量和制片技术

尽管测量脾重量比较容易，但在解释那些与用药相关的脾的重量变化时，有时并不简单，这是因为脾的血管、组织、细胞反应的变化很复杂。在实验动物的脾，常发生不同程度与给药相关的髓外造血，这种情况下脾重量的增加及和对照组的区别就比较有意义了。在分析脾的重量时，特别要注意犬的脾重量之间的差异，有些数据有时是不可信的，因为犬在麻醉状态没有彻底死亡前放血和彻底死亡后放血，脾的重量差异就非常大，没有实际评估的意义。而啮齿类动物的脾比较小，容易按照国际通用的程序进行固定，切片及染色效果较好。取材时一般采取脾标本的横切面，这样有利于HE染色并做出好的脾切片，以利于形态学分析。通常要做形态计测图像分析、冷冻切片做免疫组织方法分析，才能较为准确的评估脾组织淋巴细胞的数量和分布[34]。

三、脾结构的动物种属差异

大鼠的边缘区B细胞丰富，能很好识别，而小鼠的白髓虽然占脾的比例较大，但滤泡和边缘区都不如大鼠明显。猴脾边缘区细胞稀疏，更不易分清和淋巴滤泡之间的界线，最好的办法是找到滤泡与边缘区之间的边缘窦小血管或纤维，即可以分清淋巴滤泡B细胞和边缘区的B细胞。啮齿类动物髓外造血现象非常普遍，特别是小鼠比大鼠更普遍。猴和犬类的脾白髓生发中心较发达（图3–28）。

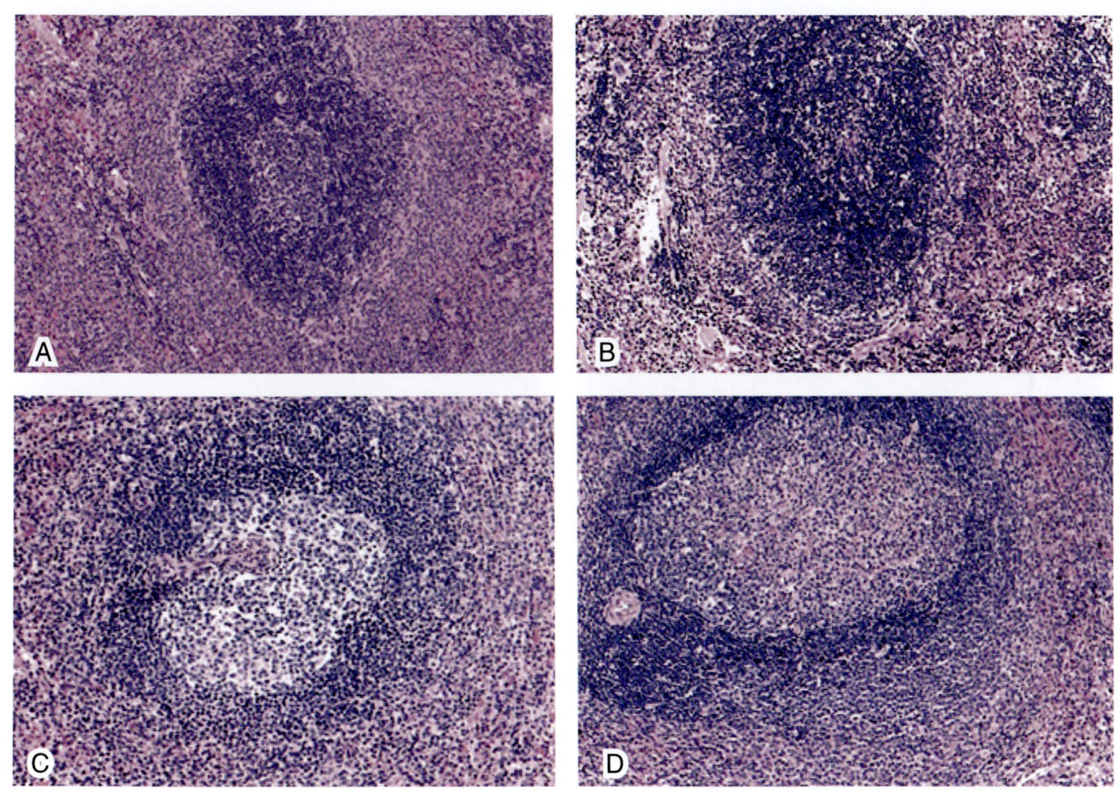

图3–28　**大鼠、小鼠、食蟹猴和比格犬脾切面图**

A.大鼠脾，边缘区非常发达；B.小鼠脾，类似于大鼠，但有显著的髓外造血；C.食蟹猴脾，脾小体发达，生发中心宽大，边缘区细胞不明显；D.比格犬脾，与食蟹猴脾小体类似大小，但边缘B区细胞较多（选自昭衍病理数据库）

四、非肿瘤性病变（自发或诱发）

（一）脾淤血和出血

脾淤血和出血是毒性研究中最常见的病变，也可能是与死亡或麻醉相关的濒死的现象。但是，多种不同药物也与脾淤血或出血相关，如血管扩张药物可以使血液在脾的红髓内聚集。但是犬脾的淤血状况和脾的重量之间的数据是不可信的，一般是与麻醉和放血技术相关。根据工作实践中得出的经验，犬的脾因麻醉与放血技术问题，肉眼观察即可发现脾的局部肿胀暗红色，镜下可见大量的红细胞聚集在红髓，需注意这并非真正的淤血病变（图3–29）。

脾淤血和出血、脂肪变、髓外造血、纤维化等变化在大鼠可以通过应用各种苯胺（aniline）型化合物而诱发。动物发生全身循环衰竭时，也可以造成脾淤血，因此要结合实验设计的具体情况和动物各系统的病理改变加以区别（图3–30）[35]。

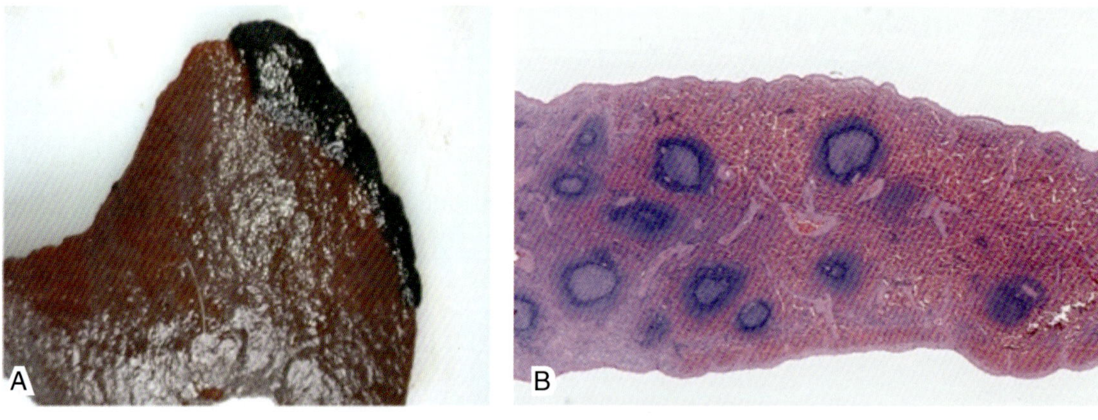

图3-29　犬麻醉后濒死时的局部脾淤血

A.肉眼见脾边缘处黑色淤血区；B.低倍镜观察的脾边缘局部红细胞聚集（选自昭衍病理数据库）

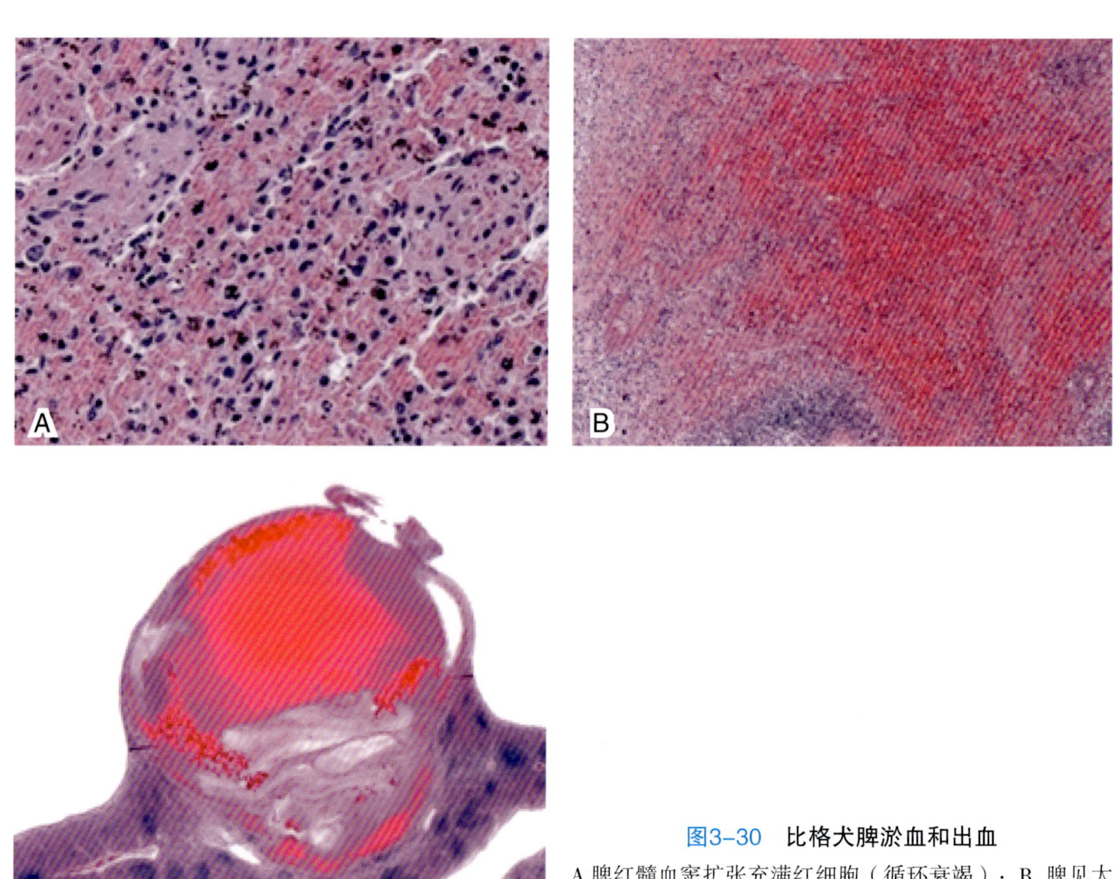

图3-30　比格犬脾淤血和出血

A.脾红髓血窦扩张充满红细胞（循环衰竭）；B. 脾见大片状出血；C.脾血肿（选自昭衍病理数据库）

（二）脾的髓外造血

实验动物髓外造血（extxamedullary hematopoiesis）的情况和程度因动物种属、亚型、饮食、饲养情况的不同而异。一般来说，啮齿类动物自发髓外造血更多见，特别是小鼠的髓外造血明显多于大鼠[36]。昭衍实验室在对喂饲2年的420例老年大鼠髓外造血情况的研究中，发现26%的大鼠有不同程度的脾自发性髓外造血，其中雌性大鼠的发生率为17%，雄性大鼠的发生率为9%。其中大多数的髓外造血为红细胞系、粒细胞系和巨核细胞系同时发生，也有少数仅为某一系的髓外造血（图3-31）[37]。骨髓造血细胞是由造血干细胞及其所处的造血微环境之间的相互作用来共同完成的。文献报道及我们实验室的研究都发现雌性动物的脾髓外造血的发生率要高于雄性大鼠，但机制尚不明确。

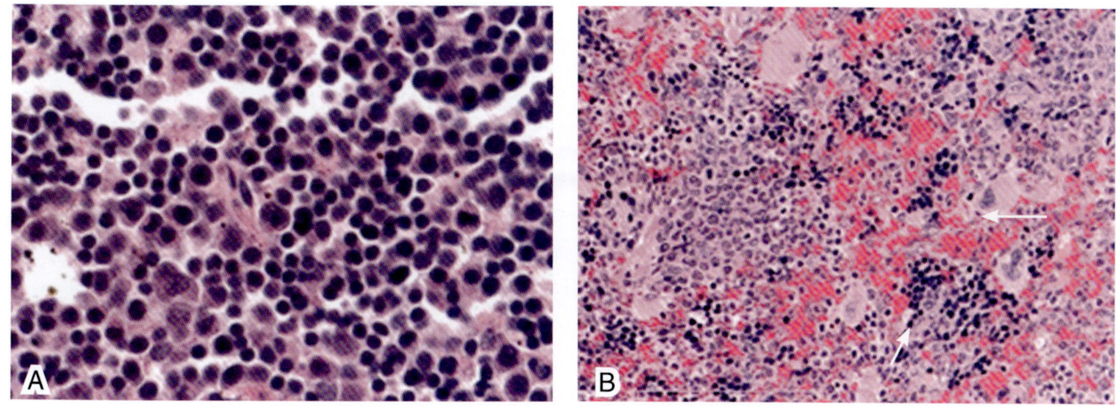

图3-31 老年大鼠脾自发髓外造血

A.脾红系为主的髓外造血，红细胞岛增大并连接成片；B. 脾红细胞系、粒细胞系和巨核细胞系混合型的髓外造血，可见红细胞岛状分布［红岛（短箭头）］、粒细胞片状分布、巨核细胞散在分布［巨核散在（长箭头）］（选自昭衍病理数据库）

犬和猴在正常情况下较少见髓外造血，只见于严重溶血的情况才发生脾的髓外造血，如机体在增加对红细胞需求的情况下，脾出现红细胞系的造血，如大鼠低氧状态下发生的脾红细胞系髓外造血。还有些少见的特殊髓外造血情况，如因感染而出现粒细胞系髓外造血（图3-32A）。某些化合物和药物对红细胞还具有相反的效应，即增加红细胞周转率，使脾出现大量红细胞。所谓红细胞周转，是指血中衰老红细胞被清除和新的红细胞从骨髓进入血液的一个比率。该比率为1：1，即每秒血中清除和进入的量均为200万。如果进入脾的新的红细胞多于清除衰老的红细胞，即称为红细胞周转（red cell turnover）[38]。某些药物、化合物和蛋白类生物制剂也可以激活脾的强势造血。昭衍实验室应用某生物制剂诱发了仓鼠的重度髓外造血（图3-32B），另外还在有大片肿瘤组织坏死的Hela细胞瘤皮下移植瘤的小鼠脾发现显著高于正常小鼠脾的髓外造血（图3-33）。需要指出的是，由于小鼠和大鼠正常情况下即有不同程度的髓外造血，因此，在诊断与药物相关或肿瘤相关的髓外造血时，有时候很困难，必须结合对照组动物的自发髓外造血情况、两组间病变的程度及供试品的背景资料综合分析。

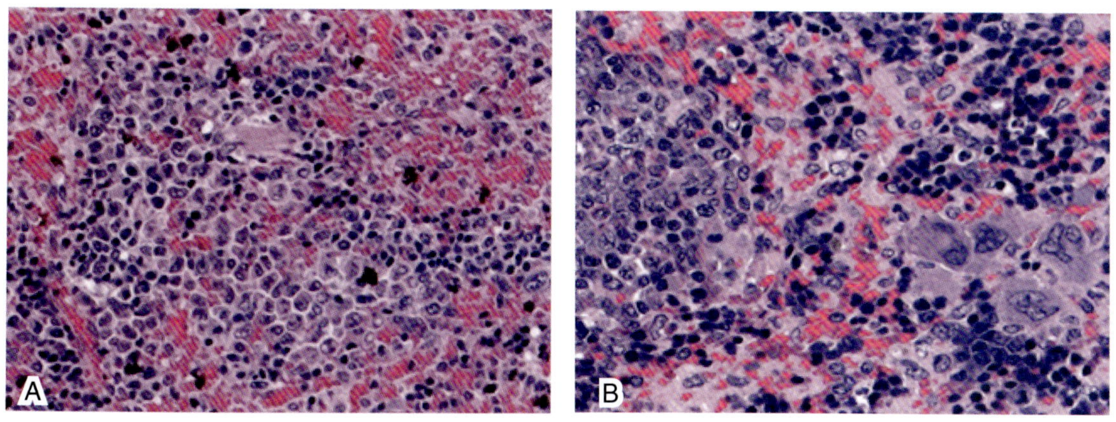

图3-32 大鼠脾感染后和小鼠药源性髓外造血

A.大鼠感染后（皮肤脓肿）脾髓外造血，镜下可见髓质内不同阶段的粒细胞系细胞团；B.仓鼠脾红细胞系、粒细胞系和巨核细胞系的重度髓外造血（某生物制剂诱发）（选自昭衍病理数据库）

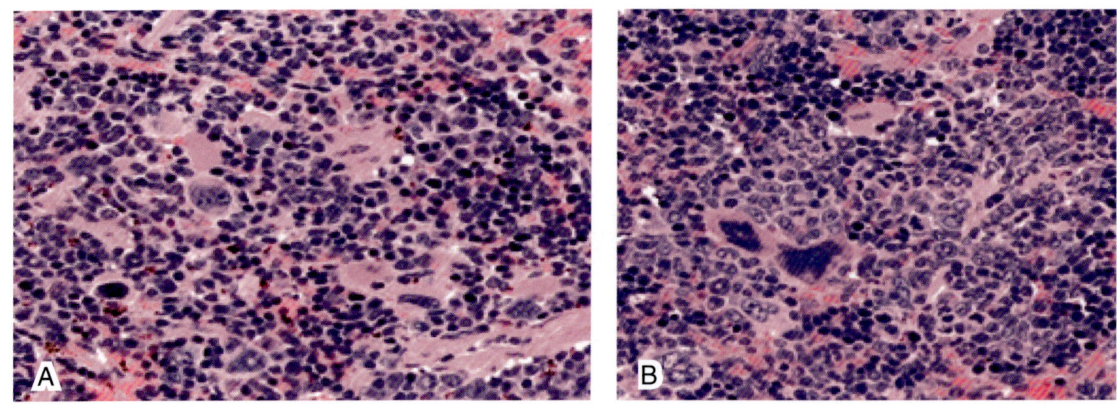

图3-33 小鼠脾和Hela cell Tumor 相关的髓外造血

A.小鼠正常脾的髓外造血，红细胞系粒细胞系巨核细胞系混合的髓外造血；B. Hela细胞瘤相关的髓外造血，程度明显高于对照组（选自昭衍病理数据库）

（三）脾内的细胞空泡化

在临床前毒性研究中常见有类似于脂肪空泡细胞、透明细胞或泡沫细胞发现于脾红髓，一般统称为细胞空泡化（vacuolation）。经仔细观察或用特殊染色等技术方法可以明确这些成分是脂肪、脂质或糖原。如苏丹Ⅲ染色或油红O染色可证明脂肪成分，PAS糖原染色证明糖原成分、酸性苏木红法（Baker）可以证明磷脂的存在等。由于脾是滤过血液的器官，可接受许多外来物质，如糖蛋白、磷脂、脂质体（如毒性实验时反复注射入血的制剂）、内源性细胞破坏产物等，脾巨噬细胞即以吞噬的方式处理这些物质，从而在胞质内形成空泡样形态。某些药物和化合物也可以引起这种情况，如应用苯胺可以诱发大鼠脾泡沫细胞沉积。昭衍实验室投予某聚乙二醇化（PEGylation）类药物在大鼠诱发了包括脾在内的全身多器官（肝、脾、淋巴结、肾）的泡沫细胞聚集（图3-34A、B）。由化学药物诱发的脂质沉积又称磷脂沉积症（phospholipidosis）。值得注意的是，在决定诊断由药物和化学物质诱发的磷脂质症时，强调须做组织化学染色和电镜观察找到板层小体，才能做出书面诊断，否则建议只做描写诊断，即泡沫细胞聚集（图3-34C）。对那些有明显记录靶向作用的化学药物诱发的全身性吞噬细胞和上皮细胞内脂质沉积的案例，即使不能做特殊染色检查和电镜检查，建议诊断时使用“考虑为磷脂质沉积症”的表述。

（四）脾的色素沉积

脾是储血的器官，凡是生物体内有血液流经的组织中所能出现的色素，包括含铁血黄素、脂褐素、黑色素、胆红素等内源性色素均可以出现在脾中。有时炭尘、煤尘、文身等外源性色素也能进入体内而沉积在脾，统称病理性色素沉积。有时需要特殊染色才能鉴别。

1.含铁血黄素　含铁离子的色素称含铁血黄素（hemosiderin），是巨噬细胞吞噬、降解红细胞的血红蛋白所产生的铁蛋白微粒聚集体，是铁离子与蛋白质结合而成。镜下呈金黄色或褐色颗粒，用普鲁士蓝染色，铁离子染成蓝色。脾含铁血黄素的存在，说明红细胞的破坏或铁的剩余。在实验动物，脾的含铁血黄素沉积多见于老年大鼠，主要沉积在红髓内，其沉积的程度视大鼠的品系、亚型而不同，不同资料的报道也有差异（图3-35A）。小鼠和仓鼠则不如大鼠明显，小鼠和仓鼠脾内更多见的是淀粉样沉积。毒理学研究证实，苯胺类制剂也能引起脾的铁离子增多，给大鼠喂饲富含铁的饮食也能诱发脾和（或）其他脏器如心肌、肝和胰腺的铁离子沉积。近年来我们在工作实践中发现，在有脾功能亢进和某些中药制剂的安全评价中，供试品组的脾发生较为明显的含铁血黄素细胞沉积。需要指出的是，由于小鼠和大鼠脾在正常情况下即有不同程度的含铁血黄素细胞沉积，因此在诊断与药物相关的含铁学黄素细胞沉积时，有时不易区别，必须结合对照组动物的自发病变情况、两组间病变的程度、脾的重量及供试品的背景资料综合分析。

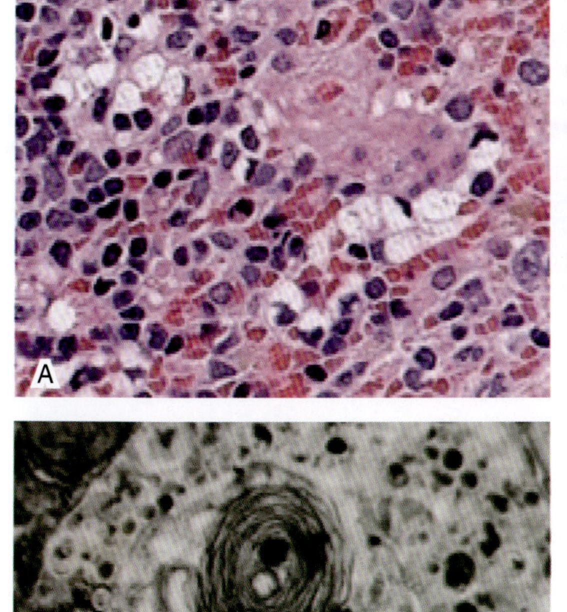

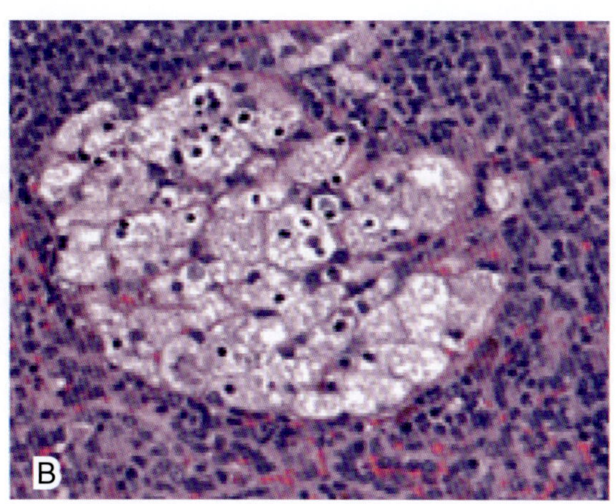

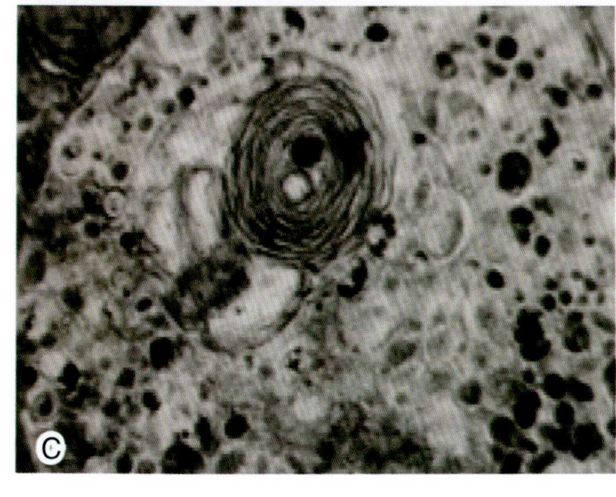

图3-34 大鼠脾磷脂质症

A.化学药物诱发的大鼠脾磷脂质症，红髓内可见泡沫细胞积聚；B.另一个案例脾红髓泡沫细胞积聚（选自昭衍病理数据库）；C. 电镜看库普弗细胞细胞质内的板层小体（引自：田村一利，大町一康，涉谷一元，等，2017. 新毒性病理组织学. 东京：西村书店，220）

2.脂褐素沉积　脂褐素（lipofuscin）是细胞自噬溶酶体内未被消化的细胞器碎片，呈黄褐色微细颗粒状。在老年人和营养耗竭的患者，萎缩的心肌和肝细胞的细胞核周围出现，又称消耗性色素，必要时需用特殊染色证明。脂褐素也是动物脾常见沉积的色素，也多发于大鼠，某些亚型小鼠和仓鼠也能发生。

3.胆红素　是体内铁卟啉化合物的主要分解代谢产物，包括胆红素、胆绿素、胆素原和胆素等，这些化合物主要随胆汁排出体外。胆红素80%以上由来自衰老红细胞在肝、脾、骨髓的单核-吞噬细胞系统破坏释放出血红蛋白后形成。胆红素离开单核-吞噬细胞后，在血液中主要与清蛋白结合而运输。由于血中既可以含有多量的含铁血黄素，也可以含有多量的胆红素，因此当怀疑实验动物脾或肾管上皮出现色素时，需结合临床动物有无肝病或脾功能亢进等情况而帮助分析判定，必要时需对色素进行特殊染色才能判定。

4.脾组织内的淀粉样变性　脾组织内的淀粉样变性（amyloidosis）可自发在小鼠和仓鼠的脾脏，大鼠较少见。系统性的淀粉样变性则常发生于有慢性炎症的猴类。小鼠脾脏的淀粉样蛋白一般沉积在白髓的边缘区，并向周围扩展而波及红髓，甚至占据整个红髓（图3-35）。在毒性和致癌实验研究中也有小鼠和仓鼠在不同脏器中发生淀粉样蛋白沉积的报告。

5.血卟啉沉积　血卟啉（hematoporphyrin）是由血红蛋白酸水解（acid hydrolysis）后产生的内源卟啉。Nencki及Zaleski在1900年确定其化学结构，适用于治疗口腔、膀胱等部位和表浅癌症。血卟啉病紫质病，属少见病，大多是因遗传缺陷造成血红素合成途径中有关的酶缺乏，导致卟啉代谢紊乱而发生的疾病。临床表现主要有光感性皮肤损害、腹痛及神经精神症状和血压升高。实验动物眼哈德腺的腺管中可以见到少量这种深褐色的物质，就是血卟啉色素，哈德腺过度分泌这些褐色物质，因这种物质类似于血液而被误认为与血泪相关，而称为血泪症（chromodacryorrea）。血泪症可由应激、局部刺激及胆碱能药引起，已证明通过投予多巴胺拮抗剂和增加血中泌乳素浓度而使血卟啉色素增加。昭衍实验室应用某重组艾塞那肽人血清融合蛋白诱发了食蟹猴肝、脾的血卟啉沉积，说明该药物有促进体内产生过量血卟啉作用，血卟啉沉积在肝、脾后被巨噬细胞吞噬（图3-36B、C）。

6.福尔马林色素沉积　福尔马林（formalin）是甲醛的液体存在形式，一般用于人和动物标本的固定。福尔马林溶液浸入标本后，最易和红细胞内的蛋白结合，呈微细的黑色颗粒状，散在于组织中。因此凡是含血液多的组织及血管内有淤血的组织可以出现福尔马林色素沉积，其中脾的沉积最为明显。因此研究人员在病理技术工作中，对动物实行安乐死时，尽量要将血液放尽，避免血水混入福尔马林溶液中，此种做法即可减轻福尔马林色素沉积（图3-36D）。

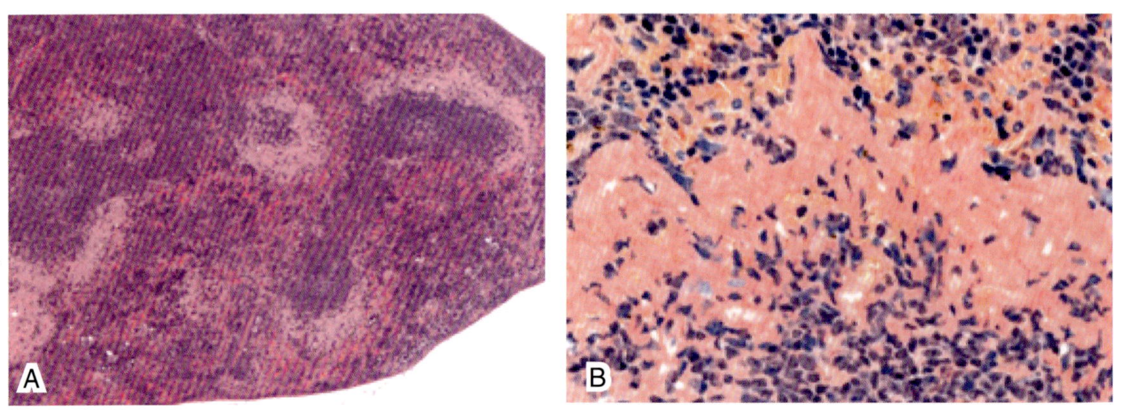

图3-35　**小鼠脾组织内的淀粉样变性**

A. Apoe小鼠脾多发粉色物质沉积在白髓边缘区；B.刚果红染色阳性证明沉积物为淀粉样蛋白（选自昭衍病理数据库）

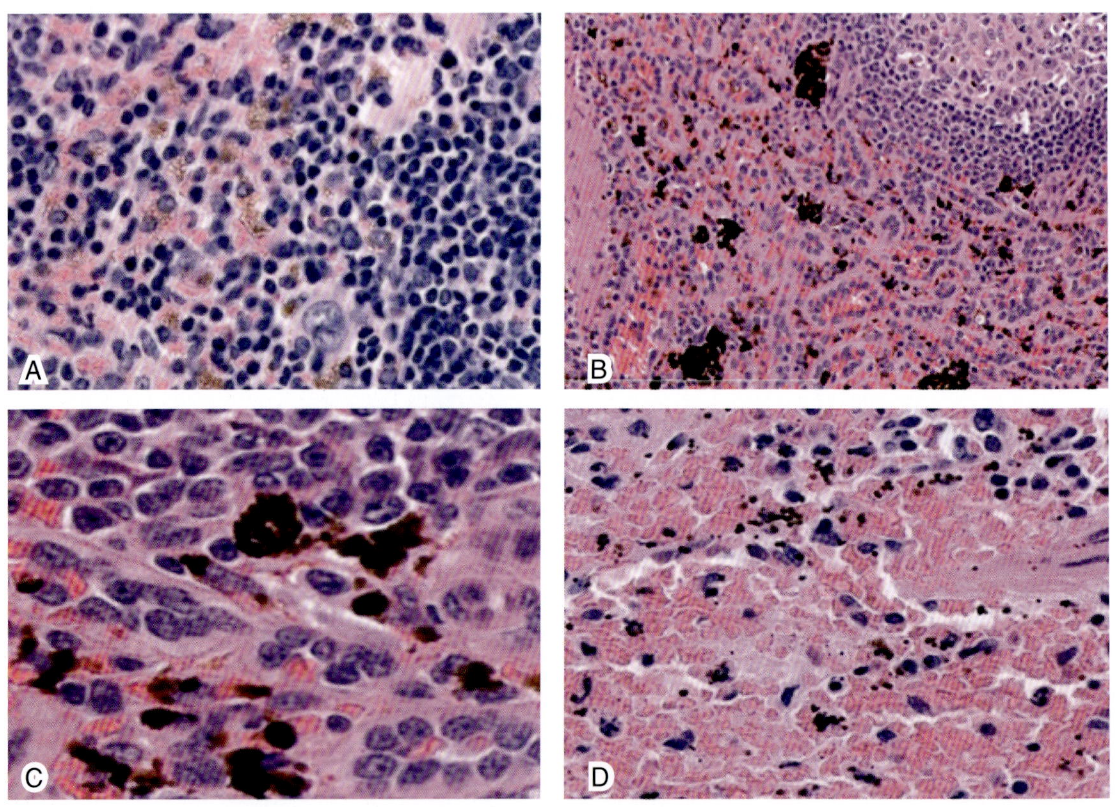

图3-36　**脾的色素沉积**

A.小鼠脾红髓内含铁学黄素沉积，黄色颗粒为含铁学黄素，有遮光性；B.食蟹猴脾红髓血卟啉沉积；C.高倍镜见巨噬细胞吞噬血卟啉；D.大鼠脾窦淤血，黑色颗粒为福尔马林色素沉积于淤血区（选自昭衍病理数据库）

五、炎症

脾是机体对末梢血循环中感染的微生物或毒性物质进行防卫的第一防线。特别是当机体发生感染时，最先出现炎症反应的脏器就是脾。

（一）急性脾炎

急性脾炎（acute splenitis）一般是指体内其他脏器发生较为严重的急性感染而引起败血症，败血症累及脾，称败血症脾（septic spleen）或急性败血症性脾炎（acute septic splenitis）。如动物发生了肝、肺和皮肤脓肿，常引起急性脾炎。急性脾炎最明显的病理变化是脾渗出性病变，可见大量的中性粒细胞浸润在各部位，主要聚集在滤泡周围、红髓和小动脉周围，严重病例有纤维素渗出甚至坏死。急性脾炎时血管的变化也较明显，从脾小梁动脉到滤泡动脉明显扩张充血，特别是滤泡动脉的扩张充血，有时也可以见到小动脉内皮的损伤，如内皮细胞变性、坏死、透明变性和洋葱皮样的增生反应，甚至形成血栓（图3-37）[39, 40]。

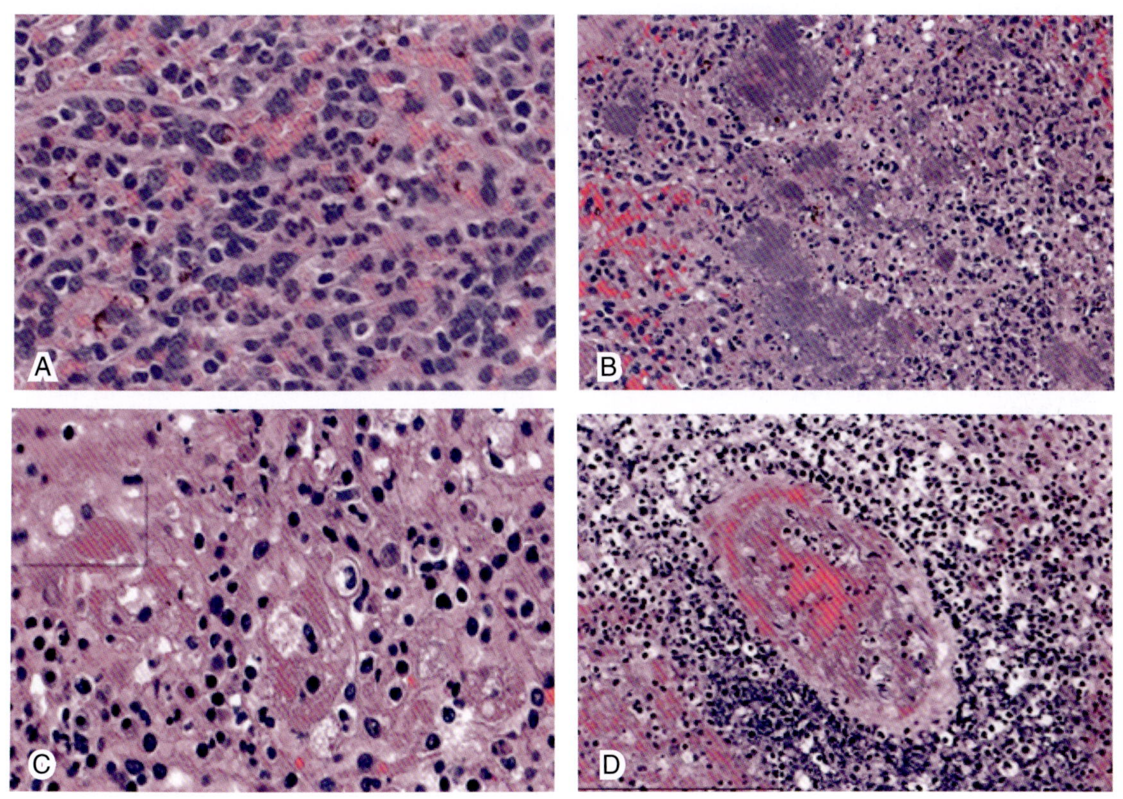

图3-37 急性脾炎

A.比格犬急性脾炎，红髓内见大量嗜中性粒细胞浸润（败血症）；B.食蟹猴急性重症脾炎，继发于细菌感染败血症，脾组织内有大量中性粒细胞渗出，组织坏死，并可见细菌团；C.脾组织内纤维素渗出及坏死；D.脾小体中央动脉血栓形成（选自昭衍病理数据库）

（二）肉芽肿性炎

肉芽肿性炎（granulomatous inflammation）是指感染局部因巨噬细胞及其衍生细胞增生而形成境界清楚的结节状病灶。这是一种特殊类型的慢性增生性炎症。肉芽肿中的巨噬细胞来源于血中的单核细胞和局部增生的组织细胞。巨噬细胞可以转化成为特殊形态的上皮样细胞（epithelioid cell）和多核巨细胞（multiple nucleus giant cell）。脾发生的肉芽肿性炎通常是感染性肉芽肿（infectious granuloma），如人体或动物体内有微生物感染，如结核、梅毒、寄生虫感染、结节病等，常形成特殊类型的肉芽肿。实验室动物自发的脾肉芽肿性炎多数是寄生虫感染、结核感染所致。也有很难确定其感染源的病例，常需要对标本进行特殊的细菌染色，如为散发或偶发又无法确定其特异性，诊断为感染性肉芽肿即可。肉芽肿病变的特征是病变形成大小不等的结节，结节中心或有或无坏死物质或虫卵，结节周围围绕着大量巨噬细胞和衍生的上皮样（epithelioid）细胞，上皮样细胞核不规则，稍长，染色较浅，围绕坏死物质呈栅栏状排列（形似上皮细胞排列而得名），结节最外层为淋巴细胞和纤维细胞（图3-38）。

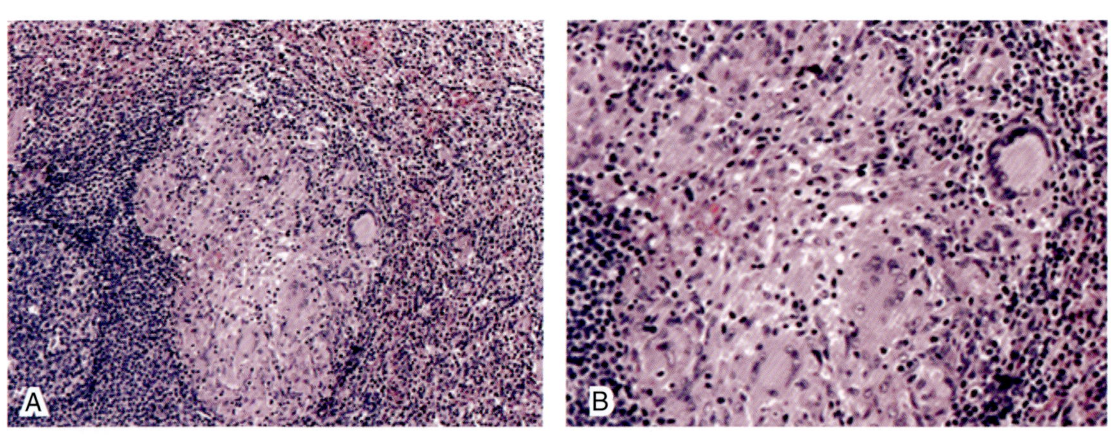

图3-38 脾肉芽肿性炎

A.食蟹猴脾内结核结节，结节中心有上皮样细胞和多核巨细胞增生，结节周围为淋巴细胞；B.高倍镜下的上皮样细胞和朗格汉斯多核巨细胞（选自昭衍病理数据库）

六、脾梗死

器官或局部组织由于血管阻塞导致组织的坏死称为梗死。脾发生梗死最多见于循环血中的栓子或心内膜和心瓣膜赘生物脱落，流经脾并阻塞脾的血管造成血液供应断绝。梗死灶大小视阻塞血管的大小而定。昭衍实验室发现多例大鼠或小鼠发生急性细菌性心内膜炎，主动脉瓣膜上形成巨大赘生物，赘生物脱落随血液流至其他器官形成新的感染灶，其中赘生物阻塞脾内的分支动脉造成脾梗死（splenic infarction）（图3-39）。另外，脾梗死还可以发生在白血病的脾，由于白血病细胞浸润血管壁或形成白血病细胞栓子阻塞血管腔引起脾梗死。

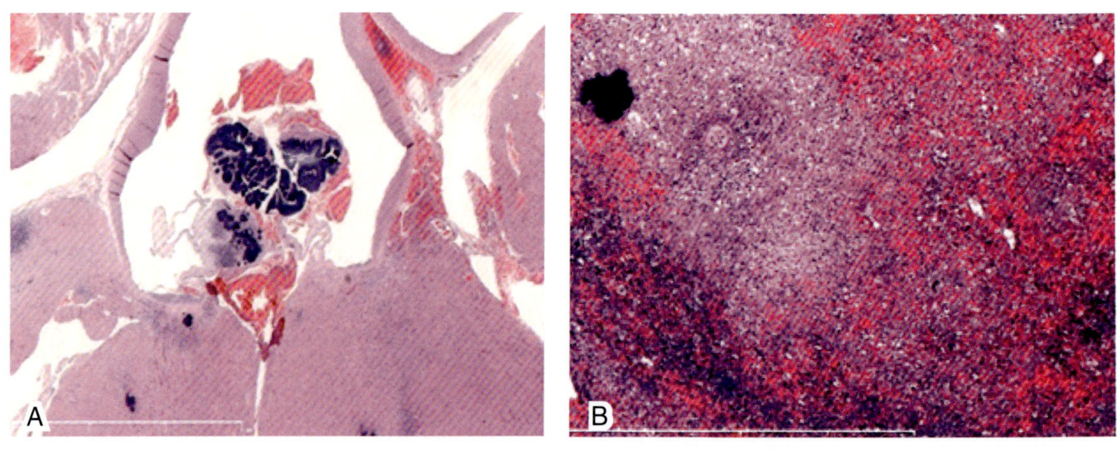

图3-39 大鼠自发急性细菌性心内膜炎和脾梗死

A.主动脉瓣膜形成巨大赘生物，含大量细菌（蓝色团块）；B.赘生物脱落流入脾，阻塞小动脉分支造成脾梗死（选自昭衍病理数据库）

七、副脾或异位脾

副脾（accessory spleen）是指除正常位置的脾外，还有一个或多个与脾结构相似的实体器官的存在。人类副脾并不少见，常位于脾门处、脾血管旁、胰尾部腹膜后、胃大弯的大网膜下及肠系膜等处。实验动物中非人类灵长类动物和犬类都可能出现副脾或异位脾。

八、脾小体滤泡中心嗜伊红物质聚集

脾小体滤泡中心嗜伊红物质聚集（the accumulation of eosinophilic materil）又称透明样物质聚集（the accumulation of hyalinization），是灵长类动物脾常能观察到的一种临床意义不详的现象。嗜伊红物质被看作是一种蛋白性物质，由抗原–抗体复合物组成。这种改变被当作背景性病变[41]。昭衍实验室在对一种治疗脑缺血的药物进行食蟹猴毒性实验中，发现高剂量组3/6的动物和中剂量组1/6的动物，在脾白髓出现了脾小体滤泡中心嗜伊红物质聚集现象（图3–40）。因此研究人员认为此病变或也可以由化学药物引起。

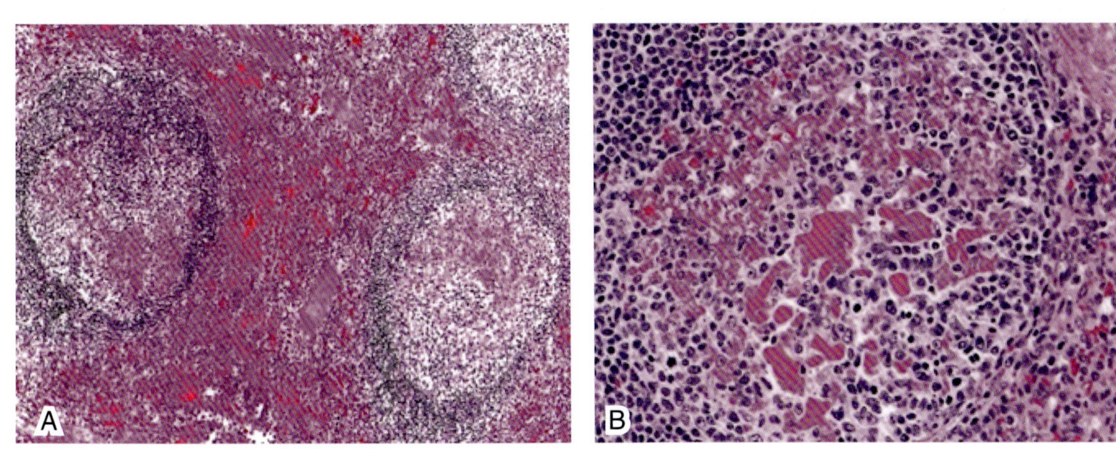

图3–40　食蟹猴脾小体滤泡中心嗜伊红物质聚集

A.脾小体增大，滤泡中心有透明玻璃样物质聚集；B.高倍镜看透明玻璃样物质（选自昭衍病理数据库）

九、脾萎缩

脾萎缩主要表现在脾白髓，由于淋巴细胞减少，造成白髓体积缩小，从组织学角度称为淋巴细胞消减。许多啮齿类动物可以有自发性的脾萎缩，如老年大鼠的自发性或偶发的脾萎缩、小鼠和仓鼠的脾萎缩（多数情况是由于脾的淀粉样沉积），以及犬类的脾萎缩等。此外因病体重丧失，或临终前阶段等均可以引起脾的应激性萎缩。当实验动物处于应激反应时，也常发生脾萎缩，如因肠套叠而死亡的犬或大鼠，经常可发现脾的应激性白髓萎缩（图3–41）。

在药物临床前毒性研究中，脾、胸腺、淋巴结发生淋巴细胞消减是最常见的病理现象。异生性物质如皮质类固醇、免疫抑制剂和某些抗癌药物等都可以引起淋巴细胞消减，而消减的程度常因所用药物的特性、剂量和用药时间长短而异。近年来各种蛋白类大分子药物的开发应用，如单克隆抗体、重组蛋白、细胞因子、激素、生长因子等，均具有免疫刺激作用，故也可以导致淋巴细胞增生和过敏反应，或造成免疫抑制而致淋巴细胞消减。关于脾的淋巴细胞消减的类型可分为以下四种。

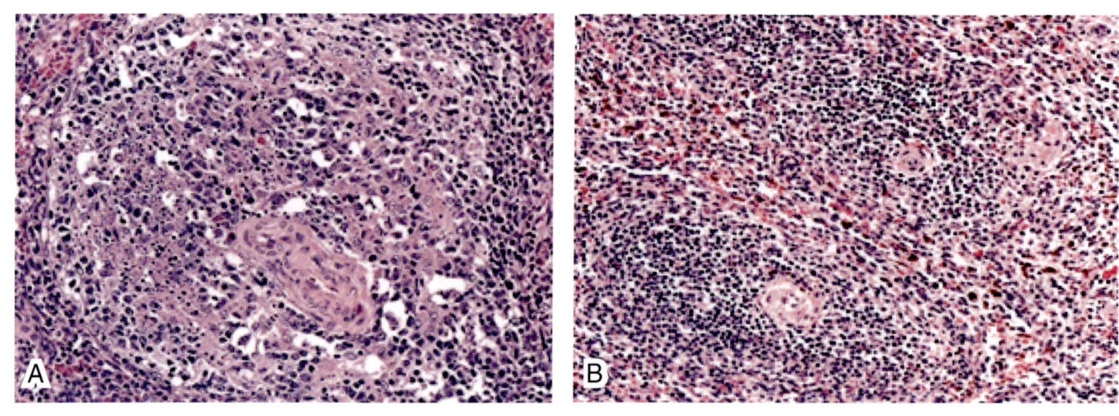

图3-41 脾小体应激反应

A.犬脾小体生发中心细胞核崩解坏死（肠套叠应激）；B.食蟹猴脾应激反应，白髓萎缩（选自昭衍病理数据库）

（一）动脉周围淋巴鞘T淋巴细胞的消减

已有很多报道指出，应用环孢素（cyclosporin）导致动脉周围淋巴鞘T淋巴细胞减少；环磷酰胺（cyclophosphamide）引起动脉周围淋巴鞘萎缩。昭衍实验室在某免疫抑制剂对大鼠毒性实验中也证实了脾动脉周围淋巴鞘、淋巴结的副皮质区和胸腺皮质的淋巴细胞消减。形态学观察，早期可见淋巴细胞凋亡的残骸和巨噬细胞的增加，晚期动脉周围淋巴鞘只剩下很少的淋巴细胞和上皮细胞。萎缩过程也可以蔓延至红髓，红髓可有核细胞减少和血管内皮细胞增生（图3-42A）。

（二）边缘区B淋巴细胞消减

边缘区B细胞消减是最常见的变化，有文献报道抗癌药蒽类化合物诱发Lewis大鼠和Swiss小鼠脾边缘区B淋巴细胞中毒减少，残留的仅有巨噬细胞和基质细胞（图3-42B）[42]。实际工作中，边缘区B淋巴细胞对许多药物非常敏感，通常是最先发生细胞消减改变。昭衍实验室在蓖麻毒素（ricin）的毒性实验中，在大鼠、食蟹猴和比格犬脾均诱发了脾边缘区B细胞不同程度的消减。

（三）滤泡中心B淋巴细胞消减

滤泡中心B淋巴细胞消减情况较动脉周围淋巴鞘T细胞减少及边缘区B细胞减少不常见。滤泡中心B淋巴细胞消减见图3-42C。

（四）全脾淋巴细胞消减

某些抗癌药物如丁香通（Acetyldinaline）、免疫抑制剂和化学物质如蓖麻毒素（ricin）可造成全脾淋巴细胞减少，甚至全部消失（图3-42D）。

十、淋巴增生

脾内增生性病变最多见于髓外造血，包括红细胞系、粒细胞系、巨核细胞系和混合型髓外造血，而且这种髓外造血比较容易诊断。这里所说的脾淋巴增生（lymphoid hyperplasia），仅指脾淋巴细胞、浆细胞或组织细胞的增生，和淋巴结发生的增生属于相同的变化。增生可以发生在动脉周围淋巴鞘的T淋巴细胞，或发生在淋巴滤泡的B淋巴细胞，也可以发生在边缘区的B淋巴细胞，每一种增生都反映了与影响因素相关的特殊的功能状态（图3-43，图3-44）。这种增生可以是特发性的发生于继发感染或肿瘤的动物，如恒河猴感染D型反转录病毒时常出现巨脾和淋巴结增生[43]。在脾毒性病理研究中，注射外源性抗原或有刺激作用的物质也可以导致脾的淋巴增生和肿大。如应用纯化白细胞介素2（interleukin 2，IL-2）可以诱发小鼠红髓和T、B淋巴细胞增生。除了淋巴细胞增生以外，还有脾内浆细胞和组织细胞增生。大量成熟的浆细胞集聚在脾红髓内，一般认为与免疫刺激相关。脾红髓内也可以见到组织细胞增生的现象，常为自发现象，机制尚不清楚。在诊断脾淋巴增生时，一定要注意与髓外造血相区别，仔细观察细胞形态、分布形式和部位，有助于明确诊断。在诊断脾淋巴增生病变时，可有脾小体生发中心增大，特别是比格犬和食蟹猴，但是由于这些实验动物的脾生发中心个体差异非常大，是对照组动物也是如此，因此很难用脾白髓生发中心的大小来判定脾淋巴增生病变。

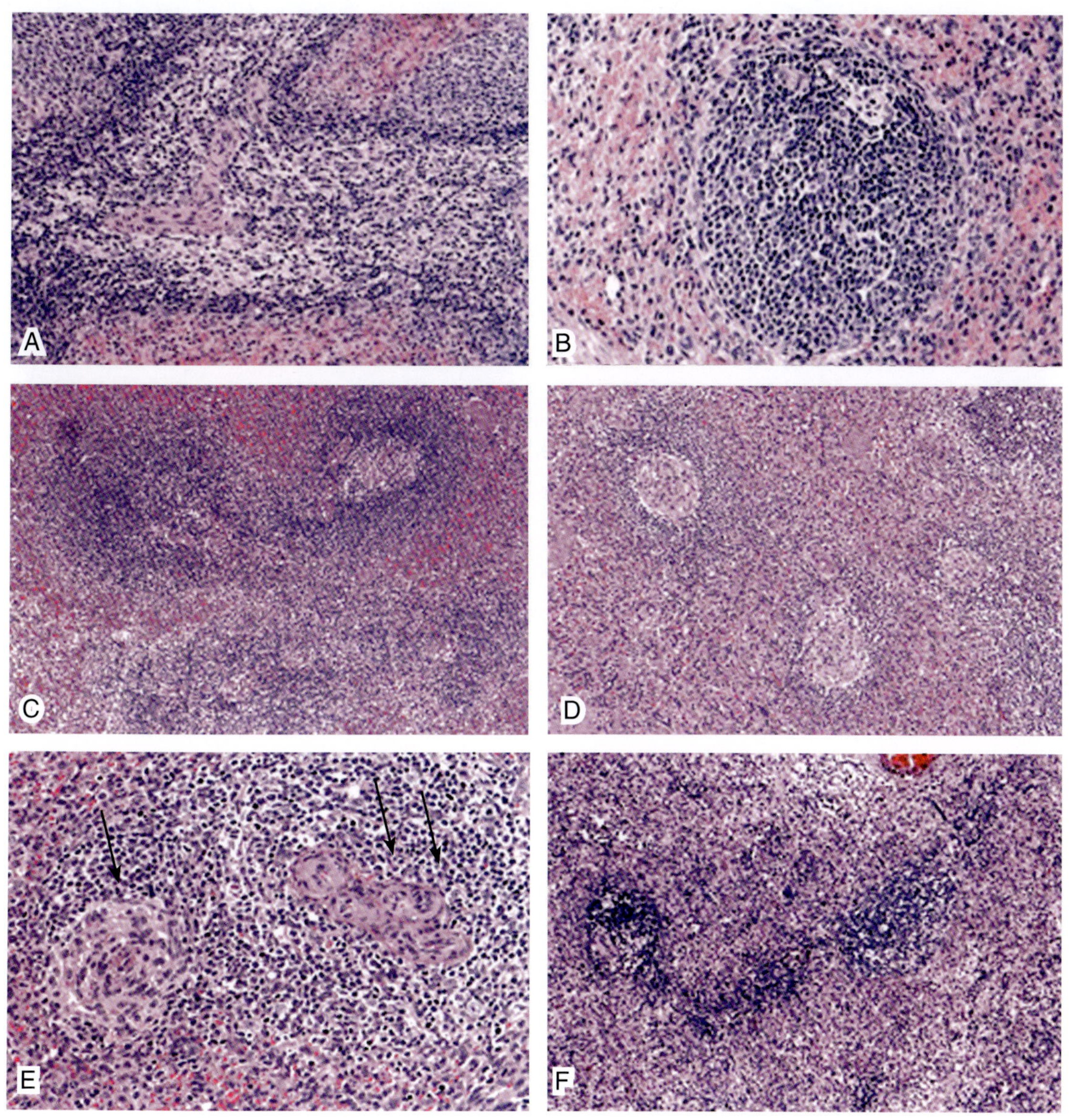

图3-42 **脾脏淋巴细胞消减**

A.大鼠动脉周围淋巴鞘T细胞的减少，T细胞显著丢失（某免疫抑制剂X Y Z诱发）；B. 大鼠边缘区B细胞消减，边缘区几乎不见B细胞（免疫抑制剂X Y Z诱发）；C. 食蟹猴脾小体滤泡中心细胞消减萎缩（某溶瘤病毒肌内注射诱发）；D.某抗淋巴细胞抗体（治疗白血病）静脉输注诱发食蟹猴脾白髓萎缩，低倍镜下见白髓体积缩小；E.高倍观察可见脾小体淋巴细胞减少（图左侧），生发中心B细胞消失，纤维细胞增多（箭头），右侧的动脉周围淋巴细胞也有减少（双箭头）；F.蓖麻毒素引起食蟹猴脾白髓和红髓的显著萎缩，T和B淋巴细胞显著减少（选自昭衍病理数据库）

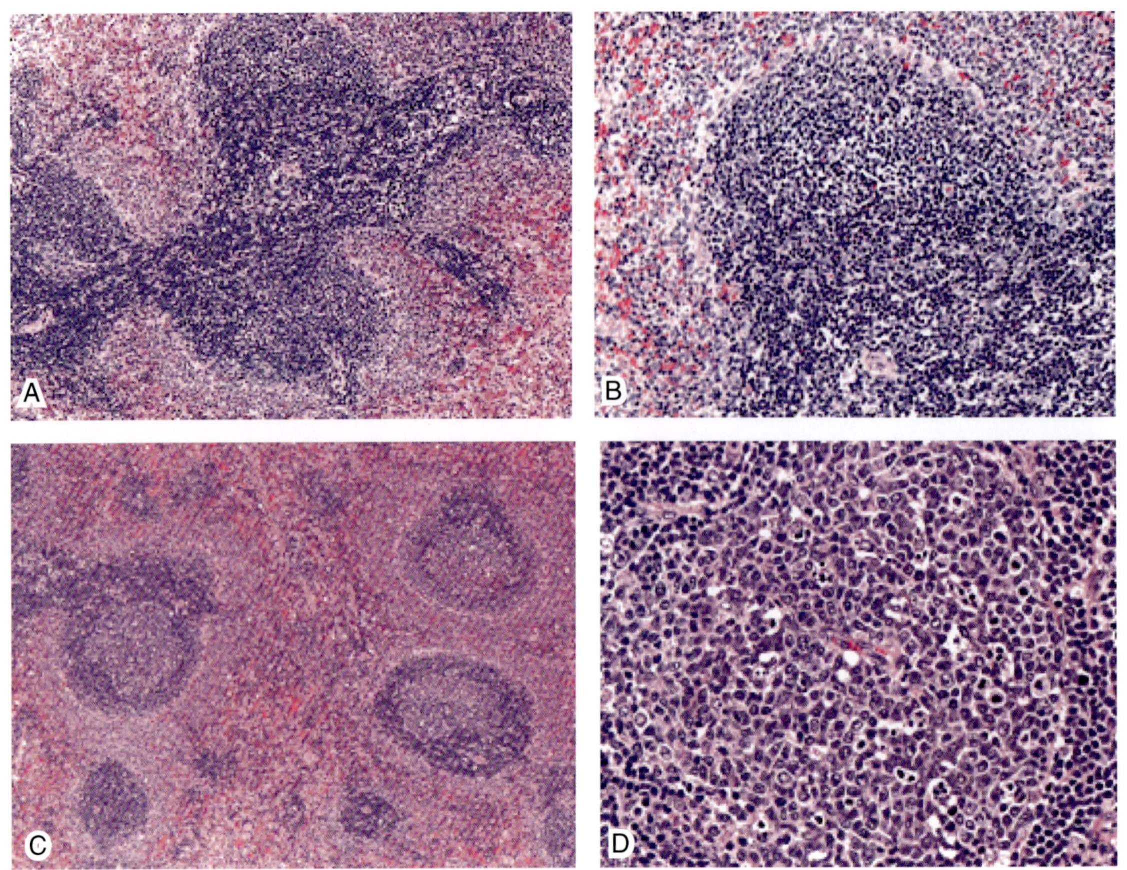

图3-43 大鼠脾白髓淋巴滤泡增生

A.正常对照SD大鼠脾白髓，可见正常状态的动脉周围淋巴鞘、淋巴小结和边缘区；B.高倍镜观察淋巴小结的生发中心无增生；C.供试品组SD大鼠脾淋巴滤泡增大（某重组新型冠状病毒疫苗重复肌内注射）；D.高倍镜观察增大的淋巴滤泡内细胞增大，可见巨噬细胞吞噬"满天星"现象（选自昭衍病理数据库）

十一、肿瘤

脾是肿瘤多发的器官，特别是淋巴造血系统的肿瘤几乎均可在脾发生。实验动物中也常发生和人类相似的脾肿瘤（splenic neoplasia），特别是淋巴瘤和白血病对脾的侵犯。

（一）脾淋巴瘤

动物脾淋巴瘤和淋巴结发生淋巴瘤的情况和分类大致相同。淋巴瘤是啮齿类最常见的肿瘤之一。详细的组织学分类等内容将在"淋巴结"一节叙述。这里需要指出的是，如何判定脾的原发性淋巴瘤和继发性淋巴瘤。所谓继发性淋巴瘤，是指身体其他部位发生的淋巴瘤转移到脾而形成的肿瘤，这种情况能够通过找到原发部位，特别是淋巴结发生的淋巴瘤的存在而得到验证，也就是说，如果诊断脾的原发性淋巴瘤，必须排除其他部位淋巴瘤的存在才能确定。图3-45为一例脾淋巴瘤，大体观察和显微镜下观察排除了身体其他部位有肿瘤后，诊断为脾原发性淋巴瘤。

（二）白血病

白血病是骨髓造血细胞发生的恶性肿瘤。骨髓中恶性增生的细胞，又称白血病细胞，能通过骨髓中的血管随着血流而释放到全身各器官，特别是对脾的侵犯。此时肉眼观察可见脾大，显微镜下观察可见白血病细胞弥漫浸润在脾的红髓或白髓中，但不形成肿瘤样结节。由于白血病的细胞类型不同，其在脾的浸润特点可参照原发性骨髓白血病形态进行辨别（图3-46）。

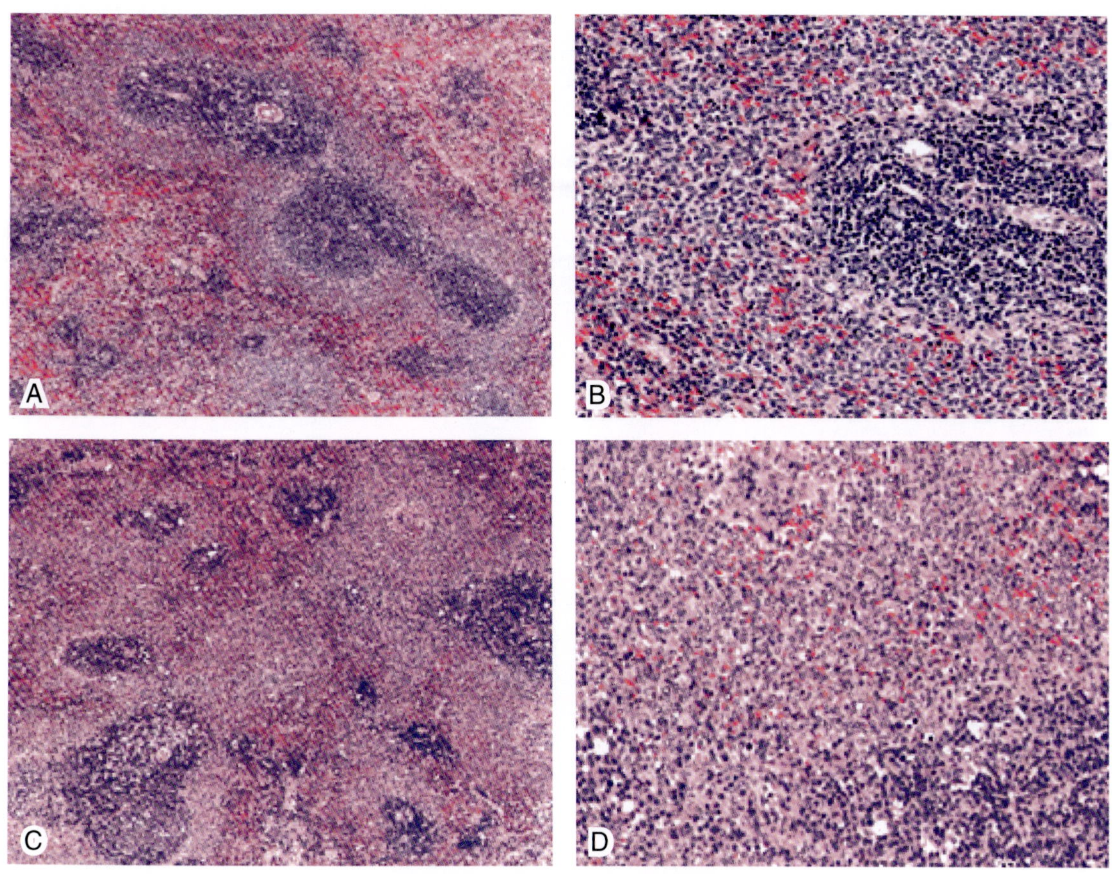

图3-44 大鼠脾白髓边缘区增生

A.正常对照组SD大鼠脾白髓，可见正常状态的动脉周围淋巴鞘、淋巴小结和边缘区；B.高倍镜观察边缘区无增宽和细胞增多；C.供试品组SD大鼠白髓可见边缘区明显增宽（某重组新型冠状病毒疫苗重复肌内注射）；D.高倍镜观察边缘区增生的淋巴细胞密集（选自昭衍病理数据库）

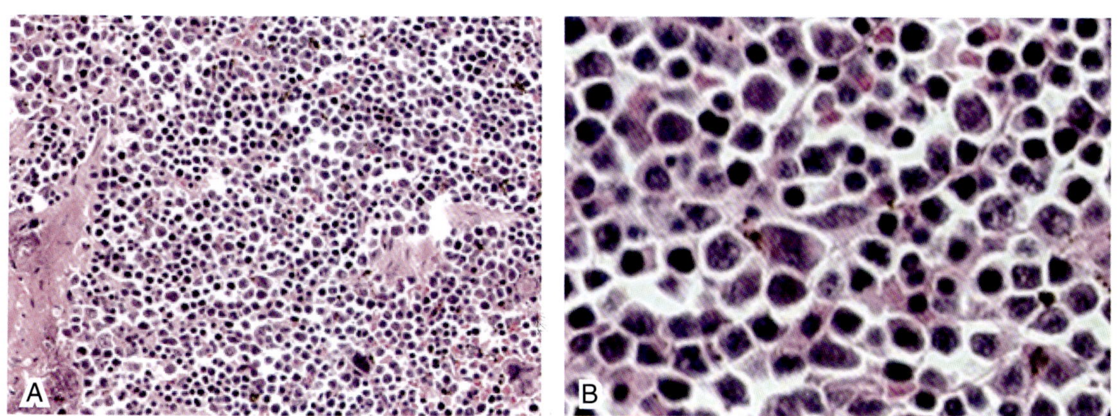

图3-45 Rg.ras.H2小鼠脾原发性淋巴瘤

A.脾内大片的淋巴瘤细胞浸润，脾组织的正常结构消失；B.淋巴瘤细胞大小不等，多形，诊断为多形细胞性淋巴瘤（选自昭衍病理数据库）

（三）其他类型肿瘤

老年大鼠、小鼠和仓鼠及其他实验动物的脾都可见到自发的各种软组织肿瘤，包括良性的纤维瘤（图3-47A）、脂肪瘤、血管瘤、淋巴管瘤，以及恶性的纤维肉瘤、平滑肌肉瘤、血管肉瘤、组织细胞肉瘤（图3-47B）和间皮肉瘤等。关于化学物质诱发的脾肿瘤，有苯胺及相关化合物诱发的Fisher 344大鼠的纤维肉瘤的报道。

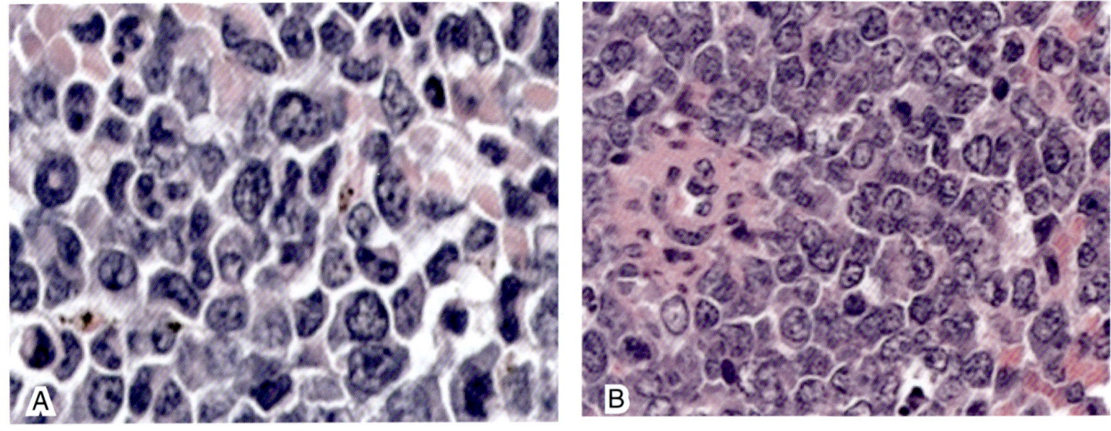

图3-46　小鼠骨髓粒细胞性白血病脾内转移浸润

A.小鼠粒细胞性白血病，骨髓大量幼稚粒细胞增生；B.脾大量粒细胞性白血病细胞浸润（选自昭衍病理数据库）

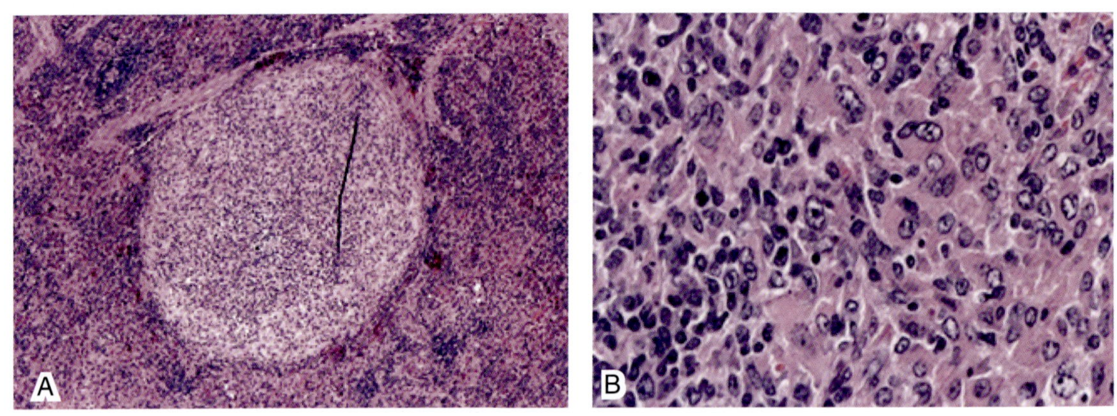

图3-47　脾原发性纤维瘤和组织细胞肉瘤

A. SD大鼠脾原发性纤维瘤，肿瘤体积较小，界线清楚，有包膜，由成熟的纤维细胞组成；B. SD大鼠脾的自发组织细胞肉瘤，肿瘤细胞散在分布，胞质丰富红染，核型不规则（选自昭衍病理数据库）

第四节　淋巴结

一、组织学及其生理功能

淋巴结（lymph node）是免疫系统主要组成部分，一般情况下在体表无法触及，而动物体表多毛，更无法得到检查数据。淋巴结常呈簇或串状分布于身体各部，主要位于肢体近端、颈部、纵隔、肠系膜、腹膜后、脾门和肺门附近。

淋巴结表面有薄层结缔组织被膜，其内常见输入淋巴管，与被膜淋巴窦相通。被膜和门部结缔组织伸入淋巴结实质形成相互连接的小梁，构成淋巴结的粗支架，其间填充网状组织构成淋巴结的细微支架。

淋巴结的实质分为皮质和髓质。皮质位于背膜下方，包括浅层皮质区和副皮质区。浅层皮质区由淋巴小结和小结间的弥散淋巴组织组成，为皮质的B细胞区。淋巴小结分为初级淋巴小结和次级淋巴小结，发育良好的次级淋巴小结有明显的生发中心。副皮质区（paracortical area）位于皮质深层，为较大片的淋巴组织，主要由T细胞聚集而成。细胞免疫应答时，此区体积增大，并可见到核分裂象（图3-48A、B）。副皮质区内存在丰富的毛细血管后微静脉（postcapillary venule），它是一种高内皮细胞小静脉（high endothelial venule，HEV），是血液内淋巴细胞进入淋巴组织的重要通道（图3-48C、D）。皮质淋巴窦有内膜下窦和小梁周窦，淋巴窦壁由扁平的内皮细胞构成，内皮外有薄层基膜、网状纤维和外层的网状细胞。淋巴窦是个腔隙，腔内含有淋巴细胞和附着于内皮细胞表面的巨噬细胞。淋巴液在窦内缓慢地流动，巨噬细胞可清除进入窦内的细菌、异物、红细胞及捕获抗原物质。若有大量抗原进入淋巴窦，窦内巨噬细胞可急剧增多。

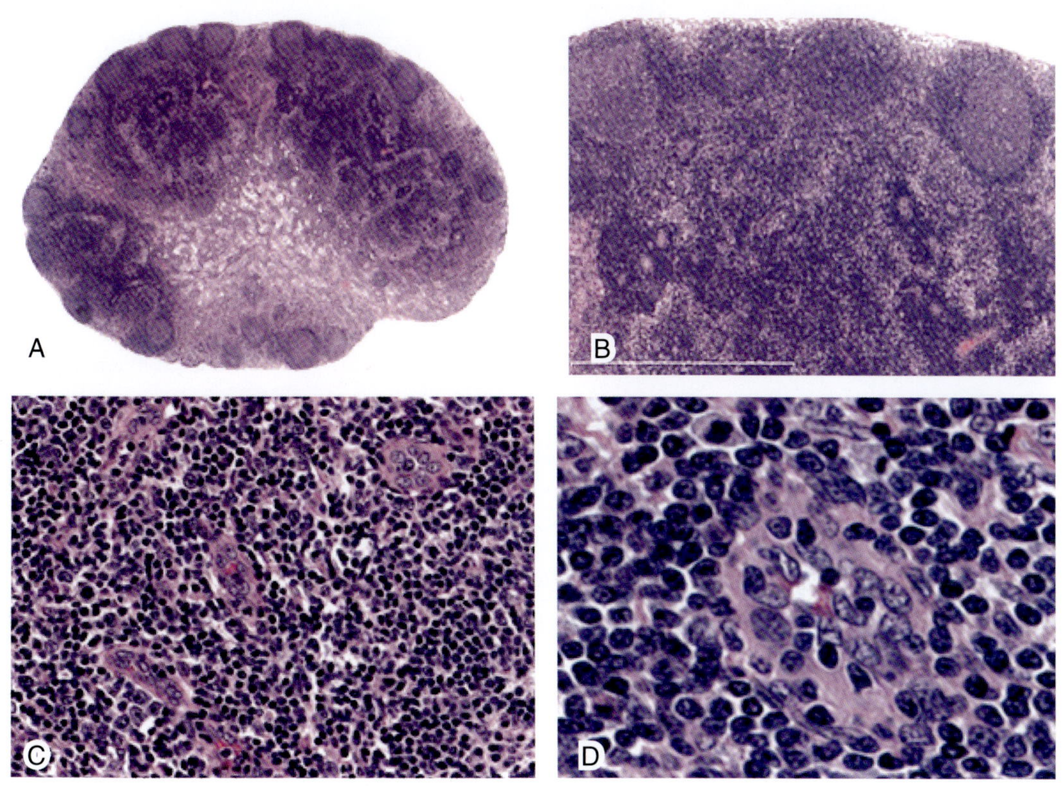

图3-48 大鼠正常淋巴结皮质和副皮质区

A.低倍镜照淋巴结，由外周浅层皮质和深层皮质区构成，中心为髓质区；B.高倍镜见皮质区主要由浅层的淋巴小结和深层的副皮质区构成；C.副皮质区的高内皮毛细血管后微静脉；D.高倍镜下高内皮毛细血管后微静脉，细胞核较一般内皮大，染色质浅染，核仁明显，可以看到管壁中正在穿越的淋巴细胞（选自昭衍病理数据库）

淋巴结髓质由髓索和髓窦组成。髓索是相互连接呈条索状的淋巴组织，索内主要含有B细胞、浆细胞和巨噬细胞。当淋巴回流区有慢性炎症时，髓索内的浆细胞明显增多，并在抗原刺激下分泌抗体。髓窦是髓质的淋巴窦，与皮质淋巴窦结构相同，但腔更大，腔内巨噬细胞较多，有较强的过滤作用[44，45]。

（一）淋巴结小叶

浅层皮质相互靠近的三个淋巴滤泡及滤泡间皮质、深层皮质的一个副皮质区及其与之相连的髓质区域构成一个淋巴小叶（lymphatic lobule）。每个小叶周围包绕着复杂的淋巴窦系统，包括背膜下窦、横窦、副皮质区和髓质淋巴窦。每个淋巴小叶可以独立接收来自单一输入淋巴管的淋巴，因免疫刺激情况不同，同一淋巴结内的淋巴小叶可能会出现不一致的反应（图3-49）。

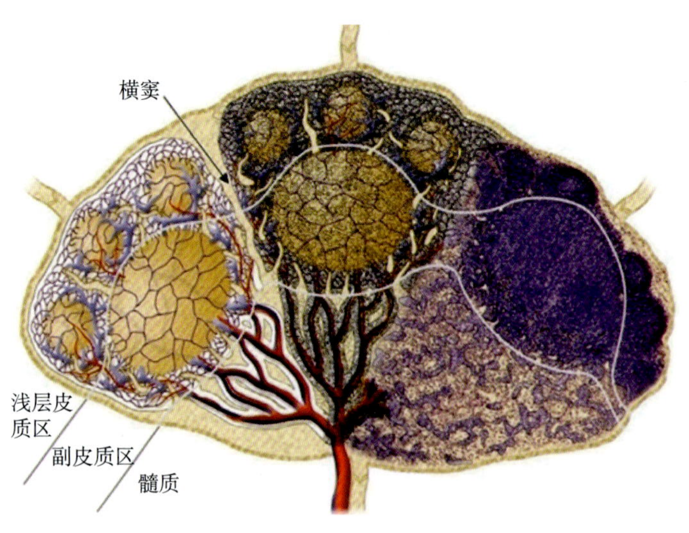

图3-49　淋巴结小叶

该图是淋巴结冠状切面，从上到下可以看到三个区域，即浅层皮质区（第一道白线上方至被膜）、副皮质区（第二道白线上方至第一道白线的区域）和髓质（第二道白线下方），约每3个浅层皮质的淋巴小结和1个副皮质区构及其相连接的髓质，构成1个淋巴小叶

（二）淋巴结的功能

淋巴结的功能主要为：一是滤过淋巴，当带有细菌、病毒等抗原物质缓慢地流经淋巴结时，可被巨噬细胞清除，正常淋巴结对细菌的清除率很高，但对病毒和癌细胞清除率很低；二是免疫应答功能，抗原进入淋巴结后，巨噬细胞、滤泡树突细胞可捕获与处理抗原，位于副皮质区的交错的树突细胞将抗原呈递给T辅助细胞（Th），Th在副皮质区内增殖，T细胞增多，引发细胞免疫；而位于生发中心的滤泡树突细胞将抗原呈递给B细胞，B细胞接受抗原刺激后增殖分化，淋巴小结增多增大，髓索中浆细胞增多，分泌抗体，引起体液免疫。淋巴结内免疫应答和体液免疫可同时发生。一般而言，在药物或毒性反应，以及涉及应激、类固醇、营养、饲养环境的因素等影响时，在淋巴系统可引起免疫刺激、免疫抑制、免疫原性和变态反应。免疫刺激引起淋巴增生活跃，一般是无害的。免疫抑制是一种毒性反应，导致对感染的抵抗力降低，如许多农药、金属、环境中的某些因子、化学品和药物都能产生毒性，通常表现为萎缩，即各种组织中淋巴细胞的消减，而受累的动物常发生各种细菌感染或病毒感染。变态反应是另一种毒性形式，因免疫功能的某些方面受到过度刺激，免疫球蛋白和补体C3增加，形成免疫复合物沉积而导致各种疾病。

二、非肿瘤性增生性病变

（一）良性反应性增生

淋巴结是机体的重要免疫器官，各类病原微生物、化学药物、外来的毒素、异物、机体自身代谢的产物等多种因素，均可引起淋巴结内的细胞成分发生增生，致淋巴结肿大。增生严重者，组织学上与淋巴瘤鉴别有时很困难。淋巴结的增生常和炎症同时存在，是机体抗损伤免疫反应的具体体现。

1. 反应性滤泡增生　是B淋巴细胞对抗原刺激的增生反应，表现为淋巴滤泡的增大和数量增加，超过正常皮质区滤泡大小，可达副皮质区或髓质区。生发中心有大小淋巴细胞、中心细胞和母细胞构成，仍可分成明区和暗区。中心母细胞为活化的淋巴细胞，比静止淋巴细胞大3～4倍，含少量嗜碱性胞质，核大而圆呈泡状。还有大量的巨噬细胞（胞质空亮，含有吞噬的核碎片），形成所谓的“星空现象”（starry-sky）。而核深染的小淋巴细胞围绕生发中心呈向心性排列形成外套层（图3-50）。严重的反应性滤泡增生常常和滤泡性中心性淋巴瘤的鉴别很困难，最主要的鉴别点还是依据细胞的异型性，淋巴瘤的增生是恶性增生，细胞的异型性大，细胞相对单一，可有病理核分裂象等可资鉴别。

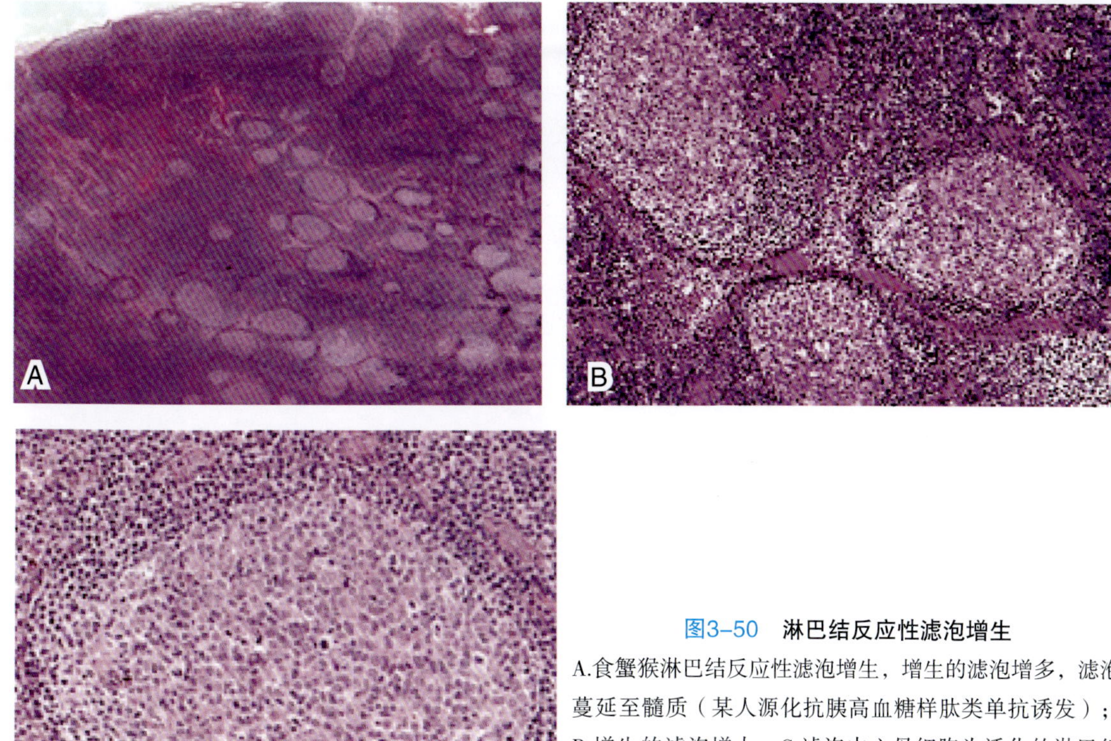

图3-50 **淋巴结反应性滤泡增生**
A.食蟹猴淋巴结反应性滤泡增生，增生的滤泡增多，滤泡蔓延至髓质（某人源化抗胰高血糖样肽类单抗诱发）；B.增生的滤泡增大；C.滤泡中心母细胞为活化的淋巴细胞，核深染的淋巴细胞围绕生发中心呈向心性排列形成外套层（选自昭衍病理数据库）

2.副皮质区增生　主要发生于病毒性淋巴结炎所致的T细胞增生或药物相关的淋巴结病变。此时淋巴结结构保存完好，但可见副皮质区显著扩大，增生的细胞多样化，大量免疫母细胞散在分布于小淋巴细胞之间，还可伴有浆细胞增生（图3-51）。

3.窦壁组织细胞增生　在人类淋巴结，窦壁组织细胞增生被列为独立性病变，常见于恶性肿瘤引流的淋巴结。我们在实际工作中也见到与肿瘤相关的窦壁组织细胞增生案例，在裸鼠结肠癌移植瘤的引流淋巴结，发现明显的窦壁组织细胞增生（图3-52A）。然而，在实验动物如啮齿类和犬类，也能见到自发性的窦壁组织细胞增生及与供试品相关的窦壁组织细胞增生，如昭衍实验室应用某种免疫抑制剂引起比格犬窦壁组织细胞增生（图3-52B）。因此笔者同意南京第四届中美毒性病理学术会议上Dr. Susan A. Elmore 强调的意见（2013年），如果阴性对照组没有反应或反应轻微，而供试品组反应显著的情况下，建议记录并讨论分析与供试品的相关性。近年出版的大鼠和小鼠病理变化术语及诊断标准的国际规范（INHAND，PETER. MANN. 2019）建议使用窦内巨噬细胞增多（ intrasinusoid macrophage increase ）。

4.淋巴结储脂和磷脂沉积　淋巴结髓质内含有大量的巨噬细胞，当过多脂质进入淋巴管和淋巴结时，这些脂质可被吞噬而形成泡沫细胞，称为储脂症（lipidosis），但某些药物也可诱发淋巴结内脂质沉积而形成大量泡沫细胞，药物诱发的溶酶体内沉积的多是磷脂质沉积症（phopholipidosis），通常是全身病变的一部分（图3-53）。

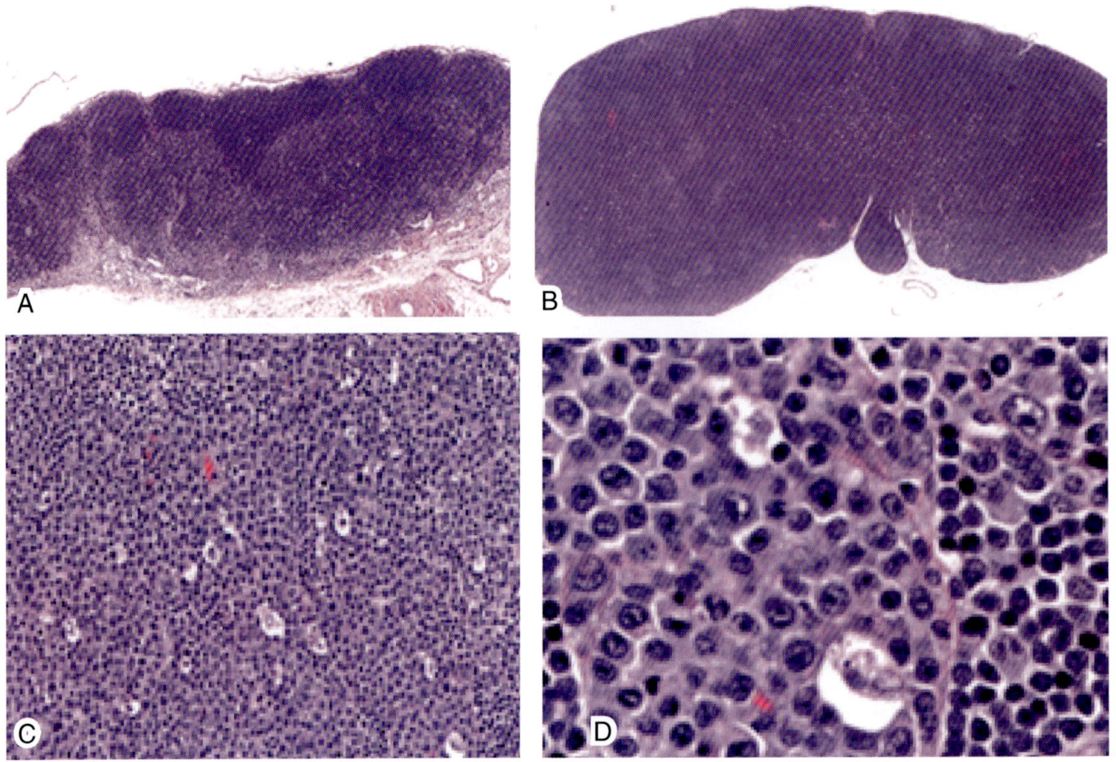

图3-51　淋巴结副皮质区增生

A.正常SD大鼠腹股沟淋巴结低倍照，皮质、副皮质和髓质区境界清楚；B. 溶瘤病毒肌内注射局部腹股沟淋巴结肿大，镜下仍可见皮髓质结构，但是副皮质区面积明显增大与周围境界欠清楚，细胞密度明显增加；C.溶瘤病毒肌内注射局部腹股沟淋巴结副皮质区淋巴细胞明显增多；D.增生的细胞主要是免疫母细胞，少量浆细胞，免疫母细胞体积大，胞质丰富，核和核仁增大，无核分裂象，图右下方是副皮质区正常的T淋巴细胞（选自昭衍病理数据库）

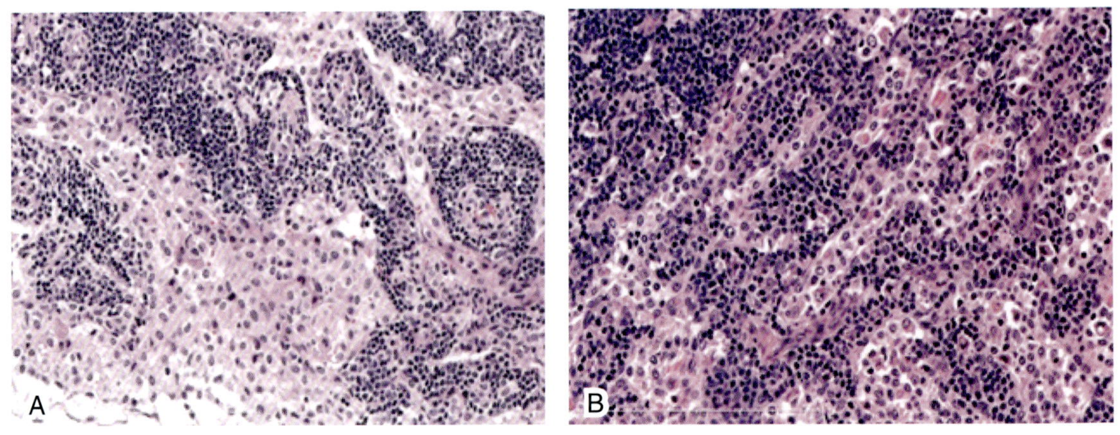

图3-52　淋巴结窦壁组织细胞增生

A.裸鼠皮下结肠癌移植瘤之引流淋巴结的窦壁组织细胞增生；B.免疫抑制剂诱发比格犬淋巴结髓质淋巴窦内大量组织细胞聚集（选自昭衍病理数据库）

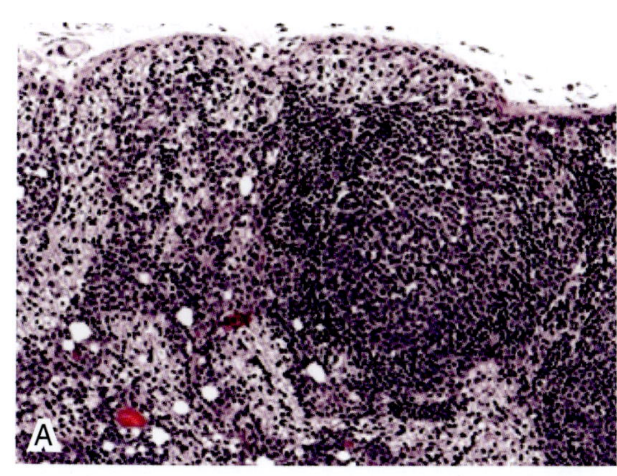

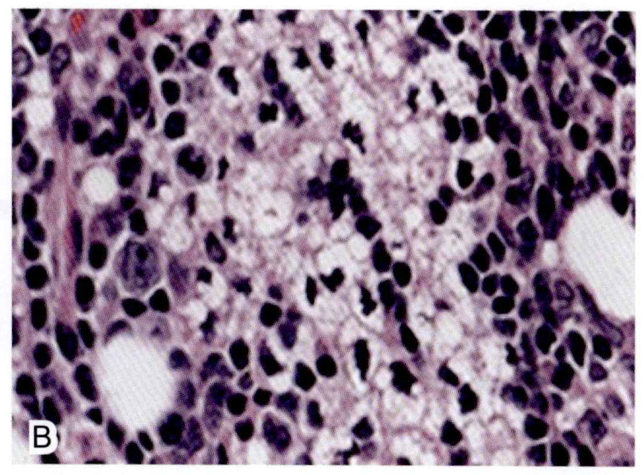

图3-53　大鼠淋巴结磷脂质沉积症

A.淋巴结髓质大量泡沫细胞沉积（某聚乙二醇类药物诱发的全身器官包括脾、肾、肝、淋巴结的磷脂症）；B.高倍镜观察泡沫细胞（选自昭衍病理数据库）

（二）淋巴结炎

1. 急性非特异性淋巴结炎　一般是由细菌感染或身体某部位发生急性炎症，通过局部淋巴管的引流，从而引起淋巴结的急性炎症反应，淋巴结内可有大量中性粒细胞浸润甚至形成脓肿和坏死，属于全身感染的一部分。在实验动物中较少发现这种急性感染（图3-54）。

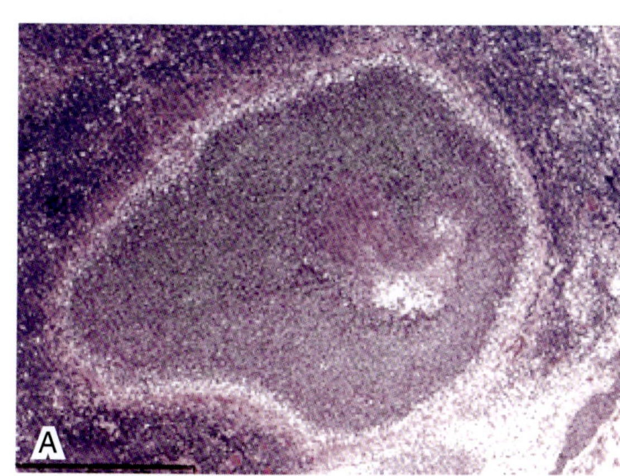

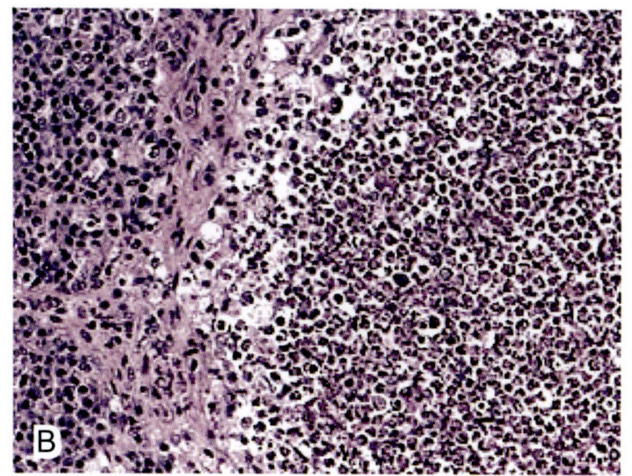

图3-54　急性淋巴结炎脓肿形成

A. 淋巴结内可见脓肿形成；B. 脓肿中心是大量中性粒细胞，脓肿周围形成一个纤维肉芽组织膜（选自昭衍病理数据库）

2. 慢性非特异性淋巴结炎　主要表现是淋巴细胞增生，又称淋巴结反应性增生，一般是在病毒感染、疫苗接种或自身免疫的情况下发生，实验动物可以因同样原因发生这种淋巴结的慢性非特异性反应。还有在实际工作中遇到的脾和淋巴结巨滤泡增生、骨髓和唾液腺、神经垂体等处的淋巴滤泡形成，都可能与反转录病毒感染有关。显微镜观察特点是淋巴结内有各种不同来源的细胞增生，如淋巴细胞、浆细胞、组织细胞等（图3-55A）。

3. 慢性特异性淋巴结增生性炎　即肉芽肿性淋巴结炎。肉芽肿性淋巴结炎是在淋巴结发生的由细菌感染而引起的巨噬细胞及其衍生细胞增生为主的慢性炎症，又称感染性肉芽肿，如结核、梅毒、麻风、布氏杆菌、伤寒，还有寄生虫感染等，均可引起淋巴结肉芽肿性炎。肉芽肿性炎的特点是巨噬细胞及其衍生的上皮样细胞（epithelioid cell）增生，形成一个个大小不等、境界清楚的结节，结节中心可有坏死，坏死周围的巨噬细胞和上皮样细胞围绕坏死组织呈放射状排列，并常见马蹄铁形的多核巨噬细胞，结节周围伴有淋巴细胞浸润和成纤维细胞增生（图3-55B）。上皮样细胞是最具诊断意义的细胞。如果需要明确病原菌，则需做特殊染色证明。实验动物的生存周期较短，特别是啮齿类动物，很少发生这种特异性肉芽肿病变，但实验室的大动物常发生结核、布氏杆菌病和寄生虫性感染性肉芽肿。

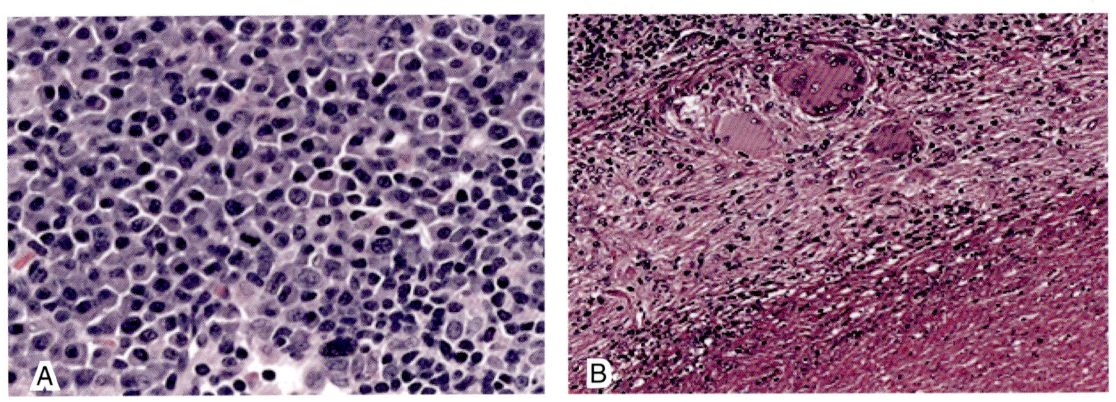

图3-55 淋巴结炎

A.大鼠浆细胞性淋巴结炎，大量浆细胞浸润在髓质；B.食蟹猴结核性淋巴结炎，右下是中心部的干酪性坏死，周围可见上皮样细胞、朗格汉斯多核巨细细胞和淋巴细胞（选自昭衍病理数据库）

（三）其他病变

1. 淋巴窦扩张　表现为淋巴结肿大，剖面上可见扩张的囊状腔隙，镜下见不同程度的囊状扩张的淋巴窦，窦内可见淡粉色淋巴液或些许淋巴细胞和红细胞等，淋巴结的实质细胞成分被挤压，夹在扩张的淋巴窦之间，多见在肠系膜淋巴结。淋巴窦扩张的原因不明，可能与动物老化、淋巴管阻塞相关（图3-56）。

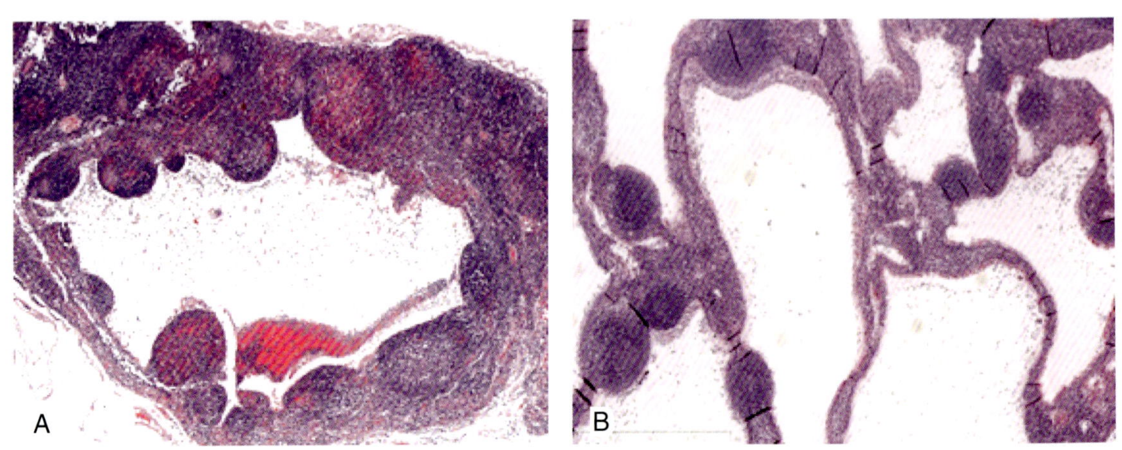

图3-56 大鼠自发肠系膜淋巴结的淋巴窦扩张

A.淋巴窦显著扩张，单窦性扩张，周围淋巴组织萎缩；B.多窦性扩张，淋巴组织被分隔挤压失去结构（选自昭衍病理数据库）

2. 淋巴结脉管异化（vascular transformation of lymph node）　又称淋巴结血管瘤病（nodal angiomatosis）。镜下见淋巴结内充满大小不等的血管腔，呈网络状，腔内充满红细胞，内皮细胞增生。实验动物偶可发生这种病变（图3-57）。

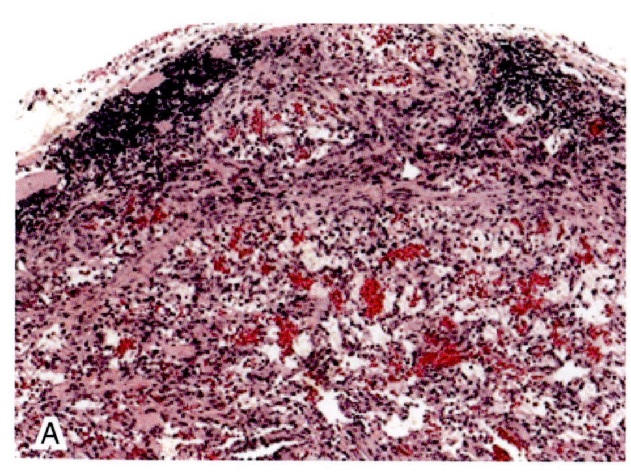

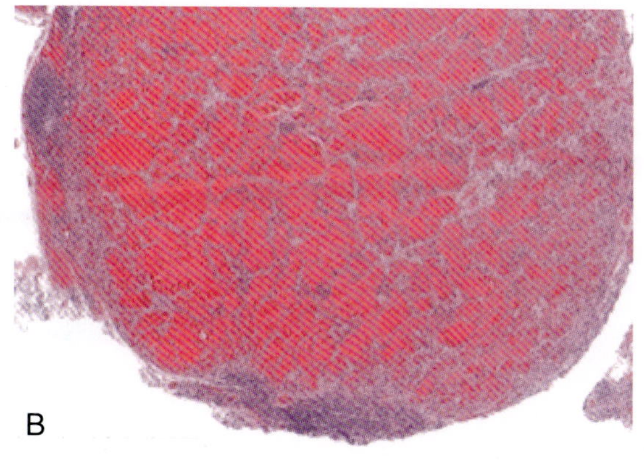

图3-57 大鼠淋巴结脉管异化

A.淋巴结内见大小不等的血管腔，成网络状，腔内充满红细胞；B.大鼠淋巴结血管瘤，肿瘤实质由大小相对一致的血管构成，血管内充满红细胞（选自昭衍病理数据库）

3. 淋巴窦红细胞增生症　组织学上淋巴结窦内充满一些巨噬细胞吞噬红细胞的现象，称为淋巴窦红细胞（sinus erythrocytosis）或窦内红细胞（intrasinus erythrocyte）增生症。人和动物淋巴结都会有这种情况发生，对于此种改变目前有两种解释：一是认为这是一种与动物濒死前麻醉和解剖相关的人工改变；二是认为这是局部组织出血，经毛细淋巴管吸收流入淋巴结，被巨噬细胞吞噬所致，常发生在啮齿类动物，又称血淋巴结[46]。昭衍实验室在实验动物犬的淋巴结内都观察到这种淋巴窦内噬红细胞现象（图3-58）。

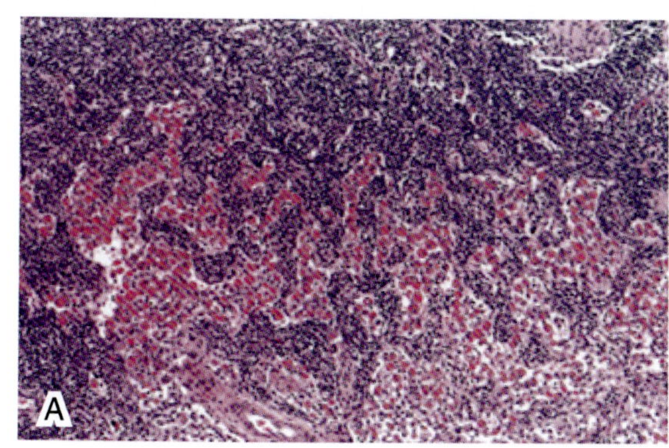

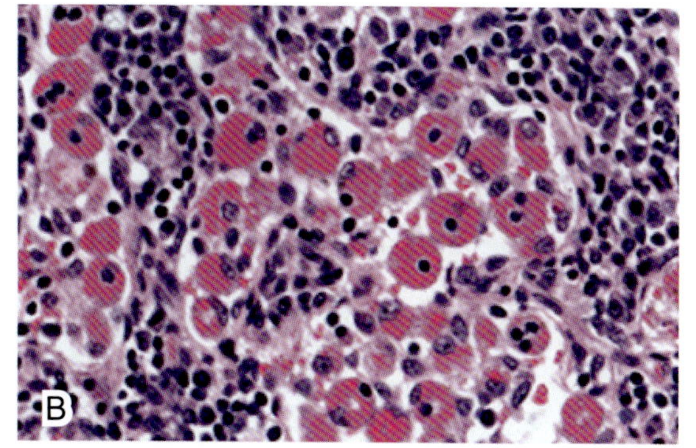

图3-58 淋巴结红细胞增多症

A.比格犬淋巴结边缘窦内可见大量吞噬红细胞的巨噬细胞集聚；B.高倍镜见巨噬细胞胞质内吞噬的红细胞，被吞的红细胞有溶解（选自昭衍病理数据库）

三、淋巴组织萎缩（淋巴细胞消减）

和胸腺、脾等淋巴器官一样，在药物或化学物质的毒性实验中，淋巴结也可以发生萎缩，即淋巴细胞的凋亡和减少。镜下表现可以是淋巴滤泡的B细胞减少、边缘区B细胞减少，或者是副皮质区T淋巴细胞减少，又或者是全淋巴细胞减少。昭衍实验室在某种免疫抑制剂的对SD大鼠的毒性实验中，观察到实验动物的胸腺、脾和淋巴结淋巴细胞减少，特别是淋巴结副皮质区T淋巴细胞减少最为严重（图3-59A）。实验室在治疗白血病的单克隆抗体食蟹猴静脉输注的毒性实验中，高剂量组动物有淋巴结的萎缩，表现为淋巴小结缩小，生发中心细胞B细胞消失，而纤维细胞增多（图3-59C）。另外，在机体应激的情况下，如同在胸腺和脾一样，淋巴结也可以发生应激性改变，主要表现为淋巴细胞凋亡、数目减少，可以是T淋巴细胞、B淋巴细胞或全淋巴细胞的减少（图3-59B）。

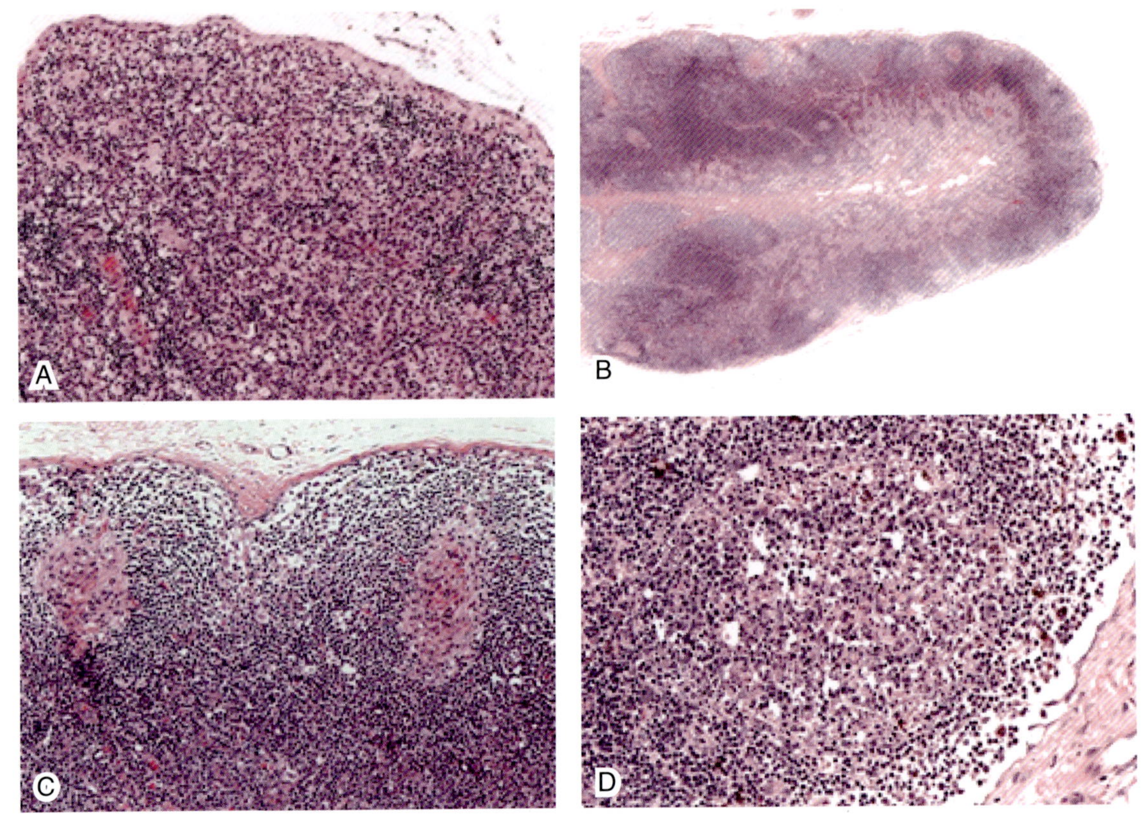

图3-59 大鼠淋巴结副皮质区、淋巴滤泡萎缩和应激反应

A. SD大鼠皮质淋巴滤泡消失，副皮质区淋巴细胞明显减少；B. 食蟹猴淋巴结的淋巴小结萎缩；C. 淋巴小结B细胞减少，生发中心细胞消失，纤维细胞增多；D. 食蟹猴发生肠套叠，腹股沟淋巴结应激反应，淋巴结皮质生发中心淋巴细胞崩解，坏死（选自昭衍病理数据库）

四、淋巴细胞传输障碍

淋巴细胞是迁徙细胞，它们的迁徙特征对其正常发育、成熟及行使免疫功能非常重要。

关于淋巴细胞进入、滞留、离开淋巴结的机制和途径，人们已经有了一定的认识。树突状细胞维持淋巴结的高内皮微静脉内皮细胞特殊表型，外周循环中幼稚的T淋巴细胞、B淋巴细胞在L-选择素-透明质酸受体信号和趋化因子信号的作用下，通过滚动、黏附、爬行等多级黏附级联，最终穿过淋巴结的高内皮微静脉进入淋巴结网状组织中，这是淋巴细胞从血液进入淋巴结最主要的途径。还有一些淋巴细胞可通过传入淋巴管进入淋巴结。若淋巴细胞进入淋巴结的过程被供试品影响，由循环进入淋巴结的淋巴细胞数量则减少。淋巴结内基质细胞形成的网状结构，以及基质中的CCR7、CXCL13等细胞因子，可引导幼稚的T淋巴细胞、B淋巴细胞进入各自的亚区域，即淋巴结皮质和副皮质[47, 48]。

血液和淋巴液中的磷酸鞘氨醇（S1P）浓度远高于淋巴结，T、B细胞表面的磷酸鞘氨醇受体1（S1PR1）对S1P十分敏感。在S1P-S1PR1信号作用下，T、B细胞穿过毗邻的淋巴管内皮细胞，进入淋巴结窦系统，之后T、B细胞通过皮质窦、髓窦和髓质内的传出淋巴管离开淋巴结[49]。若以上过程被供应品影响，可导致淋巴细胞无法及时转出淋巴结，淋巴结内淋巴数量明显增多。越来越多的药物显示对淋巴细胞运输过程的影响，这种效应可能与药物的直接药效学作用或继发性作用有关。骨髓、胸腺和淋巴结等器官均可发生淋巴细胞传输障碍。其中，淋巴结常见细胞运输障碍，其特征为副皮质区的增宽扩大[50]（图3-60）。

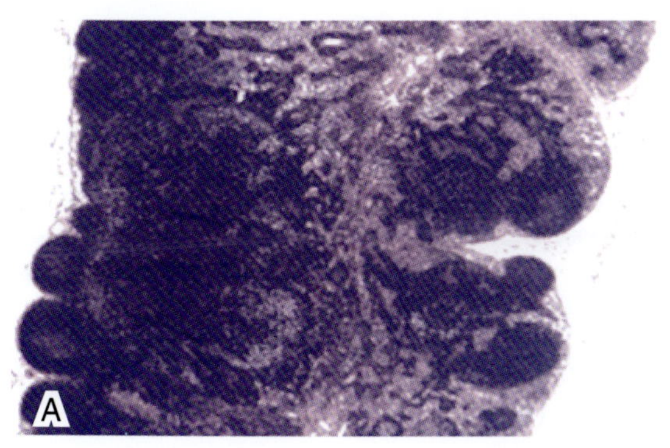

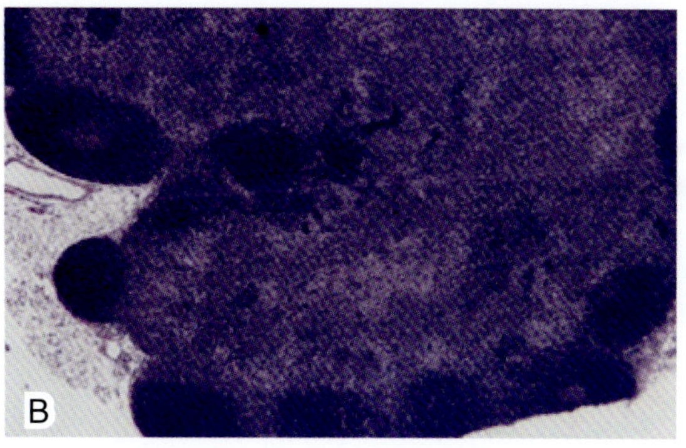

图3-60 淋巴结副皮质区扩大

A.正常对照组淋巴结；B.药物处理组淋巴结，副皮质区显著增大，细胞密度增大

五、肿瘤性增生性病变

淋巴结没有良性肿瘤，按照肿瘤病理分类和命名原则，通常所称的淋巴瘤即为恶性肿瘤，即恶性淋巴瘤或淋巴肉瘤。在实际工作中，有些个例的淋巴结反应性增生和真正的淋巴瘤病变的鉴别诊断十分困难，需要具备肿瘤发生的娴熟理论和丰富实践经验的结合，才能做出正确诊断，表3-3所列内容可供参考。

表3-3 淋巴细胞增生与淋巴瘤的鉴别

	淋巴细胞增生	淋巴瘤
淋巴结结构	正常	正常结构丧失
滤泡 / 生发中心	增大，数目增多	消失（滤泡性淋巴瘤除外）
边缘区	正常或增大	消失
动脉周围淋巴鞘（PALS）	正常、增大或缩小	消失
髓质	正常	正常结构丧失，充满异型淋巴细胞
细胞	各种正常细胞混合	细胞单一，多为异型淋巴细胞
克隆形成	多克隆良性增生	单克隆恶性增生

淋巴瘤（lymphoma）又称淋巴肉瘤、恶性淋巴瘤。在众多小鼠品系中，淋巴瘤具有极高的发生率，常发生于全身，但其可能仅源于机体的某一个部位，而后蔓延至全身。淋巴瘤源于淋巴细胞或淋巴细胞前体，淋巴瘤可分为5种亚型：滤泡中心细胞淋巴瘤、浆细胞淋巴瘤、免疫母细胞性淋巴瘤、淋巴母细胞性淋巴瘤、淋巴细胞性淋巴瘤。化学品、病毒及射线可诱发大鼠及小鼠淋巴瘤的发生，并且上述处理方法可特异地诱导某一亚型淋巴瘤的发生，如淋巴母细胞淋巴瘤（胸腺为主要发生位置）。尽管未见明确的病因学理论基础，但老年小鼠具有极高的自发淋巴瘤发生率。该肿瘤或与鼠科动物的白血病病毒有关。

几乎所有实验动物都可以发生淋巴瘤。一般认为人类和动物发生的淋巴造血组织的肿瘤与病毒感染相关，同化学实验致癌结果一样，病毒能对各型各阶段的淋巴细胞引起恶性转化。人类通过对白血病和淋巴瘤的研究，已经证实致瘤病毒的作用。实验室喂养的啮齿类动物品种和亚型较多，致瘤效果和发病率相差很大。目前已经从大鼠、仓鼠和豚鼠体内分离出了比较病毒（comparable virus）[51]。众所周知，目前对淋巴瘤的分类、表型、治疗方法的研究极其深入、细致，进步很快。但是，大致上仍然分为霍奇金淋巴瘤（Hodgkin lymphoma）和非霍奇金淋巴瘤（non-Hodgkin lymphoma），每一类又细分为很多不同的细胞类型。对实验动物淋巴瘤的分类，尽管有些报道称在犬、小鼠、大鼠也有发生类似于人类的霍奇金淋巴瘤，但是这种案例非常罕见。实验动物发生的淋巴瘤通常还是以类似于人类的非霍奇金淋巴瘤为多[52]。以下介绍几种常发生的动物淋巴瘤。

1.滤泡中心细胞淋巴瘤（follicular center cell lymphoma） 细胞发生自淋巴结滤泡中心的B细胞，故名滤泡中心细胞淋巴瘤。皮腾格·泰勒首次研究证实了小鼠发生的这型淋巴瘤，由于当时形态学观察到肿瘤细胞大小不一的多形性，因此又称其为多形性淋巴瘤或混合性淋巴瘤。该型淋巴瘤在BAL B/c小鼠中发生，是最多发的类型，约占所有淋巴瘤的60%。大鼠则较少发生该型淋巴瘤。组织学上，肿瘤由单一或混合的细胞群组成，可有核分裂象或无核分裂象，常侵犯淋巴结、脾，或转移到肝、肺、肾等处。免疫组织化学证实肿瘤细胞含有免疫球蛋白、CD20阳性来帮助诊断（图3-61A）。

2.浆细胞淋巴瘤（plasmacytic lymphoma） 正常的浆细胞是B淋巴细胞受抗原刺激后转化而成，并能产生和分泌抗体，参与机体的体液免疫。但是在致瘤因素作用下，浆细胞发生突变，不断恶性克隆增生则形成浆细胞淋巴瘤。此时瘤细胞仍保持浆细胞形态和浆细胞样分化的特点，核分裂象多少不等（图3-61B）。实验动物自发的浆细胞淋巴瘤少见。

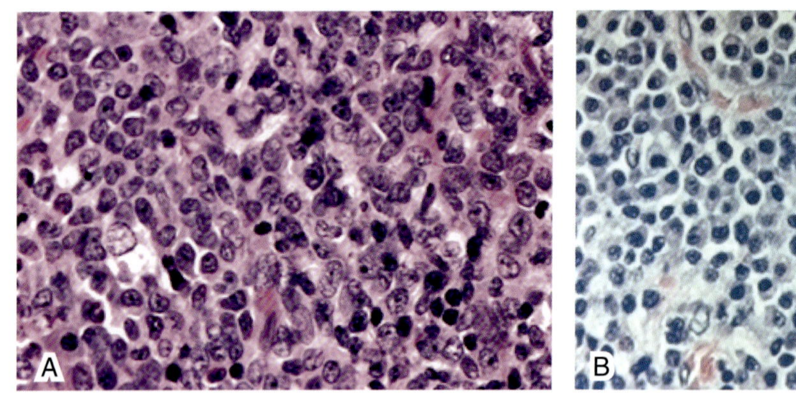

图3-61 大鼠滤泡中心细胞淋巴瘤和小鼠浆细胞淋巴瘤

A.肿瘤由混合的多形的淋巴瘤细胞群组成（选自昭衍病理数据库）；B.浆细胞淋巴瘤，瘤细胞与浆细胞类似（引自：Ulrich M.啮齿类肿瘤的国际分类，2001.）

3.淋巴母细胞性淋巴瘤（lymphoblast lymphoma） 所谓淋巴母细胞是指增殖活跃状态的淋巴细胞，体积较大，RNA和蛋白合成较多，该阶段的细胞发生突变而导致的恶性增生形成淋巴瘤，可以是来自T淋巴母细胞或B淋巴母细胞。瘤细胞体积较大，圆形，胞质少，核不规则，染色质稀疏，核仁不明显，核分裂象多见[12]（图3-62A）。该型淋巴瘤在某些品系的小鼠常见，在大鼠少见。

4.淋巴细胞性淋巴瘤（lymphocytic lymphoma）/小淋巴细胞性淋巴瘤（small lymphocytic lymphoma） 淋巴细胞性淋巴瘤由成熟的小淋巴细胞组成，瘤细胞的胞质很少，核圆形，核仁小，核染色质致密。该型淋巴瘤的瘤细胞特征类似于淋巴细胞白血病。淋巴细胞淋巴瘤是某些小鼠及其亚型的最多发的类型，基本是来自B细胞的淋巴瘤。大鼠也可以发生，但是较小鼠少见（图3-62B）。

5.免疫母细胞淋巴瘤（immunoblastic lymphoma） 免疫母细胞是T淋巴细胞或B淋巴细胞在抗原特异性选择或受有丝分裂原激发及多种细胞因子作用下，分化、增殖、转化为致敏淋巴细胞和浆细胞过程中的一种过渡型淋巴细胞。该细胞经恶性转化增殖而成为免疫母细胞性淋巴瘤。该细胞体积大，为淋巴细胞的3～4倍，胞质嗜碱性增强，核呈空泡状，有多个明显的核仁，核分裂象较多。该型淋巴瘤被归类在弥漫性大B细胞淋巴瘤之中。在实验动物中罕见自发性免疫母细胞性淋巴瘤。小鼠可通过腹腔内注射杂交瘤细胞引发。

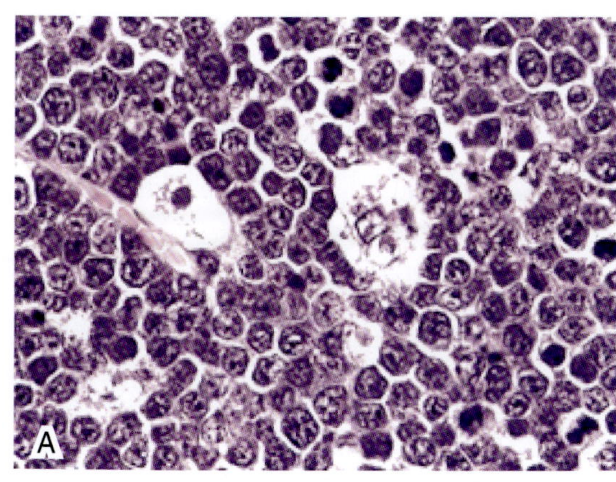
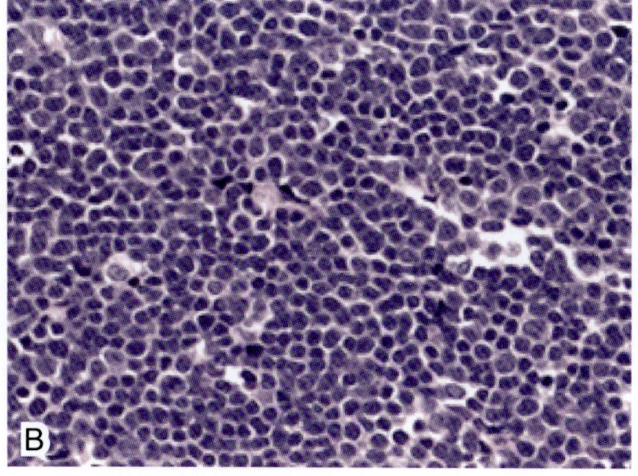

图3-62 小鼠淋巴母细胞性淋巴瘤和淋巴细胞性淋巴瘤

A.瘤细胞体积较大，圆形胞质少，核不规则，染色质稀疏核仁不明显，核分裂象多见；B.小鼠淋巴细胞性淋巴瘤，肿瘤由成熟的小淋巴细胞组成，胞质很少，圆形核，核仁小，核染色质致密（选自昭衍病理数据库）

6.大颗粒淋巴细胞淋巴瘤（large granule lymphocytic lymphoma，LGL）（白血病） 所谓大颗粒淋巴细淋巴瘤是近年来发现的一种新的类型。由于该瘤细胞胞质中含有较大的颗粒而得名，其颗粒中含有穿孔素和颗粒酶的溶酶体，此特点类似于血液中单核细胞的特征，最初发生在脾的红髓，故又被称为单核细胞白血病。瘤细胞一般分布在脾窦、肝窦和淋巴窦而不形成实体结节。瘤细胞胞质丰富，核圆形或不规则形，肿瘤细胞胞质中的颗粒需要用特殊染色才能证明。该肿瘤在F344大鼠和Wistar大鼠中常见，SD大鼠则少见，未见有小鼠的报道（图3-63）[53-55]。

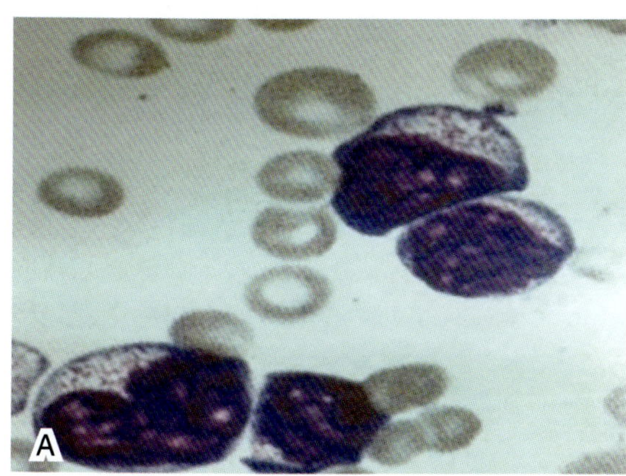
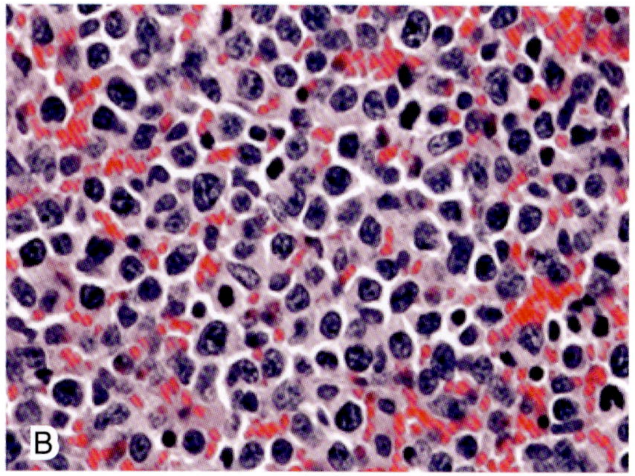

图3-63 大颗粒淋巴细胞淋巴瘤

A.血液涂片见大单核白血病细胞，胞质中含颗粒；B.脾内肿瘤细胞，细胞体积较大核圆形或不规则形，核分裂象多见

7.皮肤T细胞淋巴瘤（cutaneous T cell lymphoma） 皮肤原发性淋巴瘤有来自T细胞和B细胞的很多类型，但是最多发生的还是皮肤T细胞淋巴瘤，占所有皮肤原发性淋巴瘤的75%～80%。最初在人体皮肤发现该肿瘤时，因肿瘤生长凸出于皮肤表面，状似蕈类植物，故称其为蕈样肉芽肿，又因为肿瘤早期组织中有皮炎、嗜酸性粒细胞浸润等，又被称为蕈样霉菌病（mycosis fungoides，MF）。该肿瘤皮下组织病变较为复杂，但是病变的实质还是肿瘤中浸润的恶性增生的T淋巴细胞，形成结节或肿块，主要位于真皮层。实验动物也可以偶发该型淋巴瘤，国内有文献报道利用3-甲基胆蒽涂抹皮肤联合X线辐射，诱发了RF/J和DBA/ 1J小鼠T细胞淋巴瘤，发病率几乎为100%[56]。

8.组织细胞性淋巴瘤（histiocytic lymphoma）又称组织细胞肉瘤（histiocytic sarcoma） 严格地说，

该肿瘤似乎不是淋巴瘤，因为肿瘤细胞并非来自淋巴细胞或髓性白血病细胞，而是来自单核-巨噬细胞系统的组织细胞或树突状细胞，常称其为组织细胞肉瘤。组织学上，肿瘤细胞呈弥漫性、窦性或结节状增生，细胞体积较大，黏附性差，圆形或梭形，胞质丰富嗜酸性，或可见吞噬红细胞现象。细胞核也较大且偏位，或见多核细胞（图3-64）。啮齿类动物常见有组织细胞淋巴瘤发生，特别是小鼠的肝、脾、子宫和肠系膜淋巴结。另外也可发生在其他部位，如骨髓、肺、肾、皮肤、卵巢等。

9.淋巴结外发生的淋巴瘤和淋巴瘤的转移　众所周知，机体很多器官都有散在的淋巴组织，特别是胃肠道黏膜相关淋巴组织（mucosa-associated lymphoid tissue）、呼吸道黏膜相关淋巴组织（bronchus-associated lymphoid tissue）、脾、胸腺、肝、甲状腺、泪腺等器官，这些部位也可以发生原发性淋巴瘤。为了能明确诊断，必须严格排除原发于淋巴结的淋巴瘤转移的可能，方能确立这些部位原发性淋巴瘤的诊断。反之，淋巴结原发性淋巴瘤也可以转移到其他器官，鉴别诊断的原理是一致的（图3-65）。

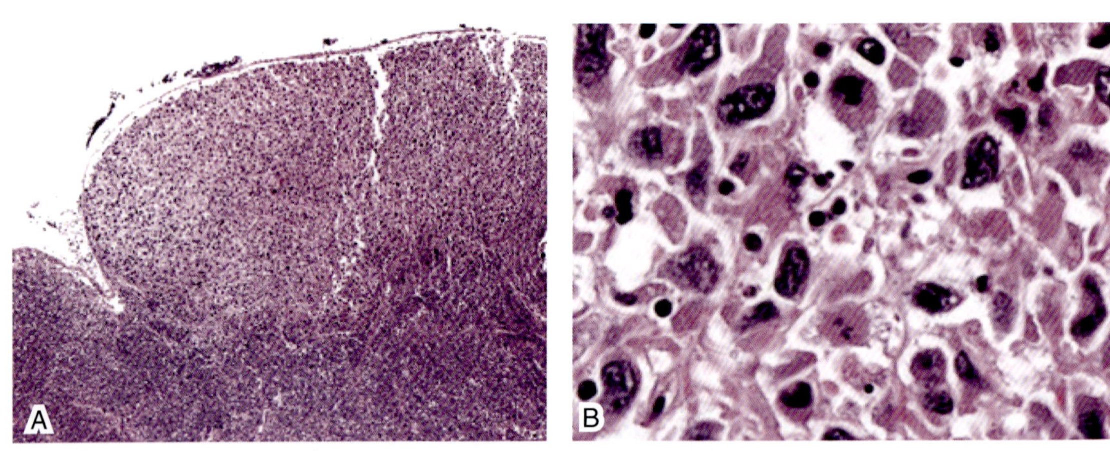

图3-64　大鼠淋巴结原发性组织细胞肉瘤

A.淋巴结一侧可见肿瘤结节；B.高倍镜观察肿瘤细胞散在分布，细胞核多形，细胞质丰富嗜酸性，可见核分裂象（选自昭衍病理数据库）

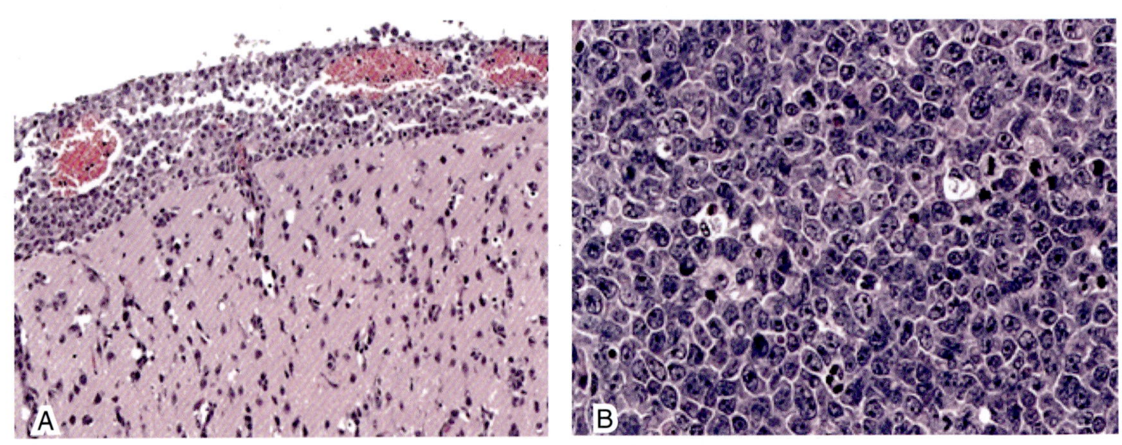

图3-65　小鼠脑膜淋巴瘤

A.Raji 淋巴瘤细胞株皮下移植瘤的脑膜转移，蛛网膜下腔内大量淋巴瘤细胞浸润；B. Raji 淋巴瘤细胞株NoDSCZD小鼠皮下移植瘤，细胞株来自人伯基特淋巴瘤（Burkitt lymphoma），归类在弥漫大B细胞淋巴瘤分类中，瘤细胞中等大小，呈铺砖样排列，胞质嗜碱，核分裂象多见（选自昭衍病理数据库）

10.治疗相关或致癌试验诱发的淋巴瘤和白血病 在啮齿类动物致癌研究中，有许多治疗药物可以增加淋巴瘤和白血病的发病率，是治疗相关或致癌实验诱发的淋巴瘤和白血病（treatment-related lymphoma and leukemia）[57]。特别是抗癌药和免疫抑制剂，就像离子辐射与人体造血组织肿瘤的发生相关一样，可以诱发肿瘤。

（1）抗癌药：长期应用抗癌药奥凯雷特（Alkylat）制剂不但可以引发啮齿类动物的其他肿瘤，也可以引起淋巴瘤和白血病，无疑是这类制剂引起的基因突变。人类在应用奥凯雷特制剂进行抗癌治疗时，可能引起急性非淋巴细胞白血病，也有发生霍奇金淋巴瘤和非霍奇金淋巴瘤的报道。

（2）电离辐射：机体在暴露于离子辐射的情况下，可以诱发肿瘤。当年日本广岛和长崎遭受原子弹爆炸打击后，很多幸存者后来发生了白血病，就是原子弹爆炸的电离物质对人体细胞引起突变的后果。接受电离辐射的个体能发生不同细胞类型的白血病。一般地说，急性白血病多发，而慢性白血病很少。也有接受离子治疗的患者发生了其他系统的肿瘤，其中乳腺和甲状腺肿瘤发病较多。实验动物研究，小鼠照射后多发生胸腺淋巴瘤，但也有些类型的小鼠发生骨髓白血病。恒河猴（rhesus）经离子照射后也有肿瘤发病的增加，但还是化疗处理的情况下更多发生肿瘤。

（3）免疫抑制：长期使用免疫抑制剂也被发现与淋巴增生病变相关，人类研究有很多这方面的报道。对实验室小鼠的研究中，在长期使用免疫抑制剂的情况下，易患淋巴网状系统的肿瘤。

（4）其他药物，如雌激素、黄体相关激素等，也有发生肿瘤的报道。

（张惠铭）

参考文献

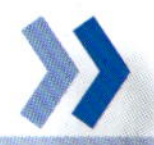

[1] 张志宏, 杨崇礼. 血液病造血组织图谱. 长沙: 湖南科学技术出版社, 1988: 1-15.

[2] 陈辉树. 骨髓病理学. 北京: 人民军医出版社, 2010: 13-44.

[3] Greaves P. Histopathology of preclinical toxicity studies. 3rd ed. Amsterdam: Elsevier, 2007: 105-107.

[4] Krech R, Thiele J. Histopathology of the bone marrow in toxic myelopathy. Virchows Archiv A Pathological Anatomy and Histopathology, 1985, 405(2): 225-235.

[5] 金井清, 榎本真, 任进. 图解毒性病理学. 昆明: 云南科技出版社, 2006: 41-66.

[6] National Toxicology Program. Noneoplastic lesion terminology in toxicologic pathology for rodents. Bone Marrow-https://ntp.niehs.nih.gov/nnl/hematopoietic/bone_marrow/.

[7] 田村一利, 大町一康, 涉谷一元, 等.新毒性病理组织学. 东京: 西村书店, 2017: 420-443.

[8] Tom Brodie. Fourth NIFDC-STP toxicologic pathology symposium. Lesions associated with alterations in lymphocyte trafficking // Toxicologic pathology of the immune system Ⅲ. Nanjing: China, 2014: 172-176.

[9] 黎民君, 郭丽堃, 陈利媚, 等. 全反式维甲酸、三氧化二砷联合化疗治疗急性早幼粒细胞白血病的疗效观察. 医学综述, 2015, 21(2): 365-366.

[10] Druker BJ, Guilhot F, O'Brien SG, et al. Five-year follow-up of patients receiving imatinib for chronic myeloid leukemia. N ngl J Med, 2006, 355(23): 2408-2417.

[11] 魏建树, 韩为东. CAR-T细胞治疗实体肿瘤: 且行且思考. 中国肿瘤生物治疗杂志, 2018, 25(9): 847-853.

[12] Laast VA. Fourth NIFDC-STP toxicologic pathology symposium. Neoplastic Lesion in Immune System. Nanjing: China, 2014:220-242.

[13] 杨林承, 何艺磊, 李卫东. 白血病动物模型研究进展. 中国临床药理学与治疗学, 2014, 19(12): 1416-1421.

[14] 王喆, 陆承荣. 小鼠白血病模型的建立及应用. 空军医学杂志, 2010, 26(3): 154-155, 160.

[15] 周斌. SCID小鼠-人白血病模型在白血病研究中的应用新进展. 国际免疫学杂志, 2005, 28(5):266-269.

[16] 中国医学科学院六室实验白血病小组. 可移植性小鼠白血病(L615)的实验研究—— Ⅰ.L615 白血病的建立及其生物

学特性. 遗传学报, 1975, 2(1): 37.

[17] 张惠铭. L615 小鼠脑膜白血病模型的建立和发病机制的初步探讨. 中华血液学杂志, 1983, 4(6): 335–339.

[18] Haschek WM, Rousseaux CG, Wallig MA. 毒理病理学基础. 2 版. 刘克剑, 王和枚, 杨威, 等, 译.北京: 军事医学科学出版社, 2014: 480.

[19] McInnes EF. Background lesions in laboratory animals: a color atlas. Amsterdam: Elsevier, 2012: 73–74.

[20] 李挺, 张波, 钟定荣, 等. 诊断病理学. 3 版. 北京: 人民卫生出版社, 2012: 783.

[21] 雷亚宁, 高英茂. 组织学与胚胎学. 2 版. 北京. 科学出版社, 2009: 92–101.

[22] Greaves P. 临床前毒性试验的组织病理学: 药物安全性评价中的解释与相关性. 4 版. 林志, 霍桂桃, 吕建军, 王和枚, 等, 译. 北京: 北京科学技术出版社,2018: 90–91.

[23] 金井清, 榎本真, 任进. 图解毒性病理学. 昆明: 云南科技出版社, 2006: 45.

[24] Everds NE, Snyder PW, Bailey KL, et al. Interpreting stress responses during routine toxicity studies. Toxicologic Pathology,2013, 41(4): 560–614.

[25] Zivković I, Rakin A, Petrović–Djergović D, et al. The effects of chronic stress on thymus innervation in the adult rat. Acta Histochemica, 2005, 106(6): 449–458.

[26] Hatanaka K, Ikegaya H, Takase I, et al. Immobilization stress–induced thymocyte apoptosis in rats. Life Sciences , 2001, 69(2): 155–165.

[27] Ward JM, Rehg JE, Morse HC. Differentiation of rodent immune and hematopoietic system reactive lesions from neoplasias. Toxicologic Pathology, 2012, 40(3): 425–434.

[28] Anderson G, Harman BC, Hare KJ, Jenkinson EJ. Microenvironmental regulation of T cell development in the thymus. Seminars in Immunology, 2000, 12(5): 457–464.

[29] 何维, 曹雪涛, 熊恩东, 等. 医学免疫学. 6 版. 北京: 人民卫生出版社, 2013.

[30] Drenan MB, Elewaut D, Hogquist KA. Thymic emigration: sphingosine–1–phosphate receptor–1–dependent models and beyond. European Journal of Immunology, 2009, 39(4): 925–930.

[31] Bunting MD, Comerford I, McColl SR. Finding their niche: chemokines directing cell migration in the thymus. Immunology and Cell Biology, 2011, 89(2): 185–196.

[32] 雷亚宁, 高英茂. 组织学与胚胎学. 2 版. 北京: 科学出版社, 2009: 92–101.

[33] Elmore SA. Forth NIFDC–STP toxicologic pathology symposium. The structure, function and histology of thymus, spleen, lymph nodes, MALT and bone marrow. Nanjing: China, 2004: 35–75.

[34] Greaves P. Histopathology of preclinical toxicity studies. 3rd ed. Amsterdam: Elsevier, 2007: 117–118.

[35] Greaves P. 临床前毒性试验的组织病理学: 药物安全性评价中的解释与相关性. 4 版. 林志, 霍桂桃, 吕建军, 王和枚, 等, 译. 北京: 北京科学技术出版社,2018: 84–89.

[36] Elmore SA. Enhanced histopathology of the spleen. Toxicologic Pathology, 2006, 34(5): 648–655.

[37] 张蕊, 何亚男, 尹君, 等. 老龄大鼠脾脏髓外造血的病理学研究. 中国实验血液学杂志,2018, 26(1): 268–272.

[38] Greaves P. Histopathology of preclinical toxicity studies. 3rd ed. Amsterdam: Elsevier, 2007: 118–119.

[39] 中川定明, 郑国芬, 李佩娟, 中川定明. 脾脏病理学. 北京: 世界图书出版公司, 1991: 96–126.

[40] 李挺, 张波, 刘彤华. 诊断病理学. 3 版. 北京: 人民卫生出版社, 2012: 729–797.

[41] McInnes EF. Background lesions in laboratory animals: a color atlas. Amsterdam: Elsevier, 2012: 3–4.

[42] Levine S, Gherson J. Morphologic effects of mitoxantrone and a related anthracenedione on lymphoid tissues. International Journal of Immunopharmacology, 1986, 8(8): 999–1007.

[43] Lowenstine LJ. A primer of primate pathology: lesions and nonlesions. Toxicologic Pathology, 2003, 31(Suppl): 92–102.

[44] Anderson TD, Hayes TJ. Toxicity of human recombinant interleukin–2 in rats. Pathologic changes are characterized by marked lymphocytic and eosinophilic proliferation and multisystem involvement. Laboratory Investigation, 1989, 60(3): 331–346.

[45] Anderson TD, Hayes TJ, Gately MK, et al. Toxicity of human recombinant interleukin–2 in the mouse is mediated by interleukin–activated lymphocytes. Separation of efficacy and toxicity by selective lymphocyte subset depletion. Laboratory Investigation, 1988, 59(5):598–612.

[46] Willard-Mack CL. Normal structure, function, and histology of lymph nodes. Toxicologic Pathology, 2006, 34(5): 409-424.
[47] 贺业春, 申立山. 大鼠血淋巴结的淋巴通路和结内红细胞的分布. 解剖学报, 1991, 22(3): 239-242.
[48] Girard JP , Moussion C , Förster R . HEVs, lymphatics and homeostatic immune cell trafficking in lymph nodes. Nature Reviews Immunology, 2012, 12(11):762-773.
[49] von Andrian UH, Mempel TR. Homing and cellular traffic in lymph nodes. Nature Reviews Immunology, 2003, 3(11): 867-878.
[50] Jean-Philippe G, Christine M, Reinhold F. Sphingosine-1-Phosphate and lymphocyte egress from lymphoid organs. Nat Rev Immunol, 2012, 12(11): 762-773.
[51] Wyke JA. Oncogenic viruses. J Pathol, 1981, 135: 39-45.
[52] Pattengale PK, Taylor CR. Experimental models of lymphoproliferative disease. The mouse as a model for human non-Hodgkin's lymphomas and related leukemias. The American Journal of Pathology, 1983, 113(2): 237-265.
[53] Bradley A, Mukaratirwa S, Petersen-Jones M. Incidences and range of spontaneous findings in the lymphoid and haemopoietic system of control Charles river CD-1 mice [crl: CD-1(ICR) BR] used in chronic toxicity studies. Toxicologic Pathology, 2012,40(2): 375-381.
[54] 金井清, 榎本真, 任进. 图解毒性病理学. 昆明: 云南科技出版社, 2006: 41-66.
[55] Laast VA. Fourth NIFDC-STP toxicologic pathology symposium. Neoplastic Lesion in Immune System. Nanjing: China, 2014: 220-242.
[56] 袁彦平. 3-甲基胆蒽和X线辐射诱发小鼠T细胞淋巴瘤的实验研究. 中国实验动物学杂志, 1995, 5(1): 1-4.
[57] Greaves P. Histopathology of preclinical toxicity studies. 3rd ed. Amsterdam: Elsevier, 2007: 130-133.

第四章

呼吸系统

呼吸系统是由鼻、咽、喉、气管、左右主支气管、肺内小气道和肺泡等器官和组织组成。呼吸器官最容易受到外来空气中有害物质的影响，这些物质在尚未被吸入体内之前已高浓度地暴露于呼吸器官中；当药物通过吸入途径给予时，药物首先暴露于呼吸系统，在呼吸系统的组织中沉积、并被吸收入血，可能会引起呼吸系统组织损伤及全身毒性;经口服、静脉、皮下或肌肉等系统途径给药时，药物也是经血液循环系统进入呼吸系统[1-3]。呼吸性细支气管中的克拉拉细胞（clara cell）含有丰富的药物代谢酶，Ⅱ型肺泡上皮对毒物有高度的敏感性，容易发生损伤进而引起肺损伤[4]，肺组织丰富的血管易发生血管渗漏综合征导致肺水肿[5,6]，因此呼吸器官也是最重要的毒性靶器官之一。

由于本实验室及国内开展吸入实验较少，积累的资料有限，本章大部分内容是呼吸系统自发性病变和系统给药引起的呼吸系统毒性病变，供毒性病理同仁们在诊断和鉴别诊断工作中参考；除特别说明外，照片都引用自昭衍的病理数据库。

第一节　鼻咽喉

一、解剖、组织学、功能

大鼠是最常用的实验动物，在吸入实验中也使用最多，下面侧重介绍一下大鼠的组织结构。

（一）大鼠鼻腔3～4横断取材线条解剖图及说明

大鼠鼻腔3～4横断取材线条解剖图及说明见图4-1。

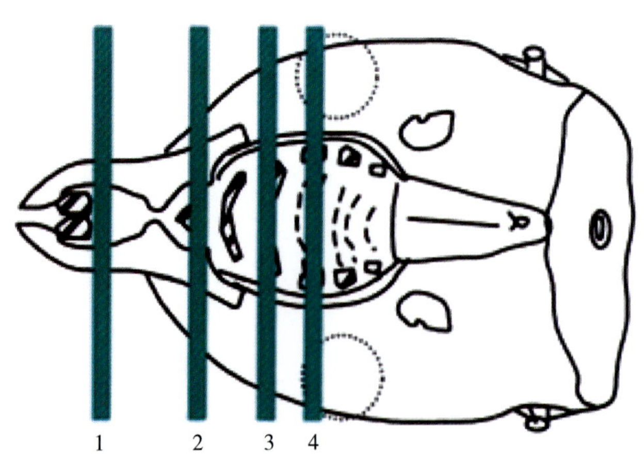

图 4-1　大鼠鼻腔 3～4 横断取材线条解剖图

取材说明：切面1，上切牙与上切牙乳头之间；切面2，上切牙乳头与第一上腭脊之间；切面3，第二上腭脊与第一磨牙之间；切面4，紧随切面3之后。切面1～切面3适用于小鼠，包埋时前面（近切齿面）朝下

（二）大鼠鼻腔三切面图

大鼠鼻腔三切面图见图4–2。

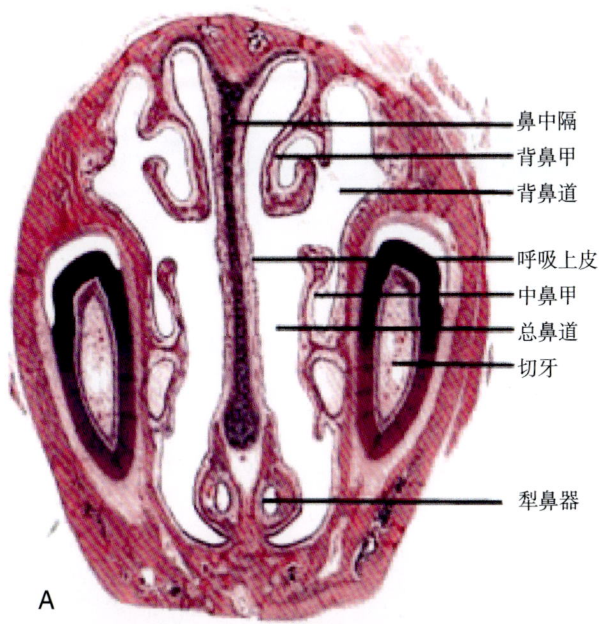

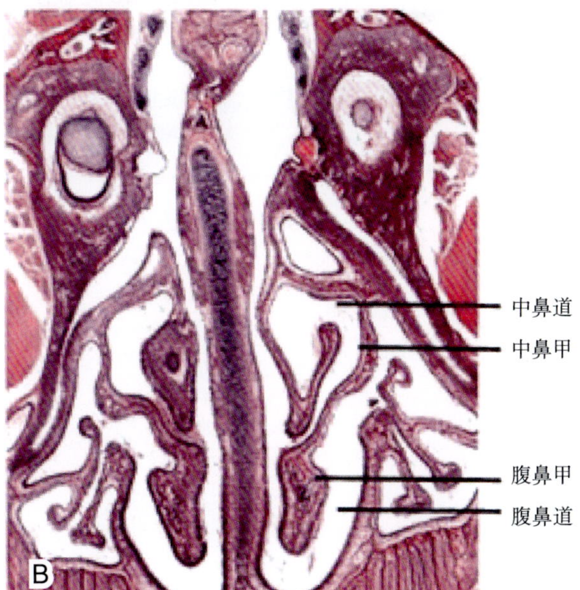

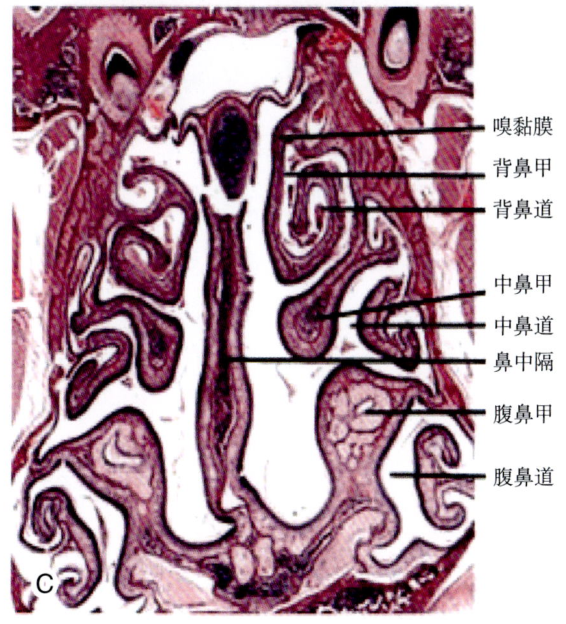

图4–2 大鼠鼻腔三切面图

A.切面1：上切牙与上切牙乳头之间；B.切面2：上切牙乳头与第一上腭脊之间；C.切面3：第二上腭脊与第一磨牙之间（选自昭衍病理数据库）

（三）鼻黏膜的组织学

鼻是呼吸和嗅觉器官，鼻黏膜分为前庭、呼吸部和嗅部。

1.前庭部　邻外鼻孔，是呼吸上皮和嗅上皮的连接带，由无角化的复层扁平上皮覆盖，生有鼻毛。深部为固有层各种组织。

2.呼吸部　是上鼻甲以下的部分，面积较大，血管丰富呈橙红色，黏膜覆盖为假复层柱状纤毛上皮，含有杯状细胞，纤毛摆动可将细菌、异物灰尘颗粒排出体外，固有层内含有浆液腺、黏液腺、混合腺，腺体形成一层保护膜。

3.嗅部　位于上鼻甲及其相对应的鼻中隔部位，由嗅上皮和固有层组成，大鼠只有在切面3上才能看到。嗅部黏膜也是假复层柱状上皮，嗅上皮层内有多种细胞，如塞尔托利细胞、嗅细胞和基细胞。

塞尔托利细胞具有支持保护和分隔嗅细胞的作用，嗅细胞为双极神经元，位于塞尔托利细胞之间，嗅细胞发出轴突穿过基底膜形成嗅神经。嗅神经将捕捉到的各种气味传至中枢，引起中枢的相应处理反应。基细胞位于上皮深部，具有分裂和分化能力，能分裂分化成塞尔托利细胞和嗅细胞。人与动物的嗅觉功能较一致，犬的嗅区面积最大，约是人的3倍，猴与人相当，啮齿动物由于体型小嗅区面积较小[7,8]（图4–3）。

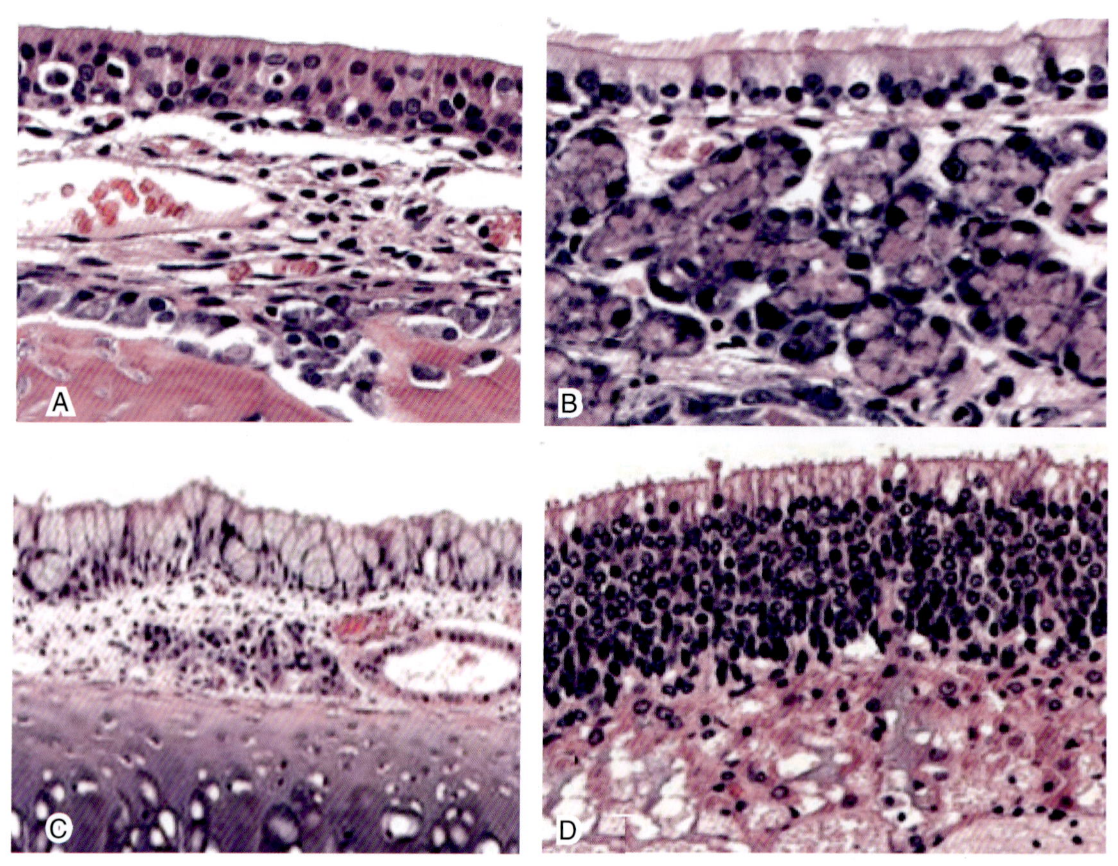

图4–3 **大鼠鼻黏膜上皮细胞类型**

A.鼻前庭的复层扁平上皮；B.鼻黏膜呼吸部的假复层柱状纤毛上皮，最表面可见纤毛，上皮下方为腺体；C.纤毛上皮杯状细胞；D.嗅部嗅上皮，为假复层柱状上皮，由嗅细胞、塞尔托利细胞和基细胞组成，最表面可见嗅毛

（四）咽和喉黏膜组织学

喉连接咽和气管，具有通气和发声两种功能。喉以软骨为支架借韧带与肌肉或关节相连，会厌舌面及喉面黏膜表面为复层扁平上皮，舌面上皮内有味蕾，会厌的喉面下部黏膜为假复层纤毛柱状上皮。会厌各部黏膜固有层均为疏松结缔组织。喉的侧壁黏膜形成上下两对皱襞即室壁与声壁，上下皱襞之间为喉室。室壁黏膜为假复层纤毛柱状上皮，其固有层为疏松结缔组织。

二、自发和毒性病变

鼻咽喉黏膜的上皮细胞种类较多，包括复层上皮和假复层柱状纤毛上皮、分泌黏液的杯状细胞、黏膜和黏膜下腺体的腺上皮、嗅上皮等，在吸入外界气体和致病物质时，如细菌、病毒、有害颗粒及给予不同药物或化学物质的吸入实验，都可以造成这些细胞的损伤；组织病理学的表现为纤毛脱失、萎缩、化生、变性、坏死、出血、血栓形成、再生、纤维细胞增生，以及各种类型的炎症、肿瘤性增生等。实验动物的上呼吸道急、慢性炎症很多情况下是自发性病变，可能是在自然环境下感染各种致病菌所致的反应。但是在吸入毒性实验中，如大鼠暴露于氨类或外源性物质，也可以诱发上述各种病变[9,10]。同时，某些非经吸入方式给予的药物也可以诱发上呼吸道的损伤。

（一）炎症性病变

黏膜炎症、渗出和糜烂。鼻咽喉最先接触空气中各种有害物质，炎症反应是最常见的病变，表现为黏膜血管扩张淤血，组织水肿和炎细胞及浆液成分的渗出。如果炎症较重，上皮细胞发生变性坏死或脱落，大量渗出的浆液、细胞和坏死物质混合在一起覆盖在黏膜表面，该病灶则称为糜烂。如果发生化脓性炎症，大量中性粒细胞渗出至喉黏膜表面和喉腔内，并形成脓汁，该病变称为喉黏膜表面化脓（图4-4）。

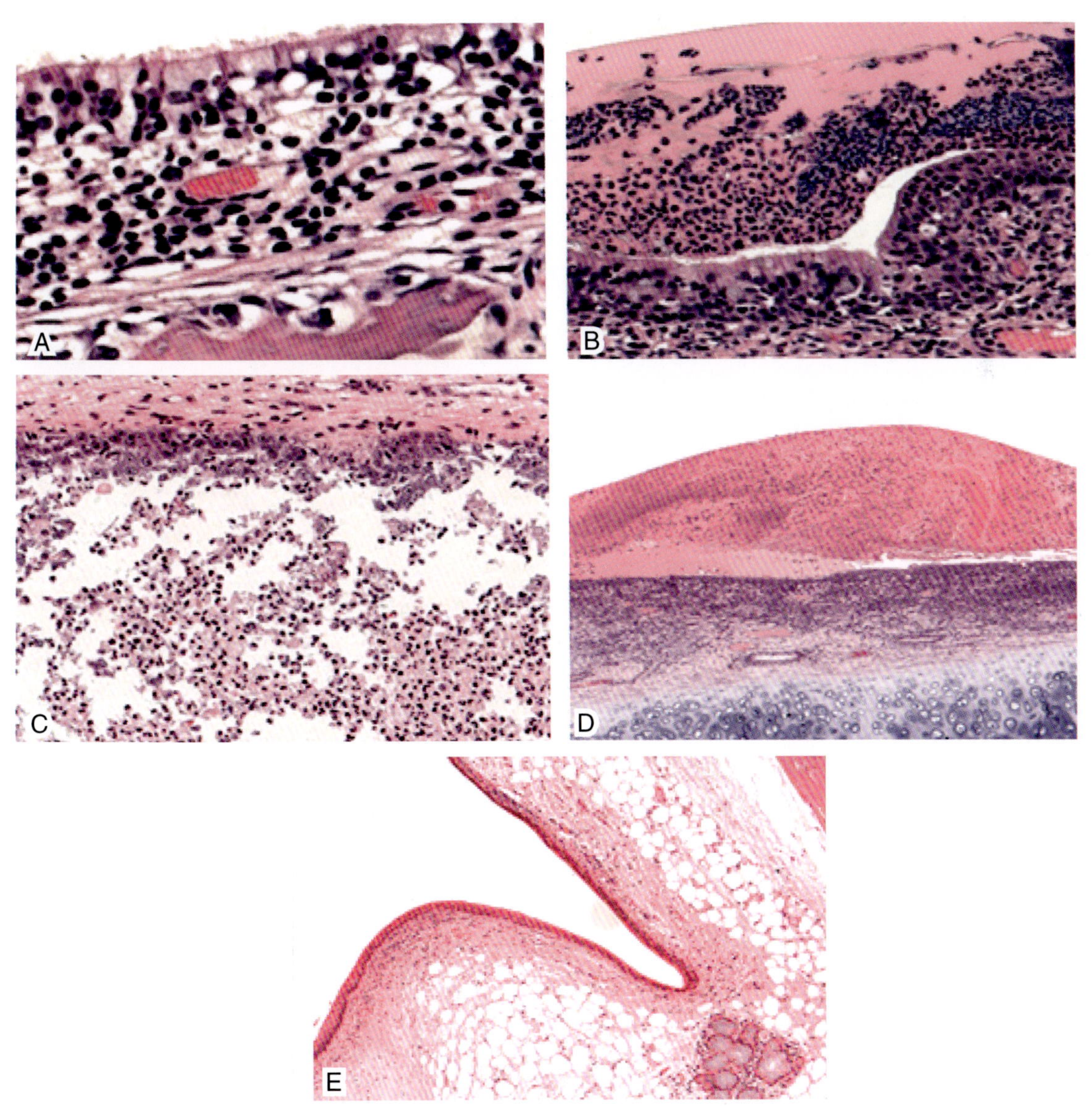

图4-4 **黏膜炎症性病变**

A.大鼠注射减毒活疫苗诱发的上呼吸道黏膜炎症及淋巴细胞浸润；B.大鼠黏膜渗出大量浆液和中性粒细胞附着在表面形成痂皮；C.大鼠喉黏膜表面化脓，腔内充满大量中性粒细胞；D.食蟹猴吸入给药致鼻腔组织重度炎症，表面结痂；E.食蟹猴吸入给药致喉黏膜下层炎细胞浸润（选自昭衍病理数据库）

（二）非肿瘤性增生性病变

增生性病变可以是黏液细胞增生、呼吸上皮的增生、基底细胞增生、腺上皮增生、嗅上皮增生[11]，也可以是这些细胞发生的不典型增生。 诊断这些增生较容易，但如果要区别是自发性病变还是毒性病变，则需要与对照组动物相比较。此外，鼻咽部的嗅上皮内常可见嗜酸性小体，不属于增生性病变。上皮内嗜酸性小体（intracytoplasmic eosinophilic body）是指在呼吸上皮、嗅上皮或腺上皮的胞质内可以见到的嗜酸性小体，或称玻璃滴（hyaline droplet）玻璃变性（hyaline degeneration），最多发现在嗅上皮内，为老年大鼠和小鼠常见的自发病变，大鼠多发生在呼吸上皮和嗅上皮，而小鼠多发生于呼吸上皮与腺体（图4-5）。在吸入实验研究中，有报道给大鼠和小鼠吸入二甲胺（dimethylamine）等化学物质，可增加这种上皮内的嗜酸性小体的数量，但这种形态学的毒性意义尚不清楚，可能与蛋白代谢障碍有关。

（三）肿瘤性增生

肿瘤性增生包括良性及恶性肿瘤，如乳头状瘤、腺瘤、鳞癌、腺癌、淋巴上皮癌、嗅神经母细胞瘤等（图4-6）。

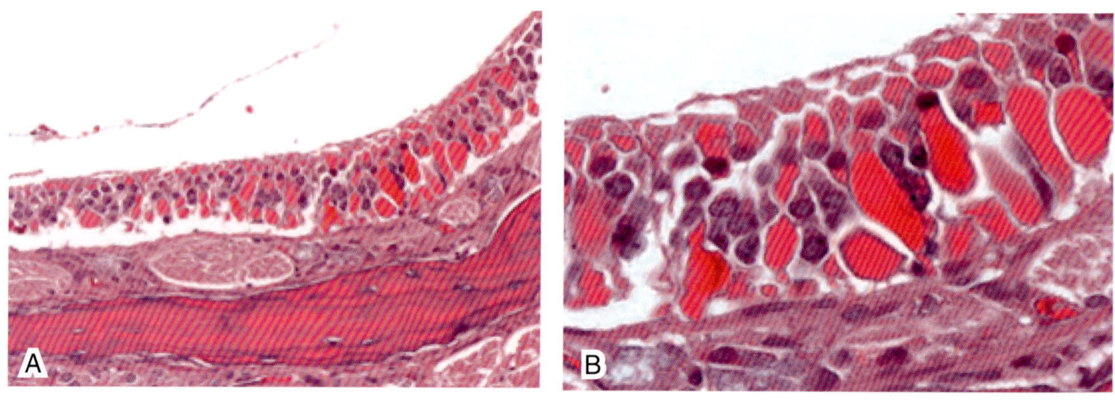

图4-5 大鼠鼻腔嗅上皮内嗜酸性小体

A. 鼻腔3切面嗅上皮细胞内可见嗜酸性小体；B.嗜酸性小体的强嗜酸性

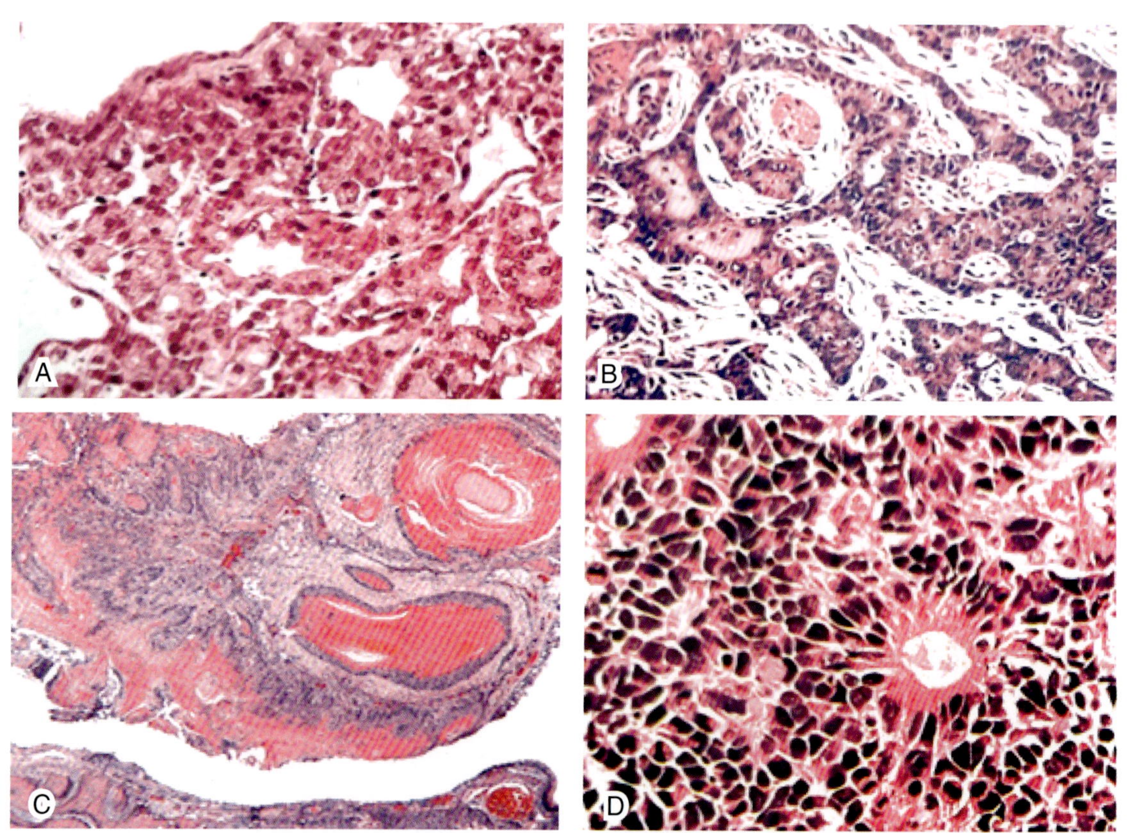

图4-6 小鼠鼻腔自发肿瘤

A.腺瘤，腺腔大小较一致，细胞分化好；B.低分化腺癌，腺腔大小不等，细胞分化不好，浸润性生长；C.鳞癌，浸润性生长，形成大小不等的癌巢和角化珠；D.嗅神经母细胞瘤，肿瘤细胞形成菊形团（选自昭衍病理数据库）

第二节 气管、支气管和肺

一、解剖、组织学和功能

（一）解剖组织学及功能特点

下呼吸道包括气管、支气管、小支气管、细支气管、呼吸性细支气管、肺泡管、肺泡囊、肺泡。猴的肺和人类一样，即右肺3叶，左肺2叶；犬的左肺是3叶，右肺4叶；大鼠的右肺可分为前、中、后3个叶和较小的副叶，左肺仅有一个较大的肺叶；小鼠的肺叶和大鼠相同；其他大小动物的肺叶各有差异。较大的气管和支气管有黏膜层、黏膜下层和外膜组织。外膜由透明软骨、结缔组织和平滑肌构成。支气管逐渐深入肺，各级支气管会发生很大变化，导气部各级支气管的变化规律是：①气管由粗变细，最细部称呼吸性细支气管。②黏膜下腺体和软骨逐渐减少到最后消失。③平滑肌逐渐增多，最后形成完整的平滑肌层，因此平滑肌痉挛收缩会造成呼吸困难，哮喘。

（二）肺小叶

细支气管以下形成的肺组织为一个肺小叶，包括细支气管、呼吸性细支气管、肺泡管、肺泡囊、肺泡等（图4-7）。

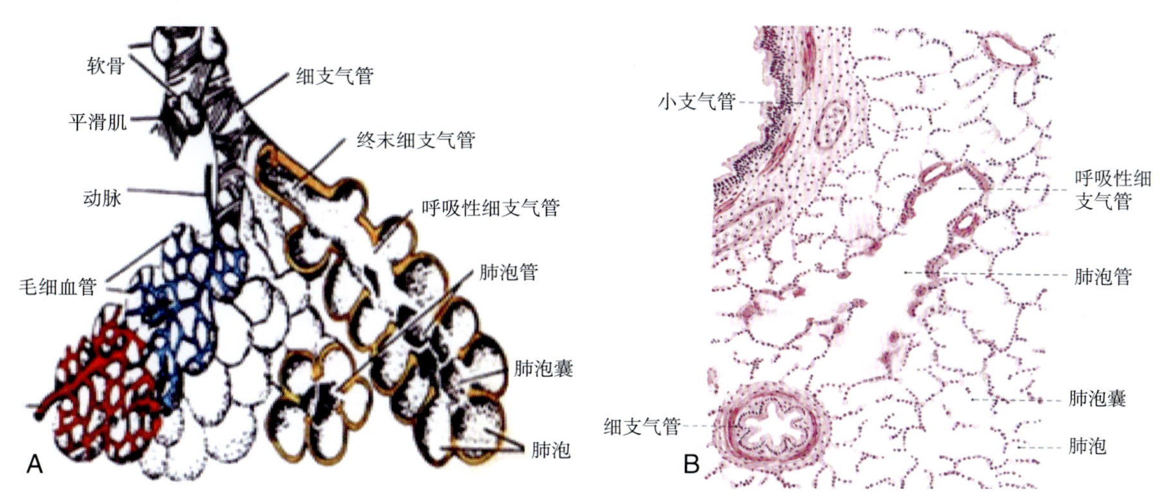

图4-7 肺小叶模式图和支气管和肺组织的低倍镜组织学图片

A.肺小叶；B.支气管和肺组织的低倍镜组织学，显示了各级支气管、肺泡管、肺泡囊和肺泡的存在位置

（三）气管、支气管黏膜上皮和肺泡的细胞特征

气管和各级支气管的黏膜均为假复层柱状纤毛上皮覆盖，其上皮细胞腔面的纤毛通过向腔外方向摆动，可以把气道内的异物和杯状细胞分泌的黏液排出体外，具有清理气道的作用；到了终末细支气管和呼吸性细支气管节段，上皮细胞主要由克拉拉细胞和少量的纤毛上皮细胞组成，克拉拉细胞是黏膜细胞的一种，其分泌物可分解管腔中的黏液，还可对吸入的毒物或某些药物进行转化和解毒；肺泡管和肺泡囊的壁上没有上皮细胞，仅为气道结构，肺泡管是呼吸性细支气管的分支，每个肺泡管与大量的肺泡相连。肺泡囊与肺泡管相连，肺泡囊由几个肺泡围成；肺泡是气道的最终末部分，为多面形有开口的囊泡。肺泡数量极大，且因动物大小而异，肺泡有单层肺泡上皮和基膜组织，肺泡之间有少量结缔组织隔开，称肺泡间隔，其中含血管、纤维细胞和巨噬细胞等。肺泡壁有Ⅰ型和Ⅱ型2种上皮细胞，Ⅰ型肺泡上皮（type Ⅰ alveolar cell）覆盖肺泡表面积的95%，细胞扁平，参与气-血屏障，Ⅰ型肺泡上皮无分裂能力，损伤后由Ⅱ型肺泡上皮增殖分化补充；Ⅱ型肺泡上皮（type Ⅱ alveolar cell）位于Ⅰ型肺泡上皮之间，数量少，细胞立方形或圆形，顶端胞质呈圆顶游离状，Ⅱ型肺泡上皮细胞在增生时较容易看到。各级气管支气管黏膜上皮和肺泡的细胞特征见图4-8。

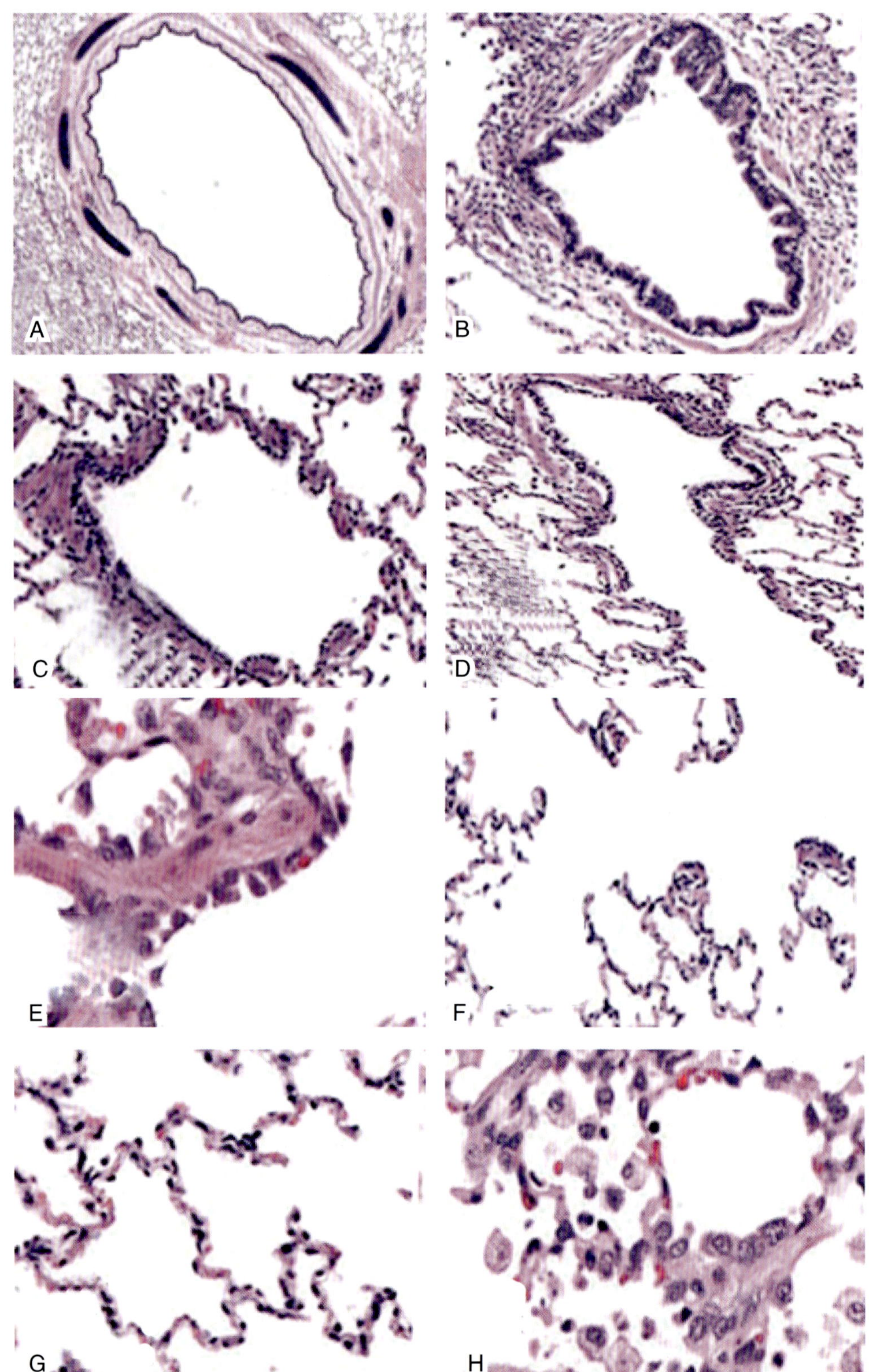

图4-8 比格犬下呼吸道各段和肺的组织学

A.肺内小支气管，黏膜、黏膜下层及外膜完整；B.终末细支气管，黏膜下腺体和软骨消失，外层形成完整平滑肌层；C.呼吸性细支气管起始部，管壁不完整，有肺泡开口于管壁；D.一条较长的呼吸性细支气管，管壁基本不连续，仅残存小段的黏膜细胞和平滑肌，黏膜细胞有少量的纤毛细胞和大量的克拉拉细胞；E.呼吸性细支气管壁的克拉拉细胞立在平滑肌层上，是呈钉子状突向管腔；F.肺泡管和肺泡囊；G.肺泡，是气道的最终末部分，为多面形有开口的囊泡，有单层肺泡上皮和基膜组织，肺泡之间有少量结缔组织隔开，称肺泡间隔，其中含血管、纤维细胞和巨噬细胞等；H. 高倍镜观察肺泡壁，可见Ⅰ型和Ⅱ型2种上皮细胞，Ⅰ型肺泡上皮呈扁平状，Ⅱ型肺泡上皮位于Ⅰ型肺泡上皮之间，细胞呈立方形，Ⅱ型肺泡上皮常在炎症增生时容易看到

二、自发和毒性病变

（一）先天性支气管扩张

先天性支气管扩张是一种非常罕见的先天性畸形，肺组织基本消失，由大小扩张的气管，支气管和结缔组织连接构成，是个基本失用的器官（图4-9）。

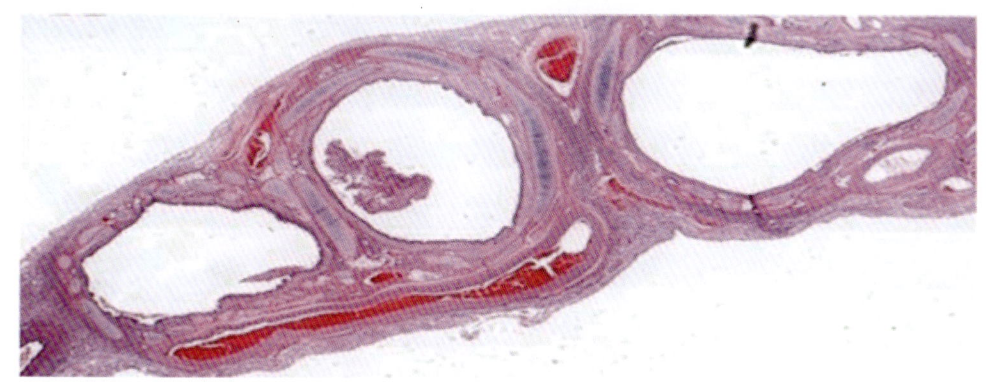

图4-9 比格犬先天性支气管扩张

肺切面可见大小不等扩张的支气管和血管，肺组织萎缩消失（选自昭衍病理数据库）

（二）呼吸上皮的鳞状化生

呼吸上皮的鳞状化生见图4-10。

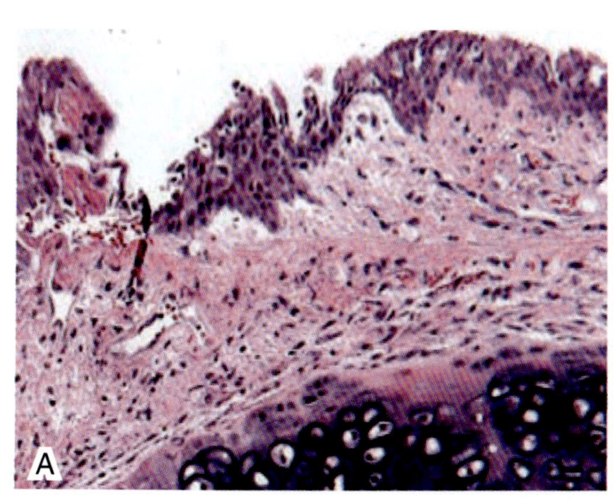

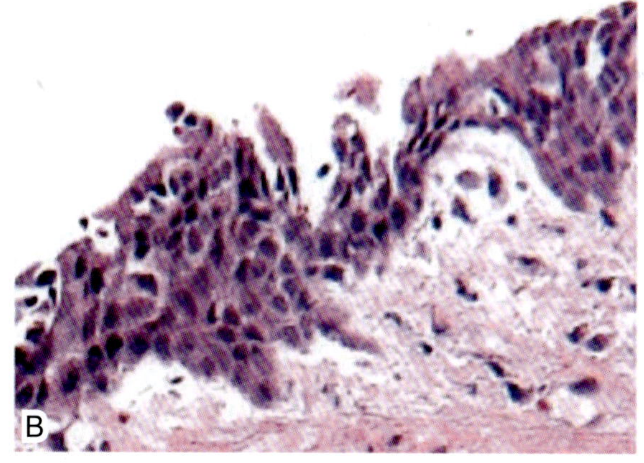

图4-10 大鼠呼吸上皮的鳞状化生

A. 烟雾吸入（3 个月）加脂多糖滴入后，支气管黏膜呼吸上皮细胞鳞状上皮化生；B.高倍镜下可见化生的鳞状上皮（选自昭衍病理数据库）

（三）支气管炎

急性支气管炎（acute bronchitis）是指支气管黏膜发生的急性炎症、出血、大量中性粒细胞渗出、局部水肿。有一种重度的急性支气管炎，大量的中性粒细胞和水肿液向支气管表面渗出，在管腔内形成大量的脓汁，肺组织并无破坏，此种病变称气管支气管表面化脓（图4-11A）。

慢性支气管炎（chronic bronchitis）是指气管、支气管黏膜及其周围组织的慢性非特异性炎症，在人类是一种常见的慢性呼吸系统疾病，以中老年人多见，故又称老年慢性支气管（简称老慢支），大型动物也可患有本病。病理变化特点是炎症进展慢，黏膜上皮的损伤，即黏膜上皮纤毛粘连、倒伏、减少甚至消失，上皮细胞变性坏死脱落，支气管管壁组织呈慢性炎症损伤病变，黏膜深处浸润的细胞主要是巨噬细胞和淋巴细胞，组织细胞有增生等，腺体增生、肥大、黏液化和退变，黏液分泌增多导致黏液栓形成，可阻塞支气管。在实验动物的吸入实验研究中，如慢性阻塞性肺病（chronic obstructive pulmonary disease, COPD）模型，慢性支气管炎通常是最先出现的病变（图4-11B～D）。

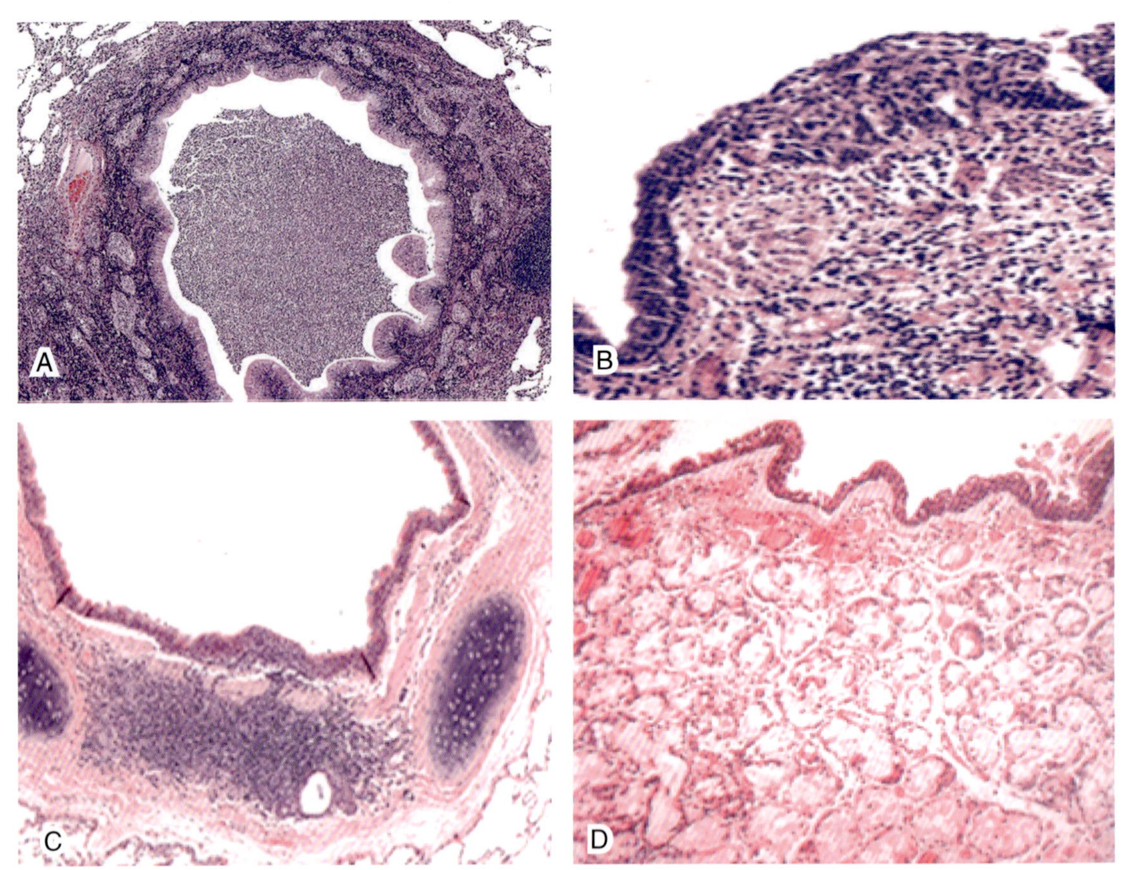

图4-11　急慢性支气管炎

A.比格犬急性支气管炎，管腔内有大量是中性粒细胞渗出（表面化脓）；B.慢性支气管炎，黏膜下淋巴细胞浸润，鳞状细胞化生（人）；C.食蟹猴吸入给药致气管黏膜下炎细胞浸润；D. 慢性支气管炎黏膜下黏液腺增生（选自昭衍病理数据库）

（四）支气管哮喘和动物模型

哮喘（asthma）是一种慢性气道炎症性疾病，是气管、支气管对各种刺激高反应性为特征的疾病，其表现是气道呈现广泛的狭窄，可在短期内因治疗或自行改善。哮喘的基本病理改变包括气道狭窄或阻塞、气道慢性炎症、气道高反应性变化（痉挛）。支气管哮喘是常见病，已在多种动物，如小鼠、大鼠、豚鼠、兔、犬、绵羊和非人灵长类动物中建立了哮喘模型[12]。昭衍实验室用卵白蛋白（ovalbumin, OVA）等，给BAL B/c 小鼠吸入，成功制作了哮喘模型（图4-12）。

（五）肺水肿

肺水肿（pulmonary edema）是指肺内或肺间质内出现了大量的水分。正常情况下肺泡或肺间质内不含游离水或只有少量水分，只有在某种因素的作用下水分才可以进入肺泡腔或肺间质内引起水肿，严重的肺水肿影响肺内气体交换可引起死亡。肉眼观察可见气管、支气管内有粉红色泡沫状液体，水肿的肺苍白肿胀，显微镜下主要表现是肺泡腔内含有大量的水肿液，由于部分蛋白成分也可以漏出，故水肿液HE染色呈淡粉色（图4-13）[13]。肺水肿是肺内最常发生的病理改变，主要有以下几种因素可以引起肺水肿。

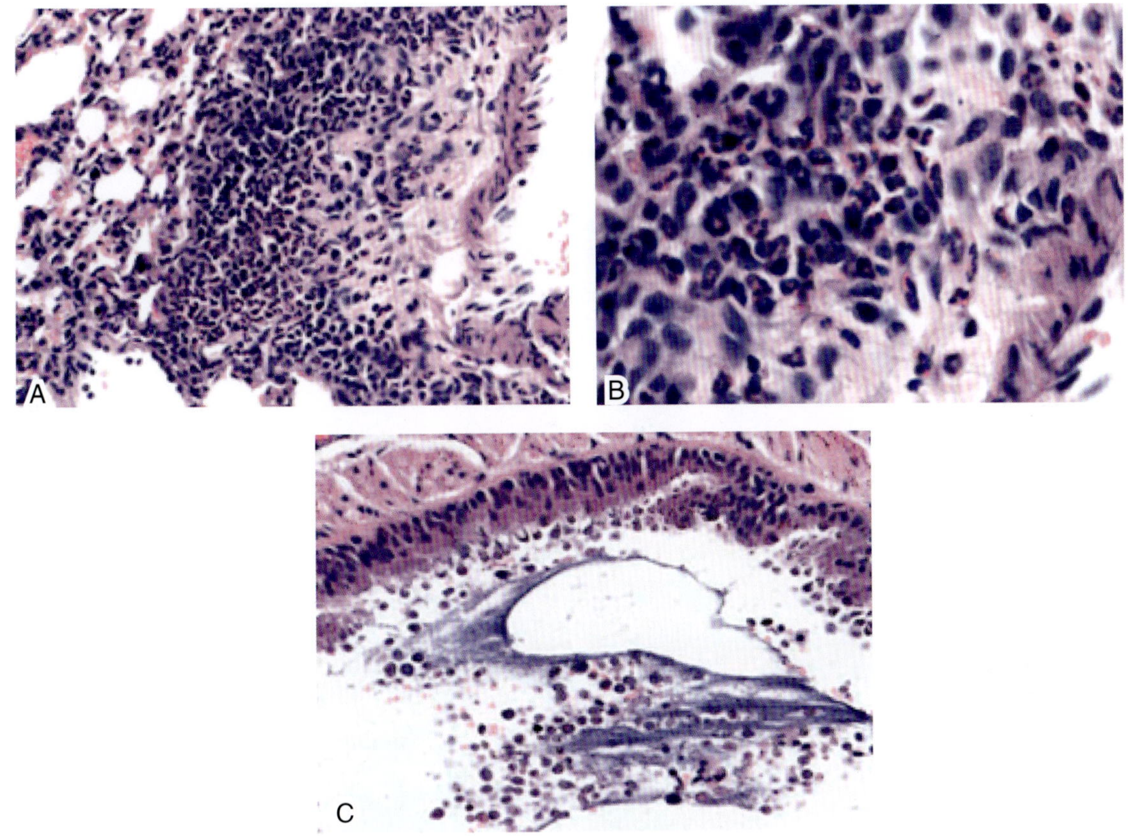

图4-12 BAL B/c 小鼠哮喘模型病变

A.吸入致敏 0VA+铝粉 2 周，肺内血管周围出现大量的炎症细胞浸润；B.高倍镜观察炎症灶内有大量嗜酸性粒细胞；C.支气管腔内可见大量的黏液和纤维素，黏液中含有嗜酸性粒细胞（选自昭衍病理数据库）

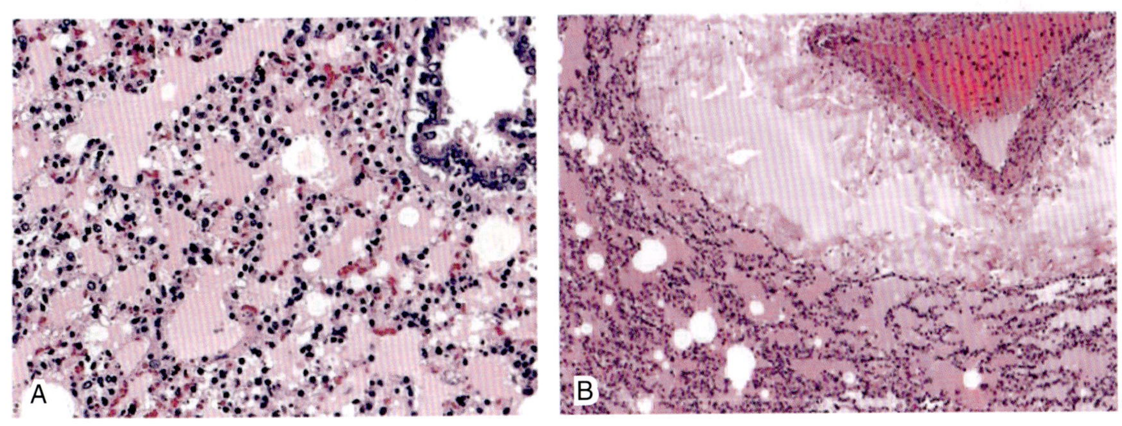

图4-13 肺水肿

A.大鼠细菌性心内膜炎、左心衰竭，致肺水肿，见肺泡血管扩张，肺泡腔内充满粉色水肿液；B. 猴蓖麻毒性导致的肺水肿，肺泡腔内含粉色水肿液，肺大血管周围组织内可见大量水肿液

1.循环障碍　任何引起左心功能不全甚至左心衰竭的情况，均可导致肺内血流受阻，血液淤滞，压力增大，血液中的水分便可以漏出到血管外，进入肺泡或间质内形成水肿。

2.药物的毒性作用　某些药物或化学物质对肺内血管有毒性作用，使血管壁通透性增强，发生血管渗漏综合征（vascular leak syndrome），大量水分漏出到肺泡腔或肺间质形成水肿。最典型的案例是 α-萘硫脲（ANTU，一种杀虫剂）引起的肺水肿，该药物可以使肺毛细血管和静脉内皮受到损伤而导致肺水肿甚至胸腔积液。还有其他毒素类，如内毒素也可以引起肺水肿。目前报道至少有超过30多种药物可以引发非心源性的肺水肿[14]。昭衍实验室近年来在某蓖麻（*Ricinus communis L.*）毒性实验中引发了食蟹猴重度肺水肿，大部分动物在实验第2天死亡。显微镜下观察，水肿除发生在肺泡腔，肺血管周围间质水肿也极其严重，可以考虑蓖麻毒素不仅损害毛细血管和小静脉，甚至还可以损伤较大的血管（图4–14）。

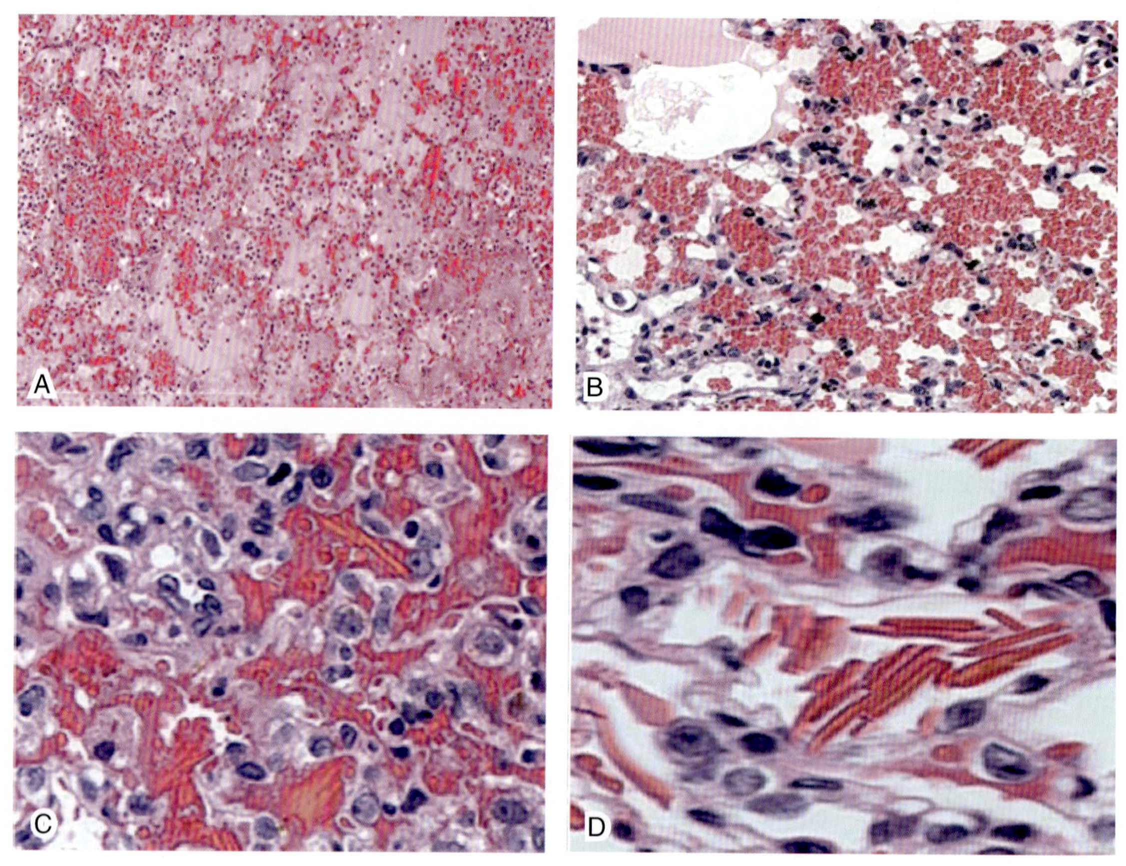

图4–14　肺淤血和出血

A.食蟹猴循环衰竭引起肺淤血、水肿伴出血，肺泡壁血管扩张，肺泡内可见大量粉染的水肿液和红细胞；B.大鼠给予凝血药物导致肺出血，肺泡腔内可见大量红细胞；C. SD 大鼠灌服某种药物致肺出血；D.肺泡腔内的血红蛋白结晶（选自昭衍病理数据库）

3.炎性水肿　肺内发生炎症时，可以同时伴有炎症区域肺泡腔的液体渗出，这是炎性渗出性病变，水肿通常仅限于炎症区域附近，而不是全肺的水肿。

4.不明原因的免疫学机制引起的水肿　这种肺水肿的发生可能是由变态反应机制引起，但是必须在排除其他原因后才能诊断。

（六）肺血管血栓和栓塞

肺栓塞（pulmonary embolism）是指身体的静脉系统形成的血栓。血栓脱落后随着静脉系统回流到右心房，再进入右心室，再经肺动脉流入肺的血管，视血栓的大小情况，最后阻塞在某段动脉血管，即为肺动脉栓塞，继而导致肺组织出血性梗死。如果巨大的血栓堵在肺动脉分叉或肺内较大的肺动脉分支，可造成人或动物的猝死。人类的肺动脉栓塞并不少见，实验动物由于制作各种疾病的模型而进行手术时，也可造成心脏和血管内膜，特别是静脉系统血管内膜损伤，从而形成血栓，血栓脱落随循环进入肺而造成肺栓塞。因此，对突然死亡的动物，特别是做了手术的动物，在解剖时，一定要注意检查心脏和肺动脉系统，寻找血栓栓塞的可能（图4–15A）。

肺动脉原位血栓形成（in situpulmanary thrombosis），即在肺动脉主干及其分支血管原位发生了血栓，是肺动脉血栓形成的原因之一，与血管内皮损伤及高凝状态致血流缓慢有关（图4-15B）。吸入药物在肺部有较高的分布，也可以导致血管损伤及血栓形成（图4-15C）。

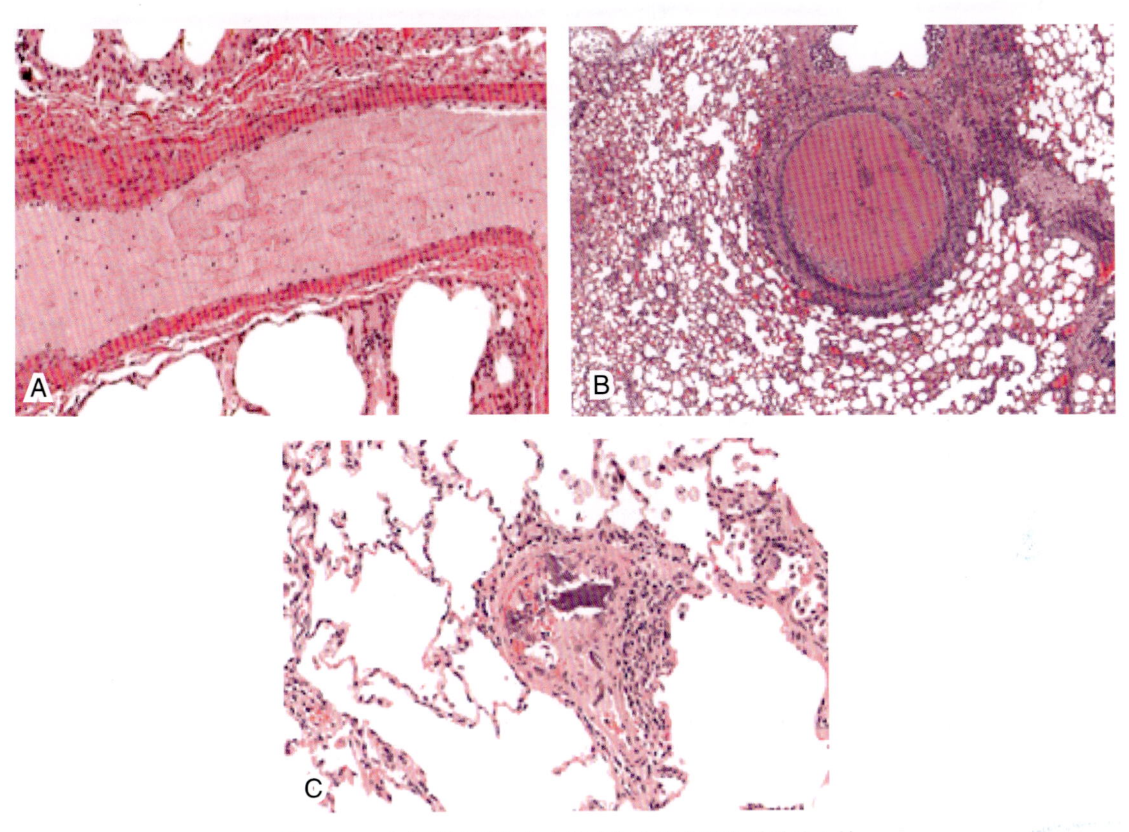

图4-15 食蟹猴肺动脉分支栓塞和大鼠肺原位肺动脉血栓

A.食蟹猴肺内一较大的动脉内可见血栓；B. 大鼠应用凝血因子10激活剂诱发肺动脉原位血栓形成；C. 食蟹猴吸入药物致肺血管血栓形成、钙化

（七）肺的微血栓及栓塞

肺内形成微血栓通常是机体发生了弥散性血管内凝血（disseminated intravascular coagulation, DIC）。很多原因可以造成DIC，如各种严重的感染性疾病、急性白血病、创伤和手术、急性重症肝炎和恶性肿瘤等。上述疾病以不同的机制激活了机体内源性和外源性凝血系统，导致组织器官发生凝血，肺内大量的小血管便可以发生凝血，形成微血栓，此阶段病变已经不可逆，继而导致人或动物死亡。在利用实验动物进行凝血与抗凝血的研究中，常应用凝血因子相关的制剂制作DIC动物模型，形成一些脏器血管的微血栓（图4-16）。

血栓的形成是一个比较缓慢的过程，先是血小板在血管内沉积，此时此处称为白色血栓（血栓头），随着血栓逐渐增大，逐渐阻塞血管，在这个过程中血液中的纤维素、红细胞和白细胞开始沉积在血栓中，便形成了混合血栓（血栓体），当血栓完全堵塞血管后，后面流过来的红细胞淤滞便形成红色血栓（血栓尾）。当药物引起血小板数量急剧增加时，血栓形成的速度快，且波及的血管广泛，形成以血小板为主要成分的白色血栓。昭衍实验室用某促血小板生成肽给SD大鼠静脉输注后在肺及心腔形成的白色血栓（图4-17），特别是肺内大量血小板性微血栓的形成，影响气体交换，造成大量实验动物因呼吸衰竭而死亡。

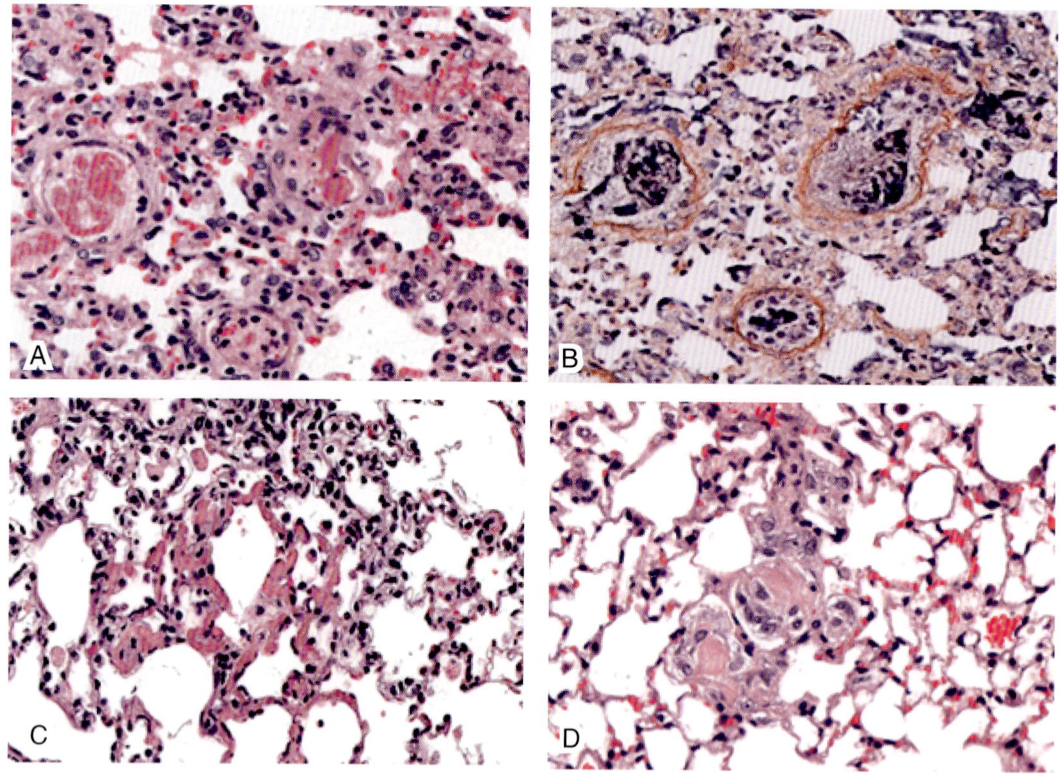

图4–16 肺微血栓及栓塞

A.给大鼠重复静脉注射凝血因子10激活剂诱发肺小血管内微血栓形成（HE染色）；B.磷钨酸苏木精（PTAH）染色证实微血栓成分主为纤维素，染成蓝黑色；C.促红细胞生成素毒性实验在大鼠肺形成的微血栓； D.脐带间充质干细胞（1×10^8个/kg）静脉注射给予NOG小鼠引起的肺血管栓塞

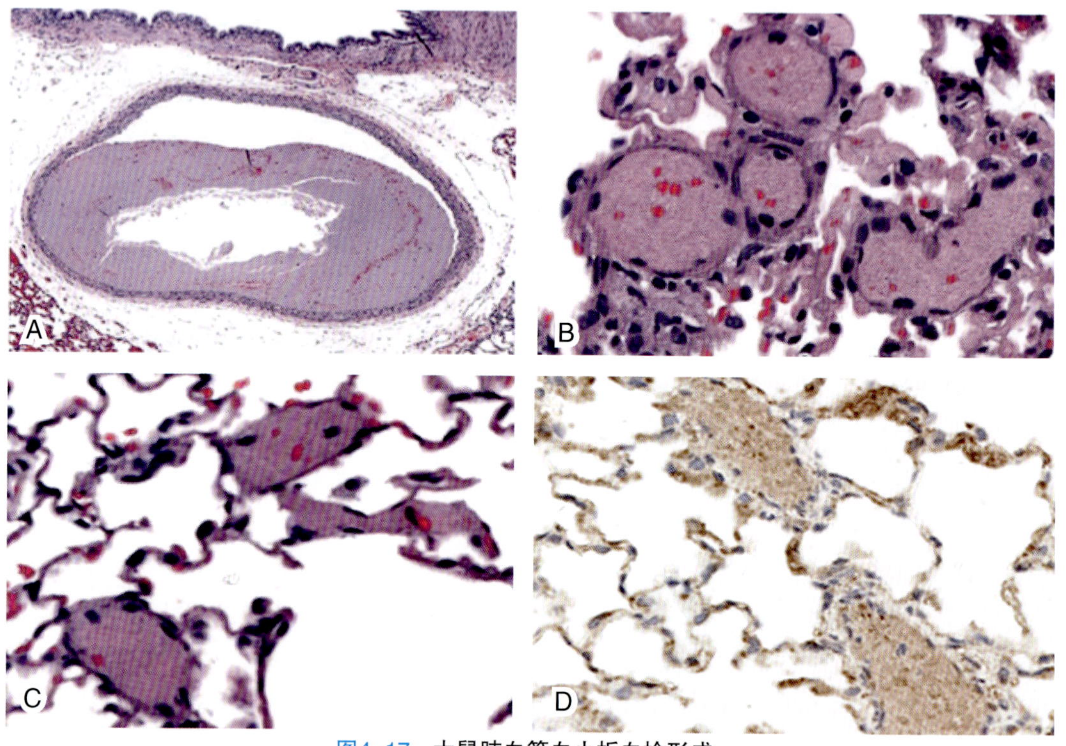

图4–17 大鼠肺血管血小板血栓形成

A.肺内较大血管内血小板血栓，颗粒状；B.肺内小血管内的颗粒状血小板血栓；C.肺泡毛细血管内的血小板血栓（微血栓）；D.免疫组织化学染色证实肺小血管腔内的血小板标记物CD9阳性，CD9可分布于肺泡壁，因此肺泡壁也显示阳性（选自昭衍病理数据库）

（八）肺气肿

肺气肿（pulmonary emphysema）是指肺内含气量增多而体积膨大的现象。肺气肿通常是肺泡呈永久性扩张，并伴有肺泡间隔破坏。人类发生的肺气肿通常是患者长期患有慢性支气管炎，支气管壁受到炎症的破坏而塌陷，呼气时受到阻碍，特别是小的支气管由于炎症渗出物和黏液的阻塞，呼气时因支气管的扩张而尚能进入一些气体，但在呼气时随着气管的回缩，黏液栓阻塞，肺内气体极难排出，致使肺内残气量增多，长期如此，肺泡膨大含气增加，整个肺组织膨大。大动物的肺气肿与人类发病机制相同，但很少见，大鼠偶发的肺气肿常被认为是年龄相关的自发改变。然而啮齿类动物气管内滴注木瓜蛋白水解酶，胰弹性蛋白酶和中性粒细胞弹性蛋白酶建立的肺气肿模型的组织学变化类似于人类的全腺泡型肺气肿。实验动物的肺气肿通常是管腔阻塞、通气不畅，形成急性阻塞或周围肺泡过度代偿的结果（图4–18）。值得注意的是肺组织必须经福尔马林灌注固定后才能做出质量好而可信的组织切片，否则会出现部分肺泡萎陷不张，部分肺泡扩张的人工假象，影响病理诊断（图4–18C）。

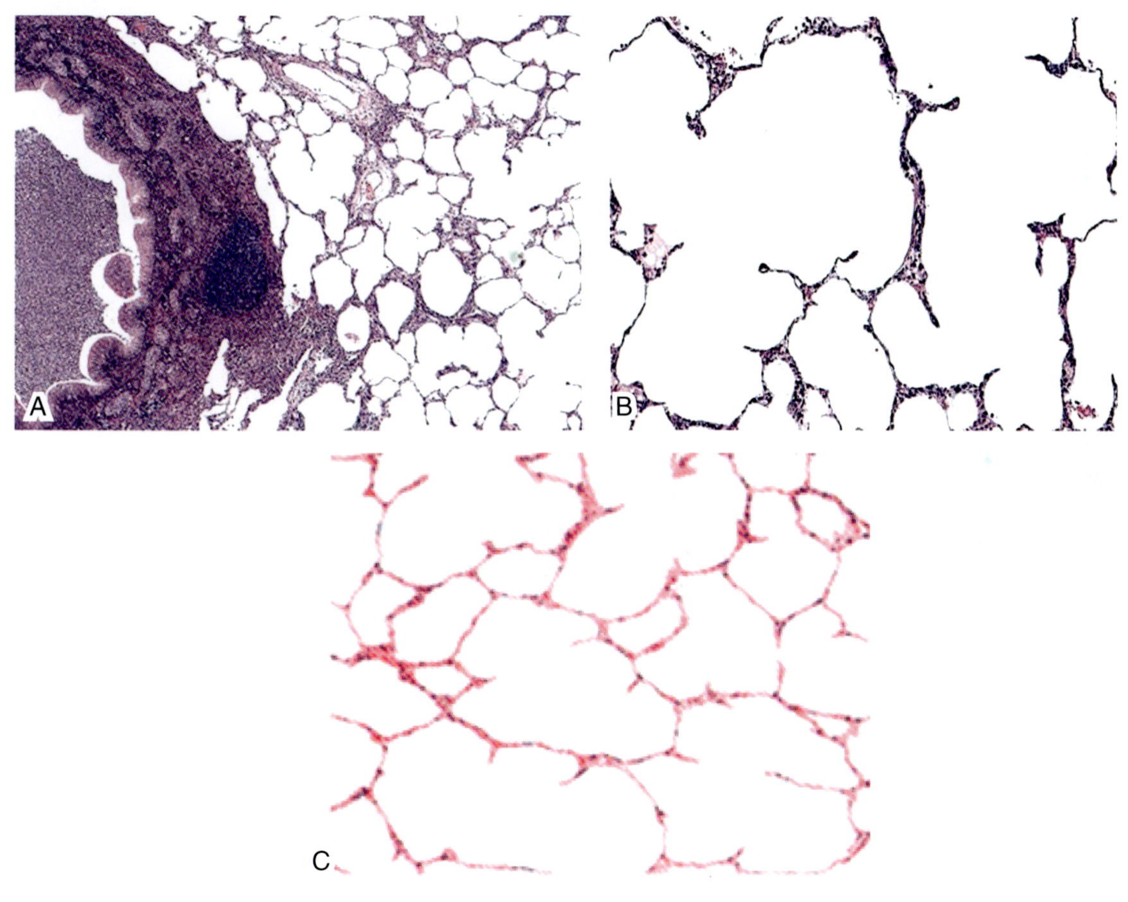

图4–18　肺气肿

A.比格犬肺内支气管管腔发生表面化脓性炎症，大量脓汁堵塞在管腔，致使周围肺泡发生阻塞性肺气肿，肺泡弥漫性扩张；B.高倍镜观察肺泡扩张，肺泡间隔变细；C.猴自发性肺气肿，肺泡扩张，肺泡间隔变细（选自昭衍病理数据库）

（九）肺泡内泡沫细胞聚集

正常情况下肺泡壁即有巨噬细胞的存在，可以吞噬吸入肺内的异物或其他物质，变成泡沫样细胞，属于单核巨噬细胞系统功能细胞。如果这样的泡沫细胞聚集过多，被称为泡沫细胞聚集。泡沫细胞聚集常是自发的现象，多见在胸膜下，很多实验动物特别是啮齿类动物很常见。很多药物也可以诱发泡沫细胞聚集现象（图4–19）。鉴别自发性和药物诱发的泡沫细胞聚集的关键，在于观察分析对照组和给药组的病变发生率、病变程度和药物组的量效关系。

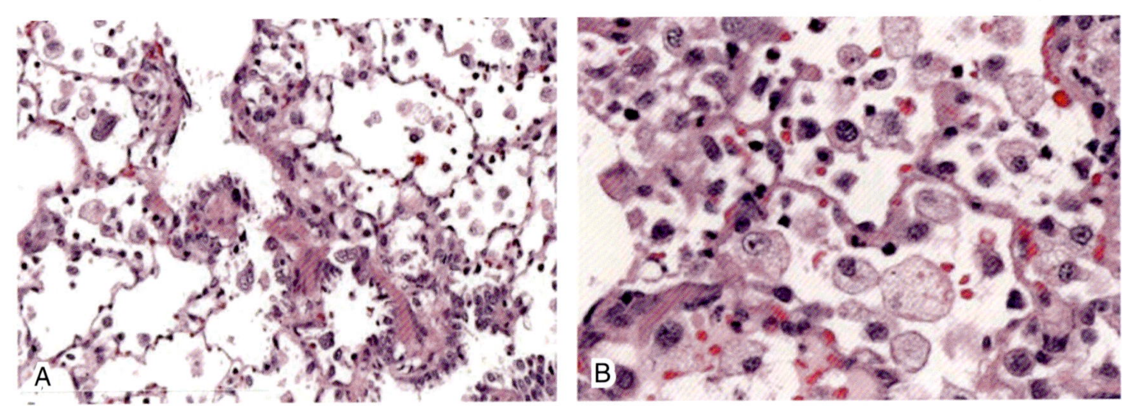

图4-19 **食蟹猴药物诱发肺泡沫细胞集聚**

A.某免疫抑制剂诱发的肺泡腔泡沫细胞聚集；B.高倍镜下见泡沫细胞肿大，聚集成团，胞核靠边或中位，胞质内物质呈泡沫状，浅染；C. 食蟹猴吸入给药致肺组织炎细胞浸润及肺泡内巨噬细胞聚集

（十）肺脂质沉积症和磷脂质沉积症

肺脂质沉积症（lipidosis）为脂肪代谢异常引起脂肪在各个脏器、组织、细泡内沉积，肺内发生的磷脂症，其机制应为肺泡内和肺泡壁巨噬细胞吞噬的结果。化学物质引起的脂质沉积以磷脂蓄积为主，称为磷脂沉积症[15]。一般情况下，细泡内脂肪蓄积可见大小不等的空泡，可以做组织化学酸性苏木红法（Baker）染色，证明脂肪和磷脂的存在。值得注意的是，在诊断肺脂质沉积症或磷脂症时，需要分析药物的背景资料；与对照组比较，泡沫细胞集聚显著增多；做酸性苏木红特殊染色；或电镜观察磷脂症时，可见到的板层小体（图4-20）。

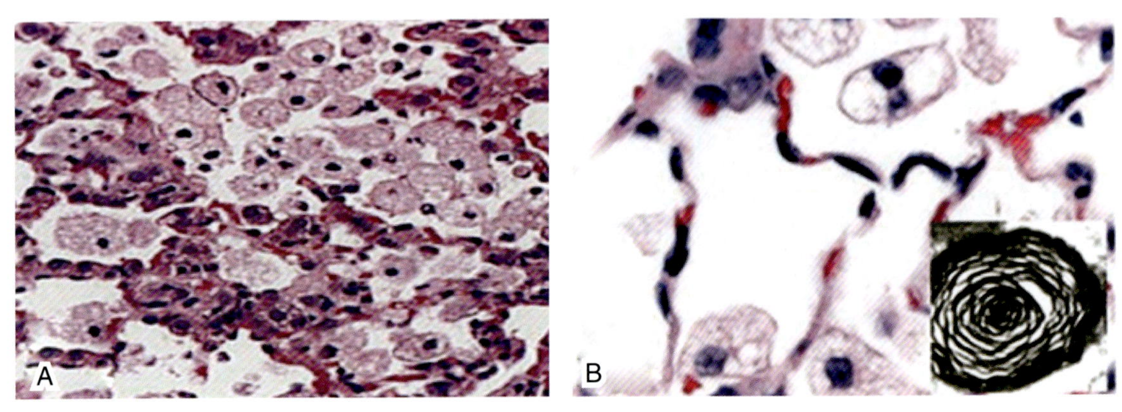

图4-20 **大鼠肺磷脂沉积症**

A.大鼠肺磷脂沉积症，大量空泡细胞聚集在肺泡腔；B.大鼠肺磷脂沉积症，肺泡腔内巨噬细胞细胞质中含微细空泡和电镜下观察到的板层小体

（十一）肺内色素沉积

肺泡吞噬细胞对沉积在肺泡内的各种物质都能吞噬，被吞噬物质位于细胞质内或细胞破裂后沉积在肺泡腔内。常见以下几种肺内色素。

（1）含铁血黄素沉积：红细胞破坏后，血红蛋白经巨噬细胞处理后变成含铁学黄素。含铁血黄素呈金黄色颗粒状，有折光性。肺内的含铁血黄素沉积多于循环衰竭导致慢性肺淤血的情况下发生，肺淤血时肺血管压力大，通透性增加，大量红细胞漏出到肺泡腔被巨噬细胞吞噬形成含铁血黄素细胞，这种细胞又被称为心衰细胞（heart failure cell）。

（2）炭末沉积：经呼吸道吸入肺内的粉尘物被吞噬细胞处理沉积在肺内形成。

（3）福尔马林色素沉积：一般发生在肺出血灶内或大血管腔内，由于甲醛分子对红细胞有亲和性，于是福尔马林（甲醛的液体形式）色素在出血区沉积（图4-21）。

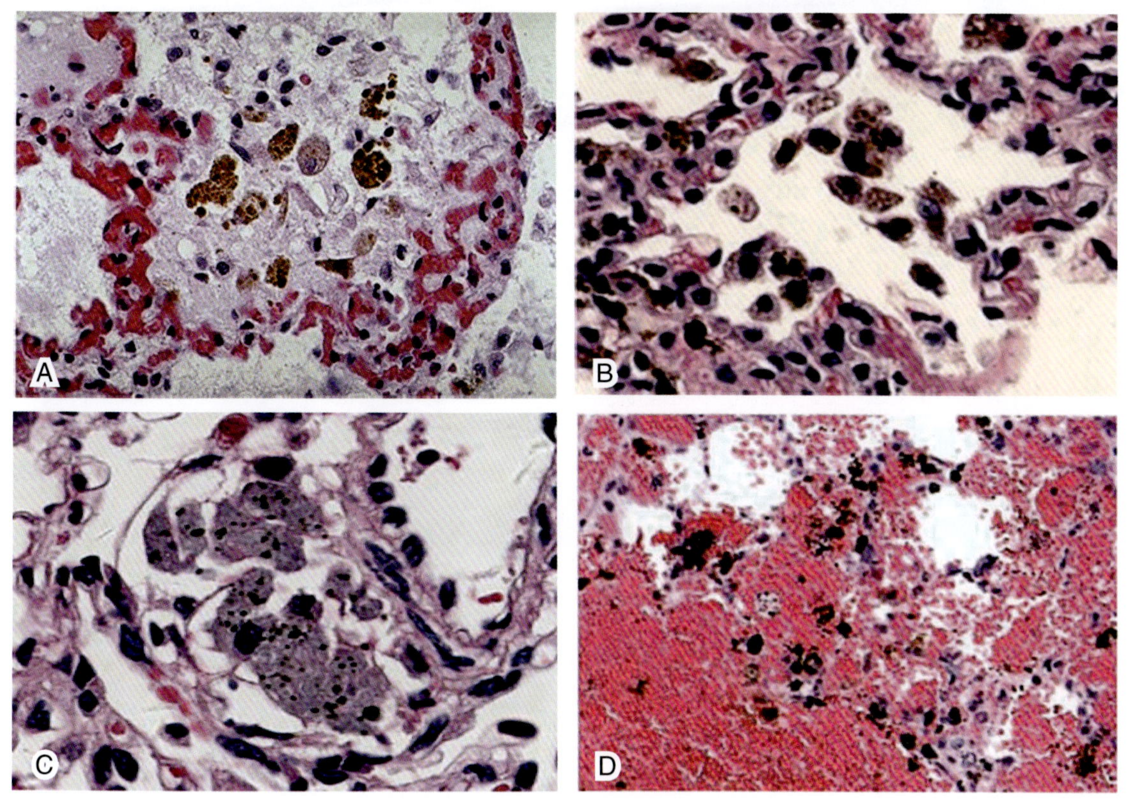

图4-21 肺内色素沉积

A.慢性肺淤血肺泡壁毛细血管扩张淤血，肺泡腔内可见含铁血黄素细胞（人）；B.大鼠慢性肺淤血肺泡腔内的含铁血黄素细胞；C.大鼠肺泡腔内的吞噬炭末的细胞；D.肺出血灶内的福尔马林色素沉积

（十二）肺内吸入异物

肺内吸入异物最常见的是灌胃误操作，即将药物灌入气管，另外还见于吸入呕吐物或垫料、毛发等异物。吸入异物可伴有咳嗽、呼吸困难等表现，严重时可立即出现窒息死亡；当吸入的异物量及性质不足以引起肺衰竭时，动物可以出现肺部病变；吸入的异物有时需要与肺部病变如肺水肿相区别（图4-22）。

（十三）肺炎

肺炎（pneumonia）主要是指肺的急性渗出性炎症。无论在人类还是大动物或实验动物，肺炎都是呼吸系统最多发生的疾病。肺炎常以自发性为多，也常是患有其他疾病而继发性病变，在毒性研究中，实验动物受药物的损害，抵抗力低下，也可诱发或加重肺内炎症的情况发生。常见的肺炎分类方式有3种，一是根据病变累及的部位和范围，将肺炎分成大叶性肺炎、小叶性肺炎、间质性肺炎；二是根据病因分为细菌性、病毒性、真菌性、寄生虫性、过敏性及理化因子引起的肺炎等；三是根据病变性质，可分为浆液性、纤维素性、化脓性、出血性、干酪性、肉芽肿性肺炎等。无论是实验动物还是人，以细菌性肺炎为最常见。

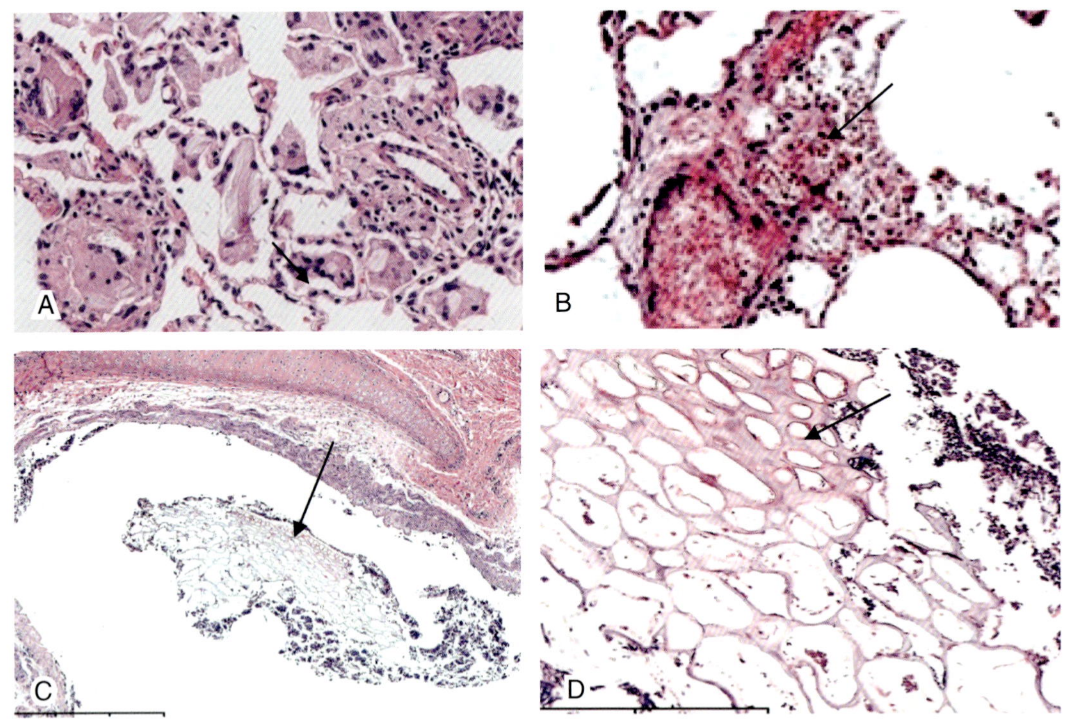

图 4-22 **肺内吸入异物**

A.食蟹猴灌胃给药后窒息死亡，支气管及肺泡内可见吸入的板层状异物（箭头）;B. 大鼠灌胃给药操作失误，药物直接灌入大鼠肺内引起窒息死亡，肺泡内可见灌入的黄色药物成分（箭头）; C. 食蟹猴发现死亡，死前有呕吐记录，解剖发现大支气管腔内可见吸入的胃内容物（箭头）；D.高倍镜下吸入的胃内容物为饲料中的植物碎片 （选自昭衍病理数据库）

1.纤维素性肺炎（fibrinous pneumonia） 是病变累及一个肺段或一个大叶以上肺组织，以肺泡内弥漫性纤维素渗出为主的急性炎症。病变起始于局部肺泡，并迅速蔓延至一个肺段或整个大叶，又称大叶性肺炎（lobar pneumonia）。在人类的大叶性肺炎从临床到病理都很经典，实验动物也常发生典型的大叶性肺炎。病理学观察，受累的肺叶肿大，初期发红，继而变为灰白色。显微镜下主要改变是肺泡腔内有大量的纤维素渗出，早期伴随大量的红细胞渗出，肉眼观察可见肺肿大，颜色红色而实性似肝外观，而称其为红色肝样变期。由于随之而来的是大量中性粒细胞渗出到肺泡腔，肉眼观察肺肿大，颜色发白而实性似肝，而称其为灰色肝样变。纤维素性肺炎可以并发肺脓肿、胸膜炎、肺肉质变和肺的纤维化（图4-23）。实验动物有时发生病变较轻的纤维素渗出性炎症，常可以诊断为纤维素性肺泡炎（fibrinous alveolitis）。

2.支气管肺炎（bronchopneumonia） 是以肺细支气管为中性的灶状急性化脓性炎症，由于病灶多以细支气管为中心，又称小叶性肺炎（lobular pneumonia）。支气管炎病变起始于支气管细支气管，并向其周围所属肺泡蔓延，是家禽或实验动物最常见的自发性肺炎类型。支气管炎是细菌感染所致，如巴氏杆菌、溶血性曼氏杆菌、嗜血杆菌、葡萄球菌、大肠埃希菌等，常为多种细菌混合感染。无论是人类还是动物，支气管肺炎均为自发或继发，试验药物一般不能直接引起肺炎，而是继发于药物的毒性（如免疫抑制）。典型病例的大体观察可见双肺出现散在分布的多发性小的实变病灶，病灶大小不等，直径一般在0.5～1.0cm（相当于肺小叶大小），尤以两肺下叶及背侧较多。病灶形状不规则，色暗红或灰黄色，质实，多数病灶中央可见受累的细支气管，挤压可见淡黄色脓性渗出物溢出。镜下观察，受累的细支气管壁充血水肿，中性粒细胞浸润，黏膜上皮细胞坏死脱落，管腔内充满大量中性粒细胞（脓细胞）及脱落崩解的黏膜上皮细胞。支气管周围受累的肺泡壁毛细血管扩张充血，肺泡腔内见中性粒细胞及脱落的肺泡上皮细胞，还可见少量红细胞和纤维素（图4-24）。病变严重者，发病的肺小叶可以互相融合，又称融合性小叶性肺炎，也可以并发肺脓肿和胸膜炎。

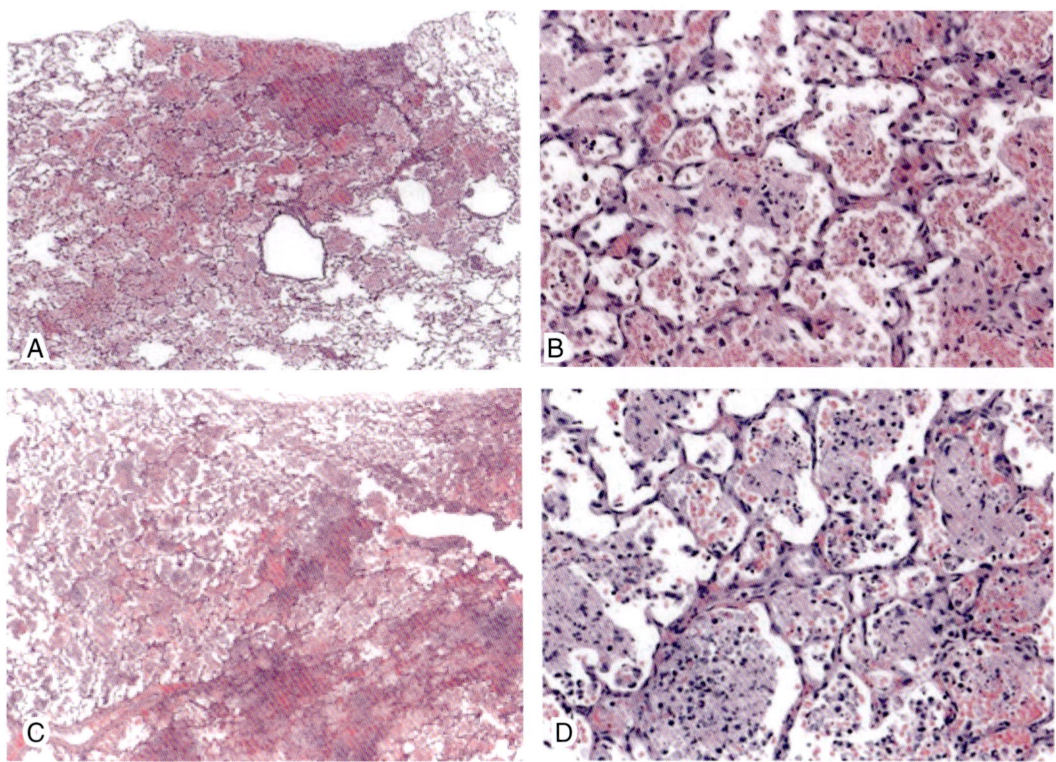

图4-23 **比格犬纤维素性肺炎（大叶性肺炎）**

A.病变波及一个肺段，早期渗出纤维素和红细胞；B.高倍镜下可见肺泡腔内渗出大量纤维素和红细胞；C.病变进展，红细胞减少消失，渗出物主要为中性粒细胞；D.高倍镜下见大量的纤维素和中性粒细胞渗出

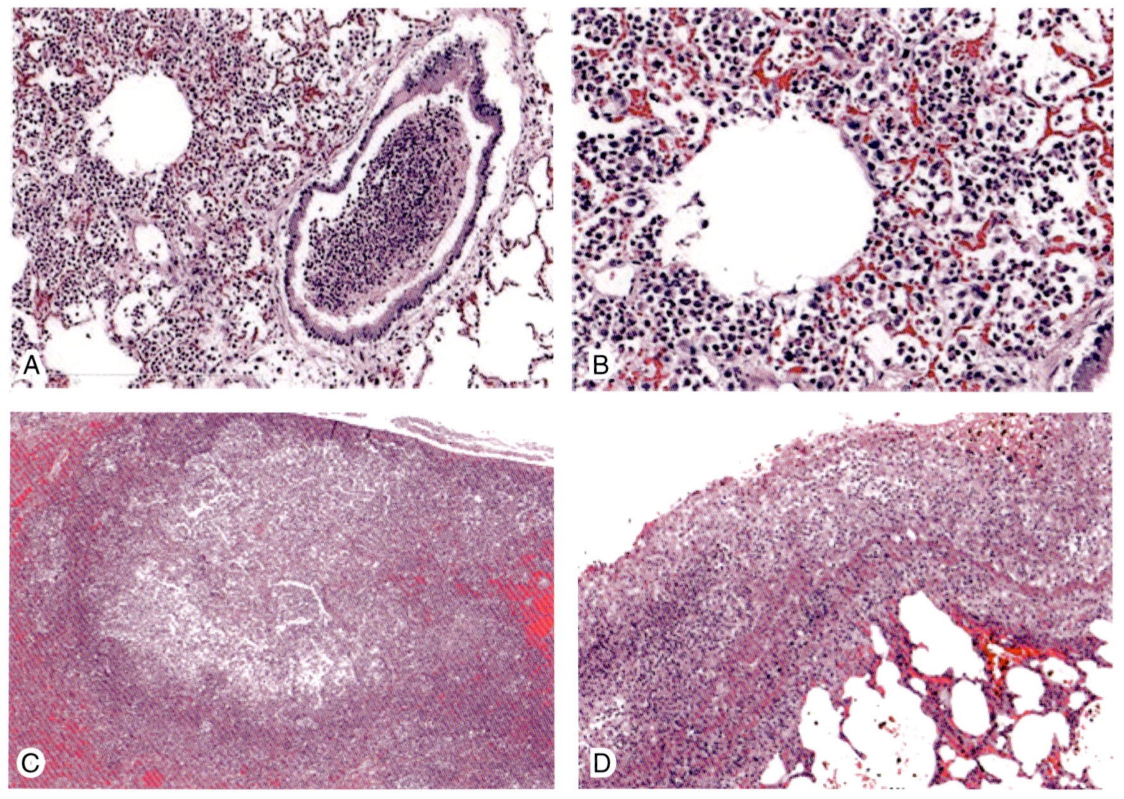

图4-24 **支气管肺炎和肺脓肿**

A.细支气管腔内见大量中性粒细胞渗出（大鼠）；B. 细支气管周围肺泡腔内见大量中性粒细胞渗出；C.犬细菌性肺炎并发肺脓肿，脓肿腔内为大量的中性粒细胞（脓细胞）；D.大鼠肺脓肿伴发胸膜炎、脓胸，胸膜上有厚层渗出物覆盖

3.间质性肺炎　肺间质（lung mesenchyme）是由肺内结缔组织及其中的血管、淋巴管和神经构成。肺间质主要分布于支气管树的周围，随着支气管树的分支增加，间质逐渐减少。肺泡间隔是肺泡之间的薄层结缔组织，内含毛细血管，也属于肺的间质，因此广义的肺间质就包括了肺内大小气管、血管周围的结缔组织和肺泡间隔里的组织。如果炎症主要累及这些地方并且具有独特的形态特征，就称为间质性肺炎（interstitial pneumonia）。间质性肺炎的病原体一般不是细菌，而是各种人类或动物易感病毒及支原体等微生物，如感染啮齿类的仙台病毒（乙型副流感病毒）和冠状病毒、感染犬类的2型腺病毒、副流感病毒SV5、犬疱疹病毒、冠状病毒和细小病毒等，都已经在实验犬中分离得到。因此间质性肺炎是一种在肺内的弥漫性损害。人类和野生动物、家养大动物和实验室动物均可自发、继发或诱发。

病毒性肺炎的基本病变为急性间质性肺炎，但病变形态常多样化，常由多种病毒混合感染或继发细菌感染所致。肉眼观，病变可不明显，肺组织因充血水肿而体积轻度增大。镜下，炎症由支气管、细支气管开始，沿肺的间质向纵深发展，支气管、细支气管壁及其周围组织和小叶间隔等肺间质充血水肿，淋巴细胞、单核细胞浸润，致肺泡间隔明显增宽，肺泡腔内无渗出物或仅见少量浆液（图4-25A、B）。严重的病变可侵及肺泡腔，肺泡腔内可见数量不等的浆液、纤维素、单核细胞、巨噬细胞、脱落肿胀的肺泡上皮，可见病毒包涵体（图 4 -25C、D）等。支气管、肺泡壁组织发生变性坏死。渗出明显者，浆液纤维素性渗出物浓缩在肺泡腔面形成一层均匀红染的膜状物，即透明膜。如果出现透明膜，严重影响气体交换，则绝大多数人或动物将死于呼吸窘迫综合征。SARS-CoV感染引起严重的肺损伤、肺泡内有透明膜存在（图 4 -25E、F）[16-18]。

（十四）血管周围炎症

动物的肺血管周围经常可见各种炎细胞浸润，如淋巴细胞、嗜酸性粒细胞等（图4-26），可以是动物的自发病，也可能与给药相关。这种反应与动物对病原体及药物的免疫反应有关[19]。

（十五）肉芽肿性肺炎

肉芽肿性肺炎（granulomatous pneumonia）是指在肺内以巨噬细胞增生为主形成境界清楚的结节状病灶，称为肉芽肿性炎。这是一种在肺里发生的特殊类型的炎症，主要有以下2种情况。

1.异物肉芽肿性炎　意指外来的异物进入肺内引发炎症，在实验动物最多见的是在动物实验时，给动物灌药时发生误吸或者直接将药囊灌入了肺里，大量异物刺激肺组织发生异物性肉芽肿，又称吸入性肺炎。异物性肉芽肿的形态特点是结节中可以看到异物，巨噬细胞包绕异物并形成多核巨细胞，该巨细胞的核集中在中央，称异物巨细胞（图4-27）。

2.感染性肉芽肿性炎（infection granulomatous inflammation）　意指肺内有细菌感染，病原菌多为结核杆菌、伤寒杆菌、麻风、梅毒螺旋体、真菌、寄生虫等，以及动物经常感染的禽真菌、荚生菌和动物寄生虫等。感染性肉芽肿的形态特点是结节中间常发生坏死，如结核性肉芽肿，周围的巨噬细胞吞噬细菌而变形呈上皮样细胞，细胞核染色浅，形态样类似于上皮样细胞围着坏死物质排列，形成的多核巨细胞的核排列在周围状似马蹄铁，称为朗汉斯巨细胞（Langhans giant cell），结节周围是纤维细胞和淋巴细胞（图4-28）。

实验动物中，食蟹猴的结核感染较为多见，特别是使用免疫抑制剂后，潜伏感染的结核出现发作，可以在局部形成结核灶，也可播散到全身。实验动物感染结核杆菌的基本病理变化与发病机制与人类感染结核杆菌大致相同，在结核杆菌侵入处引起局部炎症，转变为渗出或增生性病变，也可形成结核结节，这些原始结节形成大的结节，结节中心发生干酪性坏死，在动物体内这些结节的大小从针尖大小到手拳大小不等。

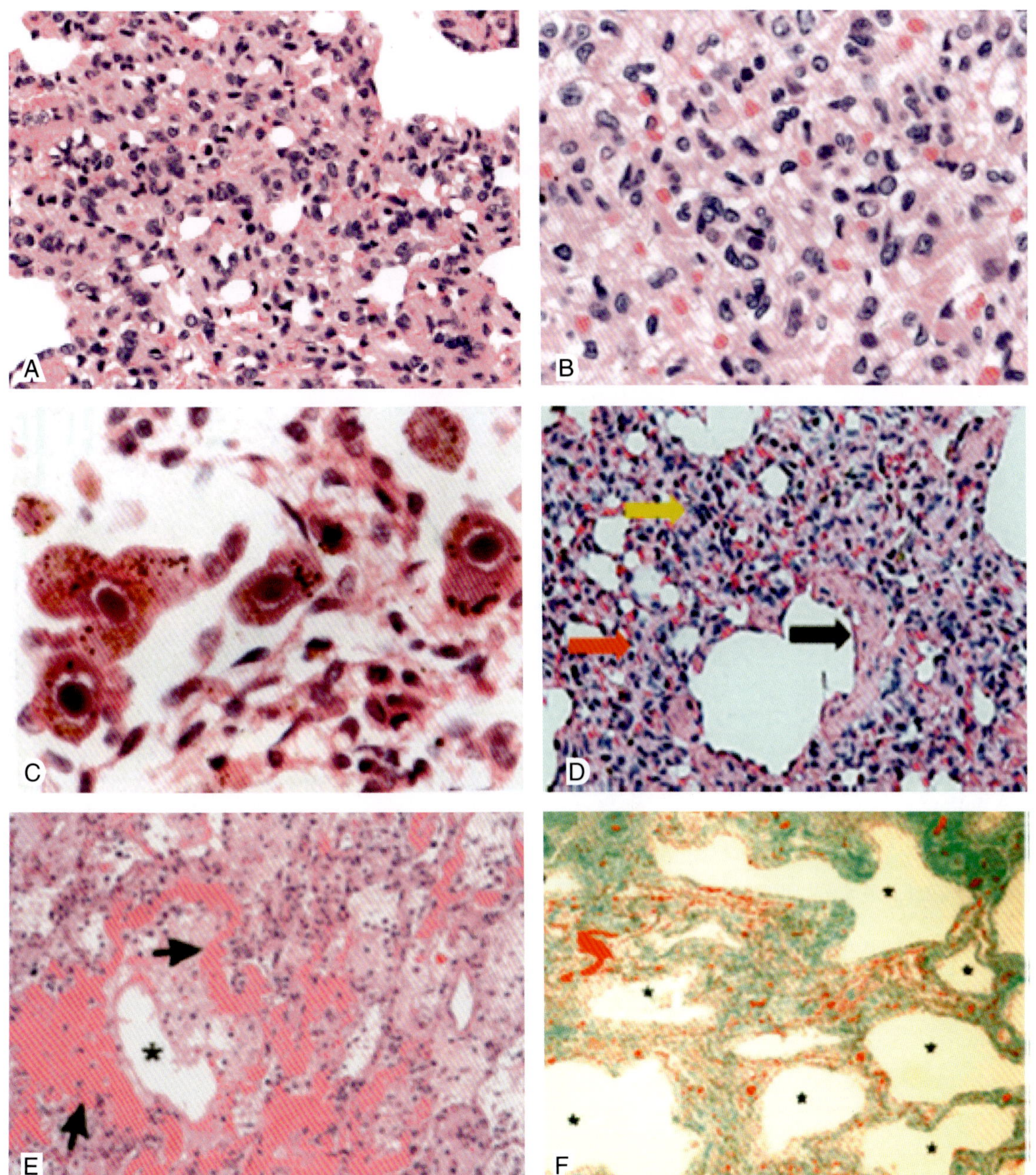

图4-25 间质性肺炎

A. 比格犬自发性间质性肺炎，肺泡间隔明显增宽，肺泡腔变小，肺泡间隔中可见大量的单核细胞和淋巴细胞；B. 凝血酶抑制剂诱发的犬间质性肺炎，炎症弥漫侵犯大片肺组织，高倍镜下炎症病变内主要是单核细胞淋巴细胞；C. 重症病毒性肺炎病变波及肺泡腔，肺泡腔内有渗出病变，肺泡上皮细胞内可见，可见病毒包涵体（人）；D. 食蟹猴感染SARS-CoV 21天出现弥漫的肺损伤，包括大量渗出（红色箭头）、透明膜形成（黑色箭头）和大量细胞浸润（黄色箭头）；E. SARS 死亡患者肺组织出现急性弥漫性肺损伤，肺水肿、透明膜形成，衬里在肺泡腔中；F.Masson三色染色法显示晚期肺间质纤维组织增生。*肺泡腔

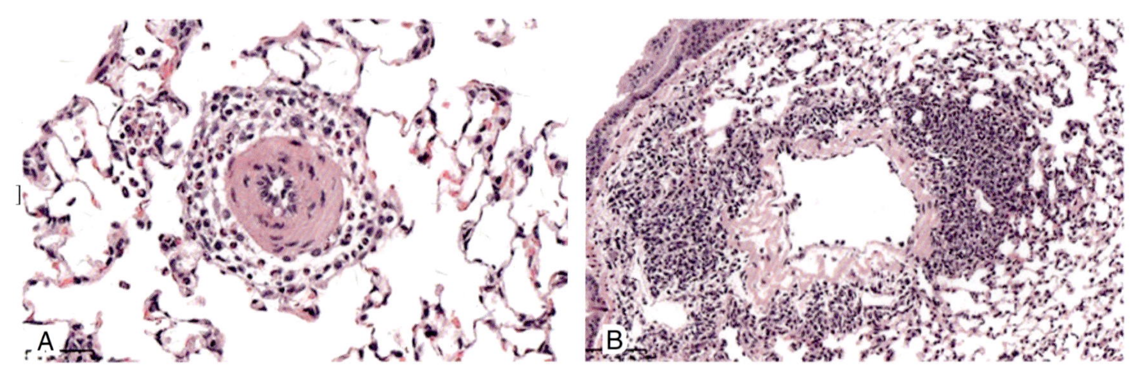

图4-26　肺血管周围炎症

A. SD大鼠肺小动脉周围嗜酸性粒细胞浸润；B.NOG荷瘤小鼠（静脉移植人Nalm-6细胞）肺静脉血管周围淋巴细胞浸润

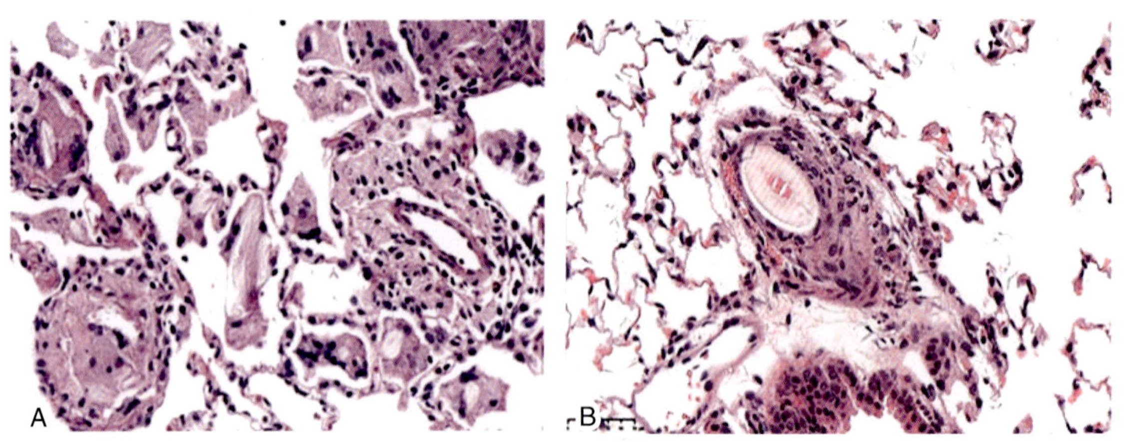

图4-27　异物肉芽肿肺炎

A.大鼠肺内异物肉芽肿形成，中间可见异物，巨噬细胞围绕异物形成异物巨细胞；B.小鼠肺组织内肉芽肿形成，其中可见毛发结构

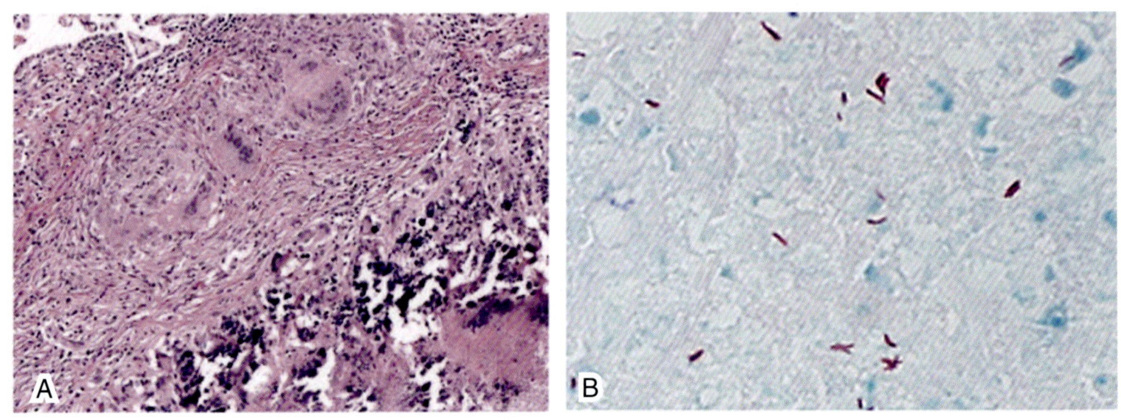

图4-28　食蟹猴肺感染性肉芽肿性炎

A.食蟹猴肺感染性肉芽肿肺炎，图中心是大片干酪性坏死物质伴钙盐沉积，坏死周围上皮样细胞和朗汉斯多核巨细胞增生，外围有淋巴细胞浸润，左上方是几个结核结节，右下方有坏死和钙化；B.Ziehl-Neelsen 抗酸菌染色证实病变区结核菌呈阳性反应

（十六）肺的炎性假瘤

炎性假瘤（inflammatory pseudotumor）是指炎性增生时形成境界清楚的瘤样肿块，常发生于眼眶和肺。组织学上炎性假瘤由肉芽组织、炎细胞、增生的实质细胞及纤维组织构成。X线检查时，其外形与肿瘤结节相似，因而被称为炎性假瘤（图4-29A、B）。人肺内的炎性假瘤比较常见，经常被当作肿

瘤而被手术切除。实验动物的炎性假瘤很不容易发现，昭衍实验室近来在食蟹猴发现1例自发的炎性假瘤，其组织形态学和人发生的炎性假瘤相似（图4-29C～F）。

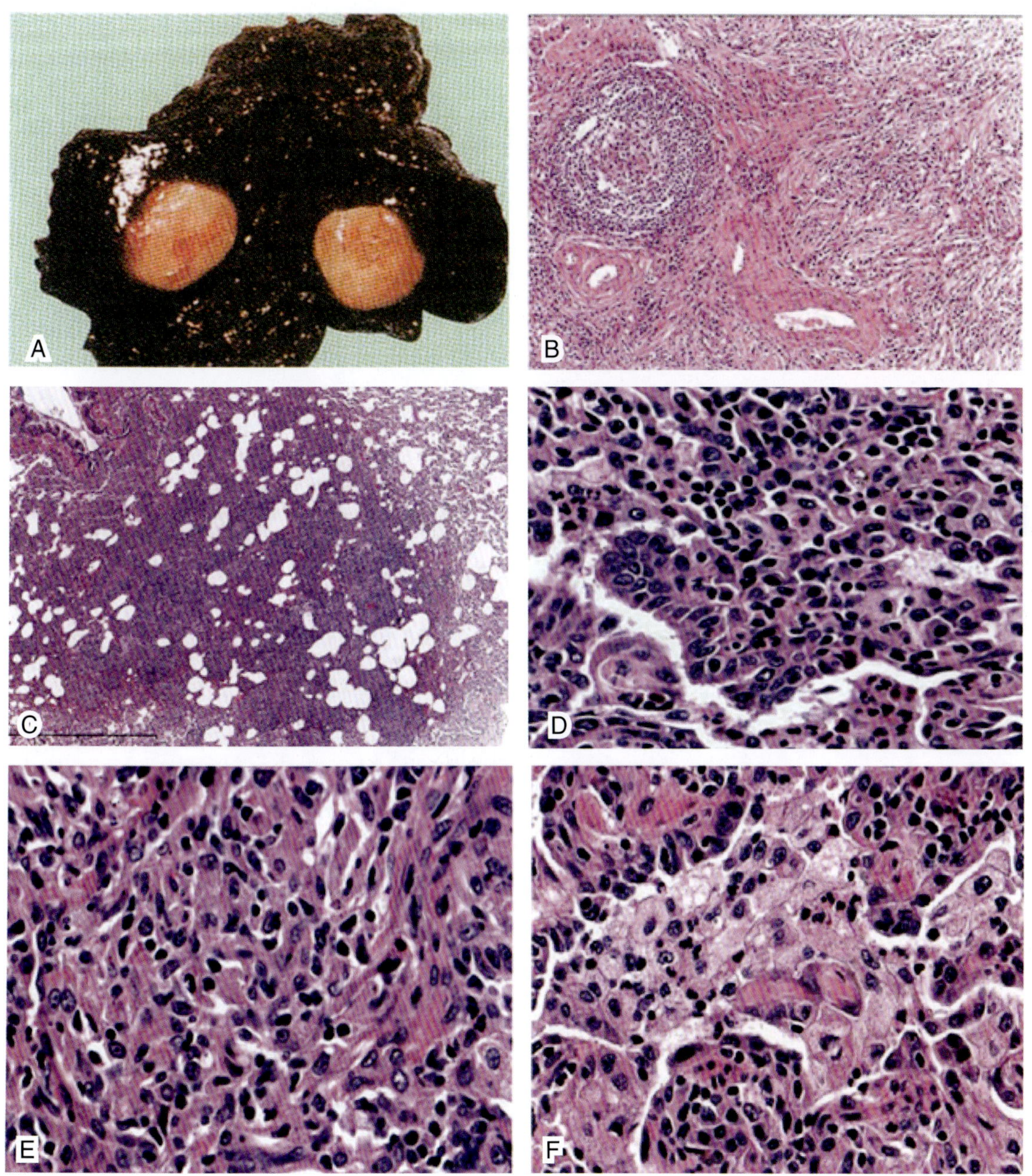

图4-29 **人和食蟹猴自发性肺炎性假瘤**

A.手术切除的人的肺炎性假瘤，本图是标本从中间切开所示，肉眼观察酷似肿瘤；B.显微镜下观察为各种炎症细胞和纤维血管成分，左侧可见炎性淋巴滤泡形成；C.低倍镜下食蟹猴肺内形成的实性结节，边缘不清，与周围肺组织没有明显界线；D.高倍观察，可见各种炎症细胞和肺内小气管黏膜组织；E.炎细胞中混合有血管和纤维细胞增生；F.高倍镜观察可见泡沫细胞

（十七）肺纤维化

所谓肺纤维化（pulmonary fibrosis），是指肺内大量纤维细胞增生，肺泡消失，血管减少，质地变硬，不再具有通气功能。肺纤维化均发生在各种肺的各种损伤和炎症病变的晚期，由于肺泡腔内的渗出物长期存在不能及时吸收，于是肉芽组织长入并取代之而形成肺纤维化，失去肺通气功能，是一种不可逆的改变（图4-30A、B）。很多因素都可以引起非纤维化，如化学物生物制剂及微生物，其中

病毒感染引起的非纤维化受到越来越多的重视，如SARS-CoV病毒及中东呼吸综合征病毒（middle east respiratory syndrome，MERS-CoV）引起患者严重的肺纤维化导致肺衰竭[20, 21]。

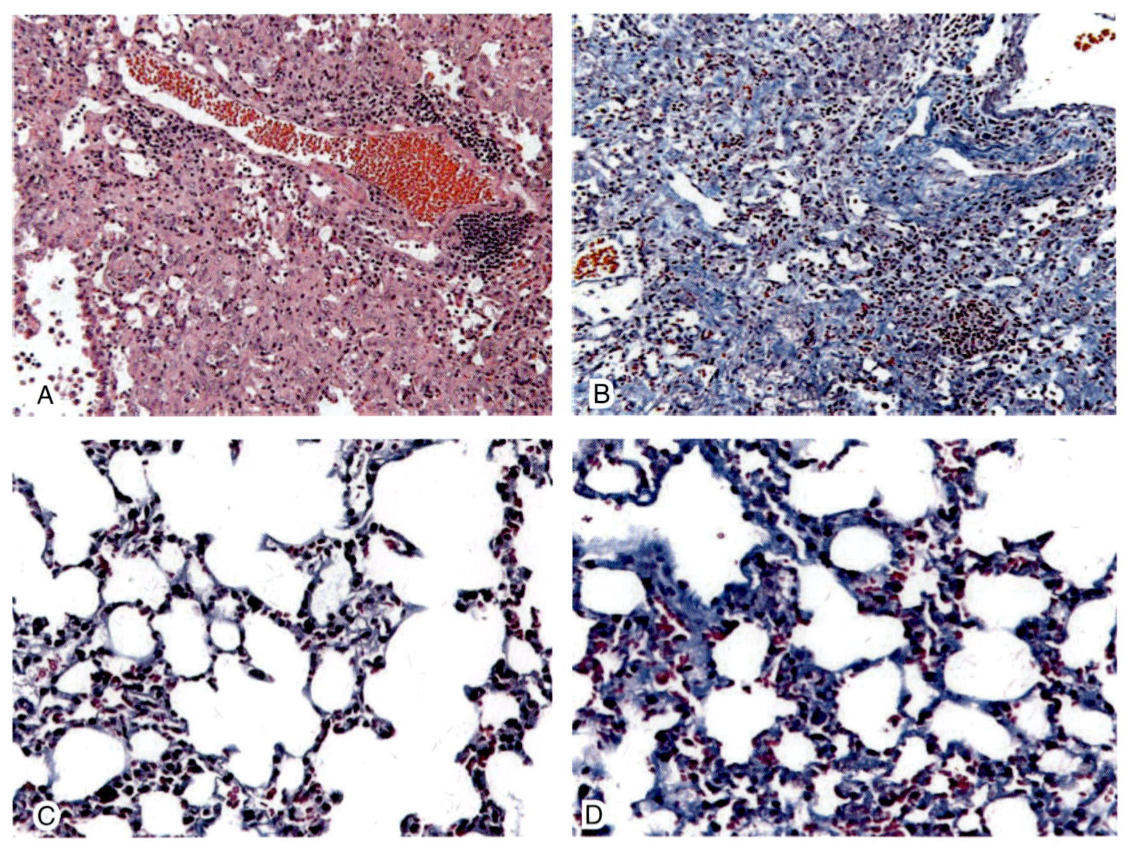

图4-30 **肺纤维化**

A.大鼠博来霉素口鼻雾化制作的肺纤维化模型，血管和小支气管周围及肺泡间隔大量纤维组织增生伴炎细胞浸润（HE）；B.纤维组织染色可见纤维组织增生（fibrous tissue hyperplasia）；C.正常BAL B/c 小鼠肺组织无纤维组织增生；D.钴源照射后的BAL B/c 小鼠肺组织有明显的纤维组织增生

（十八）肺血管炎症性病变

1.血管炎　肺血管炎通常是全身血管炎在肺内的表现[22,23]，常伴有肾及皮肤血管病变。实验动物的肺可以见到肺血管的炎性病变。

过敏性血管炎：即有循环免疫复合物沉积在血管壁导致的血管炎，如制作血清病肾炎模型时常并发肺的多动脉炎或药物中混合了白蛋白的制剂诱发的血管炎（图4-31）。

2.血管壁损伤　药物引起血管壁内皮细胞增生、内膜及中膜肥厚及炎细胞浸润等（图4-32），这些变化可能与药物引起的血栓形成、继发肺动脉高压及缺氧等有关[24, 25]。

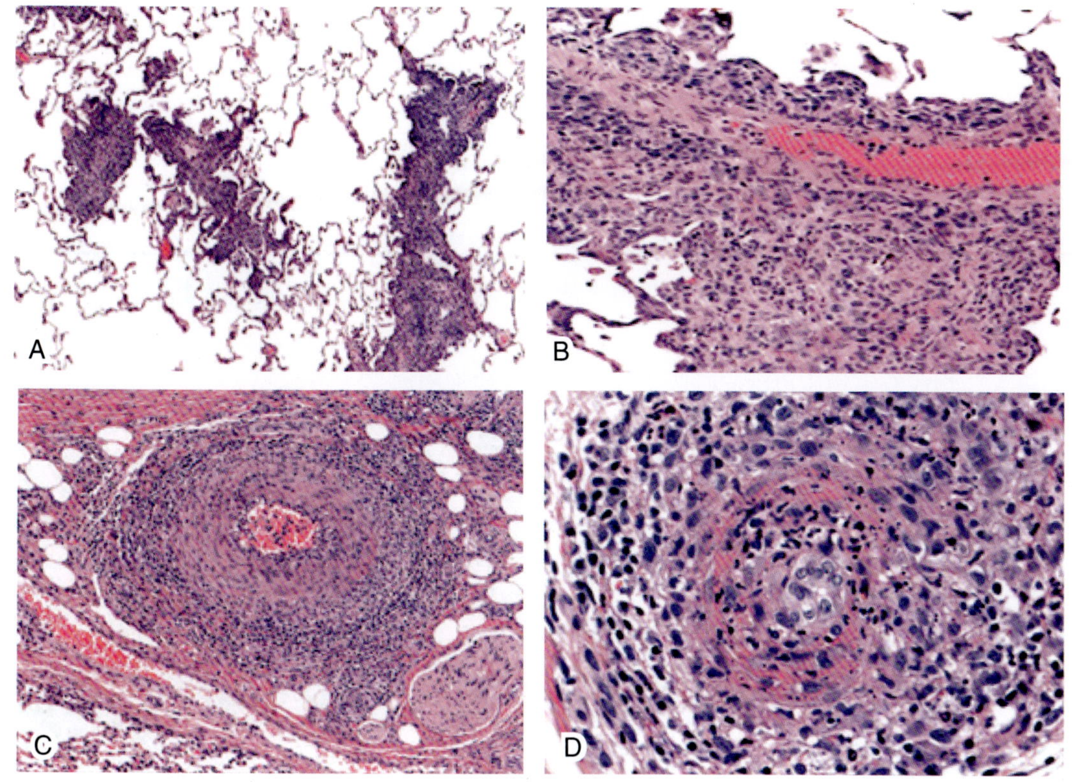

图4-31　**肺动脉炎**

A.食蟹猴重复注射血清白蛋白，诱发系膜增生性肾小球肾炎，其中有部分动物的肺也伴发了多动脉炎改变，其发生机制可能是免疫复合物沉积在肺血管壁；B.高倍镜下可见血管壁及其周围有大量的炎细胞浸润，如中性粒细胞、单核细胞、淋巴细胞和嗜酸性粒细胞；C.比格犬给予紫杉醇白蛋白诱发的肺血管过敏性血管炎；D.高倍镜下可见炎细胞浸润血管壁及周围组织

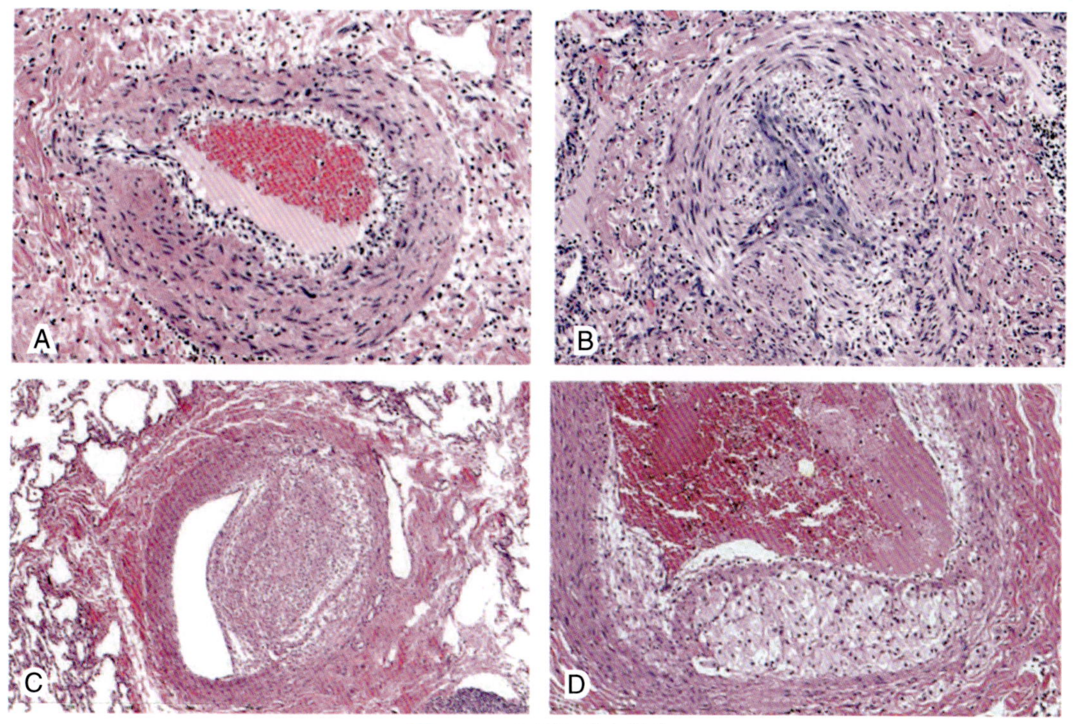

图4-32　**食蟹猴肺血管炎**

食蟹猴给予凝血因子X激活剂引起肺动脉血栓形成，并继发肺血管损伤，A.内膜水肿，炎细胞浸润，中层肌性肥厚；B.管腔极度狭窄，内膜增厚、水肿，内皮细胞增生，炎细胞浸润，中膜肌性增厚；C.内膜显著增厚，突向腔内，内皮下层有大量疏松的纤维组织；D.内膜下层泡沫细胞聚集，突向腔内

三、非肿瘤性增生性病变

气管、各级支气管和肺的上皮细胞种类很多，如假复层纤毛柱状上皮细胞、黏液细胞和杯状细胞、腺上皮细胞、克拉拉细胞、肺泡Ⅰ型和Ⅱ型上皮细胞。严格地说，上述的各种细胞在受到各种化学物或吸入刺激作用情况下都可以发生不同形式的增生，甚至肿瘤。增生性改变表现为呼吸上皮和腺上皮上皮细胞的层数增多、黏液细胞或杯状细胞增多、乳头状增生等。毒性实验给予N-二乙基亚硝胺或气道吸入致癌物质时，可以诱发增生性改变。呼吸道上皮还可以发生化生，主要是鳞状上皮的化生。

（一）呼吸上皮增生和杯状细胞增生

动物吸入药物或有害物质可引起呼吸上皮增生及杯状细胞增多（图4-33）。

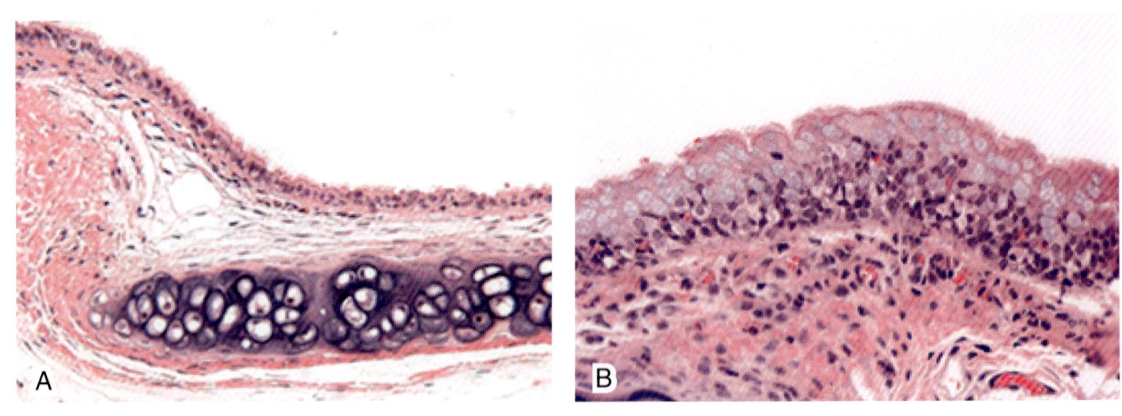

图4-33　大鼠呼吸上皮增生和杯状细胞增生

A.正常大鼠支气管黏膜；B.大鼠烟雾吸入（3个月）加脂多糖滴入后，支气管黏膜呼吸上皮细胞和杯状细胞增生，黏膜增厚

（二）假复层纤毛柱状上皮的鳞状化生

假复层纤维柱状上皮的鳞状化生是呼吸道上皮最多见的病变，因为气道内经常吸入各种有害气体或颗粒物质，为了适应环境，假复层纤毛柱状纤毛上皮就化生成为鳞状上皮，但是却失去了排除异物的功能甚至可发生癌变（图4-34），在吸入毒性研究中，一般不认为这种鳞状化生属于毒性病变。

（三）Ⅱ型肺泡上皮增生

大鼠Ⅱ型肺泡上皮增生见图4-35。

（四）克拉拉细胞和肺泡上皮的增生

呼吸性细支气管的细胞常发生增生、化生，如克拉拉细胞增生常呈钉子状立在管壁上；纤毛上皮发生黏液化生，细胞呈杯状；Ⅰ型肺泡上皮增生见细胞核增大；Ⅱ型肺泡上皮呈立方状贴在肺泡腔腔面，在病毒性肺炎发生时这些Ⅱ上皮增生非常明显，一定要与真正的腺瘤和腺癌相鉴别[26]（图4-36）。

（五）肺内骨化生

啮齿类动物偶尔可见肺内有间叶组织细胞的化生，肺内间叶组织中幼稚的成纤维细胞损伤后，可转化为骨细胞或软骨细胞，分别化生为骨或软骨，称为骨或软骨化生（osseous metaplasia）（图4-37）。实际上其发生的原因也是肺内有感染或有害物质的刺激。在实验动物长期暴露于有害物质的情况下，如肺内吸入有害物质，即可以发生不同类型的化生。在诊断肺内骨化生时，需注意和骨肉瘤肺转移相鉴别，骨肉瘤细胞有明显的异型性。

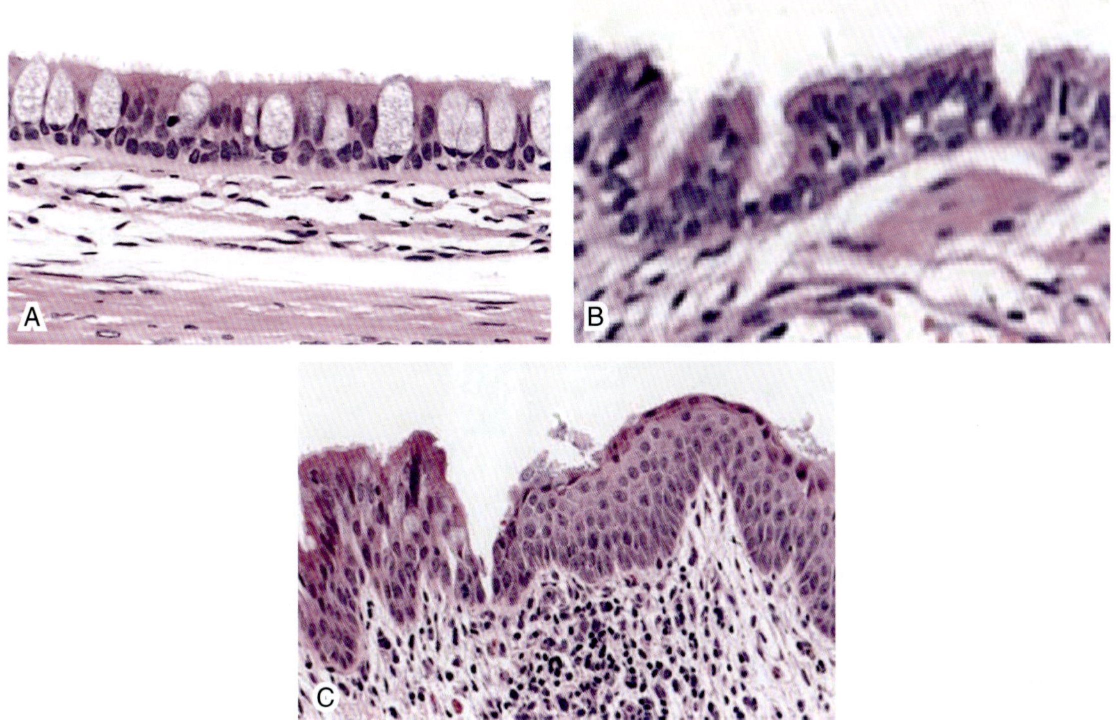

图4-34 假复层柱状纤毛上皮的鳞状化生

A. 假复层纤毛柱状上皮鳞状化生模式图，左侧是假复层纤毛柱状上皮，右侧是化生的复层扁平上皮，中间是过渡区；B.食蟹猴正常气管黏膜假复层柱状纤毛上皮；C.猴支气管黏膜的鳞状化生，左侧尚可见纤毛柱状上皮和杯状细胞，右侧则已经变成了鳞状上皮细胞（选自昭衍病理数据库）

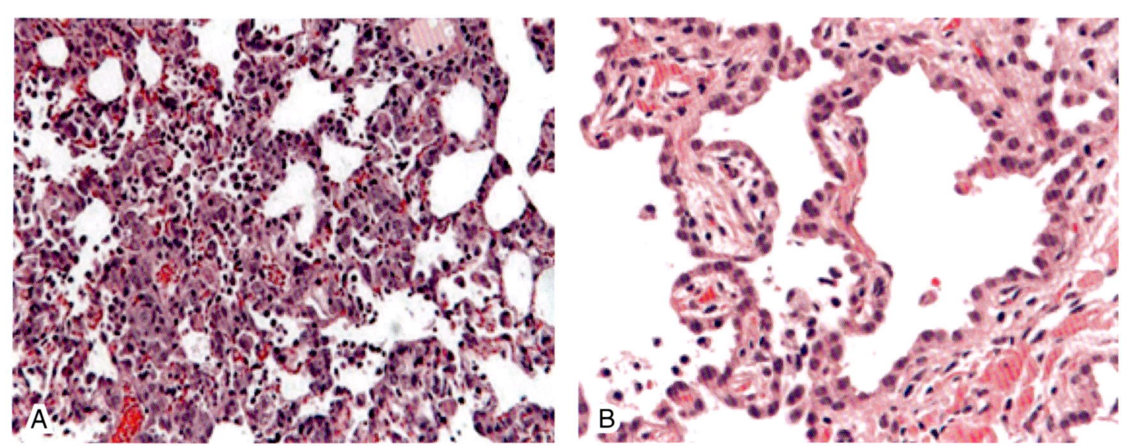

图4-35 大鼠Ⅱ型肺泡上皮增生

A.大鼠肺炎间质性肺炎Ⅱ型肺泡上皮细胞增生；B.食蟹猴静脉输注ADC药物，每3周给药一次，共给药3次，见肺Ⅱ型肺泡上皮细胞增生（选自昭衍病理数据库）

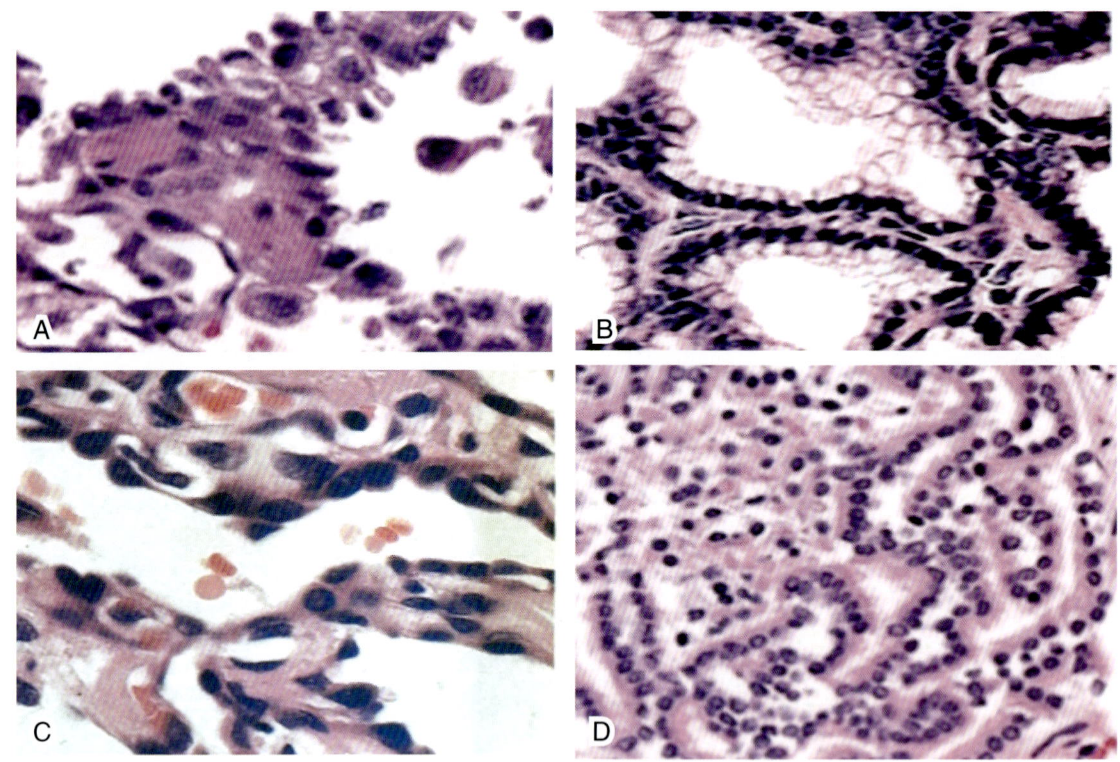

图4-36 **各种动物肺内实质细胞增生形态**

A.食蟹猴呼吸性细支气管壁上的克拉拉细胞增生，呈钉子状伸入肺泡腔；B.SD大鼠细支气管纤毛上皮黏液化生成杯状细胞；C.肺泡壁Ⅰ型肺泡上皮增生，细胞核增大（人）；D. SD大鼠Ⅱ型上皮细胞结节状增生

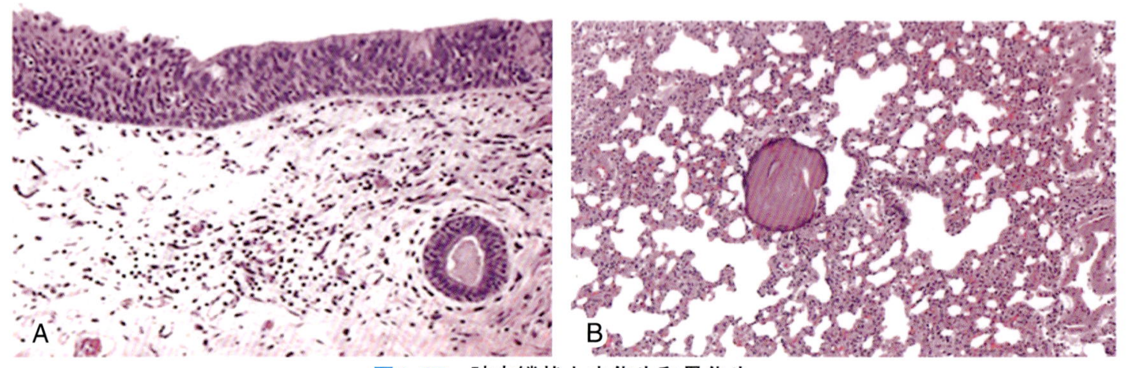

图4-37 **肺内鳞状上皮化生和骨化生**

A.肺支气管黏膜假复层柱状纤毛上皮的鳞状上皮化生；B.肺内骨化生，骨片与周围肺组织有过度连接

四、呼吸道和肺的肿瘤性增生

人类呼吸系统良性肿瘤有鳞状细胞乳头状瘤、腺瘤、纤维腺瘤，肌上皮瘤等，都很少发生，而主要发生的肿瘤就是肺癌。而肺癌的组织学分类极其复杂，但是主要还是可分为以下五大类型。①鳞癌：约占肺癌的40%；②腺癌：约占肺癌的20%；③小细胞癌：占肺癌的10%～20%；④大细胞癌，占肺癌的10%～15%；⑤细支气管肺泡细胞癌，约占肺癌的20%。还有少发的神经内分泌癌，如类癌等。与人呼吸系统肿瘤相比，实验大鼠、小鼠、仓鼠最多见的是肺腺瘤和肺腺癌[27]。

（一）肺腺瘤

肺腺瘤（lung adenoma）是啮齿类动物常见肿瘤，通常瘤体很小，边界清楚，细胞分化良好（图4-38）。

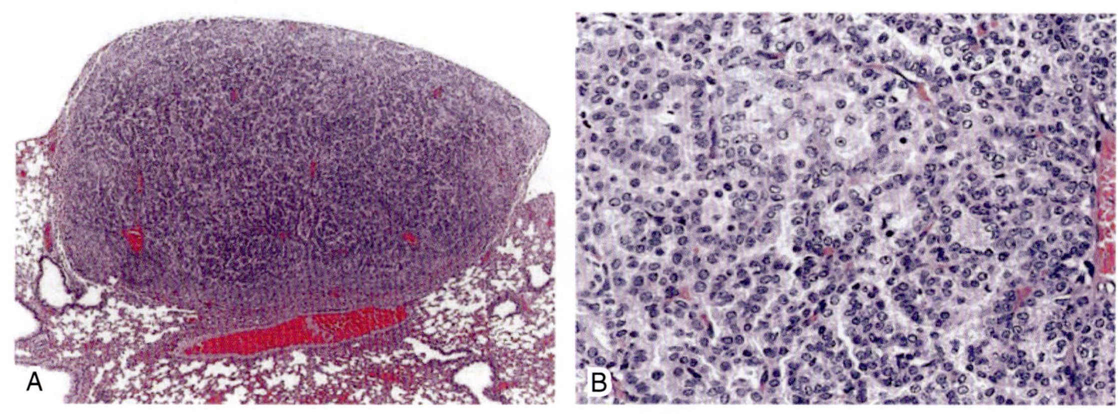

图4-38 **小鼠自发肺腺瘤**

A.小鼠肺腺瘤，周围界线清楚，有包膜；B. 高倍镜观察，可见腺体形态大小较一致，细胞分化良好，来自Ⅱ型肺泡上皮

（二）肺腺癌

小鼠和大鼠可以发生腺癌或细支气管肺泡细胞癌。腺癌一般来自气管，支气管黏膜下的较为少见，多发生的是细支气管肺泡细胞癌。腺癌的组织学形态类似于其他器官的腺癌，具有组织结构的异型性和细胞的异型性。细支气管肺泡细胞癌的特点是体积较小，无包膜，由形态均一排列密集的柱状或立方状细胞构成，或成管状肉头状结构。鳞状细胞癌的发生率较低，癌巢中可见角化细胞[28]（图4-39）。

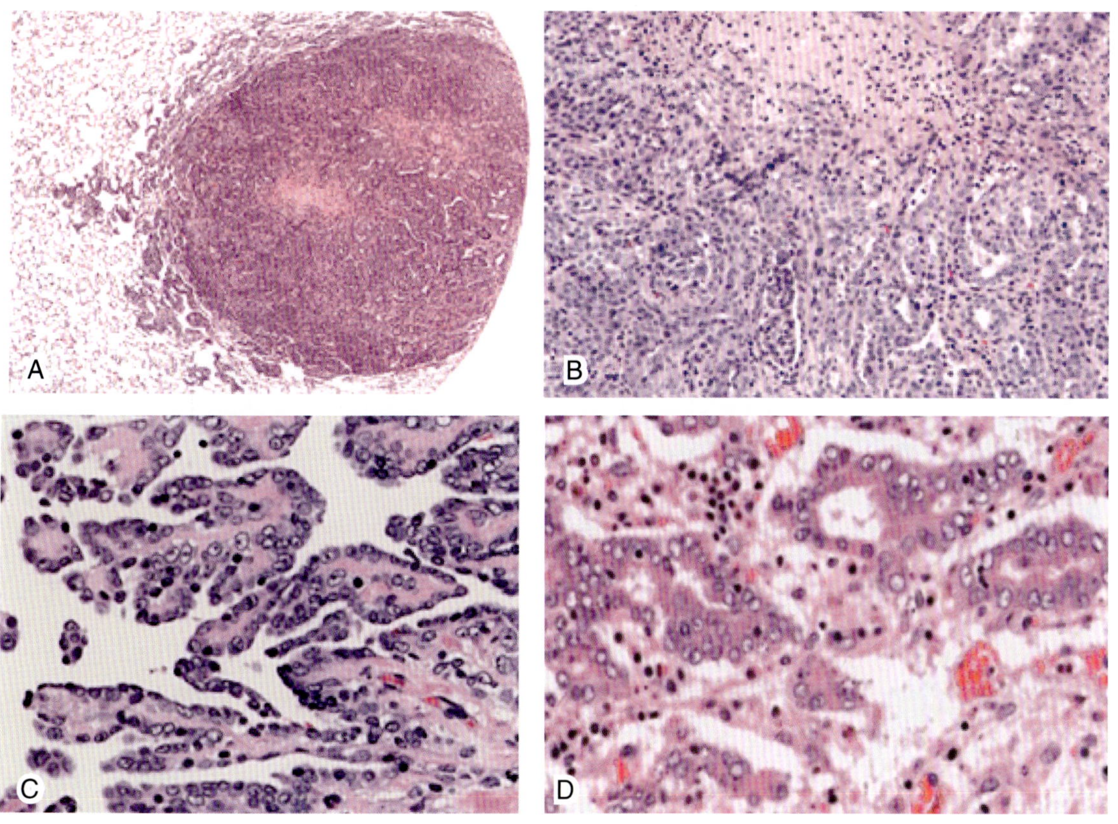

图4-39 **实验动物肺腺癌**

A.大鼠致癌实验中动物死亡，肺内可见多个直径约0.2cm的白色结节，为支气管肺泡细胞腺癌；B.放大可见肿瘤中心坏死及核分裂象；C.大鼠乳头状细支气管肺泡细胞腺癌，来自Ⅱ型细胞上皮，癌组织结构紊乱，形成乳头，浸润生长；D.新西兰兔腺泡性腺癌，癌细胞来自肺内支气管黏膜下腺体细胞

（三）肺鳞状细胞癌

肺鳞状细胞癌见图4-40。

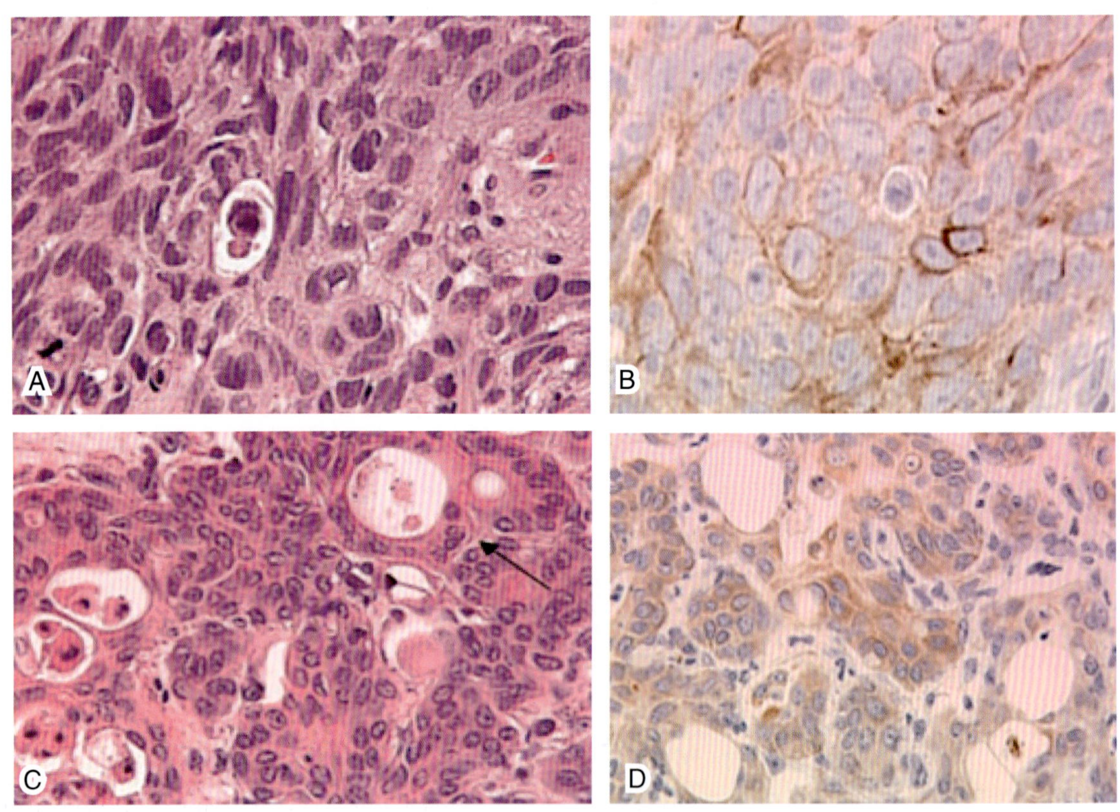

图4-40　肺鳞状细胞癌

A.小鼠给予N-亚硝基三氯乙基脲（N-nitroso-trischloroethylurea，NTCU）诱发肺鳞状细胞癌（pulmonary squamous cell carcinoma，SCC），中分化，可见单细胞角化；B. 免疫组化染色癌细胞角蛋白呈阳性；C，小鼠肺鳞状细胞癌，癌巢中心可见角化（箭头处）；D. 免疫组化染色癌细胞角蛋白染色呈阳性（选自昭衍病理数据库）

（四）肺内转移的恶性肿瘤

肺是恶性肿瘤转移最多的器官之一。一般说来，肿瘤的总体血行转移规律是胃肠道的肿瘤转移到肝，肝的肿瘤转移到肺，肺的肿瘤转移到脑。转移性肿瘤的特点是边界清楚，常为多个，且散在分布各处。图4-41～图4-43为昭衍实验室发现的恶性肿瘤肺转移的图片。

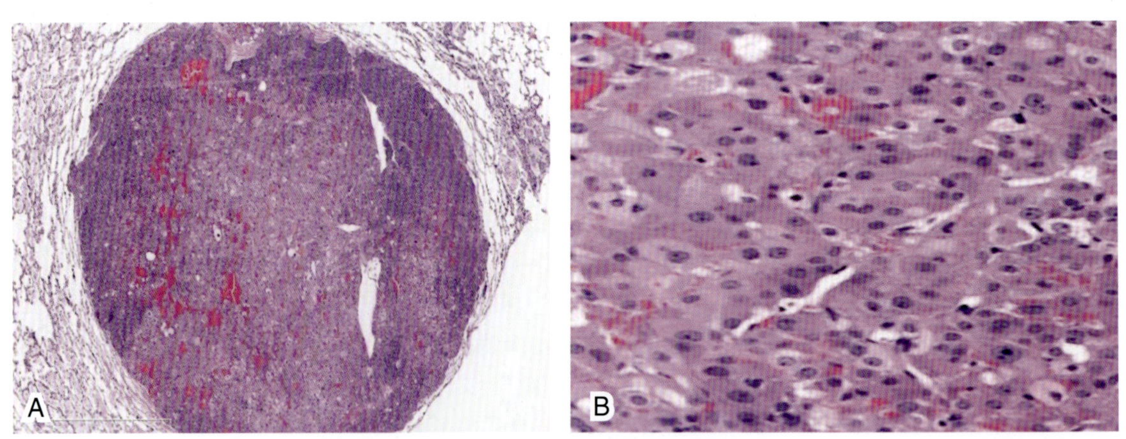

图4-41　SD 大鼠肝癌肺转移

A.肺内形成一个孤立的肿瘤结节，边缘清楚；B.显微镜下为肝癌细胞，癌细胞形成小的实团样结构，细胞质嗜酸性，胞核圆形，癌细胞间可见血窦

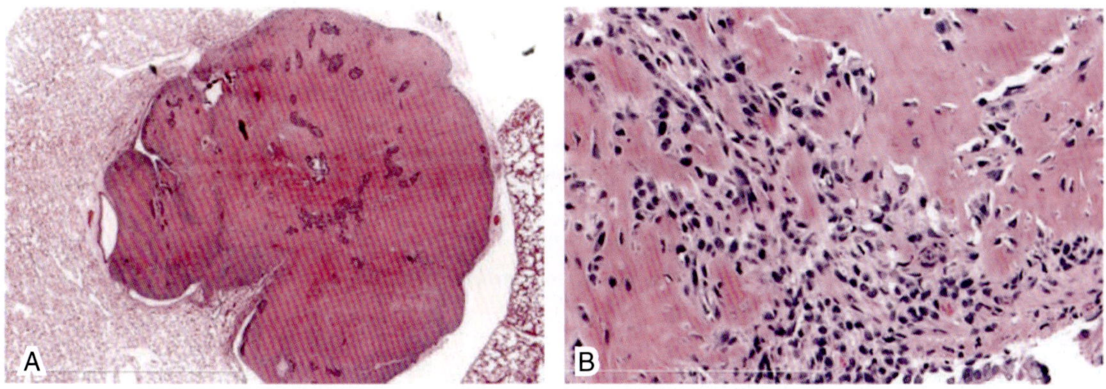

图4-42 大鼠骨肉瘤肺转移

A.肺内一大的肿瘤结节，边界清楚，粉红色；B.显微镜下观察为骨肉瘤成分，肿瘤细胞大小不等，细胞之间可见分泌的肿瘤性的骨基质

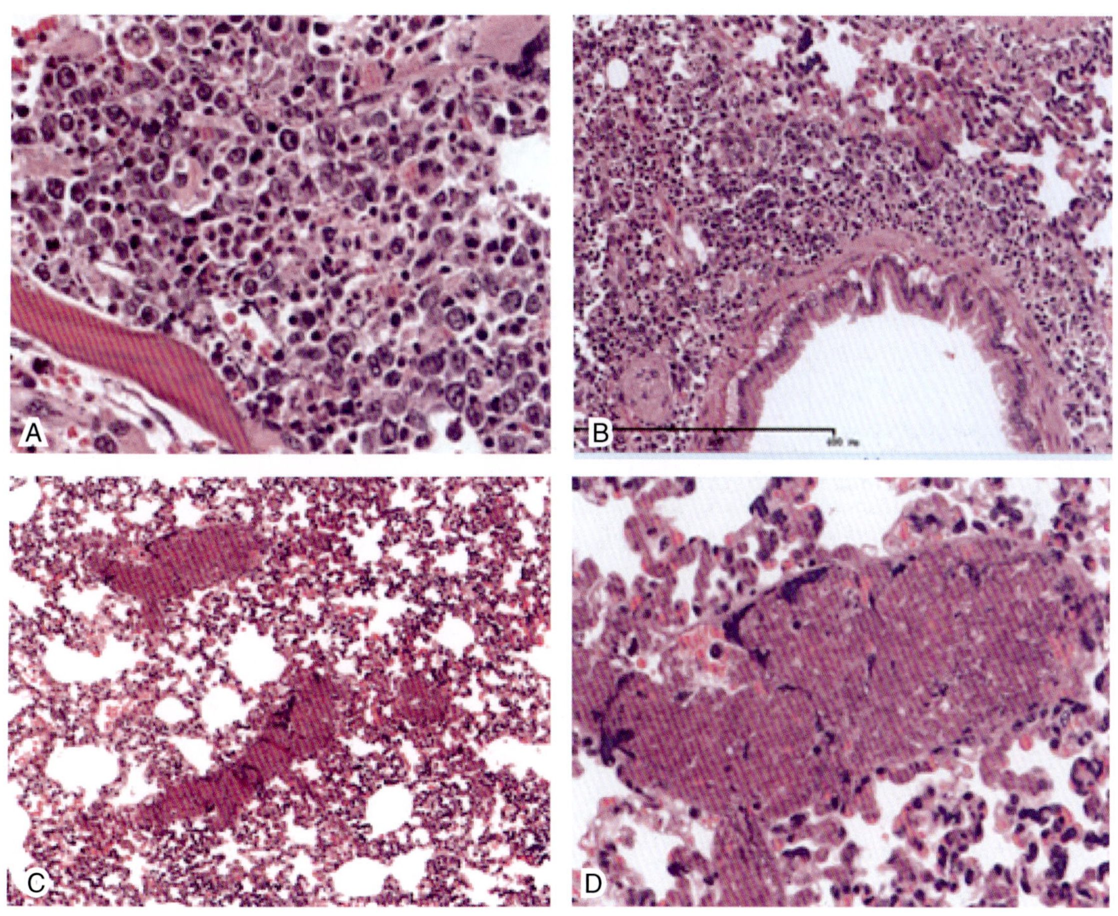

图4-43 小鼠骨髓粒细胞白血病肺转移

A.胸骨髓内大量粒系幼稚细胞浸润，可见细胞坏死，诊断为粒细胞性白血病；B.肺气管周围浸润的白血病细胞；C.肺血管内的白血病细胞栓塞；D.白血病细胞栓子阻塞血管腔，细胞已经坏死形成无结构颗粒状，不见血小板和纤维素，可与血栓栓塞相鉴别（选自昭衍病理数据库）

（左从林）

参考文献

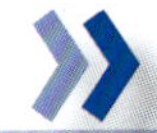

[1] Limper AH. Chemotherapy-induced lung disease. Clinics in Chest Medicine, 2004, 25(1): 53–64.

[2] Johnson ER, Matthay MA, Acute lung injury: epidemiology, pathogenesis, and treatment. Journal of Aerosol Medicine and Pulmonary Drug Delivery, 2010, 23(4): 243–252.

[3] Greaves P. Histopathology of Preclinical Toxicity Studies. 4th ed. Amsterdam: Elsevier, 2012: 215–269.

[4] Knudsen L, Ochs M. The micromechanics of lung alveoli: structure and function of surfactant and tissue components. Histochemistry and Cell Biology, 2018, 150(6): 661–676.

[5] Shin J, Lee K, Lee I, et al. Systemic capillary leak syndrome (clarkson syndrome) in cancer patients: a systematic review. Journal of Clinical Medicine, 2018, 7(11): 418.

[6] Siddall E , Khatri M , Radhakrishnan J. Capillary leak syndrome: etiologies, pathophysiology, and management. Kidney International, 2017, 92(1): 37–46.

[7] Ache BW , Young JM. Olfaction: diverse species, conserved principles. Neuron, 2005, 48(3):417–430.

[8] Moulton DG. Olfaction in Mammals. Am Zool, 1967, 7(3): 421–429.

[9] Dorato MA. Overview of inhalation toxicology. Environmental Health Perspectives, 1990, 85: 163–170.

[10] Renne R , Brix A , Harkema J , et al. Proliferative and nonproliferative lesions of the rat and mouse respiratory tract. Toxicologic Pathology, 2009, 37(7 Suppl):5S.

[11] Cesta MF , Malarkey DE , Herbert RA , et al. The National Toxicology Program Web-based nonneoplastic lesion atlas: a global toxicology and pathology resource. Toxicologic Pathology, 2014, 42(2):458–460.

[12] 钟南山. 支气管哮喘-基础与临床. 北京: 人民卫生出版社, 2006: 448–488 .

[13] 张惠铭, 相霞, 何钟磊. 病理学. 2 版. 武汉: 华中科技大学出版社, 2016: 211–233.

[14] Greaves P . Histopathology of Preclinical Toxicity Studies. 4th ed. Amsterdam: Elsevier, 2012: 238.

[15] Greaves P. 临床前毒性试验的组织病理学: 药物安全性评价中的解释与相关性. 4 版. 王和枚, 吕建军, 乔俊文, 等, 译. 北京: 北京科学技术出版社, 2018:168–172.

[16] Liu L, Wei Q, Lin QQ, et al. Anti-spike IgG causes severe acute lung injury by skewing macrophage responses during acute SARS-CoV infection. JCI Insight, 2019,4(4): e123158.

[17] Gounni AS, Spanel-Borowski K, Palacios M, et al. Pulmonary inflammation induced by a recombinant Brugia malayi γ-glutamyl transpeptidase homolog: involvement of humoral autoimmune responses. Mol Med, 2001, 7(5): 344–354.

[18] Tse GMK. Pulmonary pathological features in coronavirus associated severe acute respiratory syndrome (SARS). Journal of Clinical Pathology, 2004, 57(3): 260–265.

[19] Sahota PS, Popp JA, Hardisty JF, et al. Toxicologic pathology:nonclinical safety assessment. Boca Raton: CRC Press, 2013:369–405

[20] Chioma OS , Drake WP . Role of microbial agents in pulmonary fibrosis. The Yale Journal of Biology and Medicine, 2017,90(2):219–227

[21] Venkataraman T, Frieman MB. The role of epidermal growth factor receptor (EGFR) signaling in SARS coronavirus-induced pulmonary fibrosis. Antiviral Research, 2017, 143: 142–150.

[22] Casal A, D í az-Garel J, Pereiro T, et al. Pulmonary vasculitis. Journal of Thoracic Disease, 2018, 10(9): 5560–5575.

[23] Nasser M, Cottin V. The respiratory system in autoimmune vascular diseases. Respiration, 2018, 96(1): 12–28.

[24] Humbert M, Guignabert C, Bonnet S, et al. Pathology and pathobiology of pulmonary hypertension: state of the art and research perspectives. European Respiratory Journal, 2019, 53(1): 1–14.

[25] Tuder RM , Marecki JC , Richter A , et al. Pathology of Pulmonary Hypertension. Clinics in Chest Medicine, 2007, 28(1):23–42.

[26] 张惠铭, 罗杰. C-erbB-2癌基因产物在细支气管肺泡细胞癌和细支气管肺泡细胞增生的表达. 诊断病理学杂志, 1995, 2(2): 93–95.

[27] Prejean JD, Peckham JC, Casey AE, et al. Spontaneous tumors in Sprague-Dawley rats and Swiss mice. Cancer Research,1973, 33(11): 2768–2773.

[28] Wang Y, Zhang ZQ, Yan Y, et al. A chemically induced model for squamous cell carcinoma of the lung in mice: histopathology and strain susceptibility. Cancer Research, 2004, 64(5): 1647–1654.

第五章

肝胆胰系统

第一节　肝

世界人口基数庞大，临床医疗工作药物种类繁多，西药、草药、中药、天然药、保健药、食疗药等，不胜枚举，甚至滥用的情况严重。同时，医务人员和公众对药品对肝的损伤和安全性的认识不足，因此药物性肝损伤已经是最常见和最严重的药物不良反应之一，严重者可致急性肝衰竭甚至死亡[1-3]。

由于任何途径给药，特别是经口服药品，都是首先经过肝，由肝解毒，肝是人体保护和解毒的第一屏障。药物的毒性过大，剂量过大，都可以造成肝的损伤。因此，在临床前实验研究中，肝是重要的靶器官之一。

肝除了肝胆系统的和血管系统的组织细胞外，还有很多非肝实质性细胞。尽管这些细胞可以有自发或偶发的病变，但是它们都对外源性药物和化学物质非常敏感，可能会产生各种各样的毒性病理学改变。因此，在安全评价工作中正确认识和评价这些病变，做出正确的诊断，就显得极为重要。本章是以对肝的组织病理形态学变化的认识和诊断为重点，结合相关的生理、生化、代谢等的知识内容，收集昭衍实验室近20年在安全评价工作中肝自发和毒性案例编写而成，以期对毒性病理工作者能起到一个参考或指导作用。

一、肝的构造

肝细胞及胆管上皮细胞的发生过程类似，在胎儿的肝中普遍存在一种共同的前体细胞，称为干细胞。在肝组织学的研究过程中，普遍认为干细胞有双向分化的能力，既可以分化为肝细胞，也能分化为胆管上皮细胞。肝小叶是肝的结构及功能单位，这个六边形结构的中心是中央静脉，小叶间为肝门管区，包括门静脉的分支、小叶间肝动脉及小叶间胆管。肝细胞在中央静脉周围呈放射状排列。肝血窦内衬内皮细胞，将肝细胞索构成的肝板分开。肝血窦是肝小叶间静脉及小叶间动脉中的血流通向中央静脉的通道。狄氏隙是内皮细胞和肝细胞之间的空隙。胆小管位于2个肝细胞之间，肝细胞分泌的胆汁通过胆小管流向门管区的小叶间胆管，然后汇集成较大的左右肝管、肝总管、胆总管，经胆总管流入十二指肠，或由胆囊管注入胆囊。

（一）肝细胞的组织学特点

肝细胞占肝内细胞总数的60%，肝细胞呈多面体形，直径为15～30μm，肝细胞有3种不同的功能面，即血窦面（与血液进行物质交换）、细胞连接面（有紧密连接、桥粒和缝隙连接）和胆小管面（将细胞内的胆汁排入胆小管）。肝细胞核大而圆，有一至数个核仁，双核细胞也较多。肝细胞的细胞质呈嗜酸性，含有弥散分布的嗜碱性团块。各种实验动物肝的组织学差别不大（图5-1）。

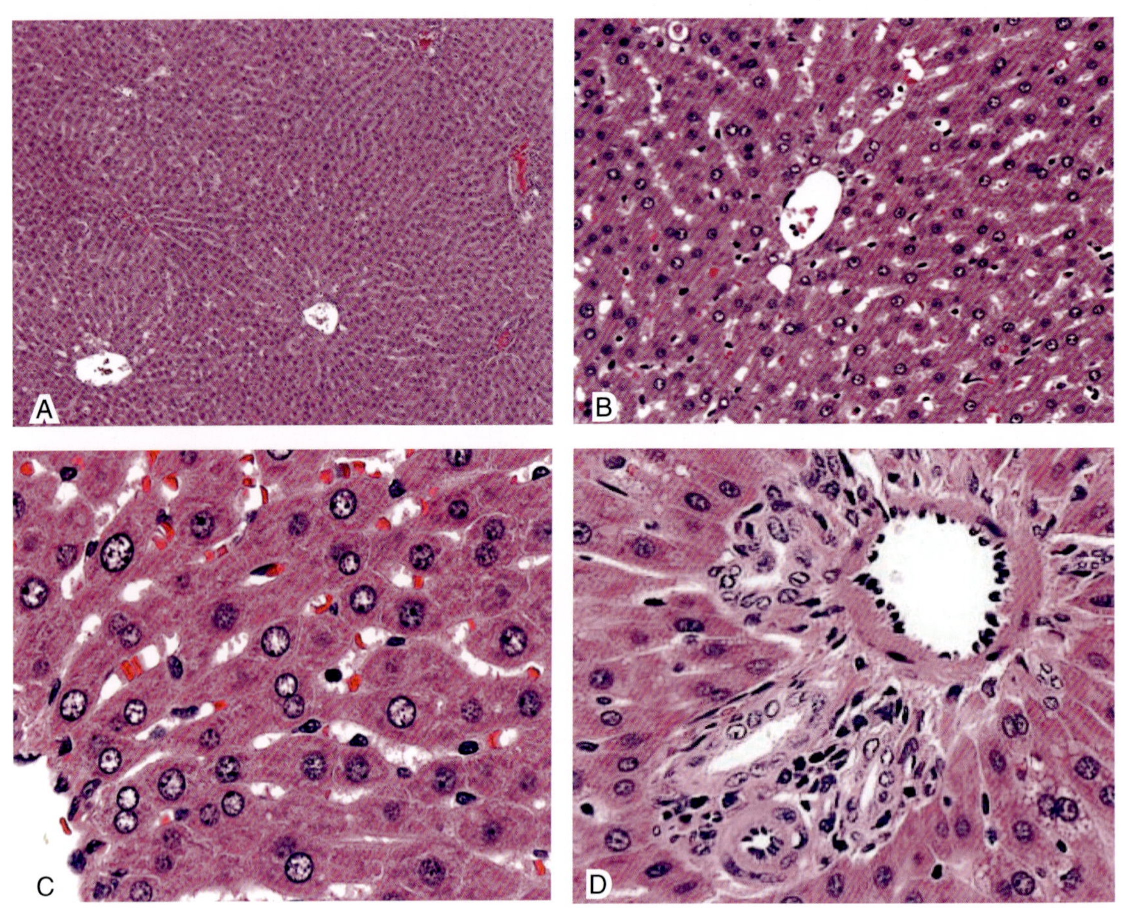

图5-1　大鼠肝组织基本结构

A.低倍镜下观察肝小叶，图中可见多个肝小叶的轮廓，下面两个小叶可看到中央静脉；B.一个肝小叶的视野，中间是中央静脉，周围的肝细胞排成条索围绕静脉呈放射状排列；C.高倍看肝细胞索之间的间隙是肝血窦，内有红细胞，肝血窦内皮细胞和肝巨噬细胞附着在窦壁上；D.肝小叶之间的门管区，可见小叶间动脉、小叶间静脉和小叶间胆管（选自昭衍病理数据库）

（二）肝细胞的超微结构

电镜下肝细胞的细胞器非常丰富，主要包括以下几个。

1.线粒体（mitochondrium）　呈椭圆形具有双重膜结构，进行细胞的呼吸及细胞能量的生产。线粒体是真核生物的细胞器，也被称为丝粒体。它由双重生物膜组成，拥有自己的DNA（mtDNA），进行分裂、繁殖。mtDNA还涉及除腺苷三磷酸（ATP）合成之外的生命现象。线粒体是有氧呼吸的主要场所，而且在诱导细胞的凋亡中也起到至关重要的作用。DNA损伤时，在细胞凋亡诱导因子p53和调节细胞凋亡bcl-2家族蛋白作用下，通过线粒体膜电位的变化，使细胞色素酶C从线粒体外泄，导致细胞凋亡。

2.核糖体　是细胞内蛋白质合成的场所，是由RNA和蛋白质构成的复合体。核糖体进行蛋白质合成时，既可以游离在细胞质中，也可以附着在内质网的表面。游离核糖体主要合成结构性蛋白质，核糖体主要依附在粗面内质网上，负责合成膜蛋白和水溶性蛋白质。

3.内质网　可分为粗面内质网和滑面内质网两大部分。粗面内质网上附着有大量核糖体，可合成膜蛋白和分泌蛋白。滑面内质网上无核糖体，为细胞内外糖类及脂类的合成及转运场所。肝细胞的滑面内质网具有生物转化作用，能对一些外源性化学物质进行转化解毒，并将间接胆红素转化为直接胆红素。一些成瘾药物如巴比妥类、乙醇可导致肝细胞滑面内质网增生，在其管道内形成HBsAg，这种肝细胞在光学显微镜下呈磨玻璃外观，称磨玻璃样变性。

4.溶酶体　主要负责分解和处理细胞内的异物。溶酶体是真核生物特有的，是分解蛋白质、核酸、多糖等生物大分子的细胞器。溶酶体具有单层膜，内含许多水解酶，是细胞内的消化器官。当细胞衰老时，其溶酶体破裂，释放出水解酶，消化整个细胞而使其死亡。水解酶可以分解从外界进入到细胞质的物质，分解后有用的物质会被细胞质吸收，废弃物通过胞吐作用排出细胞外，也可能留在细胞内逐渐增多，如肝细胞中的脂褐素。

5.过氧化物酶体　具有代谢脂肪酸、氧化长链脂肪酸（β）、生成胆汁酸、合成胆固醇及磷脂质、转移氨基酸、进行氧化还原反应等诸多生理功能。肝细胞微观组织结构图如图5-2。

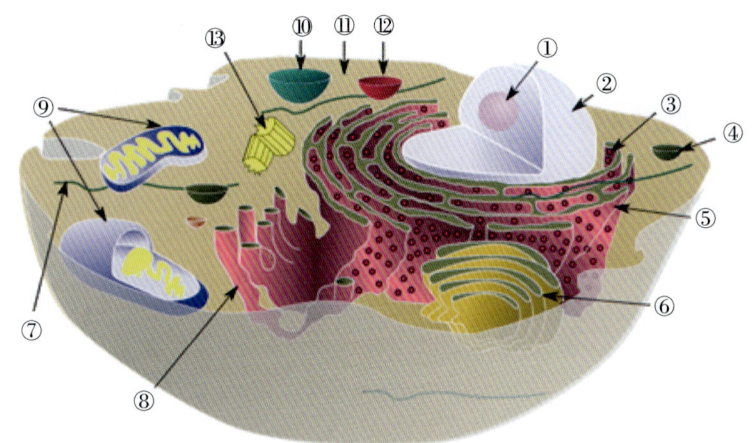

图5-2　肝细胞微观组织结构

①核仁；②细胞核；③核糖体；④泡饮小泡；⑤粗面内质网；⑥高尔基体；⑦微小管；⑧滑面内质网；⑨线粒体；⑩液泡；⑪细胞质；⑫溶酶体；⑬中心体

（三）肝的循环通路

肝接受肝动脉和门静脉双重血液供应。门静脉是肝的功能性血管，将胃肠道吸收的营养物质输入肝内进行代谢和转化。门静脉入肝后逐渐分支形成小叶间静脉，将门静脉血注入肝血窦内。肝动脉是肝的营养性血管，含氧量高。肝动脉进入肝后与门静脉伴行，分支形成小叶间动脉，进入血窦（图5-3）。

胆汁循环：胆汁由肝细胞生成，最初胆汁流入毛细胆管，再经由位于两个肝细胞之间的胆小管、小叶间胆管、肝总管、胆总管、十二指肠壶腹流入肠道。

（四）肝内的其他细胞

是指那些除肝胆细胞以外的非实质细胞，学者通常把肝的血窦内皮与肝细胞之间称为窦周隙，又称“狄氏隙”（Disse space）。非实质细胞是肝血窦壁及狄氏间隙内存在的4种细胞的总称，包括肝窦内皮细胞（liver sinusoidal endothelial cell）、肝巨噬细胞（hepatic macrophage）、贮脂细胞（fat-storing cell）及自然杀伤细胞（natural killer cell）（图5-4，图5-5）。

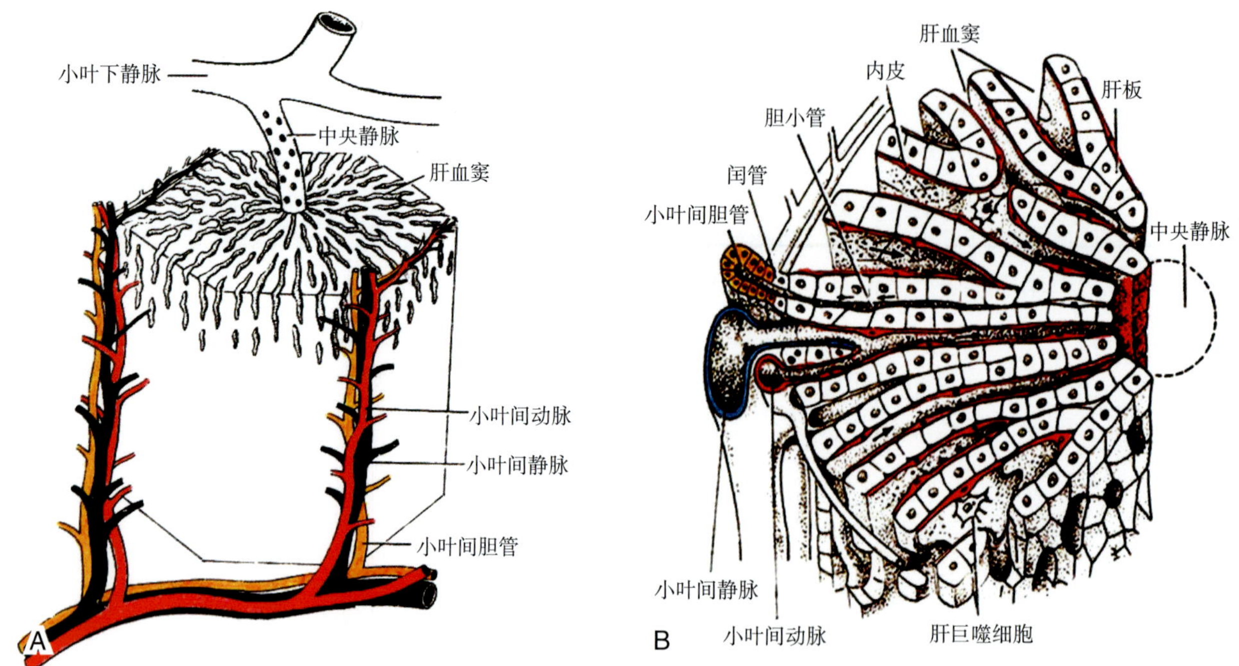

图5-3 肝的循环通路

A.肝小叶内进出血管和胆管立体模式图。动脉（红色）和静脉（黑色）向小叶内流动，注入肝血窦，胆管则是从肝小叶内向外流动，汇成较大的胆管（黄色）后流出肝。B.肝小叶内循环立体模式图。肝动脉和门静脉混合血液在肝细胞索之间的血窦从外向内流入小叶中央静脉，而胆汁则从肝细胞内流向连个肝细胞间的胆小管，然后汇入小叶间胆管，然后汇入较大的胆管出肝

1.肝血窦内皮细胞　胞质中有毛细血管窗孔，直径100nm，可使血浆和小粒子中的乳糜微粒（chylomicron）自由出入，与肝细胞膜接触而吸收（图5-4A）。

2.肝巨噬细胞　是肝血窦内存在的附着在肝血窦内皮上的一种细胞，来源于单核巨噬细胞系统，约占肝细胞总数的15%，表面覆盖着丝状突起，能够在血管壁上爬行。吞噬从肠道流入门静脉的废弃物及细菌。除吞噬作用以外，还具有向B细胞进行抗原呈递、促使抗体产生的作用。可释放更多的回旋酶，刺激并激活伊东细胞（图5-4B）。

3.贮脂细胞　又称伊东细胞（Ito cell）存在于狄氏隙内，内含脂肪滴，用来储存维生素A，另外，可以生产胶原蛋白。它能够对病毒感染、酒精摄取等各种刺激做出反应，并使其活性，使胶原蛋白合成并分泌，因此它也是一个促进肝纤维化的细胞。众所周知，肝纤维化是因为贮脂细胞在各种刺激下分化为成肌纤维细胞，从而使I型胶原的分泌异常亢进（图5-4C）。

4.自然杀伤细胞　大肠癌和胃癌会转移到肝，是因为肝是门静脉的下游，上游脏器中生成的肿瘤细胞很容易通过门静脉转移到肝。抑制向肝转移癌细胞的细胞就是自然杀伤（NK）细胞。此外，这种细胞也被称为“小白细胞”。NK细胞附着于癌细胞表面，释放多种杀伤介质及细胞因子（穿孔素、NK细胞毒因子、TNF-α、TNF-β），发挥免疫调节和直接杀伤靶细胞的作用（图5-4D）。

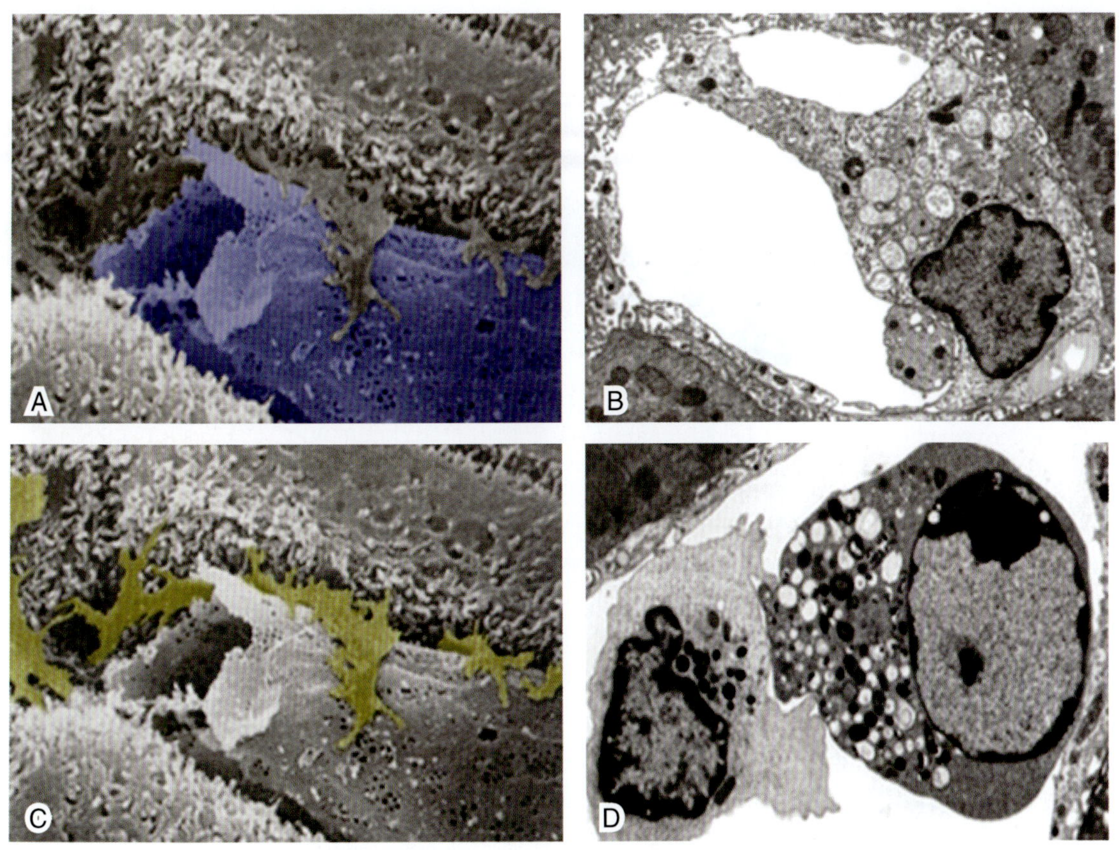

图5-4 肝血窦内皮细胞、肝巨噬细胞、贮脂细胞和自然杀伤细胞超微结构

A.肝血窦内皮细胞；B.肝巨噬细胞；C.贮脂细胞；D.自然杀伤细胞（选自昭衍病理数据库）

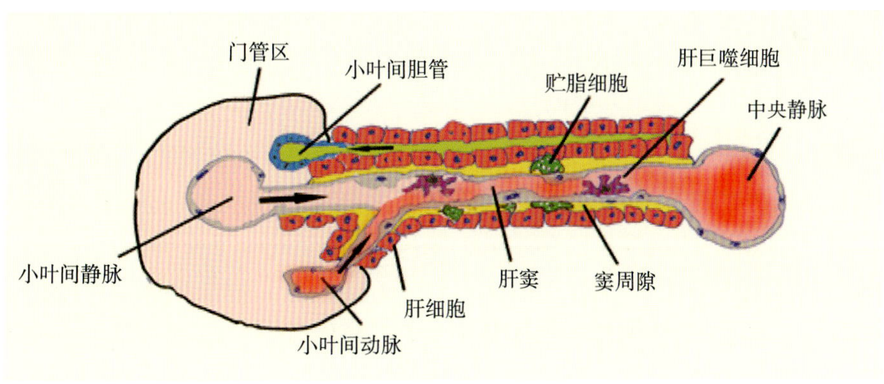

图5-5 肝内细胞（由广内先生提供）

二、肝的功能

（一）解毒作用（药物代谢）

肝是处理机体各种代谢产物及内源性或外源性有毒物质的解毒器官。大多经肝细胞的生物转化作用使其毒性消失、减弱或结合，并转化为可溶性物质，随尿液或胆汁排出体外。水溶性药物会迅速经尿液和胆汁排出体外；脂溶性药物的大部分都在肝失去活性，通过葡萄糖醛酸结合，增加亲水性，通过胆汁及尿液被排泄。肝内代谢化学物质的反应有氧化、还原、水解等。药物的代谢主要通过酶进行，细胞色素P450是肝生物转化中最重要的酶类，因为在与药物代谢相关的酶中，细胞色素P450占

整体的90%。

（二）制造和分泌胆汁作用

胆汁是胆汁酸盐和胆汁酸色素等溶解后，由肝细胞从毛细胆管中分泌出的一种碱性消化液。胆汁对于胃肠道的消化吸收起着至关重要的作用（尤其是脂质消化），同时也涉及有毒物质及代谢废物的排泄。胆汁在肝内合成，由肝细胞及胆管上皮细胞分泌，在胆囊储存并浓缩，然后通过摄食刺激胆囊收缩，最终经十二指肠排出，同时血液中的胆固醇值也被调节。胆汁的97%的成分是水，其余3%为胆汁酸、胆固醇、磷脂、脂肪酸、胆汁色素（主要为胆红素）等有形成分和钠离子、氯化物、碳酸离子等电解质。胆汁酸在肝内由胆固醇合成，最终产物为甘胆酸（glycocholic acid hydrate）、牛黄胆酸（taurocholic acid）、甘氨鹅脱氧胆酸（glycochenodeoxycholic acid）、牛黄鹅去氧胆酸钠（taurochenodeoxycholic acid）。这4种胆汁酸的最终产物占总胆汁酸的90%。合成胆红素的主要元素源于衰老的红细胞裂解时所含的含铁血黄素，这种（间接型）胆红素不仅是不必要的，而且对机体也有毒性。胆汁酸盐分为从胆固醇直接生成的组胺酸（1次胆汁酸）和在肠内细菌的作用下产生的二氧苯二甲酸（2次胆汁酸）。胆汁色素中含有胆红素，红细胞在脾等内皮系统中被破坏，其主要成分——血红蛋白被分解为胆红素。胆红素在血液中与白蛋白结合，然后转移到肝，与葡萄糖醛酸结合，从而被排泄到毛细胆管中。

（三）肝的代谢功能

从饮食中直接摄取的营养物质，必须在肝内进行代谢转化后才能被吸收利用。肝将消化器官吸收的营养物质进行生物转化，从而维持各组织器官的正常功能。

1.糖代谢（能量的储存） 糖代谢是机体内能量代谢中非常重要的一个环节，也是肝最重要的功能之一。食物摄取后，血液中的血糖值上升的情况下，肝细胞摄取葡萄糖，以糖原的形式贮存。血糖降低的情况下，主要的糖异生会在肝内完成，将多种非糖物质转变为葡萄糖，并释放到血液，向其他的组织提供葡萄糖，维持血糖浓度的稳定。糖代谢异常的疾病包括葡萄糖-6-磷酸脱氢酶（G6PD）缺陷的糖原蓄积症、磷酸合成酶（phosphate synthase）缺乏的糖原沉积症、溶酶体（lysosome）缺陷性糖原蓄积症（溶酶体贮积症）。

2.蛋白质的代谢 食物中的蛋白质，在小肠内分解吸收，形成氨基酸，然后在肝细胞中合成蛋白质。除免疫球蛋白以外的绝大部分血浆蛋白质在肝内合成，特别是白蛋白（albumin）及凝血酶（thrombin）、纤维蛋白原（fibrinogen）等的凝血因子。蛋白质代谢异常的病变包括混浊肿胀（cloudy swelling，线粒体代谢障碍）、水样变性（hydropic degeneration，细胞膜透过性障碍）、玻璃样变性（hyaline droplet degeneration，蛋白质运输功能障碍）、淀粉样变性（amyloidosis，异常的蛋白样物质在细胞外沉积）。

3.脂代谢 脂质被胆汁、胰脂肪酶水解为脂肪酸及甘油，最终被小肠吸收，途经淋巴系统进入肝及血液循环。在肝细胞内合成磷脂、胆固醇、中性脂肪和胆汁酸。磷脂及胆固醇可作为合成促肾上腺皮质激素的前体化合物。脂质代谢异常包括中性脂肪（脂肪酸、中性脂肪）蓄积、胆固醇蓄积和复合脂（磷脂、糖脂）沉着。细胞的脂肪沉积是在吸收脂肪酸时，从肝细胞中释放出的极低密度脂蛋白的过程中产生的，线粒体上的脂肪酸氧化障碍、粗面内质网合成蛋白质及细胞内的转运功能障碍，即可导致组织内脂质的沉积。

（四）肝的再生能力

在哺乳动物的内脏器官中，肝具有很高的再生能力。例如，即使是在外科手术中，在切除部分肝的情况下，也可以在短时间从剩余的部分（小鼠1周左右）恢复到原先的大小及功能。肝再生的几种模式如下。

1.代偿性肥大（代偿性再生） 实验动物模型中的部分肝切除，残余的组织没有受损，通过肝细胞代偿性肥大，恢复原来的内脏器官大小，这个过程是在残存的组织中，通过干细胞形成成熟的肝细胞或肝的其他细胞的肥大或增殖来进行的。

2.前体细胞依赖性的再生 因药物等而受到严重或慢性损伤的肝中，成熟的干细胞本身的增殖被抑制，在这种情况下，可以激活具有分化能力的特殊肝前体细胞的活性，并通过这种增殖和分化完成再生[4]。

3.卵圆细胞（oval cell）增生 卵圆细胞可以作为肝干细胞的前体细胞（precursor cell）。在大鼠中，2-乙酰氨基芴（2-Acetamidofluorene，2-AAf）导致肝细胞的增殖抑制的情况下，部分肝切除或进行四氯化碳注射时，门管区周围区域可见核/浆比高的卵圆细胞[5]。卵圆细胞可进行双向分化，既可分化成肝细胞，又可分化为胆管上皮细胞（albin，ck19阳性，AFP阳性，部分干细胞的表面标志物DLK阳性），所以可能具备类似于干细胞的特性[6]。

小鼠是诱导卵圆细胞增殖最常用的模型，给予含有3，5-二乙氧基羰基-1，4-二氢可里定（DDC）和饲喂缺乏胆碱的饮食后，可以引起胆管及卵圆细胞增生。在各种肝病情况下，门管区周围可见小胆管的异常增生，被称为胆管反应。胆管反应为卵圆细胞的增殖，分为典型胆管反应、非典型胆管反应。典型胆管反应为小叶间胆管数量显著增加，通常会随着急剧的胆道闭塞而发生。非典型胆管反应一般表现为卵圆细胞或干细胞的活化增殖，反应性小胆管细胞数量增多。胆管反应在许多肝胆损伤中可见，如肝硬化、酒精性肝病、药物性肝病等[7]。

三、非肿瘤性病变

（一）炎症

1.炎细胞浸润（inflammatory cell infiltration） 是因感染、毒性物质的暴露、有毒代谢物及组织缺氧而引起的反应。微小的炎症性病灶大多发生在中央静脉周围、门静脉周围、肝血窦及肝细胞坏死灶周围。炎症反应根据炎性细胞浸润种类的不同而不同。中性粒细胞浸润常见于细菌感染及肝细胞的坏死。淋巴细胞浸润常见于病毒感染或自身免疫性肝炎（autoimmune hepatitis）。另外，如果炎细胞以嗜酸性粒细胞为主，则提示可能有药物性肝障碍。淋巴细胞、单核细胞、中性粒细胞等炎性细胞和巨噬细胞混合在一起的情况被称为混合型炎细胞浸润。如果浸润的炎细胞为单个核，但不能通过HE染色确定时，使用诊断术语时也可采用单个核细胞的浸润。如果由一种特定种类的炎性细胞占主导，则应该具体诊断为淋巴细胞浸润、单核细胞、中性粒细胞或组织细胞浸润等（图5-6）。值得注意的是，在安全评价工作中，对照组动物的肝通常也会出现不同程度的点状或片状炎细胞浸润，大鼠、猴类和犬类等都可以发生，尤其是大鼠更为多见，是一种自发的背景性病变。如果供试品组和对照组实验动物的病变发生率和程度大致相同，则不可诊断为与供试品相关。局灶性炎症也可以出现在门管区及周围，这种炎性病灶通常与胆道病变相关，有时原因不明。此外，实验动物肝偶尔可见小的髓外造血灶，可以是红细胞系、粒细胞系或混合型的髓外造血，造血细胞核较大，染色深，可以和炎细胞浸润相区别。

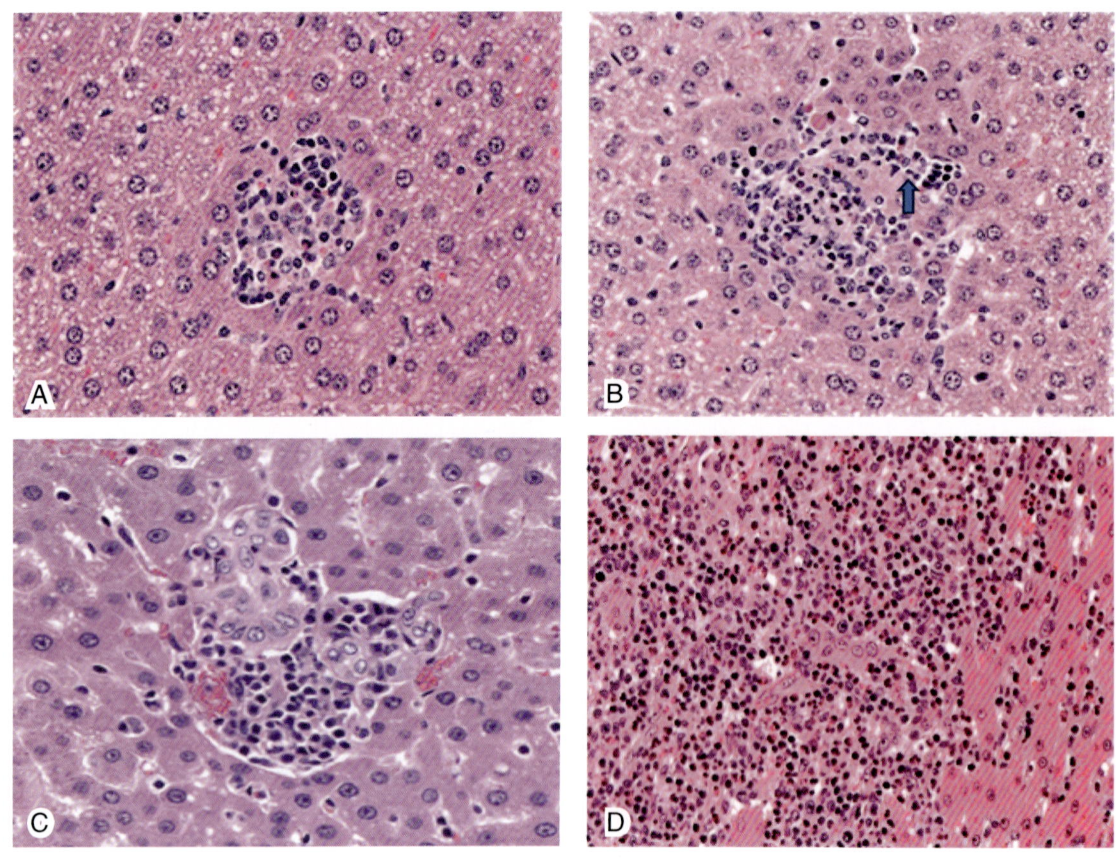

图5-6 大鼠肝炎细胞浸润

A.肝小叶内炎细胞浸润灶；B.肝细胞坏死周围伴炎细胞浸润（箭头）；C.门管区炎细胞浸润；D.弥散性的肝细胞坏死脱落及炎细胞浸润（选自昭衍病理数据库）

2.肉芽肿（granuloma）和微小肉芽肿（microgranuloma） 肉芽肿是由炎症反应引起的以巨噬细胞增生为主的病变，由细菌感染而引起的肉芽肿又称感染性肉芽肿（infective granuloma），如结核性肉芽肿，显微镜下由类上皮细胞、巨噬细胞、多核巨细胞等炎性细胞聚集，周围由淋巴细胞和纤维性组织包裹机化的一种病理改变。肉芽肿是在炎症或迟发性过敏反应的过程中产生的。在组织学上，被视为由肉芽组织构成的局灶性结节性炎症性病变（图5-7）。构成肉芽肿的细胞成分包括淋巴细胞、中性粒细胞、肝血窦内皮细胞、肝巨噬细胞、类上皮细胞、纤维细胞等。根据病变的发生时期（急性、慢性）或炎细胞的种类的不同而又有所不同。在常见的实验动物中，如大鼠、小鼠和猴，在无处理因素的对照组动物中也经常会发现一些自发性的肉芽肿，这种病变可以被认为是肝细胞坏死后的一种修复性反应。还有一种肉芽肿与寄生虫感染有关，称寄生虫囊肿和感染性肉芽肿。由于胃肠道的寄生虫感染，虫体或虫卵可以从进入门静脉进入肝而形成肉芽肿性炎症，在肉芽肿中心通常可以看到虫体或虫卵，根据观察虫体特征，可以确定是哪一种寄生虫。另外，在给予外源性化合物的情况下也可见肉芽肿形成，这被认为是过敏反应引起的。最近的免疫学研究显示，肉芽肿是由微生物和化学物质里抗原侵入后过敏反应引发的。关于微小肉芽肿，是指那些病灶较小，但是病灶内仍然可见上皮样细胞，这些细胞ED2呈阳性，溶菌酶（lysozyme）呈阳性（犬），证明是源于肝巨噬细胞和炎细胞一起形成较小的结节，故称其为微小肉芽肿（图5-7）。微小肉芽肿在小鼠、大鼠及犬等大动物中是可以经常观察到的自发病变。在药物安全评价实验中，某些化学物质也可以诱发此病，考虑是过敏反应所致，有文献报道称四氯化碳（CCL_4）可以诱发此病[8]。

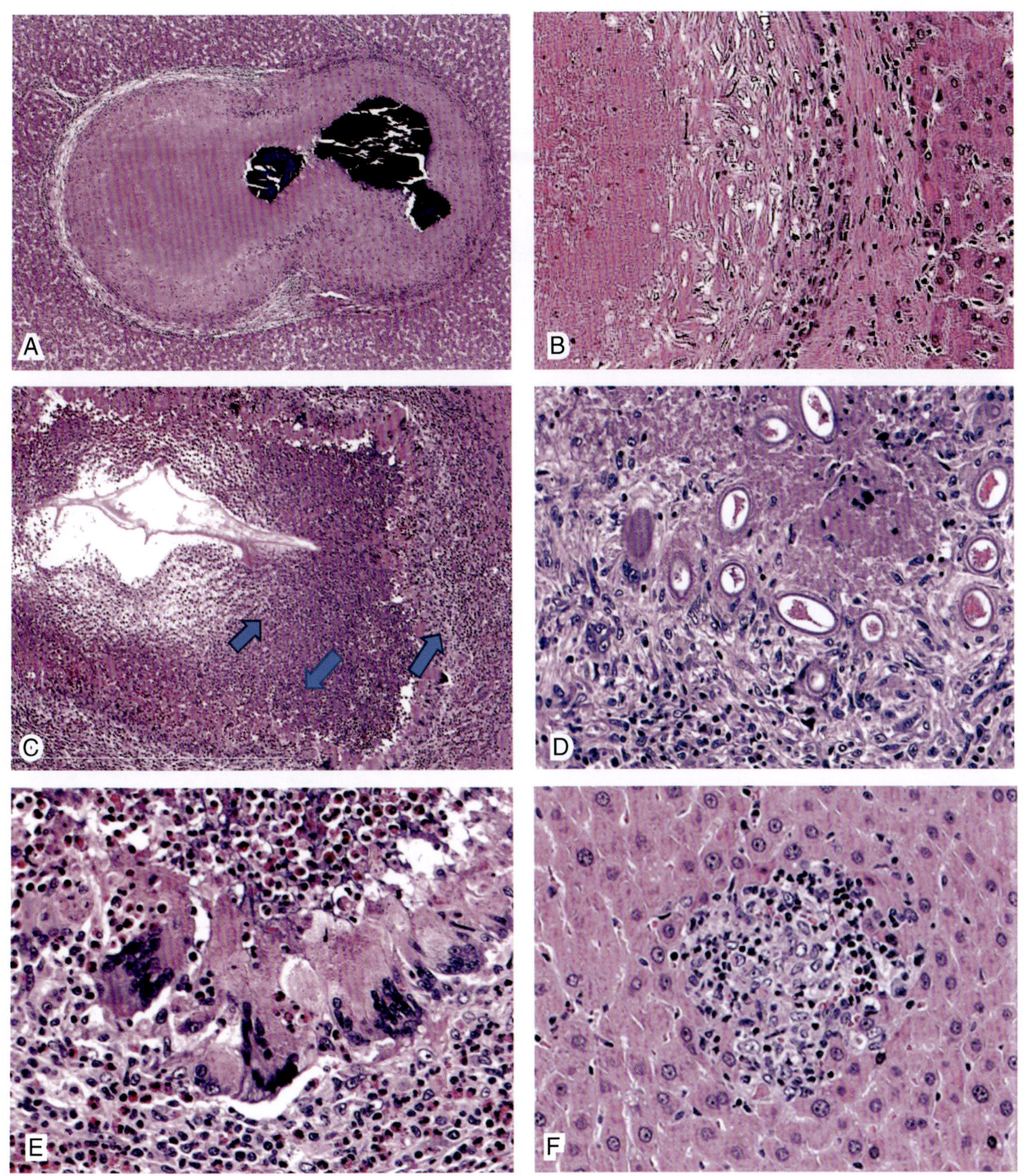

图5-7 肝肉芽肿病变

A.猴肝结核结节，中心见大片坏死，伴矿化，坏死周围有肉芽样组织包绕，形成肉芽肿结节；B.高倍由内向外观察，可见中心的干酪坏死、上皮样细胞，淋巴细胞和纤维组织；C.猴肝寄生虫肉芽肿，肉芽肿中心可见寄生虫虫体（箭头所指处）；D.寄生虫肉芽肿中心的中体节片；E.寄生虫肉芽肿周边浸润的嗜酸性粒细胞和多核巨细胞；F.大鼠肝微小肉芽肿，中心上皮样细胞增生，外周淋巴细胞浸润（选自昭衍病理数据库）

3.病毒性肝炎　在人类，肝炎（hepatitis）特指由病毒感染而引起的独立性的炎症，是由一组病毒引起的以肝实质细胞变性坏死为主要病变的传染病，其病变包括肝细胞变性、不同类型的坏死、炎细胞浸润、胆管增生和淤胆、纤维组织增生、肝细胞再生等。根据病毒类型和发病时间等特点，以及结合临床病理学，将肝炎分为急性肝炎、慢性肝炎、急性重症肝炎和亚急性重症肝炎。人类的病毒性肝炎在病因学、流行病学、免疫学、发病机制、临床、病理学等方面已经研究的比较清楚[9]。关于动物和实验动物肝炎的研究，已经有文献指出，甲型肝炎、乙型肝炎和丙型肝炎相关病毒可在非人灵长类动物中引起肝病[10]，也有犬发生病毒性肝炎的报道[11]。感染了鼠诺罗病毒的某些免疫缺陷小鼠品系可发生局灶性或弥漫性肝炎[12]，这种病毒在美国的某些小鼠饲养设施中比较流行，但人们通常认为免疫功能健全的小鼠不会被感染[13]。小鼠肝炎病毒属于冠状病毒家族RNA病毒，野生小鼠和实验室小鼠常有感染，这种病毒通过空气、粪便或直接接触传播[14]。昭衍实验室曾研究过BAL B/c裸鼠急性重症肝炎，从小鼠粪便中提取出了甲型RNA肝炎病毒，组织病理学改变类似人类的急性重症肝炎（图5-8）。

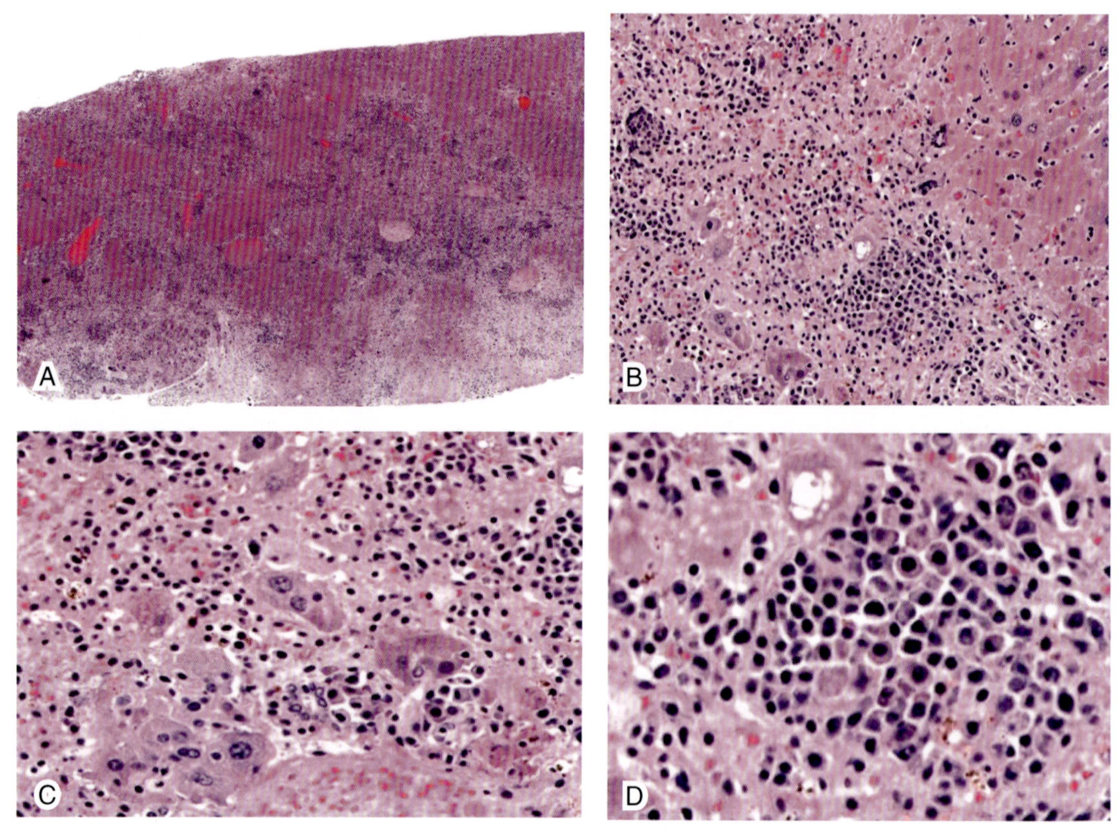

图5-8　BAL B/c裸鼠急性重症肝坏死

A.肝细胞大片坏死消失，坏死区内为大量炎细胞浸润，细胞碎片和残留的肝细胞，红色区域是尚存的肝组织；B.坏死中心可见大量炎细胞、残存的肝细胞，右上角可见呈凝固坏死的肝细胞；C.残存的肝细胞，渗出物和炎细胞； D. 炎细胞包括淋巴细胞巨噬细胞和中性粒细胞（选自昭衍病理数据库）

4.药物性肝炎　属于药物诱导性肝损伤。药物性肝损伤（drug-induced liver injury，DILI）是指由各类处方药物或非处方的化学药物、生物制剂、天然药、传统中药、保健药、膳食补充剂及其代谢产物乃至辅料等诱发的肝损伤，有的药物性诱发肝炎类似急性肝炎[15]，组织病理学的特点是急性小叶性肝炎，表现为小叶内和汇管区有混合性炎细胞浸润，肝细胞发生的点状坏死、融合坏死、桥接坏死，汇管区因炎症而扩大，以及肝细胞再生现象[16]。有的药物性诱发肝炎类似慢性肝炎[17]，组织病理学特点为慢性小叶性肝炎，表现为汇管区扩大，单个核细胞浸润，伴界面炎，也常见多数纤维间隔，甚至早期肝硬化。近年来越来越多的证据表明甲型肝炎、乙型肝炎和丙型肝炎相关病毒可在非人灵长类动物中诱发肝炎[18]。还有很多药物引起肝肉芽肿和微小肉芽肿性炎症[19-21]。

（二）肝细胞变性

肝细胞变性（degeneration）是常见的损伤性病变，表现为肝细胞质中出现异常物质或正常物质蓄积过多。一般来说，肝细胞变性主要可分为脂肪变性、磷脂沉积、水样变性、透明样变性、嗜酸样变性（颗粒样变、玻璃样变、玻璃体变性）等。

1.脂肪变性　又称脂肪症（steatosis）。脂类可分为中性脂肪、胆固醇、磷脂、糖脂质。脂肪变性是指由于中性脂肪代谢障碍，肝细胞质可见大小不等的中性脂肪蓄积增多。脂肪变性可分为：①大泡性脂肪变性（macrovesicular fatty degeneration）。在脂质代谢障碍的情况下，血中游离脂肪酸增加，可见肝细胞核被脂滴挤向一侧（图5-9A）。②小泡性脂肪变性（microvesicular fatty degeneration）。脂蛋白合成障碍，如Reye综合征（线粒体障碍综合征），不伴随核的偏移。脂滴的大小根据原因而不同，但两者之间存在一定的联系（图5-9B）。脂滴在肝细胞中的分布，可分为小叶中心性、小叶周边性、弥漫性等。脂肪变性需要与糖原蓄积和水样变性进行鉴别。糖原蓄积的形式是不完整的颗粒状，PAS染色呈阳性。尽管有时水样变性具有类似的形态学特征，但脂肪染色及PAS染色均为阴性。给予药物后引起脂质代谢失衡，外膜的脂质过氧化，阻碍ATP合成，引起高尔基体功能障碍，线粒体脂肪酸的β-氧化障碍，类固醇激素的分泌亢进等。除了药物诱导以外，还可见生理性的肝细胞脂肪蓄积，而慢性贫血时，则多见于中央小叶。肝细胞内不必要的物质可通过自噬作用进行分解和净化。目前有研究表明，细胞自噬与脂代谢相关。自噬可通过分解三酰甘油和预防脂肪变性的形成来调节脂代谢。在基因敲除的自噬缺乏小鼠模型中，由于自噬的缺乏而引起脂滴的蓄积过多。同时，在高脂饮食饲喂后的小鼠中，给予自噬激动剂，如卡马西平、西罗莫司等，可减少肝内脂肪过度蓄积[22]。③大小泡混合型脂肪变性（图5-9C、D）。④门管区周围肝细胞脂肪变性。常见于高脂血症、高脂肪饮食、饥饿、恶病质、药物中毒（磷中毒等）。⑤弥漫性脂肪肝。常见于糖尿病、高度肥胖（特别与内脏型的脂肪密切相关）、饥饿、恶性营养不良（kwashiorkor）、吸收不良综合征、胆碱缺乏症、高胆固醇、Reye综合征。昭衍实验室在一项新西兰兔生殖毒性实验中，肌内注射肉毒神经毒素，大部分妊娠兔发生了重症脂肪肝，从而导致急性肝功能衰竭死亡（图5-9E、F）。病变发生的机制考虑为肉毒神经毒素影响了肝细胞的脂肪代谢，从而使大量的脂质在细胞内堆积。

由于肝细胞的脂肪变性是最常见的自发性病变，特别是啮齿类动物。因此，尽管课题实验设计有药物投予组，并且也有肝细胞的脂肪变性发生，但还需要认真的和空白对照组进行对比观察，其结果也有两种可能，一种是两边没有差异，属于自发背景性病变，与药物不相干；另一种是给药组病变明显重于对照组，说明供试品有加重肝细胞脂肪变性的作用。

2.磷脂质症（phospholipidosis） 是磷脂代谢障碍和氨基化合物酶先天性缺乏，使磷脂质在细胞质内过度蓄积而产生的。从组织学角度观察，在肝细胞和肝巨噬细胞内可见大量脂蛋白蓄积，细胞质呈泡沫状（图5-10A）。在电子显微镜下观察时，其特征是可见环形板层小体（lamellar body）结构（图5-10B）。磷脂质沉积与脂肪变性及水样变性的鉴别诊断是十分必要的，苏丹红染色显示脂肪变性呈阳性，水样变性呈阴性，磷脂症在电子显微镜下可观察到板层小体结构。磷脂沉积虽然被包括在广义的脂质沉积中，但其发生机制不同于一般的脂质沉积。磷脂质病是一种磷脂质代谢障碍，是磷脂过度堆积在细胞内的核糖体中而引起的病变，分先天性和后天性两种。第一种是磷脂代谢酶的先天性缺损而导致磷脂无法代谢，进而在细胞内过度堆积。第二种是由药物诱发的疾病。磷脂病的发生主要是由两性分子药物引起的疾病，如血管扩张类药物、大环内酯类抗生素、中枢抑制类药物等。这些有毒物质可与磷脂结合并抑制其代谢。磷脂质病可沉积在肺、肾和肝等的细胞内。如果组织内存在大量磷脂堆积，就会导致组织的正常生理功能出现障碍。特别是，如果长期服药，则更容易使大量的磷脂物质积累在细胞内，其结果有可能导致慢性的不可逆的磷脂质病和脏器功能不全的高脂血症、血栓形成及视网膜障碍等。药物诱发性磷脂质病（drug induced phospholipidosis，DIPL）是指在细胞或组织中磷脂过度堆积，且以形成板层小体为特征的磷脂质代谢障碍性疾病。目前，有超过350种以上的新药及已获批上市的药物被报告诱发了DIPL。关于DIPL是否为不良病理改变的看法，目前尚未得到明确的结论[23]。

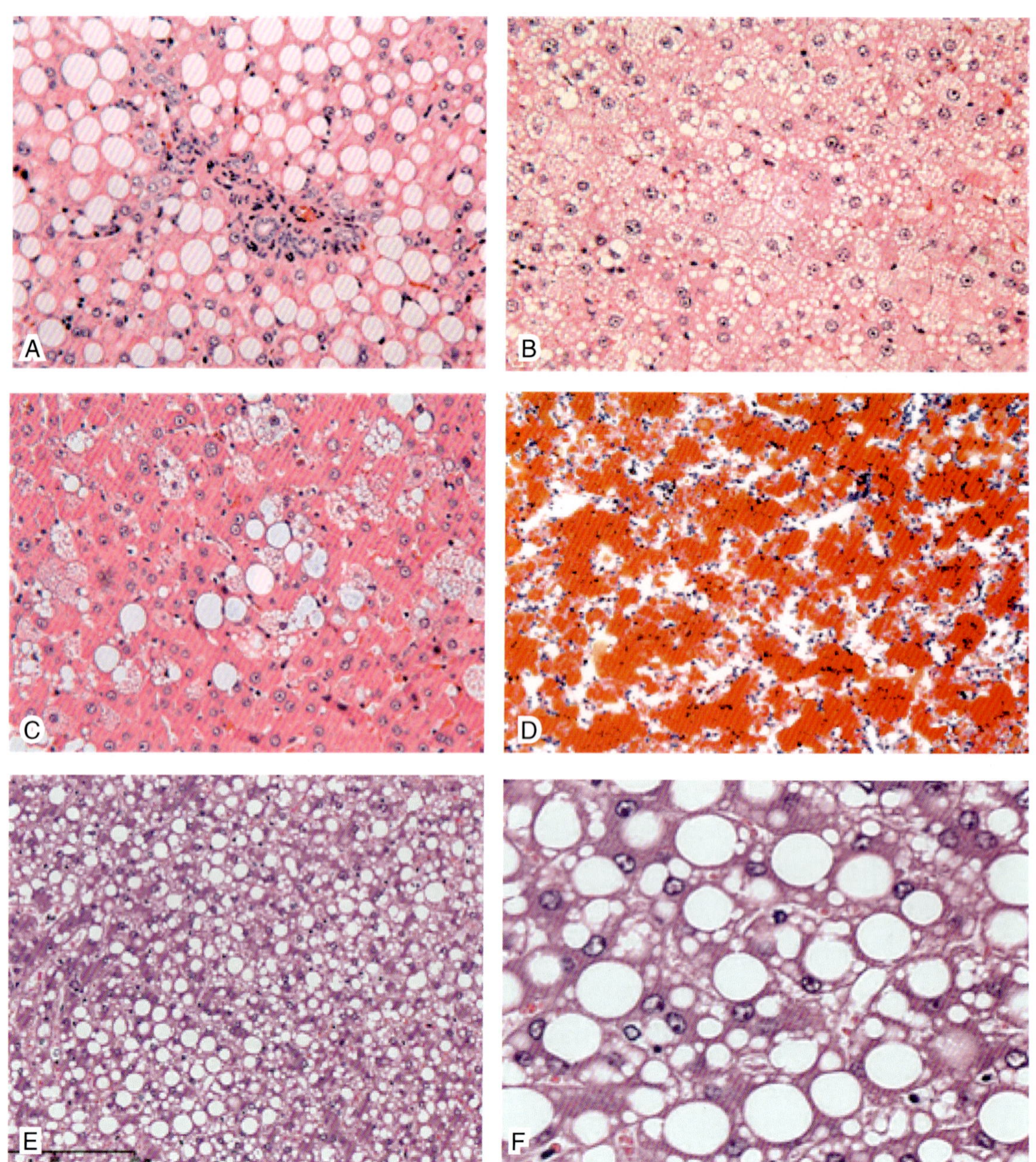

图5-9 大鼠肝脂肪变性

A.大泡型脂肪变性; B. 小泡型脂肪变性；C.大泡及小泡型脂滴混合变性；D.脂肪变性苏丹III 染色；E.肉毒神经毒素引发的新西兰兔弥漫性肝细胞脂肪变性（脂肪肝）；F. 高倍镜观察主要是大泡型脂肪变性（选自昭衍病理数据库）

3.肝张力性脂质沉积（tension lipidosis） 发生在小鼠的肝镰状韧带和胆囊的连接部位，可观察到肝细胞质呈空泡状的局灶性病理改变。在相同的部位，大鼠也可以看到相似的病理改变。这与脂质代谢障碍引起的脂肪变性是有区别的，为自发性病变，其发生与动物的周龄无关。观察这种病变依赖于组织的取材和横切面，但不是所有动物都能观察到。发生肝张力性脂质沉积的肝细胞质几乎都是空泡化的，可看到大泡型及小泡型的空泡化细胞混合存在。此外，在老年动物中，发生肝张力性脂质沉积的肝细胞内还可看到糖原蓄积，也能看到肝对周围相邻组织的压迫（图5-11）。

4.水样变性 发生机制为肝细胞内线粒体受损，导致细胞膜钠钾泵功能障碍，进一步使细胞内钠离子及水过多积聚，引起细胞内渗透压上升，进而加重细胞水肿，导致细胞内液增多。在电子显微镜下，很多情况下可以观察到内质网的扩张和线粒体的肿胀及核浓缩。人类急性病毒性肝炎和四氯化碳引起的肝细胞水样变性和肿胀也被称为气球样变（图5-12）。水样变性的形态学特征为细胞质肿胀、淡染，肝血窦和窦周隙变窄。在常规HE染色时，水样变性与脂质沉积或糖原蓄积有时可能不容易区分，可做特殊染色进行鉴别。

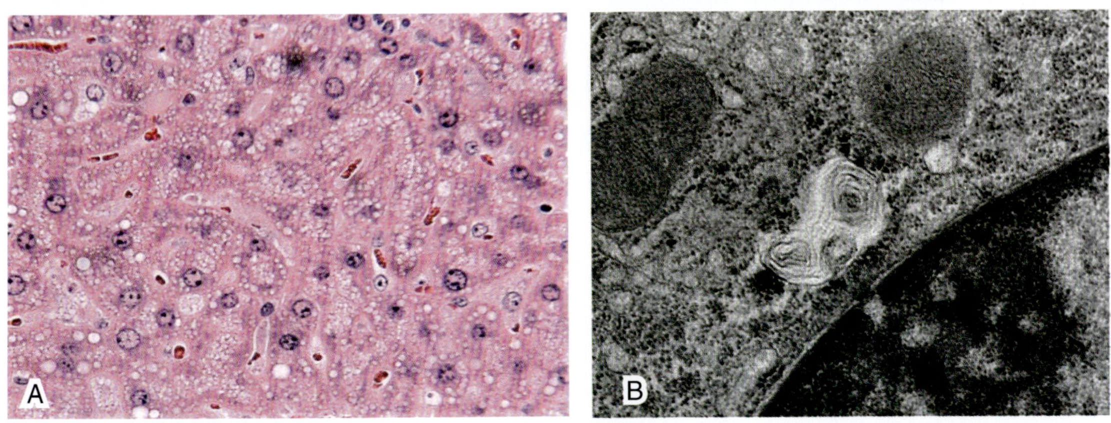

图5-10 **磷脂质病**

A.大鼠肝细胞质内可见许多小空泡；B.电镜下的板层小体（图正中）（由新药研究所山口先生提供）

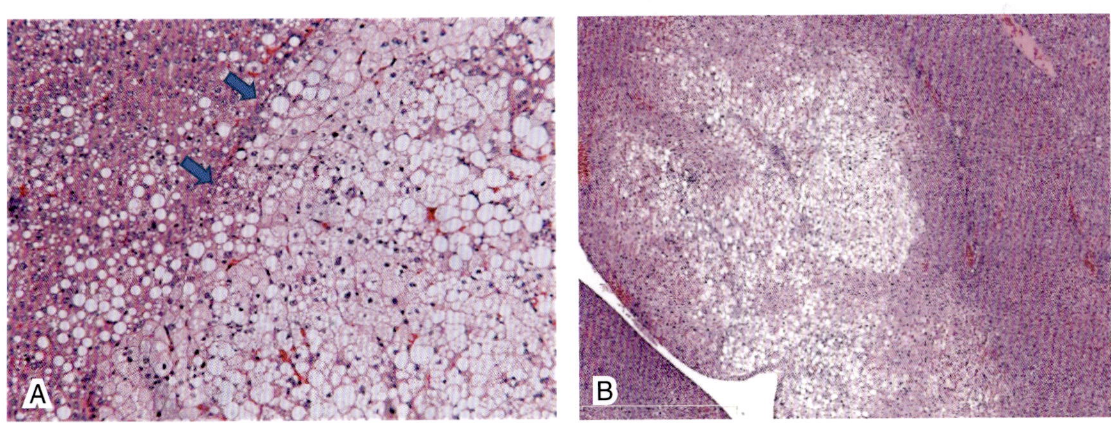

图5-11 **肝张力性脂质沉积**

A.大鼠肝张力性脂质沉积，可见肝对周围相邻组织的压迫（箭头处）。B.小鼠镰状韧带和胆囊的连接部位可见脂质沉积（选自昭衍病理数据库）

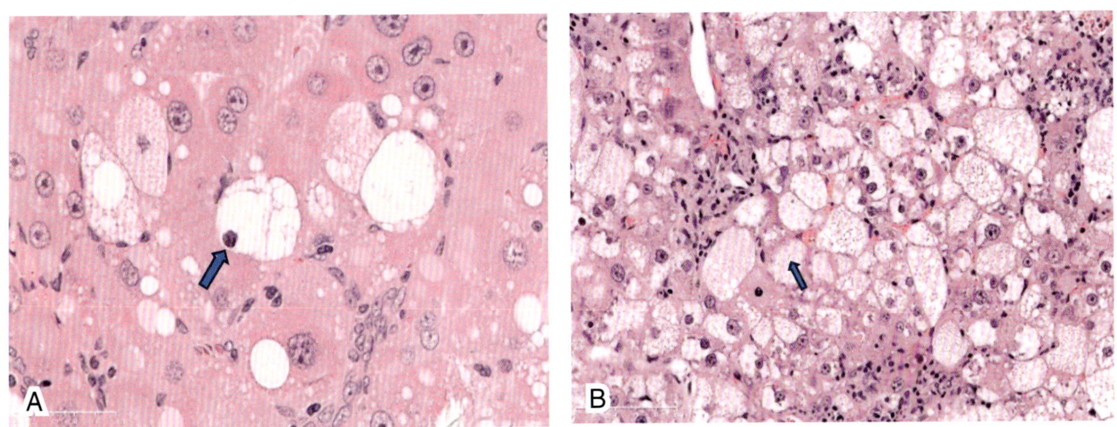

图5-12 **肝细胞水样变性**

A.大鼠2年致癌实验，肝细胞腺瘤中肝细胞呈水样变性（气球样变，箭头处）；B.大鼠四氯化碳诱发的肝细胞水样变性（选自昭衍病理数据库）

5.糖原蓄积/透明样变性　所谓糖原蓄积（glycogen storage），是指糖原在肝细胞内蓄积过多，随着糖原的蓄积，肝细胞逐渐呈现出透明化，故又称为透明细胞化生。透明变性常在不限制饮食的动物肝中发生，主要在第三区域（中央小叶区域）被观察到。肝原本是肝糖的储存器官，但是肝糖储存分布很容易受到动物濒死状况（肝糖枯竭）和固定液的影响。给小鼠服用牛油酸能够促进肝糖原的储存。同时部分肝癌中可见肝糖原过量蓄积的情况。在犬和猴中，中央静脉周围肝糖原蓄积的情况较门静脉周围常见，在小型猪中通常自然发生。观察HE染色标本时，受累的肝细胞质呈透明样，内含模糊的空泡，但这些空泡并不排挤细胞核。糖原变性只有在过碘酸雪芙（periodic acid-Schiff staining，PAS）染色中，与细胞质的空泡部位一致染色有浓染的情况下，才可以确诊为透明变性（图5-13）。诊断糖原变性需注意与肝细胞水样变性相鉴别，水样变性的空泡大小不一，而糖原变性的透明程度较为一致，且PAS染色呈阳性。

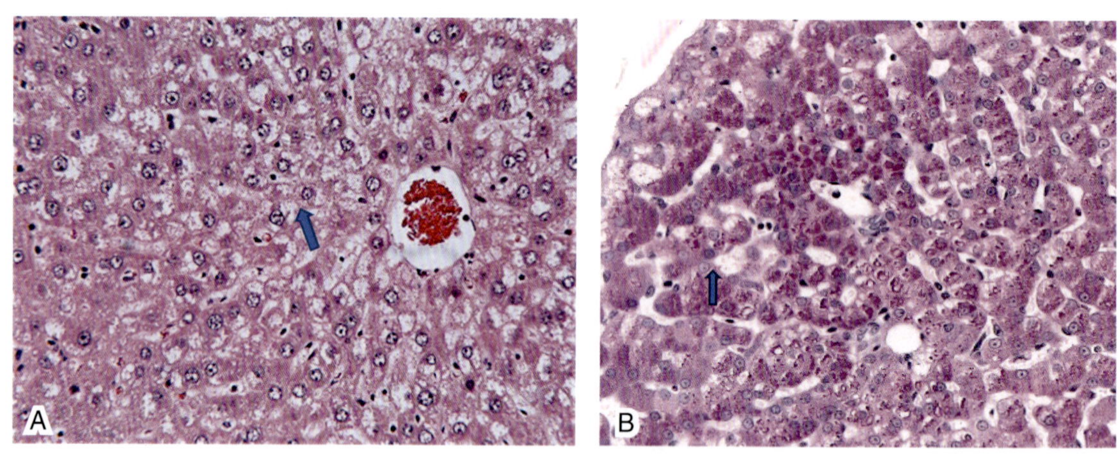

图5-13　肝细胞糖原变性

A.大鼠小叶中央静脉周围肝细胞透明化（HE）（箭头处）；B.PAS染色可见透明部位糖原呈阳性，呈深粉色（箭头处）（选自昭衍病理数据库）

6.嗜酸性变性（eosinophilic degeneration）　是一种肝细胞胞质嗜酸性增强的状态。通常，线粒体、滑面内质网比较丰富的细胞会表现出极强的嗜酸性。肝细胞的嗜酸性变性包括颗粒变性（granular degeneration）、玻璃样变性（hyaline degeneration）和玻璃小体（hyaline body）三种形式。

（1）颗粒变性（granular degeneration）：是指肝细胞胞质呈嗜酸性颗粒状。发生颗粒变性的肝细胞细胞器扩张、过氧化物酶体增殖、线粒体肿胀、滑面内质网增生，故肝细胞胞质呈颗粒状（图5-14A）。如果颗粒变性程度较轻，一般认为是可逆的，但如果出现钙盐沉积的情况下，就认为是不可逆的。能够引起线粒体肿胀的药物有四氯化碳、乙烯和二甲基亚硝胺（dimethylnitrosamine，DMN）等。啮齿类动物经可引起过氧化物酶体增殖的化学物质长期诱导后，通常容易导致肿瘤的发生，肿瘤细胞胞质内出现嗜酸性包涵体（图5-14B）。

（2）玻璃样变性（hyaline degeneration）/淡染小体（pale body），磨玻璃样变性：核内包涵体是一种细胞核内的无结构嗜酸性包涵体，在B型病毒性肝炎中，肝细胞的内质网囊样扩张，为细丝（filament）结构的病毒性抗原。嗜酸性玻璃样物质在PAS染色中表现出强阳性。肝细胞磨玻璃样变性在肝细胞肿瘤组织内常出现（图5-15）。玻璃样变性和玻璃滴变性的发生机制与脂肪变性有所不同，即当肝血窦内压力急剧上升时，肝细胞膜呈囊状，并向细胞质内陷入，此时肝血窦内血和血浆进入肝细胞形成空泡变性。空泡进一步浓缩，形成均质玻璃样物质，称为玻璃样变性，发生玻璃样变性的肝细胞周围，常伴发肝细胞空泡变性。

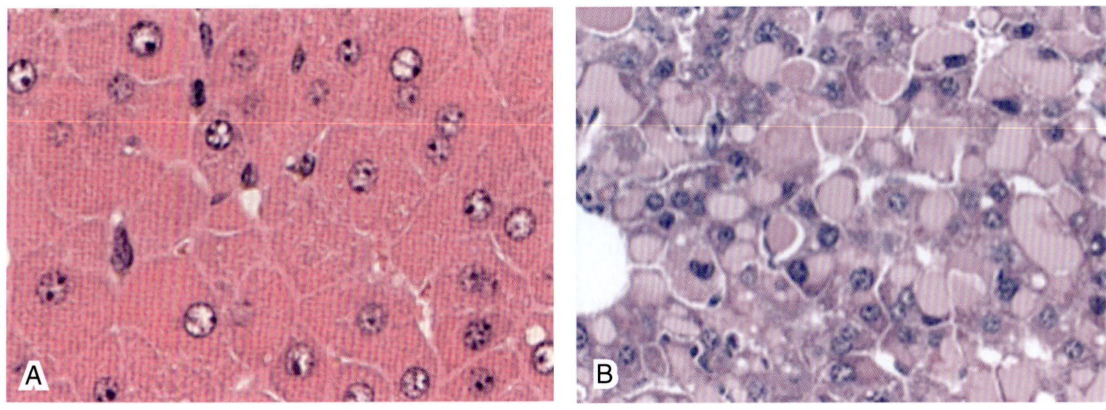

图5-14 肝细胞颗粒变性和细胞内包涵体

A.二甲基亚硝胺的给予大鼠诱发的肝细胞颗粒变性，细胞质嗜酸性，颗粒状；B.肝肿瘤细胞胞质内的玻璃样变（嗜酸性包涵体）（选自昭衍病理数据库）

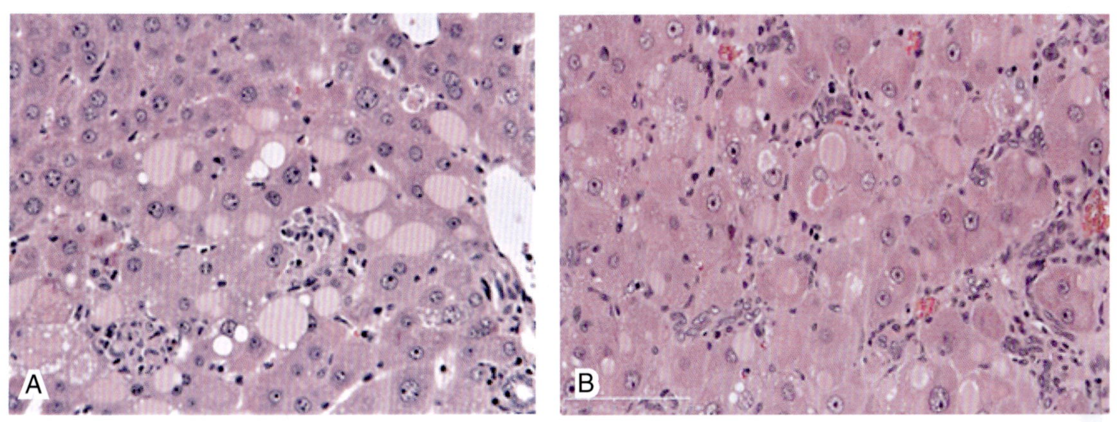

图5-15 大鼠肝细胞玻璃样变性

A.大鼠自发性肝细胞玻璃样变，胞质内可见淡粉色无结构物质（pale body）；B. CCl_4给予大鼠20周，肝细胞玻璃样变性（选自昭衍病理数据库）

（3）玻璃小体（包涵小体）：肝细胞胞质内可见呈圆形的嗜酸性小体（图5-16），这些小体中的大部分都是由细胞器的变性形成的。由药物代谢酶的活性诱导后，可引起小叶中心肝细胞滑面内质网的凝集和增生。细胞质内的玻璃小体是一些血浆蛋白质成分的积累，是近乎圆形的、PAS呈阳性的包涵体，是细胞骨架的微管、中间微丝、微丝等发生障碍时引起的病变，另外，每个细胞的周围可见纤维化，这被认为是慢性酒精中毒的特征。灰黄霉素、秋水仙碱、长春新碱、己烯雌酚等引起的肝障碍中也能观察到同样的病理改变。微丝障碍会影响毛细胆管的胆汁排泄作用，使胆汁淤滞。同时，发生肝细胞癌和原发性胆汁性肝硬化等时，也可见细胞质内的玻璃小体蓄积，因此这种病理改变并不特异于酒精性肝障碍。

7.海绵状变性（spongiosis degeneration）/囊状变性（cystic degeneration） 被认为是伊东细胞的变性。组织学特征为肝细胞间发生的囊样变性，囊肿内含有淡染的嗜酸性液体成分。目前，已通过电子显微镜检查，确认囊肿的上皮细胞为贮脂细胞，其形态类似于成纤维细胞，细胞与细胞之间相互连接，形成细长的突起。有时，囊肿内混有散在的红细胞，形似扩张的肝血窦，认为是一种继发性的病理改变（图5-17）。由于囊肿的上皮细胞形似成纤维细胞，且胞质内含有丰富的脂滴，可判断为是伊东细胞的变性病变。伊东细胞原本就是一种类似于纤维样的细胞，它可分化为肌成纤维细胞，产生胶原纤维。这种病变在老年雄性大鼠中具有较高的发生率，但在雌性大鼠中极为罕见。目前，已证实多种肝的致癌物质可诱发肝海绵状变性，如N-亚硝基吗啉（N-Nitrosomorpholin）、DMN、2-乙酰氨基芴等。在变异肝细胞灶及肝肿瘤内，常伴发贮脂细胞的囊样变性，学者认为这是酸性多糖类或蛋白质在细胞外的过度累积所致，但目前尚无明确定论。

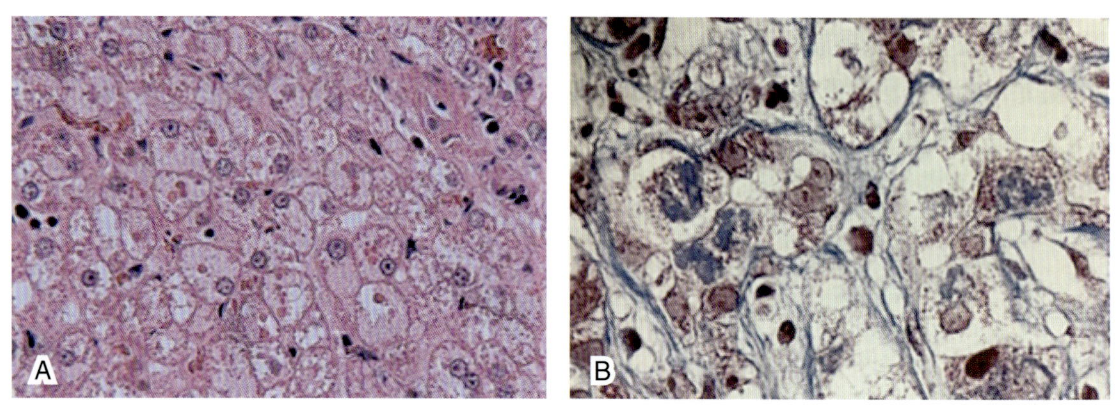

图5-16　大鼠肝细胞内玻璃样变和酒精小体

A.肝细胞内的红色玻璃小体（选自昭衍病理数据库）；B.肝细胞内的玻璃样变，酒精小体，体积大，形态不规则，红染（由榎本先生提供）

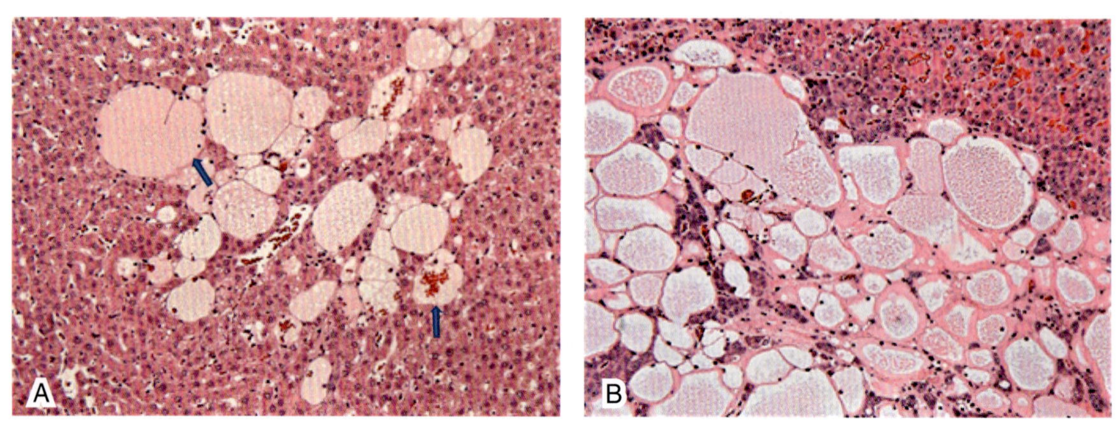

图5-17　大鼠肝海绵状变性

A.肝内可见灶状大小不等的囊状空泡，囊肿内含有淡染的嗜酸性液体成分，或混有散在的红细胞，形似扩张的肝血窦（箭头处）；B.空泡壁可见圆形或梭形细胞核，囊内含嗜酸性无结构物质和脂滴（选自昭衍病理数据库）

8.胆固醇结晶　在小鼠中，胆固醇晶体（cholesterol crystals）可以沉积于细胞内，也可以沉积于细胞外。发生于细胞内时，胆管上皮细胞呈现均匀红染的强嗜酸性胞质；发生于细胞外时，可见大小不等的针状或菱形结晶物质。嗜酸性胆固醇晶体在偏光显微镜下，显示双折光性（图5-18）。

（三）色素沉积

色素沉积（pigment deposition）指内源性或外源性色素在肝组织中的沉着。在HE染色标本中，通常可观察到呈褐色的色素沉着，沉积部位根据色素的成分、特性而定，可存在于多种细胞内，如肝细胞、肝巨噬细胞或间质中。沉积的色素包括含铁血黄素、脂褐素（lipofuscin）、蜡样色素（ceroid）、胆色素（bile pigments）、卟啉色素（porphyrin）等。

1.含铁血黄素（hemosiderin）　是血红蛋白的Fe^{3+}与蛋白质结合成光镜下可见的铁蛋白微粒，具有折光性，是一种粗大的黄褐色颗粒，如果在分解后处理的过程中出现代谢障碍，会沉积到肝细胞胞质中，特别是毛细胆管周围的肝细胞特异性沉着（图5-19A、B）。在输血、大出血、溶血性贫血、慢性淤血等病态下，肝内可见肝巨噬细胞对含铁血黄素的吞噬，但并不伴有肝功能障碍。如果肝细胞中铁元素的贮存异常增多，可导致肝功能障碍。如果肝细胞出现异常，中央静脉周围的含铁血黄素所沉着的肝细胞就会发生变性、坏死，同时可见肝巨噬细胞对含铁血黄素的吞噬。这些吞噬了含铁血黄素的巨噬细胞也表现为普鲁士蓝反应阳性（图5-19C）。进行电子显微镜检查时，溶酶体内可见含铁小体的分布，通常位于小管周围（图5-19D）。

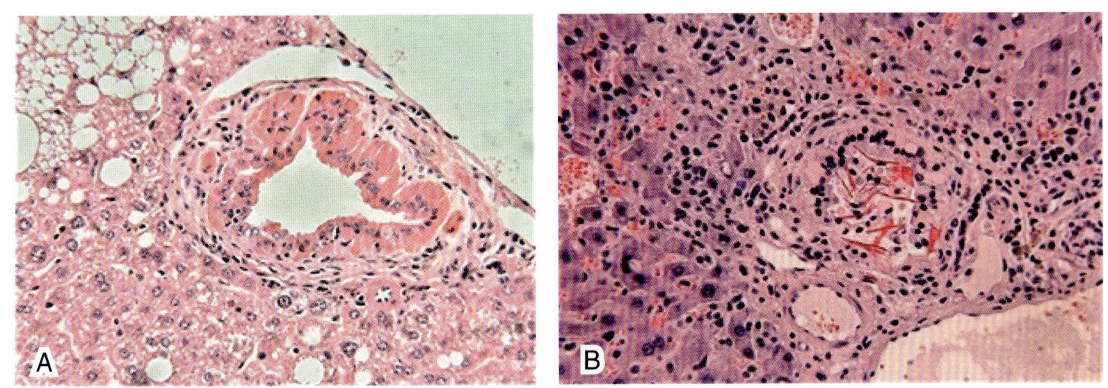

图5-18 大鼠胆固醇晶体沉积变性

A.胆管上皮细胞变性，胞质呈强嗜酸性；B.肝内胆管上皮细胞变性，管腔内可见针状的胆固醇结晶（选自昭衍病理数据库）

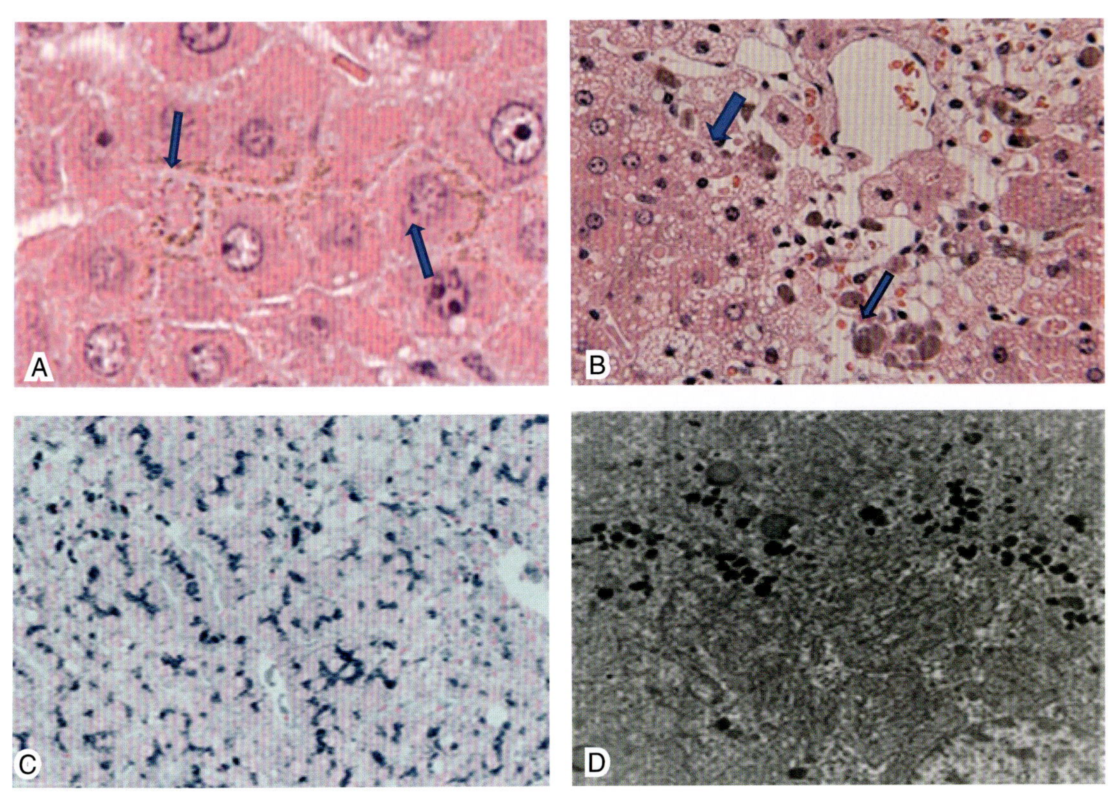

图5-19 肝细胞内含铁血红素沉积

A.肝细胞内的含铁血黄素沉积（箭头处）；B.肝细胞坏死及吞噬了含铁血黄色的巨噬细胞聚集（箭头处）；C.肝细胞内含铁血红素普鲁士蓝反应阳性（选自昭衍病理数据库）；D.电镜下观察溶酶体内含铁小体（由新药研究所山口先生提供）

2.脂褐素沉积　脂褐素是细胞自噬溶酶体内未被消化的细胞器碎片，主要是一些蛋白质、糖类、脂质等未充分消化分解的基质，这些残存的基质会沉积到老的或损伤的肝细胞、心肌细胞及神经细胞等中，被称为残余小体（residual body）。残余小体又称为消耗性色素、脂褐素颗粒，在紫外光下自带荧光。和含铁血黄素不同，脂褐素不含铁元素。在亚致死性损伤中，受损的细胞器可通过自噬作用被消除，未被消除的残损物滞留在细胞中，形成黄色颗粒状色素，并在肝巨噬细胞中也可见。由于脂褐素在HE染色标本中呈现黄色或黄褐色，需要与其他肝色素进行鉴别。脂褐素在普鲁士蓝反应中呈阴性。一些外源性化学物质，尤其是给予了过氧化物酶体增殖剂后，可明显增加脂褐素沉积（图5-20）。

3.血卟啉　卟啉色素（porphyrin）的沉积是指在先天或后天条件下，合成卟啉的酶缺乏或酶活性降低，导致卟啉代谢障碍，使卟啉堆积在组织内的状态。服用抗精神剂、4-甲基-3-｛2-［（2，4，6-三甲基苯基）硫代］乙基｝悉尼酮或除草剂等蛋白质抑制剂时，会观察到肝内卟啉色素沉积[24]。在大鼠、小鼠和犬给予TTMS均可以产生肝血卟啉症[25]。肝血卟啉症的组织学特征主要表现为：卟啉色素沉积在毛细胆管或肝巨噬细胞和肝细胞内，在HE染色的标本中呈暗褐色色素（图5-21）。在HE染色中，卟啉色素可能被误诊为胆色素，但卟啉色素在紫外光下具有双折射性和自发红色荧光的特性，可以与之鉴别[26]。

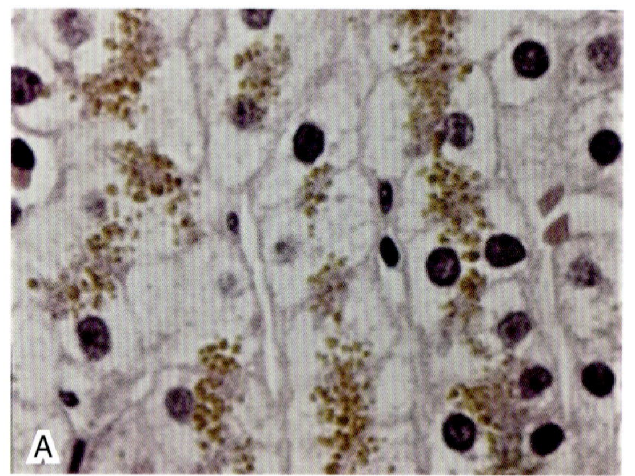

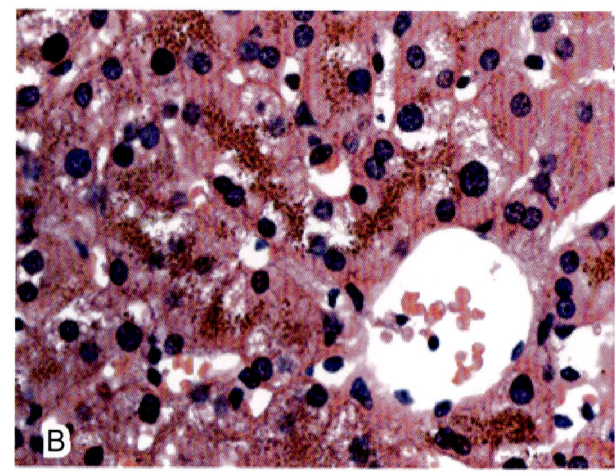

图5-20　肝细胞内脂褐素沉积

A.肝细胞脂褐素沉积（由榎本先生提供）；B.大鼠肝细胞内脂褐素沉积（引自：Lefkowitch J. Scheuer's liver biopsy interpretation. 9th ed. Amsterdam: Elsevier, 2015.）

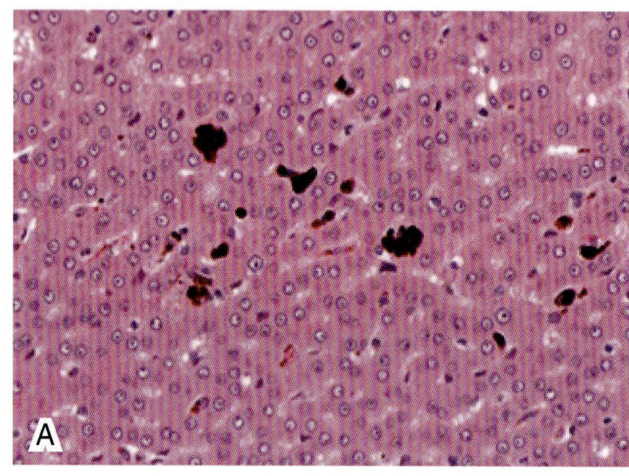

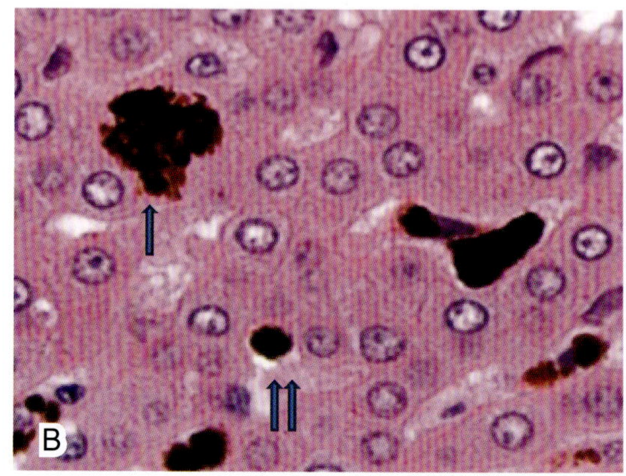

图5-21　肝细胞和毛细胆管血卟啉色素沉积（自发）

A.低倍镜观察可见部分肝细胞内或毛细胆管内的卟啉色素沉积；B.高倍镜左上角见肝细胞内的颗粒状血卟啉色素（箭头处），毛细单管内的色素沉积（双箭头处）（选自昭衍病理数据库）

4.淀粉样变或淀粉样沉积（amyloid deposition）　是淀粉样的糖蛋白沉积于细胞外的疾病的总称。通常，非水溶性的淀粉样糖蛋白可沉积于肝门静脉血管壁上（图5-22），在HE染色中呈淡染的嗜酸性物质。需要将淀粉样变与玻璃样变性相区别，可通过刚果红染色进行鉴别诊断。刚果红染色显示，淀粉样变呈阳性，玻璃样变性呈阴性。淀粉样变可大致分为多脏器（较多侵犯的器官为心血管、神经、肝、脾、淋巴结）和末梢神经等的全身性淀粉样物质沉积和单一脏器或组织内的局限性淀粉样物质沉积。肝是淀粉样变的好发器官之一。据调查显示，淀粉样蛋白是一种球蛋白和黏多糖的复合物，主要分为轻链蛋白组成的轻链蛋白型（AL型）和血清淀粉样相关蛋白降解产物组成的淀粉样蛋白A型（AA型）。淀粉样沉积一般在小鼠和仓鼠中可见，尤其在小鼠中，通常发生于慢性化脓性疾病的过程中。

（四）坏死

如果各种原因导致肝细胞严重受损，就会发生坏死（necrosis）。坏死根据其形态分为凝固性坏死（coagulative necrosis）和溶解性坏死（lytic necrosis）。根据坏死的程度和小叶内的分布又分为单个细胞坏死、局灶性坏死、大块性坏死和带状坏死（小叶中心、中间带、门管区周围）。还有一些特殊的坏死，如干酪样坏死（caseous necrosis）（结核病）、脂肪坏死（fat necrosis）、坏疽性坏死。

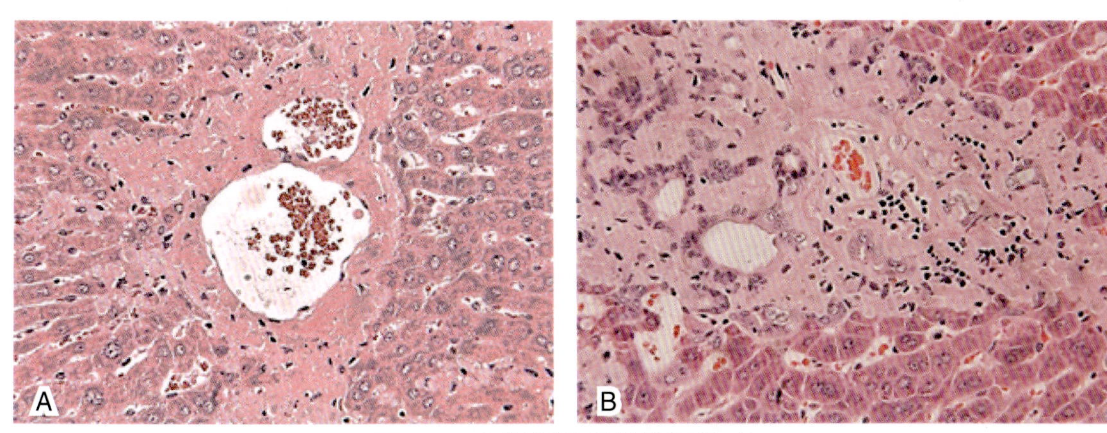

图5-22 金黄地鼠肝淀粉样物质沉积

A.金黄地鼠肝中央静脉周围淀粉样物质沉积；B.金黄地鼠肝门管区周围淀粉样物质沉积，HE染色淡呈粉色（选自昭衍病理数据库）

1.凝固性坏死（coagulative necrosis） 蛋白质高度变性凝固，细胞内基本结构的丧失，但还保持其一定的轮廓残影，这种类型的坏死称凝固性坏死。凝固性坏死常见于贫血性梗死等引起局部组织血供完全中断的条件下，多发生在心、脑、肾、脾、肝等实性器官。肝的坏死多为凝固性坏死，可以是局灶的或大片的坏死。外源性化合物，如四氯化碳、氯仿、酮盐、单宁酸和DMN等均能导致小叶中心性坏死，坏死部位周围可伴有或不伴有炎细胞浸润（图5-23）[27]。

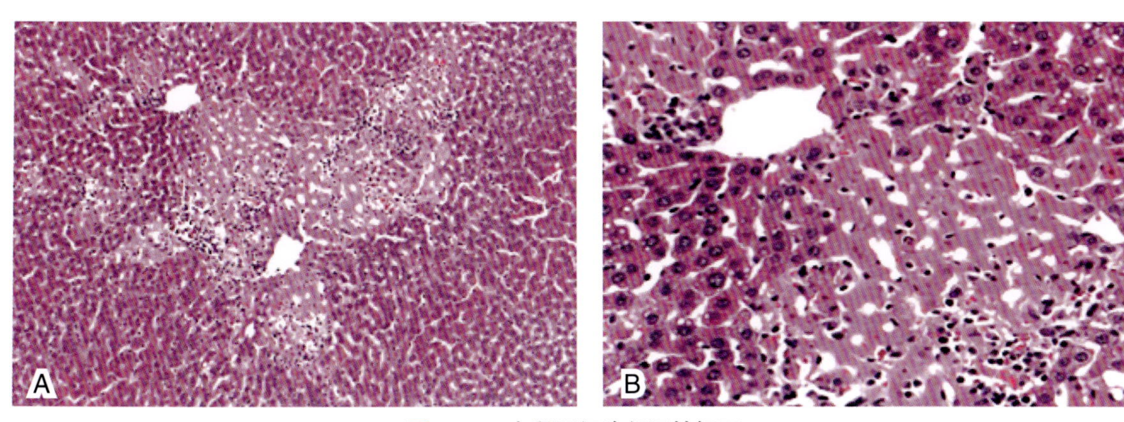

图5-23 大鼠肝细胞凝固性坏死

A.四氯化碳诱发，连接成片状的肝细胞凝固性坏死；B.坏死区位于中央静脉周围，坏死灶周围可见炎症细胞浸润（选自昭衍病理数据库）

2.溶解性坏死（lytic necrosis）/液化性坏死（liquefactive necrosis） 是指坏死细胞和组织在水解酶的作用下，坏死细胞迅速溶解，最终组织细胞形成液化性坏死灶（图5-24）。

3.单个肝细胞坏死 单细胞坏死是指单个细胞受到损伤而呈现的一种坏死状态。细胞质内细胞器肿胀、蛋白质分解、变性、凝固，核浓缩、崩解、消失，细胞质嗜酸性增强（图5-25A、C）。因为坏死的细胞具有细胞内酶的释放，所以坏死的细胞周围常伴随肝巨噬细胞和炎细胞的浸润。单个细胞坏死需要与细胞凋亡进行鉴别诊断，主要通过坏死细胞周围有无炎症反应、DNA片段化（TUNEL法）、免疫组织化学特性（SSDNA、cleaved caspase 3）或电子显微镜下来区别（图5-25B、D）。

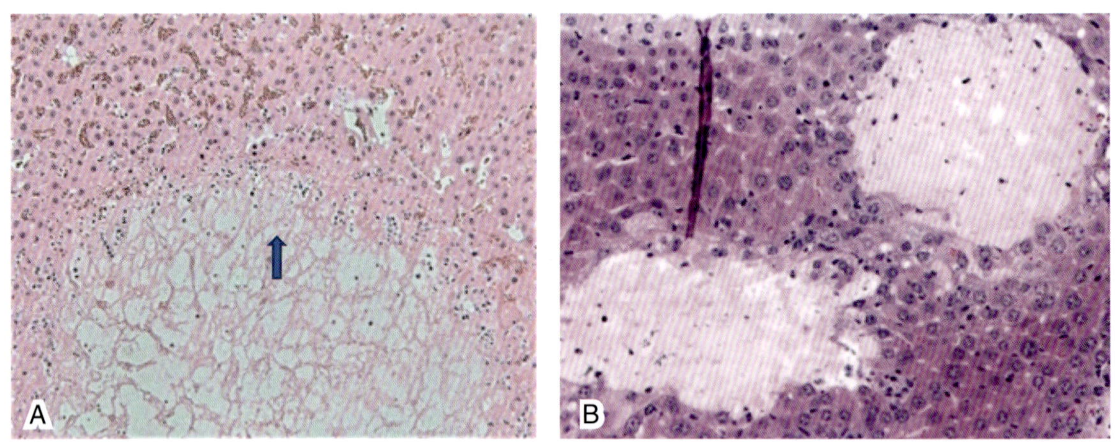

图5-24 溶解性/液化性坏死

A.大鼠肝细胞溶解性坏死、细胞质和核溶解消失（大鼠投予周期蛋白依赖酶CDKs障碍因子诱发）（箭头处）；B.Non-Tg.rasH2小鼠肝发生的液化性坏死灶，有高发病率和较重的病变程度（某化学性免疫抑制剂灌胃诱发）（选自昭衍病理数据库）

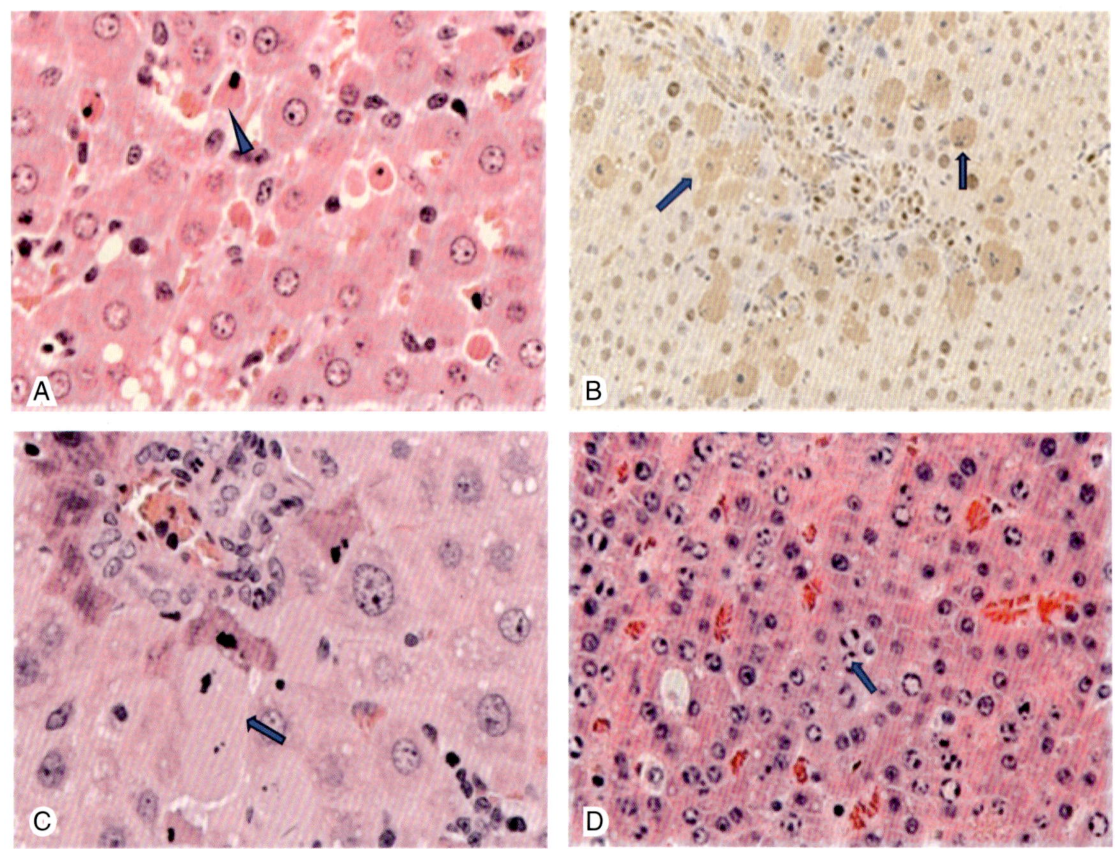

图5-25 单个肝细胞坏死和凋亡

A.单个坏死的肝细胞，细胞核凝缩或碎裂，深嗜碱性染色，细胞质是酸性染色，整个细胞体积缩小，形成嗜酸性小体；B.标本的细胞质内增殖细胞核抗原（proliferating cell nuclear antigen，PCNA）染色呈阳性，是由于细胞核崩解，细胞核内的PCNA流入细胞质而染色呈阳性；C.给予周期蛋白性依赖激酶（cyclin-dependent kinase，CDK）损害因子，细胞分裂抑制，肝细胞发生气球样肿大变性和凝固坏死，细胞核崩解（disintegration）（箭头）；D.肝细胞内的凋亡小体，染色质凝集、缩小、断片化（选自昭衍病理数据库）

4.局灶性坏死、块状坏死、带状坏死（小叶中心、中间带、汇管区） 发生坏死的肝细胞因细胞内溶解酶的作用下，导致细胞内蛋白质分解或变性、凝固。从坏死的形态上分为溶解性坏死和凝固性坏死。根据坏死的分布状态分为局灶性坏死和带状坏死。

（1）局灶性坏死（focal necrosis）：坏死灶较小，局限性的，通常发生坏死的肝细胞只涉及3～4个细胞，不会改变肝的结构。肉眼观察局灶性坏死的病灶，直径通常小于1mm，可发生于肝实质的任意部位，如小叶中心、中间带状区和门管周围区。坏死周围还伴有淋巴细胞、中性粒细胞等炎症细胞的浸润及纤维化。当动物暴露于肝毒物之后可能会出现局灶性的肝细胞坏死，在用半乳糖胺处理的大鼠中可见这种情况的发生。毒理学研究中，各种年龄段的啮齿类动物经常看到这种病变，可自然发生。

（2）带状坏死（zonal necrosis）（门管区周围，小叶中央、中间带）：在结构上，肝实质以“肝小叶”为单位，但从功能方面来看，却是由三个代谢区构成的“肝腺泡集合”。肝腺泡通过门静脉血流，分为门静脉周边区域（zone 1）、小叶中间带（zone 2）、小叶中心区域（zone3）。三个代谢区的功能存在差异，而在小叶中心区域，细胞色素P450丰富，涉及很多药物代谢，所以是药物性肝功能障碍的主要受累区。

（3）门管区周围坏死（peripotal necrosis）：极少伴发出血及炎症反应（尤其是急性毒性中）。在修复过程中，汇管区周围可伴发纤维化，胆管增生或卵圆细胞增生等。门管区周围坏死并不罕见，但小叶中央坏死更为常见。门管区周围区域较小叶中央具有更高的氧分压，是化学物质最先流经的首个区域，因此门管区周围肝细胞容易暴露于高剂量的毒素，如磷中毒及硫化铁中毒可造成肝门管区周围坏死。

（4）中间带状坏死（midzonal necrosis）：是肝细胞坏死中最不常见的类型。坏死区域非常狭窄，只累及2～3层的肝细胞，暴露于呋喃的大鼠，暴露于黄曲霉毒素的兔会造成中间带状坏死。

（5）小叶中央坏死（central lobular necrosis）：是肝细胞暴露于毒物后最为常见的坏死类型，主要由药物中毒、循环障碍、感染等引起。出现的坏死状态大部分为凝固性坏死。累及中央静脉周围数个肝细胞，也有可能扩散到小叶中间带。四氯化碳、对乙酰氨基酚等多种毒性因子可造成小叶中央坏死。四氯化碳给予后，增大毒性剂量可引起广泛的肝细胞损伤，但也可能不会将病变扩大到中间带状区域，且炎细胞浸润通常十分有限。在组织病理学诊断中，小叶中央的肝细胞损伤对药物性肝障碍的评价是极为重要的。

（6）大块性坏死（massive necrosis）：是指广泛性的坏死，坏死通常累及整个肝小叶，其中小叶中央区域坏死最为常见，且坏死的范围包含小叶中央到汇管区，并影响多个肝小叶，镜下表现为桥接样坏死（bridging necrosis）。肝大块性坏死的形态学特点为坏死的范围累及整个或多个肝小叶，这是一种以肝小叶为单位的坏死状态。受累的肝小叶发生坏死，坏死的肝细胞溶解，失去肝小叶的基本结构，并且伴随着出血和大量的组织细胞浸润，残余的少量肝细胞进行再生，形成再生性结节，残余的肝小叶内也有可能存在胆汁淤积的症状。大块性肝细胞坏死在大多数肝小叶都有坏死的状态下预后不良。目前，当大剂量的肝毒物暴露后，可引起大块性的肝细胞坏死，如四氯化碳、对乙酰氨基酚、地西泮、氟烷、聚合酶类、苯丙烯、抗结核药物（利福平、异烟肼）、抗抑郁药单胺氧化酶抑制剂等。各种肝坏死形态如图5-26。

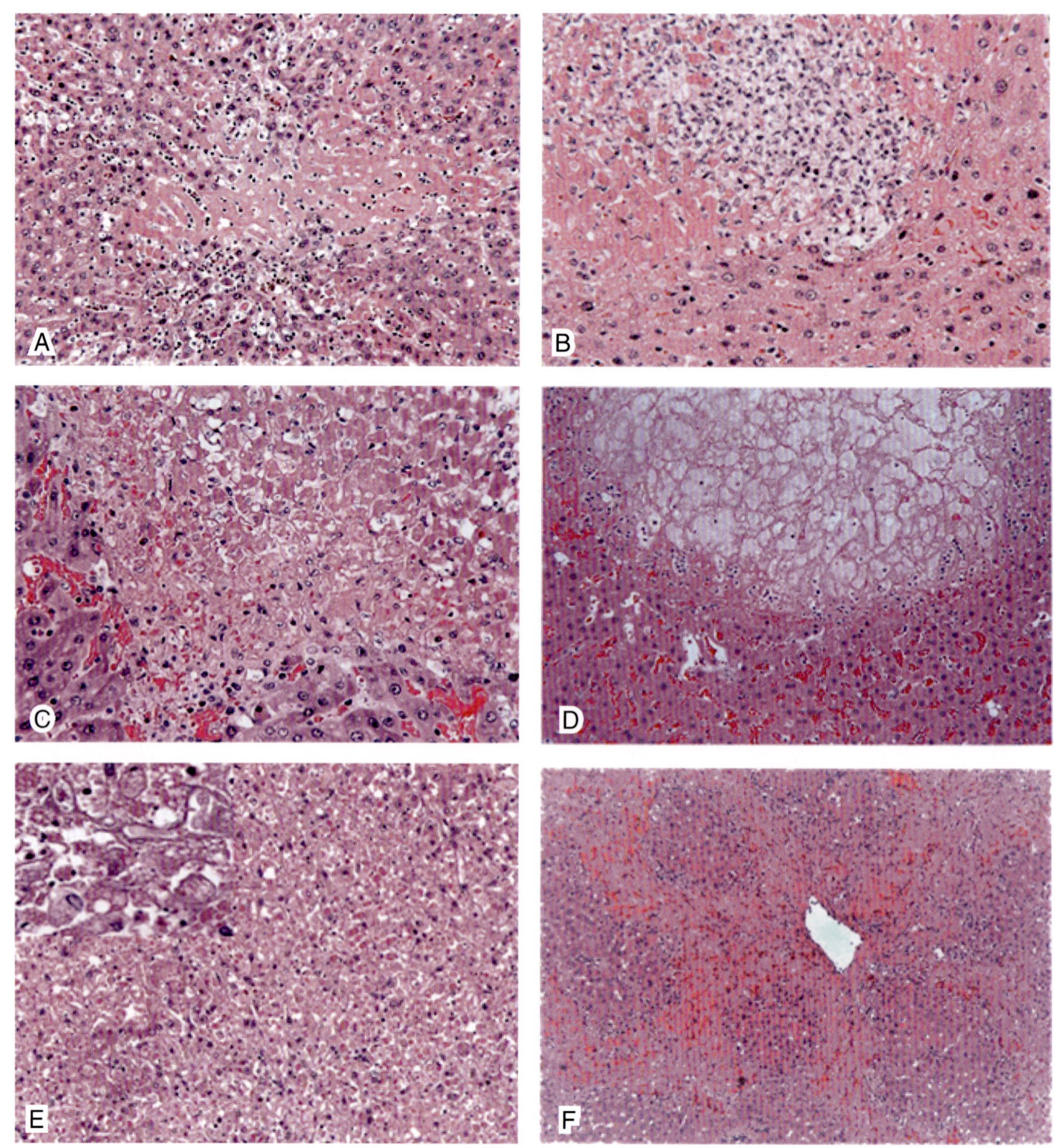

图5-26　**大鼠肝细胞不同类型的坏死（小叶中心，中间带、汇管区）**

A. 局灶状的肝细胞凝固性坏死，坏死区伴炎细胞浸润；B.局灶状的肝细胞坏死，伴大量炎细胞浸润；C.大片性肝细胞坏死；D.溶解性肝细胞坏死；E.广泛性大面积肝组织的坏死灶，坏死区一片荒凉，几乎或很少有正常肝细胞残留，左上角见高倍镜下坏死的肝细胞；F.桥接样坏死，坏死区域相互连接的状态（选自昭衍病理数据库）

（五）小叶中央障碍

小叶中央障碍（centrilobular disorder）是指在肝小叶中央区发生的一种组织病理形态异常的病变，这与肝小叶中央坏死（central lobular necrosis）是不同的概念，小叶中央坏死特指坏死部位。给予肝毒物或药物，可以观察到中央静脉周围的坏死和炎症反应。中央静脉周围的肝细胞容易引起缺血性障碍。中央静脉周围的肝细胞具有丰富的药物代谢酶，该代谢区是代谢产物的毒性最容易引起肝细胞障碍的部位。受累的区域发生肝细胞变性或坏死，肝索排列紊乱，如果肝血窦内皮受损，还会引起出血。此外，还偶尔伴随炎细胞浸润，组织液渗出，局部毛细胆管排泄障碍，胆色素淤滞等。肝细胞的变性、坏死可同时发生。肝细胞发生凝固性坏死后，在肝血窦内可观察到明显的嗜酸性小体，并被肝巨噬细胞吞噬处理。给予药物后引起的这种病理改变很常见。四氯化碳和乙酰氨基酚主要引发小叶中央坏死。呋喃、铍对主要引发中间带状坏死。磷和甲酸烯丙醇主要引发门管区周围坏死（图5-27）。

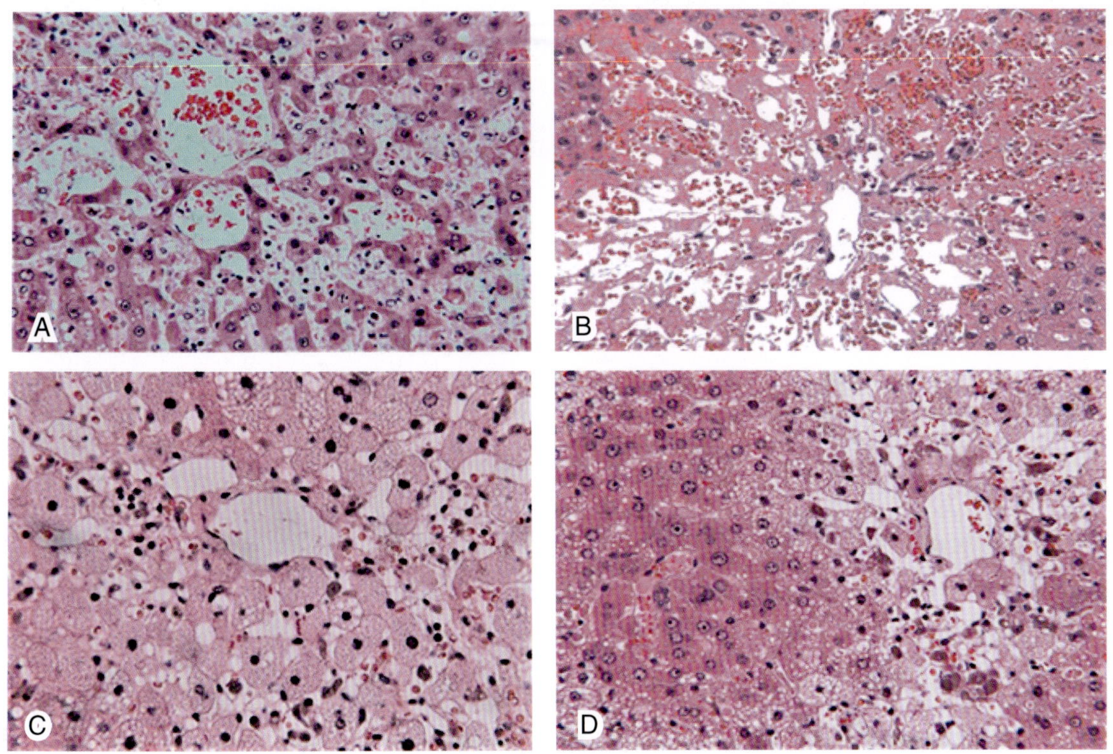

图5-27 **大鼠小叶中央肝障碍**

A.肝细胞变性，坏死，血窦扩张；B.肝细胞坏死，血窦内皮破损，伴出血；C.肝细胞空泡变性，伴炎细胞浸润；D.中央静脉周围肝血窦内可见明显的吞噬了色素的枯否细胞（选自昭衍病理数据库）

（六）凋亡

凋亡又称为程序性细胞死亡（programmed cell death，PCD），是由基因调控的，体内自主有序发生，维持内环境稳定的细胞死亡形式。在组织学上，凋亡的初期阶段，可以看到细胞体积缩小、核质凝集浓缩、核膜核仁破碎、DNA片段化，但细胞内的细胞器却相对保持完整。进展期细胞质密度增加，形成了由少量的细胞质包绕片段化的核，这称为凋亡小体（apoptotic body）。凋亡小体包含嗜碱性的核碎裂物和嗜酸性的细胞质，呈卵圆形或圆形，与正常肝细胞相邻（图5-28）。电镜下可观察到大小不等，内含胞质、细胞器及核碎片的小体。发生凋亡的细胞可被周围的巨噬细胞吞噬处理，由于细胞膜结构仍然保持完整，无细胞内容物外溢，因此凋亡细胞周围通常观察不到炎症反应。但是，病毒性肝炎等炎症反应也会诱导细胞凋亡，其发生机制为感染肝细胞的病毒抗原被细胞毒性T细胞（cytotoxic T lymphocyte，CTL）识别，产生细胞因子fas配体，配体和肝细胞结合诱发肝细胞凋亡。不能通过能否引起炎症反应，作为鉴别凋亡和单个细胞坏死的依据。但是根据炎症反应的有无，DNA的片断化（TUNEL法阳性），免疫组织化学特性（sDNA，半胱天冬裂解酶-3染色阳性），或者电镜图像可以鉴别诊断。凋亡是为了维持肝正常生理功能和组织结构而主动发生的细胞死亡，而通常说的坏死，是由各种刺激因素导致细胞无法适应而产生的被动细胞死亡。凋亡可以通过使用1，2-二氯乙烯（1，2-dichloroethylene）诱发[28]。

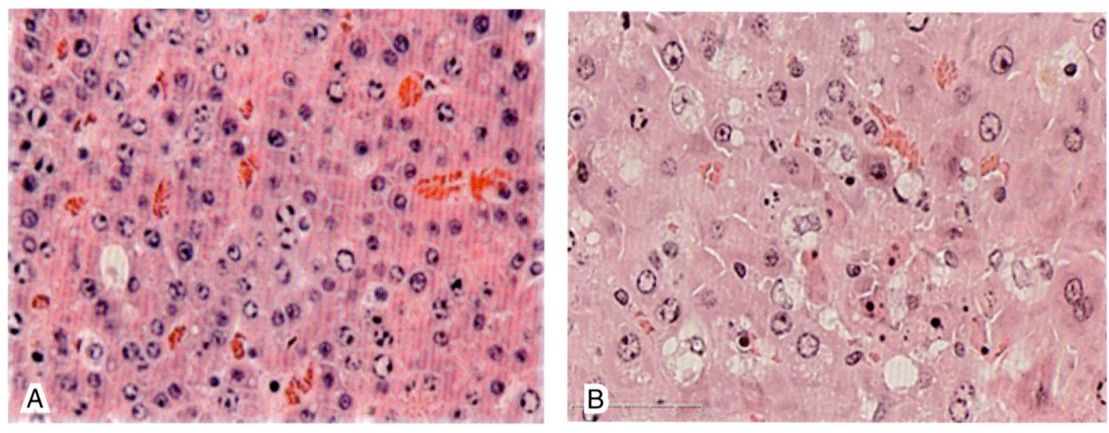

图5-28 **大鼠肝细胞凋亡**

A.肝细胞凋亡，细胞体积缩小，染色质碎裂；B.肝细胞凋亡，胞质浓缩，嗜酸性增强，核浓缩，碎裂，无炎症反应（选自昭衍病理数据库）

（七）血管病变

肝血管病变主要由环磷酰胺、白消安、硫唑嘌呤、依托泊苷等的抗肿瘤药引起。肝血管病变主要包括中央静脉至肝静脉壁的纤维性肥厚、伴随血管内腔狭窄的肺静脉闭塞症（pulmonary veno-occlusive disease，PVOD）、肝血窦扩张血液淤积（肝紫癜症，peliosis hepatis）及门静脉血栓等。

（八）肝淤血

实验动物最常发生肝血窦淤血（congestion），是动物死亡前有循环衰竭，特别是在右心衰竭的情况下发生，此时的肝血窦扩张对分析死因非常重要（图5-29）。

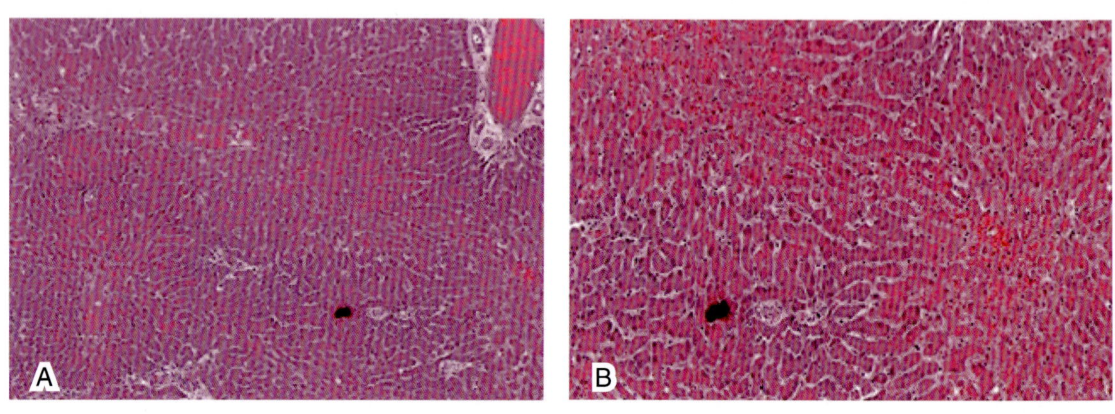

图5-29 **比格犬肝淤血（循环衰竭）**

A.比格犬长期腹泻，发生低血容量性休克，导致肝重度淤血，低倍镜可见淤血的肝小叶（红色区）；B.血液淤积在肝小叶中心（红色区）（选自昭衍病理数据库）

（九）肝血窦扩张

一些其他病变或药理作用可导致的肝血窦扩张（sinusoidal dilatation）的发生，如下腔静脉和肝静脉血栓形成、静脉高压、右心衰竭、低氧或血供不足等情况，肝血窦内可充满血液，呈囊样扩张（图5-30）。

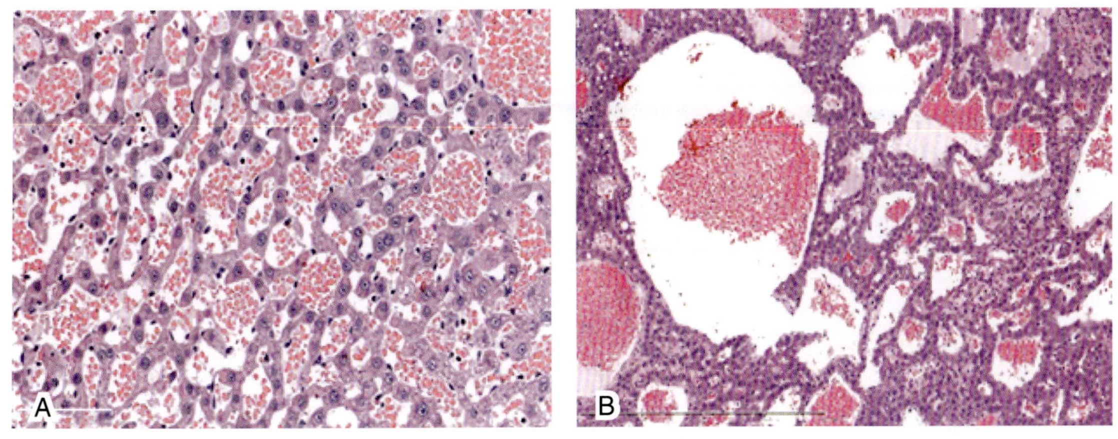

图5-30 SD大鼠肝血窦扩张

A.SD大鼠肝血窦扩张，窦内充满血细胞（红色区）；B.肝血窦内血液淤积，呈囊样扩张（选自昭衍病理数据库）

在人类，长期服用避孕药可诱发该类病变。给予二甲基亚硝胺后，容易引发大鼠、小鼠、仓鼠肝血窦扩张。但肝血窦扩张也可能是偶发或自发性病理改变，在老年小鼠肝中通常可以见到（图5-31）。

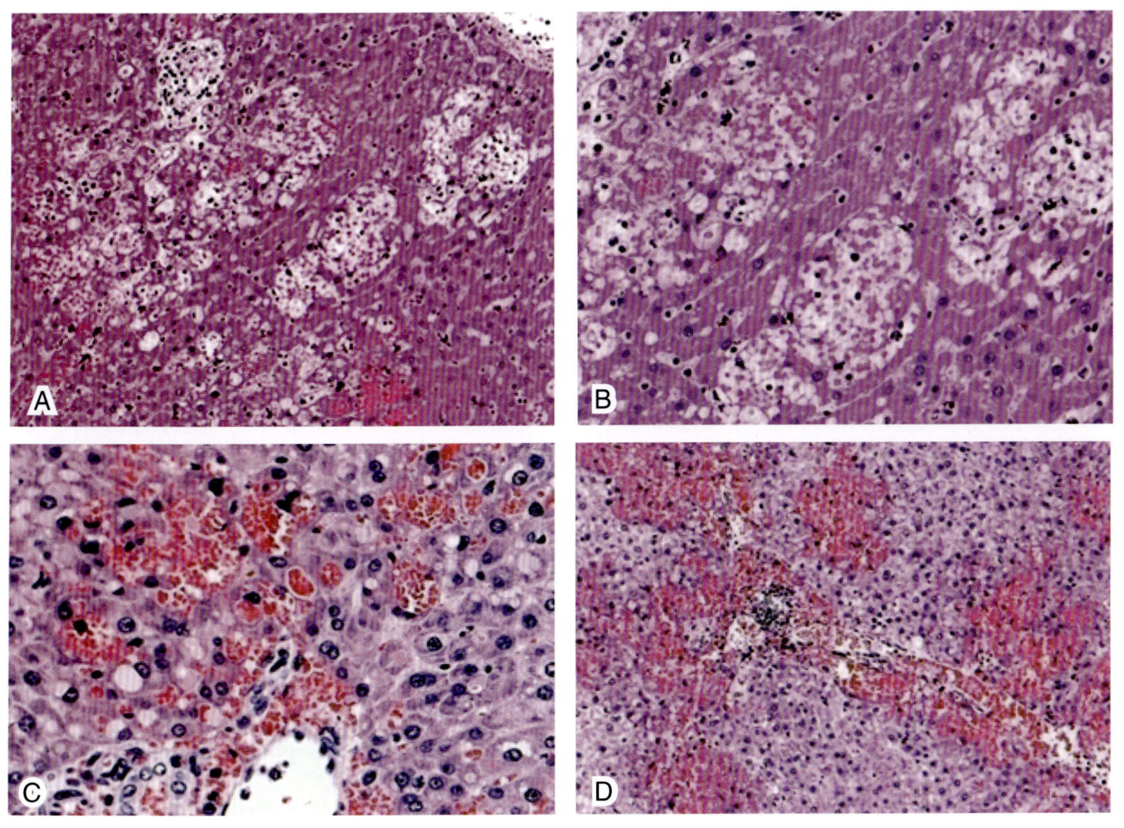

图5-31 药物引起的肝血窦扩张淤血

A. 某凝血因子10 激活剂诱发的大鼠肝片状多发血窦扩张淤血；B.淤血的肝血窦呈球形扩张，内含大量红细胞；C.静脉注射四氧化三铁诱发的大鼠弥漫性肝血窦扩张淤血；D.淤血扩张主要发生在靠近汇管区（选自昭衍病理数据库）

（十）血栓形成

血栓是血管破裂部位的内皮下的血小板凝集，血管内皮与血小板之间形成凝结块，并促发血液凝固反应。血栓形成（thrombosis）在一定条件下对机体具有积极的防御意义，有时血栓持续增大时，严重的血栓症可导致血管阻塞，血液循环障碍，器官衰竭，造成动物死亡。肝血栓通常是肝硬化、慢性砒霜中毒、氯化亚砜单体中毒、铜中毒引起。由药物引起的小叶中央肝障碍，镜下观察可见中央静脉周围的肝细胞变性、坏死、崩解，有时还可观察到中央静脉管腔内血栓形成。有报道因食用蛋白质同化激素和口服避孕药等而引起静脉中血栓形成。在PTAH（磷钨酸苏木素）染色中，血栓团块呈深蓝色，可辅助诊断（图5-32）。

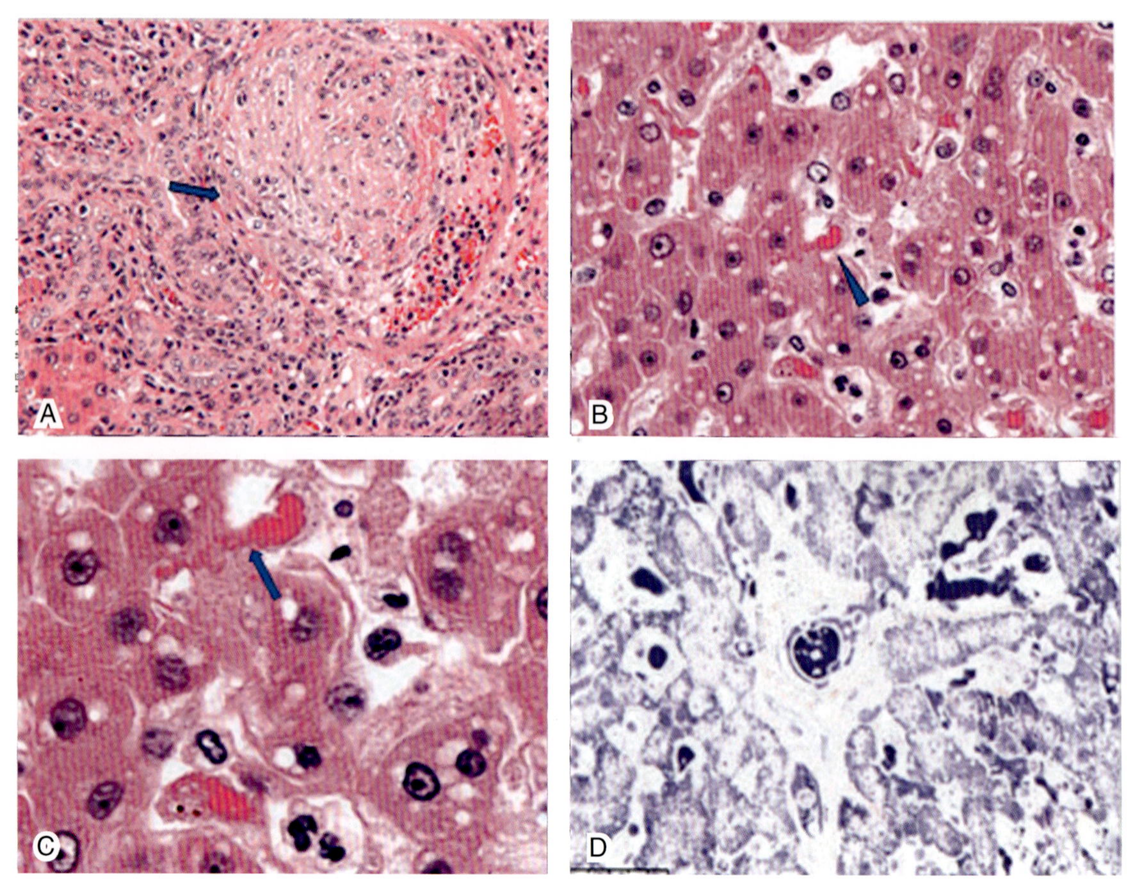

图5-32 肝血管或血窦内血栓形成

A.大鼠肝脏中心静脉内血栓形成，血栓机化；B. 多发肝血窦内微血栓（红色）（某肝凝血因子10 激活剂诱发）；C.高倍镜观察微血栓，红色团块；D.磷钨酸苏木精染色可见肝小血管内有蓝黑色的血栓成分（选自昭衍病理数据库）

（十一）胆汁淤积

肝细胞制造和分泌胆汁，胆汁经胆小管、闰管、小叶间胆管，汇入较大的各级胆管出肝，与胰总管汇合成胆总管而进入十二指肠。肝内胆汁淤积（cholestasis）的原因包括肝细胞异常、小胆管胆汁输送异常、肝细胞和细胆管胆盐输出泵（bile salt export pump，BSEP）和肝细胞内毛细胆管变窄所致的胆汁酸排泄障碍。胆汁排泄障碍也可以是由药物等引起的肝细胞中的胆汁生成和排泄功能异常引起的，通常多见于类固醇类药物。发生胆汁淤积时，通常保持小叶结构，且在中央静脉周围可观察到胆栓（bile plug）形成（图5-33A、B）。由毛细胆管炎引起的胆汁淤积是发生在小叶中央区域，并且可以看到中央静脉周围的胆汁淤积和肝细胞的变性及炎症反应。慢性胆汁阻塞使胆汁长期滞留，从而引起肝细胞的变性坏死，表现为肝细胞肿大，细胞质疏松呈网状，胞核浓缩或消失，看上去像鸟类的羽毛，这称网状或羽毛状变性（feathery degeneration）（图5-33C），是磷脂和胆汁酸晶体在肝细胞内蓄积及胆色素凝聚所致。胆汁色素在Hall染色后，会被染色成绿色，而在普鲁士蓝反应和苏丹Ⅲ染色呈阴性。

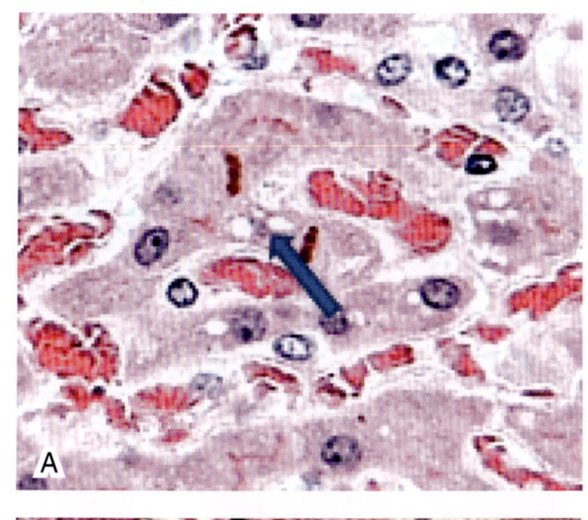

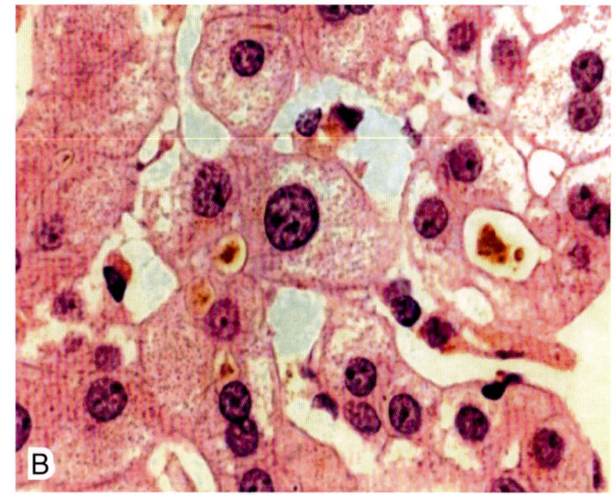

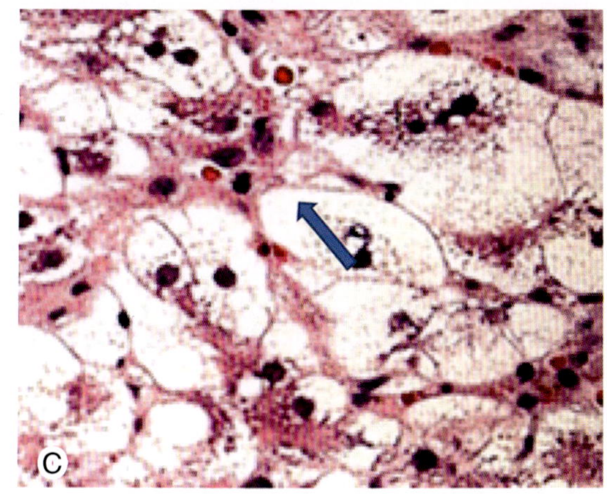

图5-33 肝内胆栓和肝细胞羽毛状变性

A.大鼠肝细胞间胆小管内胆栓，深褐色（箭头）；B.胆小管的胆栓（人，由榎本先生提供）；C.肝细胞羽毛状变性，可见细胞肿大，胞质疏松成网状，似羽毛形状（箭头）（人，由榎本先生提供）

（十二）肝细胞肥大

肝细胞肥大（hepatocellular hypertrophy）是指在光学显微镜下肝细胞的体积增大，在毒性实验中，通常由于化学物质的影响而很常见。多数情况下，体积增大的肝细胞与正常细胞比较，其细胞质呈玻璃样及嗜酸性的细小颗粒状。在电子显微镜下，肝细胞细胞质内滑面内质网或过氧化物酶体增加。药物代谢酶诱导的肝细胞肥大现象在小叶中央区域可被观察到，随着病变程度的增加而扩散到中间带，最终可看到整个小叶的肥大。由于过氧化物酶体的增殖而造成的肝肥大，通常涉及多个小叶呈弥漫性的肝细胞肥大。一般认为肝细胞肥大是为了维持细胞内环境稳态的适应性反应，然而有时肥大的程度超过生理极限，细胞内环境稳态遭受破坏，可导致肝细胞的功能异常[29]。

从组织学分布看，肝细胞肥大可分为小叶中心区肝细胞肥大、小叶周边区肝细胞肥大和全小叶细胞肥大。

1.小叶中心性肝细胞肥大　即肥大的肝细胞位于小叶中心，一般HE观察到肝细胞体积增大，核浆比值变小，小叶中心区肝血窦受肥大肝细胞影响而变窄（图5-34A、B）。具有药物代谢酶诱导活性的化合物能使含有微粒体系酶的滑面内质网增生，如苯巴比妥、甲基胆蒽等化学物质[30]。

2.小叶周边肝细胞肥大　较少见，其机制尚不清楚，特征是肥大的肝细胞位于肝小叶周边（图5-34C、D）。

3.弥漫性肝细胞肥大　即全部肝小叶的肝细胞弥漫性肥大，此时应该对比观察同实验正常对照的肝，确定非个体差异或制片结果的干扰，通过肝血窦的狭窄以鉴别诊断（图5-35）。

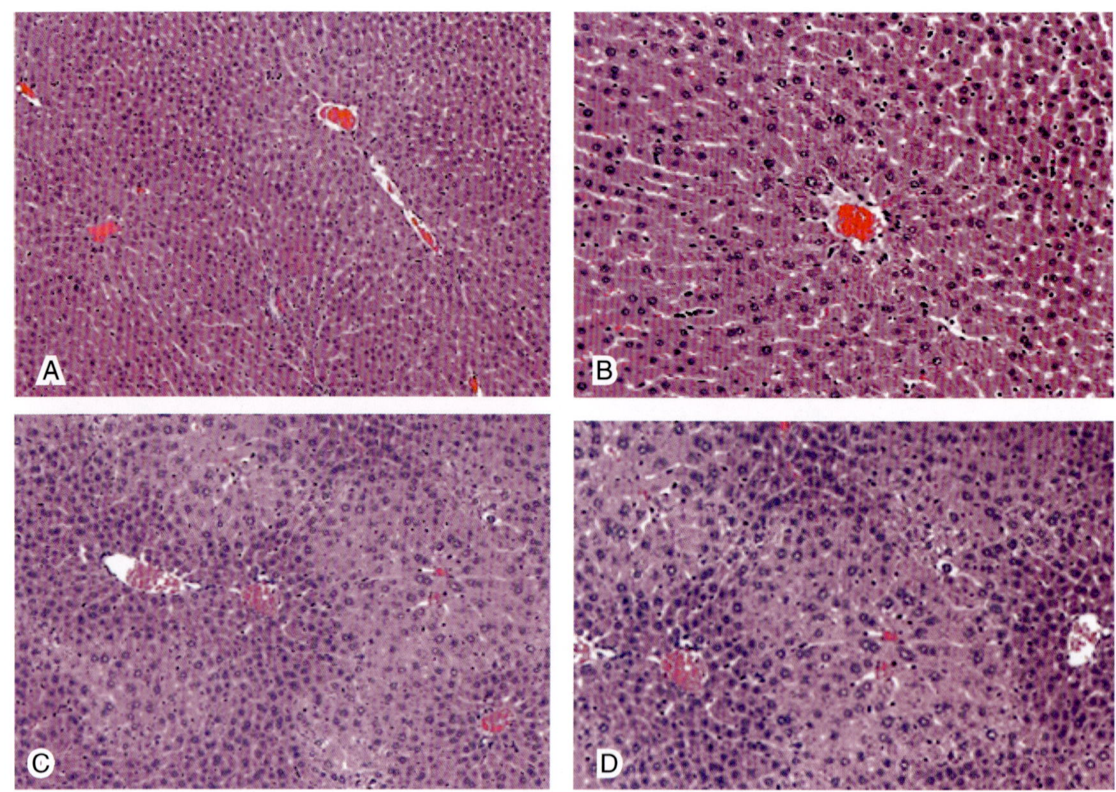

图5-34　**小叶中心性和小叶周边性肝细胞肥大**

A.大鼠小叶中心性肝细胞肥大，图中可见小叶中央静脉及周围的肥大肝细胞的轮廓（某安纳拉唑钠类药物诱发）；B.高倍镜下见中央静脉周围的肝细胞索增厚，肝细胞肥大，肝血窦变狭窄；C.大鼠小叶周边性肝细胞肥大，病灶连接成片（某抗肿瘤相关的药物诱发）；D.高倍镜下病变在小叶周边，肝细胞肥大，血窦变窄（选自昭衍病理数据库）

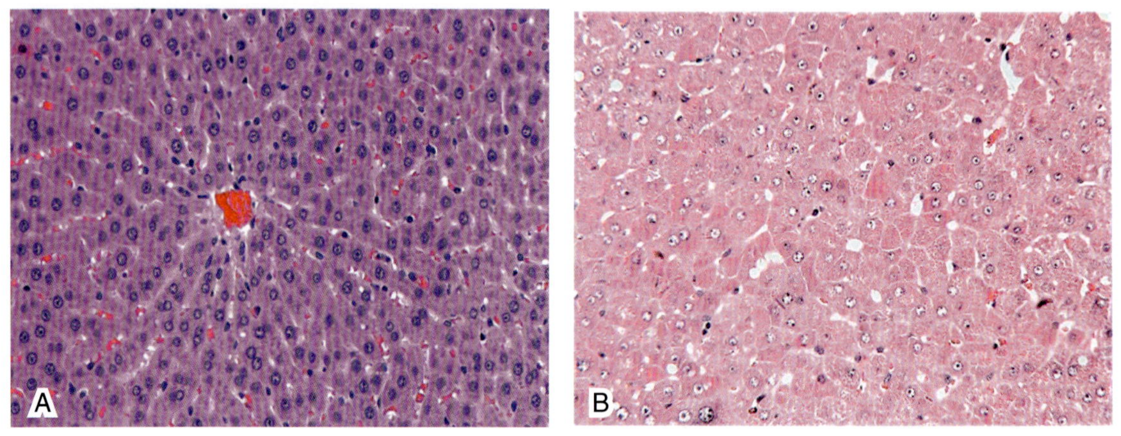

图5-35　**弥漫性肝细胞肥大**

A.大鼠肝小叶内弥漫性肝细胞肥大，肝血窦受压狭窄（某重组人血清白蛋白制品静脉注射输注诱发，选自昭衍病理数据库）；B.B6C3F1小鼠弥漫性肝细胞肥大，肥大的细胞嗜酸性染色，肝血窦狭窄（某胆固醇合成抑制剂氯贝丁酯诱发）（由广内先生提供）

关于肝的重量在诊断肝细胞肥大中的作用，一般说来，组织学诊断肝细胞肥大时，肝的重量大多是不同程度增加的，但是在实践工作中，那些肝重量有轻度增加的动物，组织学观察却有肝细胞增大不明显的情况，反之亦然。此时应该以组织学观察明确的肝细胞肥大为诊断依据来考虑，同时也需参考器官重量与体重之比的数据，并且要和对照组肝重量和组织学病变仔细对比和分析，才能做出较为客观准确的诊断。

四、非肿瘤性增生性病变

（一）肝巨噬细胞增生

肝巨噬细胞位于肝血窦内壁上，具有吞噬和传递抗原的作用，属于单核-巨噬细胞系统。肝巨噬细胞增生（Kupffer cell hyperplasia）一般见于肝内感染、雌激素给予等情况。在安全评价工作中，某些药物，如化学药或生物类药物，也可能刺激肝巨噬细胞增生。镜下观察可见肝巨噬细胞肿大，数量增多，如果吞噬了磷脂等物质，胞质呈泡沫状，或可以吞噬红细胞。肝巨噬细胞增生可以局灶性或弥漫性发生（图5-36）。

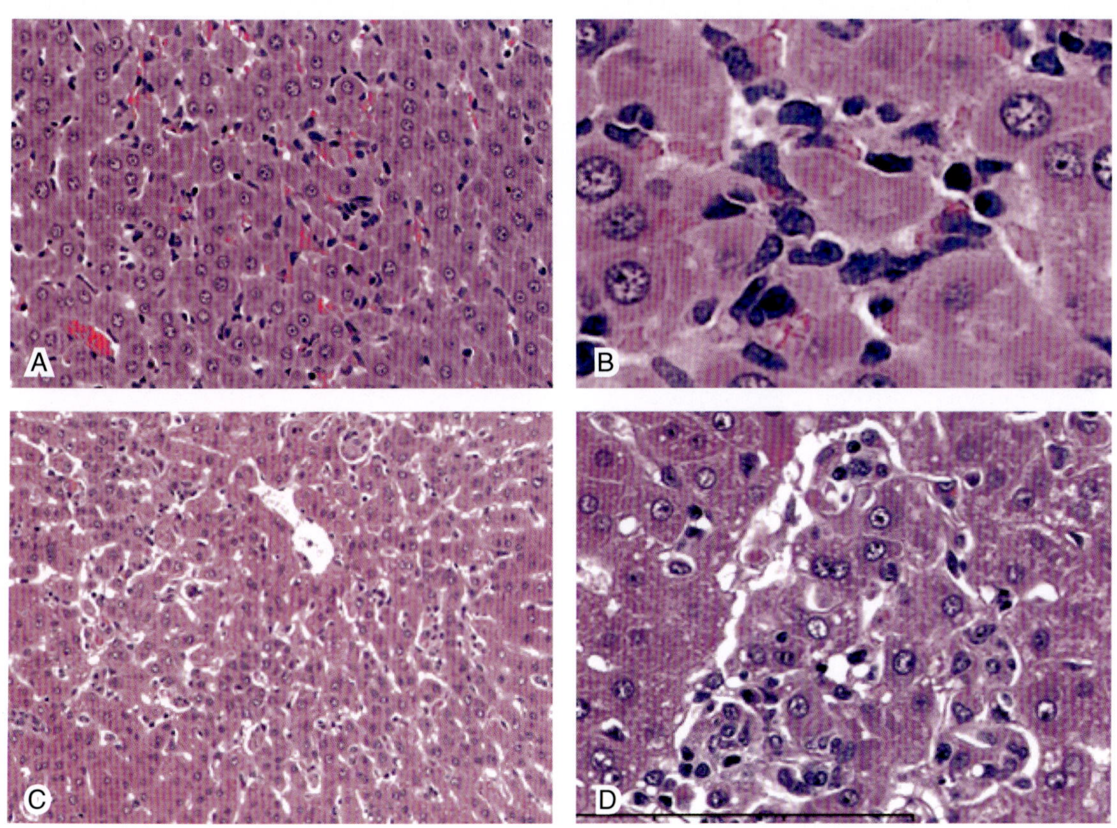

图5-36 **大鼠小鼠肝巨噬细胞增生**

A.大鼠肝灶状肝巨噬细胞增生（某生物类药物诱发）；B.增生的肝巨噬细胞位于肝血窦内，细胞增大，核型不规则；C.小鼠肝中央静脉周围肝巨噬细胞增生（某抗肿瘤单抗类生物制剂诱发）；D.肝巨噬细胞增生，有吞噬红细胞现象，胞质内可见含铁血黄素沉积（选自昭衍病理数据库）

（二）贮脂细胞增生

贮脂细胞又称星状细胞（stellate cell）、窦周细胞（perisinusoidal cell）、伊东细胞（Ito cell）。贮脂细胞增生呈局灶性或弥漫性，可排列成片状。簇状或沿着肝细胞生长。增生的贮脂大小及形状各异，呈空泡状。胞质内可见多个大小不同的脂肪小滴。细胞核呈卵圆形或圆形，可能会被脂滴压迫。贮脂细胞可生成胶原纤维（图5-37）。诊断贮脂细胞增生必须要和局限性肝细胞脂肪变性或局限性脂质沉积相鉴别，其胞质透明程度较贮脂细胞更强。免疫组织化学研究显示，贮脂细胞分泌的细胞外基质蛋白标志物（α-SMA，平滑肌肌动蛋白）可作为较好的诊断依据。贮脂细胞增生是少见的自发病变，大鼠和小鼠可能有0.1%发病率。贮脂细胞可储存体内80%以上的维生素A，给予比格犬胡萝卜素可以诱发贮脂细胞增生，同时产生多种多样的蛋白质。BAL B/c小鼠单次给予四氯化碳，5天后肝实质内形成肉芽肿，贮脂细胞开始增殖分化，并在局部受损区域聚集，生成胶原纤维，产生纤维化[31, 32]。

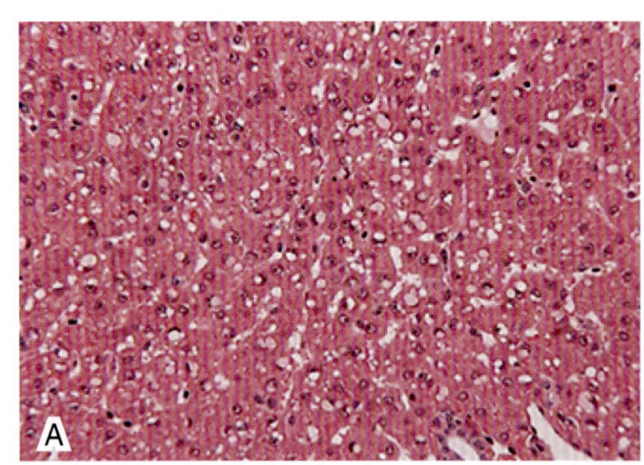
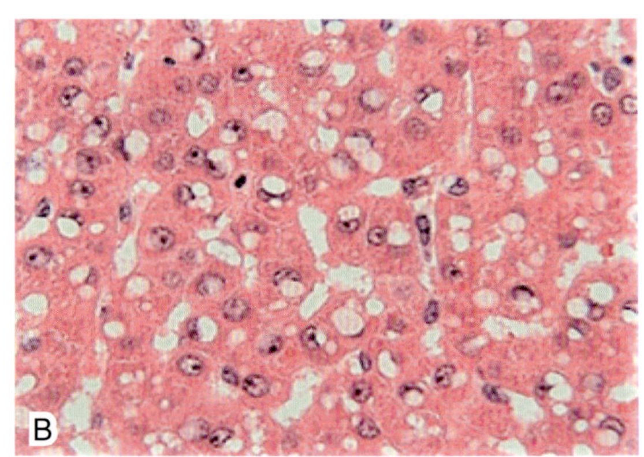

图5–37　比格犬肝贮脂细胞增生

A.比格犬（30周龄）弥漫性贮脂细胞增生；B.增生的贮脂细胞靠近肝细胞，位于肝细胞索一侧的窦周隙内，细胞质空泡状，细胞核圆形或扁平偏向一侧（选自昭衍病理数据库）

（三）巨大核/多核肝细胞

巨大核/多核肝细胞是指肝细胞核变大，染色质变深，并出现多核肝细胞的现象。肝细胞通常有两个或多个核，或有一个巨大核，可能是四倍体或八倍体（大多数大鼠的肝细胞是单核二倍体）。多倍体肝细胞通常较相邻的二倍体肝细胞大，多倍体肝细胞在肝小叶中随机分布，但在小叶中央肝细胞更受影响。其发生机制一般认为是细胞核染色体的倍性增加，但无胞质分裂。细胞核的数量及染色体倍性［巨大核和（或）细胞核大小不均］的变化在老年大鼠中较为常见（图5–38）。诊断巨大核或多核肝细胞时，需要和肝细胞肿瘤性增生或肝细胞肥大相鉴别，肝细胞的肿瘤性病变呈结节或扩张型的肝细胞增生，肝索排列紊乱，失去小叶结构；肝细胞肥大时的肝细胞体积增大，细胞核的大小或数量无明显的变化。

（四）髓外造血

髓外造血是指在骨髓以外的器官和组织中的造血反应，在骨髓以外的肝中也经常可以看到。组织学上，在肝窦内可以观察到红细胞系造血细胞、粒细胞系造血细胞，或红细胞系和粒系混合的造血细胞，有时也会看到巨核细胞系造血细胞性的髓外造血。红细胞系造血灶一般出现在肝窦内，而粒细胞系造血灶常出现在汇管区（图5–39）。一般来说，如果体内造血功能异常或特殊造血需求时，则会发生骨髓外肝的髓外造血。在出血性疾病中，髓外造血的细胞成分主要为红细胞系造血细胞。在感染、肿瘤及坏死的情况下，髓外造血的细胞组成主要以粒细胞系造血细胞为主。如果骨髓出现造血障碍，则红细胞系造血细胞及粒细胞系造血细胞同时可见。有时在肝肿瘤组织中也出现髓外造血的情况。如果在肝出现髓外造血，其他脏器，如脾、淋巴结、肾上腺等也可能会出现髓外造血的情况。有报道指出，肝细胞及贮脂细胞是造血细胞的塞尔托利细胞。

（五）变异肝细胞灶

变异肝细胞灶（focus of altered hepatocytes）是指那些与周围正常肝细胞相比，在胞质染色亲和性上不同的肝细胞群。文献中还有相近的同义词，如肝细胞变异区（area of cellular alteration）、变异肝细胞灶（focus of cellular alteration）、增生性肝细胞灶（hyperplastic focus）、肿瘤前肝细胞灶（preneoplastic focus）、酶变异肝细胞灶（enzyme altered focus）。变异肝细胞灶大小各异，可累及一个或多个肝小叶，一般不会对周围相邻组织形成压迫。根据HE染色的染色性质，可将变异肝细胞灶分为嗜酸性、嗜碱性、透明细胞性、双染性、空泡性和混合性。变异肝细胞灶的生物学特性各不相同。在啮齿类动物中，胎盘型谷胱甘肽-S-转移酶（GST-P）和γ-谷氨酰转移酶（γ-glutamyltransferase）是最简便、最灵敏的癌前变化标志物（图5-40），可将变异肝细胞灶与周围相邻的正常肝细胞进行明确区分。变异肝细胞灶可以是自发，也可以是药物诱发，多见于老年啮齿类动物肝[33]。

1.嗜酸性肝细胞灶（eosinophilic hepatocyte focus） 由体积较大的变异肝细胞组成，而且变异灶的边缘部分还可以向正常肝细胞索进行过渡。通常细胞质丰富，嗜酸性，滑面内质网、过氧化物酶体和线粒体增生，胞质淡染，常呈玻璃样外观（图5-41）。

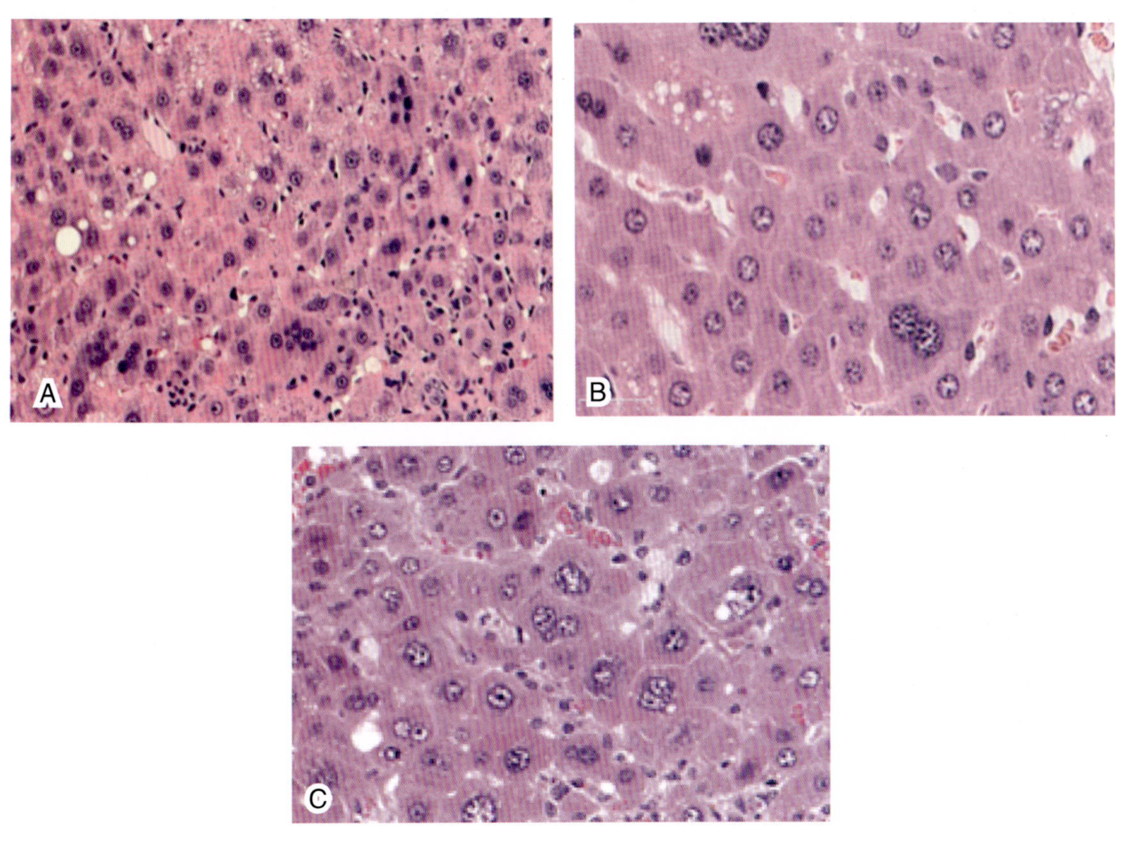

图5-38 大鼠肝巨大核/多核肝细胞

A.肝小叶内可见多核肝细胞；B.巨大核/双核肝细胞（微粒体酶诱发）；C.单个核的巨大核肝细胞（某ADC药物诱发）（选自昭衍病理数据库）

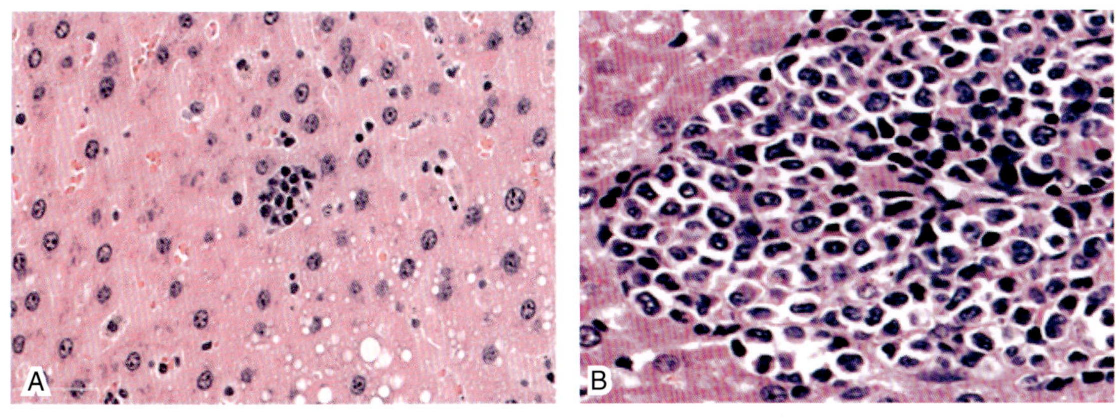

图5-39 肝的髓外造血

A.SD大鼠自发肝髓外造血灶，肝血窦内红细胞系造血细胞灶；B. 犬肝较大的粒细胞髓外造血灶，位于汇管区（选自昭衍病理数据库）

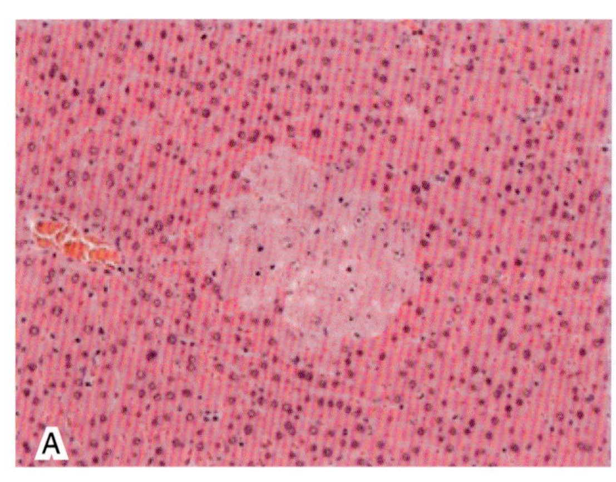
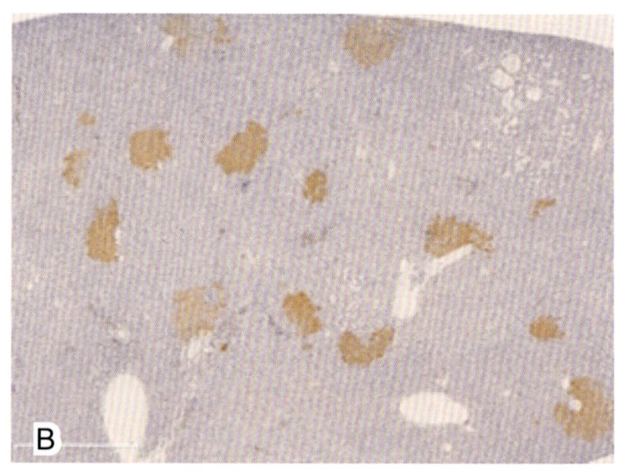

图5-40　**大鼠变异肝细胞灶**

A.大鼠变异肝细胞灶，与周围肝细胞界线清楚，无压迫现象；B.灶内肝细胞GST-P阳性，多灶发生（选自昭衍病理数据库）

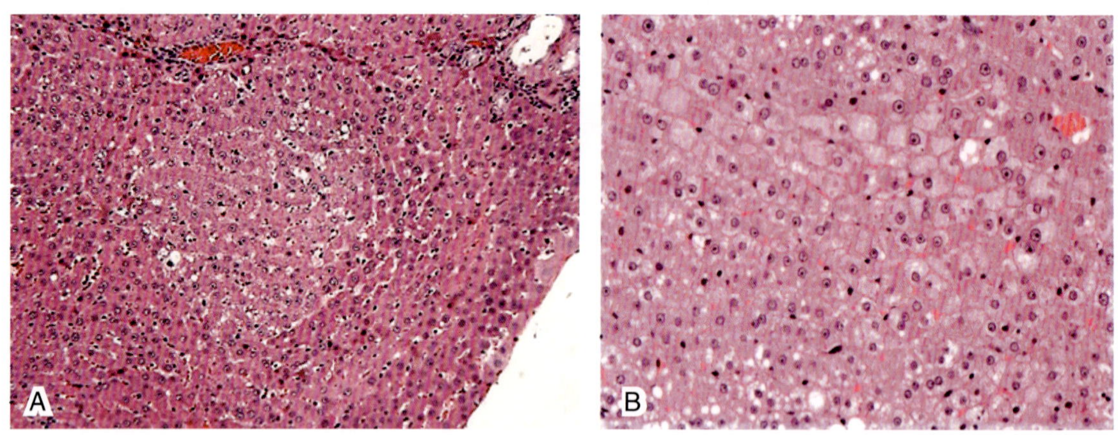

图5-41　**嗜酸性肝细胞灶**

A.SD大鼠，嗜酸性变异肝细胞灶，染色稍浅；B.SD大鼠，嗜酸性变异肝细胞灶，胞质透明，呈磨玻璃样外观（选自昭衍病理数据库）

2.嗜碱性肝细胞灶（basophilic focus）　特征是具有均质嗜碱性的细胞质，尤其是在大鼠中，通过染色特性进一步细分为弥漫性（diffuse basophilic type）和虎斑状（tigroid basophilic type）这两种形态。弥漫性的嗜碱性肝细胞灶由体积较大的变异肝细胞组成，细胞质富有核糖体，HE染色较深染（图5-42A）。细胞核与核仁较大，细胞核分裂象少见。虎斑状型嗜碱性肝细胞灶呈块状或巢状，多由体积较小的变异肝细胞构成，细胞质苍白，胞质可见来自粗面内质网的嗜碱性颗粒（图5-42B），而且肝索排列紊乱，有时还可见散在的浓缩细胞核。嗜碱性肝细胞灶在GST-P染色中呈阴性。

3.透明细胞性肝细胞灶（clear cell focus）　是由于灶内的细胞质中含有多量的糖原，糖原颗粒在HE染色中脱失，细胞质呈透明状，故而称为透明细胞肝细胞灶，这些透明细胞比正常肝细胞大（图5-43）。

4.双嗜性肝细胞灶（amphophilic focus）　由体积较大的、胞质呈强嗜酸性及散在分布的嗜碱性变异肝细胞组成（图5-44）。细胞质中肝糖原的贮存很少，线粒体及粗面内质网增殖。双染肝细胞灶的组织形态学特点与嗜酸性的变异肝细胞灶类似。

5.混合细胞型肝细胞灶（mixed cell focus）　是由2种以上表型的变异肝细胞灶混合在一起形成的。目前，较为常见的主要为嗜碱性细胞、空泡状细胞、嗜酸性细胞均等混合构成（图5-45）。

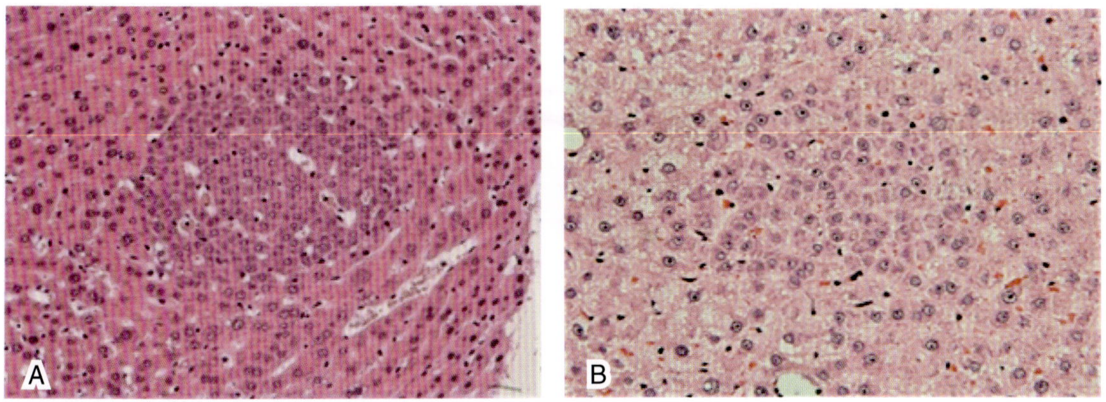

图5-42 大鼠嗜碱性肝细胞灶

A.嗜碱性肝细胞灶，染色较深；B.虎斑型嗜碱性肝细胞灶，呈块状或巢状，细胞体积较小，肝索排列紊乱（选自昭衍病理数据库）

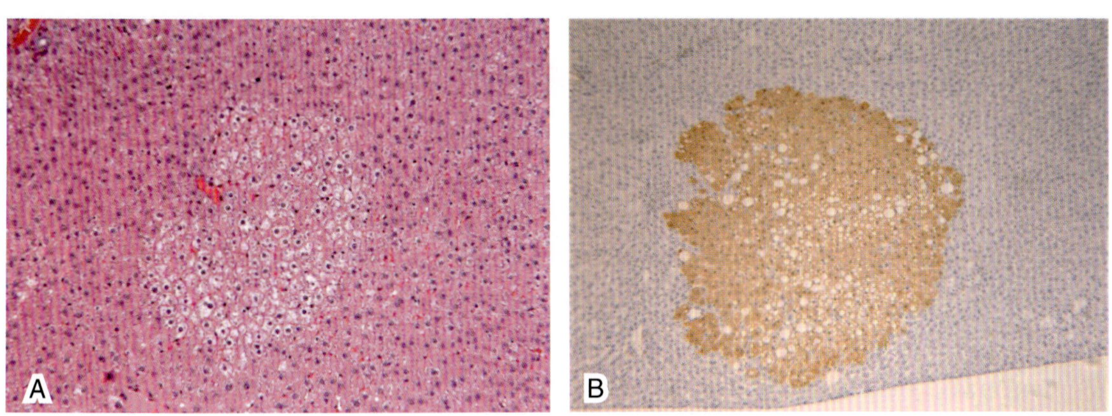

图5-43 透明细胞性肝细胞灶

A.SD大鼠透明性变异细胞灶，灶内细胞透明体积稍大，胞质透明；B.灶内透明细胞GST-P染色呈阳性（选自昭衍病理数据库）

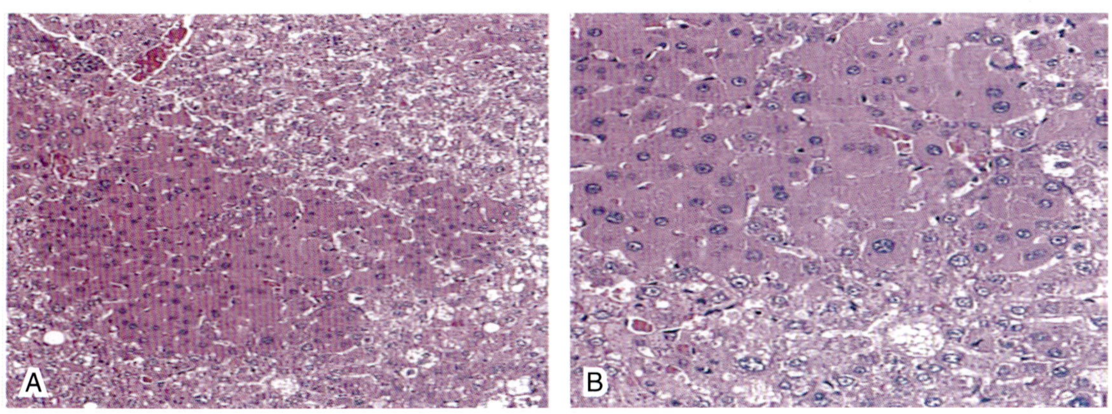

图5-44 双嗜性肝细胞灶

A.SD大鼠双嗜性变异细胞灶，灶内细胞体积较大；B.高倍镜观，灶内细胞具有强嗜酸性胞质，细胞核大，灶周围可见散在嗜碱性肝细胞（选自昭衍病理数据库）

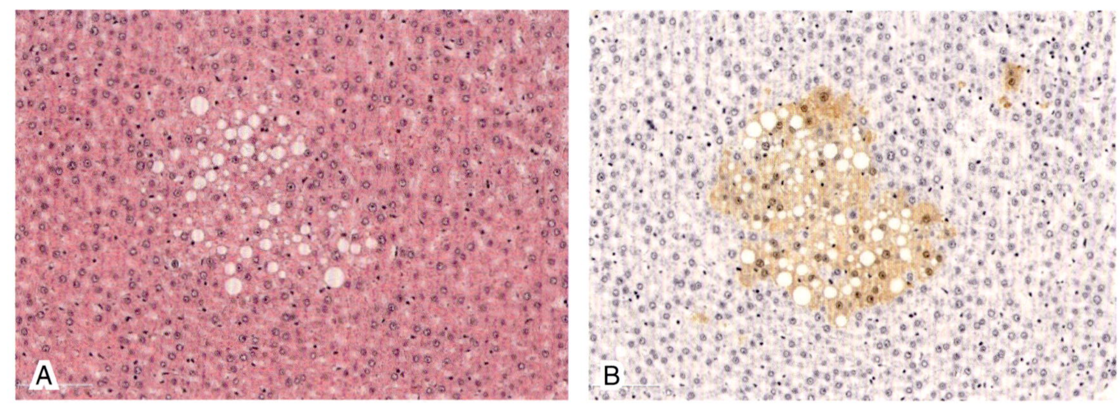

图5-45 混合性变异肝细胞灶

A.SD 大鼠，灶内细胞主要由空泡状细胞、嗜酸性细胞均等混合构成；B. GST-P染色呈阳性（选自昭衍病理数据库）

由于变异肝细胞灶的类型较多，需要仔细进行鉴别诊断。变异肝细胞灶需要与肝细胞腺瘤、再生性肝细胞增生及非再生性肝细胞增生进行鉴别诊断。发生肝细胞腺瘤的肝实质通常不具有清晰的小叶构造，一般呈结节状，累及多个小叶，对周围组织有明显压迫，并且与相邻组织之间界线清晰。变异肝细胞灶还需要与肝结节性再生性增生进行区分，在鉴别诊断时需要引起重视。再生性肝细胞增生通常呈现多发性结节状，并且在周围组织中表现出纤维化等慢性炎性反应或破坏肝实质，进而导致小叶结构紊乱，并可见肝细胞坏死灶。另外，再生性肝细胞增生的细胞质呈弱嗜碱性，细胞无异型性。变异肝细胞灶与非再生性肝细胞增生进行鉴别诊断时，需要注意的是，构成非再生性肝细胞增生的细胞表型基本上无异型性（嗜碱性、嗜酸性、糖原过度蓄积、酶变异等），并且肝细胞染色特性或细胞形态几乎与正常细胞一致。在基因敲除小鼠中，*Atg*7是自噬必需的基因，它诱导氧化应激反应蛋白和GST的表达[34,35]。若变异肝细胞灶长期发展，可能会转变为肝肿瘤[36,37]。

（六）肝细胞增生

肝细胞增生是一种结节性病变，但不认为是癌前病变。增生灶内无异型性的肝细胞，与周围组织有明显界线，存在中央静脉及门管区结构，一般分为再生性和非再生性。再生结节性肝细胞增生是在肝部分切除或四氯化碳暴露后等导致肝功能障碍，进而表现出的一种增生反应，可见细胞核分裂象，纤维化，炎细胞浸润，并且伴随小胆管和卵圆细胞的增生。非再生性增生在啮齿类动物中的自然发病极少。

1.再生性肝细胞增生（regenerative hepatocyte hyperplasia） 还有一些相同意思的用词，如肝细胞增生（hepatocyte hyperplasia）、再生性增生（regenerative hyperplasia）、结节状增生（nodular hyperplasia）、再生性结节（regenerative nodular）。在单一性或多发性的结节性病变中，经常观察到再生性肝细胞增生向周围组织的压迫，但是构成结节的细胞和组织无肿瘤性变化。病灶内的肝细胞肥大，大多数细胞的细胞质呈均匀的嗜碱性，肝索一般排列正常。但是，肝小叶结构紊乱，中央静脉及门静脉周围区域界线不清的情况较多。再生性增生结节通常是在肝发生急性或亚急性损伤和炎症后，结节周围肝实质受损，除了肝细胞发生变性、坏死之外，通常还可见胆管增生、卵圆细胞增生、慢性炎症细胞浸润及纤维化（图5-46）。再生性肝细胞增生需要与变异肝细胞灶、非再生性肝细胞增生及肝细胞腺瘤进行鉴别。再生性肝细胞增生时，通常周围组织肝实质受损，肝细胞发生变性、坏死、纤维化及慢性炎性细胞浸润，也可以观察到少数的核分裂象，但细胞无异型性。引起再生性肝细胞增生的原因主要包括化学物质的反复给予、病毒性肝炎等感染性疾病或营养障碍等使细胞长期受到持续性损害的情况下产生。例如，犬在长期注射抗癫痫药物普里米酮、猴给予黄曲霉毒素后可观察到再生性肝细胞增生的现象。此外，通过饮食中缺乏胆碱和四氯化碳注射可诱发大鼠肝再生性肝细胞增生的发生。

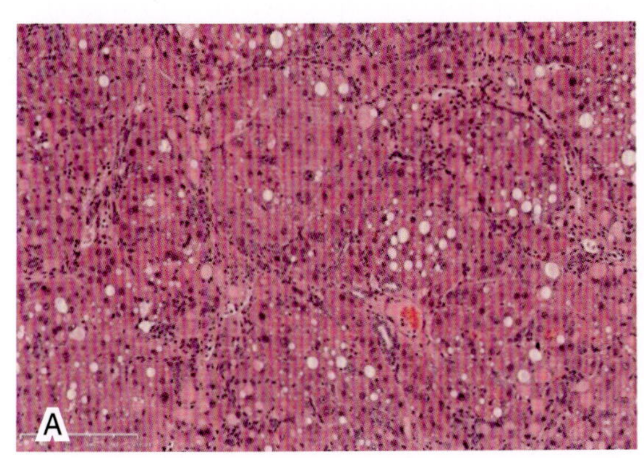

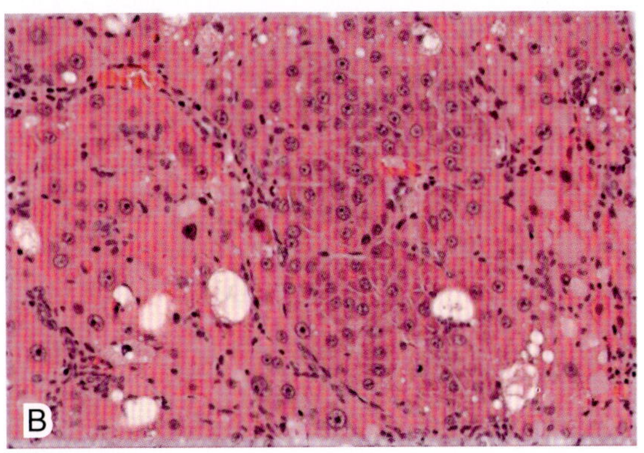

图5-46 再生性肝细胞增生

A.再生性肝细胞增生伴有间质纤维化，炎细胞浸润，小叶间胆管增生；B. 再生肝细胞肥大（选自昭衍病理数据库）

2.非再生性肝细胞增生（hyperplasia，hepatocellular，non-regenerative） 表现为单一性或多发性结节性病变，对周围相邻组织可见轻微压迫，但周围肝实质未见肝细胞变性，坏死等损伤。非再生性肝细胞增生有两种不同的类型，第一种类型（type1）病灶一般较大，涉及数个小叶，但小叶结构完整，病灶内的肝细胞肥大，几乎与正常肝细胞具有相同的染色性和形态特征，细胞无异型性表现（图5-47A、B）。第二种类型（type 2）通常病灶内可见血管扩张及肝海绵状变性，病灶一般较大，涉及超过数个小叶，但小叶结构完整，病灶内的肝细胞肥大，肝索排列紊乱，部分中央静脉及门静脉区域界线不清，但仍保持着小叶的整体结构，与周围组织分界清晰（图5-47C、D）。非再生性肝细胞增生需要与变异肝细胞灶、再生性肝细胞增生、肝细胞腺瘤进行鉴别诊断。变异肝细胞灶具有细胞及酶的异型性、再生性肝细胞增生的周围肝实质受损，肝细胞发生变性、坏死。另外，细胞无异型性或肿瘤性增生是与肿瘤的鉴别点。

化学物质的反复给予，大鼠可随着年龄的增长而自然发生是引起非再生性肝细胞增生的主要原因。例如，大鼠在长期注射给予二噁英类化合物后，肝可见病灶较大的非再生性肝细胞增生的第一种类型（type 1）；大鼠给予具有抗氧化作用的食品添加剂的三烯生育酚后，肝可见血管扩张，肝海绵状变性伴非再生性肝细胞的增生（type 2）。还有，这种病灶较大的非再生性肝细胞增生之前被归类到嗜酸性变异肝细胞灶里。有报道显示，在F344大鼠中，雌性大鼠多发第一种类型：病灶较大，涉及数个小叶（type 1）；而雄性大鼠多发第二种类型：病灶内具有血管扩张及肝海绵状变性[38]。

（七）肝硬化

肝硬化（liver cirrhosis）为慢性肝实质损害的终末期表现。组织学上除了发现肝细胞坏死、再生和纤维化等慢性肝实质损害之外，还观察到纤维性结缔组织间隔形成的再生肝细胞结节（假小叶）（图5-48）。肝细胞坏死、再生和纤维化呈弥漫性分布，并对肝小叶进行改建，形成假小叶，需要与其他病变（肝纤维化、局灶性的肝细胞增生）进行鉴别。肝硬化是由慢性肝细胞变性、坏死和修复所引起的，是一种伴随显著的纤维化和小叶结构的改建而引起的非可逆性损伤。在人类，病毒性、中毒性、酒精性肝硬化是最多见的，除此之外，淤血、胆汁淤积、寄生虫感染等也可诱发肝硬化。作为实验动物，由于缺乏对中毒性肝功能障碍的间质反应，因此实验室条件下以肝毒性因子诱发肝硬化不太容易。然而，给予四氯化碳等化学物质或缺乏胆碱的饮食可引起啮齿类动物肝硬化[39]，而且因肝硬化而引发的慢性肝功能障碍阻碍了肝血液的流通，因而造成门静脉压上升。在犬中，由于血管压力的增加会导致腹水。

（八）胆管增生

1.自发性胆管增生　很多实验动物包括大鼠、小鼠、仓鼠和犬等都可自发肝内胆管增生，特别是在大鼠尤为常见。文献报道老年大鼠胆管增生（bile duct hyperplasia）的发病率很高，在不同种属、不同性别的大鼠中，其发生率有较大的差异[40-42]。

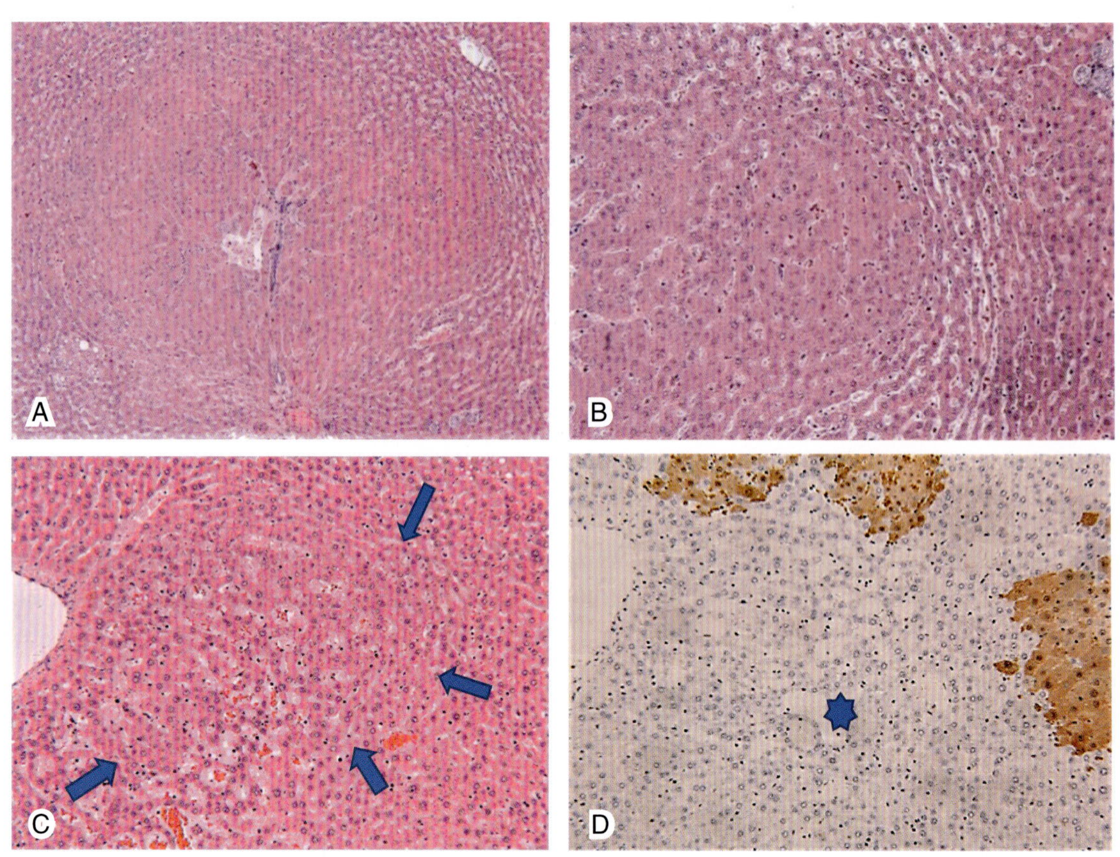

图5-47　**非再生性肝细胞增生**

A.SD大鼠1型非再生性肝细胞增生，自发性，门管区周围可见非再生性结节样肝细胞增生；B.对周围组织可见压迫；C. 2型、SD大鼠，自发性，周围组织可见压迫（箭头处）；D. 2型肝细胞增生灶（GST-P呈阴性），周围有多个变异型肝细胞灶（星号处）（GST-P呈阳性）（选自昭衍病理数据库）

昭衍实验室近年来对老年大鼠（SD大鼠和Wistar大鼠）的自发性肝胆管增生进行了系统的研究，通过对300只老年大鼠肝组织进行观察，发现各组实验动物均发生了不同程度的肝胆管增生，总发病率为32.33%。组织病理学观察显示从早期到晚期发生的多样化的胆管增生和纤维化改变（图5-49）[43]。

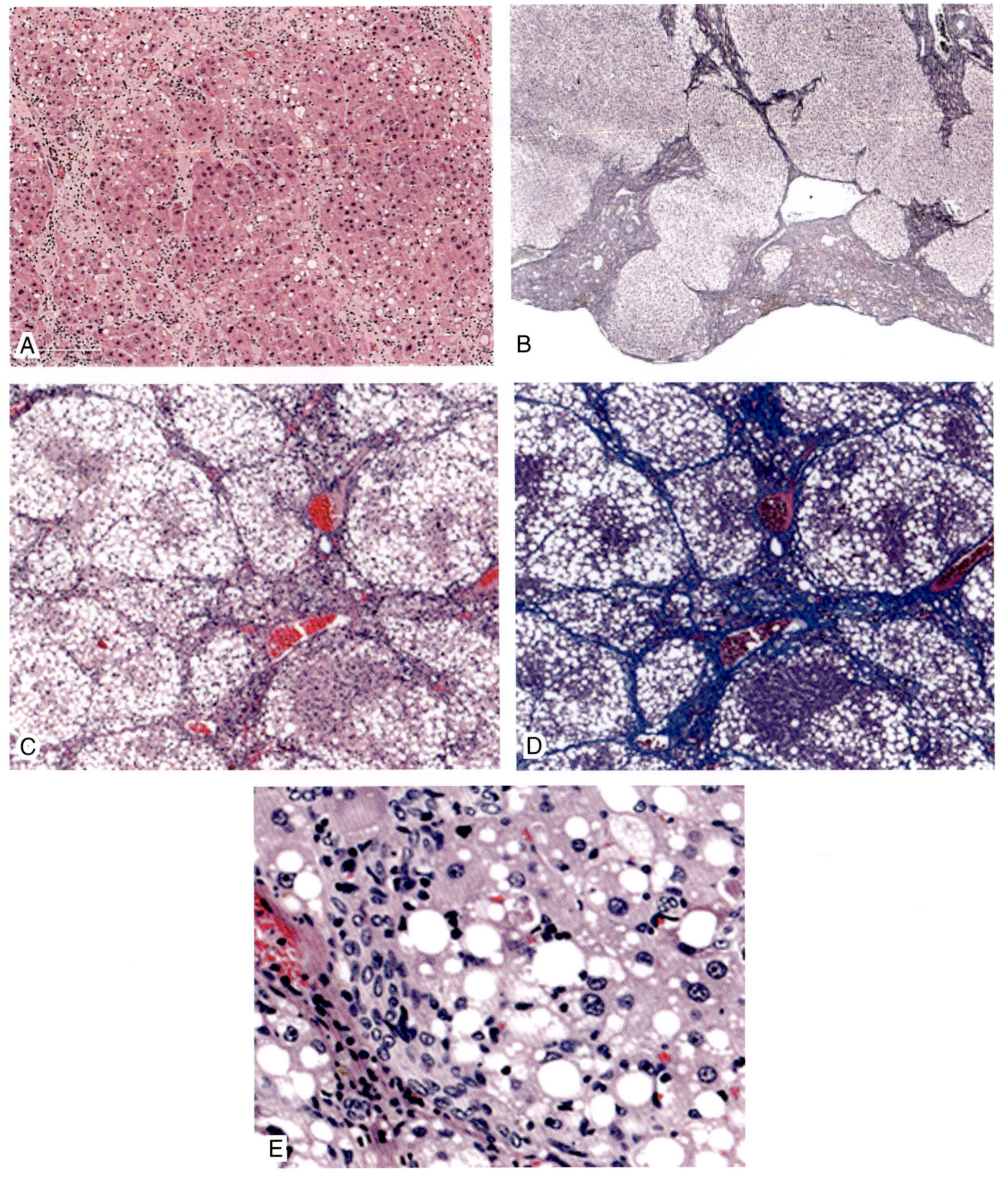

图5-48 四氯化碳和混合因素诱发的肝硬化

A.SD大鼠四氯化碳给予8周后，肝假小叶开始形成（HE）；B. 镀银染色，纤维性结缔组织间隔形成的再生肝细胞结节（假小叶）；C. SD大鼠皮下注射四氯化碳/橄榄油/酒精诱发的肝硬化，肝细胞变性坏死纤维组织增生形假小叶（HE）；D.Masson 三色染色看假小叶形成；E.病变局部高倍观察可见肝细胞的坏死、脂肪变性、胆管增生和卵圆细胞增生、炎细胞（选自昭衍病理数据库）

2.阻塞性胆管增生　对大鼠的胆总管进行结扎，可观察到胆管的数量从门静脉向中央静脉方向增加，胆管管腔结构清晰。通常胆总管结扎后可导致急剧的胆道闭塞，通常不伴随炎细胞的浸润（图5-50）。

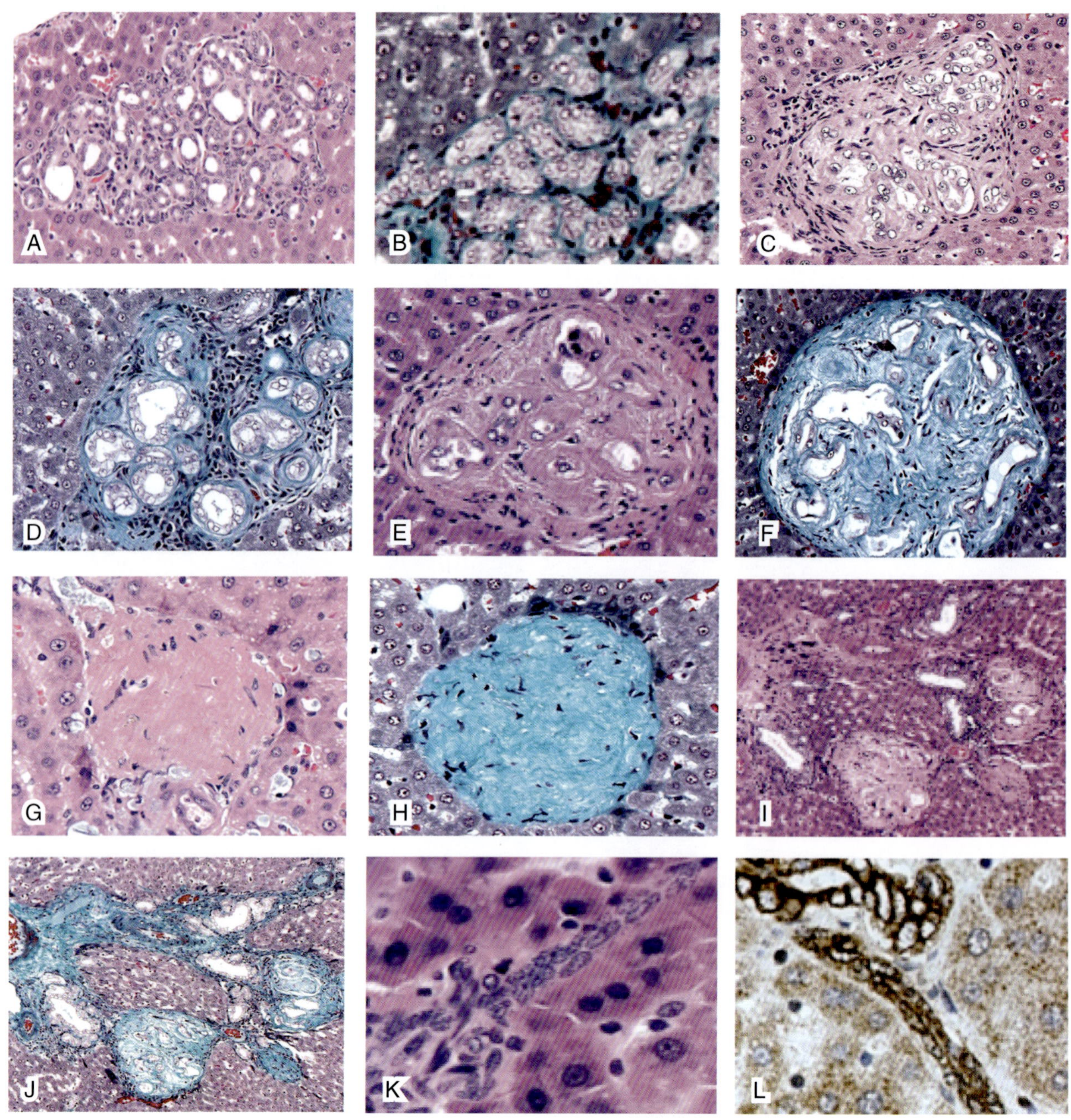

图5-49　**老年大鼠自发性胆管增生**

A.汇管区内大量胆管增生，汇管区增宽，胆管上皮细胞核/胞质比增大，管腔扩张；B.图A的Masson 染色，胆管周围无明显纤维组织增生；C.汇管区胆管增生，上皮细胞核/质比减小，胞核和胞质均呈半透明状，胆管周围可见轻度纤维组织增生和炎细胞浸润；D.图C的Masson染色，显示有较明显的纤维组织增生；E.汇管区胆管增生伴胆管周围显著纤维组织增生，残留的胆管上皮肥大，胆管呈半月形或分支吻合状，腺管被向心层状结缔组织包绕，内腔衬以单层细胞，大小不一，类似于小肠腺癌；F.图E的Masson 染色；G.纤维组织发生玻璃样变，腺管消失；H.图G的Masson 染色；I.汇管区的纤维组织增生扩大，并与附近增生的汇管区连接，形成肝硬化趋势；J.图I的Masson 染色；K.卵圆细胞增生并向肝小叶内延伸，双排，细胞核卵圆形，染色深，胞质少；L.增生的胆管上皮、卵圆细胞和肝细胞对CK19反应呈阳性（选自昭衍病理数据库）

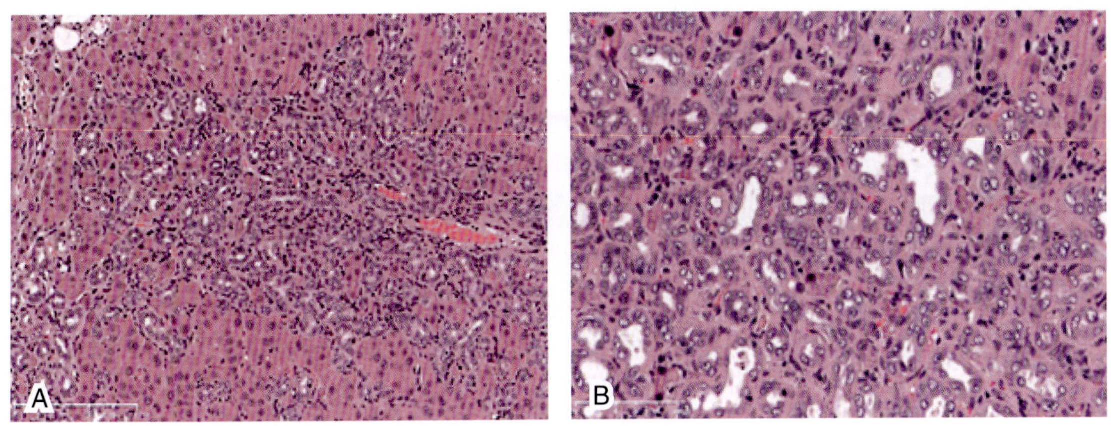

图5-50 阻塞性胆管增生

A.胆总管结扎后，胆管增生；B.高倍镜观察阻塞性胆管增生，无炎症反应（选自昭衍病理数据库）

3.药物性毒性肝胆管增生 文献报道有很多，某些药物通过胆汁排泄或其代谢产物的作用，可引起胆道刺激或损伤，在啮齿类动物中较常见。如实验性非致癌物A-萘基异硫氰酸盐被用于大鼠和小鼠胆道损伤模型，单次给药后即可产生胆管上皮脱落、水肿和炎症，随后胆管增生[44]。胆管增生，一般先出现胆管上皮损伤和炎症，最后出现胆管增生，此时门管区出现炎症，成纤维细胞和胆管增生，有时增生的胆管延伸到肝小叶实质，也可伴有卵圆细胞增生[45]。给予大鼠四氯化碳8周后，呈不规则形状的胆管数量增加。在门管区周围，还可见细胞核/胞质比值高的、体积较小的卵圆细胞增生（图5-51A）；实验性病毒感染也可以引起肝汇管区的炎症，炎症刺激局部胆管增生，甚或卵圆细胞增生（图5-51B）。

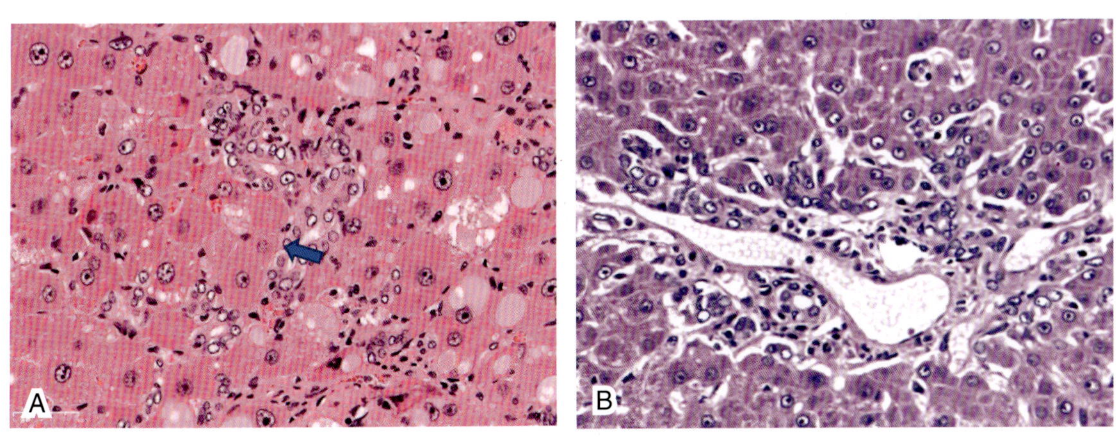

图5-51 药物毒性和感染性胆管增生

A.大鼠给予四氯化碳8周后，胆管增生；B.某溶瘤病毒静脉输注诱发食蟹猴胆管增生（选自昭衍病理数据库）

4.卵圆形细胞增生（oval cell hyperplasia） 卵圆细胞是具有一个卵圆形均匀嗜碱性的细胞核，似乎是起源于末端胆小管（赫林小管）的小的上皮细胞。卵圆细胞增生从门管区开始扩散，散布到中央小叶正常的肝细胞之间。在组织学上，卵圆形的细胞核是其HE染色特征，细胞质非常有限。电镜下，卵圆细胞仍有细胞连接装置，如桥粒（desmosome）、紧密连接（tight junction），在细胞接合部位可以看到含有微绒毛（microvillus）的小空隙。卵圆细胞仍属于胆管细胞，这种细胞也称为赫林小管（Hering duct）的上皮细胞，该细胞同时具有肝细胞和胆管上皮细胞的性质。Alvaro 等将细胆管反应分为卵圆细胞增殖、典型的细胆管反应和非典型的胆管反应[46]。

由于增生的卵圆细胞浸润到正常的肝细胞之间，而不形成明显的管腔结构，需要与胆管增生进行鉴别。卵圆细胞的增生发生于啮齿类动物暴露于各组肝致癌物之后，如2-AAF。在抑制肝细胞增殖的状态下进行部分肝组织切除或四氯化碳注射时，在门静脉周围可见细胞核/胞质比值高的、体积较小的卵圆细胞的增生（图5-52）。卵圆细胞同时具有肝细胞和胆管上皮细胞的特性。在免疫组织化学反应中，albumen阳性、CK19阳性、AFP阳性、部分细胞DLK阳性，因此被认为具有肝干细胞的属性。即使在人类肝病中，有时也会在门静脉周围发现卵圆细胞的存在。在成熟的肝中，有报道称肝干细胞存在于肝细胞和赫林小管附近，它们在肝障碍时被激活而成为卵圆细胞，然后再生分化为肝细胞[47-49]。

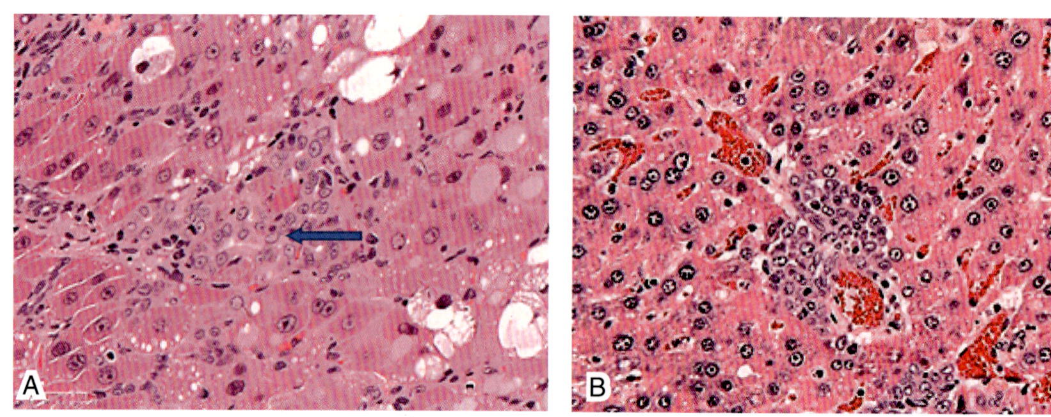

图5-52 卵圆细胞增生

A.大鼠投予四氯化碳8周，靠近汇管区卵圆细胞增生；B.大鼠投予四氯化碳104周，汇管区的卵圆细胞增生（选自昭衍病理数据库）

正常大鼠的肝也可以偶尔发现卵圆细胞的存在，但是卵圆细胞多是由诱发因素引起的，通常与肝损伤、组织修复及胆管阻塞相关，作为一种增龄性的改变，大鼠比小鼠更为常见，外源性化合物给予后可诱导或加重胆管增生。关于卵圆细胞增生，很多文献认为这些细胞是啮齿类肝的干细胞，其增生是一种对损伤的修复反应，但在某些致癌实验中出现卵圆细胞增生，学者们认为这是一种癌前病变[50-53]。

（九）肝内胆管扩张/胆管囊肿

肝内胆管扩张/胆管囊肿（biliary cysts）病灶可以很小，也可以较大，单发或多发，囊内含有透明或浅黄色液体。肝内胆管扩张可以发生在肝实质的任何部位，累及一个或多个叶，多发性囊肿之间是结缔组织间隔，囊壁常为扁平上皮或立方上皮。胆管囊肿常见于老年大鼠。单发性胆管囊肿周围组织未见明显的形态学改变。然而。根据位置的不同，邻近的组织可能被胆管囊肿挤压，从而致使受压迫的肝实质萎缩、纤维化，含铁血黄素沉积，胆管增生或门管区周围淋巴细胞浸润。单发性的囊肿通常是因为肝内胆管囊性扩张。多发性囊肿也可见于多囊性肝病，可单独发生，也可并发多囊性肾病[54-56]。肝还可以发生其他形式的囊肿，如血管扩张性或血管瘤、寄生虫囊肿等。根据囊壁的细胞成分和内容物可以鉴别（图5-53）。

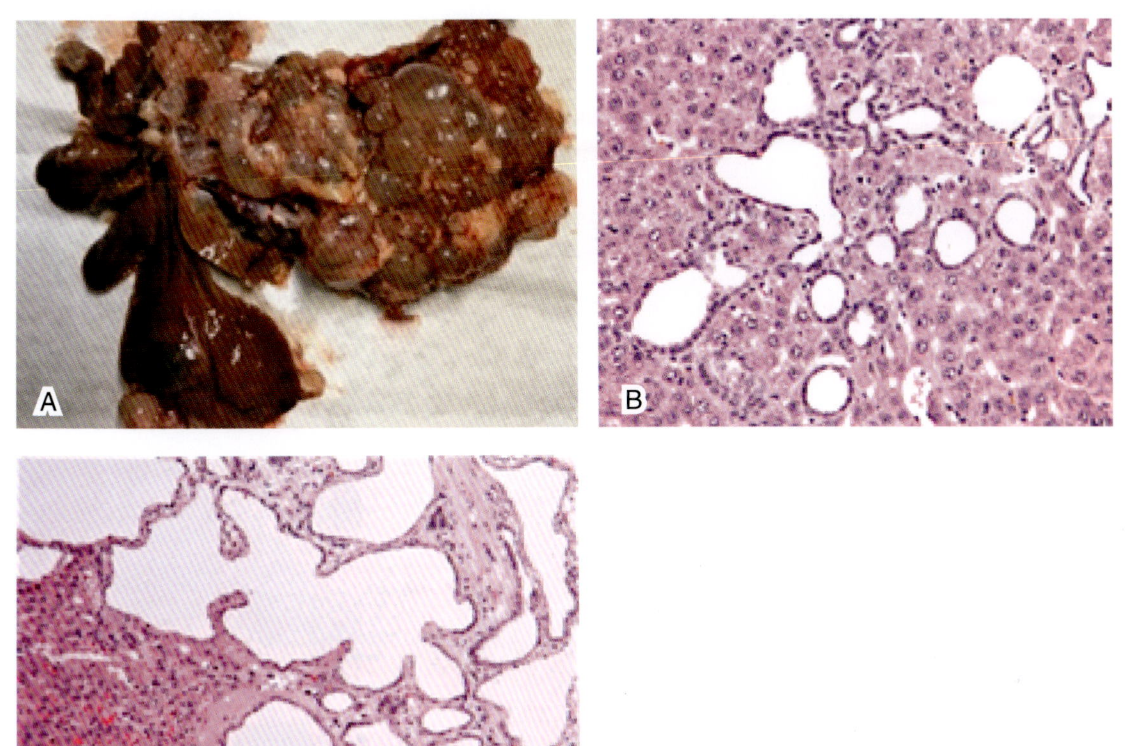

图5-53 肝内胆管囊肿

A.大鼠多发性胆管囊肿大体标本；B.单发性胆管囊肿；C.多发性胆管囊肿（选自昭衍病理数据库）

五、肝肿瘤

（一）肝细胞腺瘤

肝细胞腺瘤（hepatocellular adenoma）一般涉及数个小叶，结节性病灶呈圆形或椭圆形，并对周围组织压迫明显，与相邻组织界线清晰。肿瘤组织通常具有包膜，无明显的小叶结构，但因肿瘤组织的生长，包膜有时会残留在肿瘤组织中。肿瘤细胞的大小与正常肝细胞相同或稍大一些，而且核膜和核仁非常清楚。根据细胞质的染色特性，和变异肝细胞灶一样，可分为嗜酸性、嗜碱性、透明细胞性、空泡性、混合型等（图5-54）。肝细胞腺瘤根据细胞排列的特性可分为实体型（solid type）和小梁型（trabecular）两种类型。实体型肝细胞腺瘤中肿瘤细胞呈实体性增生，肝索及血窦结构不清。小梁型肝细胞腺瘤通常表现为2～3层清晰的索状结构。构成这两种类型肝细胞腺瘤的肝细胞都有轻度的异型性。在有些情况下，大鼠肝细胞腺瘤可能形成假腺腔样排列。肝细胞腺瘤需要与变异肝细胞灶、非再生性肝细胞增生进行鉴别。变异肝细胞增生性病灶与周围组织界线不清晰，部分病灶可见对相邻组织的轻度压迫，但仍保持小叶的构造。诊断再生肝细胞增生的关键是观察到周围肝实质的损伤，如肝细胞变性、坏死或纤维化等。肝细胞腺瘤是呈圆形或椭圆形的结节，通常是单发，但如果注射肝致癌物，可能呈现出多发的倾向。在啮齿类动物中，肝细胞腺瘤组织出现癌化（carcinoma in adenoma），即能观察到肿瘤细胞向更恶性分化（malignant differentiation），在这种情况下，可诊断为肝细胞癌。肝细胞腺瘤的自然发病率有种属差异性。大鼠一般为2%～5%，小鼠一般为5%～20%，并且雄性的发病率更高。虽然犬和猴的肝细胞腺瘤在老年动物中可见，但是在一般毒性实验中是罕见的。肝细胞腺瘤可由一些肝致癌物质诱发，如黄曲霉毒素、二乙基亚硝胺等暴露后，在大鼠、小鼠、兔子、犬、猴等动物体内均可发现肝细胞腺瘤。

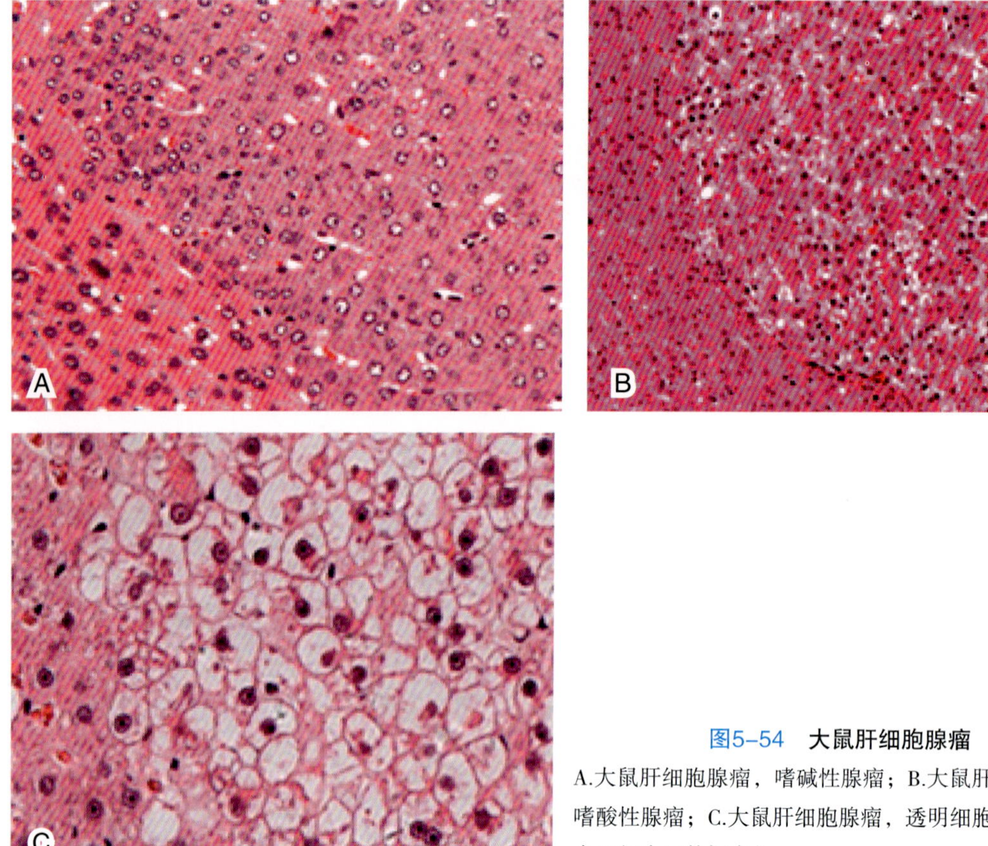

图5-54 大鼠肝细胞腺瘤

A.大鼠肝细胞腺瘤，嗜碱性腺瘤；B.大鼠肝细胞腺瘤，嗜酸性腺瘤；C.大鼠肝细胞腺瘤，透明细胞型腺瘤（选自昭衍病理数据库）

（二）肝细胞癌

肝细胞癌（liver cell carcinoma）也称肝细胞腺癌（hepatocellular adenocarcinoma）。组织学上可根据形态学特征细分为小梁型、假腺腔型、实体型三类。根据肿瘤细胞的分化程度可分为高分化型、中分化型、低分化型。

1.小梁型肝细胞癌　增殖的肿瘤细胞以小梁状排列为主要特征（图5-55），有高、中、低不同分化。

（1）高分化型：肿瘤细胞相比正常的肝细胞，体积较大，排列成 3层以上的小梁状或实体性结构，有时还排列成假腺腔结构。肿瘤细胞的细胞质大部分表现为嗜酸性，细胞核具有浓染的核膜和大型透亮的核仁。肝细胞癌的细胞异型性较肝细胞腺瘤明显，肝索排列交织错杂。肝细胞癌的细胞核异型性和多型性是比较轻微的，核分裂象也较少。

（2）中分化型：肝索的排列更加多层、紊乱及不规则化，肝血窦的构造不清。肿瘤细胞的细胞质嗜碱性增加，细胞核大小各异，异型性明显。与高分化型的肿瘤细胞比较，中分化型的肿瘤细胞较小，细胞核/胞质比值更大。

（3）低分化型：小梁状或实体状的肿瘤实质部分减少，反而像髓窦一样的部分比例增加。肿瘤细胞大小不同，可以看到大型多核异型巨细胞或异型性强的肿瘤细胞出现。细胞质一般是嗜碱性的，核的大小不同或异形性显著，核分裂象突出，细胞核/质比值增大。在细胞质内还会出现大量的脂肪滴和空泡。另外，在大鼠中，多是由小型的异型性强的细胞构成。

2.腺型肝细胞癌　特征是肿瘤细胞排列成腺腔结构，肿瘤细胞由1层至数层异型上皮细胞构成，不过随着分化度的提高而呈单层化的倾向。另外，也有肿瘤中心部位可见大量分泌物及囊泡样结构。实体型肝细胞癌的特征是肿瘤细胞不形成明显的小梁状或囊状结构，而是各种程度的异型性的肿瘤细胞以实体的方式增殖。形成肿瘤的细胞一般不分化，核分裂象也多见。腺型肝细胞癌与低分化的小梁状肝细胞癌的形态学特征类似，因此很难进行鉴别诊断。

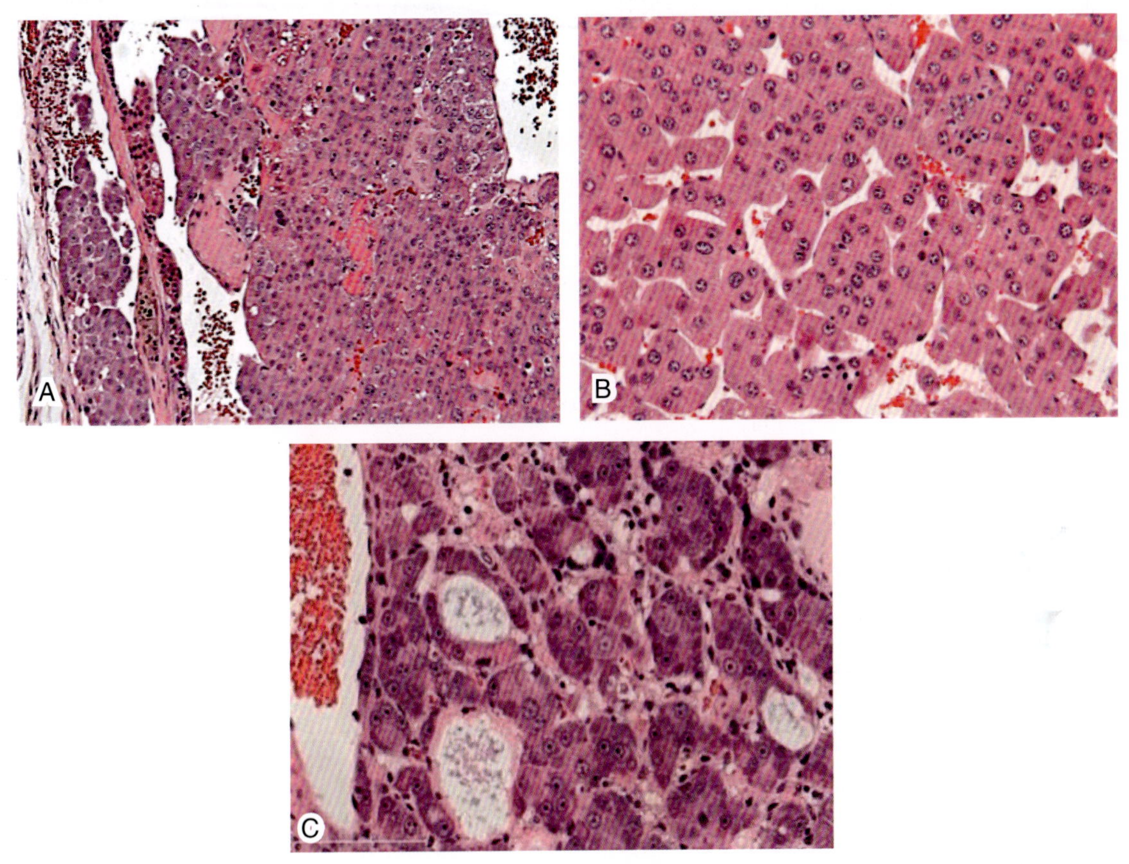

图5-55　大鼠肝细胞癌

A.SD大鼠肝细胞癌，实体型，血管内浸润；B.大鼠肝癌梁状型；C.大鼠肝癌假腺型（选自昭衍病理数据库）

肝细胞癌需要与肝细胞腺瘤及肝胆管细胞癌（混合型）进行鉴别。有时，肝细胞腺瘤与肝细胞癌具有同样的小梁状结构的增殖形态，但细胞异型性轻，构成小梁状结构的肿瘤细胞也停留在2～3层，而且核分裂象也比肝细胞癌少。在对肝胆管细胞癌进行鉴别时，在肝胆管细胞癌中，肿瘤细胞有肝细胞和胆管上皮两种细胞成分，并且明确的是，腺管结构与腺型肝癌中发现的腺管状结构不同。值得注意的是，虽然在肝细胞癌的组织中可以经常看到胆管上皮的增生，但这种情况下的胆管上皮没有发现细胞的异型性。

肝癌通常发生在肝的任何一片小叶上，肉眼观察一般呈球体形状，但界线不规则的肿瘤组织也时常发生。肿瘤的实质是柔软的，表面的色泽一般呈饱和度较高的红褐色，恶性度高且低分化型的肿瘤肉眼观察一般多呈白色。通常肿瘤组织会伴有坏死、出血、间质增生等的病变，因此肿瘤组织肉眼观察时颜色各异。亚硝胺暴露后所引发的肝细胞癌，肿瘤组织内可见血液池的存在，因此腹腔内出血一般为导致动物死亡的主要原因。在出血局部组织周围，肿瘤细胞异型性大且排列紊乱，镜检时很容易误诊为血管肉瘤，因此有必要和血管肿瘤进行鉴别。肝癌的自然发病率在大鼠中为4%～20%，在小鼠、仓鼠、犬中仅在1%以下。实验中，黄曲霉毒素、二乙基亚硝胺（DEN）等各种肝致癌物给予大鼠、小鼠、仓鼠、犬、猴等动物后，可诱发肝细胞癌的发生。

（三）组织细胞肉瘤

组织细胞肉瘤（histiocytic sarcoma）又称肝巨噬细胞肉瘤（Kupffer cell sarcoma），一般考虑为肝血窦内肝库否细胞（Kupffer cell）来源的肿瘤，故又称为单核巨噬细胞来源的肿瘤。在大体解剖时，肉眼观为多个灰白色小结节（图5-56A）。在组织学上，肝组织细胞肉瘤的形态学特征主要表现为：肿瘤组织由肝血窦内呈卵圆形或梭形的组织细胞构成，在肝实质内形成结节状肿瘤块，但界线不清晰。中心部位通常发生坏死，肿瘤细胞围绕在坏死组织周围。肿瘤细胞的一部分细胞具有泡沫样的细胞质，有时还可见肿瘤细胞吞噬红细胞的现象。此外肿瘤组织内还伴随着多核巨细胞的出现（图5-56C）。另外，在其他组织脏器（脾、肺或骨髓等）中可看到形态结构一致的、由组织细胞构成的肿瘤性病灶。

肝组织细胞肉瘤需要与恶性纤维组织细胞肉瘤（malignant fibrous histiocytoma，MFH）相区别，不过，在肝组织细胞肉瘤中，其纤维成分的增生与MFH相比相对缺乏，肿瘤细胞无旋涡状或席纹状（storiform pattern）排列方式。但这两种肿瘤的形态学结构有很多类似的地方，因此有时难以辨别。目前，可通过免疫组织化学染色，利用肝巨噬细胞的FC受体的免疫标志物（LC3B）进行鉴别诊断。该肿瘤的自然发生率在大鼠、小鼠和仓鼠都很低（1%以下），在其他动物中也几乎很少发生。在动物实验中，可通过对大鼠注射台盼蓝（trypan blue）、DMN或2-AAF等诱发肝组织细胞肉瘤。还有，在啮齿类动物中，组织细胞肉瘤除了易发于肝外，其他脏器（如肺、脾、淋巴结、骨髓、子宫）也有同时发生的情况。

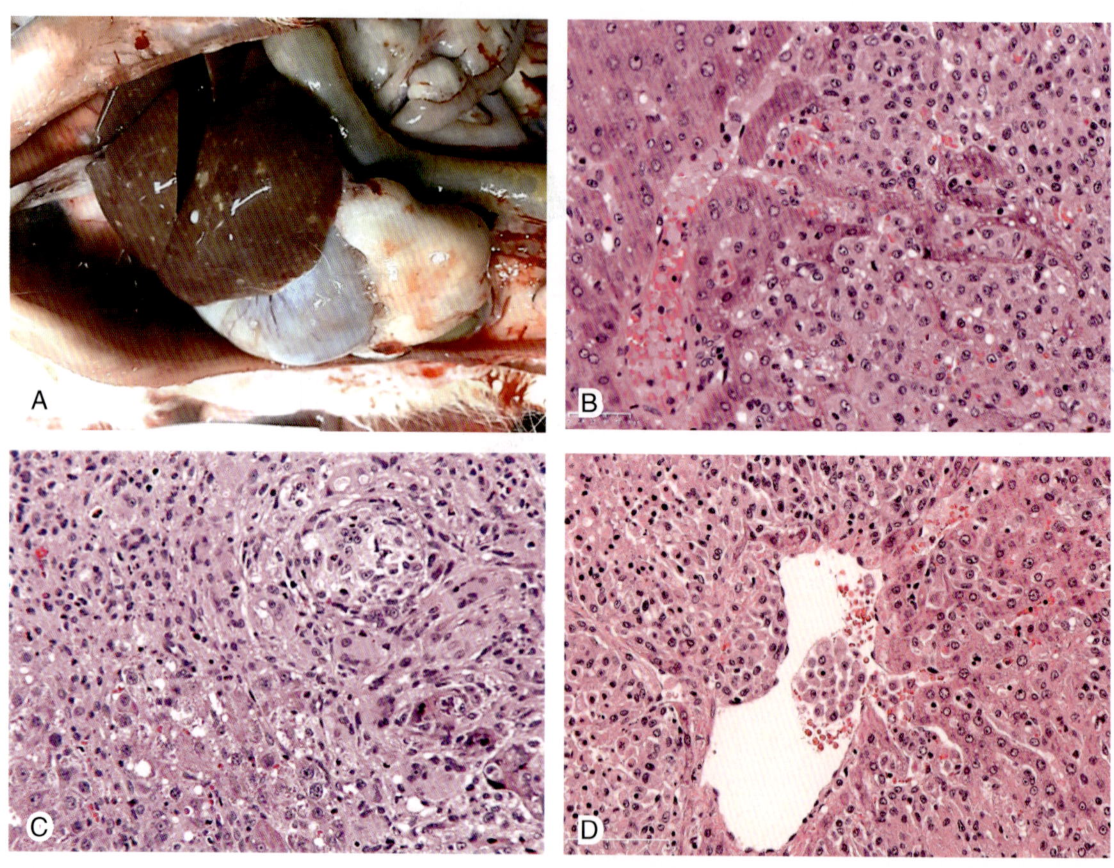

图5-56 肝组织细胞肉瘤

A.104周龄SD大鼠肝自发的组织细胞肉瘤大体标本，肝表面可见小的白色肿瘤结节；B.肿瘤边界不清向周围肝组织浸润，肿瘤细胞圆形或椭圆形，细胞和类似巨噬细胞，常见核偏位，胞质丰富嗜酸性；C.SD大鼠肝组织细胞肉瘤，瘤细胞在肝血窦内集聚，可见多核巨细胞；D.肿瘤血管内浸润（选自昭衍病理数据库）

（四）血管瘤

血管瘤（hemangioma）是由一层异常增生的血管内皮细胞构成的良性肿瘤，分为形成小的血管腔的毛细管血管瘤型和扩张血管腔的海绵状血管瘤型。血管瘤一般无包膜，轻微压迫可侵犯相邻组织，核分裂象少见，内皮细胞无异型性或有轻微异型性。

肝血管瘤需要与血管扩张（肝性紫癜）进行鉴别诊断。血管扩张一般表现为局灶性的血窦或血管腔扩张，内皮细胞无形态学上的变化，也没有增生性的改变。在大体解剖时，血管瘤在肉眼观察下表现为肝小叶上出现暗红色的结节状病灶，病灶切面有多量血液渗出。在实验动物中，该肿瘤自然发生率低，小鼠为2%左右，大鼠在1%以下，5周岁以上的犬中也有自然发生的情况。在实验动物中，大鼠给予DEN或N-乙基-N'-硝基-N-亚硝基胍（N-ethyl-N'-nitro-N-nitrosoguanidine，ENNG）后，可诱发血管瘤的发生。

（五）血管肉瘤

血管肉瘤（angiosarcoma）是由血管内皮细胞的恶性肿瘤，肿瘤细胞异型性大，肝血窦内皮可见多层或成簇排列，且核分裂象多见（图5-57）。在大体解剖时，眼观血管肉瘤为一个暗红色的出血性结节状病灶，病灶切面可见出血或淤血的肿瘤实质与未出血的肿瘤组织混合，呈红白相间的外观。在实验动物中，该肿瘤自然发生情况与血管瘤相同，发生率低。不过，在实验条件下，啮齿类动物在DEN、ENNG等化学致癌物的暴露下，可诱发血管肉瘤。但血管肉瘤也可在其他组织中发生，如淋巴结、脾。故血管肉瘤在多脏器中可见的情况下，要注意鉴别原发部位。

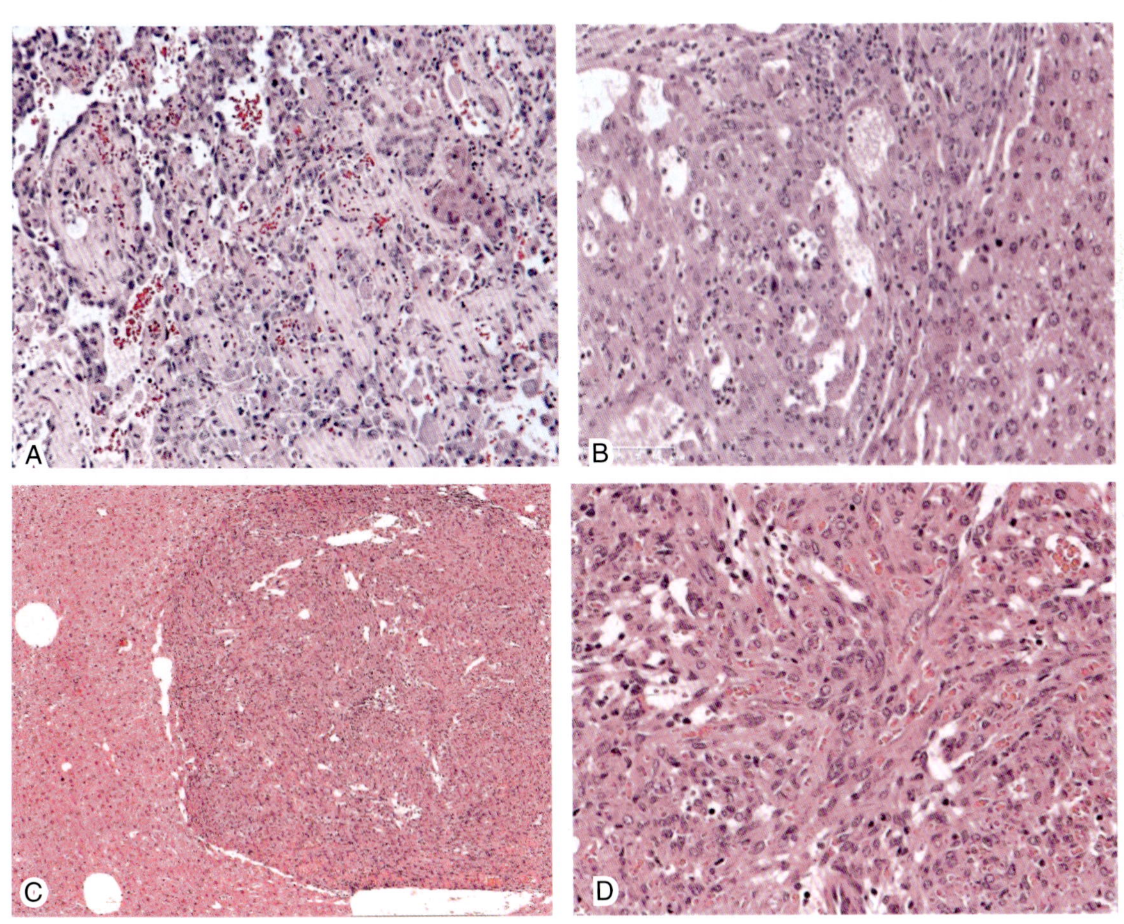

图5-57　**肝血管肉瘤**

A. SD大鼠肝自发性血管肉瘤，内皮细胞明显增生，异型性大，多层或成簇排列（选自昭衍病理数据库）；B.DEN投予大鼠后，诱发的肝血管肉瘤，肿瘤基本结构是大小不等的血管腔和增生的有异型性的血管细胞；C.DEN暴露后，诱发的大鼠肝血管肉瘤；D.图C的高倍镜观，内皮细胞多型性，浸润生长（由广内先生提供）

（六）胆管细胞腺瘤

在大体解剖时，眼观胆管细胞腺瘤（cholangiocellular adenoma）为白色或灰白色结节，表面呈囊泡状或海绵状外观。虽然胆管增生在啮齿类动物中是一种常见的增龄性改变，但胆管瘤的发生还是十分罕见。ENNG暴露下，犬可诱发胆管细胞腺瘤的发生。组织学上，根据形态特点，胆管细胞腺瘤可分为单一型和囊性。单一型腺瘤是由相对均一的胆管构成的结节状增生性病灶，间质成分少。胆管上皮由无异型性的单层立方上皮细胞组成，胆管之间被少量结缔组织分隔，与周围正常组织边界清晰，肿瘤较大时，压迫相邻组织。囊性腺瘤是由囊泡状的胆管构成的结节状病灶，腺管上皮被覆单层扁平上皮，但有时也可看到立方形上皮。囊性腺瘤上皮可能会出现多层化，伸入腺腔则呈乳头状结构（图5–58）。

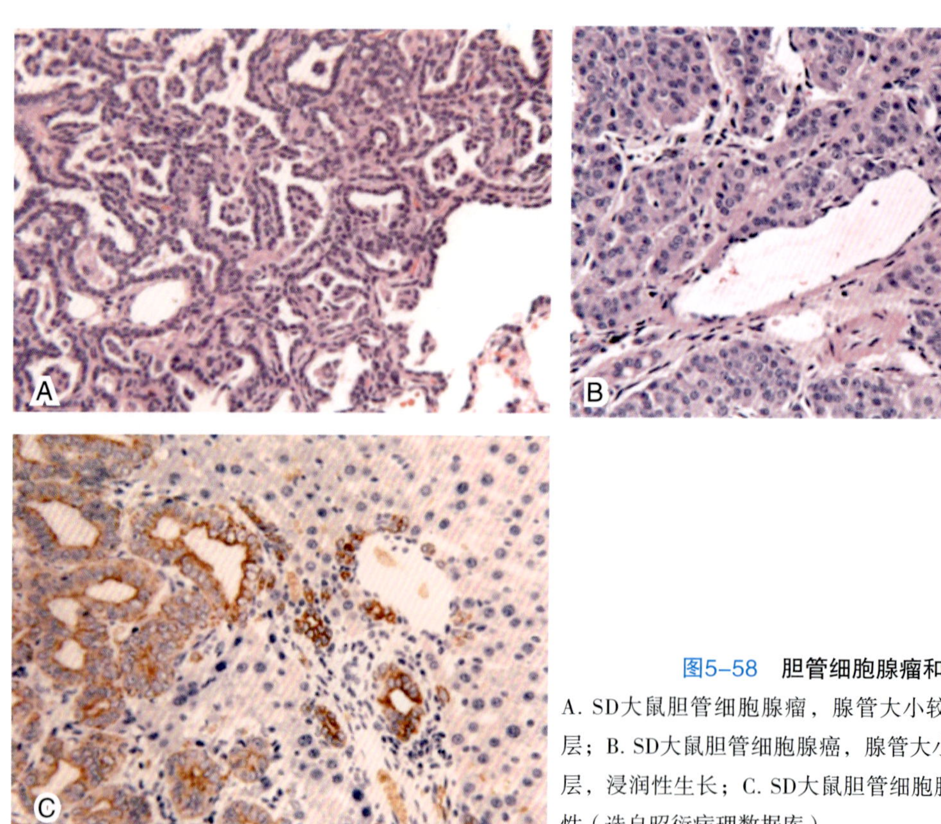

图5–58　胆管细胞腺瘤和腺癌

A. SD大鼠胆管细胞腺瘤，腺管大小较一致，腺上皮单层；B. SD大鼠胆管细胞腺癌，腺管大小不等，腺上皮多层，浸润性生长；C. SD大鼠胆管细胞腺癌，GST–P呈阳性（选自昭衍病理数据库）

（七）胆管细胞腺癌

在大体解剖时，眼观胆管细胞腺癌（cholangiocellular adenocarcinoma）为多个硬度不一，白色或灰白色不规则结节，取材时切面呈海绵状外观，透明或黄色清亮液体从内腔渗出。胆管细胞腺癌十分罕见，老年啮齿类动物中偶尔观察到，普通短期毒性实验中几乎不会发生。事实上，许多化学物质可诱发胆管增生，但已知的具有胆管致癌性的化合物较少。啮齿类动物在化学致癌物ENNG、DMN的暴露下，可诱发胆管细胞腺癌的发生。胆管腺癌是一种恶性病变，上皮异型性程度很高（扁平、立方、低柱状，甚至鳞状），多层化，伴有丰富的纤维性结缔组织增生，并包绕肿瘤细胞形成巢状、不规则索状、乳头状、腺体样或实体型结构，腺腔内常观察到黏液成分。肿瘤细胞嗜碱性强，核分裂象多见。

胆管细胞腺瘤需要与胆管细胞腺癌进行鉴别诊断，构成胆管腺瘤的上皮几乎为单层，而在胆管细胞腺癌中，腺上皮为多层，异型性很强，且有明显的纤维间质增生。另外，啮齿类动物中，还存在一种胆管上皮及肝细胞同为恶性成分的肿瘤，被称为肝胆管细胞癌（cholangiocarcinoma），同时具有肝细胞癌及胆管细胞癌的特点，但一般无黏液成分。

（八）肝原发性淋巴瘤

肝原发性淋巴瘤（liver primary lymphoma）非常少见，特别是在诊断肝的原发性淋巴瘤时，必须排除存在其他部位的淋巴瘤。在人类肝原发性淋巴瘤分类中，多为弥漫性大B细胞淋巴瘤。实验动物也可以偶发肝脏的淋巴瘤，多数是转移性的。昭衍实验室发现1例大鼠肝原发性淋巴瘤，排除了其他部位淋巴瘤的存在后做出诊断，组织学特点为细胞核较大，大于小淋巴细胞2倍以上，核仁明显，靠近核膜，肿瘤细胞弥漫生长，形成大片，符合大B细胞淋巴瘤的特点（图5-59）。

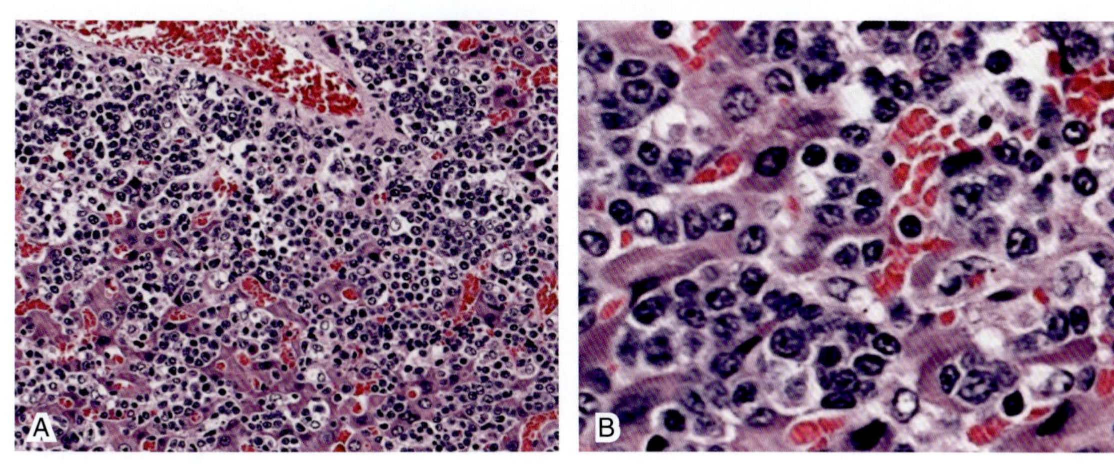

图5-59　SD大鼠肝原发性淋巴瘤

A.肝原发性淋巴瘤，弥漫浸润在肝组织中；B.高倍镜观察肿瘤细胞核较大，核仁清楚，靠近核膜（选自昭衍病理数据库）

（九）伊东细胞瘤

伊东细胞瘤（ito cell tumor）又称贮脂细胞瘤（fat-storing cell tumor）、星状细胞瘤（stellate cell tumor）、脂肪瘤（lipoma），是来源于肝血窦旁的贮脂细胞的良性肿瘤，在实验动物中极为罕见。肿瘤常形成单一或多中心的未完全包裹的肿块。肿瘤细胞呈局灶性或弥漫性积聚。对相邻的肝实质进行压迫。可排列成片状，簇状或沿着肝细胞生长。细胞的大小及形状各异，呈空泡状。胞质内可见多个大小不同的脂肪小滴。细胞核呈卵圆形或圆形，可能会被脂滴压迫。伊东细胞可生成胶原纤维。病灶边缘多见梭形细胞（图5-60）。诊断伊东细胞瘤需要与伊东细胞增生及脂肪肉瘤相鉴别，伊东细胞增生是多中心的脂肪瘤样病变或不对邻近肝实质进行压迫的单一或散在小病灶；脂肪肉瘤组织可见多形性的幼稚的脂肪细胞，泡沫样细胞，巨细胞，黏液样细胞或类成纤维样细胞。

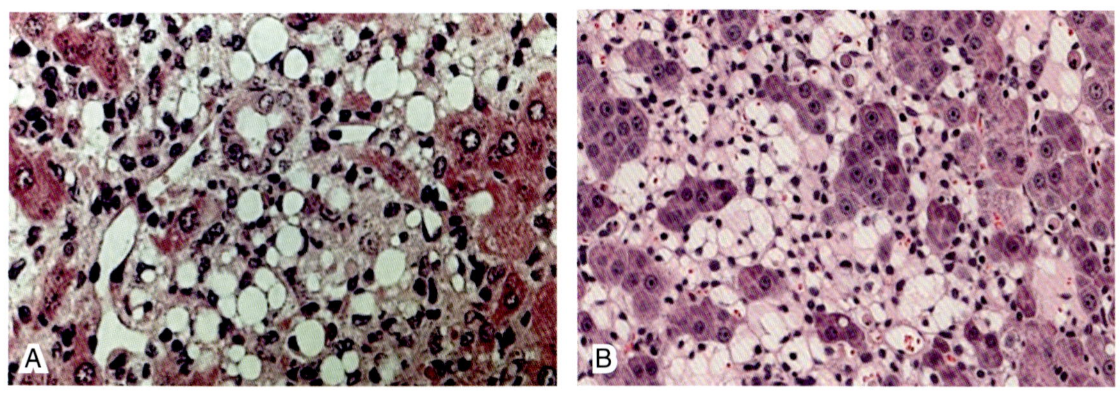

图5-60　SD大鼠伊东细胞瘤

A.肿瘤细胞呈空泡状，核梭形，偏于一侧，压迫周围肝细胞；B.肝癌组织中并发伊东细胞瘤，肿瘤细胞沿肝细胞索之间生长，呈弥漫性聚集（选自昭衍病理数据库）

（十）转移性肿瘤

肝的转移性肿瘤较多见，特别是来自胃肠道和胰腺的肿瘤和造血淋巴系统的肿瘤。

1.淋巴瘤及白血病肝内转移　很多恶性肿瘤可以转移至肝，特别是来自胃肠道的肿瘤。此外，造血淋巴系统肿瘤如白血病和淋巴瘤也很容易转移到肝（图5-61）。

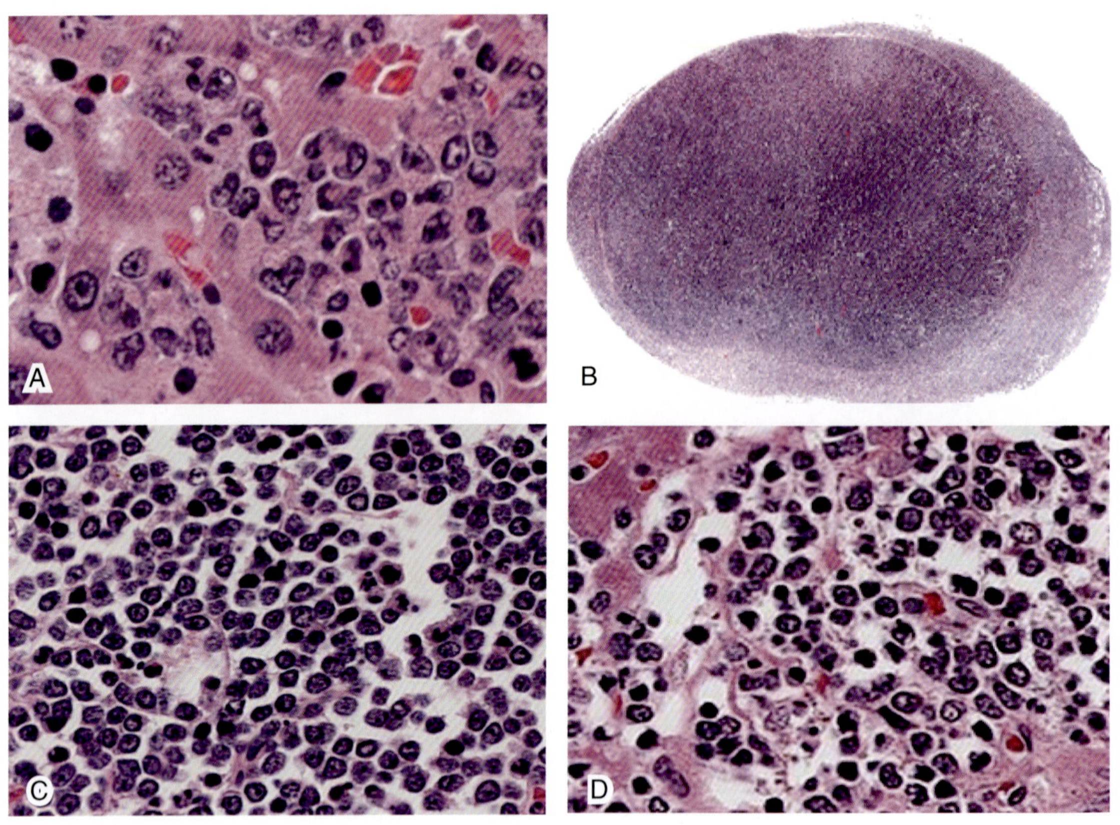

图5-61　SD大鼠肝转移性白血病和淋巴瘤

A. 骨髓粒细胞白血病侵犯肝，白血病细胞散在于肝血窦内；B. 肠系膜淋巴结原发性淋巴瘤；C.原发部位淋巴瘤组织学图像，符合弥漫性大B细胞瘤；D.该淋巴瘤侵犯肝（选自昭衍病理数据库）

2.胰腺内分泌细胞肿瘤肝内转移　在大体解剖时，肝表面可见多个大小不一的灰白色卵圆形结节（0.1～1cm）（图5-62）。组织学上，根据形态特点，肿瘤细胞形似圆形或卵圆形，胞质淡染，轻微嗜碱性，核分裂象少见，在肝实质内呈单个细胞或排列成巢状，轻度压迫周围相邻组织。肿瘤组织有丰富的毛细血管，且被细的结缔组织间隔。免疫组织化学检测发现胰岛素抗体呈阳性。

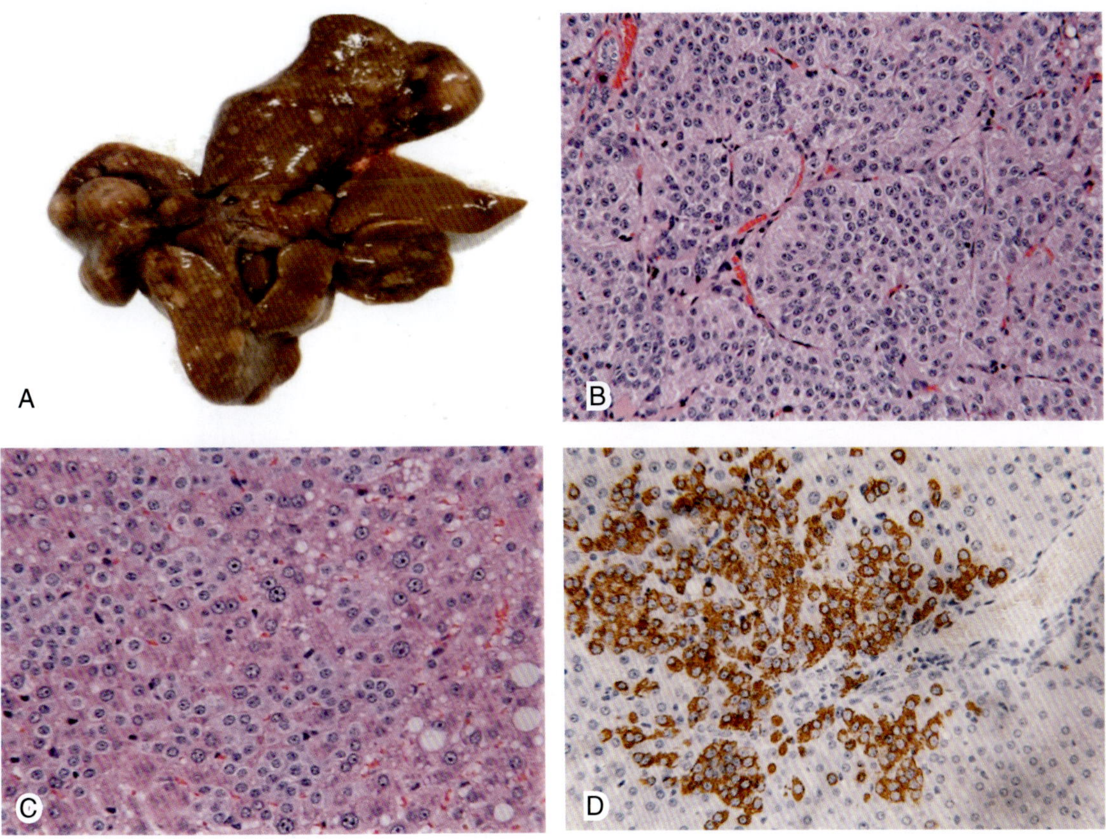

图5-62 SD大鼠胰腺内分泌细胞肿瘤肝内转移

A.肉眼观，肝表面有多个灰白色卵圆形结节；B. 肿瘤细胞细胞质淡染，轻微嗜碱性，核分裂象少见，排列成巢状；C. 肝内也可见巢状内分泌肿瘤细胞浸润；D.免疫组织化学检测发现胰岛素抗体呈阳性（选自昭衍病理数据库）

第二节 胰腺（外分泌部）

和心、肝、脾、肺、肾这些大的器官相比，胰腺是一个形成腺管的致密的腺体，而导管排泄系统在不同动物中也存在较大差别。在新药安全评价工作中胰腺外分泌部的药物毒性很少见。但是有些病变可以因直接或间接的机制诱发。胰腺常发生的自发或诱发的病变包括炎症、萎缩、酶原颗粒脱失、凋亡、坏死、嗜碱性肥大细胞灶、肝细胞化生和肿瘤。

一、解剖组织功能学

（一）解剖

胰腺是一个独特的器官，分为分泌各种消化酶的外分泌腺和分泌激素的内分泌腺。在发育学上，外分泌腺及内分泌腺均起源于内胚层。胰腺从十二指肠外壁延伸到脾门，隐匿于腹膜后或肠系膜脂肪中。大多数动物的胰腺约占体重的0.1%。胰腺在大鼠、小鼠、仓鼠和家兔中呈叶状扩展的膜性组织，不过在犬、豚鼠、猴及人类被认为是实质脏器。胰腺从十二指肠到脾门之间可分为3个部分，分别为头部、体部、尾部。啮齿类动物的胰腺为膜性组织，其中仓鼠的胰腺可分为4个叶，分别为胆管旁叶（parabiliary lobe）、胃叶（gastric lobe）、十二指肠叶（duodenal lobe）、脾叶（splenic lobe）。胰管系统从其进入十二指肠的入口延伸至胰腺小叶的各个部分，齿状的十二指肠叶也可以直接开口于十二指肠（图5-63）。从组织学角度出发，胰腺是由腺泡和胰管构成的复合管状腺。胰腺被覆一层薄膜，伸入腺实质内形成间质，并将实质分隔成多个小叶。小叶间质中富含胰管、血管、神经组织。腺泡细胞占据胰腺腺体的80%，胰管系统占2%～4%，并被基底膜所包裹，形成小的管腔。腺泡细胞中含有大量的红色的酶原颗粒[57]。

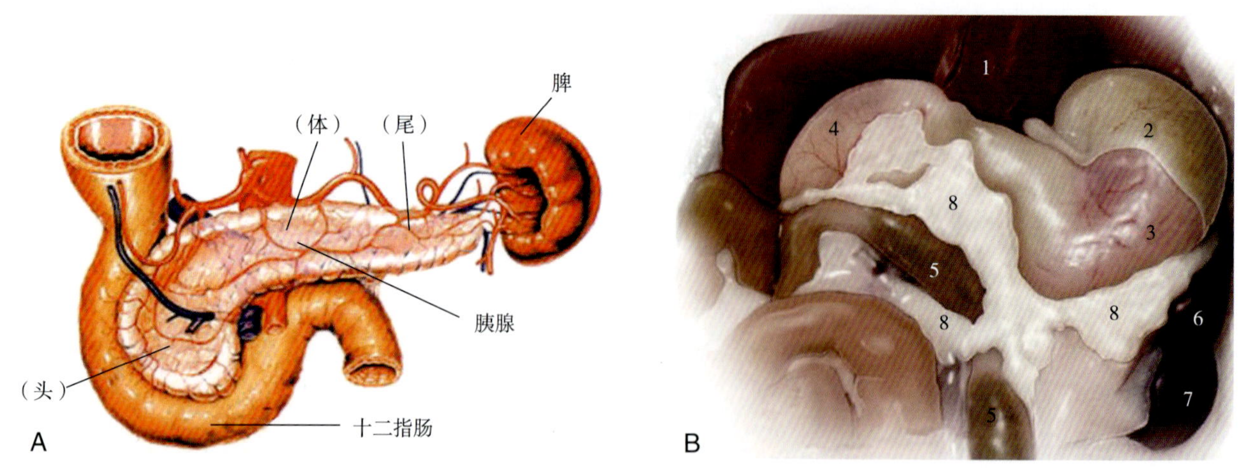

图5-63 胰腺解剖图

A.食蟹猴胰腺解剖模式图，可见胰腺和周围器官的关系（选自百度医学图库）；B.小鼠胰腺大体形状及其与周围器官的3D模式图。1.肝；2.非腺胃；3.腺胃；4.十二指肠；5.结肠；6.脾；7.肾；8.胰腺[58]

（二）组织学

腺泡由具有嗜酸性颗粒的腺泡细胞和具有淡染细胞质的泡心细胞构成。腺泡细胞由核周的嗜碱性部分和腺腔内的嗜酸性颗粒组成，在超微形态学中，核周存在着丰富的粗面内质网，且腺腔内富含酶原颗粒。另外，腺泡细胞还具有一些发达的高尔基体和腺腔面的微绒毛。腺泡泡心细胞可以看作是腺泡的中心，细胞的一端则附着在包裹腺泡的基底膜上。虽然在形态学上与浆液性唾液腺类似，但唾液腺的腺体周围存在肌上皮细胞，而胰腺的周围则不存在肌上皮细胞。在唾液腺的肿瘤性病变中，存在上皮与间质混合的肿瘤，但在胰腺中，上皮及间质细胞的混合型肿瘤极为罕见。胰管系统从腺泡泡心细胞开始分化成闰管，再分化成小叶内导管、小叶间导管、小叶导管（在具有实质性胰腺的动物中为主胰管），与胆管合并一起汇入十二指肠。胰管由单层的导管上皮细胞组成，主胰管被厚实的胶原纤维包裹，并分支为各级导管。小叶内导管无胶原纤维包裹。小叶间质可见血管及神经，有时还可见交感神经节。小叶间质内还分布一些正常的脂肪细胞，而且会随着年龄的增长和肥胖而增加。在正常大鼠中和食蟹猴中，邻近胰岛周围的腺泡细胞体积较大，在HE染色中，细胞质的嗜酸性更强。这些在胰岛周围（胰岛周围晕，peri insular halo）的腺泡细胞含有更多的酶原颗粒，比位于较远位置的腺泡细胞含有更丰富的内质网。胰岛合成的激素，存在于从胰岛流出的毛细血管中，可能会改变胰岛周围腺泡的分泌状态（图5-64）。

（三）功能

胰液对食物的消化非常重要，尤其对脂肪的消化发挥重要的作用。胰液可分为8种，主要成分为水、电解质、蛋白质。电解质成分中最重要的是重碳酸盐。蛋白质中的大部分被消化酶所占据，还含有乳铁蛋白等非酶蛋白质。腺泡细胞分泌的酶原颗粒与消化酶等在体内结合。酶原颗粒含有多种消化酶如淀粉酶（amylase）、胰蛋白酶（trypsin）、胰凝乳蛋白酶（chymotrypsin）、胰脂肪酶（triglyceride lipase）。

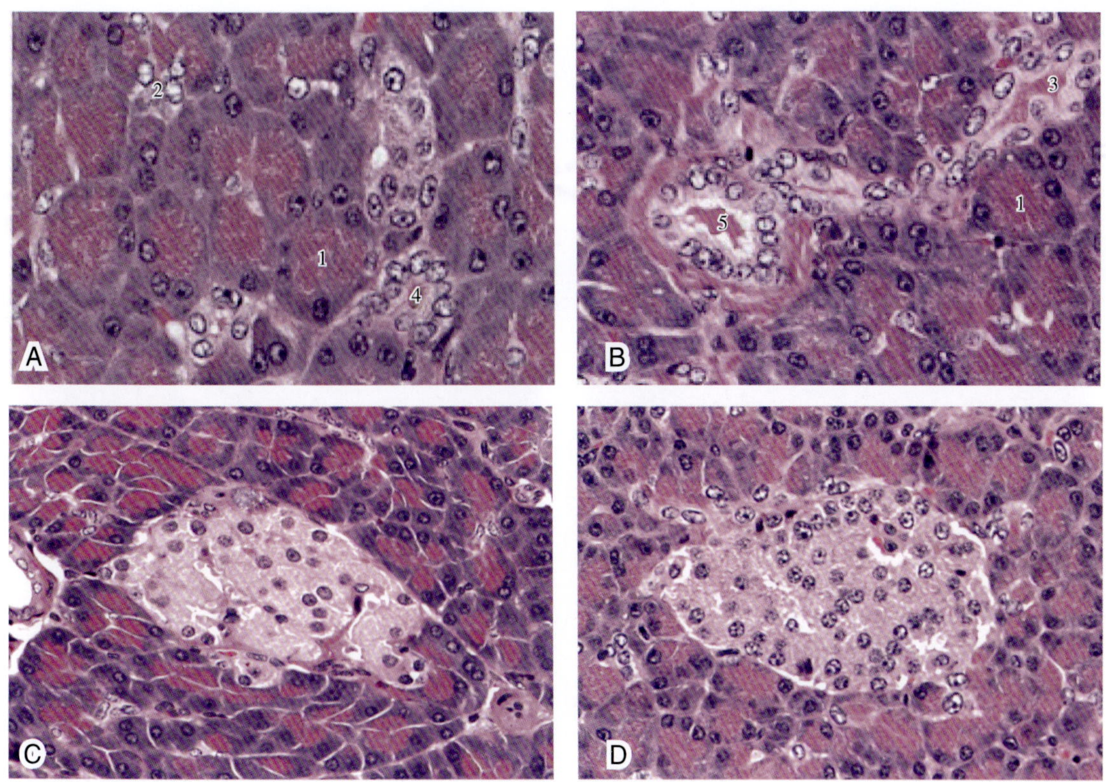

图5-64 **食蟹猴和大鼠胰腺组织**

A.食蟹猴胰腺组织学观察可见：1.腺泡，2.泡心细胞，4.小叶内导管；B.1.腺泡，3.闰管，5.小叶间导管；C.SD大鼠胰腺围绕胰岛周围的腺泡酶原颗粒明显多；D.食蟹猴胰岛周围腺泡富含酶原颗粒（选自昭衍病理数据库）

二、非肿瘤性病变

（一）胰腺炎

急性胰腺炎在人类是比较常见的疾病，通常是由于胆道和胰腺导管的病变如结石、腹部创伤、感染、大量饮酒后等情况诱发，导致胰腺的各种酶类被激活，从而引起急性炎症，病变严重者常因出血、弥散性血管内凝血（DIC）、休克而死亡。急性胰腺炎的病理变化主要包括间质水肿、出血、急性炎细胞浸润和脂肪坏死等[59]。实验动物可以偶发急性胰腺炎，包括老年啮齿类、非人灵长类动物和犬，糖尿病大鼠类较非糖尿病大鼠类似乎更容易发生胰腺的急慢性炎症（图5-65A、B）[60, 61]。药物导致的急性胰腺炎很少见有报道。

关于慢性胰腺炎，通常是由于急性胰腺炎治愈后，或反复急性发作，急慢性炎症逐渐引起胰腺纤维组织增生和腺体萎缩（图5-65）。在实验动物中，更多见的是自发的，原因不明的背景性病变，这种情况可见于老年大鼠、小鼠、仓鼠，甚至比格犬[62-64]。

（二）退行性病变

胰腺腺泡细胞因分泌功能受到生理因素的影响而发生的形态学改变必须与腺泡细胞真正的退行性改变加以区分。腺泡细胞的细胞质或细胞器的数量受昼夜变化的影响，内质网所占细胞体积与酶原颗粒体积的关系随蛋白质合成或分泌阶段的不同而发生相应的变化。在蛋白质合成的过程中，粗面内质网数量增加，酶原颗粒数量减少，然而在酶原颗粒积累阶段则相反。腺泡细胞脱颗粒在各种病理情况下均可发生，处于濒死状态或禁食的大鼠腺泡细胞中酶原颗粒的数量减少，细胞较正常细胞小，呈弥漫性嗜碱性（图5-66）[65]。同样，酶原颗粒的减少也可被药物直接或间接诱发，给予呋塞米（Furosemide）之类的药物均可引起腺泡细胞颗粒降低[66]。

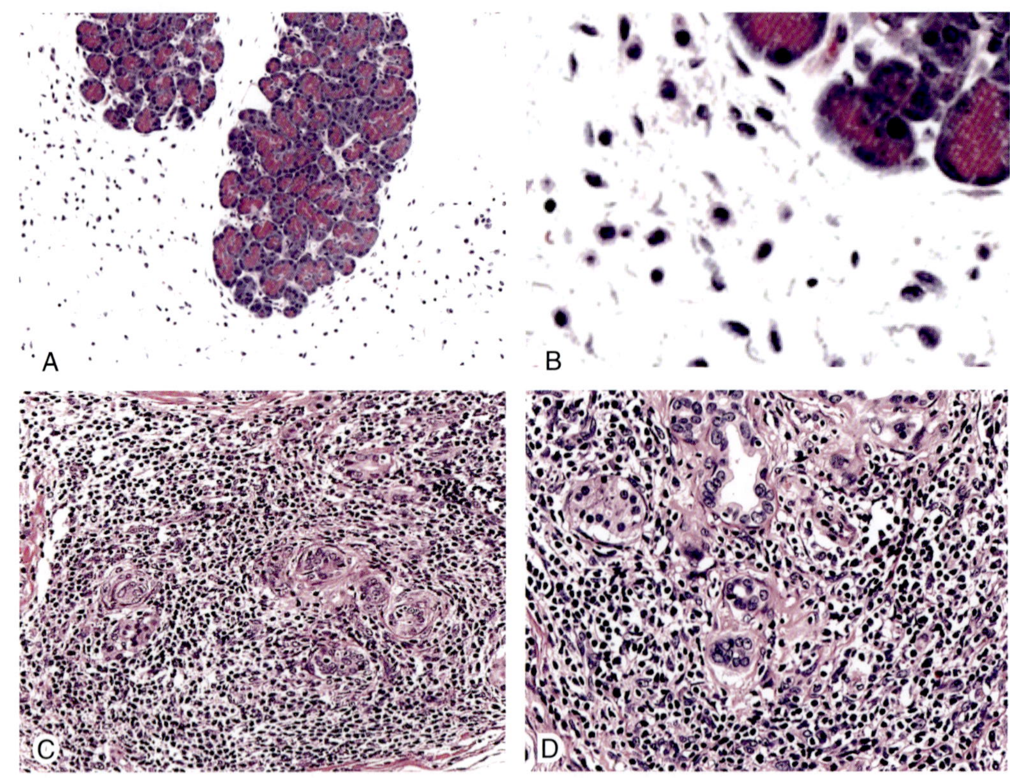

图5-65　食蟹猴和大鼠自发胰腺间质急慢性炎症

A.大鼠胰腺间质弥漫水肿和炎细胞渗出；B.渗出的炎症细胞主为中性粒细胞；C.食蟹猴胰腺间质内可见大量炎症细胞浸润，腺体被炎细胞分隔，萎缩；D.浸润的炎细胞主要是单核细胞和淋巴细胞（选自昭衍病理数据库）

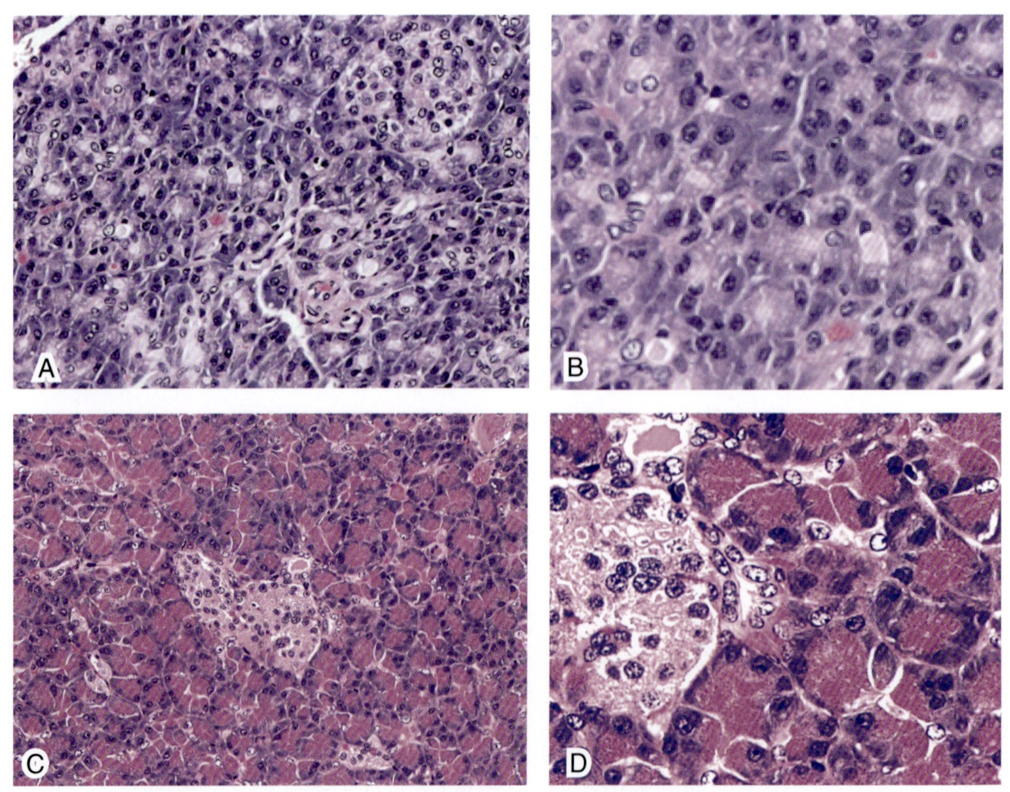

图5-66　胰腺腺泡酶原颗粒的变化

A.食蟹猴严重腹泻11天后死亡，胰腺体积缩小，腺泡细胞体积变小，嗜碱性；B.高倍镜见酶原颗粒消失殆尽；C.同组无腹泻安乐死动物胰腺腺泡酶原颗粒正常；D.C图高倍镜观察（选自昭衍病理数据库）

（三）萎缩

F344大鼠胰腺最常见的自发性及退行性改变是局灶性或小叶性萎缩（atrophy），偶发于年轻动物。腺体萎缩常伴随着间质胶原相对数量的增加和少量淋巴细胞、浆细胞和巨噬细胞的浸润。受影响的组织表现出腺泡数量的减少，并且由于腺泡细胞的萎缩和失去分化，小管状的结构明显增多。其余残存的腺泡体积变小，由较少的腺泡细胞组成。另外，还会出现一些由少量正常腺泡细胞、小的萎缩腺泡细胞和立方形导管上皮细胞组成的过渡结构（图5-67）。此外，发生腺泡萎缩的区域偶尔还可见少量散在的胰岛细胞。目前，引起大鼠自发性胰腺萎缩的原因尚不清楚，但胰腺萎缩可通过胰管结扎,饮食中铜、镁缺乏，以及具有细胞毒性的化学物质所诱发。实验室中可通过胰管结扎诱发胰腺萎缩，其形态学特点表现为腺泡细胞体积变小，酶原颗粒分泌减少，散在的单个腺泡细胞坏死，并被导管样的结构所替代。失去分化能力的腺泡细胞会被一些DNA合成增加的导管样细胞所替代。在组织切片中很难去判别这些导管样结构为先前存在的中央腺泡和导管细胞的增生，还是去分化腺泡细胞的增生，或两者都有。大鼠胰管结扎后几个月，胰腺组织形态学的改变与自然发生的胰腺萎缩相似（导管样结构形成、间质纤维化及单个核细胞的浸润[67]。在大鼠，高剂量的胰升糖素也显示可以引起酶原颗粒的丢失和胰腺萎缩[68]。

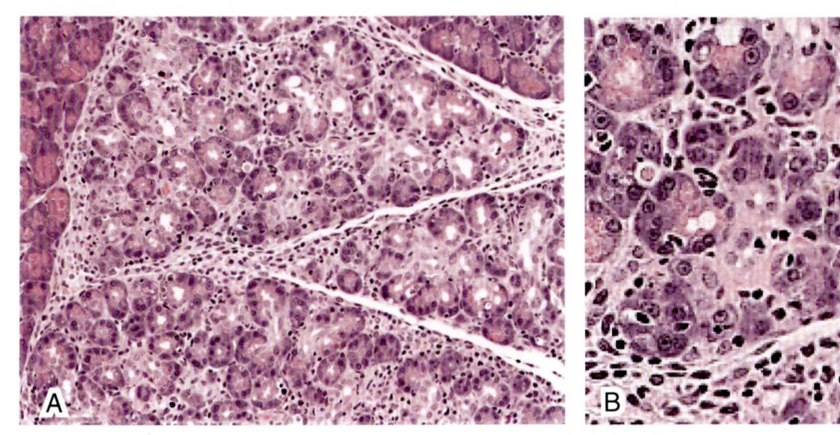

图5-67 胰腺腺泡萎缩

A.SD大鼠腺泡萎缩；B.高倍镜见萎缩的腺泡内酶原颗粒减少，并伴间质胶原纤维数量增加及单个核细胞浸润（选自昭衍病理数据库）

（四）脂肪细胞蓄积

脂肪细胞蓄积（adipocyte accumulation）又称脂质增多症；脂肪浸润（fatty infiltration）。胰腺外分泌部脂肪蓄积是一种常见的病变，可能与年龄相关，发病机制一般不清楚，但可能继发于腺泡的萎缩。这种改变也可被外源性化合物所诱导，形态学特征表现为间质内脂肪细胞蓄积，呈多灶性或外分泌腺萎缩，并被脂肪组织取替，呈多灶性或弥漫性，但通常内分泌部（胰岛）不受影响（图5-68）。

（五）自噬小泡

自噬小泡（autophagic vacuole）是腺泡细胞的亚致死性损伤。病变一般呈多灶性，保持小叶的结构，腺泡细胞的胞质内可见强嗜酸性或嗜碱性的小滴，周围有一层薄而清晰的晕，胰岛未受影响（图5-69A、B）。其鉴别诊断如下。①凋亡：凋亡小体具有嗜酸性的胞质，并且周围有一层薄而清晰的晕，但通常含有嗜碱性的浓缩的核碎片。细胞凋亡可通过标记核碎片的TUNEL染色与自噬进行鉴别诊断[69]。②空泡化：腺泡细胞肿胀，胞质内可见大小不等的小空泡，弥漫发生，管腔内无内容物。③人工假象：腺泡细胞胞质内，特别是核周可见中等大小的透明小泡，脂肪染色无阳性反应。④泡沫细胞（磷脂质沉积），细胞具有泡沫样细胞质，其特征是胞质内可见透明小泡（图5-69C、D），在电子显微镜下观察时，它由大量的溶酶体包涵体组成，其特征是可见密集排列的同心圆状的板层小体结构。

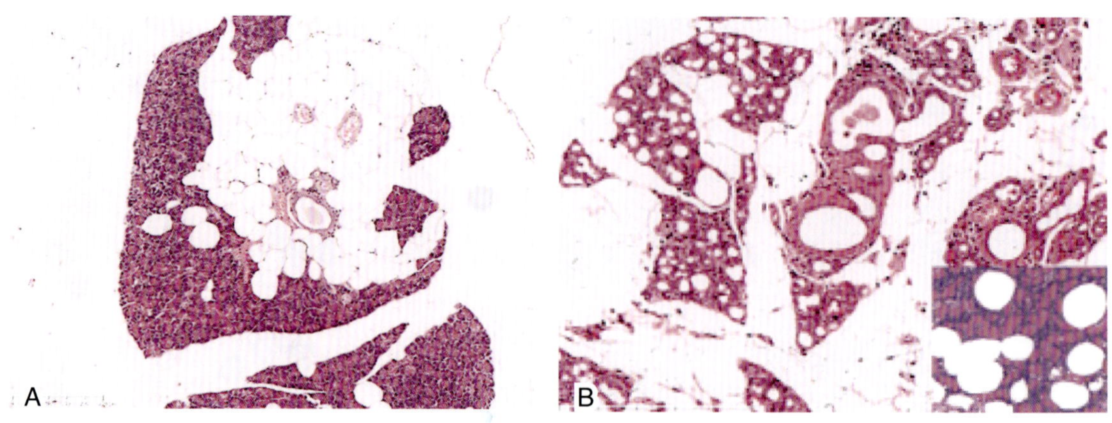

图5-68 胰腺脂肪浸润

A.老年SD大鼠，胰腺间质内脂肪组织侵入，将胰腺组织挤至一边；B. 老年SD大鼠，脂肪组织侵入胰腺将组织分隔成岛状（选自昭衍病理数据库）

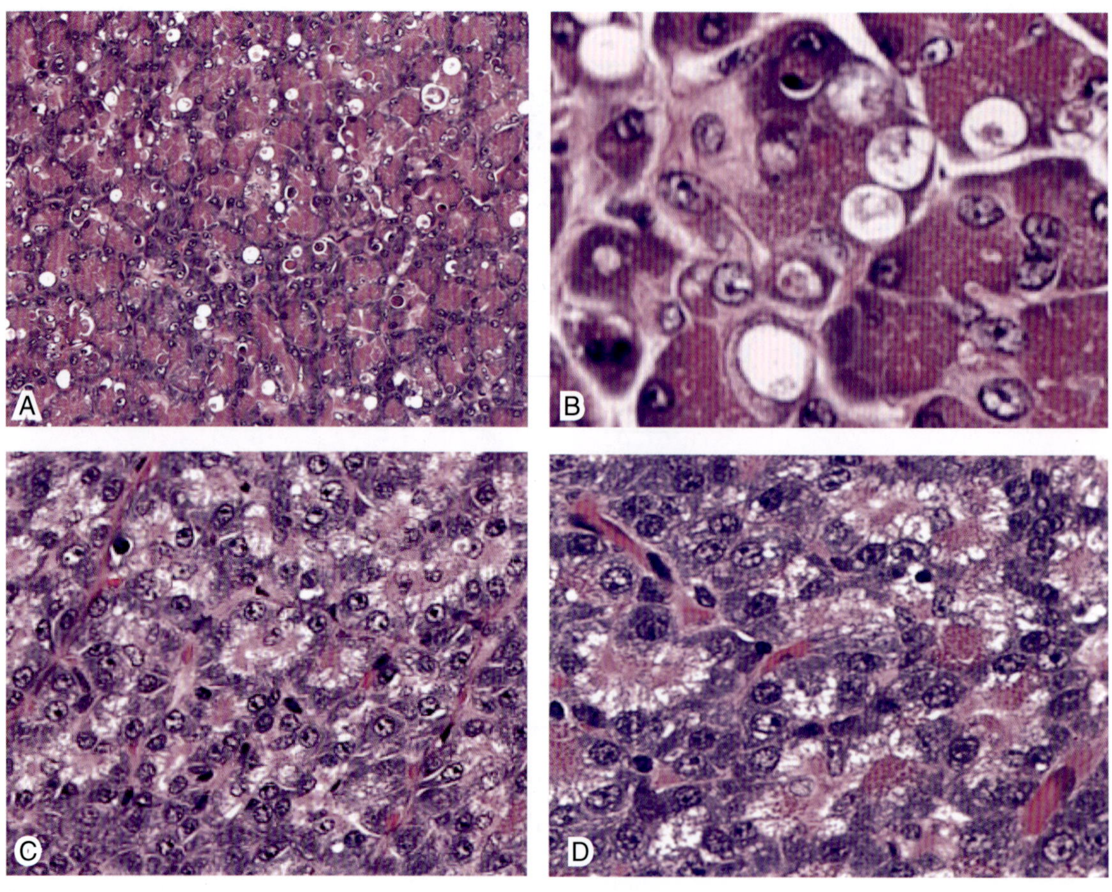

图5-69 食蟹猴胰腺自噬小泡

A.腺泡细胞内的自噬小泡，弥漫发生（自发）；B.高倍镜观察有的小泡内空，或有残留物，有的小泡内可见嗜酸性或嗜碱性小体；C.某化学药物诱发的大鼠磷脂质症累及了外分泌腺上皮细胞，弥漫性外分泌腺上皮空泡化；D.泡沫状空泡位于腺泡细胞内（选自昭衍病理数据库）

（六）凋亡

凋亡一般是指细胞在发育过程中或在某些因素影响下，通过细胞内基因及其产物的调控而发生的一种程序性细胞死亡。凋亡的形态表现为单个细胞的固缩，但不伴有炎症反应。镜下观察，凋亡细胞多为单个或数个，先有胞膜皱缩，胞质致密，染色质边集，然后胞核裂解，胞膜发泡成芽，胞质分叶突起，并与胞体分离，形成含核碎片和（或）细胞器成分的红染小体，称为凋亡小体（apoptotic body）（图5-70）。凋亡小体可被巨噬细胞和相邻的其他实质细胞吞噬、降解。周围没有炎症反应，也没有增生修复反应。病毒性肝炎时肝细胞内形成的嗜酸性小体就是肝细胞凋亡的结果。细胞凋亡是细胞的基本生命特征，它出现在许多生理过程中具有重要的生物学意义。凋亡细胞需要和坏死鉴别，细胞死亡的形态学特征明显符合坏死的诊断标准（细胞及细胞核肿胀或碎裂成片的存在）。所谓凋亡/坏死，即2种类型的细胞死亡同时存在，由于统计学的关系，不需要单独记录或合并记录。当不能明确细胞死亡的类型时，也可以使用这个诊断术语[70]。

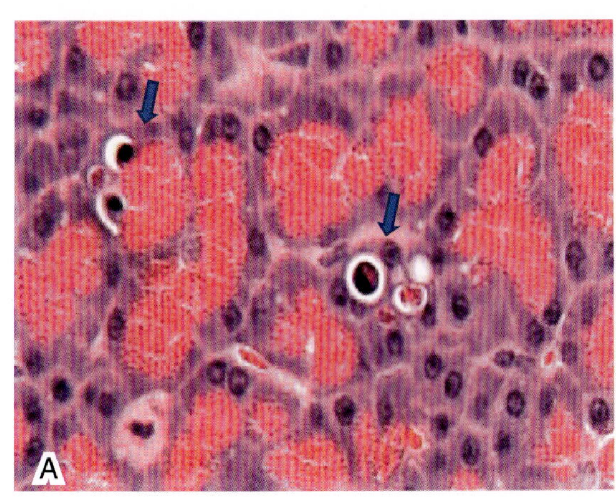

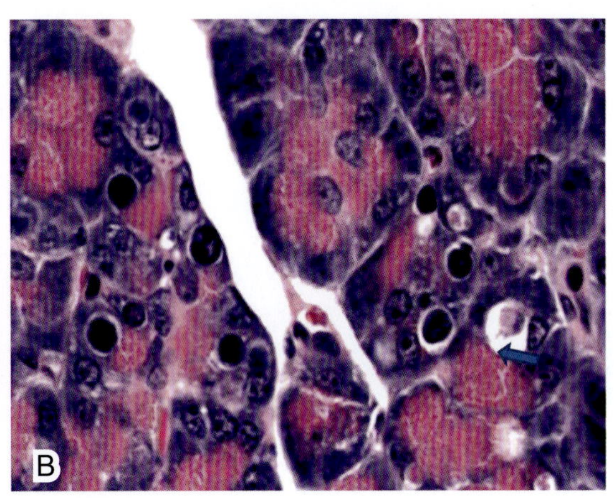

图5-70 胰腺细胞的凋亡

A.SD大鼠，腺泡细胞凋亡，可见凋亡小体（箭头）；B.比格犬，腺泡细胞凋亡，细胞变圆，核凝集，呈强嗜碱性

（七）胰岛周围晕增加

所谓胰岛周围晕（peri insular halo）增加是指胰岛周围的腺泡细胞肥大，与远离胰岛的腺泡细胞比较，胞质丰富，酶原颗粒数量明显增多（图5-71）。在正常大鼠和食蟹猴中，邻近胰岛周围的腺泡细胞体积较大，在HE染色中，细胞质的嗜酸性更强。这些在胰岛周围（胰岛周围晕，peri insular halo）的腺泡细胞含有更多的酶原颗粒，比位于较远位置的腺泡细胞含有更丰富的内质网。胰岛合成的激素，存在于从胰岛流出的毛细血管中，可能会改变胰岛周围腺泡的分泌状态。

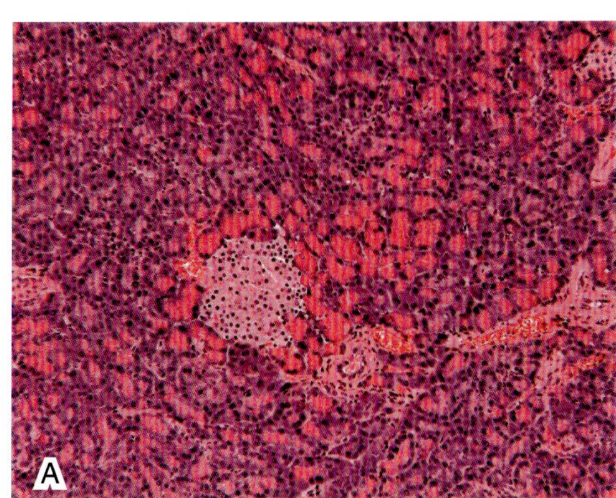

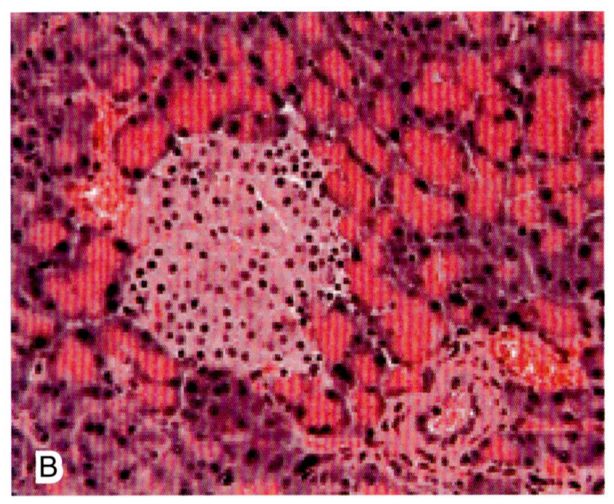

图5-71 胰岛周围晕

A.SD大鼠，胰岛周围的腺泡内酶原颗粒数量明显增多；B.高倍镜观察，腺腔扩张，腺泡细胞肥大（选自昭衍病理数据库）

（八）嗜碱性细胞灶

嗜碱性细胞灶（focus, basophilic）又称变异型嗜碱性腺泡细胞灶、嗜碱性灶，是局灶性的胰腺外分泌部腺泡细胞在形态学上的异常改变，其形态特点是与周围正常组织的染色不同，酶原颗粒减少，腺泡细胞由于粗面内质网丰富而显得嗜碱性增强。病变影响单个或多个相邻的腺泡，呈卵圆形或不规则的形状，无包膜，并保留胰腺角状的小叶。相邻的腺泡细胞未受或受嗜碱性细胞灶的轻微挤压或移位。腺泡细胞常轻度肿胀，细胞核位于基底部，核仁明显（图5-72）[71]。

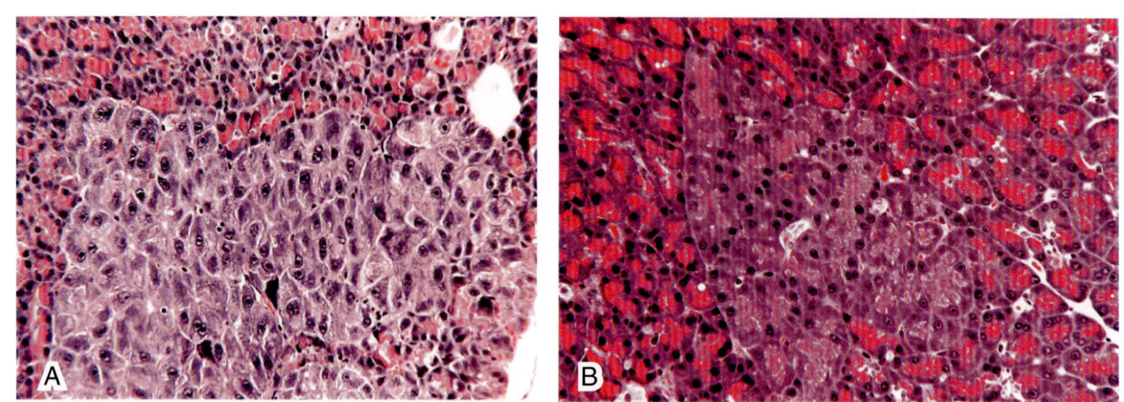

图5-72　嗜碱性细胞灶

A.SD大鼠，胰腺嗜碱性细胞灶，与周围正常组织界线清晰，腺泡腔内酶原颗粒减少，腺泡细胞肿大，细胞核增大，相邻组织受轻微压迫；B.SD大鼠，局灶性的嗜碱性细胞灶。与周围组织界线清晰，无被膜包裹，保留胰腺小叶的原有结构，相邻组织未见压迫（选自昭衍病理数据库）

（九）肝细胞化生

肝细胞化生（hepatocyte metaplasia）是指导管周围呈卵圆形的细胞或腺泡/内分泌细胞中间过渡细胞转化为在形态学上与肝细胞一致的病灶。化生的细胞呈多角形或卵圆形，核位于细胞中央，胞质丰富，具有嗜酸性颗粒（形态学上与肝细胞一致），位于相邻的导管和胰岛之间，通常能很好地融入周围组织（图5-73）。鉴别诊断特点：肥大、腺泡细胞、胰腺外分泌部腺泡围绕胰岛分布、病灶呈局灶性或弥漫性分布。和异位肝组织的鉴别，通常局限性的分布于胰腺组织中，不能很好地融入周围组织；无发育不良的证据或组织损伤史。

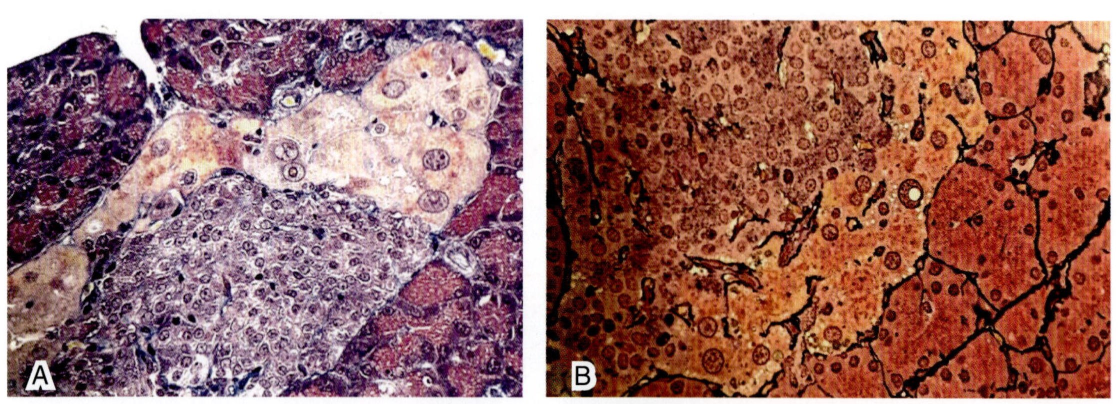

图5-73　胰腺肝细胞化生

A. SD大鼠，胰岛和腺泡之间可见肝细胞化生；B.特殊染色（镀银）观察肝细胞化生（中间黄色部分）（选自昭衍病理数据库）

（十）纤维化

纤维化（fibrosis）又称胰腺间质纤维化，是胰腺间质对急性或慢性炎症或毒性的反应。胰腺纤维化呈局灶性，或累及整个小叶，呈弥漫性分布（图5-74）。由于胰腺星状细胞增生和胶原沉积，导致间质结缔组织增生，通常伴有炎细胞浸润。需要同淀粉样变性相鉴别，在刚果红染色切片中，淀粉样物质可见丰富的嗜酸性非晶体基质，在偏振光下呈苹果绿双折射，而纤维化Masson染色阳性即可证明。

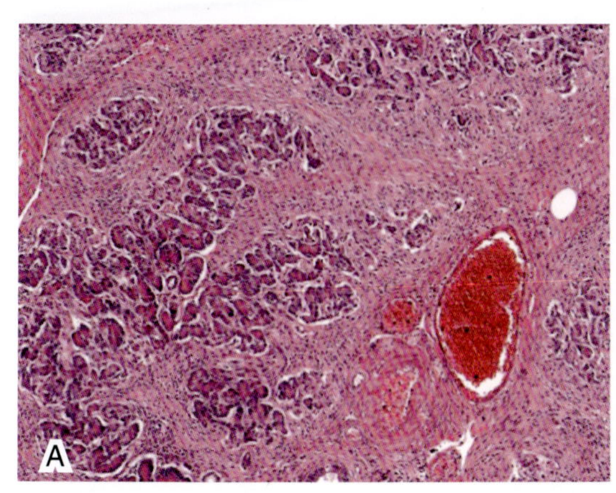

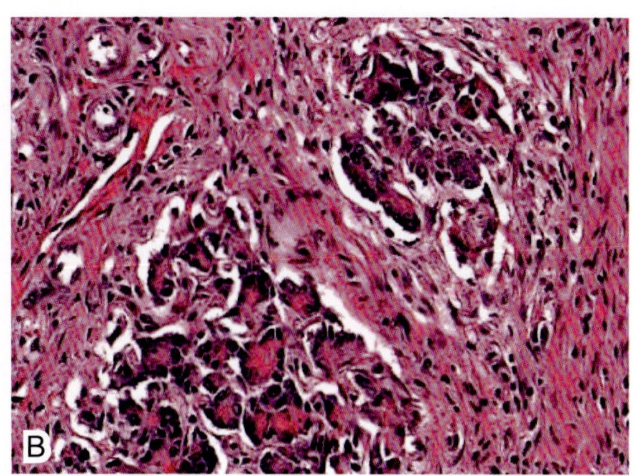

图5-74 犬胰腺纤维化

A.胰腺纤维组织大量增生，分隔破坏胰腺小叶结构；B.残存的胰腺腺泡萎缩（选自昭衍病理数据库）

（十一）嗜酸性细胞灶

嗜酸性细胞灶（eosinophilic focus）是一种腺泡细胞嗜酸性增生性（eosinophilic hyperplasia）病变。病变呈局灶性，通常比正常腺泡大，胰岛未受影响。每个腺泡的细胞数量增多，可能表现出与周围组织的着色差异，通常与周围组织融合，相邻正常的腺泡组织未受挤压，或仅有小的压迫或位移。通常无被膜包裹，依然保持正常的腺泡的形态学结构或表现出轻微的异型性。腺泡细胞维持在低至高的有丝分裂指数，细胞核多形性，排列拥挤，因此被看作是一种癌前病变（图5-75）[72]。

需要鉴别诊断的病变包括：①腺瘤，腺瘤与周围相邻组织有明显的界线，并压迫周围组织，有时可见被膜包裹，腺瘤组织形态有异型性；②嗜碱性细胞灶，增生的腺泡结构，腺泡细胞由于粗面内质网丰富而显得嗜碱性增强，组成每个腺泡的细胞数量没有增加，对周围组织没有压迫，保持腺泡的原有结构，无组织异型性；③肥大，腺泡细胞肿大，胞质内酶原颗粒增多，腺泡细胞数量未见增多，通常呈弥漫性分布。

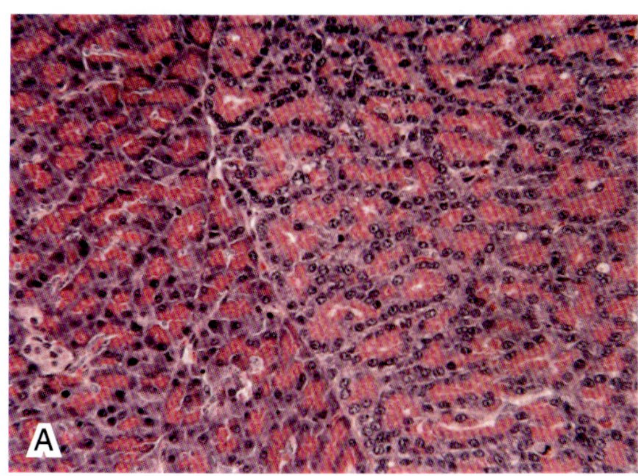

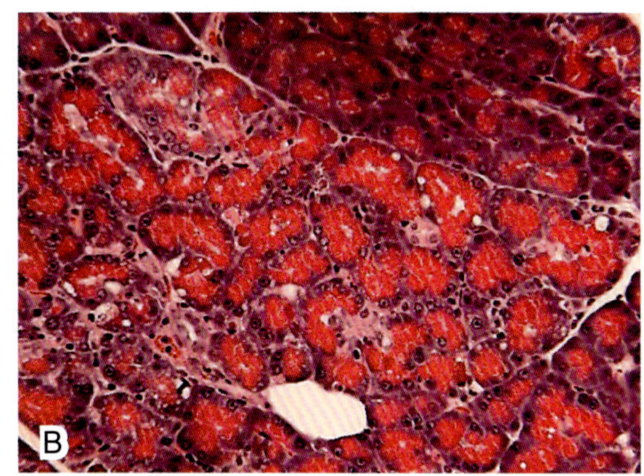

图5-75 嗜酸性细胞灶

A.SD大鼠，增生的细胞灶与周围正常组织界线清晰；B.SD大鼠，增生灶内的腺泡酶原颗粒丰富，呈强嗜酸性，细胞无异型性，核分裂象少见（选自昭衍病理数据库）

（十二）胰腺异位

十二指肠、空肠、胃、肝、脾或肠系膜均可偶见有异位的胰腺组织（图5-76）。

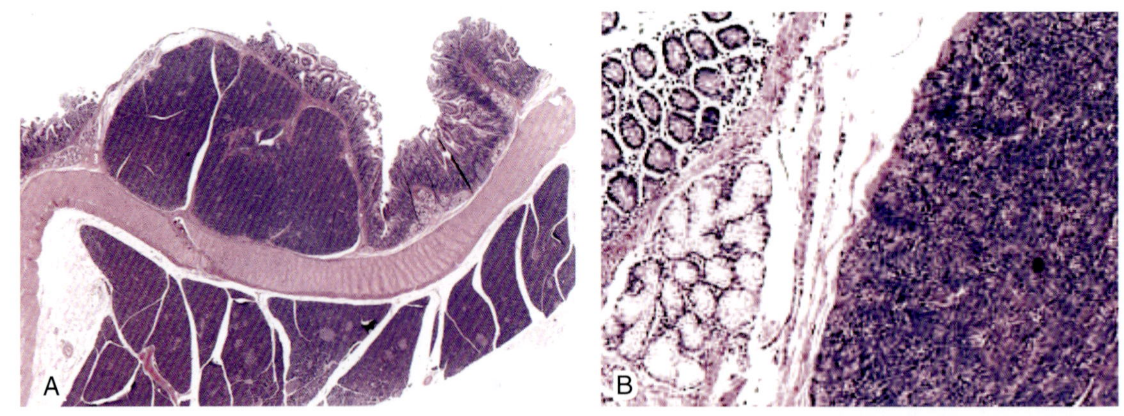

图5-76 食蟹猴胰腺十二指肠异位

A.异位胰位于十二指肠黏膜下；B.高倍镜观察胰腺和十二指肠（选自昭衍病理数据库）

（十三）导管上皮增生

导管上皮增生（ductal epithelial hyperplasia）通常是腺泡实质内可见多个纵向排列，弯曲深染的导管上皮，导管上皮细胞数量增多，常形成乳头状突起，增生的乳头状突起可导致管腔部分闭塞。增生的细胞表现出不同程度的多形性和异型性。有时可见扩张的导管，并被覆扁平的上皮细胞。在转基因小鼠胰腺肿瘤模型中，增生的导管上皮可发生黏液样化生（图5-77）。

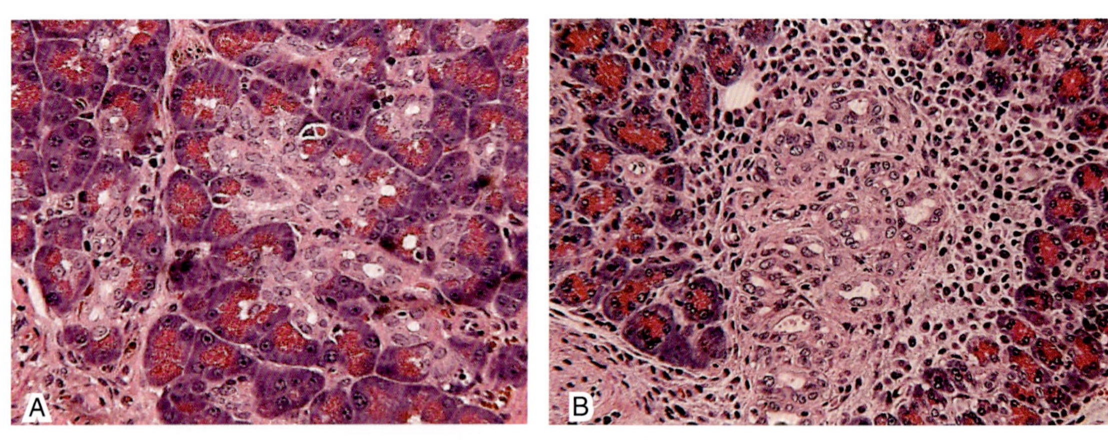

图5-77 胰腺导管增生

A. SD大鼠，小叶间导管增生；B.SD大鼠，导管数量增多，伴单个核细胞浸润（选自昭衍病理数据库）

三、肿瘤

（一）良性肿瘤

1.腺泡细胞腺瘤 发生于胰腺的腺泡细胞，组织学特征表现为：通常压迫相邻组织，可见被膜包裹，但有时也不可见，与周围正常胰腺组织界线清晰；有轻度组织结构异型性；肿瘤细胞的细胞核大小相对均一，通常分化良好（图5-78）。有包膜并挤压周围组织是限流的特征，可与腺泡增生和腺癌相鉴别。通常情况下，胰腺腺癌无被膜包裹，具有浸润性生长的特性，细胞异型性大，多见病理性核分裂象[73]。

2.导管上皮细胞腺瘤（ductal epithelial cell adenoma） 发生于胰腺小叶间导管的导管上皮细胞，具有复杂的导管结构，由类似于正常导管的立方上皮排列组成。肿瘤通常有包膜，并压迫周围相邻组织，腺管大小和细胞大小相对一致，具有轻度的组织结构和细胞的异型性。在小鼠中，未见自发性导管细胞增生或肿瘤性病变。在实验条件下，给予DMBA（二羟甲基丁酸）、感染呼肠孤病毒3型（reo-virus

3），喂养西式饮食和转基因小鼠（*Kras*致癌基因）后，可能会发生具有导管表型的胰腺肿瘤[74-77]。

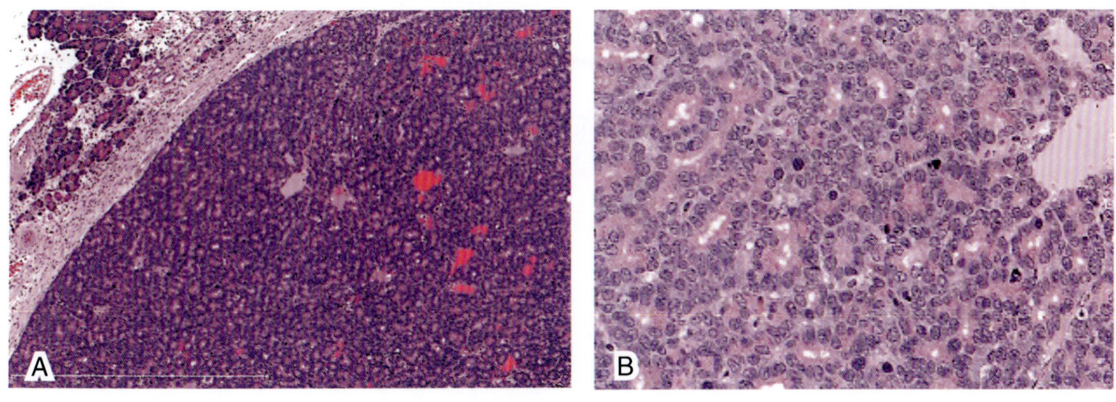

图5-78 **SD大鼠胰腺腺泡细胞瘤**

A.肿瘤有包膜，界线清楚，压迫周围胰腺；B.腺泡和肿瘤细胞大小相对较一致，病理性核分裂象少见，腺泡外壁无肌上皮细胞（选自昭衍病理数据库）

（二）恶性肿瘤

1.腺泡细胞癌（acinic cell carcinoma） 发生于腺泡细胞，癌组织无包膜，向周围胰腺组织侵袭生长，癌组织失去原有的腺泡结构，组织学可分为腺型，梁索型或实体型的生长模式（图5-79），可向周围器官浸润或远处转移。化合物诱导的动物致癌模型显示，当给予相同致癌物质后，大鼠可诱发胰腺腺泡细胞癌，而仓鼠则会诱发导管上皮细胞癌，这表明了种属差异性是胰腺癌表型的主要决定因素[78]。

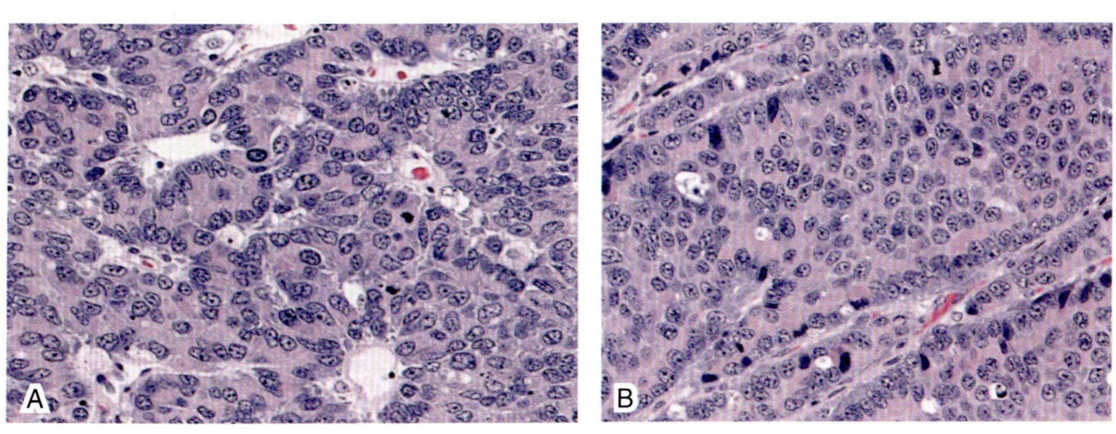

图5-79 **胰腺腺泡细胞癌**

A.腺型，癌细胞形成腺体结构；B.实体型，即癌细胞形成实体细胞团（选自昭衍病理数据库）

重氮丝氨酸（Azaserine）是一种有效的大鼠胰腺致癌物，它能引起腺泡细胞的一系列局部增生性变化，进而发展为癌。大多数情况下，腺泡的结构未见明显改变，但在少数胰腺癌中发现了局部肿瘤组织呈导管样结构的分化[79]。小鼠对已知的大鼠具有致癌性化学物质诱导的胰腺肿瘤相对不敏感[80]。在实验条件下，胰腺外分泌部的鳞状细胞癌已在小鼠中被诱导，并具有发生在其他部位的鳞状细胞癌相同的形态学特征[81]。携带弹性蛋白酶启动子sv40早期抗原结构（Ela-1-SV40 T）的转基因小鼠模型可发生局灶性腺泡细胞增生，并发展为腺泡细胞癌，尽管在某些情况下，它们可以发展为分化程度低的肿瘤，但大多数情况下腺泡细胞的分化良好[82]。胰腺外分泌肿瘤的转基因小鼠模型已建立了一份达成共识的病理学标准化命名系统，包括诊断标准及相关病理图像[83]。

2.导管癌（duct carcinoma） 发生于胰腺小叶间导管。导管腺癌的腺腔大小不一，有明显的组织结构和细胞的异型性，需要与腺泡细胞癌相鉴别，腺泡细胞腺癌通常无小管样结构（图5-80）。DMBA（二羟甲基丁酸）诱导的大鼠胰腺腺癌，免疫组化显示角蛋白（keratin）、细胞角蛋白19（cytokeratin 19）和细胞角蛋白20的表达较强，符合导管表型。DMBA诱导大鼠腺泡细胞向导管细胞转换分化，为导管腺癌的发生发展提供了前体病变（管状复合体）[84，85]。

在小鼠中，未见自发性导管细胞增生或肿瘤性病变。DMBA可诱导小鼠胰腺小胰管和导管腺癌的胰腺上皮内前体病变。

浸润性的胰腺导管腺癌可能发生在TGF-β信号通路阻断后的转基因小鼠中（Kras oncogene）[86]。

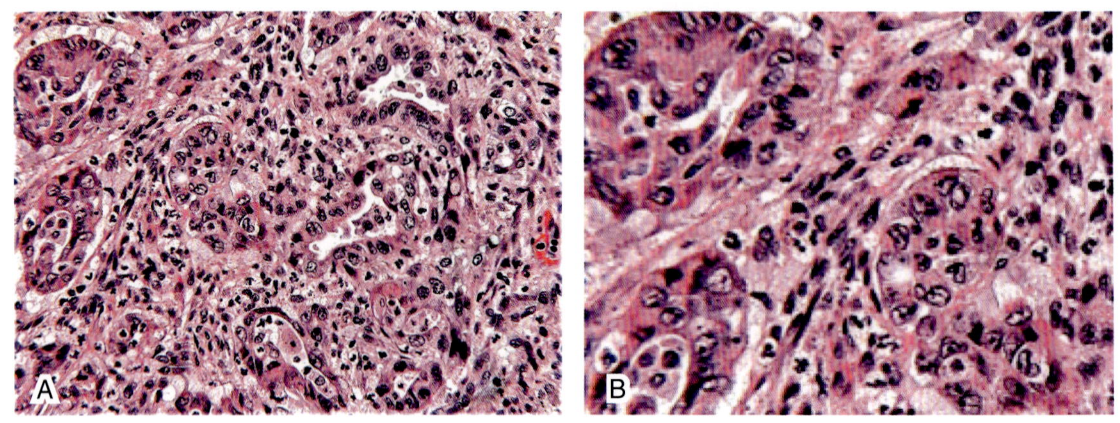

图5-80　SD大鼠胰腺导管上皮腺癌

A.癌组织由大小不等的腺体和纤维性间质组成，浸润性生长；B.癌细胞多层，细胞核大小不等，深染（选自昭衍病理数据库）

（三）胰腺转移性肿瘤

胰腺转移性肿瘤较为少见，阿克曼（Ackerman）外科病理学记载胰腺的转移性肿瘤大部分是通过直接扩散的方式转移到胰腺的，肿瘤要么来自附近的脏器，要么来自胰周淋巴结，大肠和肾是最多发的原发癌部位[87，88]。

目前未见实验动物和大牲畜胰腺转移癌这方面的资料。笔者发现1例SD大鼠肝组织细胞肉瘤胰腺的转移，肿瘤细胞弥漫浸润胰腺间质，卵圆形或纺锤形，胰腺组织萎缩或被肿瘤分隔（图5-81）。

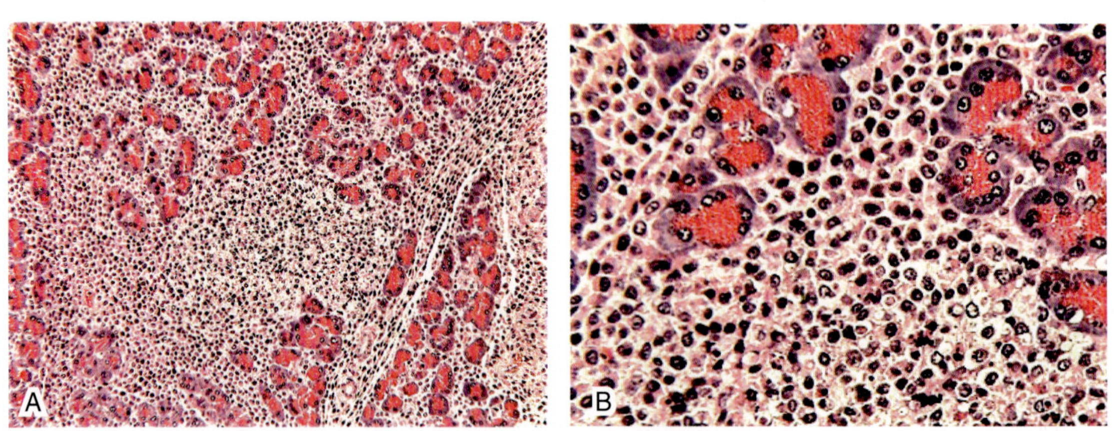

图5-81　肝组织细胞肉瘤胰腺转移

A.肿瘤细胞弥漫浸润在胰腺间质，胰腺组织被分隔；B.高倍镜见肉瘤细胞弥漫散在分布，圆形，细胞核圆形或卵圆形，胞质丰富，嗜伊红染色（选自昭衍病理数据库）

（广内康彦　郭　慧　郭卯戊）

参考文献

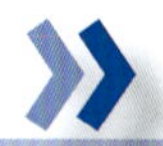

[1] 中华医学会肝脏病学分会药物性肝病学组. 药物性肝损伤诊治指南解读. 上海:上海科学技术出版社, 2015: 1–3.

[2] Li L, Jiang W, Wang J. Clinical analysis of 275 cases of acute drug–induced liver disease. Frontiers of Medicine in China,2007, 1(1): 58–61.

[3] Bernstein D, Tripodi J. Fulminant hepatic failure. Critical Care Clinics, 1998, 14(2): 181–197.

[4] Itoh T, Miyajima A. Liver regeneration by stem/progenitor cells. Hepatology (Baltimore, Md), 2014, 59(4): 1617–1626.

[5] Farber E. Similarities in the sequence of early histological changes induced in the liver of the rat by ethionine,2–acetylamino–fluorene, and 3'–methyl–4–dimethylaminoazobenzene. Cancer Research, 1956, 16(2): 142–148.

[6] Nishikawa Y, Doi Y, Watanabe H, et al. Transdifferentiation of mature rat hepatocytes into bile duct–like cells in vitro. The American Journal of Pathology, 2005, 166(4): 1077–1088.

[7] Alvaro D, Mancino MG, Glaser S, et al. Proliferating cholangiocytes: a neuroendocrine compartment in the diseased liver. Gastroenterology, 2007, 132(1): 415–431.

[8] Lukita–Atmadja W, Sato T, Wake K. Granuloma formation in the liver of Balb/c mice intoxicated with carbon tetrachloride. Virchows Archiv B, 64(1): 247–257.

[9] 张惠铭, 相霞, 何钟磊. 病理学. 2 版. 武汉: 华中科技大学出版社, 2016: 262–267.

[10] Roberson BH. Viral hepatitis and Primates: historical and molecular analysis of human and nonhuman primate hepatitis A, B,and the GB–related viruses. Journal of Viral Hepatitis, 2001, 8(4): 233–242.

[11] Strombeck DR, Gribble D. Chronic active hepatitis in the dog. Journal of the American Veterinary Medical Association, 1978, 173(4):380–386.

[12] Ward JM, Wobus CE, Thackray LB, et al. Pathology of immunodeficient mice with naturally occurring murine norovirus infection. Toxicologic Pathology, 2006, 34(6): 708–715.

[13] Paik J, Fierce Y, Drivdahl R, et al. Effects of murine norovirus infection on a mouse model of diet–induced obesity and insulin resistance. Comp Med, 2010, 60(3): 189–195

[14] Fox J, Barthold S, Davison FM, et al. The mouse in biomedical Research: Disease. 2nd ed. New York: Academic Pross, 2007: 766.

[15] Ramachandran R, Kakar S. Histological patterns in drug–induced liver disease. Journal of Clinical Pathology, 2009, 62(6): 481–492.

[16] 中华医学会肝脏病学分会药物性肝病学组. 药物性肝损伤诊治指南解读. 上海:上海科学技术出版社, 2015: 19–27.

[17] Scheuer PJ, Lefkowich JH. Liver biopsy interpretation. London: Saunders, 2000.

[18] Feldstein AE, Canbay A, Guicciardi ME, et al. Diet associated hepatic steatosis sensitizes to Fas mediated liver injury in mice. Journal of Hepatology, 2003, 39(6): 978–983.

[19] Ramachandran R, Kakar S. Histological patterns in drug–induced liver disease. Journal of Clinical Pathology, 2009, 62(6): 481–492.

[20] Mesfin GM, Higgins MJ, Thornburgh BA. et al. Drug–induced hepatic microgranulomatosis in cynomolgus monkeys. Toxicologic Pathology, 1992, 20(1): 7–17.

[21] Walsh KM, Rothwell CE. Hepatic effects in beagle dogs administered atorvastatin, a 3–hydroxy–3–methylglutaryl coenzyme A reductase inhibitor, for 2 years. Toxicologic Pathology, 1999, 27(4): 395–401.

[22] Tanaka S, Hikita H, Tatsumi T, et al. Rubicon inhibits autophagy and accelerates hepatocyte apoptosis and lipid accumulation in nonalcoholic fatty liver disease in mice. Hepatology(Baltimore, Md), 2016, 64 (6) : 1994–2014.

[23] Reasor MJ, Hastings KL, Ulrich RG. Drug–induced phospholipidosis: issues and future directions. Expert Opinion on Drug Safety, 2006, 5(4): 567–583.

[24] Putten GVD, Esch EV, Kamerman J, et al. Drug–Induced Protoporphyria in Beagle Dogs. Toxicologic Pathology, 2005, 33(6):720–725.

[25] Stejskal R, Itabashi M, Stanek J, et al. Experimental porphyria induced by 3–[2–(2, 4, 6–trimethylphenyl)–thioethyl]–4–

methylsydnone. Virchows Archiv B, 1975, 18(1): 83–100.

[26] Matteis F, Gibbs AH, Holley AE. Occurrence and biological properties of N–methyl protoporphyrin. Annals of the New York Academy of Sciences, 1987, 514(1): 30–40.

[27] Rouiller CH. Experimental toxic injury of the liver. Amsterdam: Elsevier, 1964: 335–476.

[28] Goldsworthy TL, Conolly RB, Fransson–Steen R. Apoptosis and cancer risk assessment. Reviews in Genetic Toxicology, 1996, 365(1–3): 71–90.

[29] Hall AP, Elcombe CR, Foster JR, et al. Liver hypertrophy: a review of adaptive (adverse and non–adverse) changes: conclusions from the 3rd International ESTP Expert Workshop. Toxicologic Pathology, 2012, 40(7): 971–994.

[30] 金井清, 榎本真, 任进. 图解毒性病理学. 昆明: 云南科技出版社, 2006: 141.

[31] Blomhoff R, Wake K. Perisinusoidal stellate cells of the liver: Important roles in retinol metabolism and fibrosis. FASEB Journal, 1991, 5(3): 271–277.

[32] Lukita–Atmadja W, Sato T, Wake K. Granuloma formation in the liver of Balb/c mice intoxicated with carbon tetrachloride. Virchows Archiv B, 1993, 64(1): 247–257.

[33] Harada T, Maronpot RR, Boorman GA, et al. Foci of cellular alteration in the rat liver: a review. Journal of Toxicologic Pathology, 1990, 3(2): 161–188.

[34] Komatsu M, Kurokawa H, Waguri S, et al. The selective autophagy substrate p62 activates the stress responsive transcription factor Nrf2 through inactivation of Keap1. Nature Cell Biology, 2010, 12(3): 213–223.

[35] Matsumoto N, Ezaki J, Komatsu M, et al. Comprehensive proteomics analysis of autophagy–deficient mouse liver. Biochemical and Biophysical Research Communications, 2008, 368(3): 643–649.

[36] Inami Y, Waguri S, Sakamoto A, et al. Persistent activation of Nrf2 through p62 in hepatocellular carcinoma cells. The Journal of Cell Biology, 2011, 193(2): 275–284.

[37] Takamura A, Komatsu M, Hara T, et al. Autophagy–deficient mice develop multiple liver tumors. Genes & Development, 2011, 25(8): 795–800.

[38] Harada T, Maronpot RR, Morris RW, et al. Morphological and stereological characterization of hepatic foci of cellular alteration in control Fischer 344 rats. Toxicologic Pathology, 1989, 17(4 Pt 1): 579–593.

[39] Pérez Tamayo R. Is cirrhosis of the liver experimentally produced by CCl4 and adequate model of human cirrhosis?. Hepatology(Baltimore, Md), 1983, 3(1): 112–120.

[40] Greaves P. Histopathology of preclinical toxicity studies. 4th ed. Amsterdam: Elsevier, 2012: 483–487.

[41] 金井清, 榎本真, 任进. 图解毒性病理学. 昆明: 云南科技出版社, 2006: 160–161.

[42] Iwata H, Hirouchi Y, Koike Y, et al. Historical control data of non–neoplastic and neoplastic lesions in F344/DuCrj rats. Journal of Toxicologic Pathology, 1991, 4(1): 1–24.

[43] 张蕊, 易月娥, 杜牧, 等. 老龄大鼠自发性肝胆管增生的病理学研究. 中国实验动物学报, 2018, 26(5): 561–566.

[44] Hickling KC, Hitchcock JM, Hammond JK, et al. Induction and progression of cholangiofibrosis in rat liver injured by oral administration of furan. Toxicologic Pathology, 2010, 38(2): 213–229.

[45] Gopinath C, Mowat W. 毒理病理学图谱. 胡春燕, 刘克剑, 王和枚, 等, 译. 北京: 北京科学技术出版社, 2019: 59.

[46] Alvaro D, Mancino MG, Glaser S, et al. Proliferating cholangiocytes: a neuroendocrine compartment in the diseased liver. Gastroenterology, 2007, 132(1): 415–431.

[47] Fausto N, Campbell JS. The role of hepatocytes and oval cells in liver regeneration and repopulation. Mechanisms of Development, 2003, 120(1): 117–130.

[48] Jensen CH, Jauho EI, Santoni–Rugiu E, et al. Transit–amplifying ductular (oval) cells and their hepatocytic progeny are characterized by a novel and distinctive expression of delta–like protein/preadipocyte factor 1/fetal antigen 1. The American Journal of Pathology, 2004, 164(4): 1347–1359.

[49] Tanimizu N, Tsujimura T, Takahide K, et al. Expression of Dlk/Pref–1 defines a subpopulation in the oval cell compartment of rat liver. Gene Expression Patterns, 2004, 5(2): 209–218.

[50] Hailey JR, Nold JB, Brown JM, et al. Biliary proliferative lesions in the Sprague–Dawley rat: adverse/non–adverse. Toxicologic Pathology, 2014, 42(5): 844–854.

[51] Jing Fan, Haimin Li. Progress and problems in the study of oval cells in the liver. Northwest National Defense Medicine Journal, 2003, 24 (6): 445–447.

[52] 赵丽娟, 余娇, 李影, 等. 不同品系大鼠肝脏卵圆细胞增殖模型的比较研究. 上海交通大学学报(医学版), 2010, 30(4): 381–385.

[53] Fausto N. Liver regeneration and repair: hepatocytes, progenitor cells, and stem cells. Hepatology, 2004, 39(6): 1477–1487.

[54] Goodman DG, Maronpot RR, Newberne PM, et al. Proliferative and selected other lesions in the liver of rats. In Guides for toxicologic pathology (STP/ARP/AFIP). Washington, DC: Society of Toxicologic Pathology, 1994: 1–24.

[55] Masyuk TV, Huang BQ, Masyuk AI, et al. Biliary dysgenesis in the PCK rat, an orthologous model of autosomal recessive polycystic kidney disease. The American Journal of Pathology, 2004, 165(5): 1719–1730.

[56] Masyuk TV, Masyuk AI, Torres VE, et al. Octreotide inhibits hepatic cystogenesis in a rodent model of polycystic liver disease by reducing cholangiocyte adenosine 3', 5'–cyclic monophosphate. Gastroenterology, 2007, 132(3): 1104–1116.

[57] 田村一利, 大町一康, 涉谷一元, 等.新毒性病理组织学. 东京: 西村书店, 2017: 263–269.

[58] Treuting P, Dintzis SM, Montine KS. Comparative anatomy and histology: a mouse and human atlas.2nd ed. Amsterdam: Elsevier, 2017: 242.

[59] 陈杰, 刘彤华. 诊断病理学. 3 版. 北京: 人民卫生出版社, 2014: 360–361.

[60] Ogami Y, Otsuki M. Exocrine pancreatic physiology: overview. Pancreas, 1998, 16(3): 265–272.

[61] Wright J, Yates A, Sharma H, et al. Histopathological lesions in the pancreas of the BB Wistar rat as a function of age and duration of diabetes. Journal of Comparative Pathology, 1985, 95(1): 7–14.

[62] Kendry G, Roe FJC. Histopathological changes in the pancreas of laboratory rats. Laboratory Animals, 1969, 3(2): 207–220.

[63] Ward JM, Goodman DG, Squire RA, et al. Neoplastic and nonneoplastic lesions In aging (C57BL/6N × C3H/HeN)f1 (B6C3F1) mice. JNCI: Journal of the National Cancer Institute, 1979, 63(3): 849–854.

[64] Prentice DE, James RW, Wadsworth PF. Pancreatic atrophy in young Beagle dogs. Journal of the National Cancer Institute, 1980, 17(5): 575–580.

[65] Kitagawa T, Ono K. Ultrastructure of pancreatic exocrine cells of the rat during starvation. Histology and Histopathology, 1986, 1(1): 49–57.

[66] Mowat V, Gopinath C. Atlas of Toxicological Pathology. Berlin: Springer, 2014: 100.

[67] Boorman GA, Eustis SL, Elwell MR, et al. Pathology of the Fischer rat: reference and atlas. New York: Academic Press, 1990.

[68] Patyna S, Arrigoni C, Terron A, et al. Nonclinical safety evaluation of sunitinib: a potent inhibitor of VEGF, PDGF, KIT, FLT3, and RET receptors. Toxicologic Pathology, 2008, 36(7): 905–916.

[69] Zhang L, Zhang J, Shea K, et al. Autophagy in pancreatic acinar cells in caerulein–treated mice: immunolocalization of related proteins and their potential as markers of pancreatitis. Toxicologic Pathology, 2014, 42(2):435.

[70] Levin S, Bucci TJ, Cohen SM, et al. The nomenclature of cell death: recommendations of an ad hoc committee of the society of toxicologic pathologists. Toxicologic Pathology, 1999, 27(4): 484–490.

[71] Detilleux PG, Gruebbel MM, Botts S, et al. Non–proliferative changes of the liver, exocrine pancreas and salivary glands of the rats//GI–2 guides for toxicologic pathology. Washington DC: STP/ARP/AFIP, 1995.

[72] 田村一利, 大町一康, 涉谷一元, 等. 新毒性病理组织学. 东京: 西村书店, 2017: 267.

[73] 田村一利, 大町一康, 涉谷一元, 等. 新毒性病理组织学. 东京: 西村书店, 2017: 268.

[74] Wendt LR, Osvaldt AB, Bersch VP, et al. Pancreatic intraepithelial neoplasia and ductal adenocarcinoma induced by DMBA in mice: effects of alcohol and caffeine. Acta Cirurgica Brasileira, 2007, 22(3): 202–209.

[75] Greaves P. Histopathology of preclinical toxicity studies. Amsterdam: Elsevier, 2012.

[76] Xue L, Yang K, Newmark H, et al. Epithelial cell hyperproliferation induced in the exocrine pancreas of mice by a westernstyle diet. Journal of the National Cancer Institute, 1996, 88(21): 1586–1590.

[77] Grippo PJ, Nowlin PS, Demeure MJ, et al. Preinvasive pancreatic neoplasia of ductal phenotype induced by acinar cell targeting of mutant Kras in transgenic mice. Cancer Res, 2003, 63(9): 2016–2019.

[78] Longnecker DS. Preneoplastic and neoplastic lesions of the pancreas in hamsters, mouse and rats// Bannasch P, Gössner W. Pathology of neoplasia and preneoplasia in rodents. Stuttgart: Schattauer, 1994: 64–81.

[79] Longnecker DS , Memoli V , Pettengill OS . Recent results in animal models of pancreatic carcinoma: histogenesis of tumors. Yale J Biol Med, 1992, 65(5): 457–464.

[80] Boorman GA, Sills RC. Exocrine and endocrine pancreas// Maronpot RR, Boorman GA, Gaul BW. Pathology of the mouse: Reference and atlas. Louis: Cache Valley, 1999: 185–206.

[81] Roe FJC. Pathology of tumours in laboratory animals, vol 2: tumours of the mouse. Journal of the Royal Society of Medicine, 1980, 73(8):604.

[82] Glasner S, Memoli V, Longnecker DS. Characterization of the ELSV transgenic mouse model of pancreatic carcinoma. Histologic type of large and small tumors. Am J Pathol, 1992, 140(5): 1237–1245.

[83] Hruban RH, Adsay NV, Albores–Saavedra J, et al. Pathology of genetically engineered mouse models of pancreatic exocrine cancer: consensus report and recommendations. Cancer Research, 2006, 66(1): 95–106.

[84] Bockman DE, Guo J, B ü chler P, et al. Origin and development of the precursor lesions in experimental pancreatic cancer in rats. Laboratory Investigation, 2003, 83(6): 853–859.

[85] Nolte T, Brander–Weber P, Dangler C, et al. Nonproliferative and proliferative lesions ofthe gastrointestinal tract, pancreas and Salivary glands of the rat and mouse. Journal of Toxicologic Pathology, 2016, 29(1): 62S–124S.

[86] Ijichi H, Chytil A, Gorska AE, et al. Aggressive pancreatic ductal adenocarcinoma in mice caused by pancreas–specific blockade of transforming growth factor– β signaling in cooperation with active Kras expression. Genes & Development, 2006, 20(22): 3147–3160.

[87] Charnsangavej C, Whitley NO. Metastases to the pancreas and peripancreatic lymph nodes from carcinoma of the right side of the colon: CT findings in 12 patients. American Journal of Roentgenology, 1993, 160(1): 49–52.

[88] Thompson LD, Heffess CS. Renal cell carcinoma to the pancreas in surgical pathology material. Cancer, 2000, 89(5): 1076–1088.

第六章

消化系统

消化管是一条长管道，从口唇开始，包括舌、口腔黏膜、牙齿、口咽、食管、胃、小肠、大肠和肛管。人类和动物的日常饮食、经口给药、灌胃等活动，都可以使消化系统暴露于各种外源性化合物，因此消化系统成为药物安全性评价研究中最常用的给药途径，同时也可引起相应的毒性损伤和病理改变。尽管消化管各段的解剖、组织和功能各异，但由于其基本的结构特点相似，即由黏膜层、黏膜下层、肌层和外膜组成，发生的病变类型也很相似，如黏膜的炎症、糜烂、坏死、溃疡，以及黏膜的萎缩、化生、增生和肿瘤的发生。不同节段的消化系统也有其特发的疾病，如结肠的阿米巴病、克罗恩病等。本章从诊断和鉴别诊断目的入手，讨论消化系统常见的自发性和毒性病理改变，以期能对广大毒性病理工作者的诊断工作有所帮助。

第一节　消化管正常结构与功能

正常解剖、组织学及生理功能[1]。

一、口腔

（一）口腔黏膜

由上皮和固有层组成，上皮是无纤毛的复层扁平上皮，有不同程度的角化。固有层含有弥散分布的小唾液腺。

（二）舌

由舌黏膜和舌肌组成，表面为复层扁平上皮，固有层内有舌腺。舌根背侧固有层内分布有淋巴组织，为舌扁桃体。舌的肌肉属横纹肌，可分为舌内肌和舌外肌。舌内肌的起止点都在舌内，由纹、横和垂直三种肌束组成。舌外肌有很多，起于舌骨或下颌骨，止于舌内。两组舌肌的肌束是不同方向相互交织，使舌的运动非常灵活。舌腹面黏膜光滑，舌背面黏膜形成许多粗糙的小突起，即舌乳头，依形态特征分为丝状乳头、菌状乳头、叶状乳头和轮廓乳头四种。其中丝状乳头数量最多，呈丝状或绒毛状，但牛、羊的丝状乳头呈圆锥状并高度角化，具有机械摩擦作用，丝状乳头的浅层细胞不断脱落，参与构成舌苔。舌苔的厚薄和色泽变化能作为诊断疾病的依据；菌状乳头形如蘑菇，散在分布于舌尖和舌体两侧，乳头表面复以无角化上皮，上皮层内含有味蕾；叶状乳头体积大，卵圆形，位于舌体后部两侧，由若干横行的黏膜褶构成，反刍动物没有叶状乳头；轮廓乳头位于舌体和舌根交界处，一般有两个，牛的轮廓乳头较多，8～17个，上皮内富含味蕾。味蕾（taste bud）呈卵圆形，主要分布在菌、叶、轮舌乳头内，味蕾顶部有一小孔，称味孔。味蕾由味细胞、塞尔托利细胞和基细胞组成。舌乳头的分布、分类和组织特点，对于研究舌的解剖组织和功能是必须要掌握的基本知识（图6–1）。

（三）咽黏膜

咽部是消化管和呼吸道共享的交叉部位，分为鼻咽、口咽和喉咽，口咽由黏膜、肌层和外膜组成，咽部的上皮是复层扁平上皮，近鼻部是假复层纤毛上皮，固有层有扁桃体及小黏液腺，肌层是骨骼肌。

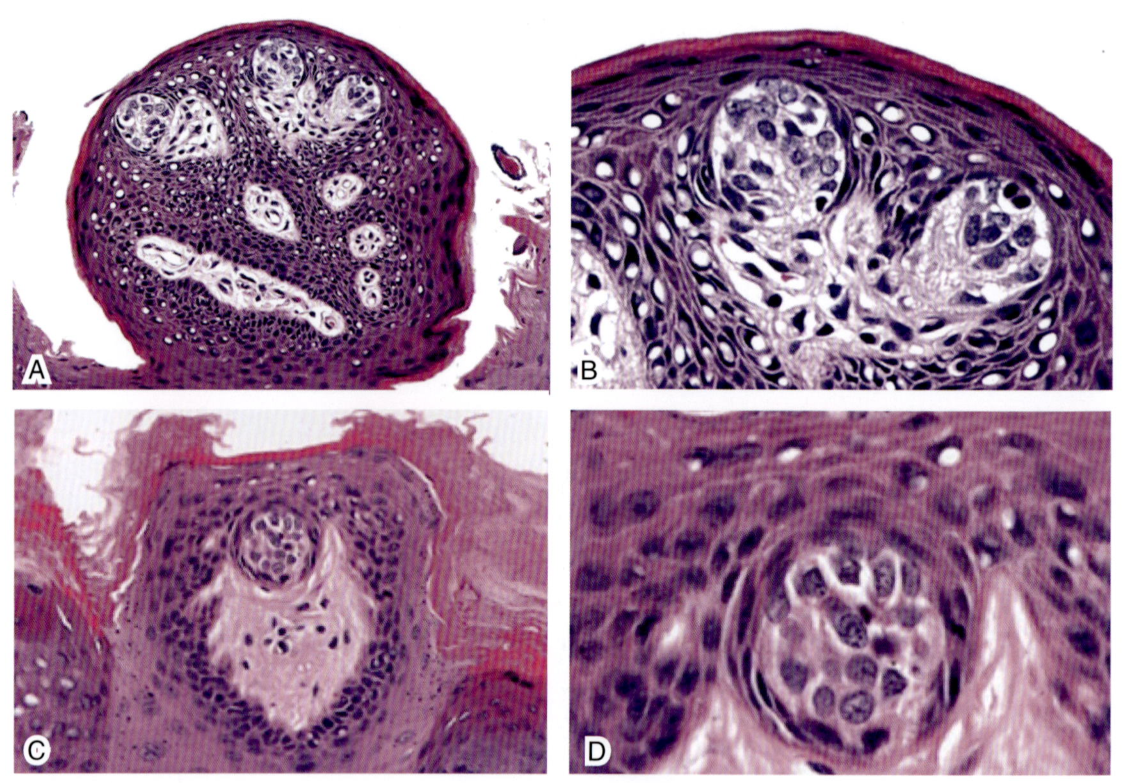

图6–1　舌乳头和味蕾

A.食蟹猴舌乳头凸起于黏膜表面，状似蘑菇，表面角化不明显；B.舌乳头内可见味蕾，由味细胞、塞尔托利细胞和基细胞组成；C.大鼠舌乳头表面角化明显；D.舌乳头内的味蕾高倍镜观察（选自昭衍病理数据库）

二、食管

（一）食管黏膜

为较厚的复层扁平上皮，在食管（图6–2）和胃的连接处骤变为单层柱状上皮。上皮角化情况因动物而异，肉食动物无角化，猪轻度角化，而反刍动物角化程度较高。固有层分布有淋巴组织和少量黏液腺。黏膜肌层是分散的纵行平滑肌束，反刍动物由前向后逐渐增多，近胃处形成完整的一层。猪和犬的食管前半段无黏膜肌层，而后部则非常发达。

（二）黏膜下层

食管的黏膜下层分布有黏液腺或以黏液腺为主的混合腺，统称食管腺。食管腺的分布情况因动物种属不同而异。食管腺分泌的黏液对食管黏膜起保护作用。

（三）肌层

有内环和外纵两层，可为骨骼肌或平滑肌，因动物种类而异，一般的规律是上段多为骨骼肌，下段多为平滑肌，中间有交错存在现象。

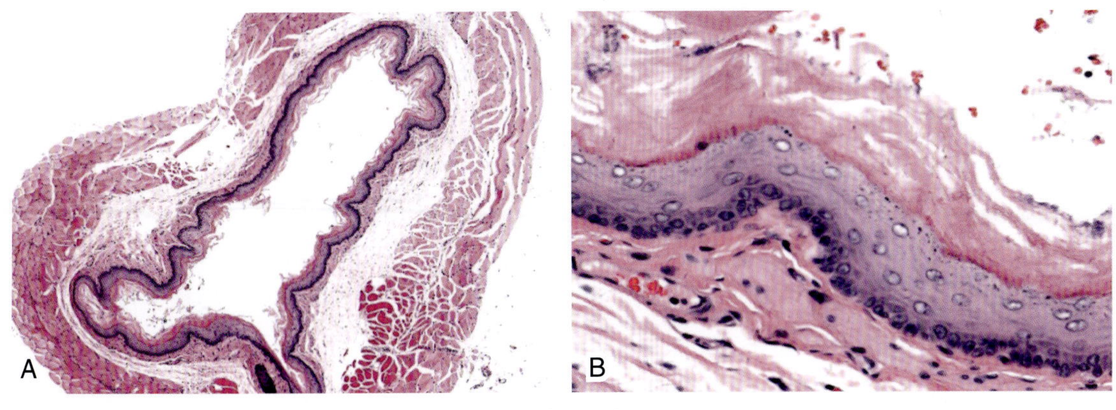

图6-2 **大鼠食管**

A.大鼠食管横切面，可看到黏膜层、黏膜下层、肌层和外膜；B.高倍镜观察黏膜层为有角化的复层扁平上皮，黏膜下层有食管腺（选自昭衍病理数据库）

（四）外膜

食管颈段的外膜是纤维膜，胸腹段是浆膜。

三、胃

胃是食管和小肠间的囊状膨大，食物入胃后与胃液混合形成食糜。除了反刍动物有多个胃（只有皱胃分泌消化液），其他动物均为单室胃，即能够分泌胃液、消化食物的胃。本节只介绍单室胃。啮齿类动物的胃由腺胃和非腺胃组成，两部分通过界限嵴分开，食管通过界限嵴的一个皱褶进入胃小弯，此皱褶是大鼠不能呕吐的原因（图6-3）。

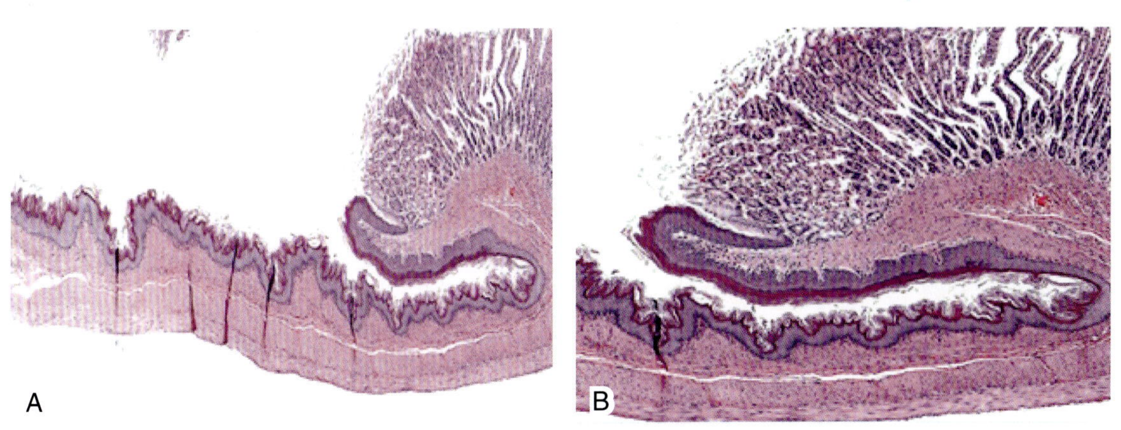

图6-3 **大鼠的前胃和腺胃**

A.前胃和腺胃的连接部位，左侧是有复层扁平上皮覆盖的前胃，右侧是腺胃；B.放大倍率观察两部分通过界限嵴分开，食管通过界限嵴的一个皱褶进入胃小弯，右上方是腺胃的胃腺（选自昭衍病理数据库）

啮齿类的腺胃，非啮齿类、非人灵长类动物的胃，由贲门胃底部、胃体部、幽门部三个区域组成。胃壁从内向外分为黏膜层、黏膜下层、肌层和外膜。

（一）胃黏膜

黏膜上皮向固有膜内凹陷形成许多小窝，称为胃小凹（gastric pit）,每个胃小凹的底部有数条胃腺的开口。

1.上皮　是单层柱状上皮，主要由黏液细胞组成，胞质中含大量黏液原颗粒，HE染色淡或不着色，PAS染色为紫红色。该细胞分泌黏多糖，在上皮表面形成一层不溶性的黏液膜，有润滑保护作用，防止胃酸与胃蛋白酶对黏膜的自身消化。

2.固有层　其内是排列紧密的胃腺，有贲门腺、胃底腺和幽门腺。

（1）胃底腺：是位于胃底和胃体的分支管状腺，腺腔小，颈部短而细，与胃小凹相连。体部较长，延伸至黏膜肌层。胃底腺从上至下由颈黏液细胞、主细胞、壁细胞和内分泌细胞组成。颈黏液细胞（mucous cell）位于上皮和顶部壁细胞之间，单个或成簇分布，细胞柱状，胞核扁平深染，胞质内充满黏原颗粒，PAS反应为阳性；主细胞（principal cell）又称胃酶细胞，数量最多，位于腺的体部和底部，细胞呈柱状或锥体形，核圆形偏于基部，胞质色淡，成泡沫状。主细胞分泌胃蛋白酶原；壁细胞（parietal cell）又名泌酸细胞，散在分布于腺的顶部和体部，胞体较大，圆形或锥体形，胞核圆形，胞质强嗜酸性。壁细胞的主要功能是合成和分泌盐酸，盐酸能激活胃蛋白酶原，使之变成胃蛋白酶消化食物；内分泌细胞（endocrine cell）不规则的散在于腺细胞之间（图6–4）。

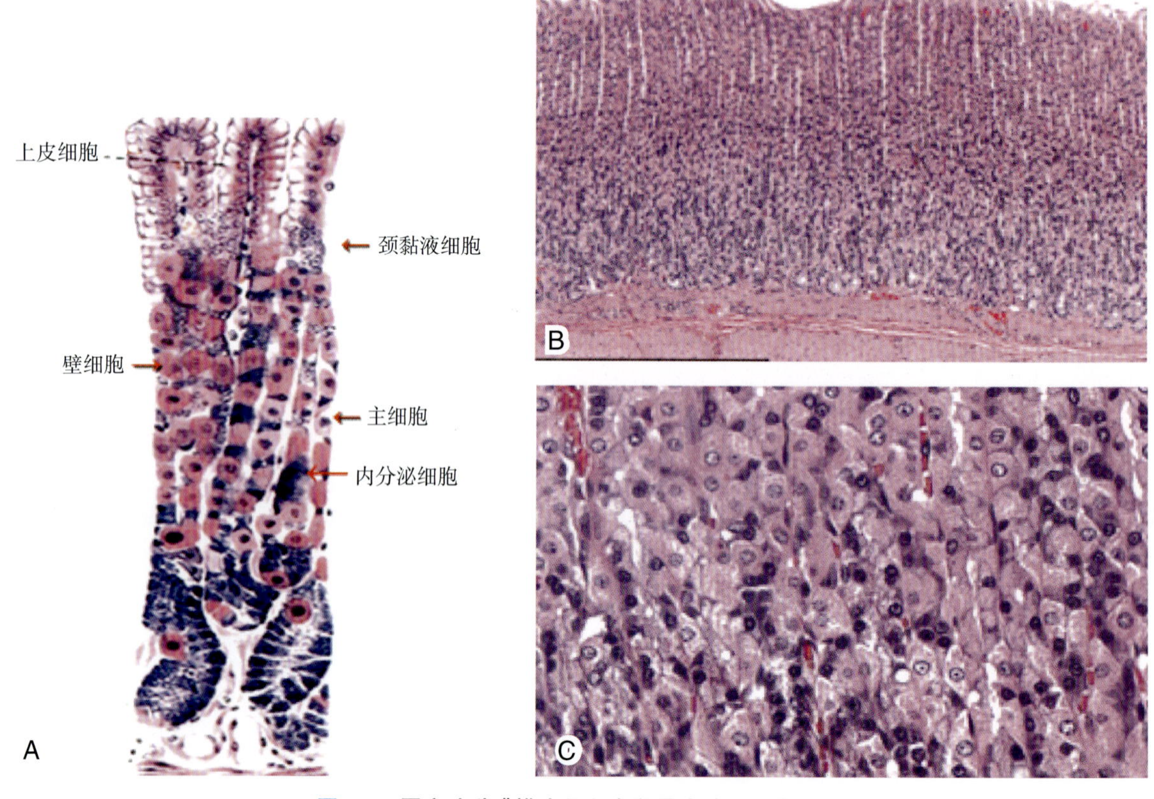

图6–4　胃底腺黏膜模式图和大鼠胃底腺组织学图片

A.胃底腺结构和细胞分布模式图，可见各种细胞（选自百度组织学数据库）；B.大鼠胃底腺，为低倍镜观察，可见胃底腺全貌；C.为高倍镜观察，可见胃底腺的主细胞和壁细胞（选自昭衍病理数据库）

（2）贲门腺（cardiac gland）：位于贲门部，是弯曲的分支管状腺，胃小凹较浅，腺体短，腺腔宽，腺细胞可分泌黏液。

（3）幽门腺（pyloric gland）：位于幽门部，是高度弯曲的管状腺，腺细胞呈柱状，可分泌黏液（图6–5）。

（二）黏膜下层

胃的黏膜下层较发达，由疏松结缔组织组成，含有血管、淋巴管和神经。

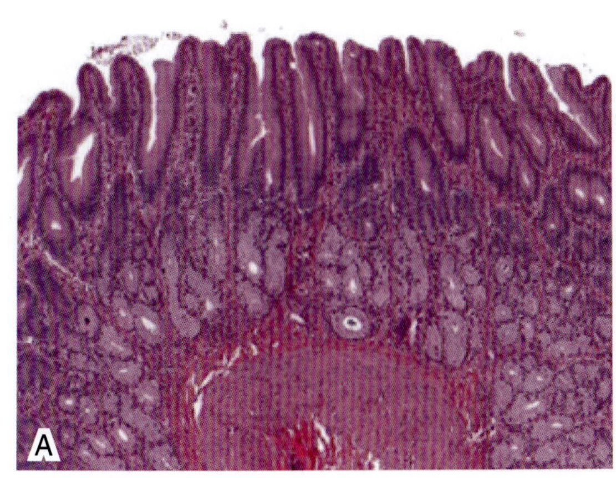

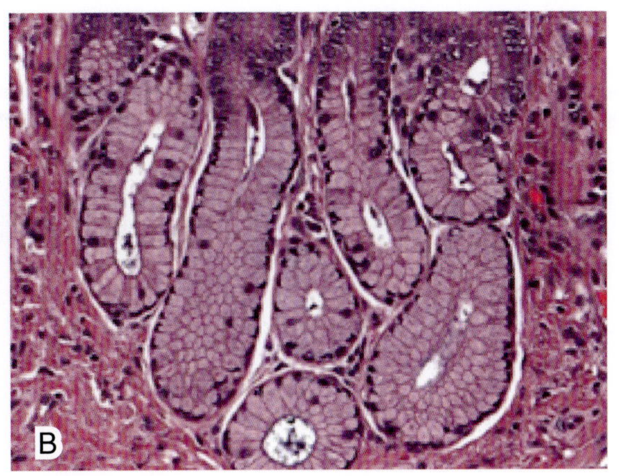

图6-5 **幽门腺**

A. 大鼠幽门腺位于幽门部，是高度弯曲的管状腺，下部腺细胞呈柱状，分泌黏液；B.高倍镜下的黏液腺（选自昭衍病理数据库）

（三）肌层

胃的肌层较厚，分为内斜、中环和外纵三层。

（四）外膜

胃的外膜为浆膜。

四、小肠

根据形态和结构变化将小肠分为三段，分别为十二指肠、空肠和回肠。十二指肠的上部（又称球部）连接胃幽门，是溃疡的好发部位。肝分泌的胆汁和胰腺分泌的胰液，通过胆总管和胰腺管在十二指肠上的开口，排泄到十二指肠内以消化食物。空肠连接十二指肠，为最长的一段小肠，空肠和回肠之间没有明显的分界线，回肠下接盲肠。小肠壁由黏膜层、黏膜肌层、黏膜下层、肌层和浆膜层构成。黏膜层的特征是有环形皱襞和绒毛突向肠腔，极大扩大了小肠黏膜的面积。各段小肠的绒毛形态有所区别，十二指肠绒毛呈叶片状，密集；空肠绒毛呈指状，密集；回肠绒毛数量较少，呈锥状（图6-6）。

小肠黏膜由吸收细胞、杯状细胞和内分泌细胞组成，吸收细胞数量最多，负责吸收营养物质。杯状细胞散在于吸收细胞之间，分泌黏液，对黏膜有润滑和保护作用。从十二指肠到回肠，杯状细胞逐渐增多。内分泌细胞散在分布于上皮细胞之间，种类很多。小肠黏膜固有层构成绒毛的中轴纤维的结缔组织，内含淋巴组织、淋巴细胞、巨噬细胞、浆细胞和嗜酸性粒细胞，中央可见乳糜管（lacteal）（图6-7A、B）。帕内特细胞（Paneth cell）是小肠黏膜底部的一种细胞，三五成群的散在肠腺底部，细胞呈锥形，胞核为圆形或椭圆形，胞质顶部含有粗大的嗜酸性颗粒，颗粒内含有防御素（defensin）和溶菌酶，具有杀灭肠道细菌的作用。十二指肠和空肠黏膜固有层多为孤立淋巴小结（solitary lymphatic nodule），而回肠是集合淋巴小结（图6-7C、D）。

小肠的功能主要分为四部分，分别是消化功能、吸收功能、分泌功能和运动功能。消化功能是指肝分泌的胆汁和胰腺分泌的胰液经导管流入小肠，与分布在肠壁内的许多肠腺分泌的肠液共同作用，将食物进一步消化；小肠吸收功能是指吸收葡萄糖、氨基酸、甘油和脂肪酸，以及大部分的水、无机盐和维生素；小肠的分泌功能主要是由小肠壁黏膜内的腺体（十二指肠腺和肠腺）完成的；运动功能（肠蠕动）体现在不同的运动形式中，其作用是将食糜向远端推送一段，以便开始新的分节运动。

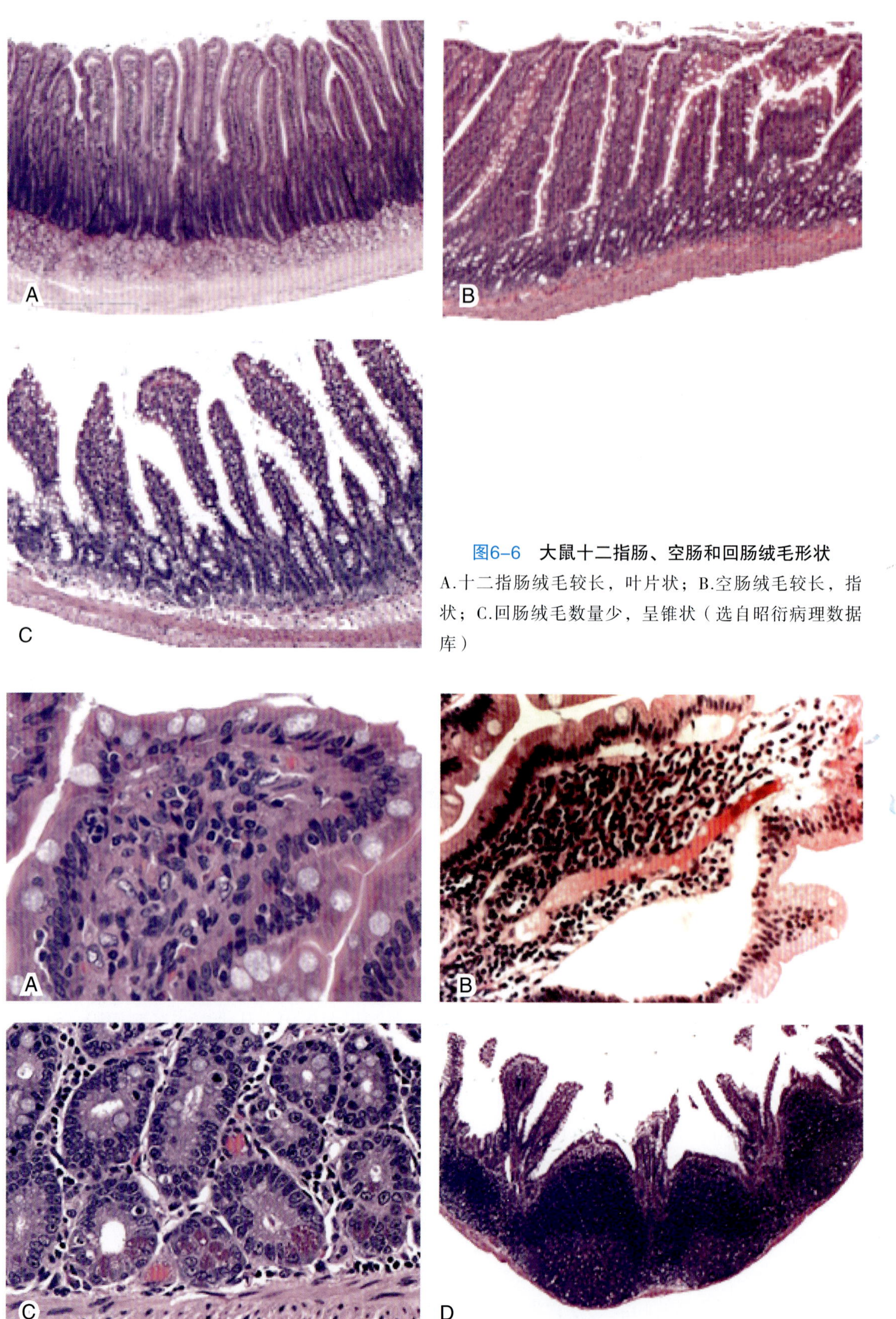

图6-6　大鼠十二指肠、空肠和回肠绒毛形状

A.十二指肠绒毛较长，叶片状；B.空肠绒毛较长，指状；C.回肠绒毛数量少，呈锥状（选自昭衍病理数据库）

图6-7　小肠绒毛、潘氏细胞和淋巴小结

A.大鼠小肠绒毛轴心内含淋巴细胞、巨噬细胞、浆细胞和嗜酸性粒细胞；B.绒毛轴心内可见中央乳糜管（人）；C.食蟹猴小肠腺底部的潘氏细胞，胞质含嗜酸颗粒；D.大鼠回肠固有层的集合淋巴小结（选自昭衍病理数据库）

五、大肠

大肠是对食物残渣中的水分进行吸收，并将食物残渣形成粪便排出体外的器官。大肠能够吸收水、无机盐和部分维生素，是消化系统的重要组成部分。大肠起自回肠，可分为盲肠、结肠、直肠三部分。

（一）盲肠

回肠和盲肠的连通口称为回盲口。口处的黏膜折成上、下两个半月形的皱襞，称为回盲瓣，该瓣具有括约肌的作用，可防止大肠内容物逆流入小肠。

（二）结肠

是介于盲肠和直肠之间的部分，具有类似小肠的蠕动作用，但其频率较慢。

（三）直肠

为大肠的末段，位于骨盆内，上接结肠，下端以肛门而终。直肠具有吸收、分泌和排便功能，可以吸收少量的水、盐、葡萄糖和一部分药物，也能分泌黏液以利于排便。大肠黏膜没有肠绒毛，表面光滑，杯状细胞较多，大肠腺密集，长而直，黏膜内多为孤立淋巴小结（图6-8A、B）啮齿类动物特别是大、小鼠的大肠管较细，横切包埋的断面一时不好辨认，一般盲肠是取纵切而易于辨认，结肠横切面可以看到外层的浆膜和间皮细胞，而直肠外膜是纤维膜，即结缔组织，没有间皮细胞，以此可以鉴别（图6-8C、D）。

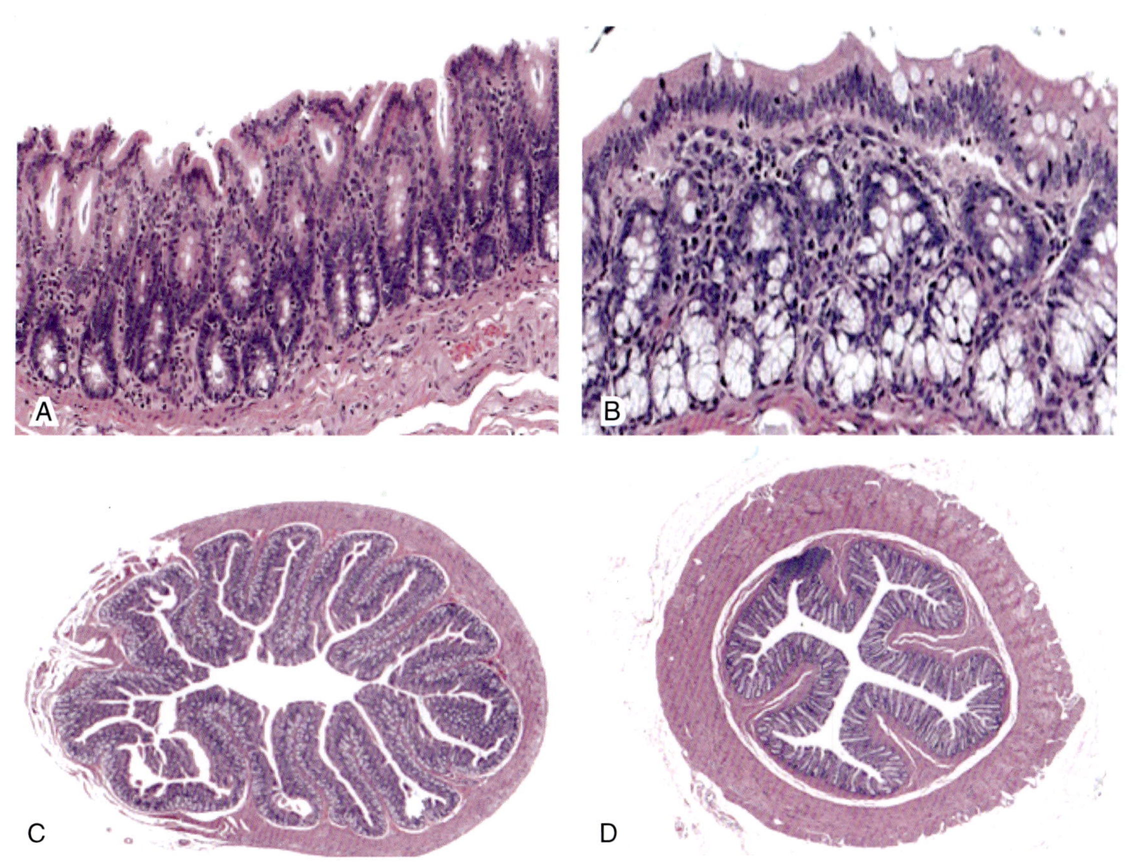

图6-8　**大肠黏膜及辨认特点（大鼠）**

A.盲肠黏膜较薄，上皮和腺体杯状细胞较少；B.结肠黏膜较厚，上皮细胞和腺体的杯状细胞较多；C.结肠横断面可见外层的浆膜和间皮细胞，左侧肠壁连接结肠系膜；D.直肠横断面外膜是纤维膜，没有间皮细胞（选自昭衍病理数据库）

第二节　自发及毒性病变

尽管饮食、服药和灌药等首先都要经过口腔，影响口腔黏膜，但由于口腔具有发达的防御机制，包括唾液和鳞状上皮的保护作用，口腔的自发和毒性病变相对少见。毒性病变也通常发生在药物系统吸收之后，其发生机制也各有不同，如牙齿的改变通常是药物直接或间接作用的结果[2]。口腔可能发生的病变包括黏膜和舌的炎症、糜烂、溃疡、黏膜萎缩、上皮的增生、矿化，以及牙齿的退行性变和药物损伤及各种肿瘤。这些改变可能是药物引起的，也可能是应用抗癌制剂引起的全身反应的一部分[3]。由于动物实验室条件和标本需求的差异，除非有委托方提出要求，对口腔标本的取材，特别是啮齿类较小动物口腔的取材，常被忽视，因此有些自发或毒性病理改变未能被记录。

一、口腔病变

口腔病变有口唇、舌黏膜破溃、糜烂、渗出、感染（图6-9）。

二、牙齿的病变

啮齿类动物的切牙一生中持续生长和分化，甚至每40～50天即能更新，而磨牙则生长速度很慢，一旦牙龈发育完成则停止生长。牙齿中活跃的细胞主要是成釉质细胞和成本质细胞，这些细胞可成为外源性化合物的靶点，或可能因药物毒性、维生素缺乏、钙磷镁缺乏、垂体切除、甲状旁腺功能亢进、肾上腺功能低下和氟中毒而发生改变或破坏[4]。还有药物如长春新碱（抗肿瘤化疗）诱导牙本质增量线出现[5]，因此药物安全评价工作不能忽视牙齿毒性。组织学观察，病变特征有成釉质细胞变性和坏死或凋亡，成釉质细胞层结构破坏或变薄。如果是长期给药，成釉质细胞层可以完全萎缩，牙釉质生成障碍而出现牙齿的颜色改变，切牙变得苍白、变薄，表面出现条纹、牙齿断裂[6]。昭衍实验室在对某ADC类药物进行毒性实验中，观察到应用供试品大鼠的尖牙增长、变白、折断等改变（图6-10），组织学观察到尖牙的成釉质细胞和成牙本质细胞空泡变性，成釉细胞坏死，部分成釉质细胞萎缩和色素脱失（图6-11）。实验动物常发生的牙齿其他病变还有牙结石、牙周炎、牙斑等，但都很少见。自发性牙源性肿瘤也非常罕见，但是已经有成功用化学致癌物或放射致癌实验诱发牙源肿瘤的报道[7]。

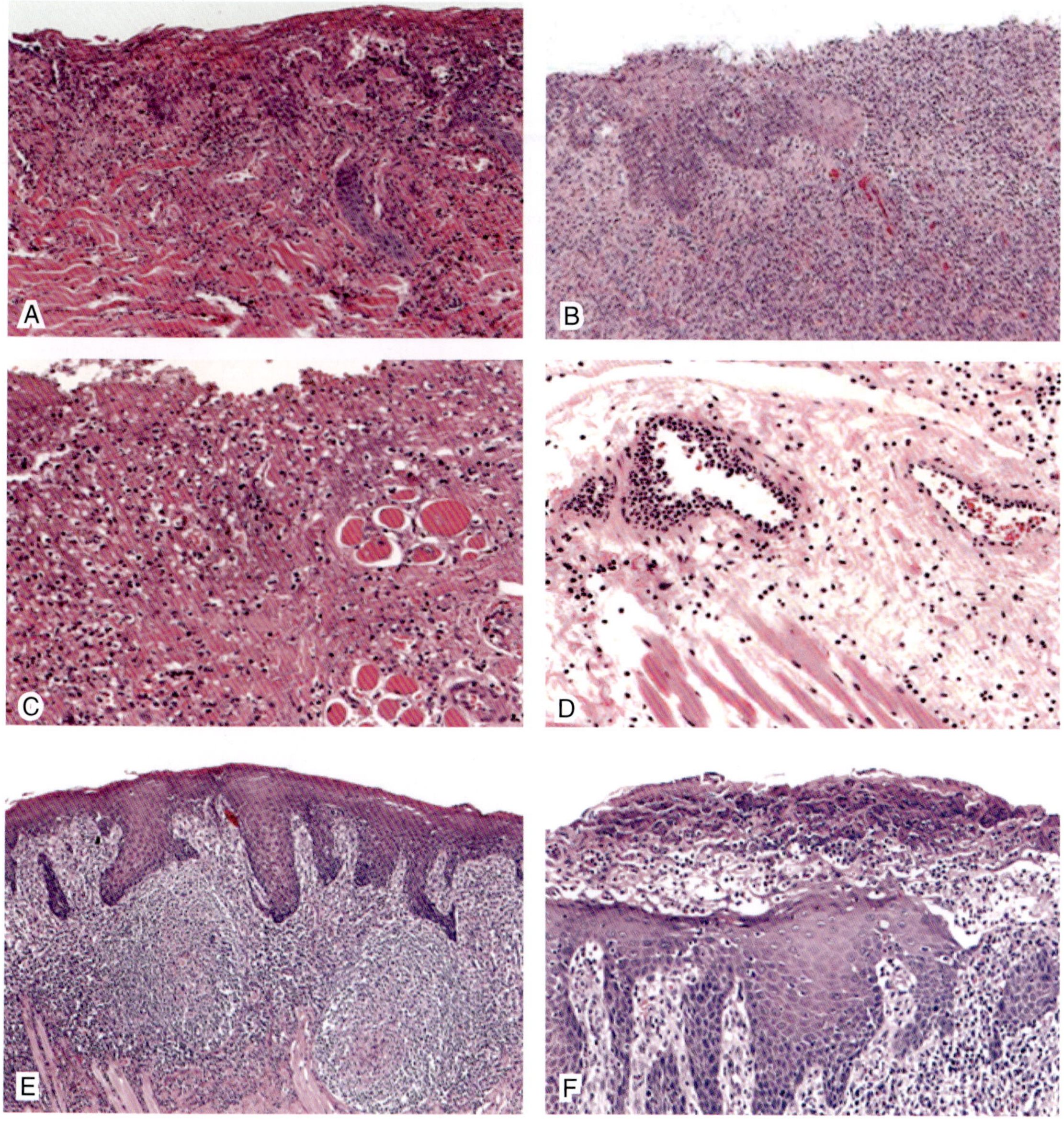

图6-9　舌黏膜肌肉的破溃、糜烂、渗出、感染

A.食蟹猴唇黏膜破溃炎症；B.食蟹比格犬的舌糜烂溃疡；C.食蟹猴舌肌肉的感染蜂窝织炎；D.食蟹猴舌感染有炎细胞和渗出；E.食蟹猴自发舌黏膜慢性炎症，淋巴滤泡形成；F.食蟹猴猴舌黏膜表面有渗出结痂（选自昭衍病理数据库）

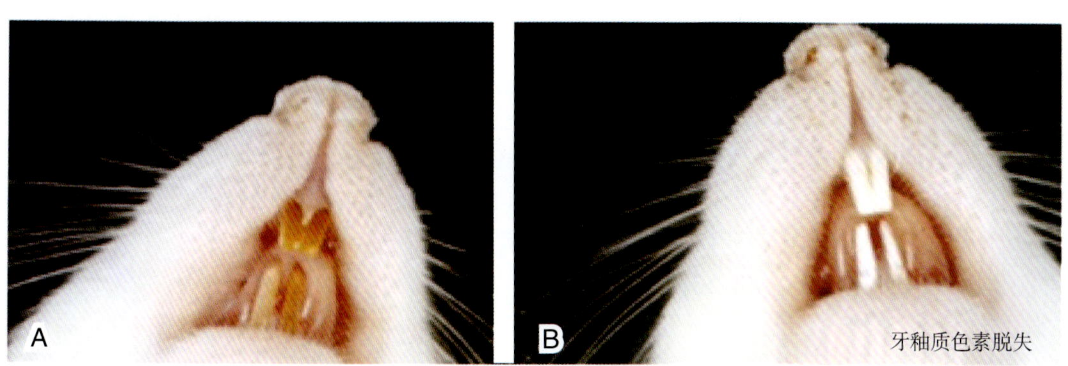

图6-10　大鼠切牙釉质色素脱失

A. 左侧大鼠正常切牙；B.右侧给药组大鼠切牙变长，变白，易折断

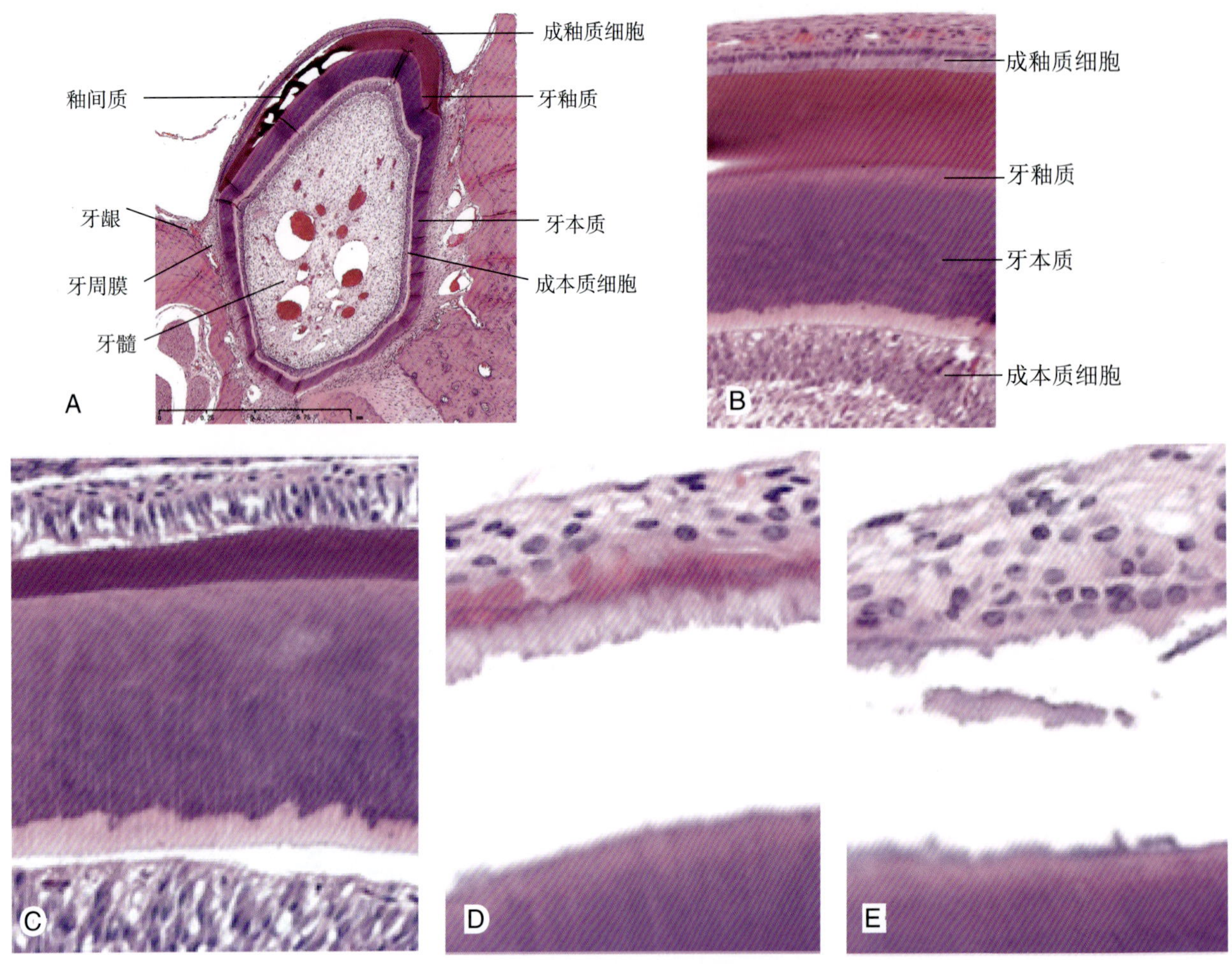

图6-11　**大鼠切牙药物性损害**

A.正常大鼠磨牙冠状切面，从上至下可见成釉质细胞层、牙釉质层、牙本质层、成牙本质细胞层、牙髓腔等；B.图A的高倍放大；C.成釉质细胞和成本质细胞空泡变性；D.成釉质细胞坏死；E.部分区域成釉质细胞萎缩（选自昭衍病理数据库）

三、食管常见病变

（一）食管穿孔

实验室发现的食管穿孔几乎全是灌胃给药操作失误而造成，含有细菌的胃内食物逆流进入食管及周围组织，引起感染，多形成食管周围脓肿，动物会因感染而发生急性死亡（感染性败血症）或因慢性衰竭而死亡（图6–12）。

（二）食管扩张

食管扩张（esophagectasis）又称巨食管症（megaesophagus）。已经发现F344雌性大鼠在喂饲粉末饲料的情况下有较多发病[8]，其发生机制是粉末饲料通过食管缓慢、大量堆积在贲门，造成食管远端输出的压力增大而扩张。还有，使用平滑肌松弛药物也能诱发食管扩张。虽然扩张的食管本身可以没有什么改变，但是动物因咽下障碍而发生异物性肺炎很常见，因此所导致的死亡率也很高，组织学检查见食管扩张。

（三）食管上皮增生性变化

食管上皮增生性变化可以发生非肿瘤性和肿瘤性增生性变化，实验动物可以偶见黏膜上皮增生、乳头状瘤或鳞状细胞癌（图6–13）。

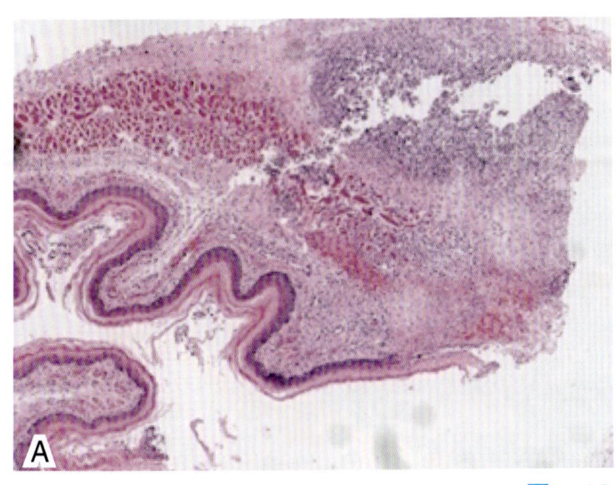

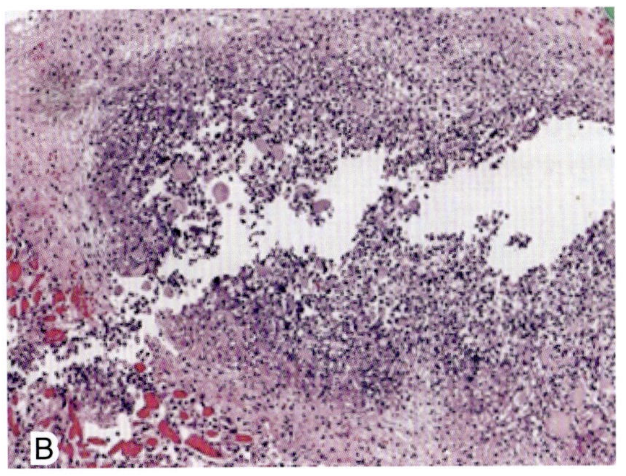

图6-12 **食管穿孔**

A.食管壁破裂，管壁发炎并形成食管周围脓肿（灌胃操作失误引起）；B.脓肿中心为大量中性粒细胞和脓汁（选自昭衍病理数据库）

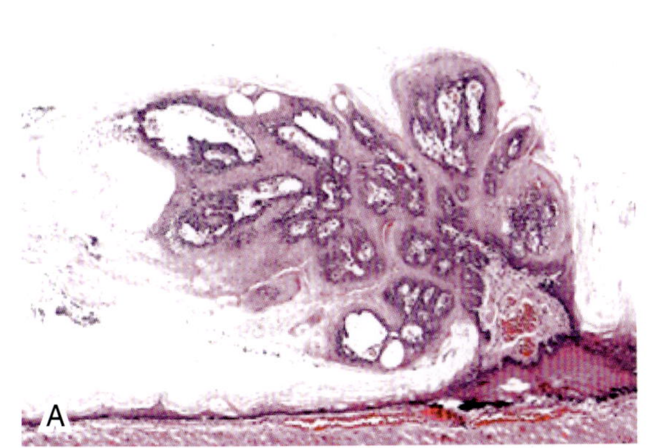

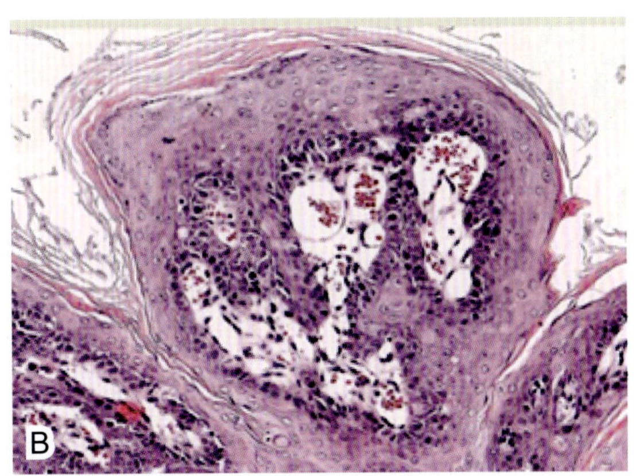

图6-13 **大鼠食管乳头状瘤**

A.大鼠自发食管乳头状瘤，有蒂连接于基底部；B.乳头上皮细胞良性生长，乳头中轴是结缔组织（选自昭衍病理数据库）

四、胃的病变

动物种属众多，门类繁杂，不同种属动物胃的数量、结构和功能差异很大，如反刍动物就有4个胃，分别为瘤胃、网胃、瓣胃和皱胃，但只有皱胃才是具有真正消化功能的胃。非人灵长类动物和犬的胃与人类的胃相似。啮齿类动物的胃分为前胃和腺胃，前胃较大，约占胃近端面积的2/3，被覆角化的鳞状上皮。由于人类没有前胃，药物和化学品在啮齿类动物前胃产生的变化与人的相关性是有争议的。又由于前胃的组织学特点和食管黏膜上皮基本相似，因此其自发性病变和毒性病变类型较为一致。动物的腺胃和人类胃的组织学结构基本相似，所以各种动物的自发病变和药物引起的毒性病变与人类有相对较好的相关性[9]。由于食物和药物在腺胃内保留的时间较长，尽管其有黏液-碳酸氢盐保护层，但是腺胃的自发病变和毒性病变的发病率和种类还是较前胃多。以下就常见的前胃和腺胃的主要的自发和毒性病变加以介绍。

（一）胃肠道自溶

在人体的各种脏器中，胰腺是最早发生自溶的脏器之一，此外，脑、胆囊和胃黏膜也会较早较易发生自溶，肾、肾上腺、肝和脾次之，皮肤的自溶最晚。一般死后12小时，各脏器组织自溶开始出现，死后24小时自溶较明显。由于自溶与组织坏死有着共同的变化过程和相似的形态，因此，有时不好区别。如果单就一个细胞来说确实无法区别这两者，但是只要全面检查、全面分析，正确区分它们也是不难的。第一，可以从分布特点上区分。如果将要检查部分固定起来，则固定部分的自溶是从中间开始的，未固定而又离体的部分的自溶是从边缘开始的，这是规律。生前形成的坏死，则没有这种分布规律。第二，可以从速度和程度上分。各处器官、内脏、组织、细胞的自溶速度和程度，如前所述，是有一定顺序的，而坏死则不具有这种顺序性。如果发现胰尚无明显自溶，而心、肾、肝、脑等组织有细胞核浓缩、碎裂或溶解，则首先应考虑生前形成的病变，以此类推。第三，可以从范围上区分，自溶通常是弥漫性的，而坏死则通常是局部性的。第四，可以从病理变化上分，组织坏死时，在坏死灶周围一般都有炎症反应，而自溶灶周围则没有这种病理变化。应采取措施防止自溶，争取早解剖、早取材、早固定。由于水分多和各种消化酶的作用，除胰腺以外，胃肠道是最容易发生死后自溶的脏器（图6-14）。

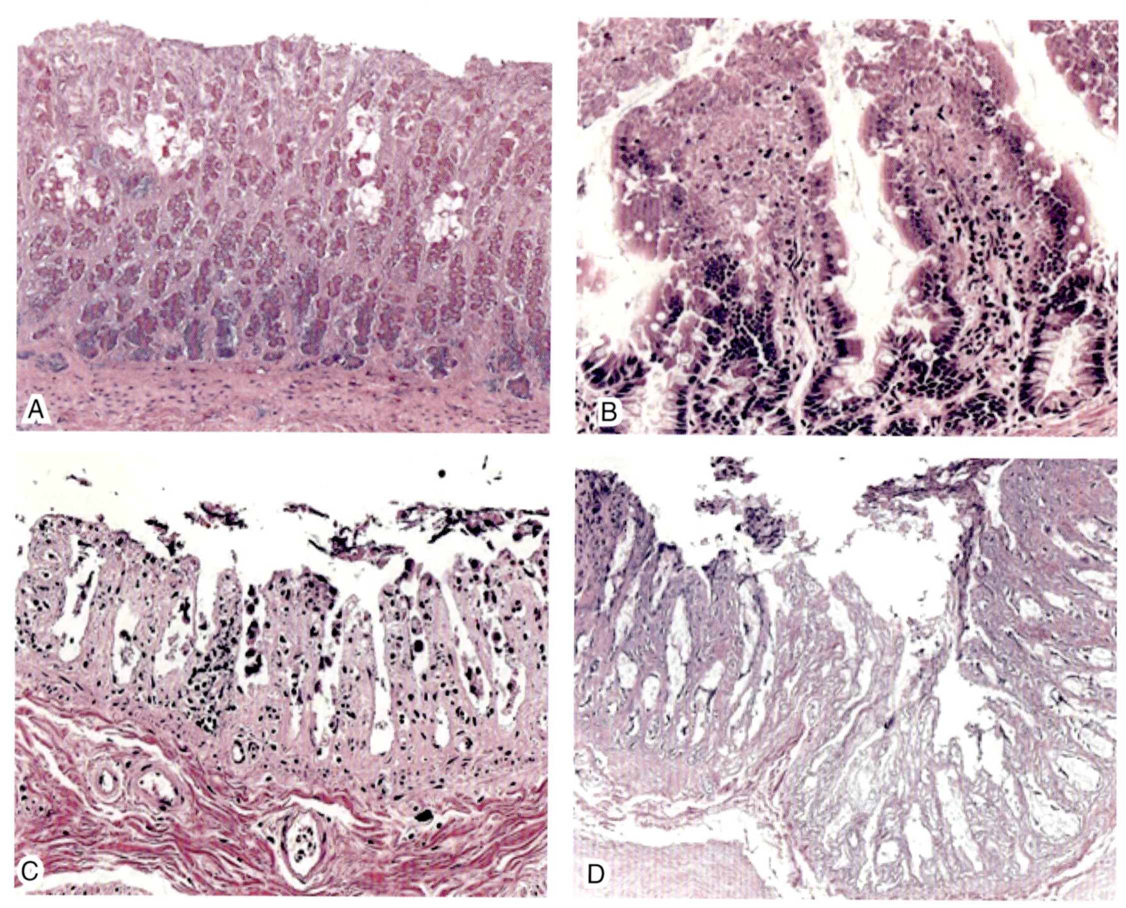

图6-14 SD大鼠死后胃肠道黏膜自溶

A.胃黏膜自溶，无炎症反应； B.小肠黏膜自溶无炎症反应；C. 盲肠黏膜自溶无炎症反应；D.结肠黏膜自溶无炎症反应（选自昭衍病理数据库）

（二）前胃黏膜溃疡

前胃黏膜炎症诱发溃疡并不多见，偶有发生（图6-15）。

（三）前胃表皮样囊肿

在啮齿类动物中多见，多为自发性病变，多见于非腺胃和腺胃连接部位，多位于黏膜下层，有一层上皮形成囊，上皮多为单层扁平或柱状，囊腔中可见嗜酸性角化物质，通常炎症反应很轻微或无炎症反应（图6-16）。

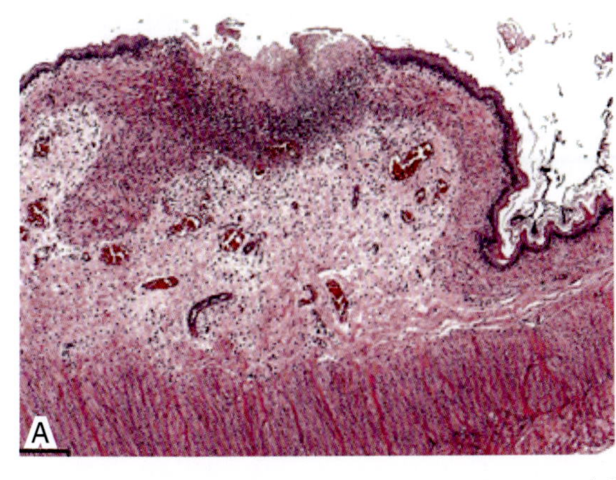

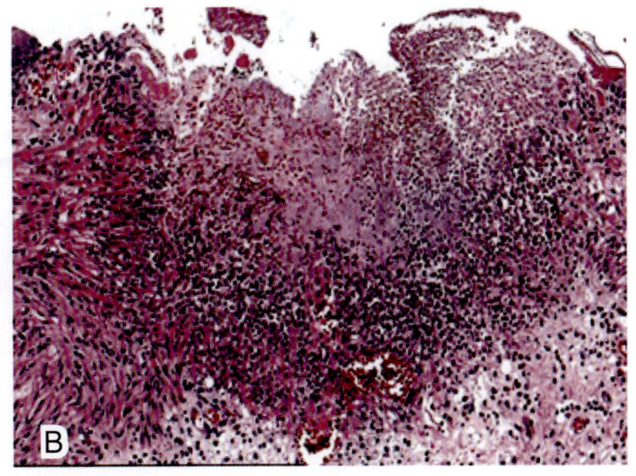

图6-15 **大鼠前胃自发溃疡**

A.前胃黏膜损伤脱落形成溃疡；B. 溃疡切面观察到表面的渗出物和坏死组织层、炎症层、肉芽组织，由于属早期溃疡，未见纤维瘢痕形成（选自昭衍病理数据库）

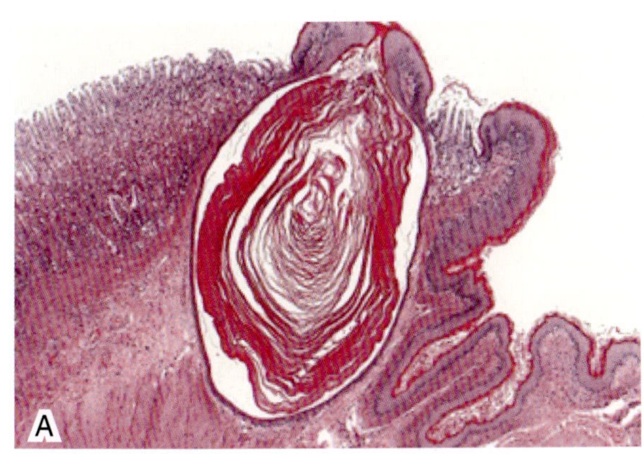

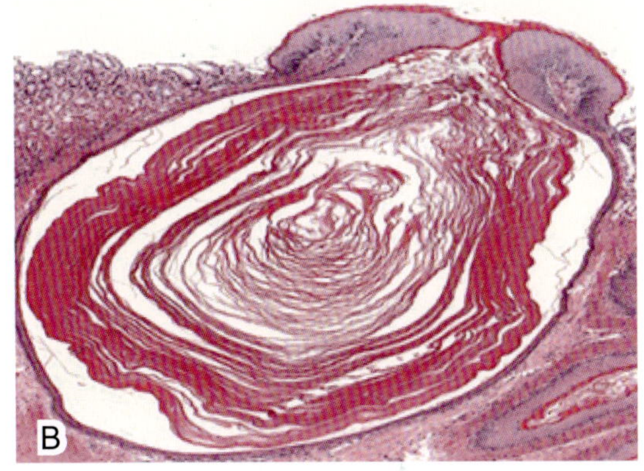

图6-16 **大鼠前胃表皮囊肿**

A.前胃和腺胃交界处发生的表皮囊肿；B.上皮增生内陷，形成囊壁，内含大量增生的角质（选自昭衍病理数据库）

（四）前胃鳞状上皮增生和乳头状瘤

前胃鳞状细胞增生起源于前胃鳞状细胞，又称前胃鳞状上皮增生。组织学特点包括细胞增生导致棘细胞层增厚并伴有角质层增厚，有角化不全或过度角化，增生呈局灶性、多灶性或弥漫性，也有外生性（乳头状增生）或内生性生长（向皮下生长）模式。乳头状突起没有分支或仅有极少分支，无纤维血管基质。分化形成的角质细胞的排列有序且完整，形成过大的表皮突。囊样结构呈内生性生长，囊内衬有分化良好的鳞状上皮并充满角蛋白，囊样结构可延伸至黏膜下层，基底膜完整，有丝分裂活性可能增加，棘细胞和基底细胞发育异常（图6-17A）。前胃鳞状上皮增生和乳头状瘤需要与前胃鳞状细胞乳头状瘤（stomach squamous cell papilloma）及前胃基底细胞增生进行鉴别诊断。

前胃鳞状细胞乳头状瘤起源于前胃的复层鳞状上皮层，又称前胃乳头状瘤。组织学特点包括无蒂或有蒂的鳞状上皮同纤维血管间质呈外生性生长，形成指样的分支状突起，分化良好的鳞状上皮细胞层通常可见厚的角化层或角化不全，乳头结构不侵犯基底膜，有可能延伸至黏膜下层，但无基底膜破坏的证据（图6-17B）。

（五）前胃鳞状细胞癌

前胃鳞状细胞癌（forestomach squamous cell carcinoma）起源于前胃复层鳞状上皮，又称前胃表皮样癌或前胃鳞癌。组织学特点包括前胃鳞状细胞呈内生性或外生性生长，单个细胞或肿瘤细胞巢浸润到基底膜，细胞正常分化丧失，可浸润至黏膜下层、肌层和浆膜层。分化良好的类型其鳞状上皮几乎正常，通常病灶中央角化过度（有角化珠形成）。在浸润区域多边形和多形性细胞占主导，并伴有不同程度的角化。分化不良类型（间变型）的癌细胞形成实性片状或条索状，浸润至黏膜下层及相邻组织，角化灶罕见，细胞的大小通常大于正常细胞，形状各异，细胞核深染、增大、核仁明显，可见有丝分裂象（图6–18）。肿瘤可以转移到腹腔、淋巴结或肺。需要与前胃鳞状细胞增生、前胃鳞状上皮乳头状瘤、前胃良性基底细胞瘤、前胃恶性基底细胞瘤及前胃基底细胞增生进行鉴别诊断。

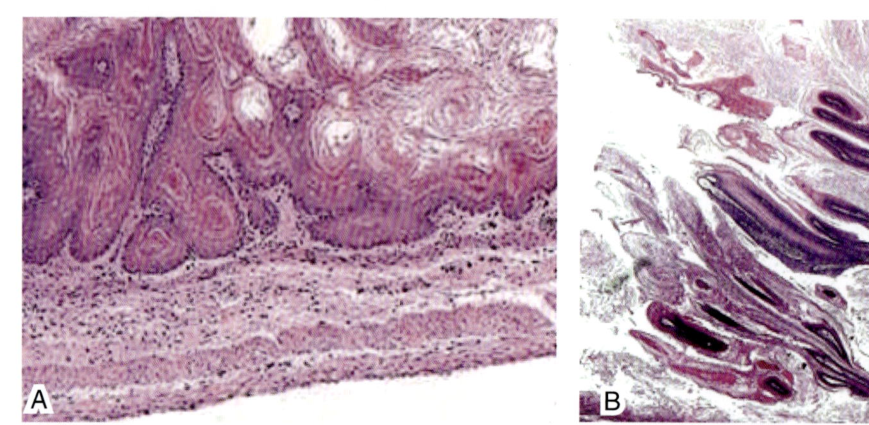

图6–17　大鼠前胃鳞状上皮增生和乳头状瘤

A.大鼠鳞状上皮增生，角化过度，不形成典型的指状乳头，增生的上皮没有侵入黏膜下；B.小鼠前胃乳头状瘤，形成典型的指状突起，有角化，根部有蒂，没有侵入黏膜下（选自昭衍病理数据库）

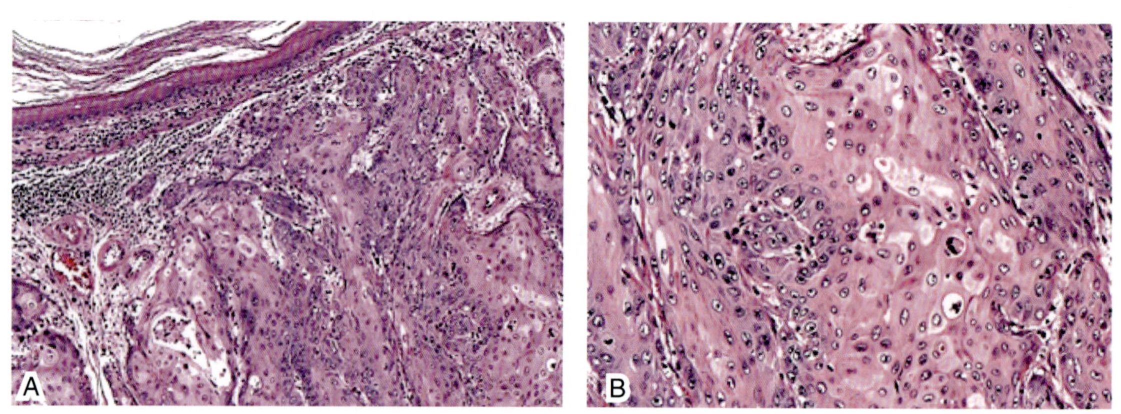

图6–18　大鼠前胃鳞状细胞癌

A.癌组织侵入前胃黏膜下，界线不清，没有包膜，伴有间质炎症；B.癌巢大小不等，有鳞状上皮分化的细胞特征，角化珠不明显（选自昭衍病理数据库）

（六）前胃黏膜下胃血管肉瘤

前胃黏膜下胃血管肉瘤非常罕见的病例（图6–19）。

（七）胃炎

胃炎（gastritis）主要指大鼠的腺胃胃炎和其他动物胃底和幽门黏膜胃炎。胃炎大体可见胃黏膜变红或增厚。镜下可见急性、亚急性和慢性炎症反应。急性反应包括水肿、充血、黏膜出血、上皮坏死、多形核白细胞浸润、轻度糜烂或溃疡、纤维素渗出。慢性反应包括慢性炎细胞浸润、胃小凹增生、嗜碱性再生的上皮、纤维化、囊肿形成（图6–20A）、上皮萎缩和肠上皮化生。以下为2例特殊类型的胃炎。

1.淋巴细胞性胃炎　食蟹猴中很常见，比格犬中偶见。镜下在贲门和幽门黏膜可见大量淋巴细胞和浆细胞，胃底黏膜增厚，可见淋巴样组织灶状增生。黏液上皮细胞扁平，排列不规则，慢性病例可能会见到黏膜萎缩。

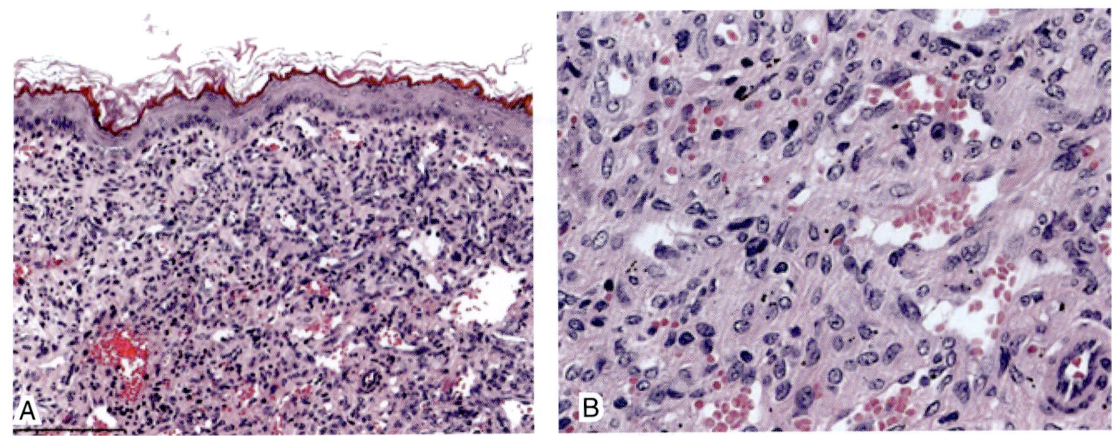

图6-19 大鼠前胃壁血管肉瘤

A.肿瘤位于前胃黏膜下方界线不清，无包膜，血管丰富；B.瘤组织内见大量血管，瘤细胞为血管内皮来源，梭形，大小不等，核染色深，有异型性（选自昭衍病理数据库）

2.慢性囊性胃炎　病变特点是胃底腺或幽门腺的黏膜下和深层一些腺体呈不同程度的囊性扩张，腺上皮变得扁平，同时伴有间质的炎症（图6-20B～D）。这种病变在人类病理学教科书称其为慢性囊性胃炎或囊肿，实验动物中则很少见，英文INHAND中有简单的腺体囊性扩张的描述。

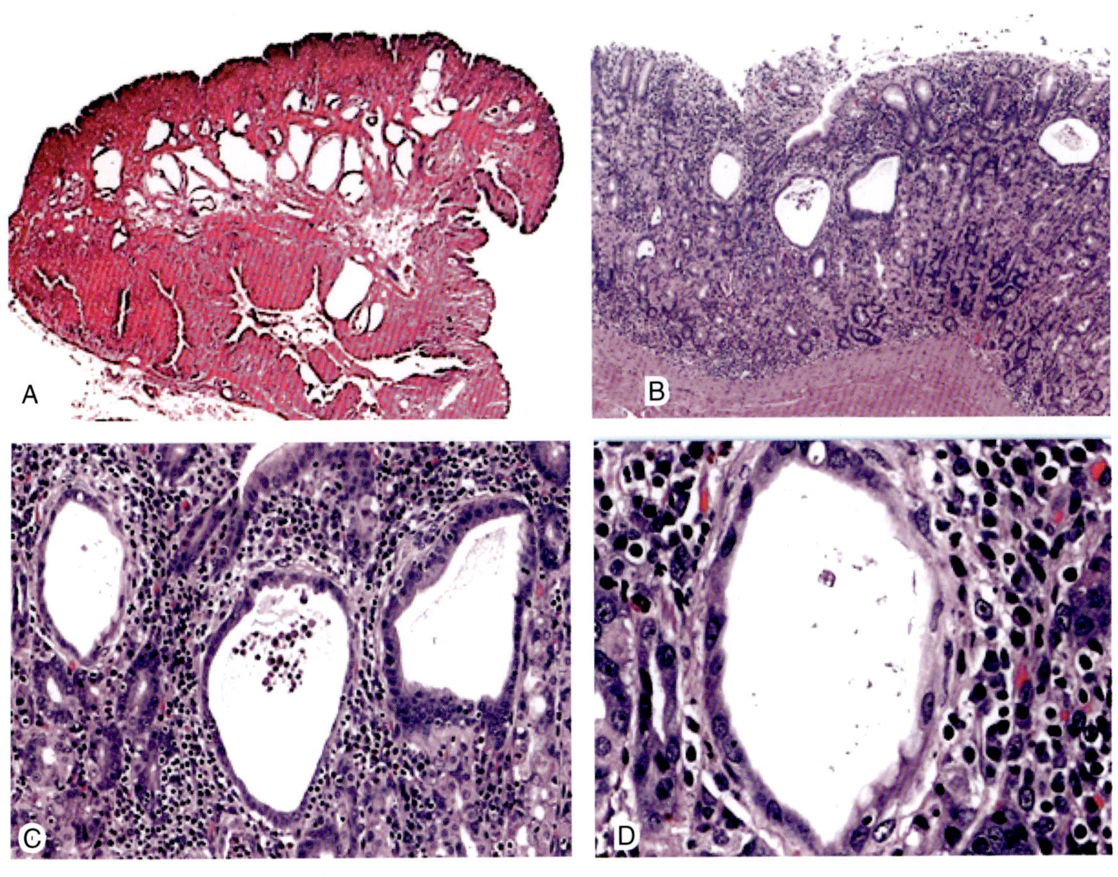

图6-20 慢性囊性胃炎

A.胃黏膜深层可见腺体囊性扩张（选自《外科病理学》）；B.食蟹猴胃黏膜下可见慢性炎症和腺体囊性扩张（某抗CD20单抗诱发）；C.囊性扩张的腺体，上皮细胞扁平化：D.囊性扩张的腺体可见杯状细胞（肠上皮化生）（选自昭衍病理数据库）

（八）胃黏膜糜烂/溃疡

胃黏膜糜烂（erosion）指黏膜表面发炎渗出，上皮变性脱落或消失。溃疡（ulcer）是指黏膜发炎、变性、坏死、脱落，形成组织缺损。应激反应可引起黏膜的溃疡，大体观察，黏膜表面可见红色灶状凹陷或火山口样，多发于贲门和幽门黏膜。镜下表现程度不同，可见黏膜浅层坏死、出血、轻度炎细胞浸润，也可见坏死累及黏膜全层、固有层和黏膜肌层，可伴有水肿、纤维化、粘连、脓肿。慢性病例还可见鳞状细胞增生。许多化学品和药物都可以引起胃黏膜的糜烂和溃疡，如有的药物可引起黏膜出血（如抗癌药环磷酰胺），有的药物引起黏膜出血和溃疡（如阿司匹林），还有的药物引起胃和小肠同时发生糜烂和溃疡病变（如苯基丁氮酮和吲哚美辛）。实际上，非甾体抗炎药是与胃溃疡关系最密切的抗炎药物[10]。

昭衍实验室用某氟比洛芬酯类注射液重复静脉输注给予比格犬2周的剂量探索实验，多只动物出现死亡，大体观察可见动物有腹水，为红色混浊液体，且可见胃幽门处穿孔，相应的显微镜下表现为胃幽门和空肠可见黏膜溃疡、糜烂，是与药物相关的病变（图6–21）。用实验动物制作胰岛素昏迷的动物模型，也通常诱发胃的溃疡病变（图6–22）。

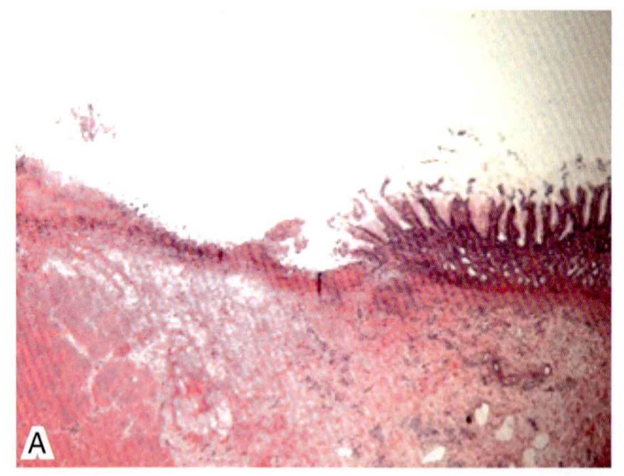
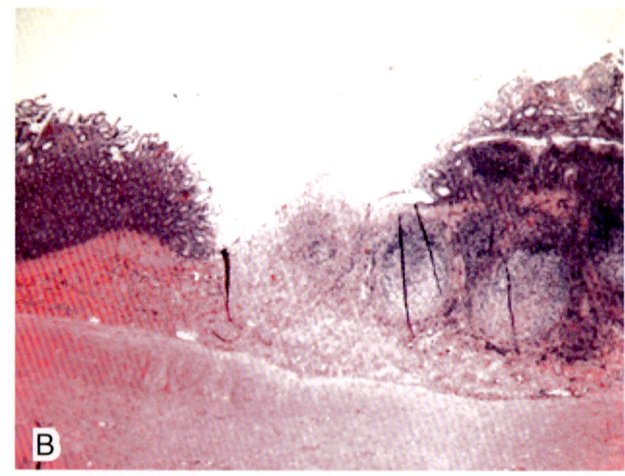

图6–21　胃幽门溃疡和空肠溃疡

A.胃幽门溃疡，图右侧是正常黏膜，左侧为溃疡，黏膜脱落，溃疡表面为渗出物和坏死（某氟比洛芬酯类注射剂诱发）；B.空肠黏膜溃疡（某氟比洛芬酯类注射剂诱发）（选自昭衍病理数据库）

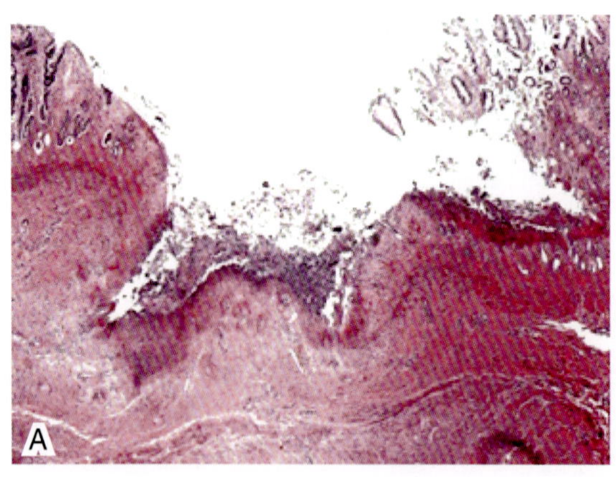
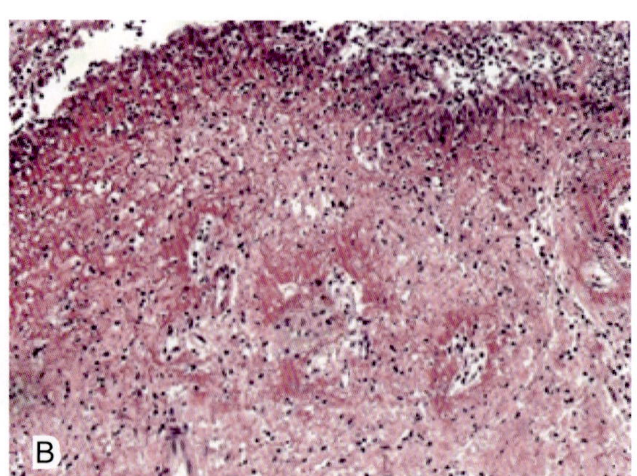

图6–22　比格犬胰岛素昏迷诱发的胃溃疡

A.图中部可见一较大溃疡，黏膜脱落，溃疡底表面附有糜烂坏死物；B.高倍镜观察，溃疡底依次为糜烂渗出物、坏死物、肉芽组织和血管壁纤维素样坏死（选自昭衍病理数据库）

（九）胃黏膜的肠上皮化生

胃黏膜在受到各种炎症刺激或损伤时常出现适应性改变，部分黏膜细胞可以化生成小肠的绒毛结构和杯状细胞，是人类胃炎时常见到的病变（图6–23）。肠上皮化生在实验动物中非常少见，但是实验室大鼠给予化学制剂可以诱发胃黏膜的炎症伴肠上皮化生，小鼠幽门螺杆菌感染模型也发现有肠上皮化生，用多氯联苯（polychlorinated biphenyl）给予大鼠可诱发胃的肠上皮化生[11]。传统理论认为肠上皮化生属于一种癌前病变，但是近年来有研究认为肠上皮化生不是直接的癌前病变，只是一种伴随癌发生的病变，即可以和癌症同时发生，但又不与癌症发生相关[12]。

（十）帕内特细胞化生

帕内特细胞（Paneth cell）是小肠黏膜底部的一种细胞，又称潘氏细胞，三五成群地散在肠腺底部，细胞呈锥体形，细胞核呈圆形或椭圆形，胞质顶部含有粗大的嗜酸性颗粒，颗粒内含有防御素和溶菌酶，具有杀灭肠道细菌的作用。实验动物胃的潘氏细胞化生常由药物诱发（图6–24）。

（十一）胃幽门腺上皮细胞空泡化

胃幽门腺上皮细胞空泡化见图6–25。

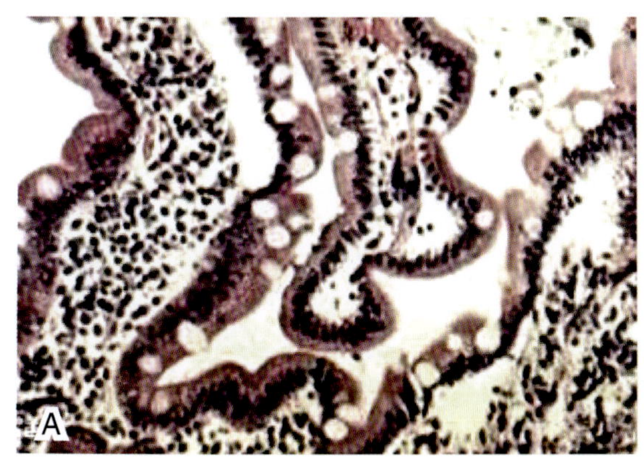

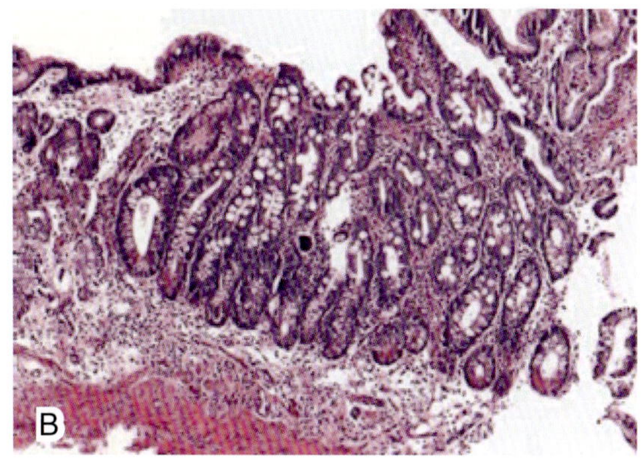

图6–23 胃黏膜的肠上皮化生

A. 人胃黏膜的肠上皮化生，可见小肠绒毛形成和杯状细胞；B.大鼠胃黏膜的肠上皮化生，可见绒毛及杯状细胞（选自昭衍病理数据库）

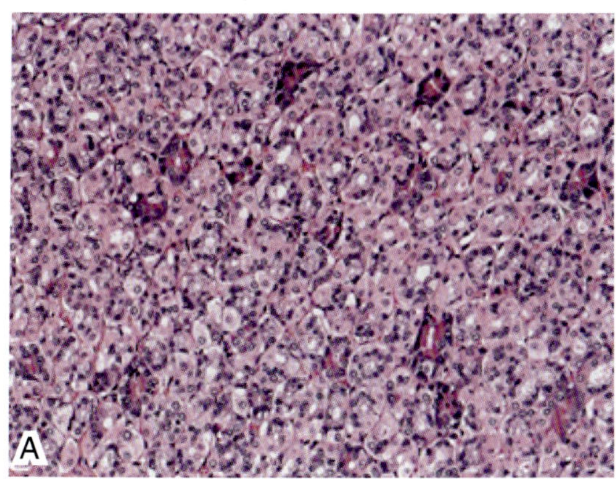

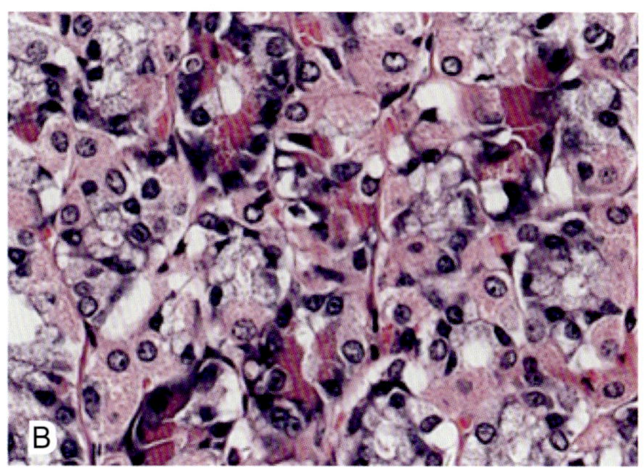

图6–24 大鼠胃黏膜潘氏细胞化生

A.低倍率照片，黏膜显著增厚，有小肠潘氏细胞化生的腺体散在分布（某安纳拉唑钠药物诱发）；B.帕内特细胞细胞质内可见嗜酸性颗粒（选自昭衍病理数据库）

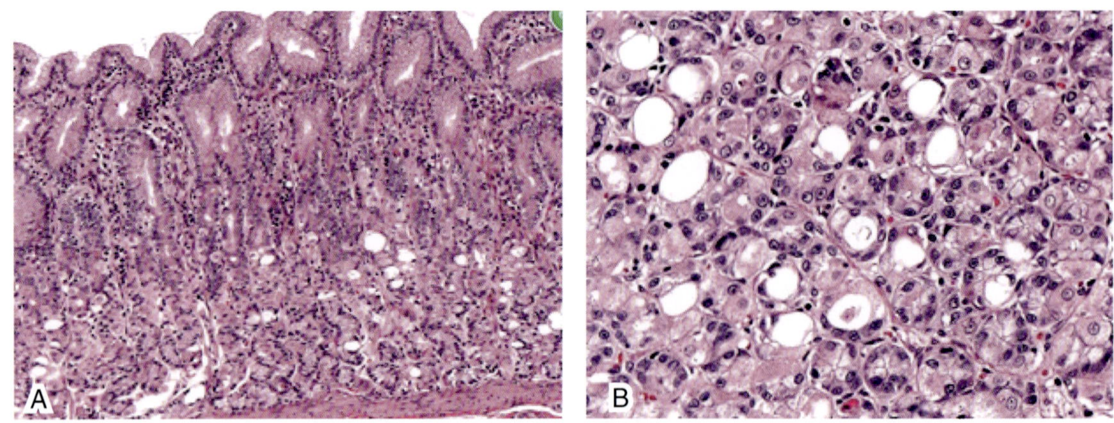

图6-25　犬胃幽门腺上皮细胞空泡化

A.幽门腺可见有空泡化细胞；B.细胞体积明显变大，胞质内含大空泡（某钾竞争性酸性阻滞剂治疗消化性溃疡药物诱发）（选自昭衍病理数据库）

（十二）大鼠前胃小肠腺异位

大鼠前胃小肠腺异位是极其罕见的自发病变。Hagiwala 1990年曾报道一例F344大鼠前胃小肠腺异位，是致癌实验4000例动物中发现的一例（图6-26）。昭衍实验室在实验用大鼠中偶然发现1例SD大鼠前胃小肠腺异位，病变与Hagiwala 报道的基本相同（图6-27）。

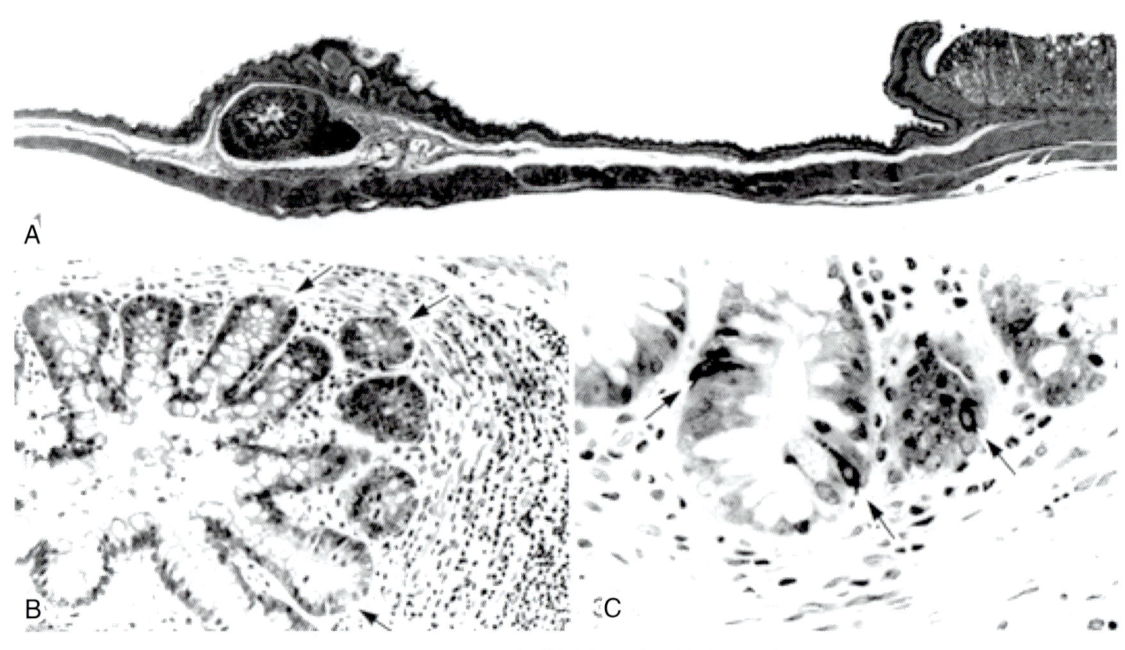

图6-26　F344大鼠前胃小肠腺异位（原图）

A.前胃黏膜下可见单一的结节；B.异位的肠腺可见吸收细胞、杯状细胞、潘氏细胞（箭头）；C.镀银染色显示异位的小肠腺可见内分泌细胞（箭头），Grimeliu 法（选自：Hagiwala A, Kulata Y, Tamona A. Ectopic Intestinal Gland in the Forestomach of a F344 Rat. Vet. Pathl, 1990, 27:201-203.）

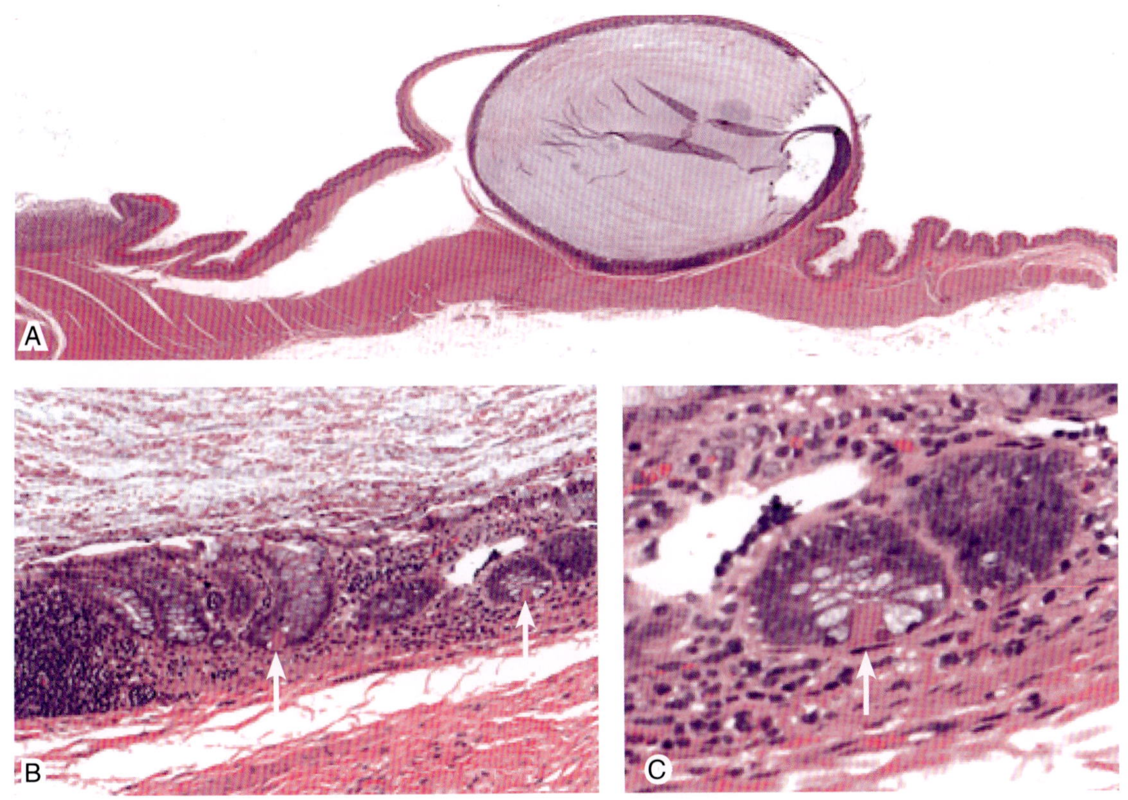

图6-27　SD大鼠前胃小肠腺异位

A. 前胃黏膜下可见单一的、有腔的结节，腔内含黏液分泌物；B.异位的黏膜可见各种细胞和淋巴组织；C.高倍镜观察可见吸收细胞、杯状细胞和潘氏细胞（箭头）（选自昭衍病理数据库）

五、肠道病变

（一）十二指肠色素沉着

十二指肠色素沉着多见于猴和啮齿类动物，表现为绒毛固有层灶状或多灶棕色沉积物，有时为胆汁污染所致，多数可能是与出血相关的含铁血黄素沉着。

（二）十二指肠囊肿

啮齿类动物较常见，可能来源于十二指肠腺或胰腺导管。囊肿多见于黏膜下层或浆膜面，上皮排列为单层扁平或立方上皮，囊腔内可能会有淡染嗜酸性无结构的液体。囊肿通常罕见或无炎症。

（三）十二指肠腺体囊样扩张

十二指肠腺体囊样扩张多见于犬，十二指肠基底腺扩张，腺上皮因受压而变扁平，腺腔内可见淡红染无结构的物质、泡沫组织细胞或细胞碎片。通常罕见或无炎症，周围组织无损伤。

（四）十二指肠绒毛萎缩

十二指肠绒毛萎缩很罕见，可能与细小病毒或药物毒性相关。绒毛矮小，呈屋顶状、棘状或丝状。黏膜表面吸收能力降低。该病变多为弥漫性，对大部分绒毛有影响，常伴随绝对或相对隐窝细胞增殖的缺陷。

（五）十二指肠乳糜管扩张

十二指肠乳糜管扩张罕见，可自发或与给药相关。大体可见淋巴管扩张，肠系膜内出现乳白色条纹，肠道出现凸起的区域。显微镜下可见淋巴管和乳糜管扩张，黏膜层节段性水肿。

（六）十二指肠扩张

十二指肠扩张多见于大小鼠吞气症，多由鼻腔阻塞所致。大体可见十二指肠扩张、显微镜下可见十二指肠横切面直径变大，上皮细胞扁平，肠壁变薄，肠绒毛分离。

（七）急性出血性坏死性肠炎

急性出血性坏死性肠炎（acute hemorrhagic necrotizing enteritis，AHNE）是与C型产气荚膜芽孢杆菌感染有联系的一种急性肠炎，病变主要发生在小肠，以空肠和回肠多见。病理改变以肠壁出血坏死为特征。主要临床表现为腹痛、便血、发热、呕吐（大动物）和腹胀。严重者可有休克、肠麻痹等中毒症状和肠穿孔等并发症，是人类和实验动物死亡率很高的肠道疾病。昭衍实验室曾在某抗肿瘤药物的探索实验中，受试比格犬高剂组2/4只、中剂量4/4只、濒死动物2只发生了急性出血坏死性肠炎（图6–28）。

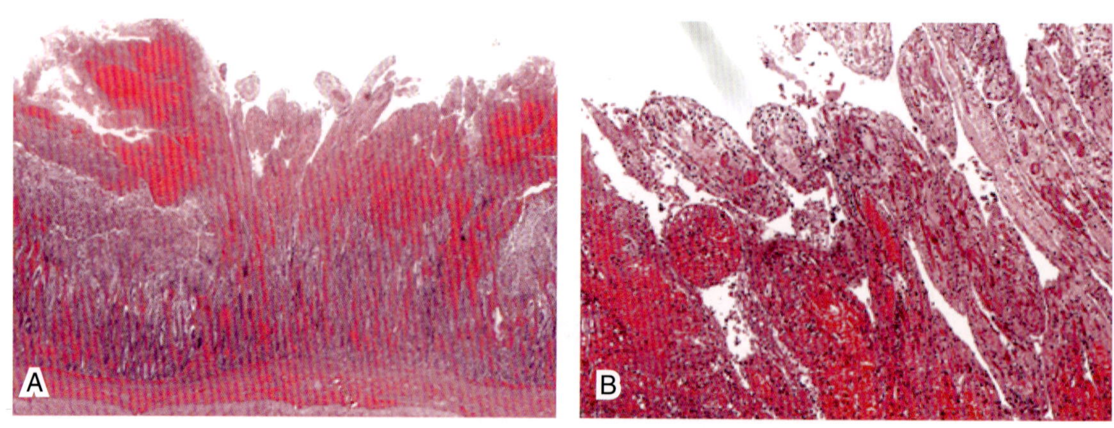

图6–28　比格犬出血性坏死性肠炎（某口服抗肿瘤药物诱发）

A.十二指肠全层有淤血和出血，表层更重；B.高倍镜观察表层绒毛出血（选自昭衍病理数据库）

（八）肠套叠

肠套叠（intussusception）是指一段肠管套入与其相连的肠腔内，并导致肠内容物通过障碍。肠套叠占肠梗阻病例的15%～20%。有原发性和继发性两类。在人类原发性肠套叠多发生于婴幼儿，继发性肠套叠则多见于成年人。绝大多数肠套叠是近端肠管向远端肠管内套入。宠物也可以发生肠套叠，宠物中以猫和犬较为多发。海洋公园里的海豚发生肠套叠报道很多见，实验室较多发生的是犬，其次是猴，而啮齿类动物少见。值得注意的是某些药物也可以诱发肠套叠（图6–29），实验性胰岛素昏迷的动物也较易发生肠套叠，前者的发病机制一般是药物促进肠道平滑肌收缩所致，后者是昏迷的动物可能是中枢神经障碍，胃肠神经功能失调所致。

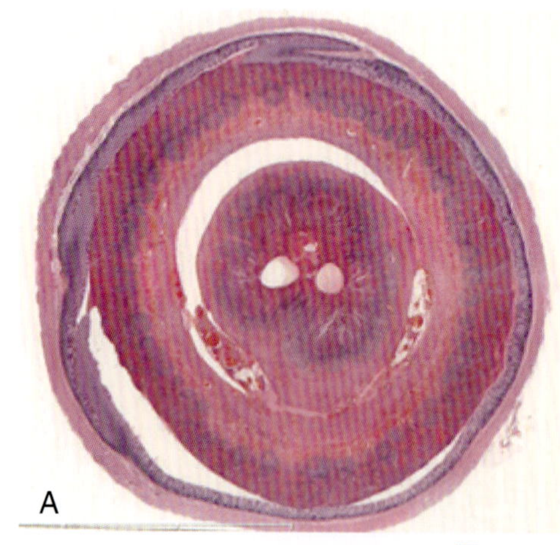

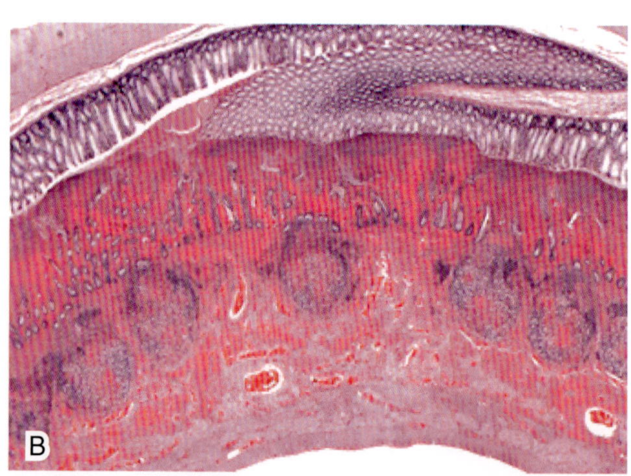

图6–29　供试品诱发比格犬肠套叠

A.肠套叠肠段横断面，可见最内两段是套叠而出血坏死肠段，最外是扩张没有出血坏死的肠段（某紫杉醇胶囊诱发）；B.出血坏死的肠段可见肠壁大面积出血和坏死（选自昭衍病理数据库）

（九）肠梗阻

肠梗阻（intestinal obstruction）指肠内容物在肠道中通过受阻。肠梗阻为常见急腹症，可因多种因素引起。起病初，梗阻肠段先有解剖和功能性改变，继则发生体液和电解质丢失，肠壁循环障碍、坏死和继发感染，最后可致毒血症、休克和死亡。如能及时诊断，积极治疗，大多能逆转病情的发展，甚至治愈。实验动物也可以发生肠梗阻，如猫、犬、猴均有不少报道，但啮齿类动物很少见肠梗阻的报道。昭衍实验室曾发现1例大鼠自发性肠梗阻的死亡病例（图6–30）。本病的病因可分为异物等引起的机械性阻塞和肠麻痹或痉挛等引起的功能性肠阻塞，动物主要以前者多见，特别是由异物阻塞所引起者。

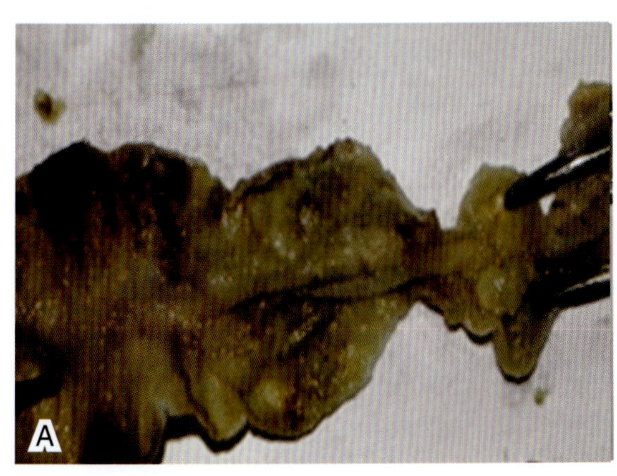

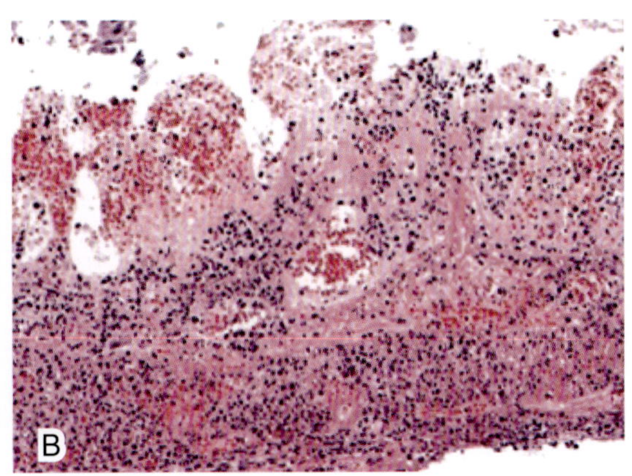

图6–30 **大鼠自发小肠肠梗阻**

A.大体标本中部靠右侧可见较窄变细的梗阻肠段，左侧肠壁可见出血；B.显微镜下观察肠壁出血坏死伴炎症反应（选自昭衍病理数据库）

（十）肠穿孔

肠穿孔（intestinal perforation）一般继发于各种不同的肠病，如局限性肠炎（regional enteritis），又称Crohn 病、慢性溃疡性结肠炎（chronic ulcerative colitis, CUL）、急性出血坏死性肠炎（acute hemorrhagic enteritis, AHE）、肠阿米巴病（intestinal amoebiasis）、肠的应激反应等。上述肠病的病变严重时可发生肠穿孔，引起腹膜炎甚至导致患者或实验动物死亡。在药物安全评价工作中，有报道一些药物也可以损伤肠道从而诱发炎症和溃疡形成，如人类因某些靶向抗癌药和非甾体抗炎药的应用而引起胃肠道溃疡。实验动物也可以发生类似的病变，有报道大鼠多次重复灌胃美洛昔康诱发胃肠道溃疡。正常情况下，环氧化酶–1（COX–1）的功能是合成前列腺素（PG），调节细胞正常生理活性，保护消化道黏膜。而环氧化酶–2（COX–2）是一种诱导酶，与炎症介质的生成有关。美洛昔康能选择性抑制环氧化酶–2（COX–2），从而产生消炎镇痛的作用。但是，当给药剂量增高时，同时也抑制环氧化酶–1（COX–1），从而诱发消化道不良反应，如溃疡。昭衍实验室在对某非甾体类药物美洛昔康的探索实验中，一些给药动物发生了小肠和结肠黏膜的急性炎症和溃疡，同时还并发了溃疡穿孔，导致腹膜炎和肠粘连而死亡（图6–31）。

（十一）结直肠黏膜杯状细胞增生

是一种结肠和小肠都可以发生的病变，有时是不明原因的自发性病变，有时可由某些药物诱发所致。增生的类型可以是多样的，包括肥厚性、再生性，增生的细胞类型也可多样，如十二指肠腺增生、杯状细胞增生、派尔集合淋巴结（Peyer Patches）增生、潘氏细胞化生等（图6–32）。

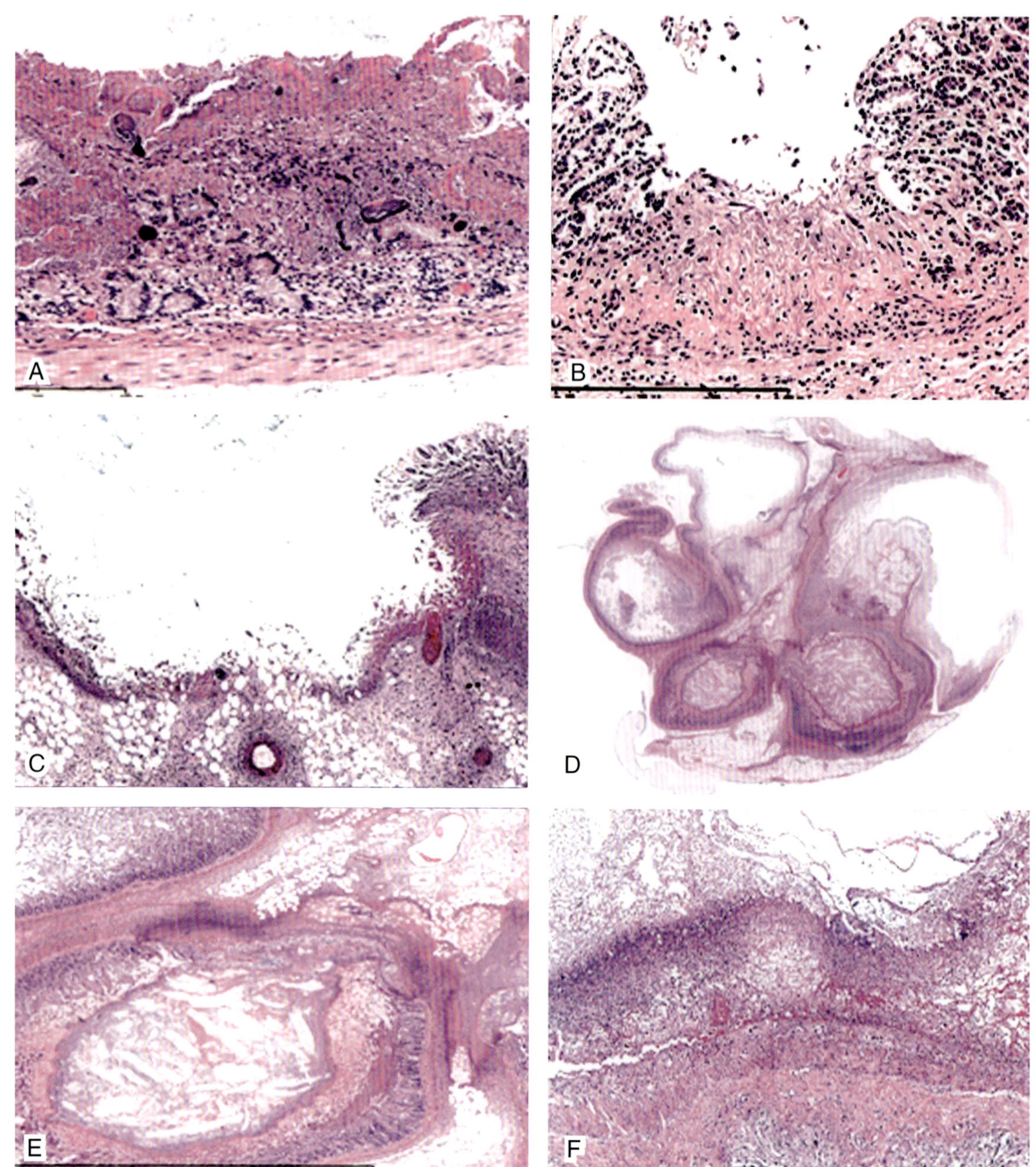

图6-31 某甾体类固醇药物诱发的SD大鼠肠炎、溃疡、穿孔和腹膜炎

A.结肠黏膜急性炎症，黏膜表层坏死、渗出；B.小肠黏膜溃疡形成，溃疡深达肌层；C.小肠巨大溃疡穿孔，炎症扩散至腹膜和肠系膜；D.肠穿孔造成腹膜炎肠粘连，可见5个肠管粘连在一起；E. 一段小肠的断面，可见穿孔处，小肠黏膜断裂和腹膜炎，肠粘连；F. 腹膜炎，炎症渗出物形成包块，下方可见小肠黏膜（选自昭衍病理数据库）

（十二）假膜性结肠炎

假膜性结肠炎（pseudomembranous colitis）不是药物直接引起的炎症，主要由厌氧菌（如痢疾杆菌等）毒素刺激产生的炎症。假膜性结肠炎通常因过多、过量使用抗生素造成肠道菌群失调而发生。由于结直肠黏膜表面有大量纤维素和嗜中性白细胞渗出（常含有细菌），以及坏死的黏膜组织混合在一起形成一层膜，称假膜，故假膜性结肠炎又称为假膜性炎（图6-33）。

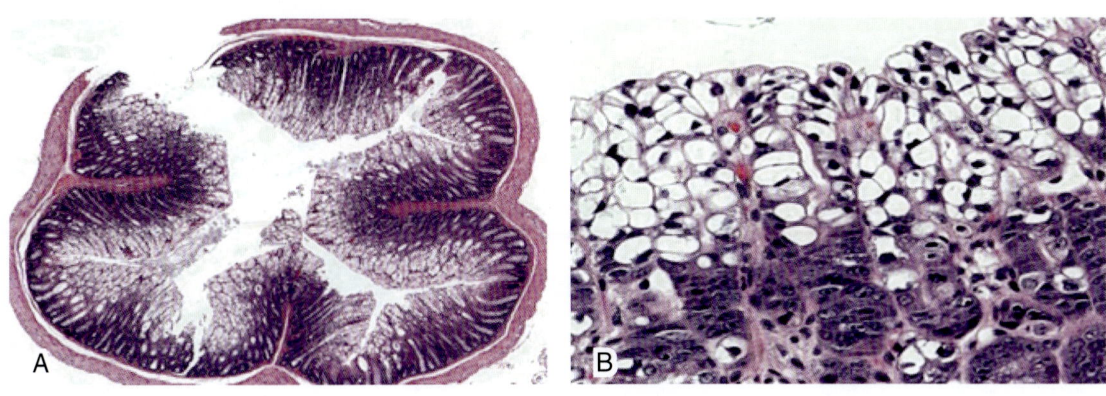

图6-32 结肠杯状细胞增生

A.小鼠结肠黏膜增厚，浅表层杯状细胞增多；B.杯状细胞增多，细胞体积增大（选自昭衍病理数据库）

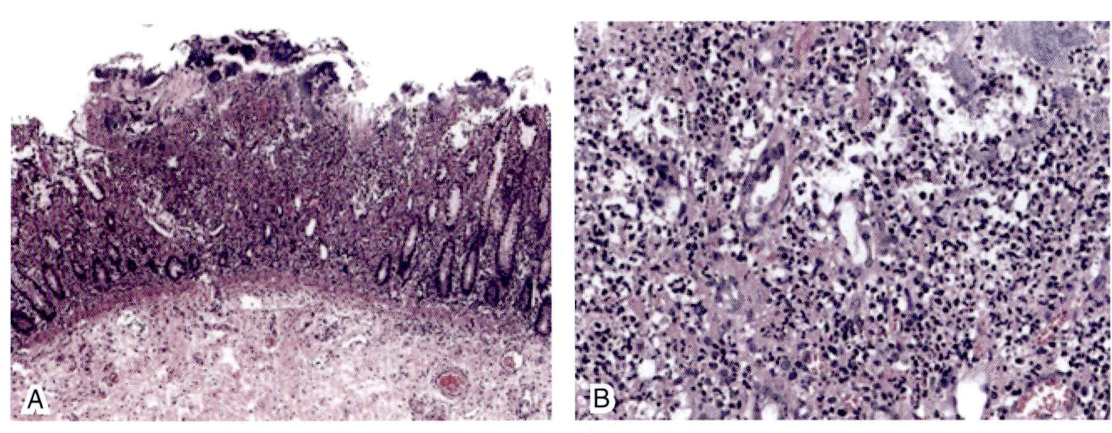

图6-33 食蟹猴假膜性肠炎

A.肠黏膜坏死脱落，表层覆盖渗出物及坏死物质，可见细菌（该动物严重腹泻死于脱水和电解质紊乱）；B.结肠壁大量纤维素和中性粒细胞渗出，结肠腺体破坏（选自昭衍病理数据库）

（十三）溃疡性结肠炎

溃疡性结肠炎（ulcerative colitis，UC）是一种病因尚不十分清楚的直肠和结肠慢性非特异性炎症性疾病，现在多认为是一种自身免疫性疾病，据报道近50%的患者血清中可查出抗自身结肠细胞抗体。病变可累及结肠各段，直肠最多发，偶见回肠。病变呈连续性弥漫性分布。

1.早期 为活动期的改变，在固有膜内弥漫性淋巴细胞、浆细胞、单核细胞等细胞浸润的基础上，有大量中性粒细胞浸润于固有膜、隐窝上皮（隐窝炎）、隐窝内（隐窝脓肿）及黏膜表面上皮。隐窝脓肿融合破溃形成大小不等的溃疡，溃疡底部见血管炎及血管壁纤维素样坏死。肉眼观见黏膜弥漫性充血、水肿，表面呈细颗粒状，脆性增加，糜烂及溃疡。

2.慢性期 黏膜反复不断破坏和修复，至正常结构破坏，纤维组织增生，溃疡边缘的上皮细胞呈息肉样增生，称为假性息肉，是癌变的基础。传统病理学研究已将溃疡性结肠炎定为癌前病变[13]。溃疡性结肠炎病因和发病机制仍未阐明，这与缺少理想的动物模型有关。尽管自发性溃疡性结肠炎在马、猴、猪等动物中都有散发，但因病因不明，病情轻重不一，难以作为疾病模型为实验研究所用。随着某些理论和方法的改进，近30年来，人们先后采用药物学方法（醋酸、鹿角菜、非鹿角菜硫酸化产物、一溴辛烷钠等），免疫学方法（体液免疫法、细胞免疫法及复合免疫法）和患者来源的物质等多种方法建立了多种溃疡性结肠炎动物模型，分别在不同程度上模拟人类溃疡性结肠炎不同阶段的病理改变，但与人体溃疡性结肠炎的诸多特点仍有较大差距。因此，建立理想的动物模型成为溃疡性结肠炎研究的难点和重点。有文献报道应用2，4-二硝基氯苯和醋酸复合法建立了一种大鼠溃疡性结肠炎模型，并对其一般情况、病程、病理变化、超微结构、细胞凋亡、免疫反应及结肠压力等指标进行了观察。病理结果显示，黏膜弥漫性充血水肿及浅溃疡形成，淋巴细胞、浆细胞、多形核中性粒细胞等炎性细胞浸润，隐窝炎及隐窝脓肿形成等，这些组织学特征与人类溃疡性结肠炎活动期相似[14-19]。昭衍实验室近年来用小鼠和大鼠制作了炎性肠病（inflammatory bowel disease，IBD）模型，组织病理学所见基本类似于人类溃疡性结肠炎的改变（图6-34）。值得注意的是，在实验性溃疡性结肠炎的模型制作中，由于所用动物不同、剂量不同或过大等因素，所产生的病变轻重差异较大，特别是有些动物溃疡长度可达1.5cm，给判定病变程度增加难度，应该制定量化的指标和使用图像分析或人工智能扫描软件进行测定。

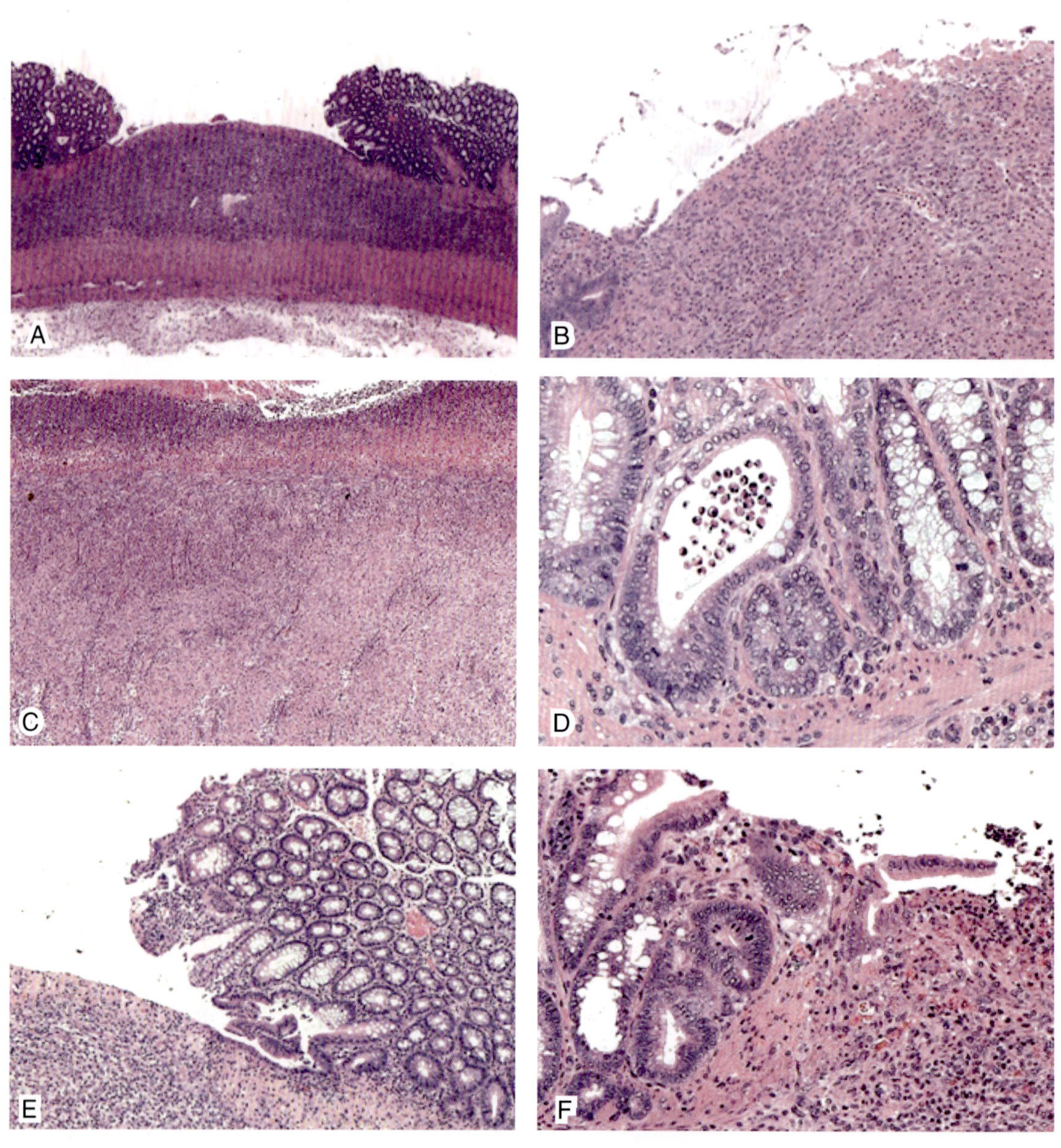

图6-34 SD大鼠溃疡性结肠炎模型

A.受累结肠段的黏膜断裂，形成溃疡；B.溃疡表面糜烂渗出，并可见坏死；C.溃疡底部肉芽肿和瘢痕形成；D.位于结肠黏膜的隐窝脓肿；E.溃疡边缘肠黏膜呈腺瘤样增生；F.腺瘤样增生的上皮多层，有异型性并可见核分裂象（选自昭衍病理数据库）

（十四）胃肠道寄生虫肉芽肿

胃肠道寄生虫肉芽肿实验动物较常见，大鼠多见于大肠腔内，肠黏膜多无损伤。食蟹猴的肠道寄生虫病变也较多见，并可损伤肠黏膜，可在黏膜层、黏膜下层、肌层发现寄生虫感染性肉芽肿。感染的寄生虫以结节线虫类（oesophagostomum）为多发，大肠多发，也可以在胃壁、腹膜、肾、肝和皮下组织（图6-35）[20, 21]。

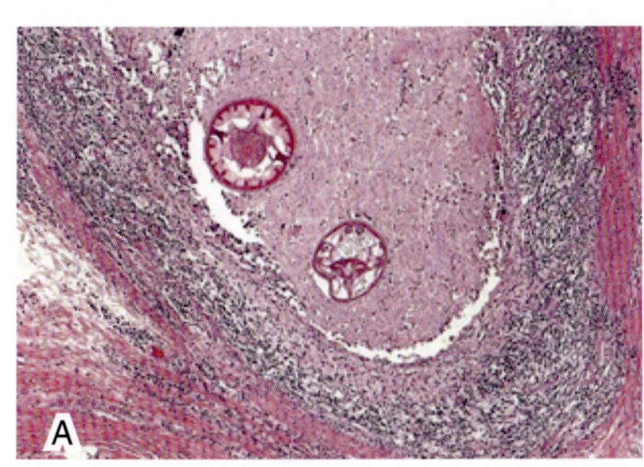

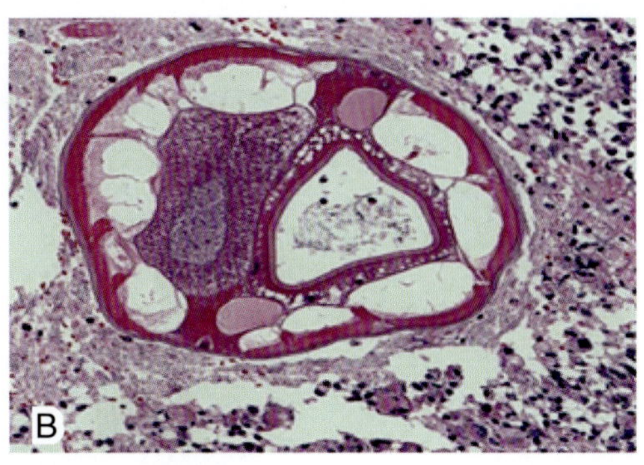

图6-35 **食蟹猴结肠壁寄生虫肉芽肿**

A.结肠寄生虫肉芽肿结节，可分辨中间的坏死物质和寄生虫体（口线虫体），周围是上皮样细胞、多核巨细胞和淋巴细胞；B.虫体高倍镜可见虫体器官结构（选自昭衍病理数据库）

（十五）结肠阿米巴病

结肠阿米巴病（colonic amebiasis）是由溶组织阿米巴原虫侵入结肠肠壁引起的急性或慢性炎性病变。主要病变部位为大肠，最多发生于盲肠，其次为升结肠、直肠、乙状结肠、阑尾、回肠或其他部位的肠道。严重者大肠全部及小肠下段均可受累。自1875年Feder Losch首次在人体发现该病以来，已有9个不同种属的阿米巴原虫被先后发现，已报道的易感动物达30多种，特别是溶组织阿米巴病是非人灵长类动物普遍发生的一种疾病。该类原虫多寄生于人和动物的肠道和肝，以滋养体的形式侵袭机体，引发肠阿米巴痢疾或肝脓肿。溶组织阿米巴原虫（amoeba histolytica）为人体唯一致病性阿米巴原虫，在人体组织及粪便中有大滋养体、小滋养体和包囊3种形态。滋养体在体外抵抗力薄弱，易死亡，而包囊对外界抵抗力则较强。溶组织阿米巴原虫在人和动物肠道内也同样以滋养体和包囊的形式存在。滋养体依靠伪足做一定方向移动，见于急性期患者的粪便或肠壁组织中，可吞噬组织碎片和红细胞，故又称组织型滋养体（图6-36A、B）；小滋养体体积小，伪足少，以宿主肠液、细菌、真菌为食，不吞噬红细胞，亦称肠腔型滋养体。当宿主抵抗力下降，则分泌溶组织酶，加之自身运动而侵入肠黏膜下层，变成大滋养体，显微镜下形态呈圆形，体积较巨噬细胞大，常含有一个泡状核，胞质中常含有糖原空泡和吞噬的红细胞（图6-36C、D）；当肠腔条件改变不利于其活动时变为包囊前期，再变成包囊。包囊多见于隐性感染者及慢性患者粪便中，成熟包囊具有4个核，是溶组织阿米巴原虫感染型，具有传染性。阿米巴原虫包囊进入消化道后，于小肠下段被胰蛋白酶等消化液消化，虫体脱囊逸出，并反复分裂形成多数小滋养体，寄居于回盲肠、结肠等部位。在适宜条件下，如机体胃肠功能降低，某些细菌提供游离基因样因子增强滋养体的毒力，滋养体释放溶酶体酶、透明质酸酶、蛋白水解酶等，并依靠其伪足的机械活动，侵入肠黏膜，破坏组织形成小脓肿及潜行（烧杯状）溃疡（图6-36E、F），造成广泛组织破坏可深达肌层。在慢性病变中，黏膜上皮增生，溃疡底部形成肉芽组织。滋养体也可进入肠壁静脉、经门脉或淋巴管进入肝，引起肝内小静脉栓塞及其周围炎，肝实质坏死，形成肝内脓肿，以右叶为多，并可以栓子的形式流入肺、脑等，形成迁徙性脓肿。肠道滋养体也可直接蔓延至周围组织，形成直肠阴道瘘或皮肤与黏膜溃疡等各种病变。个别病例可造成肠出血、肠穿孔或并发腹膜炎、阑尾炎[22，23]。

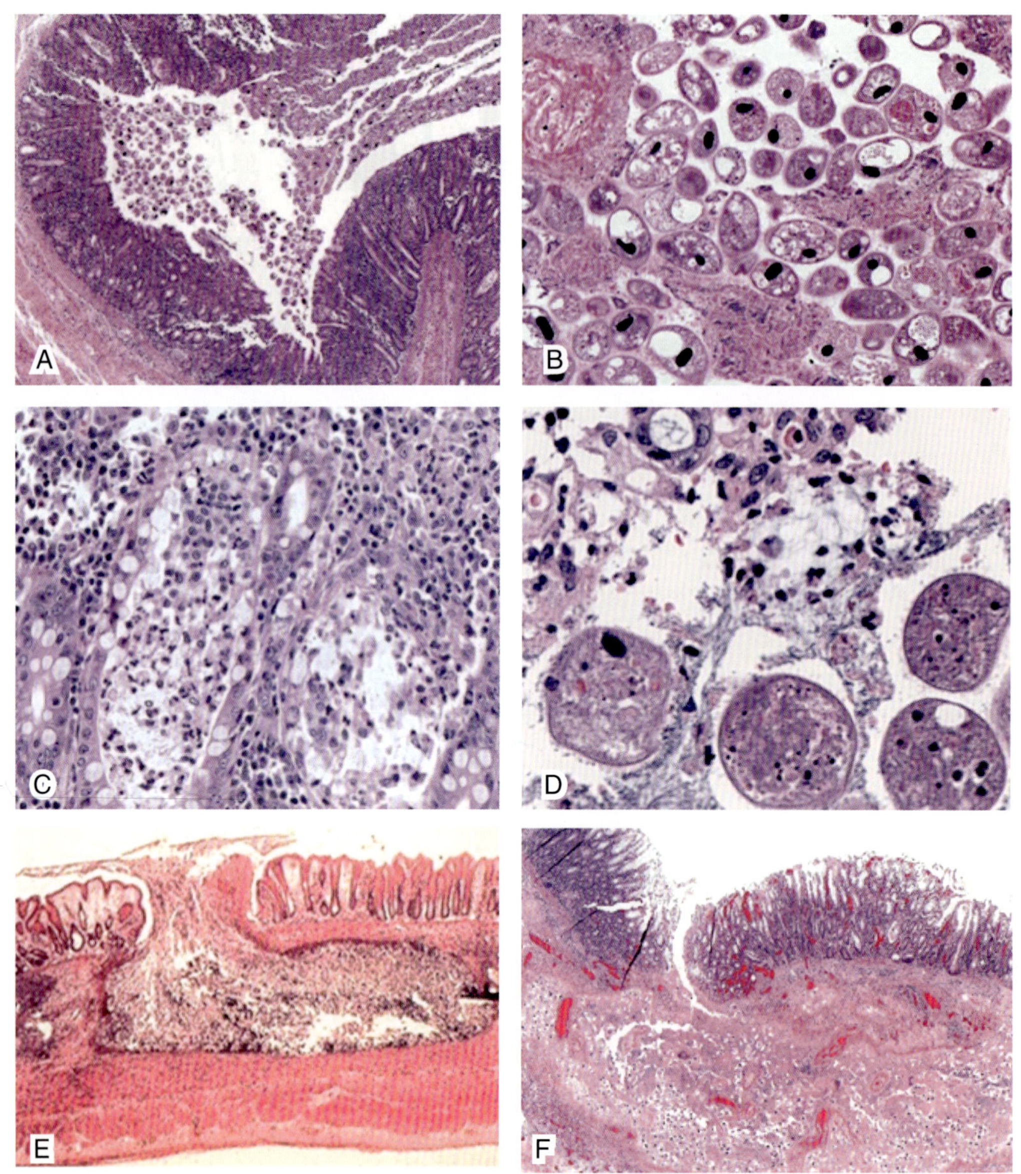

图6-36　食蟹猴结肠阿米巴原虫滋养体

A.食蟹猴结肠肠腔内可见大量的炎性渗出物，含有滋养体；B.肠壁内的阿米巴原虫滋养体，可见有吞噬红细胞；C.结肠壁急性炎症，隐窝脓肿形成；D.肠腔内渗出物和吞噬红细胞的滋养体；E.低倍镜看结肠壁的溃疡呈底大口小的烧杯状（人）；F.食蟹猴结肠壁的阿米巴烧杯状溃疡（选自昭衍病理数据库）

第三节　消化道肿瘤

同人类消化管发生肿瘤的规律一样，野生动物和实验动物消化管各个部位都可能发生消化道肿瘤，包括良性肿瘤和恶性肿瘤。致癌实验的开展和大量研究资料显示，化学致癌物质几乎能诱发消化道大多数类型的肿瘤。本节主要列举我们在致癌实验中的一些良、恶性肿瘤图片并加以说明。

1. 比格犬结肠早期腺癌　见图6-37。

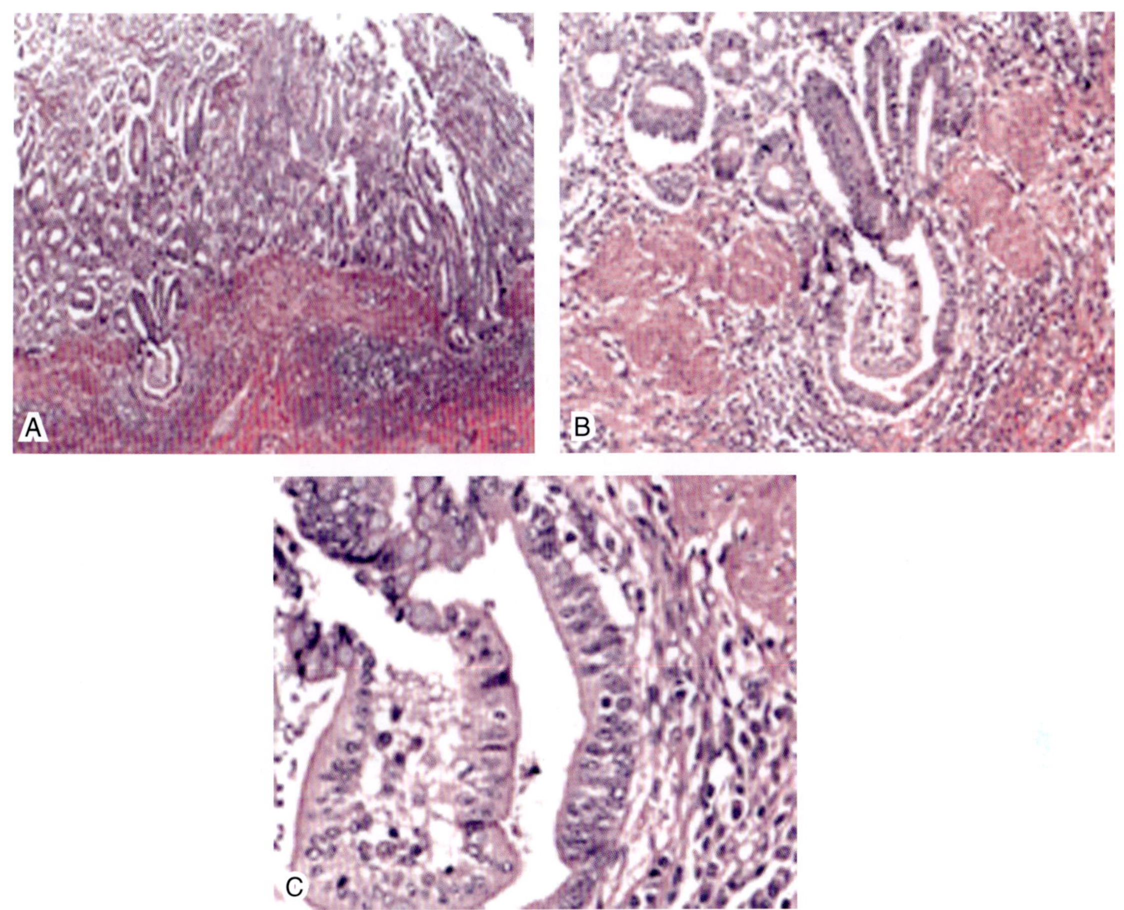

图6-37 比格犬结肠早期腺癌

A.腺癌组织从黏膜底部发生，侵破黏膜基层，表层黏膜组织正常；B.癌组织分化好，腺腔大小较规则，浸润性生长，穿破黏膜基层；C. 癌细胞高分化，多层，可见核分裂象（选自昭衍病理数据库）

2.小鼠胃管状腺瘤（gastric tubular adenoma） 见图6-38。

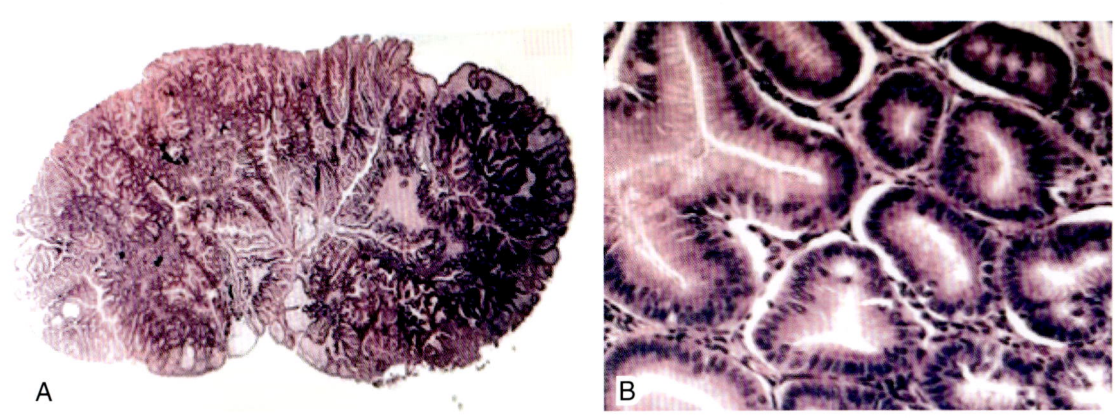

图6-38 小鼠胃管状腺瘤

A.小鼠腺胃肿瘤结节状突向表面生长；B.腺管大小均匀，细胞分化良好（选自昭衍病理数据库）

3. SD大鼠小肠腺癌（small intestinal adenocarcinoma）伴骨化生 见图6-39。

4.结肠黏液性腺癌（colon mucinous adenocarcinoma） 见图6-40。

5.结肠低分化腺癌（colon poorly differentiated adenocarcinoma） 见图6-41。

6.大鼠结肠壁平滑肌瘤（leiomyoma） 见图6-42。

7. 大鼠结肠壁平滑肌肉瘤（leiomyosarcoma） 见图6-43。

8. ras H_2小鼠结肠壁血管肉瘤（angiosarcoma） 见图6-44。

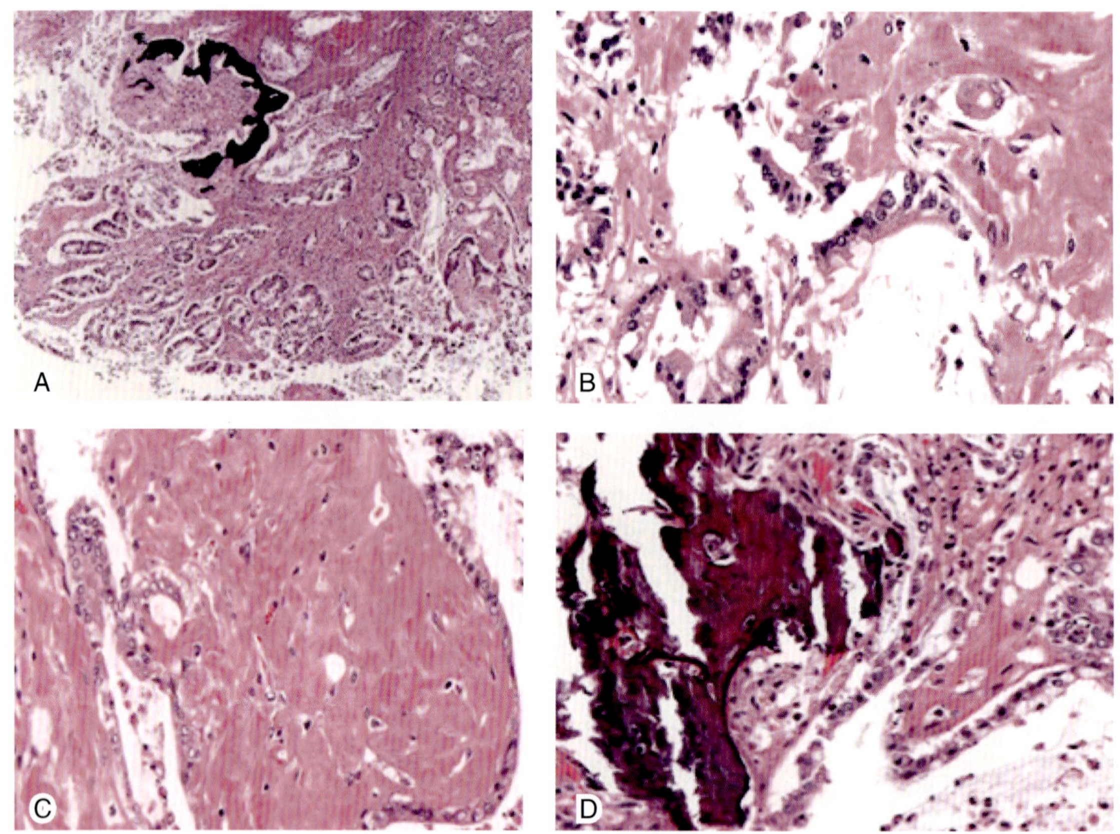

图6-39 SD大鼠小肠腺癌伴骨化生

A. 癌性腺体弥漫浸润肠壁，癌间质中可见钙化的骨组织；B.癌细胞内含黏液；C.癌组织间质中的大片骨组织，红色骨基质和骨细胞[24]；D.癌组织间质中钙化的骨组织（选自昭衍病理数据库）

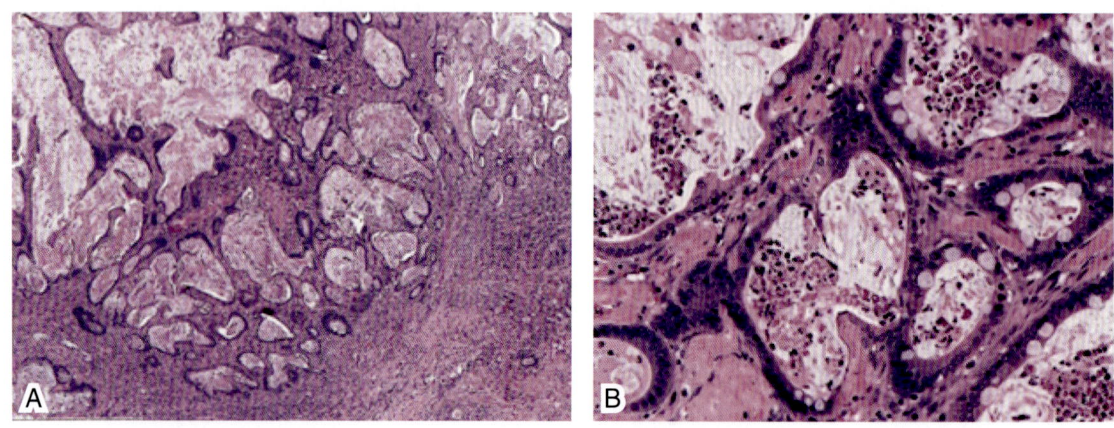

图6-40 结肠黏液腺癌

A. 黏液腺癌组织，侵犯肠壁，腺腔大小不一；B.癌细胞产生的大量黏液和脱落的癌细胞潴留在腺腔内（选自昭衍病理数据库）

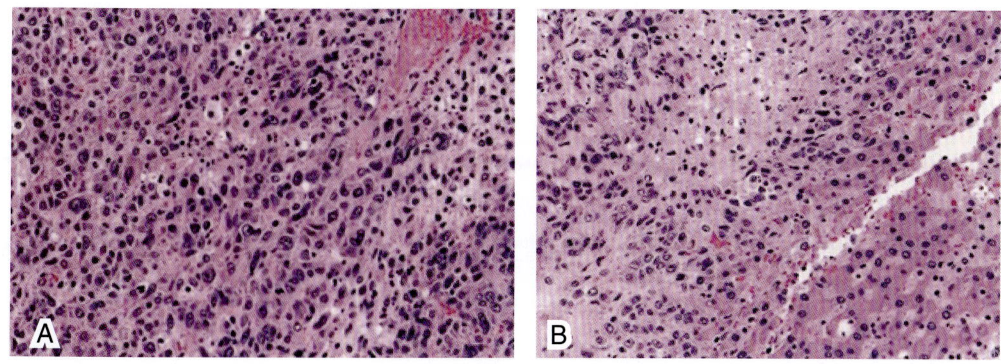

图6-41 **大鼠结肠低分化腺癌**

A.低分化腺癌，腺样结构不明显，组织结构和癌细胞异型性较大；B.低分化腺癌肝转移（选自昭衍病理数据库）

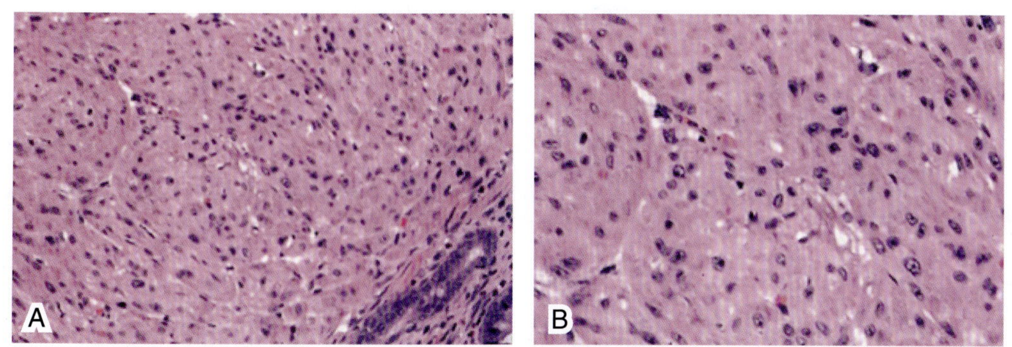

图6-42 **大鼠结肠壁平滑肌瘤**

A.结肠壁有肿瘤结节形成，挤压结肠黏膜；B.肿瘤细胞梭形，胞质红染，核圆形或椭圆形与平滑肌相似（选自昭衍病理数据库）

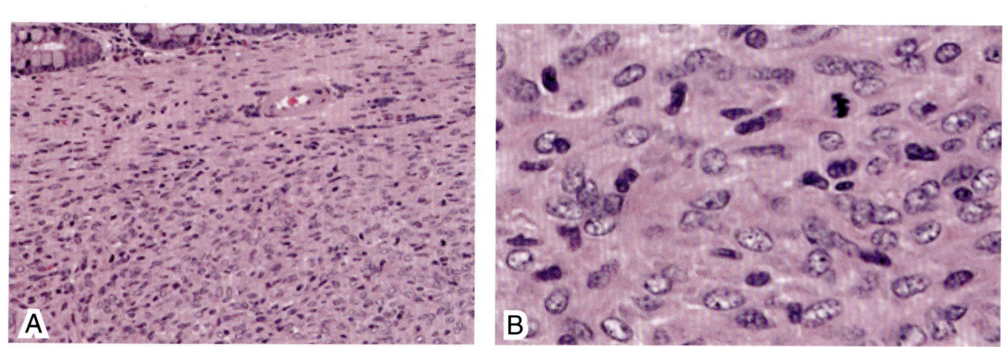

图6-43 **大鼠结肠壁平滑肌肉瘤**

A.结肠壁肿瘤细胞浸润，细胞密集；B.肿瘤细胞胞质红染，细胞核大小不等染色深，可见核仁和核分裂象（选自昭衍病理数据库）

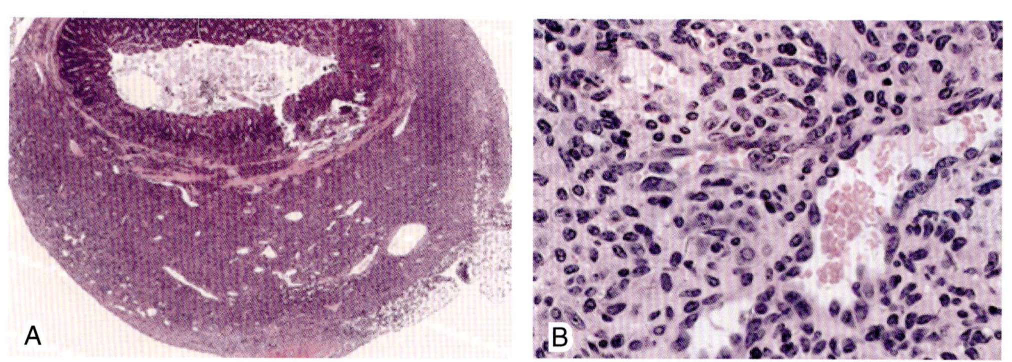

图6-44 **ras H_2小鼠结肠壁血管肉瘤**

A.结肠壁被肿瘤组织包绕侵犯；B.肿瘤组织由血管结构构成，肿瘤细胞来源于血管内皮细胞，散在或实性聚集，有异型性（选自昭衍病理数据库）

第四节　唾液腺

一、解剖、组织学及生理功能

动物唾液腺主要由颌下腺、舌下腺和腮腺构成，导管开口于口腔，唾液腺具有消化、润滑和保护等多种生理功能。例如，唾液腺中含有淀粉酶和溶菌酶，能初步分解食物中的淀粉，并具有杀菌作用。啮齿类和其他多种动物的唾液腺在形态和组织化学上具有性别差异，但其显微镜下的形态总体上存在相似性，均为复合的管泡状腺。颌下腺主要由混合的黏液腺与浆液腺组成，舌下腺主要为黏液腺，腮腺主要为浆液腺（图6–45A、B）。颌下腺是啮齿类动物解剖学中最复杂的唾液腺，是位于闰管与纹状管之间的粒状细管，具有明显的雌雄异形性，雄性大鼠颗粒管密集，细胞呈锥形，核位于基底部，分泌颗粒明显，雌性大鼠颗粒管稀疏，分泌颗粒少[25]（图6–45C、D）。

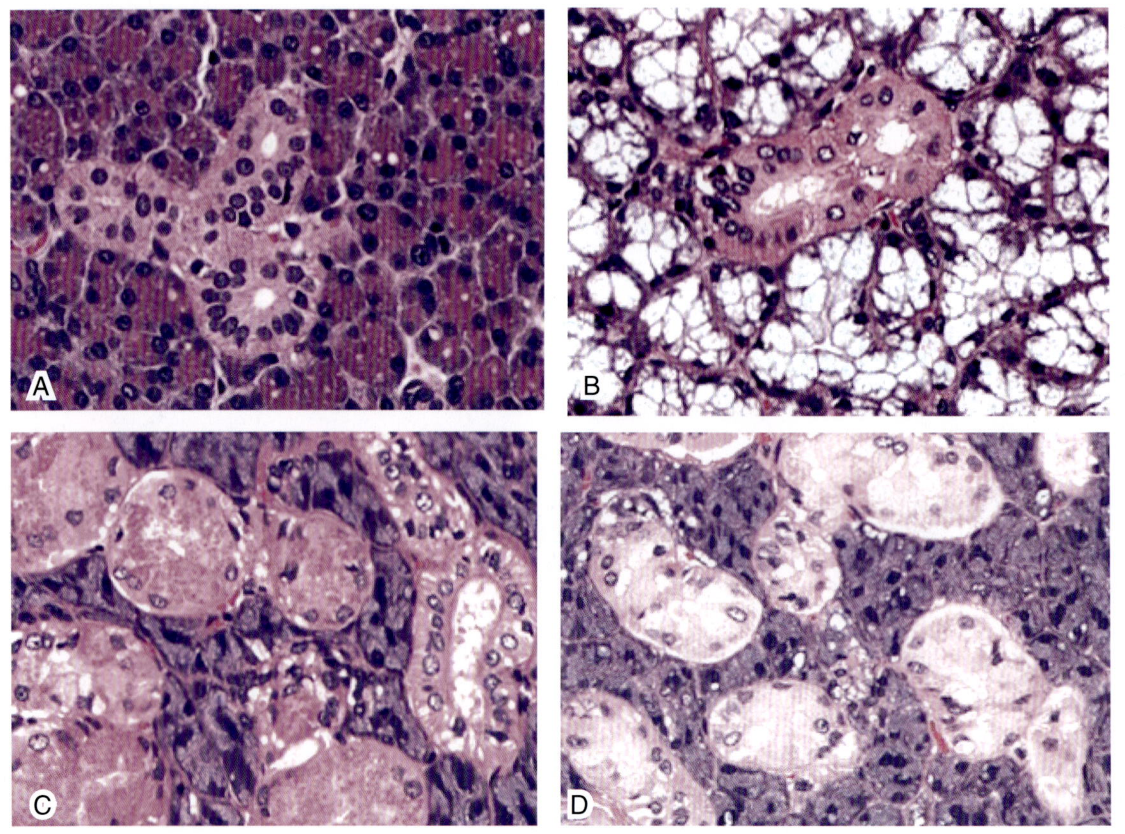

图6–45　大鼠正常唾液腺

A. SD大鼠腮腺浆液性腺泡单层立方上皮，细胞质丰富粉染；B. SD大鼠舌下腺腺泡上皮内充满黏液；C. 雄性大鼠颌下腺是混合腺，其浆液腺部分胞质为发达粉染的颗粒管（图中间，右侧可见导管），深染蓝色的是黏液腺；D.雌性大鼠颌下腺浆液腺部分胞质为稀疏浅染的颗粒管（选自昭衍病理数据库）

二、自发及毒性病变

（一）炎症

唾液腺包括腮腺、舌下腺和颌下腺的自发性慢性间质炎症在未给药的啮齿类、犬和非人类灵长类动物都偶有发生，主要为淋巴细胞和浆细胞，呈灶状或多灶浸润，有时可见淋巴滤泡形成（图6–46）。

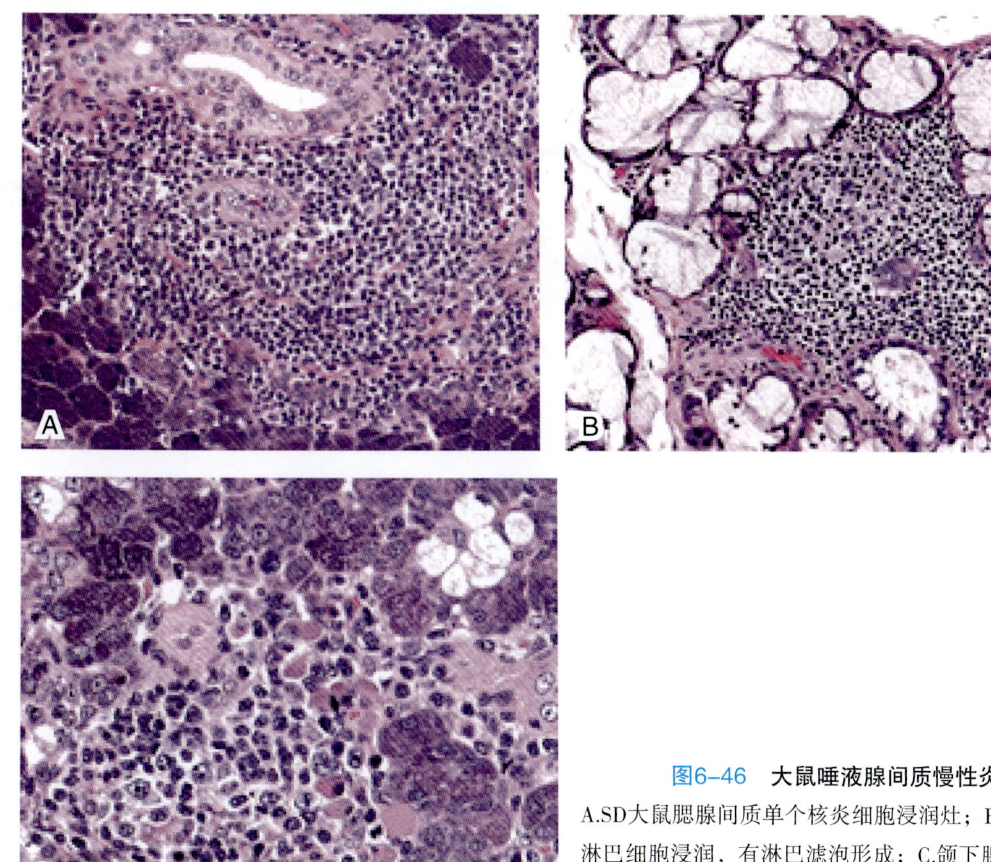

图6-46 大鼠唾液腺间质慢性炎症

A.SD大鼠腮腺间质单个核炎细胞浸润灶；B.舌下腺间质淋巴细胞浸润，有淋巴滤泡形成；C.颌下腺间质淋巴细胞和浆细胞浸润灶（选自昭衍病理数据库）

（二）空泡化

唾液腺细胞内可出现不同物质的聚集，可能是液体、脂质、磷脂和糖蛋白等，统称空泡化。其病变可能呈灶状或多灶分布，可累及几个或整个小叶。细胞可能肿胀，胞质内可见不同大小的空泡，胞核可能被挤压移位，酶原颗粒可见不同程度的减少。仅靠HE染色光学显微镜下观察也很难确定胞质中的空泡性质，所以使用术语“空泡化”更为合适。O油红和苏丹黑用于冷冻切片染色可帮助区分脂肪空泡和水样变性。如果细胞内出现细小的泡沫样空泡，可考虑疑似磷脂沉积症，此情况下可应用修饰词“泡沫样的”。可用组织化学方法证明细胞内的碱性磷酸酶，免疫染色法证明溶酶体膜蛋白（lysosomal membrane protein, LAMP-2），或用电镜证明板层小体（lamellar body）以确定磷脂沉积症[26]。昭衍实验室在某个新型靶点抗病毒类化学药物的毒性实验中，在大鼠和比格犬诱发了全身多组织器官细胞的泡沫状空泡化，应属于磷脂质沉积症（图6-47）。

（三）腺泡细胞脱颗粒（腺泡细胞分泌减少）

腺泡细胞酶原颗粒或分泌黏液减少导致腺泡细胞皱缩，可呈灶状，整个小叶或弥漫性分布，腺泡细胞酶原颗粒或分泌黏液可部分或全部减少，导致腺泡细胞体积减小和嗜碱性增强。但与腺泡细胞萎缩不同，腺泡细胞脱颗粒看不到纤维化，只可见单个核细胞浸润或脂肪细胞浸润。动物体重明显下降时可能出现该继发性改变（图6-48）。

（四）萎缩

萎缩可自发，也可由药物诱导。萎缩可呈灶状，整个小叶均有分布，或弥漫性分布，腺泡或整个小叶减少或消失；可见核固缩、核破裂或凋亡小体，可见不同程度的间质纤维化或伴随淋巴细胞和浆细胞浸润，也可见间质脂肪细胞浸润。萎缩多发生于颌下腺和腮腺，舌下腺少见，可能继发于导管分泌障碍或营养因素，食量减少和长期饥饿状态可导致唾液腺萎缩。唾液腺萎缩多伴随慢性炎症和间质纤维化。已经有报道药物可以影响唾液腺萎缩，如F344大鼠给予重铬酸铵可诱导唾液腺萎缩[27]。昭衍实验室在某人的自体淋巴细胞输入小鼠的毒性实验中观察到小鼠腮腺的萎缩现象，有的病例的唾液腺严重萎缩，甚至不容易找到。其发生机制尚不清楚（图6-49）。

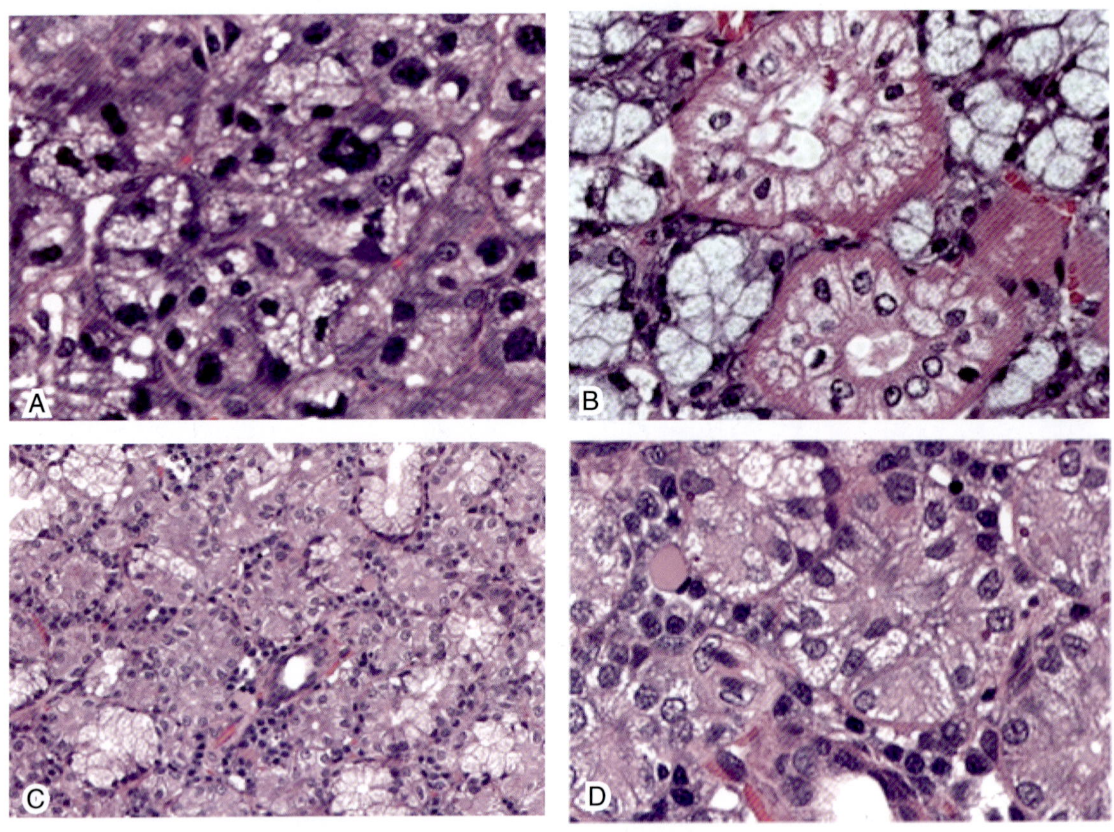

图6-47　**大鼠和比格犬唾液腺磷脂沉积症（某新型靶点抗病毒类化学药物诱发）**

A.SD大鼠腮腺腺泡上皮弥漫性空泡化（泡沫样）；B.SD大鼠舌下腺导管上皮空泡化（泡沫样）；C.比格犬颌下腺的浆液腺部分细胞空泡化（图中间），周围有正常黏液腺；D.浆液腺上皮细胞空泡化（泡沫样）（选自昭衍病理数据库）

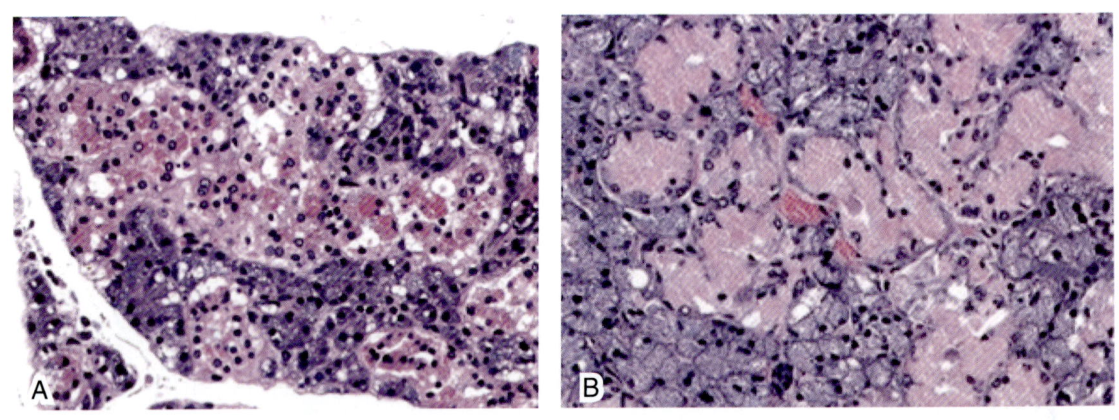

图6-48　**小鼠颌下腺腺泡细胞脱颗粒**

A. 正常小鼠颌下腺的浆液腺细胞胞质内酶原颗粒丰富粉染；B.瘦弱濒死体重下降的小鼠颌下腺的浆液腺细胞胞质内酶原颗粒脱颗粒淡染（选自昭衍病理数据库）

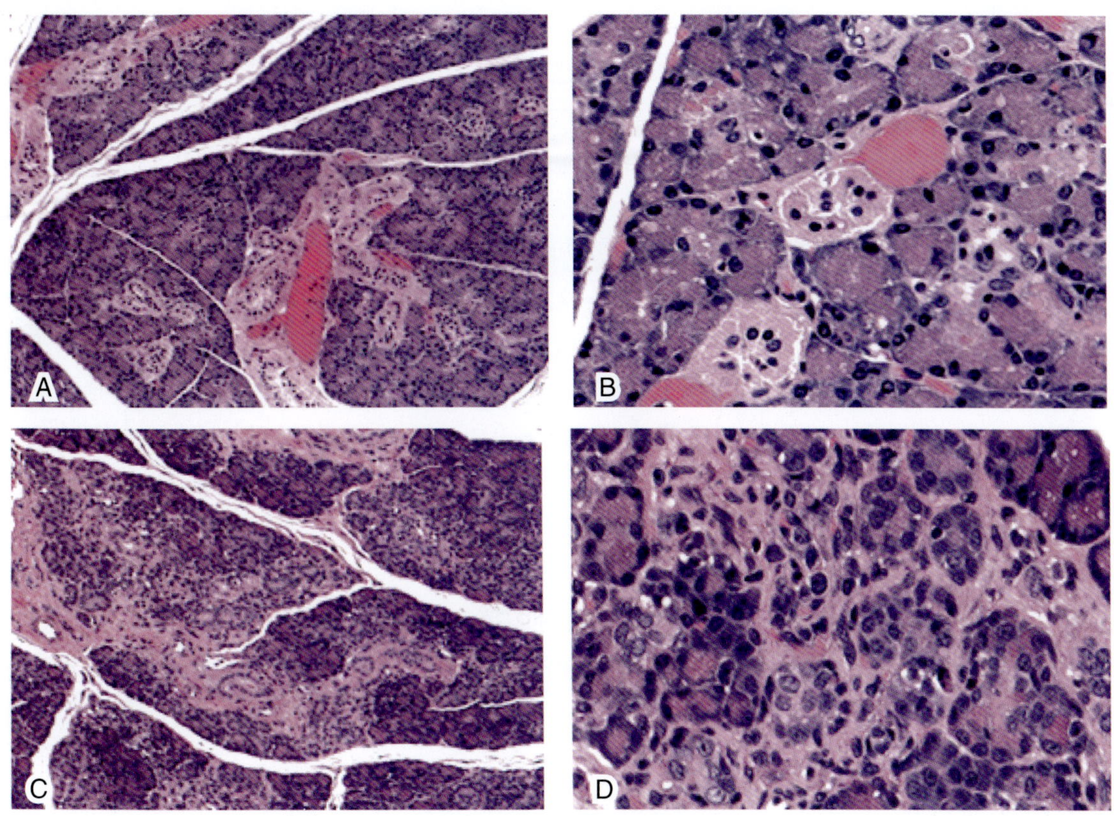

图6-49　小鼠唾液腺萎缩

A.正常小鼠腮腺，结构清晰；B.高倍镜下腺泡大小一致，分泌颗粒丰富；C.萎缩的小鼠腮腺，部分腺泡结构不清；D.高倍镜下部分腺泡萎缩，酶颗粒消失（选自昭衍病理数据库）

（五）腮腺嗜碱性肥大细胞灶

腮腺嗜碱性肥大细胞灶（parotid basophilic hypertrophic focus）病变可累及一个或多个腺泡，可呈灶状、多灶或弥漫性分布，表现为细胞增大，胞质增多，偶见胞核增大，腺泡细胞中间的胞质可能为嗜酸性颗粒或细小的泡沫样空泡，周边的胞质嗜碱性增强，细胞核深染。腮腺可能会出现弥漫性腺泡细胞质嗜碱性。该病变可自发，也可由药物诱导（图6-50），在对照组动物中，大鼠比小鼠多发[28]。随着年龄的增长，其发生率略有增加。

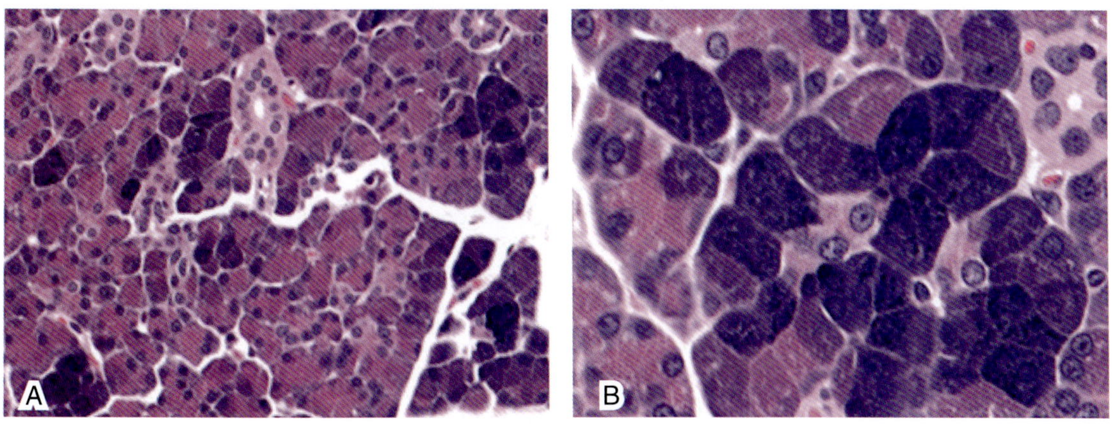

图6-50　大鼠腮腺嗜碱性肥大细胞灶（自发）

A.多个嗜碱性肥大细胞灶位于一侧叶边缘；B.腺泡周边细胞增大，胞质增多，嗜碱性增强，也可见微小颗粒状空泡（选自昭衍病理数据库）

三、唾液腺肿瘤

啮齿类动物自发的唾液腺肿瘤很少见，然而腺泡及管状腺瘤和腺癌，以及鳞状细胞癌在大小鼠和仓鼠中有过报道[29-31]。关于致癌实验研究，有罕见的报道称唾液腺肿瘤可由全身给予外源性化合物诱导发生[32]。

（一）腺瘤

来源于唾液腺的导管或腺泡上皮。腺瘤边界清晰，挤压周围组织，导管和腺泡失去正常结构，可能部分或全部被一层薄的包膜所包裹，胞核深染，核分裂象少见，可呈腺泡状、导管状、乳头状、实体性或混合性生长。该病变需要与增生、非典型性增生和混合型良性肿瘤相鉴别。唾液腺腺泡增生的腺泡结构有轻微破坏或无破坏，增生组织对周围组织有轻微挤压或无挤压，没有包膜，反应性增生还可见炎症、纤维组织增生、异物等改变。唾液腺非典型性增生主要表现为腺泡或导管上皮细胞灶状增生，对周围组织轻微或无挤压，无包膜，上皮细胞呈多层非典型性增生。唾液腺混合型的良性肿瘤包含2种增生的细胞类型，一种为肌上皮细胞，另一种为腺上皮细胞。

（二）腺癌

来源于唾液腺的导管或腺泡上皮腺管，腺管和细胞可呈腺泡状、导管状、乳头状、旋涡状、纺锤状、实体性或混合性生长，即表现有明显的组织结构和细胞的异型性，肿瘤坏死组织通常可见，有时还可见鳞状细胞癌分化。

（三）鳞状细胞癌

可能来源于唾液腺的导管上皮结构，肿瘤细胞形成分化良好的岛或索状，可见角质蛋白。核分裂象多少不一，对周围组织有浸润或转移（图6-51）。肿瘤可能发生广泛角化。唾液腺腺癌有些肿瘤细胞也可见鳞状分化，但是程度较小。唾液腺鳞状细胞癌与听觉皮脂腺癌（sebaceous gland carcinoma）、乳腺腺棘瘤不易区分，需要结合肿块的原发部位等信息综合诊断。

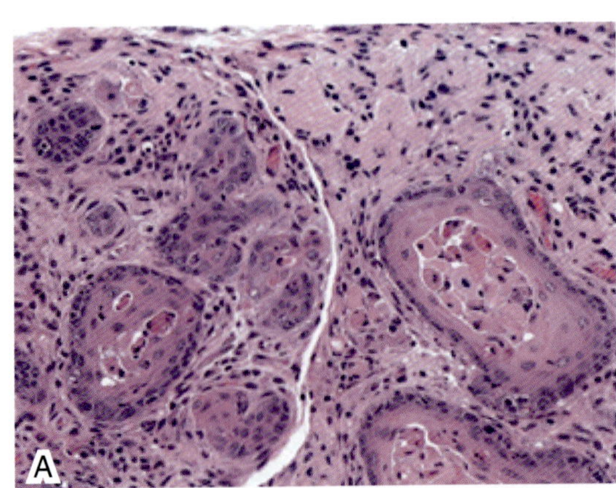

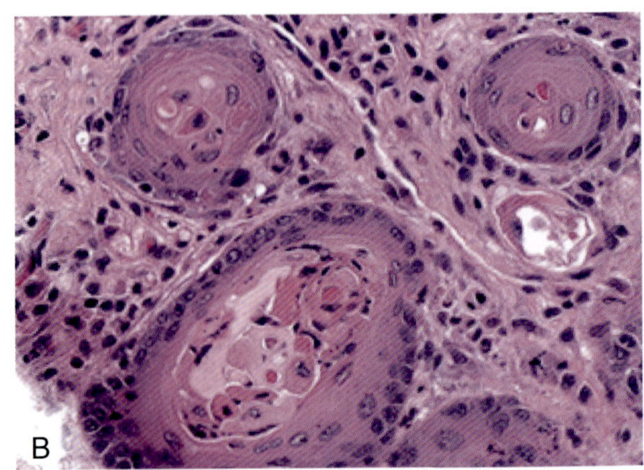

图6-51　唾液腺鳞状细胞癌

A.唾液腺鳞状细胞癌，癌巢大小不等，浸润性生长；B.癌巢中心的角化珠（选自昭衍病理数据库）

（何亚男）

参考文献

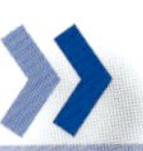

[1] 杨倩. 动物组织学与胚胎学. 北京: 中国农业大学出版社, 2008: 202-226.

[2] Gopinath C, Mowat V. 毒性病理学图谱. 胡春燕, 刘克剑, 王和枚, 等, 译. 北京: 北京科学技术出版社, 2017: 67-70.

[3] Greaves P. 临床前毒性试验的组织病理学: 药物安全性评价中的解释与相关性. 4版. 王和枚, 吕建军, 乔俊文, 等, 译.

北京: 北京科学技术出版社, 2018:233–237.
[4] Kuijpers MHM, Van De K, Slootweg PJ. The rat incisor in toxicological pathology. Toxicol Pathol, 1996, 24(3): 346–360.
[5] MacLeod RI, Welbury RR, Soames JV. Effects of cytotoxic chemotherapy on dental development. Journal of the Royal Society of Medicine, 1987, 80(4): 207–209.
[6] 日本毒性病理学会. 新毒性病理学. 东京: 西村书, 2017: 146–147.
[7] Gossner W, Luz A. Tumours of the jaws // Turusov V, Mohr U. Pathology of tumours in laboratory animal. Lyon: International Agency for research on Cancer, 1994.
[8] Maita K, Hirano M, Harada T, et al. An outbreak of esophagectasis in F344 rats. The Japanese Journal of Veterinary Science, 1986, 48(3): 539–546.
[9] Greaves P, Williams A, Eve M. First dose of potential new medicines to humans: how animals help. Nature Reviews Drug Discovery, 2004, 3(3): 226–236.
[10] Gopinath C, Mowat V. 毒性病理学图谱. 胡春燕, 刘克剑, 王和枚, 等, 译. 北京: 北京科学技术出版社, 2017: 75–78.
[11] Greaves P. Histopathology of preclinical toxicity studies. 3rd ed. Amsterdam: Elsevier, 2007: 349–372.
[12] Tsukamoto T, Toyoda T, Mizoshita T, et al. Helicobacter pylori infection and gastric carcinogenesis in rodent models. Seminars in Immunopathology, 2013, 35(2): 177–190.
[13] 张惠铭, 相霞, 何钟磊. 病理学. 2版. 武汉: 华中科技大学出版社, 2016: 157–158.
[14] 王艳红, 葛斌, 陈佳佳, 等. 溃疡性结肠炎动物模型的研究进展. 中国药房, 2011, 22(25): 2379–2382.
[15] Mansfield KG, Lin KC, Xia DL, et al. Enteropathogenic escherichia coli and ulcerative colitis in cotton–top tamarins(Saguinus Oedipus). The Journal of Infectious Diseases, 2001, 184(6): 803–807.
[16] Heller F, Fuss IJ, Nieuwenhuis EE. et al. Oxazolone colitis, a Th2 colitis model resembling ulcerative colitis, is mediated by IL–13–producing NK–T cells. Immunity, 2002, 17(5): 629–638.
[17] 鲁香凤, 张书信, 傅丽元, 等. 人溃疡性结肠炎与大鼠模型的组织病理学变化比较及机制探讨. 中国实验动物学报, 2018, 26(5): 597–602.
[18] 邵国红, 张惠铭. 溃疡性结肠炎结肠黏膜HLA–DR 抗原表达. 诊断病理学杂志, 1995, 2(3): 157–159.
[19] 张忠, 程富胜, 贾宁, 等. 小鼠溃疡性结肠炎模型的建立及病理组织学比较. 中国实验动物学报, 2012, 20(6): 69–72.
[20] Mclnnes EF. Background lesions in laboratory animals: a color atlas. Amsterdam: Elsevier, 2012: 5–7.
[21] 日本毒性病理学会. 新毒性病理学. 东京: 西村书, 2017: 206–207.
[22] 李玉林. 病理学. 7版. 北京: 人民卫生出版社, 2008: 343–347.
[23] 陈玉玲, 樊翔, 王龙飞, 等. 阿米巴性结肠炎 3 例临床病理分析并文献复习. 临床与实验室病理学杂志, 2017, 33(1): 90–92.
[24] Dukes CE. Ossification in rectal cancer. Proceedings of the Royal Society of Medicine, 1939, 32(11): 1489–1494.
[25] Greaves P. 临床前毒性试验的组织病理学: 药物安全性评价中的解释与相关性. 4 版. 王和枚, 吕建军, 乔俊文, 等, 译. 北京: 北京科学技术出版社, 2018:238–239.
[26] Nolte T, Brander–Weber P, Dangler C, et al. Nonproliferative and proliferative lesions of the gastrointestinal tract, pancreas and Salivary glands of the rat and mouse. Journal of Toxicologic Pathology, 2016, 29(1_Suppl): 1–125.
[27] National Toxicology Program. Toxicology and carcinogenesis studies of sodium dichromate dihydrate (Cas No. 7789–12–0) in F344/N rats and B6C3F1 mice (drinking water studies). Natl Toxicol Program Tech Rep Ser, 2008, 546: 1–192.
[28] Chiu T, Chen HC. Spontaneous basophilic hypertrophic foci of the parotid glands in rats and mice. Veterinary Pathology, 1986, 23(5): 606–609.
[29] Takahashi M, Okamiya H. Tumours of the oral cavity, buccal pouch, oesophagus, forestomach and salivary glands. IARC Scientific Publications, 1996(126): 59–77.
[30] Mohr U. The digestive system // Mohr U. International classification of rodent tumours. Lyon: International Agency for Research on Cancer, 1997.
[31] Betton GR, Whiteley LO, Anver MR, et al. Gastrointestinal tract // Mohr U. International classification of rodent tumours. The mouse. Berlin: Springer Berlin Heidelberg, 2011: 23–58.
[32] Haseman JK, Hailey JR , Morris RW. Spontaneous neoplasm incidences in Fischer 344 rats and B6C3F1 mice in two–year carcinogenicity studies: a national toxicology program update. Toxicologic Pathology, 1998, 26(3): 428–441.

第七章

泌尿系统

第一节　肾

为了研究和治疗人类的肾脏疾病，目前对实验动物自发及诱发的各种肾脏疾病有了较为广泛的了解，并积累了丰富的资料。动物种类繁多，凡是具有肾的脊椎动物，就都可能发生不同程度和不同类型的肾脏疾病。肾也是许多自发病变、炎症、肿瘤和免疫介导损伤的好发部位，同时也是药物和化学物质损伤的重要靶器官[1-6]。

随着现代科学技术的发展，特别是对肾穿刺活体组织病理检查技术的普遍开展，人类对肾脏疾病特别是肾炎的病理研究和诊断治疗等已经取得了很大的学术成就。相反，对动物自发性和毒性肾病变的研究资料仍显不足，而且其自发病变和毒性损伤与人类的肾脏疾病有较大区别。对于动物的肾脏疾病研究工作，除了观察老龄实验动物自发性肾病变以外，大多数动物主要用于各种肾炎或肾脏疾病模型的制作、致癌实验、观察药物疗效及评价各种新药如小分子化合物、各种异种蛋白、中药制剂、ADC类药物和单克隆抗体等生物制剂对肾的损伤。由于肾的高血流量和对尿液浓缩的特殊功能，肾对药物和环境化学物质的毒性作用非常敏感。考虑到毒性病理学工作者的需要，本章从诊断和鉴别诊断的角度考虑，侧重于对实验动物肾的自发病变和毒性损伤的病理形态学改变进行描述，同时引用大量图片，其中绝大多数图片是昭衍病理实验室多年来实际工作中积累的资料。

一、解剖学、组织学和生理学

肾的解剖、组织和生理知识非常复杂，可以说，不能较透彻地理解和掌握这些相关知识，就不能正确认识肾的病理变化。肾分为外围的肾皮质和中心的肾髓质。皮质是泌尿、分泌和再吸收的地方，髓质位于皮质的深部，由排尿的管道系统构成。人肾髓质由10～14个排尿管道构成的椎体组成，10～14个椎体最后形成10～14个肾乳头开口于肾盂（图7–1）。哺乳动物的肾皮质与人类相近似，但肾髓质的形态差别很大，牛、猪和熊猫是多叶肾（多乳头肾），其他动物如猴、犬、马、羊等大动物和大多数啮齿类动物都只有一个由较大的椎体构成的肾髓质和肾乳头，称单乳头肾（图7–2）[7]。

肾皮质内最基本的结构和功能单位为肾单位，每个肾约有150万个肾单位，肾单位是由肾小球和肾小管组成的。大多数动物为单叶肾（单乳头肾），如大鼠的肾在横切面上观察，皮质可以和外部髓质外带、外部髓质内带，以及和深入肾盂的肾乳头的内部髓质相区分。以这些区域为观察点，可以确定自发病变和肾毒性病变的分布，以及不同部位肾管的结构特点，与不同的病变之间有一定的相关性，从而可以做出更加明确的诊断。如大鼠慢性进行性肾病早期，肾小管的管型病变主要发生在外髓质的内带区域（图7-3）。

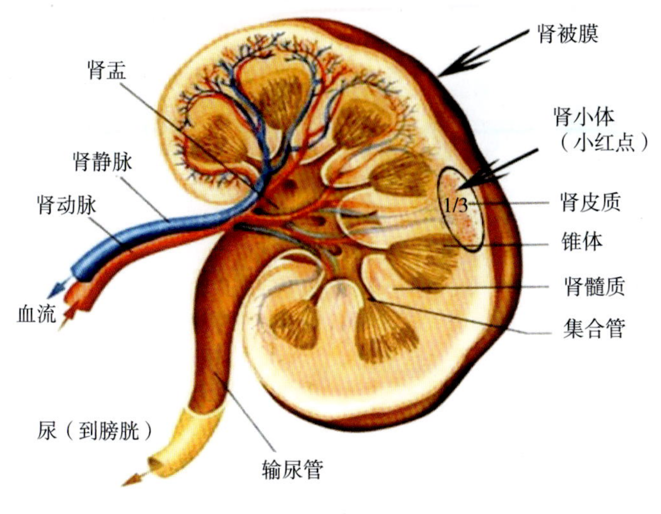

图7-1　人左肾矢状切面

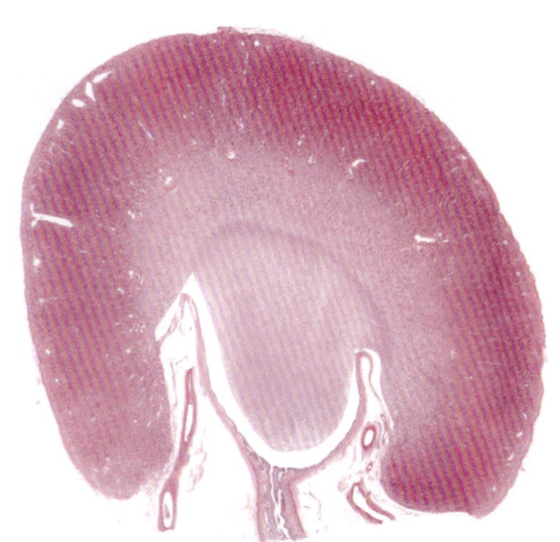

图7-2　食蟹猴肾切面示单乳头肾

（选自昭衍病理数据库）

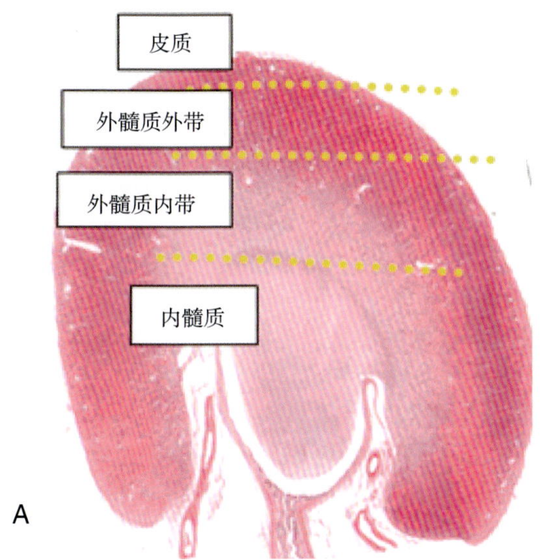

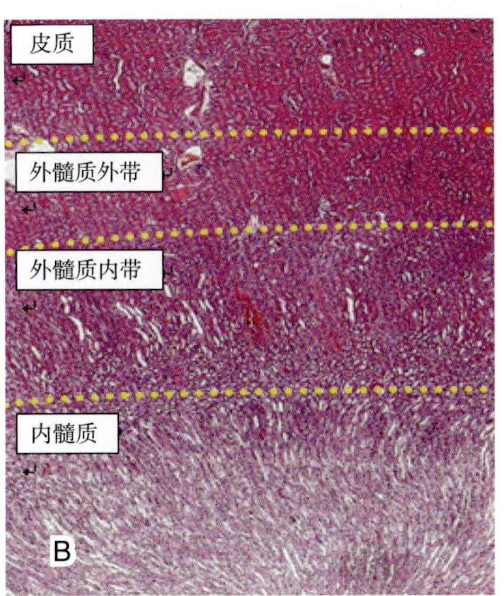

图7-3　大鼠肾的亚大体貌

A.可以在大致轮廓上看出肾切面的皮髓质分带；B.低倍镜组织学观察各带，在外髓质内带和内髓质之间是近曲小管和远曲小管的连接部，即细段，由于肾小管突然变细，肾小球漏出的蛋白最容易在这里形成管型（选自昭衍病理数据库）

（一）肾小球的组织结构

肾小球（glomerulus）由一条微细的入球动脉入球后分成5～8支，继而形成5～8个毛细血管团，毛细血管团相互连接盘曲成球状，最后所有毛细血管又汇成一条出球动脉走出肾小球，分布到该小球周围肾小管间质中进行供血。整个血管球的外面有一个被囊包绕，血管球滤出的原尿进入囊内，流向与囊相连接的肾小管（图7-4）。组织学观察肾小球内的细胞成分包括毛细血管内皮细胞、毛细血管系膜细胞、毛细血管上皮细胞（足细胞或称球囊脏层上皮细胞）和肾小球囊壁层上皮细胞（图7-5）。在肾小球发炎或受损伤时，这些细胞或基质常发生增生，引起肾小球结构和功能的改变。

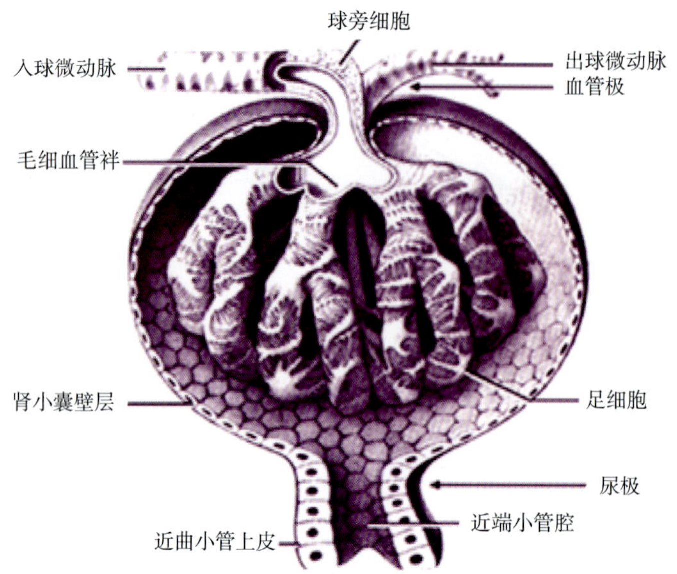

图7-4　正常肾小球立体模式图

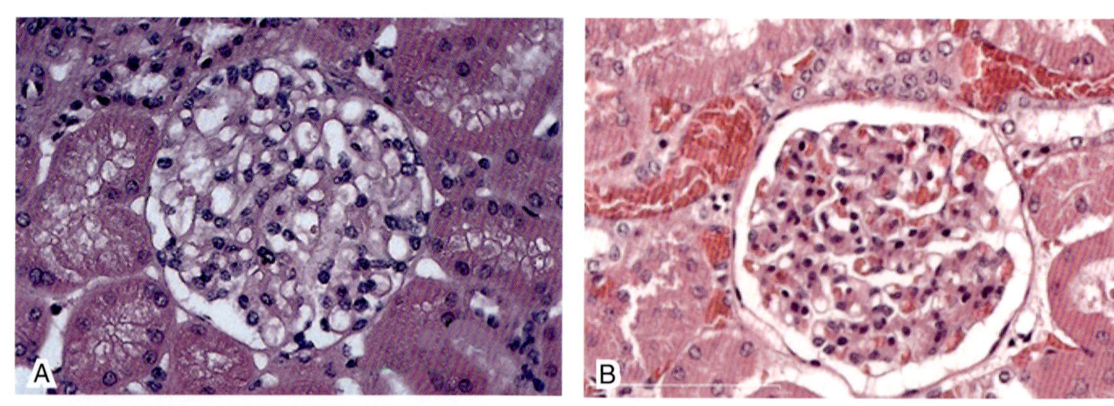

图7-5　正常肾小球组织学

A.中央是一个肾小球的横断面，可见很多毛细血管的管腔，细胞包括毛细血管内皮细胞、毛细血管上皮细胞（又称球囊脏层上皮细胞或足细胞）和系膜区的系膜细胞，光学显微镜下血管内皮细胞位于毛细血管壁内侧，核型扁平，细胞质少；系膜细胞小圆形，染色深，位于系膜区；上皮细胞位于毛细血管壁外侧，细胞核较内皮细胞大。HE染色有时不容易区分这些细胞；包绕小球周围的是球囊，囊壁附有扁平的壁层上皮细胞。肾小球左下角的空白区显示的是球囊腔，血液中的某些离子成分和水通过毛细血管壁进入这里形成原尿，流入相连的肾小管。肾小球周围是肾小管的横断面，近曲小管上皮细胞体积较大，核圆形，胞质嗜酸红染（图左下方）。远曲小管较近曲小管细，上皮细胞体积较小而管腔较大，细胞质染色浅（图左上方）。B.犬的正常肾小球，与人肾小球具有类似组织学形态（选自昭衍病理数据库）

1.肾小球滤过膜　滤过膜由毛细血管内皮细胞、毛细血管基底膜和球囊脏层上皮细胞（足细胞）的裂孔膜组成。当血液流经肾小球时，血浆中除大分子物质（血细胞和蛋白）外，其余成分包括葡萄糖、电解质和水等均可通过这三层膜进入球囊腔成为原尿（图7-6、图7-7）。如果滤过膜受到损伤，即可影响肾小球的滤过率及原尿中的成分等，从而出现肾小球形态的改变和各种临床症状及体征。

2.系膜、系膜细胞和系膜基质的概念　入球动脉进入肾小球后相互盘曲，从横断面上看连接几个毛细血管的区域即为系膜（mesangium）。系膜由系膜细胞（mesangial cell）和系膜基质（mesangial matrix）构成，对毛细血管起支撑作用（图7-6）。系膜细胞有吞噬作用。由于毛细血管的系膜侧没有基底膜（图7-6），免疫复合物很容易进入系膜区沉积而导致发炎，致使系膜细胞增生和产生多量的基质，引起肾小球结构和功能的改变。血液中过多的脂质也容易进入系膜区被系膜细胞吞噬而形成泡沫细胞。

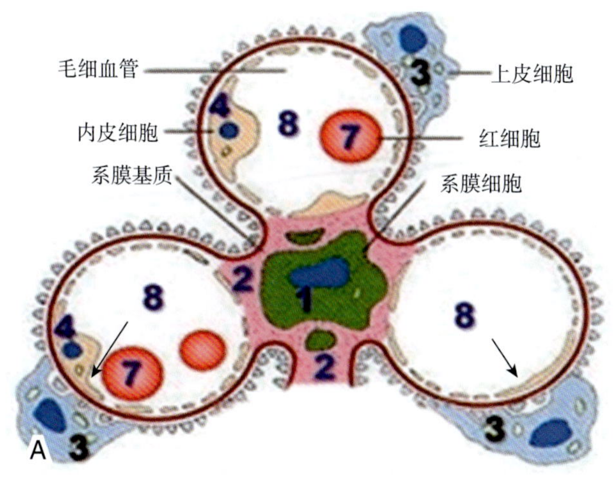

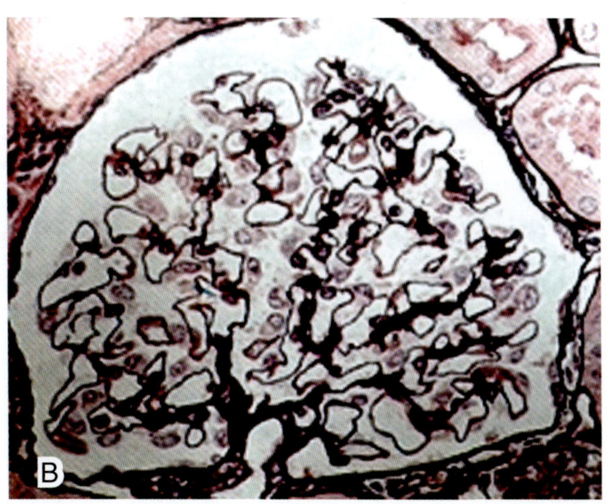

图7-6 滤过膜立体模式

A. 3个毛细血管由中间由系膜区连接。1.系膜细胞（绿色）；2.系膜基质（粉色）；3.足细胞（蓝色）；4.毛细血管内皮细胞（浅黄色）；7.血管内的红细胞；8.毛细血管腔。滤过膜位于毛细血管壁，由毛细血管内皮细胞、毛细血管基底膜和足细胞的突起之间的裂孔膜构成，从内向外依次为内皮细胞（浅黄色）、基底膜（红色）和附着在基底膜上的足细胞的突起（浅灰色）。B. PAM染色示正常肾小球系膜区，是肾小球几个毛细血管连接部位（黑色区域）即为系膜区（引自：饭岛宗一. 组织病理图谱. 3版. 东京：文光堂. 1982）

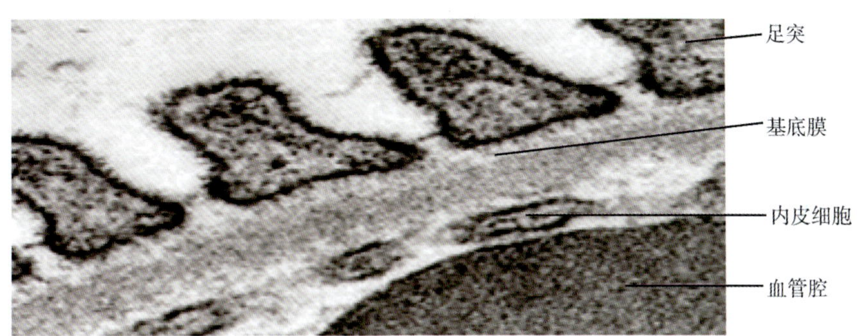

图7-7 肾小球毛细血管滤过膜电镜

上方排列的是足细胞的突起，附着在基底膜上（均质灰色），每个足突间有裂孔；基底膜内测附着的是扁平状毛细血管内皮细胞及其连接部，右下角是毛细血管管腔内的血液

（二）肾小管

肾小管（renal tubule）由单层上皮细胞围成，上皮外有基膜及少量结缔组织。肾小管分为近端小管、细段和远端小管三部分。近端小管与肾小球囊相连，包括曲部（近曲小管）和直部（近直小管）。远端小管包括远直小管和远曲小管，与集合管相延续。肾小管具有重吸收、分泌和排泄作用。

1.近端小管（proximal tubule） 是肾小管的起始部分，也是肾小管中最长最粗的部分。其上皮细胞为立方形细胞，分界不清，胞体大，胞质嗜酸，核圆，位于近基底部。管腔较小且不规则（图7-8A）。近端小管的主要功能是重吸收，原尿中水占85%，几乎全部的葡萄糖、氨基酸；以及65%的钠离子和50%的尿素都在此被重吸收。药物的毒性损害最多发生在近端小管。

2.远端小管（distal tubule） 连接近端小管，管腔较大且规则。上皮细胞也呈立方形，较近端小管小，核位于中央，胞质染色浅。远端小管是离子交换的重要部位，细胞有吸收水、Na^+ 和排除K^+、H^+、NH_4^+等功能，对维持体液的酸碱平衡发挥了重要作用，醛固酮能促进此段重吸收Na^+和排出K^+，抗利尿激素能促进此段对水的重吸收，使尿液浓缩。近端小管和远端小管的损伤可引起发病动物毒物在体内潴留，以及水电解质代谢紊乱和酸碱平衡紊乱。

3.集合小管（collecting tubule） 按分布位置和结构的不同，分为弓形集合小管、直集合小管和乳头管。各段上皮细胞形态有差异。集合小管也具有吸收水、钠和排出钾、氨的功能，以及接受醛固酮和抗利尿激素调节的作用（图7-8B）。

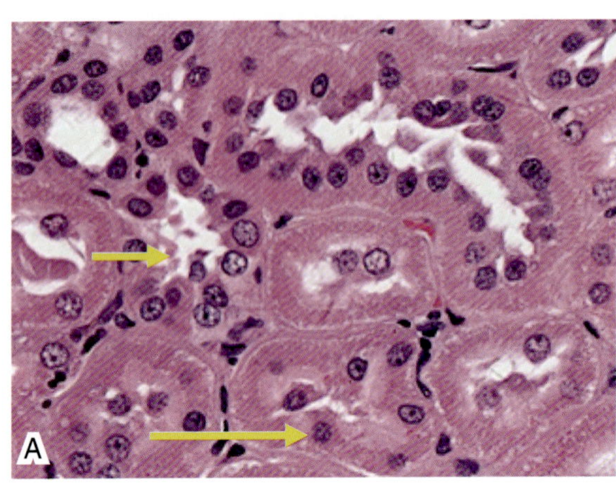

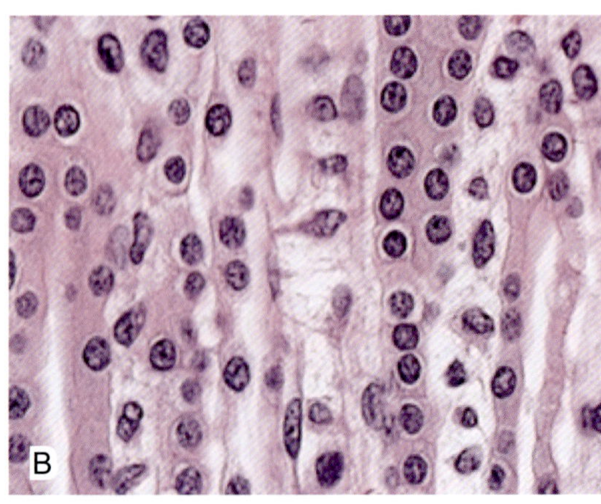

图7-8 **大鼠肾小管和集合管**

A.近端小管（长箭头）是肾小管的起始部分，其上皮细胞为立方形细胞分界不清胞体大，胞质嗜酸，核圆，位于近基底部，管腔较小且不规则，远端小管（短箭头）管腔较大而规则。上皮细胞也呈立方形，较近端小管小，核位于中央，胞质染色浅；B.集合管上皮胞质少，核排列较密（选自昭衍病理数据库）

（三）球旁复合体

球旁复合体也称肾小球旁器或近血管球复合体，由球旁细胞、致密斑和球外系膜细胞组成。球旁细胞是入球微动脉在近血管极处，由中膜平滑肌细胞特化而成。细胞呈立方形，胞质内含丰富的分泌颗粒，颗粒内含肾素，可收缩血管、升高血压。致密斑（macula densa）是远端小管近肾小球血管极一侧的管壁上皮细胞特化成的椭圆形隆起。此处细胞呈高柱状，排列紧密，是一个离子感受器，可感受远端小管内钠离子浓度的变化，并将信息传给球旁细胞，促使其分泌肾素（图7-9）。

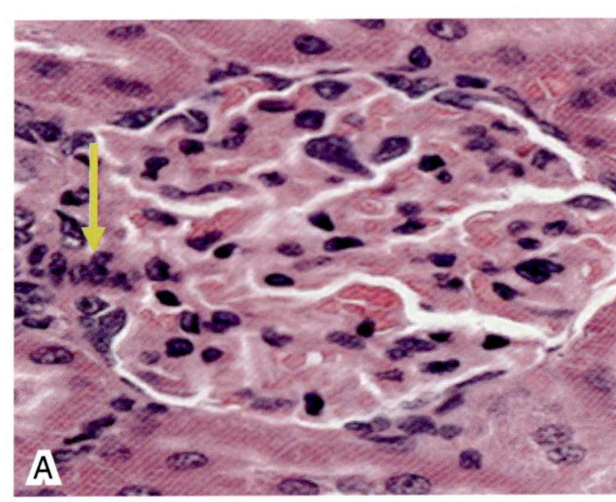

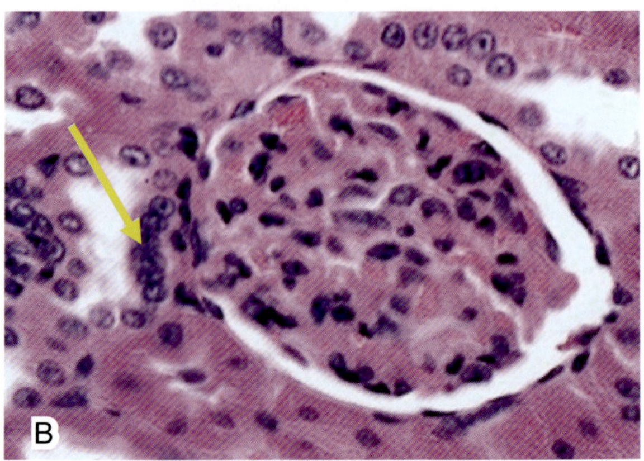

图7-9 **大鼠肾小球球旁细胞和致密斑**

A.球旁细胞（箭头处）在入球微动脉在近血管极处，由中膜平滑肌细胞特化，细胞呈立方形；B. 致密斑（箭头处）是在远曲小管近血管极一侧的管壁上皮细胞特化成的椭圆形隆起，细胞呈高柱状，排列紧密（选自昭衍病理数据库）

（四）肾的生理功能

1. 生成尿液 血液流经肾小球时，通过滤过膜作用，除大分子物质外，其余成分皆可通过滤过膜的三层结构进入球囊腔，成为原尿。

2. 排除代谢产物 血液中的有毒物质，如尿素、肌酐等蛋白质代谢产物需要从肾排出。如果肾功能受损，滤过原尿减少，必然导致血液中有毒性物质的蓄积，严重时可发展成尿毒症。

3. 调节水盐代谢和酸碱平衡　是通过肾小管和集合管再吸收及分泌与排泄作用而完成。①氢离子的分泌：在远端小管进行，每排一个氢离子，重吸收一个钠离子，即排氢保钠，钠和碳酸氢根结合生成碳酸氢钠，因此又称排酸保碱；②氨（NH_3）的分泌：氨是蛋白质代谢产物，分泌至小管腔，也属于排酸保碱作用；③钾离子的分泌：在远端和集合管上皮细胞进行，每排一个钾离子，重吸收一个钠离子，即排钾保钠，又称之钠钾交换。肾小管受到损伤时，必然引起机体水盐代谢紊乱和酸碱失衡。

4. 内分泌功能　球旁细胞分泌肾素和血管紧张素，可升高血压。

二、自发病变和毒性病变

（一）肾小球病变

由于不同的原因和机制而导致各种各样的肾小球损伤性改变，包括肾小球的增生性改变（内皮细胞增生、系膜细胞和基质增生、足细胞增生、球囊上皮细胞增生和基底膜增生）、渗出性改变（白细胞渗出、纤维素渗出、蛋白的滤出）、坏死性改变（纤维素样坏死），以及其后的肾小球纤维化和硬化等，这些病变将在之后讲述各型肾炎和肾病时进行详细的描述。下面仅就一些常见的肾小球病变加以介绍。

1.肾小球空泡化（glomerular vacuolation）　是指肾小球内细胞的胞质疏松呈空泡状，有时是自发性病变，如在正常比格犬中可发现肾小球内含有泡沫细胞，细胞质内含有类脂质（图7-10）。这种情况也常见于肥胖动物，考虑是血液中过多的类脂质进入系膜区，被系膜细胞吞噬而形成泡沫细胞，没有特殊的病理学意义。但是某些药物，如抗肿瘤药多柔比星（Doxorubicin）也能导致肾小球内血管上皮细胞和球囊上皮细胞空泡形成[8]。也有报道称大鼠在应用了大剂量静脉注射基础成纤维细胞生长因子而诱发了肾小球细胞的空泡化[9]。如何确定空泡化是自发性还是药物作用所致，必须结合实验对照组和剂量组的发病情况进行具体分析，通常不难确定。如果需要明确细胞内空泡的物质，则必须做特殊染色来确定。2006年出版的大鼠和小鼠病理变化术语及诊断标准的国际规范（INHAND）介绍了系膜溶解（mesangiolysis）的术语，并认为病变与内皮细胞损伤、补体激活和毛细血管壁通透性丧失有关。

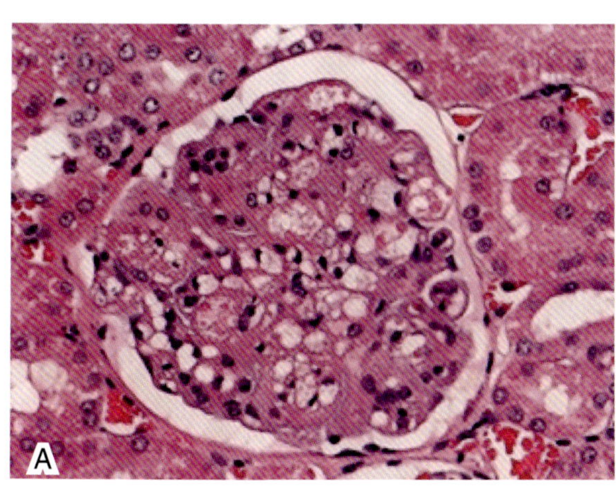

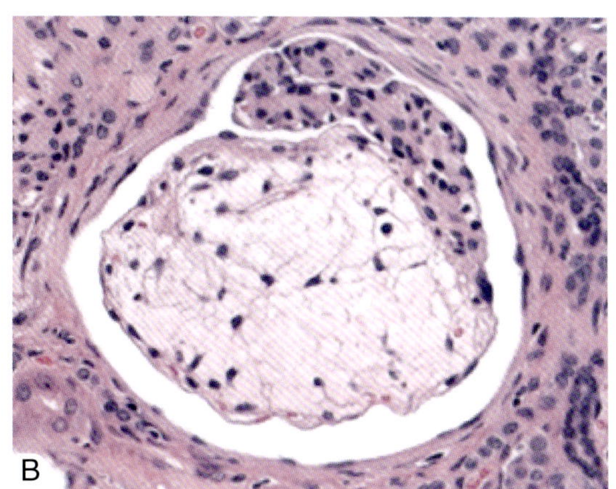

图7-10　肾小球内细胞空泡化

A.比格犬肾小球内细胞空泡化，细胞肿大，胞质呈泡沫状（自发）；B.食蟹猴肾小球内细胞空泡化，细胞肿大并相互靠近，界线不清，胞质浅染疏松（自发）（选自昭衍病理数据库）

如何区别系膜细胞脂质沉积和系膜溶解，脂质沉积的系膜细胞胞质呈泡沫状，可做脂质染色，而系膜溶解的肾小球内常伴有系膜细胞或内皮细胞坏死、毛细血管袢纤维蛋白沉积、鲍曼囊腔内有漏出的蛋白等其他改变。

2.肾小球内细胞增生　正常肾小球内含有不同形态和功能的细胞，包括毛细血管内皮细胞、毛细血管上皮细胞（足细胞）、系膜细胞、球囊上皮细胞。不同原因，如包括各种药物的毒性作用、炎症和免疫机制等，均可引起肾小球内的细胞增生，从而形成特征性的形态学改变并影响肾小球功能。

（1）毛细血管内皮细胞增生：最常见于原发或继发的毛细血管内增生性肾小球肾炎，表现为小球内弥漫性血管内皮细胞增生肿大，数量增多，肾小球体积也相应肿大。由于发病机制多是体内免疫复合物形成而沉积在肾小球内，刺激肾小球发生炎症，在肾小球内可以有中性粒细胞和巨噬细胞浸润，故此类型肾炎称为毛细血管内增生性肾小球肾炎（endocapillary proliferative glomerulonephritis）（图7-11A～D）。增生的内皮细胞压迫毛细血管使管腔狭窄甚至闭塞，进而使肾小球滤过率减低，临床上患者或动物会产生少尿甚至无尿、水肿、高血压；炎症刺激使毛细血管通透性增强而出现血尿、蛋白尿、管型尿，称为急性肾炎综合征。免疫荧光检查可见肾小球基底膜和（或）系膜区有免疫复合物沉积，呈颗粒状荧光（图7-11E）。电镜下可见毛细血管内皮细胞增生和基底膜外侧上皮下驼峰状电子致密物沉积（图7-11F）。动物如马、犬、猴、大鼠、新西兰黑鼠（NZB/W）等，同样可以自发该类型的肾炎。近年来，单克隆抗体、细胞毒性药物及抗体偶联药物（antibody drug conjugate，ADC）的开发和安全评价工作日益增多。抗体会特异性地识别和引导药物到达病变部位，而偶联药物可以在病变部位发生断裂，释放具有治疗作用的药物，专一性地针对病变产生疗效。然而该类药物也导致一些器官发生病理改变，特别是药物的抗体蛋白，经反复注射后刺激机体产生抗药抗体，再次用药后形成抗原抗体复合物，随着血液循环沉积在肾小球内而发生肾小球肾炎。昭衍实验室在近年对某ADC药物的安全评价中，证实了其在比格犬、食蟹猴和SD大鼠的肾诱发了毛细血管内增生性肾小球肾炎（图7-11A～D）。

（2）系膜细胞增生：肾小球系膜细胞是具有巨噬细胞功能的反应能力较强的细胞，并可产生系膜基质，是肾小球内最具活力的细胞，各种炎症刺激均可引起系膜细胞增生。显微镜下观察正常肾小球HE染色切片，系膜区仅可看到1～3个细胞，系膜细胞增生时则可看到更多的细胞和基质。增生的细胞集聚在一起呈结节状，使系膜区扩大（图7-12A）。病变可为局灶性或弥漫性。随着病变的进展，系膜区扩大挤压毛细血管腔，使肾小球缺血，进而发生纤维化和玻璃样变，也称节段性硬化，最后丧失滤过功能。在人类肾炎分类中，有系膜增生性肾小球肾炎（membrano proliferative glomerulonephritis），病变特点即是系膜细胞增生和系膜基质增多，此类肾炎中国人多发，欧美人较少。已知系膜增生性肾小球肾炎系循环免疫复合物沉积或原位免疫复合物沉积于系膜区，通过免疫反应机制刺激系膜细胞增生，致系膜基质增多。免疫荧光证实在系膜区有IgG和C3沉积（图7-12B）。而欧美人则是以IgM和C3沉积为主，又被称为IgM肾病[10]。电镜下可见系膜细胞增生和基质内电子致密物沉积（图7-12C、D）。

IgA 肾病也是一种原发性免疫复合物性肾炎，由于机体产生的免疫球蛋白主要是IgA，IgA和抗原结合形成复合物以后沉积在系膜区而激发炎症。1960年本病首先由Beger和Hinglais报道，故又称为Beger病。统计资料表明，IgA 肾病是我国目前发病最多的肾炎类型，占所有肾炎的40%，以青年和儿童多见。病变特点是系膜细胞过度增生、系膜区扩大挤压肾小球毛细血管，导致小球缺血纤维化，功能丧失。荧光技术检查发现系膜区有颗粒状荧光（IgA）。临床症状主要为反复发作的血尿、腰痛、高血压，晚期发生肾衰竭[11，12]。

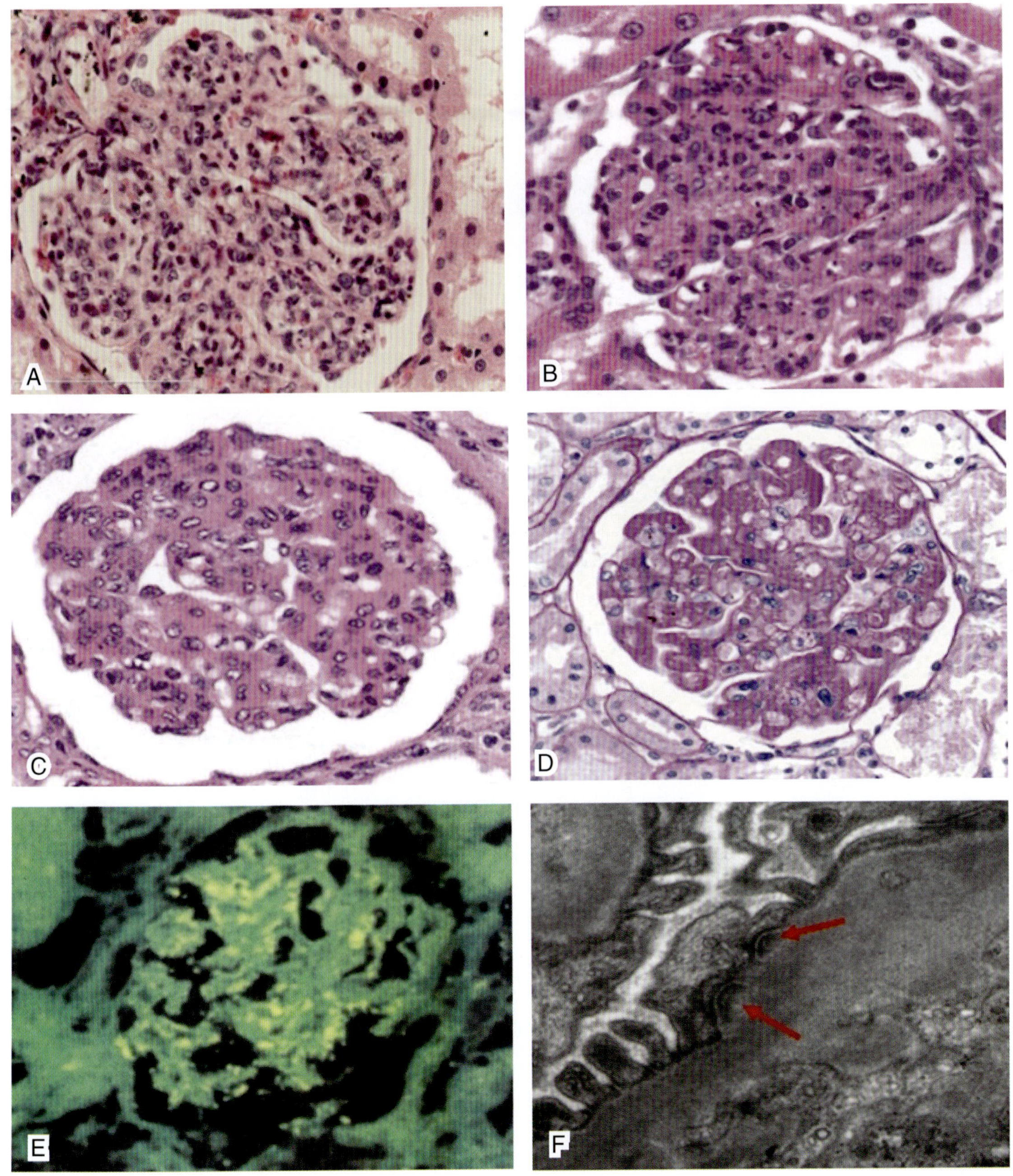

图7-11　毛细血管内增生性肾小球肾炎

A.高倍镜观察，肾小球体积增大，小球内细胞数量增多（主要为毛细血管内皮细胞和系膜细胞），伴有中性粒细胞和单核细胞浸润，毛细血管管腔受增生的细胞压迫而变得狭窄或闭塞（人毛细血管内增生性肾小球肾炎，选自昭衍病理数据库）；B.大鼠的毛细血管内增生性肾小球肾炎，病变与人的同类疾病类似（某ADC 类药物诱发，选自昭衍病理数据库）； C.食蟹猴的毛细血管内增生性肾小球肾炎，病变与人和大鼠病变相似（与大鼠用同一个ADC类药物诱发）；D. PAS染色可见基底膜增厚（食蟹猴，选自昭衍病理数据库）；E.免疫荧光检查见循环免疫复合物（黄色团块）沉积在毛细血管壁（人）（引自：李玉林. 病理学. 7版. 北京：人民卫生出版社，2008：237）；F.电镜可见毛细血管内皮细胞增生和上皮下驼峰状电子致密物沉积（红色箭头）（食蟹猴，选自昭衍病理数据库）

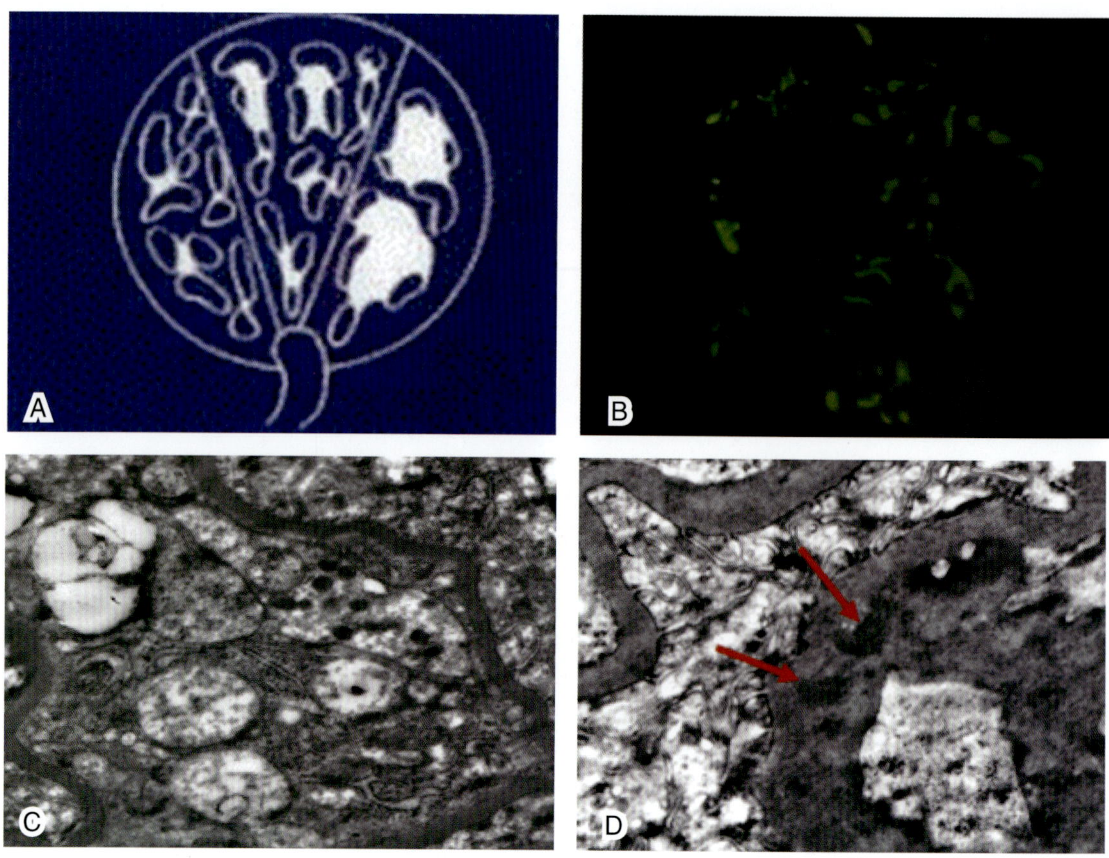

图7-12 系膜细胞增生模式、免疫荧光和电镜

A.肾小球系膜区正常和增大模式图，图中肾小球内白色区域为毛细血管的系膜区，左侧是几个毛细血管系膜区面积正常，中间几个毛细血管系膜区轻度增生，右侧两个毛细血管系膜区明显增大，说明系膜区系膜细胞增生和基质增多；B.免疫荧光染色显示肾小球系膜区内可见抗原抗体复合物沉积（引自：邹万忠. 肾活检病理学. 2版. 北京：北京大学医学出版社，2009：77）；C.食蟹猴系膜细胞增生性肾小球肾炎电镜下可见系膜细胞增生；D.系膜区可见电子致密物质沉积（选自昭衍病理数据库）

大鼠的自发性系膜细胞增生性肾小球肾炎不常见，但大鼠常被用于制作免疫复合物肾炎模型，最典型的就是用异种动物血清注射给大鼠或家兔而诱发典型的系膜细胞增生性肾小球肾炎，又称血清性肾炎（serum sickness nephritis）[13, 14]。近年来，昭衍实验室（2013～2019年）用某植物源性基因重组人血清白蛋白反复静脉输注食蟹猴和SD大鼠，均诱发了血清病肾炎，病理形态上表现为典型的系膜增生性肾小球肾炎（图7-13A、B）。此外，昭衍实验室（2017～2018年）在某ADC类药物毒性实验中（反复静脉输注），高剂量组动物食蟹猴几乎百分之百诱发了系膜细胞增生性肾炎。ADC类药物是由抗体、细胞毒性药物及偶联物桥接而成的一类药物。其中的单抗本身也是蛋白，具有抗原性，刺激机体产生抗体，与再进入体内的药物结合而沉积在系膜区而发病（图7-13C、D）。

值得提出的是，系膜细胞增生是较常见的病理形态，除了上述的各种肾炎以外，在大鼠自发性慢性进行性肾病（spontaneous chronic progressive nephropathy，SCPN）中也是以肾小球系膜细胞和基质增生为早期病变，需结合临床资料、肾小管继发病变特点和其他实验技术加以鉴别（详见“大鼠慢性进行性肾病”）。在药物安全评价工作中，在对照组或给药组可以出现1～2例动物部分肾小球有系膜细胞增生性病变甚至节段性硬化，特别是在非人灵长类动物。尽管供试品是单克隆抗体或ADC药物类，只要其他大多数实验动物没有系膜细胞增生，就不可轻易将这1～2例动物认为是与供试品相关的肾炎。

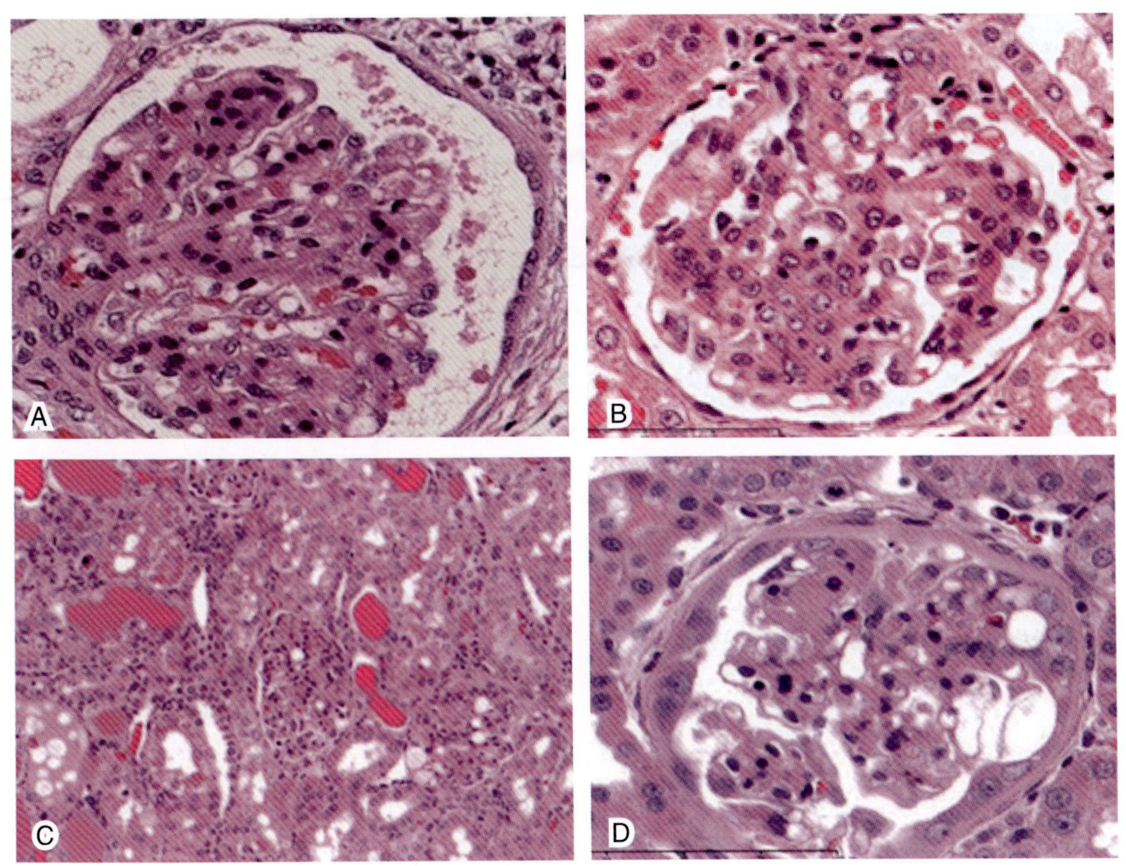

图7-13 食蟹猴和大鼠系膜细胞增生性肾炎

A.食蟹猴系膜细胞增生性肾炎（注射异种血清诱发），肾小球体积增大，系膜细胞和系膜基质增多（图上方），毛细血管腔受压狭窄或闭塞；B. SD大鼠系膜细胞增生性肾炎（注射异种血清诱发），肾小球体积增大，系膜细胞和系膜基质增多，毛细血管管腔受压狭窄或闭塞；C. 食蟹猴的系膜细胞增生性肾小球肾炎，低倍镜下见病变肾小球系膜增生，病变肾小球附近的肾小管扩张，管腔内可见蛋白管型（单抗小分子偶联药物ADC诱发）；D.高倍镜见系膜细胞增生，系膜基质增多，系膜区扩大，毛细血管管腔闭塞（选自昭衍病理数据库）

（3）球囊上皮细胞增生：球囊上皮细胞是指肾小球囊外侧壁的衬里细胞，正常时呈扁平状。在炎症的刺激下可以增生。由于肾小球结构的特点，这些增生的细胞受球囊结构限制，从肾小球横切面上看呈新月状或环状平面观，故称新月体或环形体（图7-14），以此形态为特点的肾炎称为新月体性肾小球肾炎。新月体性肾小球肾炎（crescentic glomerulonephritis）是极具特征的一组不同病因病机引起的肾炎类型，其起病急，进展快，病情重，临床上又称其为急进性或快速进行性肾小球肾炎（rapidly progressive glomerulonephritis，RPG），若不及时治疗，患者或动物可于数周或数月内死亡。新月体性肾小球肾炎由3种不同的免疫发病机制导致发病[15]。自然界很多动物如猴、马、啮齿类等都可能发生新月体性肾炎，但是科学家们还是在实验室里以不同的方式方法制作了与人类相似的三类不同的新月体肾炎模型。新月体或环形体内含有渗出的红细胞和纤维蛋白，以及少量中性粒细胞和单核细胞等成分，新月体或环状体发展到最后逐渐变成纤维细胞并产生胶原纤维，使肾小球硬化。由于新月体的增大挤压毛细血管丛及新月体细胞和小球血管丛粘连，使肾小球逐渐缺血纤维化及玻璃样变，进而丧失功能。用抗肾小球基底膜抗体可以诱发大鼠的新月体性肾小球肾炎。昭衍实验室以反复注射某信息菌素蛋白诱发了毛细血管内增生性肾炎，同时也伴发了新月体病变形成，某些毛细血管内增生性肾炎的病例可以伴发新月体性肾小球肾炎（图7-14C）。此外，肾球囊上皮的增生也常见于大鼠慢性进行性肾病，增生的细胞体增大但仍保持单层排列，并不形成新月体样结构（图7-14D）。

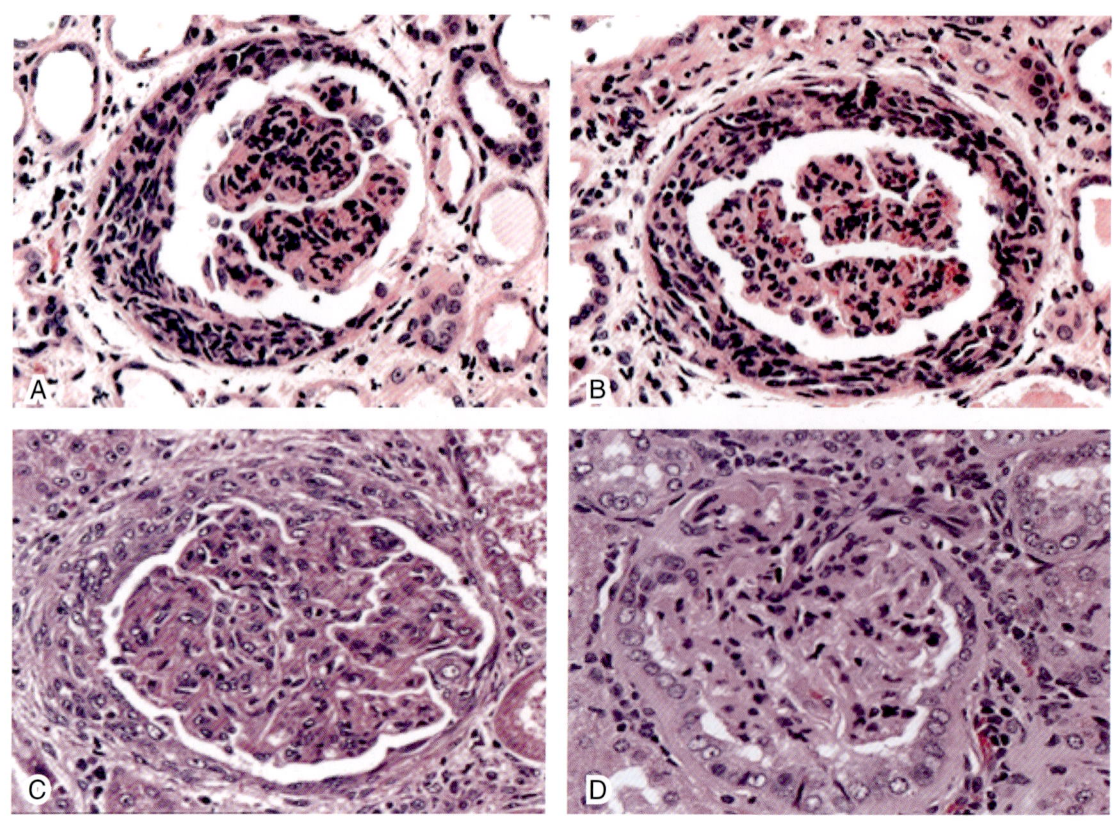

图7-14　新月体性肾小球肾炎

A.肾小球囊壁层上皮细胞增生形成新月体（人）；B.肾小球囊壁层上皮增生形成环形体（人）；C. 食蟹猴反复注射信息菌素蛋白诱发毛细血管内增生性肾炎伴有新月体形成，可见球囊壁层上皮新月体形成；D.大鼠慢性进行性肾小球肾病的肾小球囊细胞增生，立方状，肥大，排列紧密，但仍然呈单层，肾小球内见系膜细胞增生（选自昭衍病理数据库）

（4）基底膜增厚：肾小球基底膜是肾小球滤过屏障的重要组成部分，是各种肾小球疾病最常受累的结构。基底膜常见的病变有很多，包括基底膜空泡变性（因足细胞空泡变性和基底膜融合所致）、基底膜增厚等，其中有基底膜均匀增厚但没有免疫复合物沉积者，多为代谢障碍导致糖蛋白等增多造成。而基底膜非均匀增厚多为免疫复合物沉积在基底膜上造成的，或出现“钉突”“双轨”特征性改变。还有其他基底膜撕裂或断裂、基底膜皱缩、基底膜菲薄等一些改变。在人类和动物肾炎分类中最有特征的基底膜增厚当属膜性肾小球肾炎。膜性肾小球肾炎（membranous glomerulonephritis，MG）病变特点主要是肾小球毛细血管基底膜弥漫性显著增厚（图7-15A、B）。由于肾小球内炎症现象不明显，故又称膜性肾病。本型肾炎大多是由于患者和患病动物体内形成了某种自身抗体，这种自身抗体和肾小球的足细胞膜上的抗原结合形成免疫复合物，沉积在足细胞和基底膜之间而发病，属于免疫复合物性肾炎。在动物界，犬类常发生此型肾炎。病变晚期基底膜极度增厚，毛细血管管腔逐渐由狭窄发展到闭塞，肾小球因缺血而发生纤维化、玻璃样变，功能丧失。免疫荧光检查，肾小球毛细血管基底膜外侧有免疫复合物沉积，呈典型的颗粒状荧光，电镜观察肾小球毛细血管上皮下基底膜上有电子颗粒致密物质沉积（图7-15C、D）。

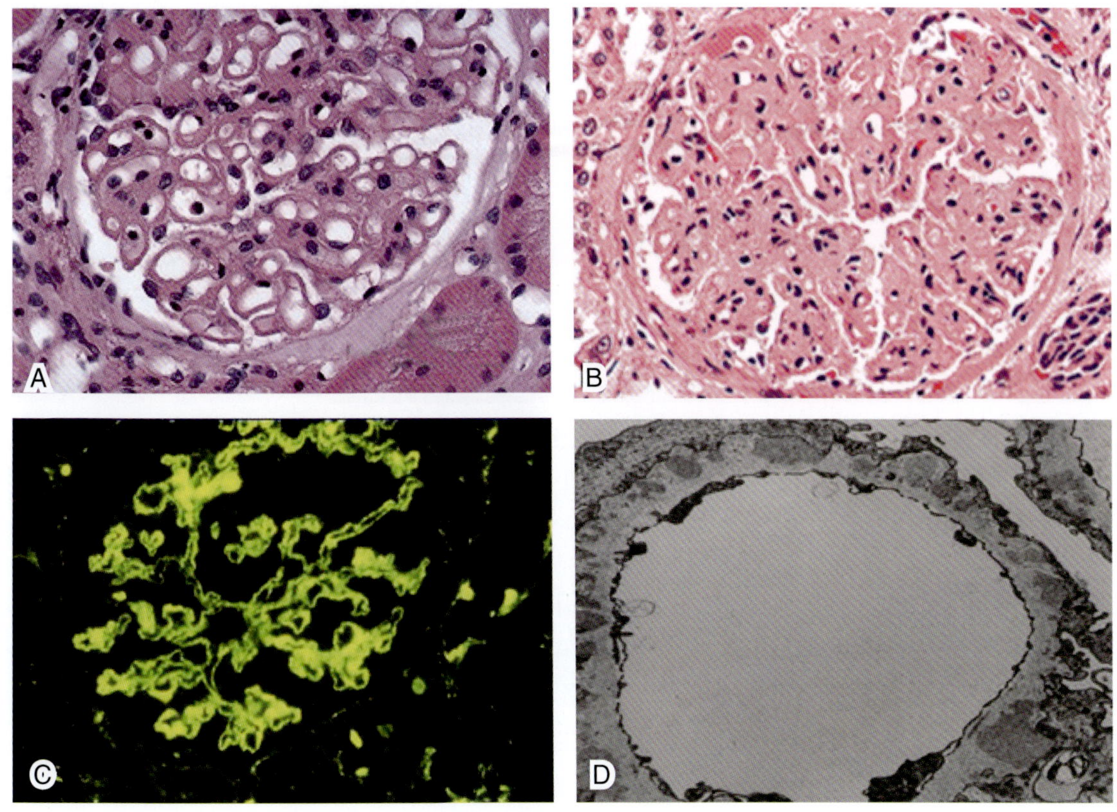

图7–15　膜性肾小球肾炎

A.基底膜弥漫增厚，未见小球内细胞增生（HE染色，选自病理学园地）；B.犬的膜性肾小球肾炎，可见肾小球毛细血管壁弥漫增厚，管腔狭窄（引自：Zachary JF, McGavin MD. 兽医疾病病理学基础. 3版，2015. 北京：中国农业出版社，2015.）；C.免疫荧光观察肾小球有免疫复合物沉积，呈典型的颗粒状荧光（引自：邹万忠. 肾活检病理学. 2版. 北京：北京大学医学出版社，2009：74.）；D.电镜观察肾小球上皮下基底膜上有电子颗粒致密物质沉积（引自：饭岛宗一，影山圭三，石川荣世，等. 组织病理学图谱. 3版. 东京：文光堂，1982.）

膜性肾小球肾炎是引起肾病综合征最常见的原因之一，主要表现为“三高一低”，即高蛋白尿、低蛋白血症、高度水肿和高胆固醇血症。高蛋白尿是由于肾小球基底膜严重损伤，通透性显著增加，大量蛋白包括大分子球蛋白都可由肾小球滤过至球囊腔而引起严重的非选择性蛋白尿；低蛋白血症是由于大量蛋白质由尿中排出，血浆蛋白降低，引起低蛋白血症；高度水肿多见于颜面、上眼睑处，是由于低蛋白血症，血浆胶体渗透压降低，血管内液体渗入组织间隙，引起水肿；同时由于血容量减少，肾小球血流量减少和肾小球滤过下降，醛固酮和抗利尿激素分泌增加，引起水钠潴留，进一步加重水肿。水肿通常为全身性，眼睑和身体下垂部分最明显，严重者可有胸腔积液和腹水；高胆固醇血症原因尚不清楚，可能与低蛋白血症刺激肝合成各种血浆蛋白包括脂蛋白增多有关。上述三高一低表现被称为肾病综合征。在实验动物中，非人类灵长类、犬和大鼠（通过造膜）都有膜性肾小球肾炎的报道。

还有一类以基底膜增厚为特征的肾炎，称膜增生性肾小球肾炎。膜增生性肾小球肾炎的病变特点是既有系膜细胞的增生，又有基底膜的增厚，其发生、发展是由于系膜细胞和基质增生，增生的基质沿着血管内皮下和基底膜之间长入或插入，由于长入的基质和基底膜染色性质相似，PAM染色显示双轨图像（图7–16）。由于系膜细胞和系膜基质显著增生，系膜区扩大牵拉毛细血管呈分叶状。免疫荧光可见IgG和C3呈颗粒状荧光沉积于毛细血管壁和系膜区。电镜下可在毛细血管壁和系膜区的电子致密物沉积。该型肾炎是最少见的肾炎类型。在动物界有报道犬类包括比格犬也可以发生该型肾炎，免疫学检查能证实IgG和C3在小球内的沉积。

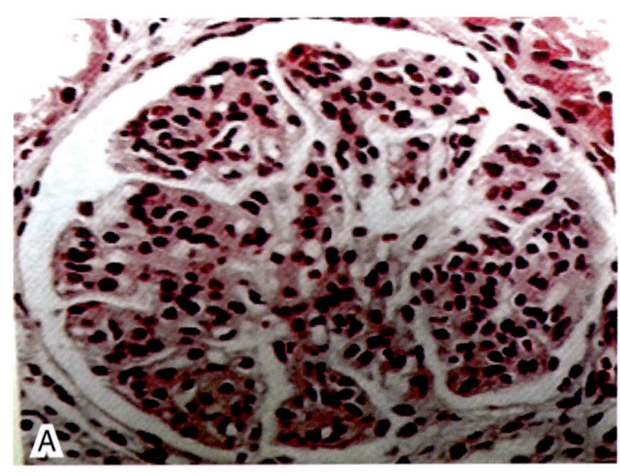

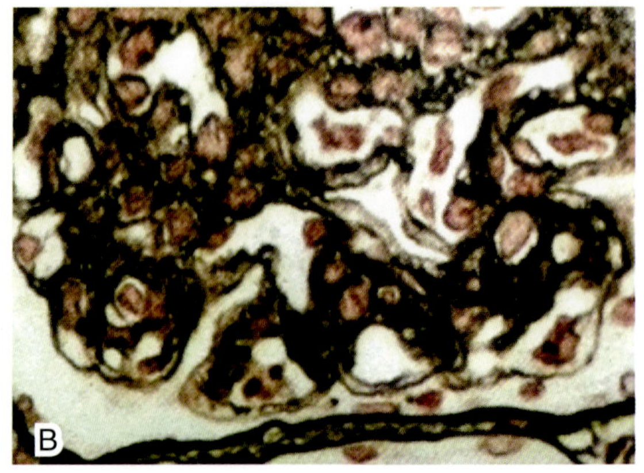

图7-16　膜增生性肾小球肾炎

A.HE染色示系膜细胞增生和基底膜增厚（人）；B.膜增生性肾小球肾炎PAM染色示基底膜双轨图像（引自：西山保一. 大体病理学图谱. 东京：文光堂，1986.）

（5）药物引起的肾小球损伤：在毒性研究中相对少见，可以是直接或间接作用。直接作用包括嘌呤霉素中的氨基核苷可直接损伤足突、蒽环类药物和人成纤维细胞生长因子可致肾小球上皮细胞空泡化等。而间接作用主要是指与药物相关的免疫复合物形成而导致的肾小球炎性病变。

3.肾小球内炎症细胞浸润　各种原因导致的原发性和继发性肾小球肾炎均可以见到肾小球内炎症细胞浸润，多为中性粒细胞和单核细胞，常见于毛细血管内增生性肾小球肾炎、膜增生性肾小球肾炎。另外，在有全身性感染性疾病如脓毒败血症的情况下，播散性炎症灶先在肾小球内形成，即肾小球内可见大量中性粒细胞浸润，进而可形成小脓肿。

4.纤维化和玻璃样变（fibrosis and hyaline degeneration）　肾小球发生的各种病变包括细胞增生、基质增多及渗出性病变等最终都可以引起肾小球毛细血管的狭窄或闭塞，以及肾小球内缺血，长期缺血使肾小球发生纤维化和玻璃样变，其周围的肾小管和间质也发生纤维化，最终肾小球功能完全丧失，临床则伴随有各种相应的病理生理学改变。人类各型原发性和继发性肾炎及实验动物自发或肾炎模型等发展到最后，都导致肾小球的局灶或弥漫性的纤维化和玻璃样变（图7-17），这是各种类型的肾炎或肾病发展到晚期的共同病理改变，故肾小球的这种病理变化又称为硬化性肾小球肾炎。硬化性肾小球肾炎病变呈进行性发展，以大量肾小球纤维化及玻璃样变为特点，最后患者或患病动物死于肾衰竭、尿毒症。

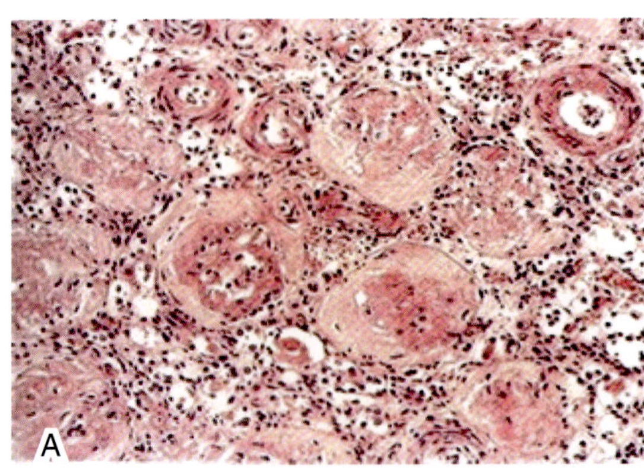

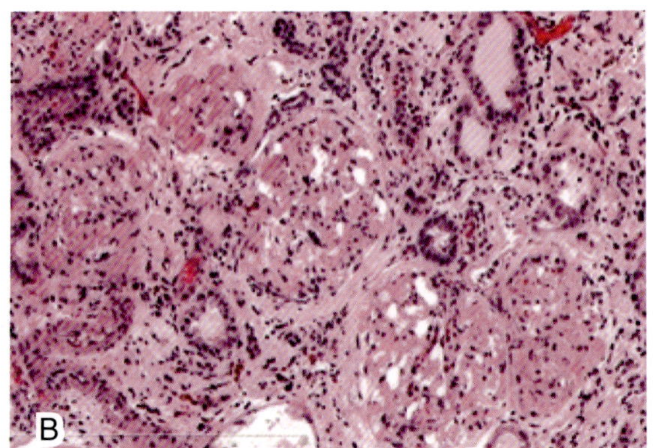

图7-17　硬化性肾小球肾炎和肾病

A显微镜下见肾小球纤维化玻璃样变，肾小管萎缩，间质纤维组织增生，纤维化玻璃样变的肾小球相互靠拢集中（人）；B.大鼠慢性进行性肾病晚期，大量肾小球纤维化玻璃样变靠拢集中，肾小管萎缩间质纤维化（选自昭衍病理数据库）

5.小球周围纤维化　是指肾小球周围的纤维组织增生，将肾小球包围起来，最后导致小球受压迫体积缩小而发生纤维化或玻璃样变（图7-18）。其多见在慢性肾盂肾炎，以及各种原因导致的间质性炎症引起的纤维化。

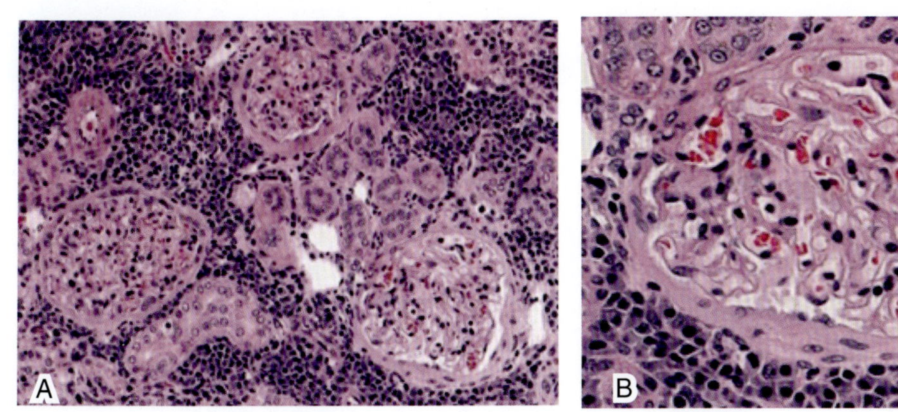

图7-18　**大鼠肾小球周围纤维化**

A.慢性肾盂肾炎，肾小球周围炎细胞浸润，球囊周围纤维组织增生；B.高倍镜观察，可见球囊周围纤维组织增生（选自昭衍病理数据库）

6.包曼氏囊扩张（dilation of Bowman' capsule）　一般认为是大鼠自发性改变，随着动物年龄的增长而增加，并认为和慢性肾病有关。但是也有报道应用了影响肾小球毛细血管压力，或影响血流动力学类药物也可以引发这种改变（图7-19）。

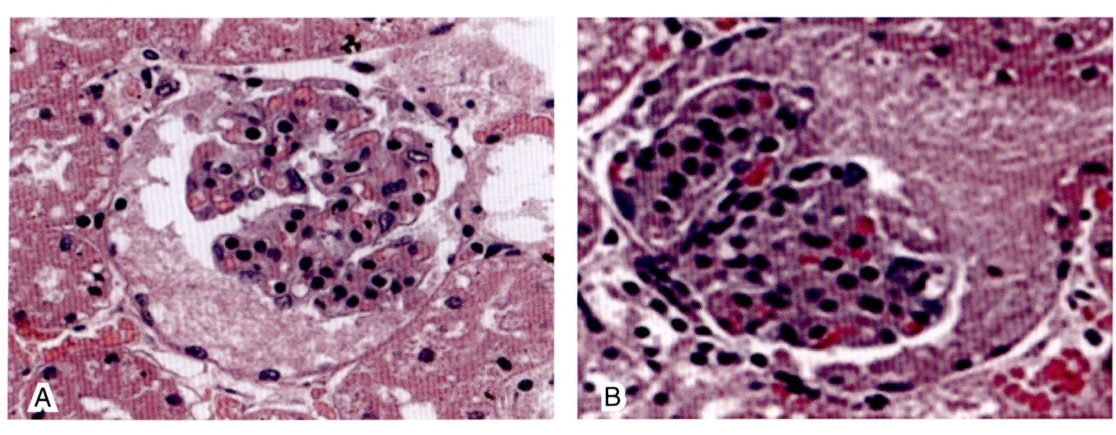

图7-19　**大鼠肾小球包曼氏囊扩张**

A.肾小球包曼氏囊扩张，球囊内含蛋白样物质；B. 肾小球包曼氏囊扩张，球囊内含蛋白样物质与近曲小管内的物质相连（选自昭衍病理数据库）

7.淀粉样物质沉积（amyloid deposition）　或称淀粉样变性（amyloidosis），是一种以特殊蛋白沉积为特点的系统性疾病，有时也表现为局限性。淀粉样物质是一种特殊的蛋白质，但在某些染色特点方面，具有植物淀粉的特性，如在碘-硫酸染色中，显示黄褐色，后显蓝色。著名病理学家魏尔啸（Virchow）等于1853年误认为是植物的纤维物质，命名为淀粉样物质（amyloid）而沿用至今[16]。人类对淀粉样变性的研究，从病因病机、病理改变和临床病理联系均很详尽。在动物资料中，仓鼠和某些种类的小鼠，特别是老龄ICR小鼠可以发生全身（脾、肝、小肠、肾）的淀粉样沉积，尤其是肾小球内的淀粉样物质沉积，刚果红染色呈红色，偏光显微镜观察呈苹果绿色，据此可与肾小球玻璃样变相区别

（图7–20）。

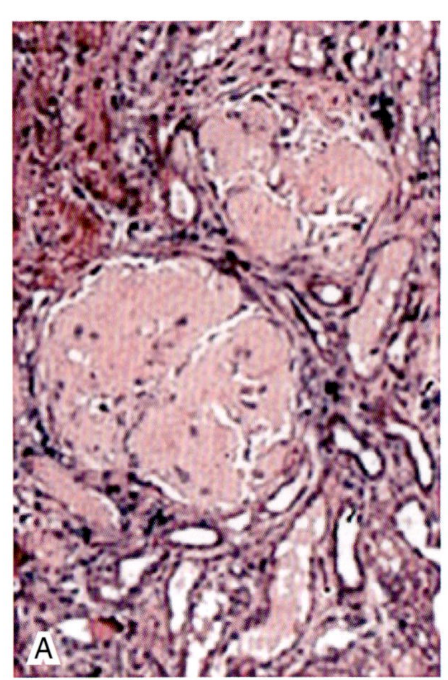

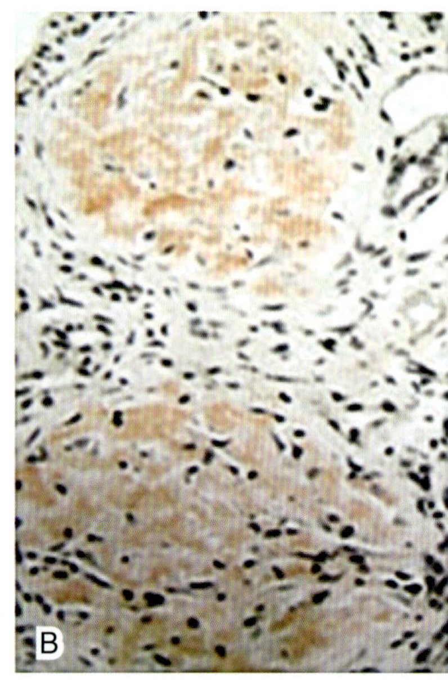

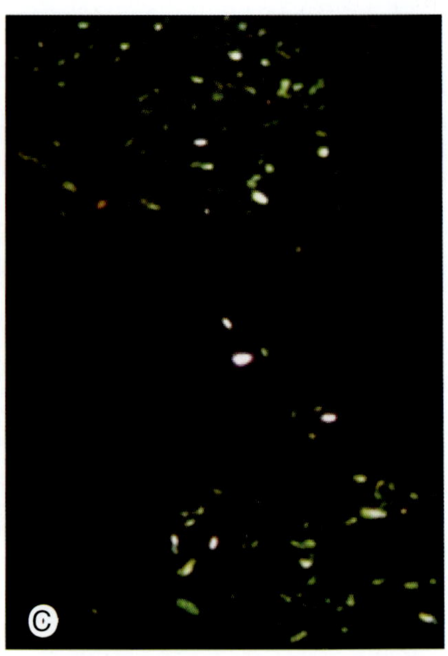

图7–20　肾小球淀粉样物质沉积

A.犬肾小球内淀粉样物质沉积（引自：Zachary JF，McGavin MD. Pathologic Basis of Veterinary Disease，5th ed. Singapore：Elsevierc Singapore，2012.）；B.刚果红染色见肾小球（人）内沉积的淀粉样物质呈黄红色；C. 偏振光显微镜见肾小球内沉积的淀粉样物质呈苹果绿色（引自：邹万忠. 肾活检病理学. 2 版. 北京：北京大学医学出版社，2009：158.）

8.微血栓　各种损伤因素、代谢异常及凝血障碍疾病、严重细菌感染、休克等情况下，均可导致机体发生弥散性血管内凝血。在肾内可见肾小球毛细血管内微血栓或血栓样物质沉积，为全身疾病的一部分。微血栓可用磷钨酸苏木精（PTAH）染色证实血栓中的纤维素。肾小球毛细血管内微血栓形成也可以是某些药物诱发的结果，昭衍实验室在某凝血因子10激活剂的毒性实验中诱发了SD大鼠和食蟹猴的弥散性血管内凝血，多数动物剖检病理证实肺组织小血管和肾小球毛细血管内有微血栓（图7–21）。

9.肾小球发育不成熟　实验动物可以偶见肾小球发育异常，比格犬和大鼠较为多见。显微镜下突出的特点是肾小球密集和发育不成熟，表现为肾小球体积小，小球内细胞体积较大深染，足细胞在周边排成列状（图7–22）。

10.肾小球体积的变化　肾小球的缩小主要见于各种肾小球损伤后的萎缩性病变，常合并肾小球的纤维化和硬化（图7–23A）。至于肾小球肥大，主要指毛细血管和血管袢增多导致的小球体积增大。除了那些增生为主的肾小球肾炎如毛细血管内增生性肾小球肾炎、系膜增生性肾小球肾炎、新月体性肾小球肾炎等外，还有一些肾小球体增大的情况需要了解，如与肥胖相关的肾小球肥大、个别发育异常的肥大肾小球、心功能不全导致的肾小球淤血肿大，以及多数肾小球因病变萎缩而相对正常的肾小球的代偿性肥大（图7–23B）。因此在观察正常和病变肾小球时，一定要注意区分动物种属，如小鼠的肾小球明显的小于大鼠（图7–23C、D）。无论是正常的肾小球，还是有病变的肾小球，综合对比分析才能做出正确的诊断。特别是免疫机制造成的肾小球损伤，病变常累及大部分肾小球，必要时还要判定发病肾小球的百分比。

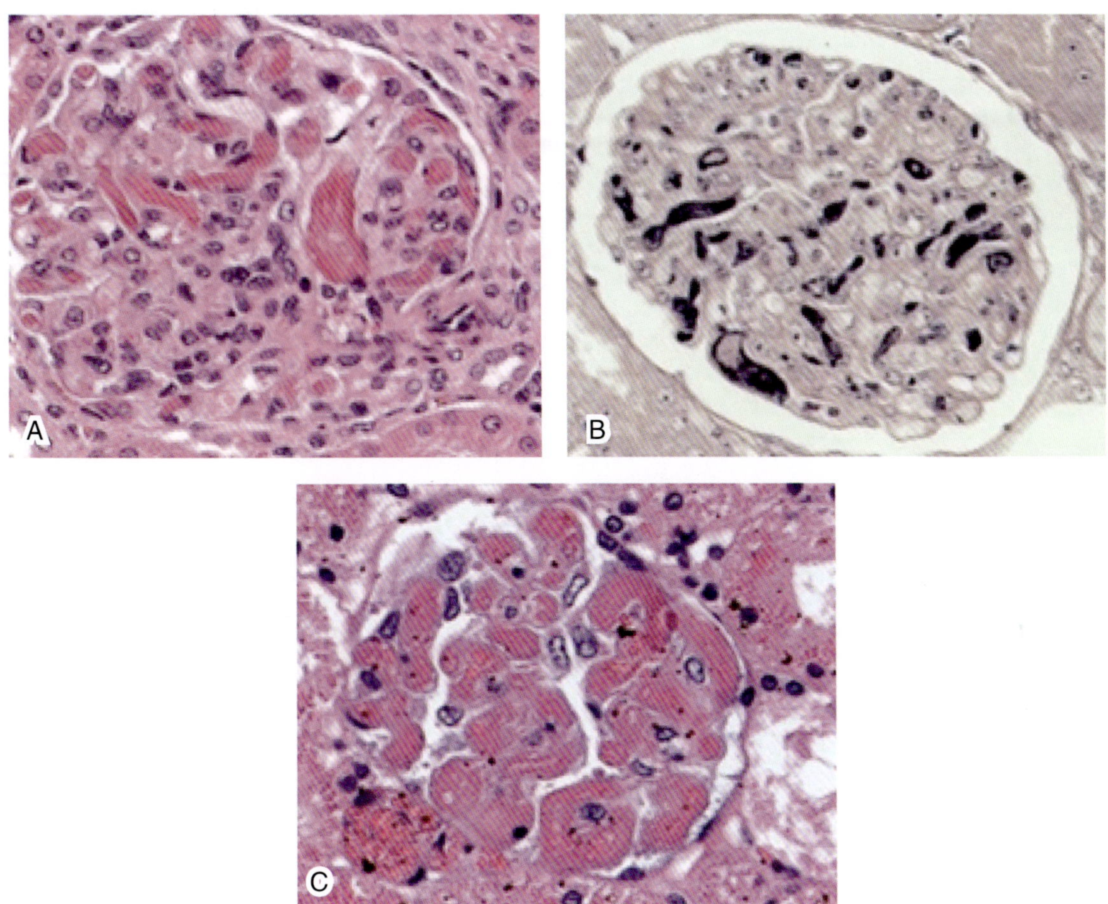

图7-21 大鼠和食蟹猴肾小球毛细血管内微血栓

A.大鼠肾小球毛细血管内微血栓呈红色丝状；B. 磷钨酸苏木精（PTAH）染色阳性证实微血栓成分是纤维素；C.食蟹猴应用某凝血因子10激活物后引起肾小球微血栓（选自昭衍病理数据库）

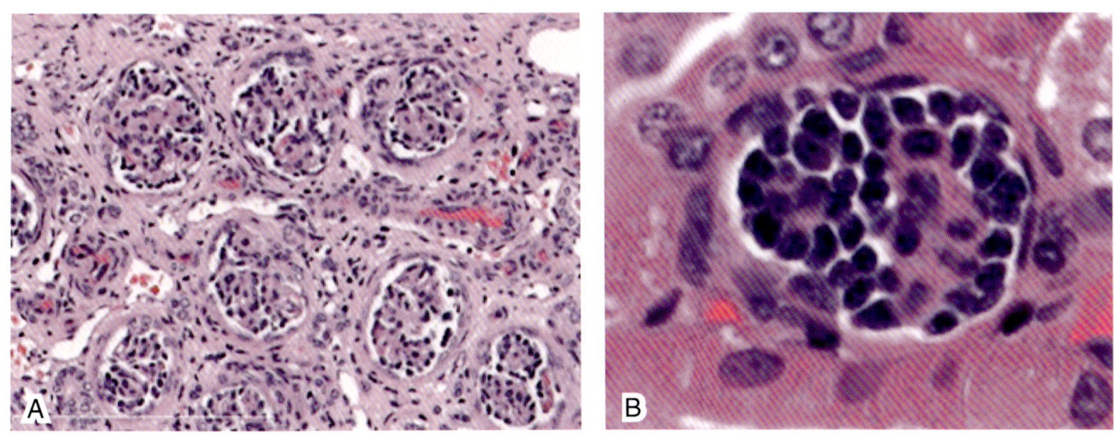

图7-22 大鼠肾发育异常

A.可见肾小球集中；B.肾小球内细胞核体积较大、深染，足细胞在边缘排成列（选自昭衍病理数据库）

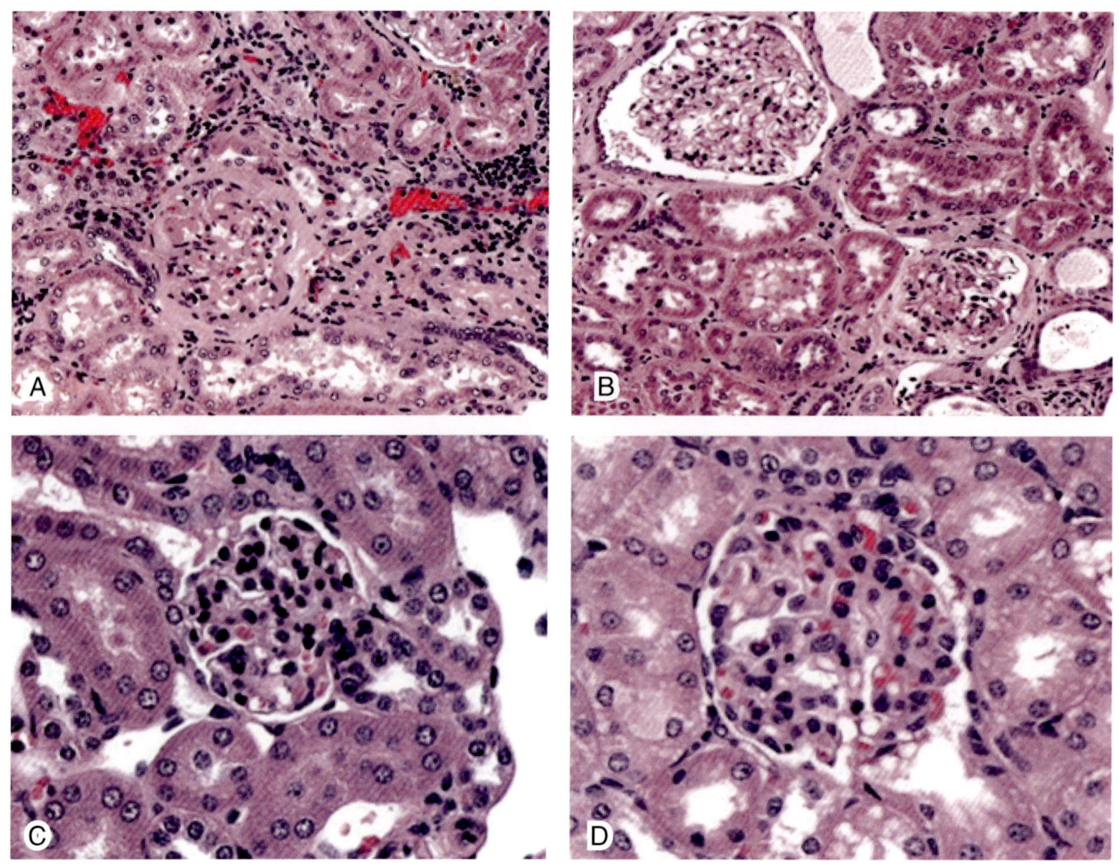

图7-23 肾小球体积的变化

A.肾小球纤维化，肾小球体积缩小；B.左上方为代偿肥大的肾小球，右下方是病变区内的肾小球节段硬化体积缩小；C.小鼠肾小球；D.大鼠肾小球（选自昭衍病理数据库）

11.细胞的凋亡　凋亡一般是指机体细胞在发育过程中或在某些因素作用下，通过细胞内基因及其产物调控而发生的一种程序性死亡（programmed cell death，PCD）。凋亡的形态表现为整个细胞的固缩，且不伴有炎症反应。凋亡细胞可为单个，也可为数个，细胞核固缩或碎裂，形成含细胞碎片和细胞器成分的红染小体，称为凋亡小体。肾小球内细胞的凋亡，是指那些发生了增生性病变的肾小球在恢复中，增生的细胞以凋亡的方式死亡消失，是增生性肾小球肾炎恢复的主要机制。

12.肾小球病变的特殊染色技术[17, 18]

（1）组织化学染色

1）高碘酸希夫（periodic acid Schiff，PAS）反应，又称高碘酸-无色品红染色法，该染色法主要用于对黏蛋白染色。黏蛋白是多糖与蛋白质的复合物。黏蛋白见于基膜、结肠和支气管上皮的杯状细胞等，PAS反应呈阳性，染成红紫色。基膜又称基底膜（basilar membrane）是指位于表面上皮或腺上皮与其支持结缔组织之间的一薄层同质化物质。肾小球毛细血管壁、球囊壁及肾小管基底膜是一含水凝胶体的衬膜，具有渗透性，常与纤细的结缔组织纤维密切结合。在肾小球疾病中，常有基底膜增厚或缺损的改变，因此，PAS染色对肾小球和肾小管病变诊断有一定的帮助（图7-24）。

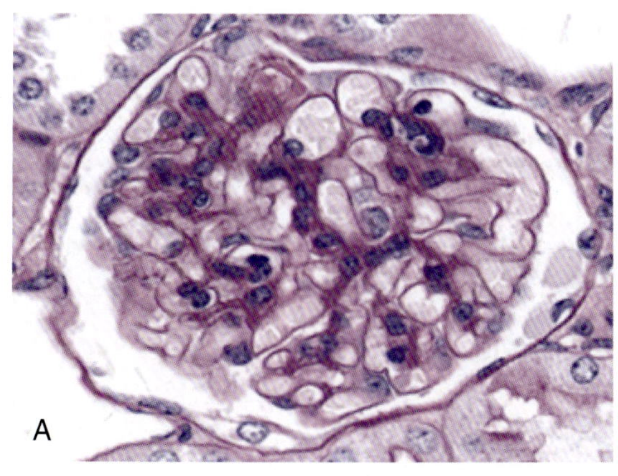

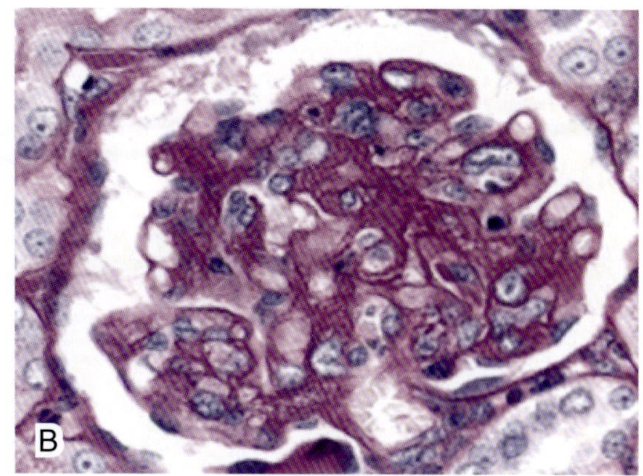

图7-24 大鼠正常肾小球基底膜和基底膜增厚肾小球PAS染色

A.正常肾小球PAS染色；B.肾小球肾炎基底膜增厚的PAS染色（选自昭衍病理数据库）

2）六胺银（periodic acid-silver methenamine，PAM）染色法：也是诊断肾小球病变常用的方法。其原理是在高碘酸染色后，加入六胺银工作液，可以将肾小球毛细血管基底膜染成黑色。膜性肾小球肾炎用六胺银法可见肾小球毛细血管基底膜上有许多与基底膜垂直凸起的黑色钉状突起，状如梳齿，是免疫复合物刺激基膜而成，突起之间就是沉积的免疫复合物。又如膜性增生性肾小球肾炎可见毛细血管基底膜分裂成双层，形似火车轨道，称“双轨”，这是肾小球系膜基质增生并沿着血管内皮下和基底膜之间长入或插入所致，由于长入的基质和基底膜染色性质相似，故PAM染色显示双轨图像。PAS和PAM染色配合免疫荧光和电镜技术在诊断肾小球病变特点和分类上有非常重要的作用。

3）磷钨酸苏木精染色法（phosphotungstic acid hematoxylin，PTAH）：有两种用处，一是可以把横纹肌和横纹肌肉瘤的横纹染成蓝色，以证明其横纹肌分化（图7-25A），二是可以把纤维素染成蓝色，如弥散性血管内凝血（DIC）的小血管或微血管中的微血栓（如肾小球毛细血管内的微血栓）染成蓝黑色（图7-25B）。

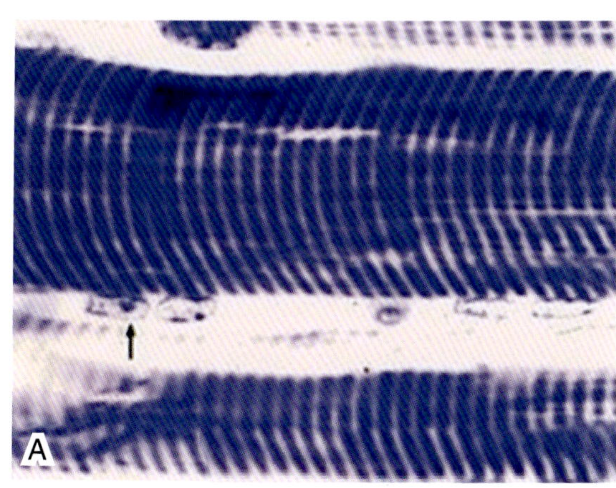

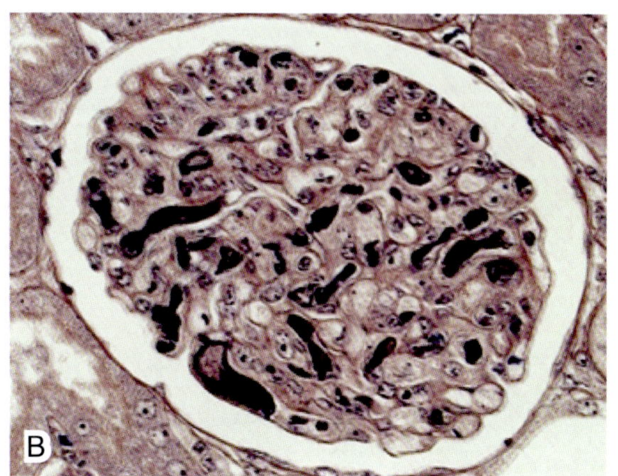

图7-25 磷钨酸苏木精（PTAH）染色

A.兔骨骼肌纵切面（铁苏木精染色），兔横纹肌染成蓝色，横纹清晰可见；B.肾小球毛细血管微血栓，染成蓝黑色（选自昭衍病理数据库）

4）丽春红酸性品红-苯胺蓝法（Masson）：是由几种不同的染料混合染色，可将不同的组织和细胞染成不同的颜色，如胶原纤维染成绿色，肌纤维和纤维素等染成红色，细胞核则染成蓝褐色，主要用于硬化性肾小球内胶原纤维的染色（图7-26A）。

5）刚果红（Congo red）法：淀粉样蛋白对刚果红有选择性亲和力，肾小球内沉积的淀粉样物质可染成黄红色（图7-26B）。

（2）免疫组织化学染色技术：可以定位肾小球内沉积的抗原、免疫球蛋白、补体及复合物，可帮助诊断（图7-26C）。

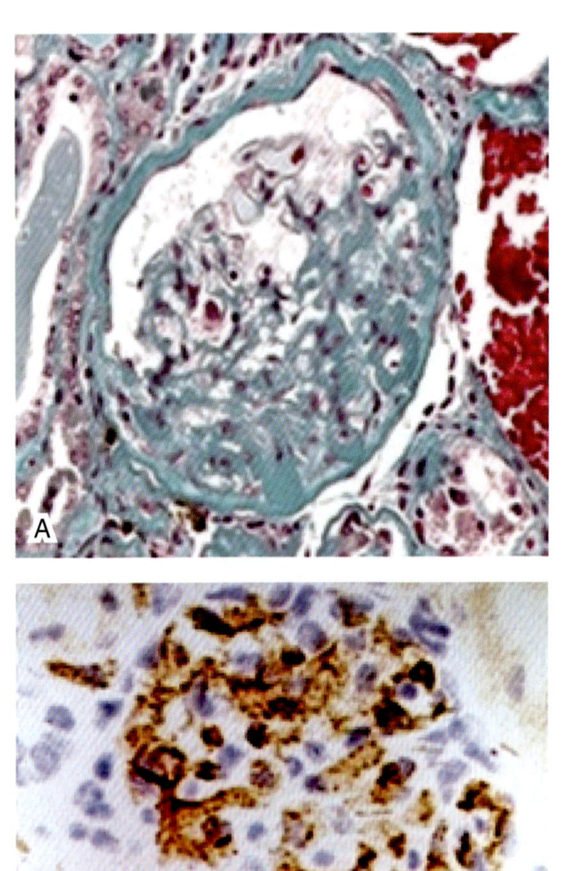

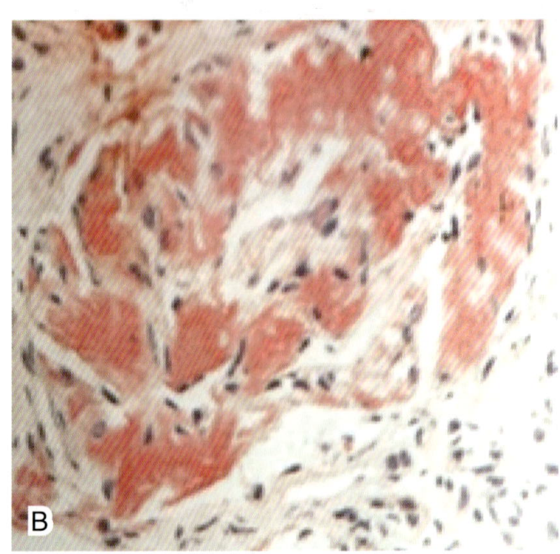

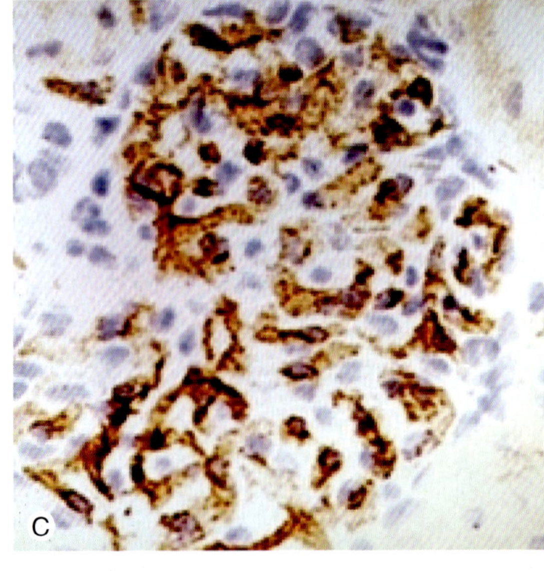

图7-26 肾小球内纤维化、淀粉样沉积和EGFR表达

A.大鼠肾小球内纤维化（Masson）；B.肾小球内淀粉样物质沉积（刚果红）（引自:潘琳. 实验病理学技术图鉴. 北京：科学出版社，2012：2006-2010.）；C.食蟹猴肾小球内细胞表达血管内皮生长因子受体（VEGFR），免疫组化（A和C选自昭衍病理数据库）

（3）免疫荧光技术：是定位肾小球内的抗原、免疫球蛋白、补体及复合物最为方便、简便和有效的方法，对肾脏病变的诊断不可或缺。

（4）电子显微镜技术：长期以来电子显微镜技术是观察肾小球内免疫复合物最传统的技术，配合HE切片、免疫组化和免疫荧光技术，可以提高诊断肾小球疾病和分类的水平（理论和技术方法略）。

（二）肾小管病变

1.上皮细胞空泡化　肾小管上皮细胞内出现大小不等空泡，统称空泡形成（vacuolation），又称空泡变。肾小管的任何节段都可以发生空泡变，但最多发的是近端小管的空泡变。空泡变有几种不同的类型。

（1）细胞水肿：是指细胞内水分的增加，胞质呈细颗粒状或透明空泡形成。病理情况下引起细胞水肿的原因常是感染、缺氧、中毒等。在有害因素作用下，线粒体生物氧化受影响，三磷酸腺苷

（ATP）生成减少，细胞膜钠泵受损，造成细胞内水钠过多蓄积（图7-27A、B）。

（2）脂肪或类脂质蓄积：脂类是脂肪（fat）和类脂（lipid）的总称。脂肪属于可变脂（三酰甘油），类脂又称基本脂，包括磷脂（phospholipid）、胆固醇（cholesterol）、胆固醇酯（cholesterol ester）和糖脂（glycolipid）。脂肪和类脂的代谢障碍可以使过多的脂肪或类脂蓄积在肾小管上皮细胞内，脂肪成分因制片过程的影响而在HE切片中几乎无痕迹，呈清晰的大小不等的圆形空泡（图7-27C），类脂则在胞质内呈泡沫状（图7-27D）。如果要进一步明确脂肪或类脂的性质，则需用苏丹Ⅲ特殊染色证实脂肪存在及电镜观察板层小体来证实类质或磷脂的存在。在毒性病理工作中，一般显微镜观察统称空泡变或空泡化。正常的肾也含有适量的脂肪和类质，因动物的种属不同而含量各异。肾管上皮也可以发生脂肪或类脂的蓄积。脂肪和类脂的蓄积可以是自发性病变，如实验室比格犬常见肾管上皮的脂肪空泡变。药物可以诱发啮齿类动物肾管上皮的磷脂蓄积，如氨基苷类（aminoglycoside）和抗生素诱发的磷脂症[19]。

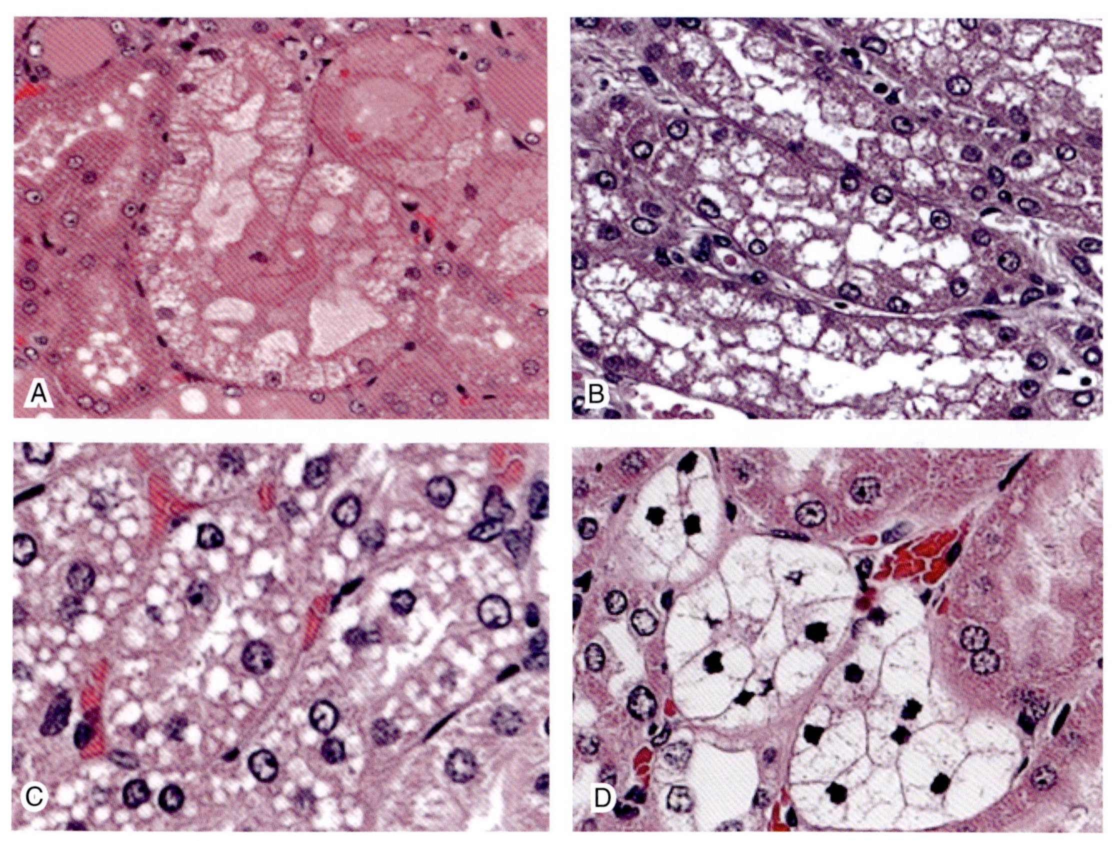

图7-27 肾小管上皮细胞的空泡化

A.食蟹猴血清病肾炎的近曲小管上皮细胞肿胀，胞质含有颗粒状物质是水肿的线粒体（颗粒变性）；B.食蟹猴肾管上皮细胞水样变性，细胞肿大，胞质内含过多水分，HE染色像气球（腹泻动物低血容量休克时诱发）；C.SD大鼠肾管上皮细胞内圆形滴状空泡为脂肪滴（脂肪变性，某布顿酪氨酸激酶BTK抑制剂诱发）；D.大鼠肾管上皮细胞胞质呈泡沫状，是类脂或磷脂沉积（选自昭衍病理数据库）

（3）糖原蓄积：糖原是大分子多糖，在肝内合成。糖尿病时在远曲小管上皮内可见糖原颗粒，HE染色呈条纹空泡状，可做糖原染色（PAS）证实。

2.上皮细胞内玻璃滴/透明小滴形成　肾小管上皮细胞内出现均质红染的小滴状物质，称玻璃滴变性（hyaline degeneration），又称透明小滴（hyaline droplet）（图7-28A、B）。玻璃滴产生的原因主要是由于肾管上皮吸收了过多的蛋白而形成，通常与肾小球的原发病变渗出大量蛋白相关。玻璃滴现象可以是自发和诱发，通过给大鼠注射各种不同的蛋白如白蛋白、免疫球蛋白轻链等，能诱发肾小管上皮内玻璃滴形成[20]。还有文献报道当雄性大鼠暴露于汽油、喷气燃料、柠檬烯、林丹和硝基甲苯等烯类衍生物时，可见近曲小管的透明小滴形成[21, 22]。值得关注的是，还有两种疾病的情况引起大鼠肾小管细胞内玻璃滴形成，一种情况是阿尔法-2u-球蛋白症（Alpha-2u-globulin syndrome），又称阿尔法-2u-球蛋白肾病。阿尔法-2u-球蛋白由雄性激素调节，只在雄性大鼠的肝中合成，由于某些外源性化合物与阿尔法-2u-球蛋白结合，后被肾小管上皮细胞摄取，由于半衰期延长，致使其在溶酶体内集聚（图7-28C）。诊断要点包括：①只在雄性大鼠发生；②一般发生在近端小管S2；③病变重时可见肾小管上皮嗜碱性变；④常伴随有慢性进行性肾病。另外一种情况是其他器官并发组织细胞肉瘤时，可发生肾小管上皮细胞内玻璃滴形成（图7-28D～F）[23, 24]。组织细胞肉瘤的瘤细胞中含有大量溶菌酶，溶菌酶入血与蛋白结合，通过肾小球滤过，在原尿流经肾小管时沉积在上皮细胞质中形成玻璃滴。

3.色素沉积　实验室动物包括啮齿类、犬和猴类等都可出现肾管上皮内色素沉积，但最多发的是大鼠肾管上皮内的色素沉积，常发生在近曲小管，色素成分包括脂褐素（lipofuscin）、含铁血黄素（hemosiderin）和胆红素（bilirubin）等，但最多见的是脂褐素沉积[25]。脂褐素是一种黄褐色细颗粒状色素，常出现在老年人或动物的肝、肾、肾上腺和心肌细胞内，被称为老龄性色素，又被称为萎缩色素。有很多特殊染色方法可以证实脂褐素存在，常用的方法是三氯化铁氰化钾法（根据Schmorl）和PAS法。某些药物和化学物质也可以引起肾小管色素沉积，有报道大鼠应用高剂量苯咗类药（benzodiazepines）引起肾管脂褐素沉积[26]；昭衍实验室也在某些药物（抗癌药和中成药合剂）大鼠毒性实验中发生的变性再生的肾小管上皮中，观察到不同程度的脂褐素沉积（图7-29）。

含铁血黄素的生成是组织内出血时或脾对衰老红细胞处理时，从血管或血窦逸出的红细胞被巨噬细胞摄入并由其溶酶体降解，使来自红细胞血红蛋白的Fe^{3+}与蛋白质结合形成电镜下可见的铁蛋白微粒，若干铁蛋白微粒聚集成光镜下可见的棕黄色较粗大的折光颗粒，称为含铁血黄素。当过多的游离血红蛋白由肾排出时，产生血红蛋白尿，其中一部分被肾小管上皮细胞重吸收并降解，生成含铁血黄素，若超过肾小管上皮细胞转运能力，在上皮细胞内沉积，细胞脱落随尿排出，形成含铁血黄素尿。因此，当实验动物肾小管上皮含过多的含铁血黄素时，要考虑到动物是否有出血、血液病或脾的病理和功能状态。关于胆红素，是体内铁卟啉化合物的主要分解代谢产物，包括胆红素、胆绿素、胆素原和胆素等，这些化合物主要随胆汁排出体外。胆红素80%以上来自衰老红细胞在肝、脾、骨髓的单核-吞噬细胞系统破坏释放出血红蛋白后形成，单核-吞噬细胞系统细胞微粒体含有非常活跃的血红素加氧酶，在氧分子和NADPH作用下，血红素加氧酶将血红素转化为胆绿素。胆绿素在细胞液胆绿素还原酶的催化下，生成胆红素。胆红素离开单核-吞噬细胞后，在血液中主要与血清蛋白结合而运输。正常人体中胆红素主要以两种形式存在，一为由肝细胞内质网作用所生成的葡萄糖醛酸胆红素，这类胆红素称为结合胆红素；二为由主要来自单核-吞噬细胞系统中红细胞破坏产生的胆红素，在血浆中主要与血清蛋白结合而运输，这类胆红素称为游离胆红素。由于血中既可以含多量的含铁血黄素，也可以含有多量的胆红素，因此当怀疑实验动物肾管上皮出现色素为含铁血黄素或胆红素时，需结合临床考虑动物有否肝病或脾功能亢进等情况进行分析判定，必要时须对色素进行特殊染色才能判定。肾管内脂褐素、含铁血环素和胆色素的判定参见表7-1。

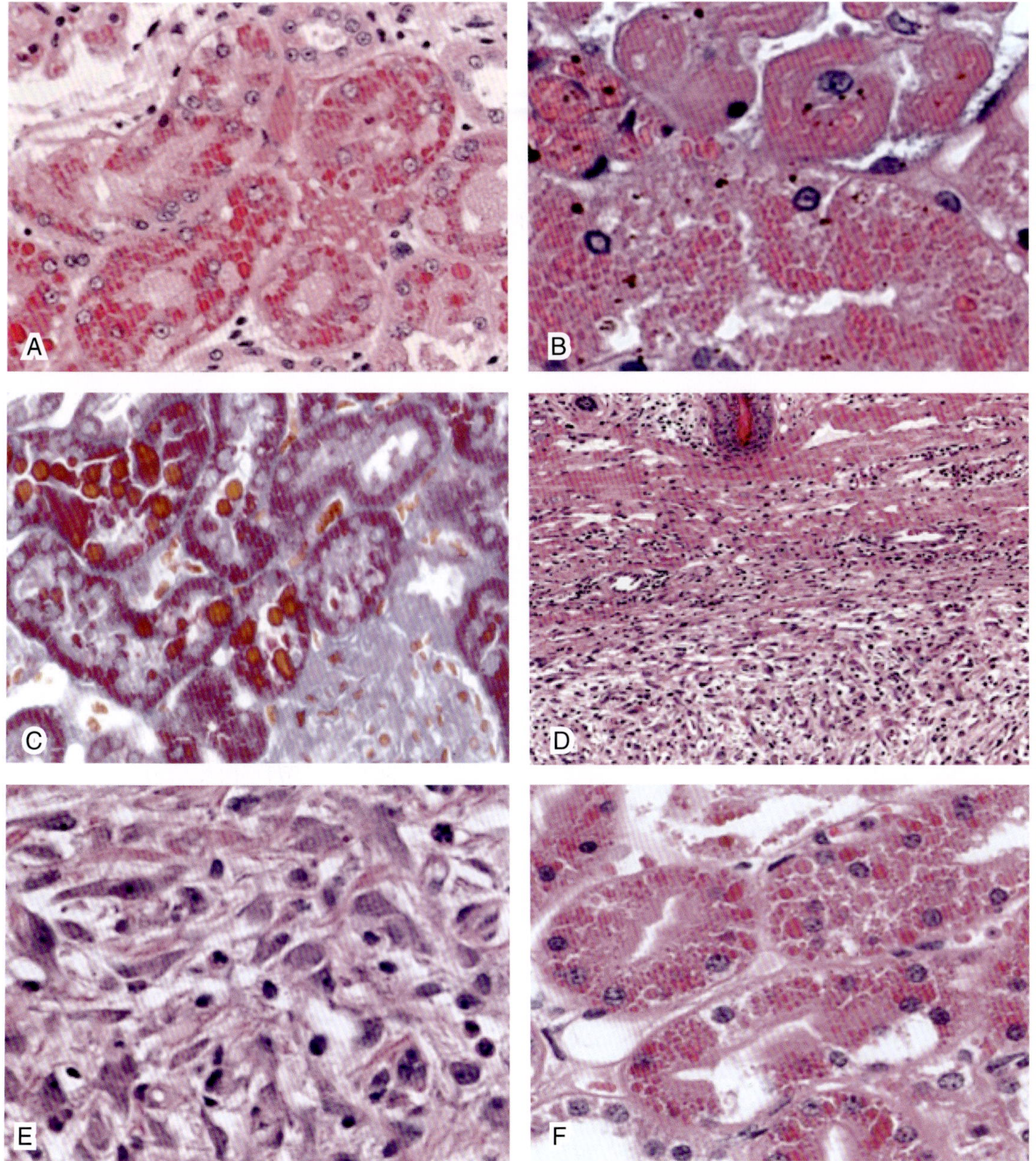

图7-28 肾小管上皮内玻璃小滴

A.大鼠慢性进行性肾病继发的肾小管上皮细胞质内玻璃滴形成；B.某凝血因子10 激活剂诱发的大鼠肾小管上皮细胞内玻璃滴形成（选自昭衍病理数据库）；C.阿尔法-2u-球蛋白症，玻璃小滴发生在近端小管S2，肾小管上皮细胞有嗜碱性变，马洛里·海顿翰染色［引自：Frazier KS，et al. Proliferative and non-proliferative of the rat and mouse urinary system. Toxicologic Pathology，2012，40:23S.］；D. 大鼠皮下组织细胞肉瘤；E.肉瘤细胞松散排列，大小不等，胞质丰富，胞核呈圆形或椭圆形，核仁清楚，可见核分裂象；F.近曲肾小管的玻璃滴（选自昭衍病理数据库）

4.上皮肥大（hypertrophy of tubules） 形态学上的肾管上皮肥大是指细胞的体积增大而不是细胞的数量增加，单层细胞为立方或圆柱状，顶端细胞的界线突入管腔，细胞核靠近腔侧，核仁明显，细胞质嗜伊红染色（图7-30）。在大多数动物，肾管肥大可以是与增龄相关的自发现象，也可以在自发性慢性进行性肾病的进展期时发现，属于代偿性的肥大。应用某些药物和化学物处理后，其发病率和病变会加重[27]。

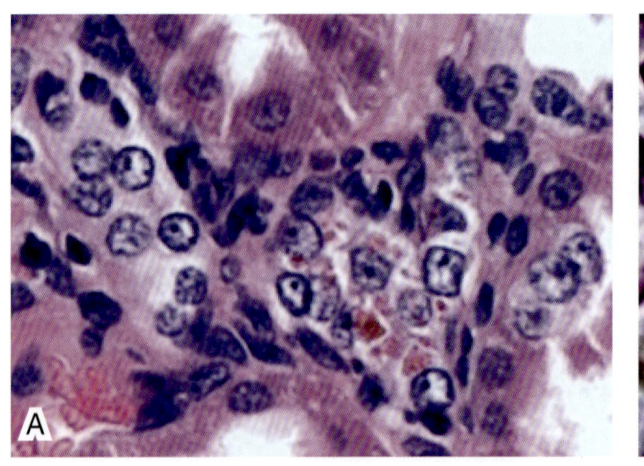

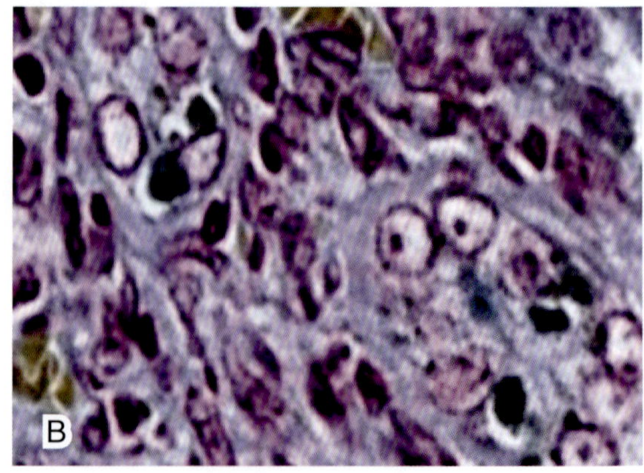

图7-29　某中药制剂诱发的SD大鼠肾小管细胞内或管腔中脂褐素沉积

A.肾小管细胞嗜碱性，细胞质内和管腔内有脂褐素沉积；B.三氯化铁氰化钾法将脂褐素色素染成暗黑色（Schmorl法）（选自昭衍病理数据库）

表7-1　肾小管上皮细胞内色素沉积的诊断与鉴别诊断

	脂褐素	含铁血黄素	胆色素（胆红素）
色素来源	在萎缩或退变的细胞内产生，是细胞器碎片	衰老或破坏的红细胞经单核－巨噬系统处理形成的微聚体	衰老的红细胞经单核－吞噬系统破坏后形成颗粒（肝、脾）
沉积径路	上皮萎缩或退变后衰老破坏的细胞器沉积	血中过多的含铁血黄素流经肾，在原尿流经肾管时被吞饮而沉积细胞质内	血中过多的胆红素流经肾，在原尿流经肾管时被吞饮而沉积细胞质内
HE 染色特点	色素位于细胞质内呈黄褐或浅棕色微细颗粒	胞质内大小不等金黄色颗粒有遮光性*	胞质内大小不等淡黄褐色颗粒遮光性小或无遮光性
特殊染色	三氯化铁氰化钾法染成暗黑色（根据 Schmorl 法）	亚铁氰化钾法（普鲁士蓝）染成蓝色（根据 Perls 法）	三氯醋酸三氯化铁法（根据 Hall 法）染成深绿色

*遮光性，即把显微镜调到暗光时，含铁学黄素颗粒能发出亮光，而脂褐素与胆红素无遮光性

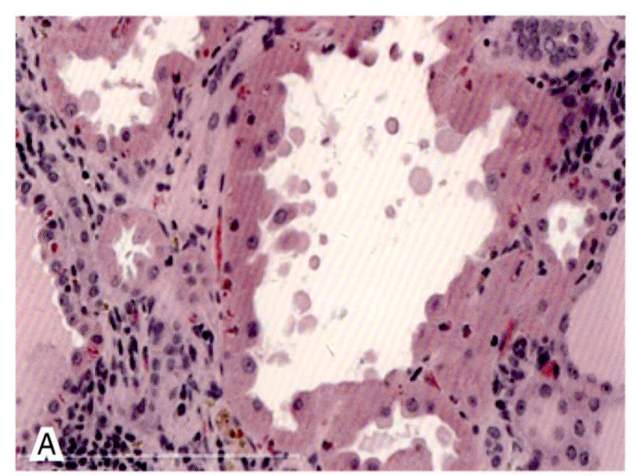

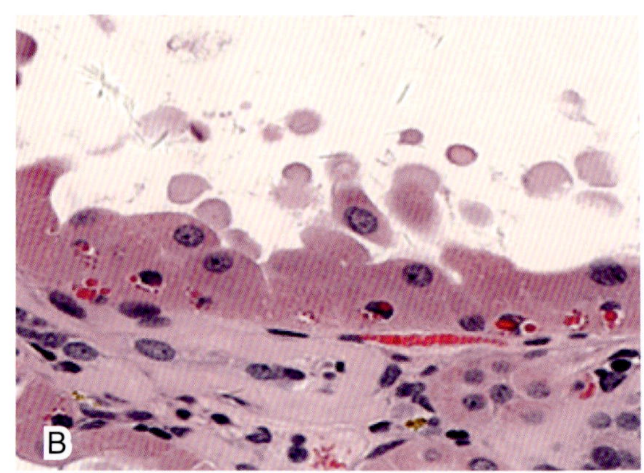

图7-30　大鼠肾小管上皮细胞肥大

A.大鼠慢性进行性肾病的肾小管上皮细胞肥大，肥大的细胞单层排列，胞质丰富；B.肥大的细胞的顶端界线突入管腔，胞质嗜酸性染色增强，细胞核靠近腔侧（选自昭衍病理数据库）

5.上皮增生（epithelial hyperplasia） 慢性肾损伤可以导致肾小管上皮细胞的增生，可见于药物致癌实验中所发生的进行性肾小球硬化，而更多见的是药物引起的肾小管增生病变，因此这种增生也考虑和肿瘤的发生有一定的关系。“增生”意指肾小管上皮细胞数量的增加，增生的细胞可以是单层或多层，细胞体积和细胞核也增大，管腔增大，但基底细胞没有多层的变化，即细胞没有肿瘤性异形增生的改变。在增龄大鼠的慢性进行性肾病（CPN）时，常可以见到肾管上皮增生变化，但不应看作是肿瘤前病变。形态学上有单纯增生、嗜酸性增生和不典型增生。肾管上皮的增生也要和灶状的肾小管变性/再生的病变相区别，后者是一种损伤后修复的改变，特点是再生的细胞呈明显的嗜碱性染色，细胞核大，泡状核，细胞质少等，可以鉴别（见“肾小管变性/再生”内容）。

6.上皮变性/再生（degeneration/regeneration of tubule） “变性”一词意指细胞出现异常物质或细胞的退行性变，而肾小管的再生反应是指对损失细胞的替代而不是过度细胞增生，因此肾管的再生被看作是某些具有肾毒作用的物质诱发的细胞坏死后的一种经典的修复性改变。在恢复期间，再生细胞形态可能经历从扁平到低立方的变化，但细胞数量和小管的大小常并不增加。再生的上皮细胞以嗜碱性染色为特征，常伴有处于分裂状态的核[28，29]，如果细胞损伤过程是慢性的，再生时间会延长，再生细胞也可以呈现过度增多。文献记载异种生物物质（xenobiotics）可诱发肾管的坏死和再生。昭衍实验室在近年来的药物安全评价研究中发现，某些化学药物如安纳拉唑钠、某四代铂类抗肿瘤药和某中药清热制剂等，都引起了明显的大鼠和比格犬不同程度的肾小管上皮细胞的变性/再生改变，早期表现为灶状近曲小管上皮的嗜碱性染色，细胞核增大，排列密集，核空泡化，基底膜不增厚，病灶内或周围肾小球没有改变（图7-31A、B）。随着病变进展，病灶扩大并相互连接，间质可有炎细胞浸润和纤维组织增生，以及部分肾小管扩张（图7-31C、D），与老龄大鼠自发性进行性肾病（CPN）的早期改变相类似。昭衍实验室还研究了增龄大鼠肾自发的慢性进行性肾病，观察了其早期阶段的病变并与药物引起的早期肾管再生病变进行了鉴别，总结的鉴别要点见表7-2和图7-32。

表7-2 大鼠药物性损伤性早期肾小管变性/再生病变与慢性进行性肾病早期病变的鉴别

鉴别项目	药物损伤轻症早期（Dege./Rege.）	慢性进行性肾病轻症早期（CPN）
肾小管上皮嗜碱性变	灶状	灶状
发病肾小管	主要为皮质近端小管	主要为皮质近端小管
病灶内或附近肾小球	基本无变化	多见系膜增生病变
肾小管内管型	不见或偶见	病灶内及外髓质内带和内髓质交界处多见
肾小管基底膜	不增厚或偶见轻微增厚	明显增厚
肾小管上皮内色素沉积	可有（特染鉴别）	可有（特染鉴别）
用药情况	有	无

7.透明管型形成（hyaline cast） 尿中的异常物质在肾小管内浓缩成圆柱形，又称管型，表现为肾小管不同程度的扩张，管腔内有粉色的蛋白物质凝缩成管状（图7-33）。透明管型主要是肾小球通透性增加，血中蛋白漏出，肾小管重吸收障碍引起的。各种类型的肾小球损伤及蛋白漏出均可以在肾小管内形成管型。由于肾小管所在区域不同，管型出现的位置也有一定的规律。一般来说，各种肾损伤的急性期或早期，管型不明显，到慢性期管型明显加重，特别是在大鼠慢性进行性肾病和药物引起的肾小管的

管型有很大的不同（见“大鼠慢性进行性肾病”）。

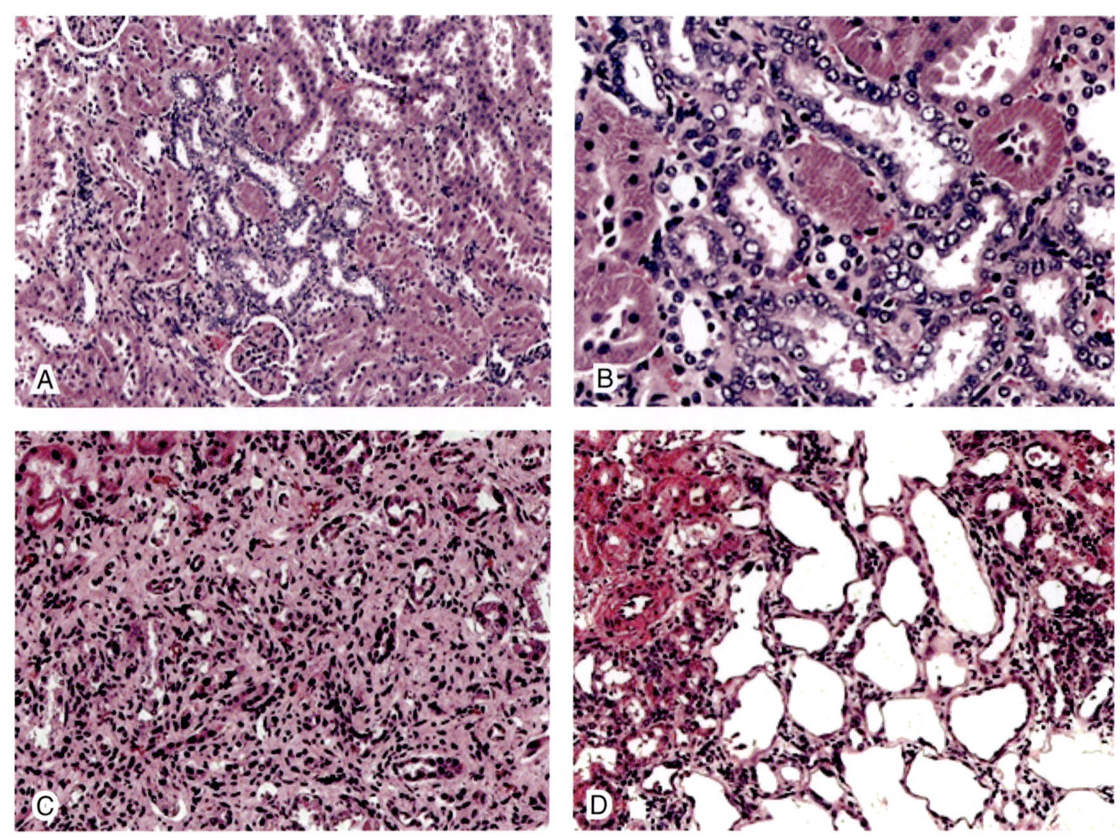

图7-31 药物引起的大鼠肾小管变性/再生

A.早期近曲小管上皮灶状变性/再生（某中药制剂诱发）；B.高倍镜观察近曲小管上皮的嗜碱性染色，细胞核增大，呈泡状，胞质少，基底膜不厚；C.严重损伤病例见病灶扩大，间质有炎细胞浸润和纤维组织增生，肾小管萎缩；D.部分肾小管扩张（某四代铂类抗癌药诱发）（选自昭衍病理数据库）

8.肾小管扩张、囊性变（tubule dilation，cystic tubules） 肾小管扩张多发生在肾皮质，也可偶发于肾髓质，可以单发也可以多发。扩张的肾管上皮变得扁平，管腔内可以是空的，也可以有液体或呈管型。肾小管扩张和囊性变通常是各种肾病伴随的一种变化，药物导致的肾小管坏死或经历修复和代偿的过程常发生扩张，也常是慢性进行性肾病进展阶段的一个形态改变（图7-34）。实验室研究证明，应用大剂量的血管紧张素转换酶（angiotensin-converting enzyme，ACE）抑制剂和大剂量利尿药也可以导致犬和大鼠的肾小管扩张，但是这种变化考虑是电解质紊乱引起的，而不是药物的毒性作用[30，31]。

9.肾小管矿化（renal tubule mineralization） 肾小管出现无机物质沉着即为矿化。无机物质可以沉积在肾小管管腔内、基底膜或间质中，呈蓝色颗粒状或线状染色，主要是钙盐的沉积。病变可以发生在肾皮质和髓质各区带。犬很常见，啮齿类动物中多为自发性病变，如可在F344雌性成年大鼠中见到，可能是雌激素影响了该大鼠的矿物质代谢（图7-35A）。营养因素也可以影响肾小管的矿化，饲料中钙盐和磷盐比例失调时也可以增加肾小管矿化的发生率，这种情况在CD-1、F344和SD大鼠中很常见[32]。这些非毒性引起的矿化，一般不见肾小管的变性、再生，但是在毒性病理研究中，一般认为是某些药物造成肾小管的变性坏死，然后矿物质沉积在损伤的肾小管，应属于一种继发的营养不良性钙化（图7-35B）。

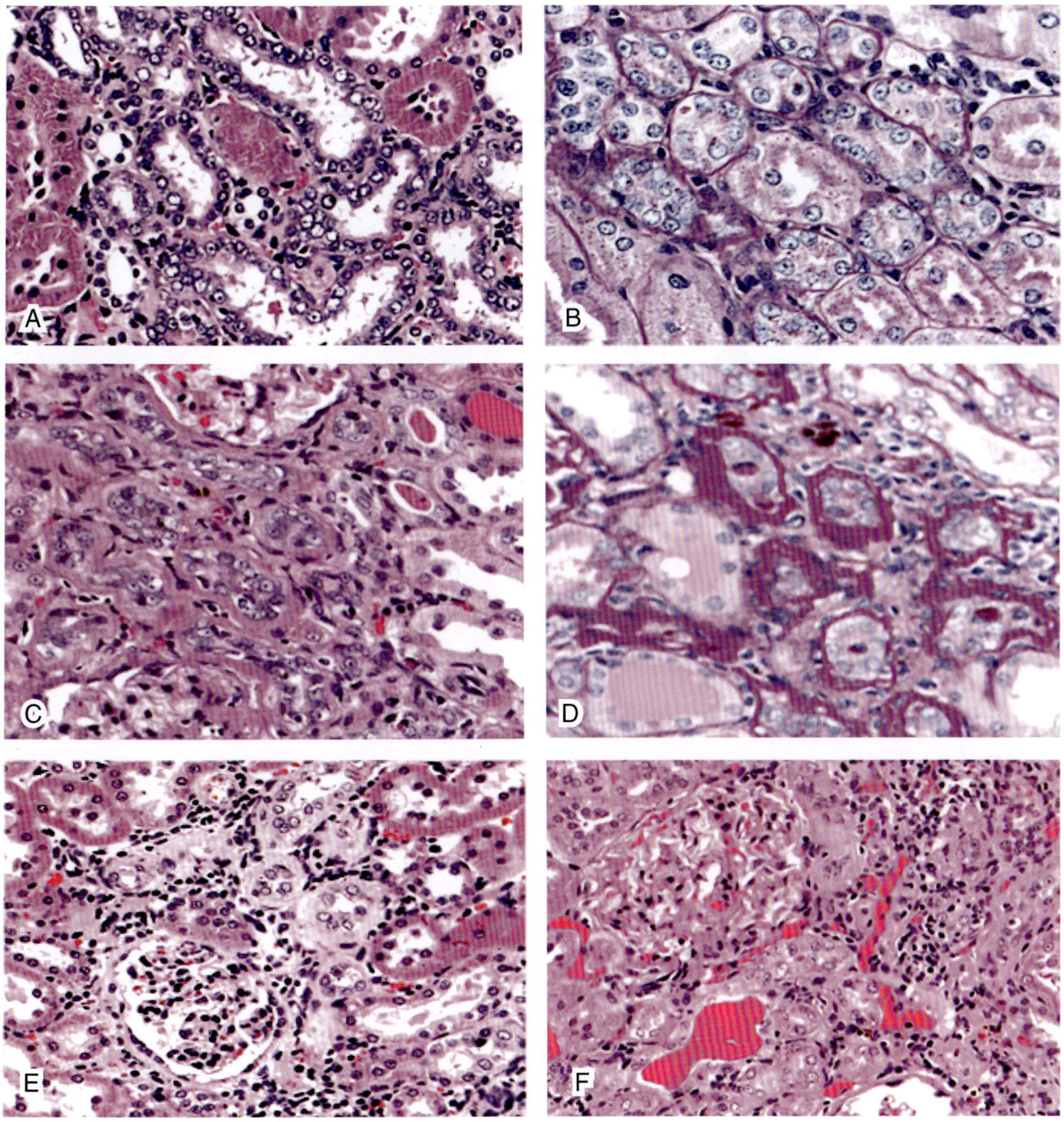

图7–32 药物诱发的大鼠早期肾小管变性、再生与CPN早期肾小管病变的鉴别

A.药物引起的肾小管变性、再生，小管上皮细胞嗜碱性变，无基底膜增厚（HE染色）；B. PAS染色显示基底膜不增厚；C.早期CPN肾小管上皮嗜碱性，细胞排列密集，基底膜增厚（三联症）；D.PAS染色示CPN 嗜碱性病变的肾小管基底膜明显增厚；E. 药物性损伤性肾管变性、再生病灶内肾小球无明显病变；F.CPN病灶内肾小球示有明显的节段性系膜增生（选自昭衍病理数据库）

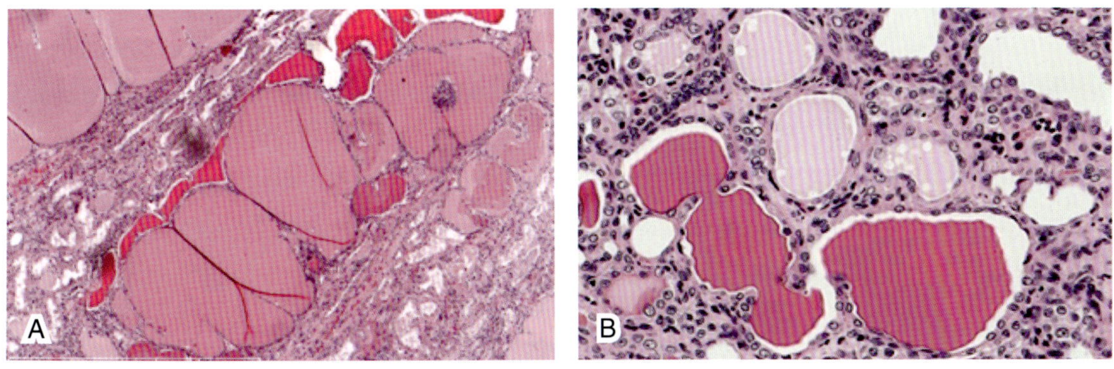

图7–33 大鼠肾小管腔内透明管型

A.大鼠慢性进行性肾病（CPN）外髓质内带肾小管的管型；B. 某第四代铂类抗癌药引起的重症肾小管损伤，病变区内肾小管扩张和管型（选自昭衍病理数据库）

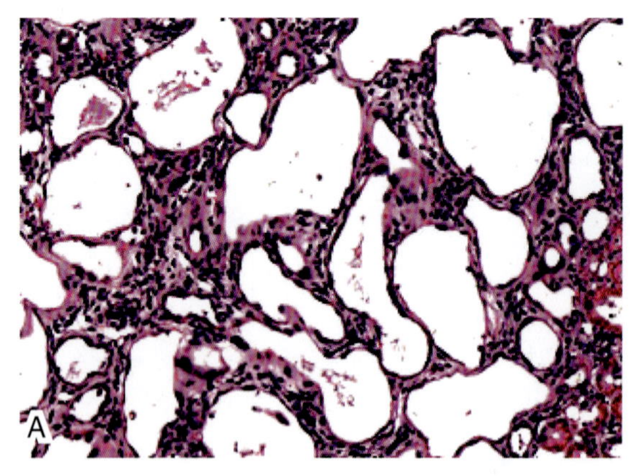

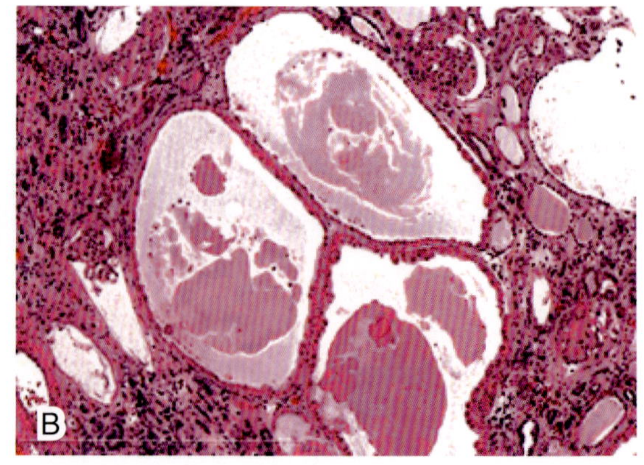

图7-34 肾小管扩张

A.某四代铂类抗肿瘤药引起的大鼠肾小管扩张; B.大鼠慢性进行性肾病（CPN）引起的肾小管扩张（选自昭衍病理数据库）

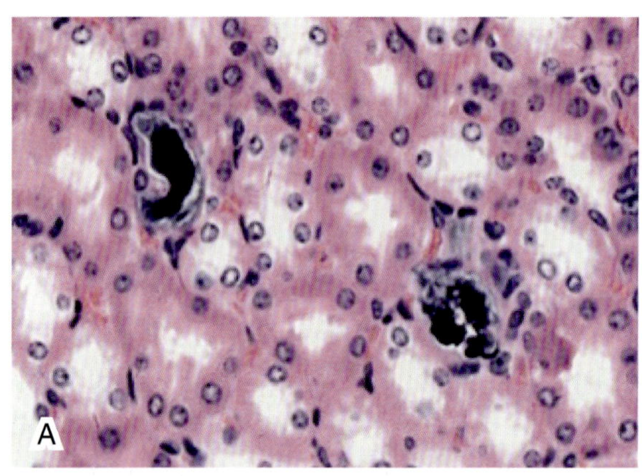

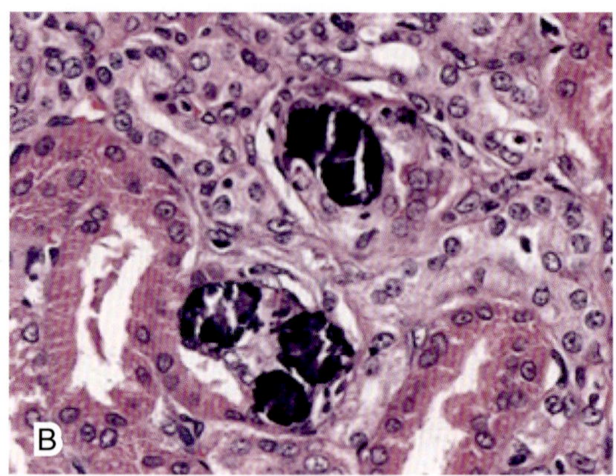

图7-35 肾小管矿化

A.KKAY小鼠自发性肾小管矿化，钙盐主要沉积在皮髓交界肾小管管腔内； B.某灯盏花乙素制剂诱发的比格犬肾小管上皮细胞变性或再生伴发矿化（选自昭衍病理数据库）

10.巨核肾小管上皮细胞 其形态主要表现为肾管细胞核的显著增大，甚至可以比正常细胞大数倍，核染色质增深，核仁也增大，多发生在外髓质外带近曲肾小管（图7-36）。虽然有散发性病变，但一般认为是某些化学物诱发。有些致癌物质如黄曲霉素或赭曲霉素A可诱导大鼠并发巨核肾小管上皮细胞。这种巨核细胞是一种早期反应，但不能确定巨核的出现就是预示肾小管的致癌性，巨核细胞不被视为注定要发展成肾小管肿瘤的癌前病变。关于巨核上皮细胞的发生原因，一般认为是细胞内反复的核酸复制，但是却不发生核分开[33]。

11.肾乳头坏死（renal papillary necrosis） 是指在肾乳头处发生肾管细胞的坏死，伴有间质水肿和黏液变性，病变多累及乳头的尖部，也偶见大面积或全部乳头的坏死（图7-37A）。有的病例伴有肾盂黏膜的炎症或溃疡等改变。老年大鼠可发生肾乳头坏死，但是研究最多的是应用非甾体类固醇类药和某些化合物等药物诱发的大鼠肾乳头坏死。坏死的机制考虑为药物及其代谢产物的直接作用，或局部缺血或前列腺素生成障碍等变化相关。昭衍实验室在对某小分子化合物的毒性实验中，大鼠和猴均发现有肾乳头坏死的病例（图7-37B）。

（三）肾间质病变

1.间质水肿 正常肾间质很少，肾小管呈密集排列。肾间质发生水肿时，肾小管之间的间隙加大，呈疏松状态。有几种情况可以使肾间质发生水肿，一是循环障碍，如肾静脉系统血栓形成，血液回流受阻使局部压力增大，水分漏出到肾间质。再如右心衰竭时，以同样机制造成肾间质水肿。二是炎性水肿，如急性肾小管坏死或其他肾病伴发的间质水肿（图7–38A）。

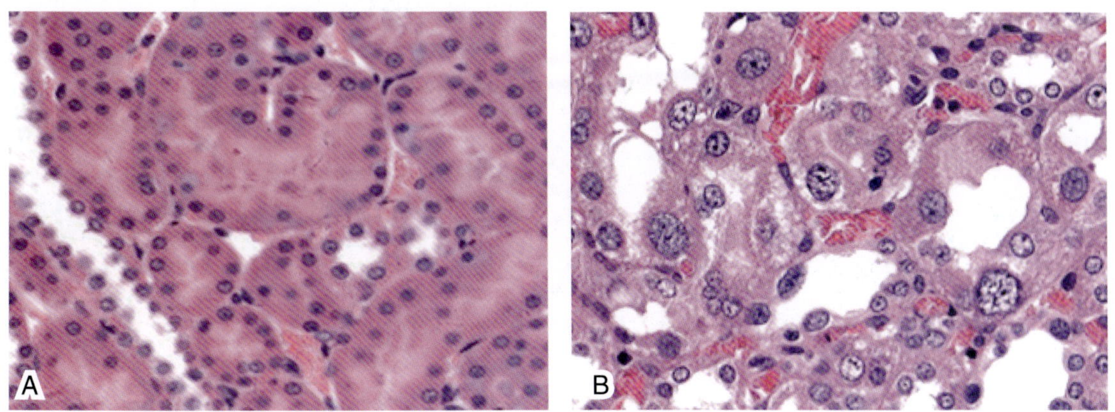

图7–36　巨核肾小管上皮细胞

A.正常SD大鼠肾外髓质外带肾小管形态大小正常；B.某ADC药物诱发了SD大鼠肾外髓质外带肾小管巨核上皮细胞出现，由于小分子组动物出现此病变，供试品组（包括小分子）动物也出现此病变，单纯抗体组未出现此病变，故认为本例巨核肾小管上皮是小分子物质作用的结果（选自昭衍病理数据库）

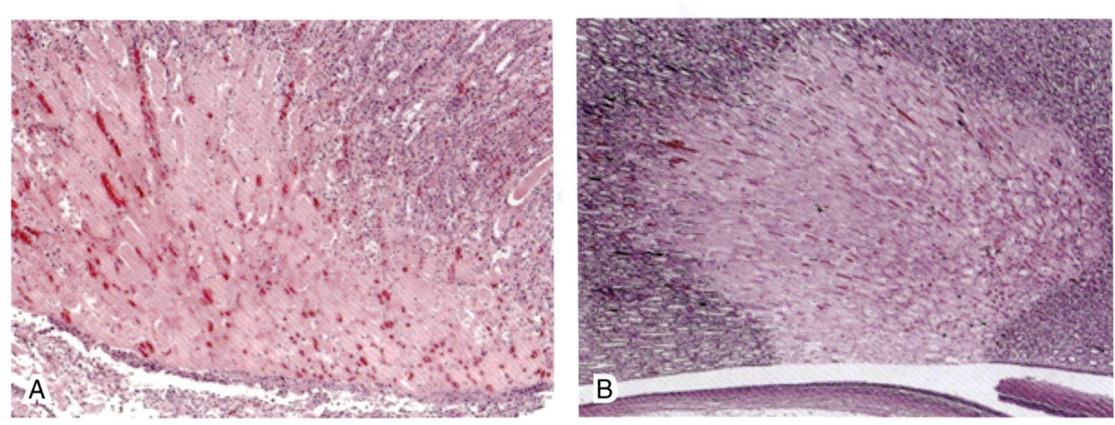

图7–37　大鼠和食蟹猴的肾乳头坏死（药物诱发）

A.大鼠肾乳头尖部肾小管坏死；B.食蟹猴肾乳头尖部肾小管坏死（选自昭衍病理数据库）

2.间质炎细胞浸润　是由于肾间质发生了炎症，如急性肾盂肾炎，肾间质内出现大量的中性粒细胞浸润，甚至形成脓肿。慢性肾盂肾炎时，间质内出现淋巴细胞、单核细胞或浆细胞浸润（图7–38B）。还有，各型肾小球肾炎后期影响到肾间质，都有不同程度的间质慢性炎细胞浸润，属于伴随的非特异性慢性炎症病变，如大鼠的慢性进行性肾病时肾间质的慢性炎细胞浸润。药物引起的肾小管损伤，如肾小管的变性、再生，晚期病灶内也常见淋巴细胞和单核细胞浸润（图7–38C）。

3.间质肉芽肿　炎症局部以巨噬细胞及其衍生细胞增生而形成境界清楚的结节状病灶，称为肉芽肿，多见于结核病和寄生虫感染等（图7–39），此时肾间质肉芽肿通常是全身病变的一部分。除此以外，有很多急性间质性肾炎的发病与免疫学机制相关，病灶内出现嗜酸性粒细胞或肉芽肿。急性间质性肾炎多为对某些药物的过敏反应，如各种抗菌药物、磺胺药物和利尿剂，以及移植肾的细胞排斥反应，后期均表现为慢性间质性肾炎或间质肉芽肿性肾炎（详细内容见“间质性肾炎”）。

4.间质纤维化　即肾间质内出现纤维组织的增生。肾血液循环障碍、慢性炎症、组织萎缩或组织坏死后等均可引起肾间质的纤维组织增生，属于继发或伴随病变。病变严重时可以破坏肾组织结构，影响肾功能，成为肾病变的主要矛盾。各种类型的肾小球肾炎晚期、急慢性间质性肾炎后期和中毒性肾损伤的晚期等都会形成肾间质纤维化。

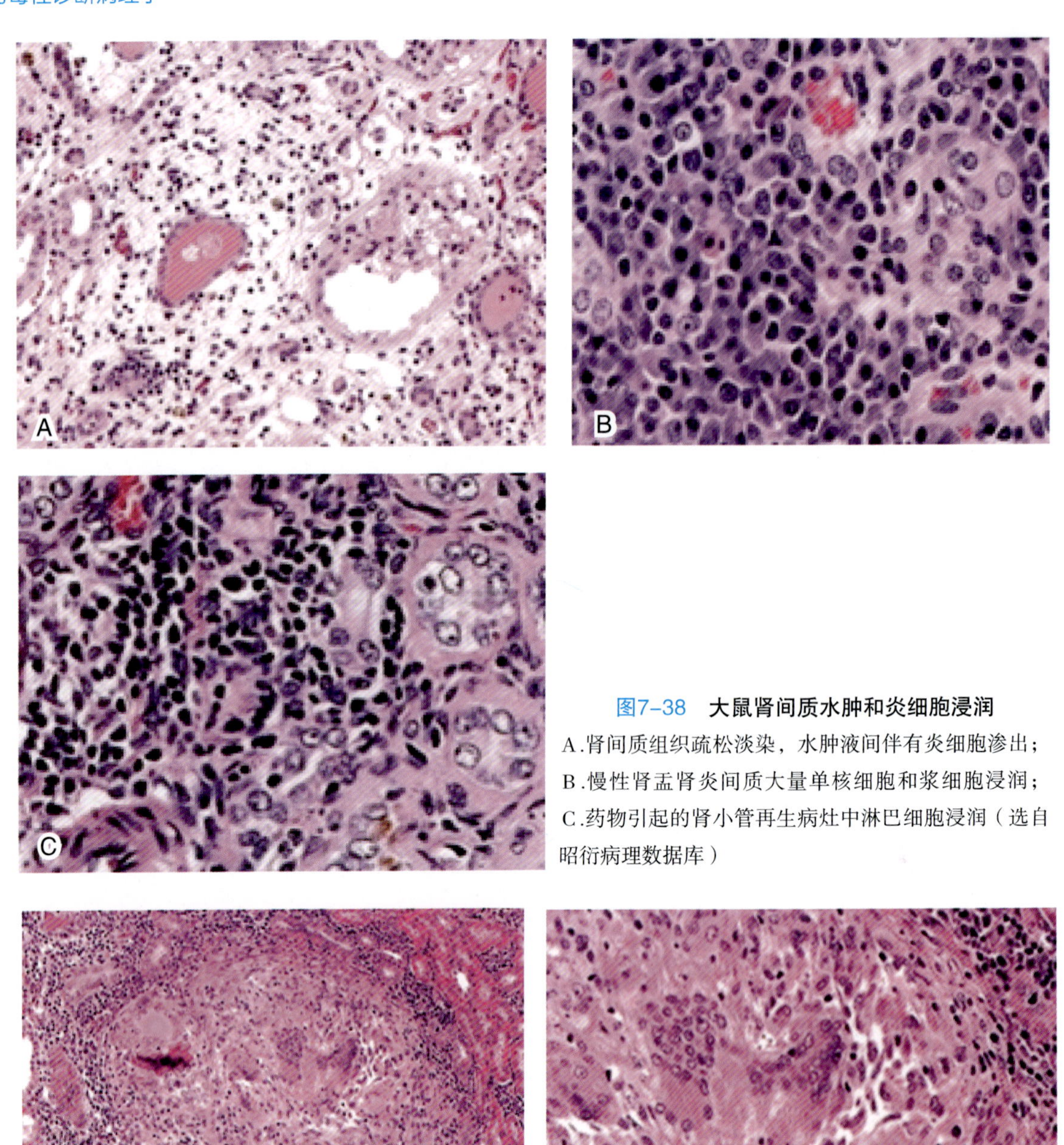

图7-38 大鼠肾间质水肿和炎细胞浸润

A.肾间质组织疏松淡染，水肿液间伴有炎细胞渗出；B.慢性肾盂肾炎间质大量单核细胞和浆细胞浸润；C.药物引起的肾小管再生病灶中淋巴细胞浸润（选自昭衍病理数据库）

图7-39 食蟹猴肾间质结核肉芽肿

A.肾内结核肉芽肿，肉芽肿内可见上皮样细胞、郎格罕多核巨细胞及周围的淋巴细胞可见上皮样细胞，由于是增生期结核结节，肉芽肿内不见干酪样坏死；B.肉芽肿中心的郎格罕多核巨细胞（选自昭衍病理数据库）

5.间质白血病细胞或淋巴瘤细胞浸润　白血病或淋巴瘤是淋巴造血组织发生的恶性肿瘤，白血病细胞或淋巴瘤细胞极易通过血循环而转移至全身各个器官，形成肿瘤细胞弥漫浸润现象，肾间质也常发生白血病或淋巴瘤细胞浸润（图7-40）。

6.肾动脉栓塞、肾静脉血栓形成及梗死　肾动脉栓塞（thrombosis of renal artery）是由于心脏和动脉系统有血栓形成（thrombosis），血栓（thrombus）脱落经血流流入肾，阻塞在口径相应的肾动脉而造成面积大小不同的肾梗死（renal infarction）。实验室动物很少见有自发性栓塞或梗死，但是在药物安全评价工作中，应用那些影响血液性质改变的药物如凝血因子激活剂，常可造成全身心血管系统包括肾血管发生血栓、栓塞和梗死。肾发生的梗死常发生在弓形动脉供血区域，有新鲜梗死灶和陈旧性梗死灶。新鲜梗死灶分为中心区、外围区和边缘区，中心区是楔形凝固性坏死组织，外围区有中粒粒细胞或单核细胞围绕，边缘区是充血出血带（图7-41A、B）。陈旧梗死灶常因肉芽组织和纤维增生收缩，形成瘢痕或伴随矿化，与周围正常肾组织分界较为清楚，被膜常凹陷（图7-41C、D）。

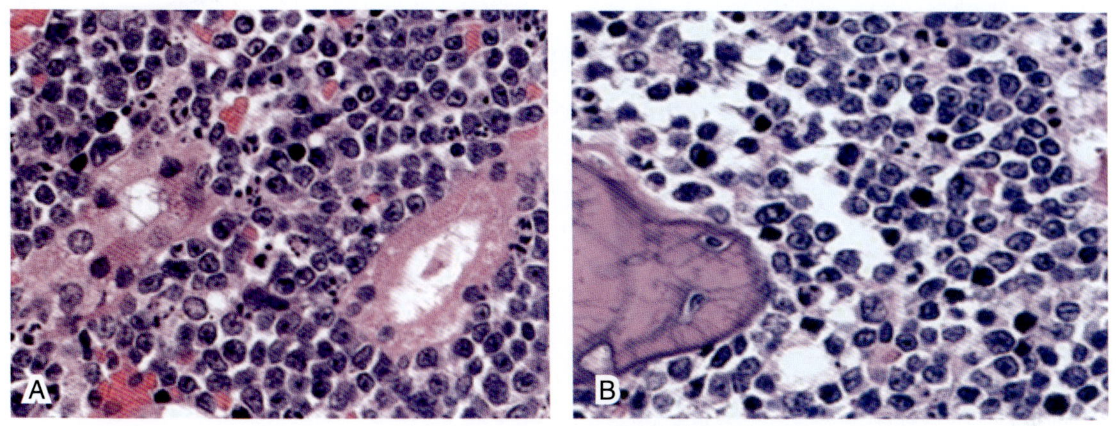

图7-40 大鼠急性粒细胞性白血病之肾

A.白血病细胞浸润肾间质，图右侧可见受累的肾小管发生坏死；B.白血病骨髓的原发灶（选自昭衍病理数据库）

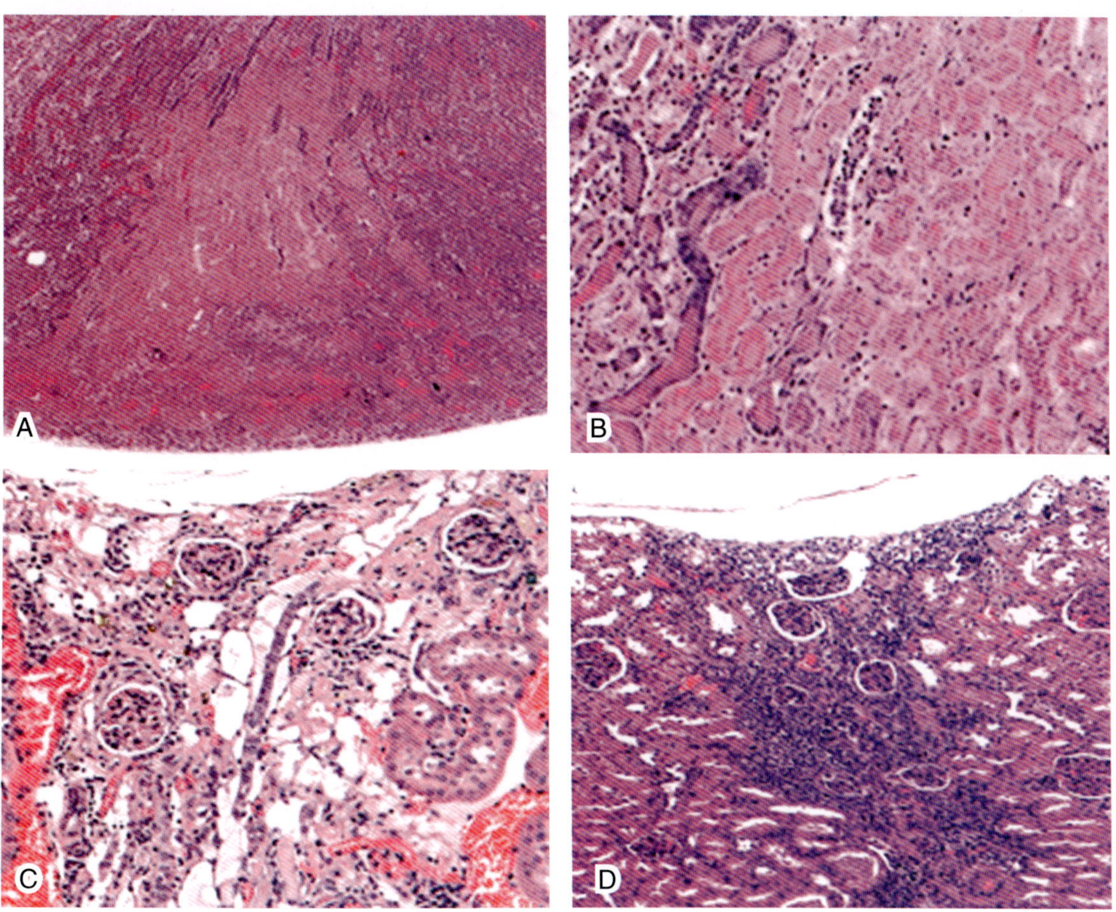

图7-41 实验动物肾梗死

A.比格犬肾小动脉栓塞造成的梗死灶，呈楔状（某凝血因子10 激活剂药效实验）；B.梗死灶可观察到明显的中心区、周围区和边缘区；C.大鼠肾被膜下新鲜梗死灶，中心可见肾小管坏死，残留的肾小球，边缘可见血管扩张（充血带）（选自INHAND）；D.大鼠肾被膜下陈旧性梗死灶，灶内炎细胞浸润，肾小管萎缩，间质纤维增生，被膜凹陷（图A、B、D选自昭衍病理数据库）

7.逆行性肾病（retrograde nephropathy） 发生在大鼠和小鼠，主要是由于下尿路病变的影响，如尿的逆流、局部性的梗阻使压力增加和（或）上行性感染从肾乳头到皮质形成的线状上行的病灶。病灶大小不规则，伴有远端肾小管或集合管扩张，病灶内肾小管显示嗜碱性变，间质内有轻微炎症，晚期病灶发生萎缩、纤维化和瘢痕改变（图7–42）。有文献报道[34]在饮食中投与三聚氰胺可诱发大鼠逆行性肾病的改变，其发生机制考虑是三聚氰胺沉淀一过性改变肾小管压力而导致回流增加相关。逆行性肾病需和急慢性肾梗死灶、梗阻性肾病相鉴别（表7–3）。

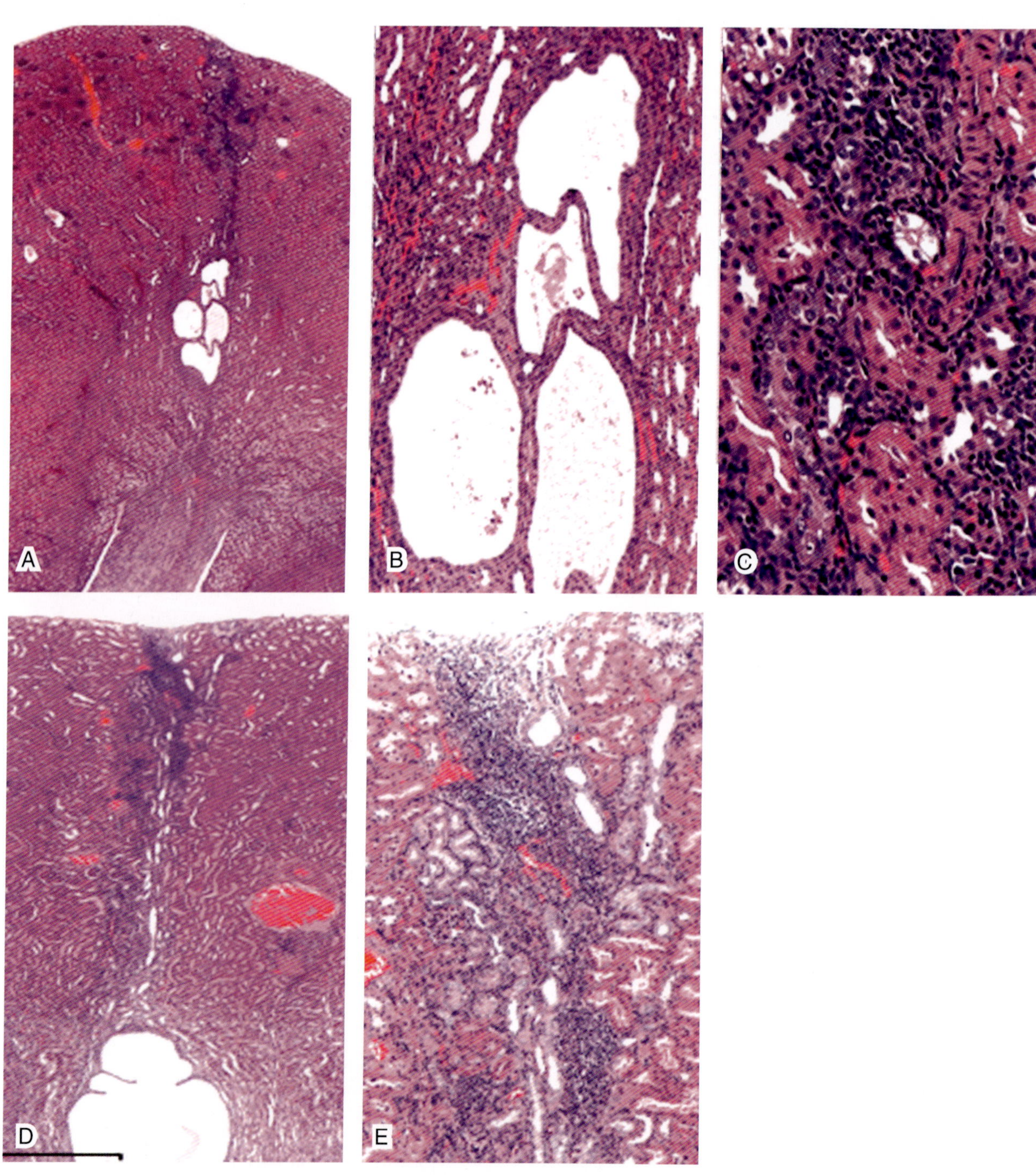

图7–42 大鼠自发逆行性肾病

A.病变为从肾乳头向上走行的线状连续病灶；B.远端肾小管扩张；C.病灶内肾小管嗜碱性变，间质可见轻度炎细胞浸润；D.另1例大鼠逆行性肾病的线状连续病灶，远端肾小管的扩张；E.高倍镜观察病灶内的肾小管上皮嗜碱性变和间质的炎细胞浸润（选自昭衍病理数据库）

表7-3 大鼠肾梗死、逆行性肾病和梗阻性肾病的鉴别诊断

	肾梗死	逆行性肾病	梗阻性肾病（结晶性肾病）
病灶形态	楔形病灶，大小不等，多位于皮质，周围肾组织正常	病变为从肾乳头（内髓质）向上走行的连续性病灶，或看出有连续倾向的各段病灶	肾体积增大，病灶多见于皮质和外髓质
病灶内病理变化	①新鲜梗死灶：病灶中心区为凝固性坏死，组织轮廓或有保留，外围区是白细胞聚集带，边缘区有充血带；②陈旧性梗死灶内炎细胞浸润，肾小管萎缩，嗜碱性染色，间质纤维增生，形成瘢痕，被膜凹陷	一系列退行性改变包括肾小管嗜碱性变，远端肾小管扩张，也可有被膜凹陷。病变晚期可出现间质纤维化和肾小管萎缩	肾小管可见透明或淡黄色晶体，肾小管可扩张，上皮变性坏死、萎缩或嗜碱性变，间质有炎症和纤维化。若为药物诱发，可见结晶体，肾小管破裂可有肉芽肿形成
发病原因和机制	①原发肾动脉各级血栓或栓塞导致；②药物如凝血相关而导致的血栓和栓塞	①与肾管梗阻相关的自发性退行性变；②暴露于饮食中的某些药物如三聚氰胺的毒性引起	药物结晶阻塞肾小管

三、实验动物肾小球肾炎和肾病模型

同人类一样，几乎所有脊椎动物都可能发生各种不同类型的肾炎，肾也是各种药物和化学物质损伤的靶器官。几乎各种类型的肾炎或肾病动物模型包括微小病变性肾小球肾炎、局灶性节段硬化性肾小球肾炎、毛细血管内增生性肾小球肾炎、新月体性肾小球肾炎、系膜细胞增生性肾小球肾炎、膜增生性肾小球肾炎、膜性肾病、IgA肾病、血清病肾炎、狼疮性肾炎、糖尿病肾病等，都可以在不同种属动物，特别是大鼠身上获得[35-42]。这些肾炎都由不同的发病机制引起肾小球内炎症，如生物蛋白类物质进入体内，通过免疫机制使肾小球发炎，药物和化学物质以不同的发病机制损伤肾小球，如碳环化合物和嘌呤霉素直接损伤肾小球血管内皮细胞；鱼精蛋白通过改变小球滤过屏障的多阴离子蛋白结合部位而引起蛋白尿；青霉胺能引起毛细血管基底膜胶质的结构改变；某些化合物可破坏内皮细胞和系膜细胞；过量注射巨球蛋白如合成的聚合物、免疫球蛋白、单克隆抗体等，这些物质不能通过肾小球滤过膜，可以沉积在肾小球不同部位。由于系膜区接近血液循环，这些巨型分子容易进入系膜区引发病变，或被系膜细胞吞噬。还有一些化学制剂能激发抗原抗体复合物形成或抗核抗体进入肾小球内，进而引起炎症。过度的系膜细胞增生则是导致慢性进行性肾损伤和肾小球硬化的重要病变。

值得提出的是，糖尿病已成为当今危害人类健康的重要疾病，特别是糖尿病肾病通常是糖尿病患者最后的死因，因此，关于啮齿类动物糖尿病模型建立的研究已在国内外深入广泛地开展。目前国际上有2个最常见的小鼠糖尿病模型，一个是129/SV小鼠1型糖尿病模型，该模型是用链脲霉素（streptozotocin，STZ）注射129/SV小鼠诱发而成，STZ对一些种属动物的胰岛B细胞有选择性破坏作用，从而诱发糖尿病。

另一个是db/db瘦素蛋白（leptin）受体缺陷小鼠的2型糖尿病模型。瘦素是脂肪细胞分泌的蛋白类激素，其在调节能量平衡、摄食行为方面起重要作用，可直接抑制脂肪细胞合成和促进脂肪细胞分解，避免肥胖；还能作用于下丘脑，代谢调节中枢，如果体内瘦素过高，反馈下丘脑使之调节动物摄食减少，反之，调节动物摄食增多。由于该小鼠瘦素受体缺陷，下丘脑始终感受的信号是瘦素的不足，因而不断调节动物摄食，导致肥胖，诱发糖尿病。瘦素受体基因又称糖尿病基因。db/db小鼠2型糖尿病模型的发病机制与人类的2型糖尿病极为相似[43, 44]。昭衍实验室近年来制作研究了db/db瘦素蛋白（leptin）受体缺陷小鼠和KKAy小鼠2型糖尿病模型，获得满意的结果。该模型胰岛的变化主要是部分胰岛的肥大，形

态不规则，有的胰岛萎缩，外分泌腺与胰岛界线不清，外分泌腺胰岛内移，以及胰岛内的纤维细胞增生（图7-43A～C）。肾小球的病理形态学表现为系膜基质扩大，基底膜增生，肾小球系膜细胞增生和毛细血管管腔闭塞（图7-44）。

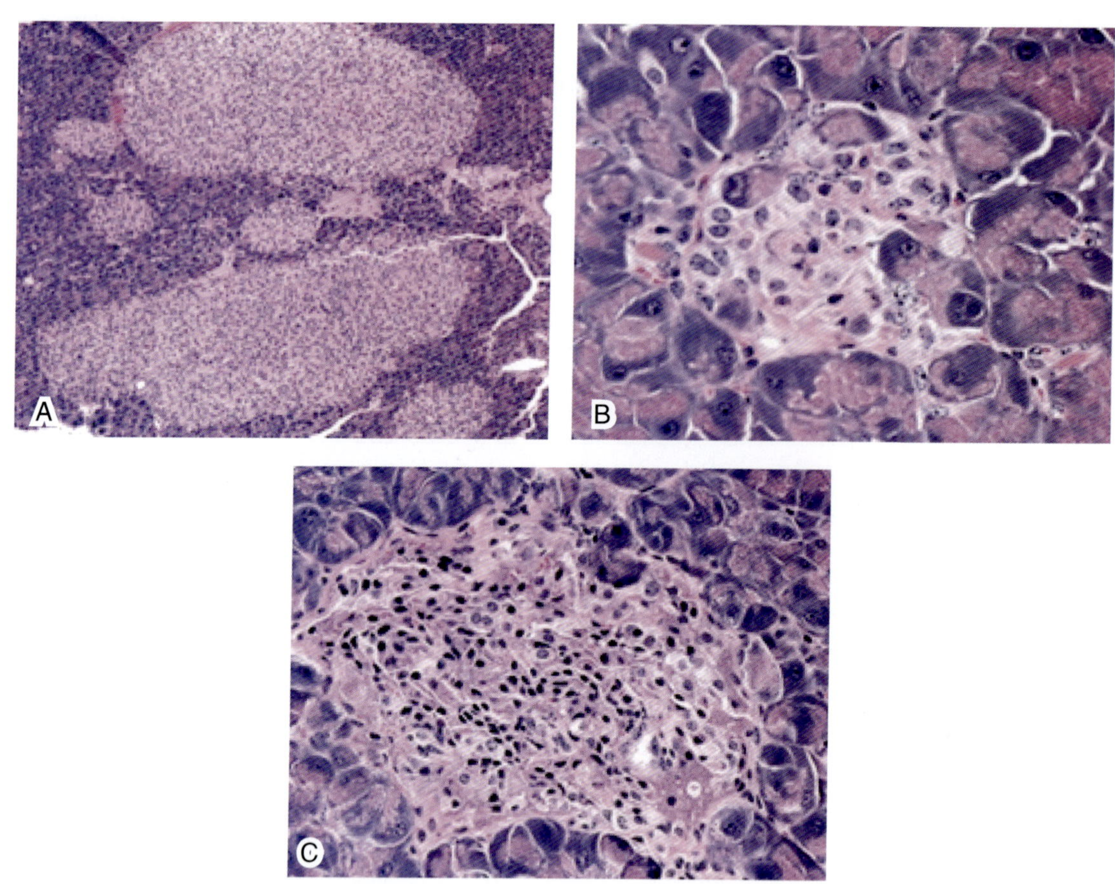

图7-43 db/db糖尿病小鼠胰岛病变

A.部分胰岛肥大，形态不规则；B.部分胰岛萎缩，外分泌腺内移；C.部分胰岛内纤维细胞增生（选自昭衍病理数据库）

除糖尿病肾炎模型外，昭衍实验室近年来也研究了系统性红斑狼疮（SLE）模型小鼠的肾理学改变。由于系统性红斑狼疮（SLE）是一种典型的自家免疫性疾病，病变累及全身结缔组织，故又称自家免疫性结缔组织病，血中出现多种自家抗体，如抗核抗体。病变多累及皮肤、肾、关节、滑膜等。由于SLE肾病发病率高，肾损害重，常导致肾衰竭而死亡。为了研究SLE的病因和发病机制，人类通过制作SLE动物模型，模型多采用不同种属的小鼠制作。目前SLE的小鼠模型主要分为自发型小鼠模型、人工诱导小鼠模型和基因调控小鼠模型3种。我们研究的MRP/lpr SLE小鼠模型是多种不同小鼠杂交和基因突变后形成的模型鼠，肾出现了几种不同的肾炎的病变特点，如弥漫增生性肾炎、硬化性肾炎、节段硬化性肾炎等不一致的炎症（图7-45），考虑是该小鼠的肾病变出现在2月龄时，多在发病6个月时形成免疫复合物性肾炎，可能是沉积的部位不同和发生病变的阶段不同而造成的。

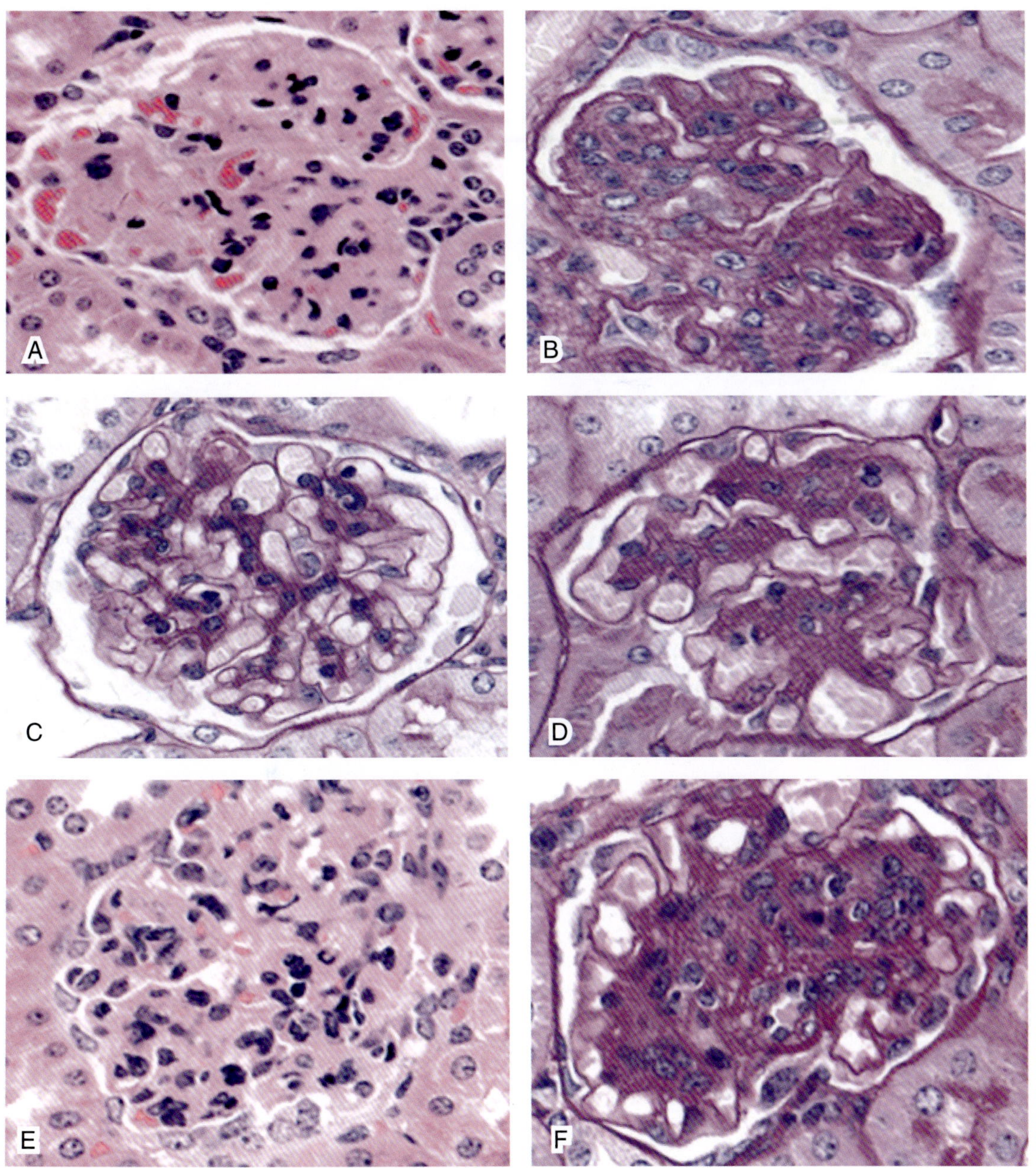

图7-44 db/db和KKAy糖尿病小鼠肾小球病变

A.db/db糖尿病小鼠肾小球系膜基质增多，毛细血管腔闭塞（HE）；B.PAS染色；C.db/db糖尿病小鼠的正常的肾小球PAS染色，不见系膜细胞增生和基底膜增厚；D.db/db糖尿病小鼠肾小球系膜区扩大（PAS染色）；E.KKAy糖尿病小鼠肾小球系膜细胞增生，基质增多（HE染色）；F.图E的PAS染色（选自昭衍病理数据库）

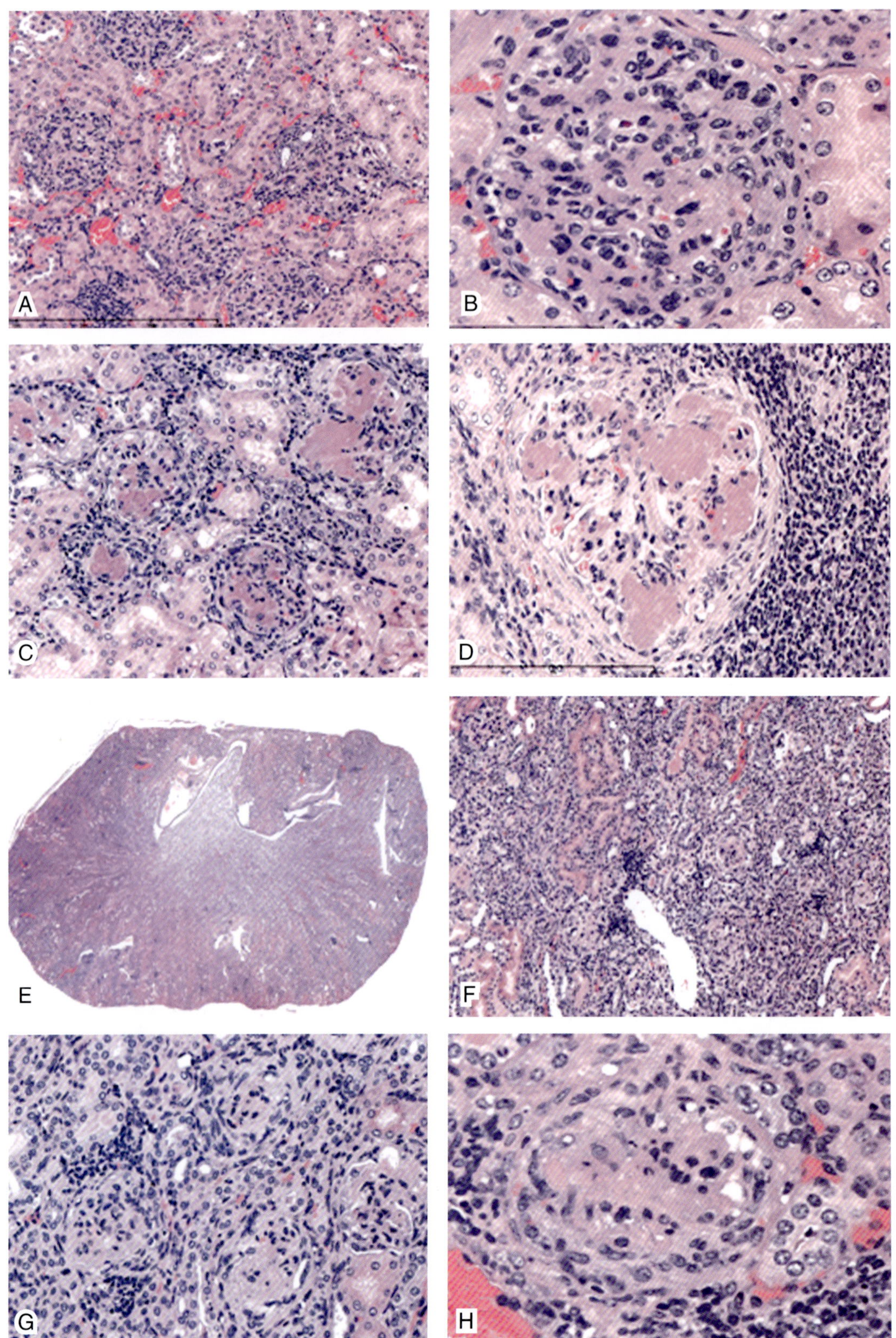

图7-45 MPR/lpr SLE小鼠模型肾病理改变

A.弥漫增生性肾小球肾炎（毛细血管内增生性），肾小球增多，体积增大；B.肾小球增大，肾小球内细胞增生，增生的细胞主要为毛细血管内皮细胞，也有系膜细胞，并可见中性粒细胞浸润；C.节段增生性肾小球肾炎，多数肾小球内呈节段性增生，系膜基质增多（红色）；D.高倍镜观察，可见肾小球内节段增生的大小不一的细胞系膜团块；E.弥漫硬化性肾小球肾炎，肾表面有凹陷，肾皮髓质界线消失，呈全肾硬化状态；F.肾内大部分区域肾组织萎缩纤维化，肾小球萎缩硬化；G.由于萎缩纤维化收缩导致“肾小球集中”现象；H.玻璃样变的肾小球（选自昭衍病理数据库）

四、实验室大鼠自发性慢性进行性肾病研究

多种实验室动物可以出现自发性慢性进行性肾病（chronic progressive nephropathy，CPN），但是最引人注目的是大鼠的慢性进行性肾病[45-50]。1990年日本学者岩田和廣内观察了109周（2年）F344/DUCrj老年大鼠的慢性进行性肾病的发病情况，CPN的总发病率为45.5%。近年来昭衍实验室也进行过大鼠CPN发病情况的研究，结果显示SD大鼠和Wistar大鼠的CPN总发病率为31.87%。CPN在雄性动物的发生率较高[51-54]，甚至有文献介绍CPN可发生在所有2岁的雄性实验大鼠。岩田/廣内文献报道雄性大鼠的CPN发病率为63.8%，雌性大鼠为25.3%；昭衍实验室报道雄性大鼠CPN发病率为48.54%，雌性大鼠为15.12%。从两组结果看发病趋势大致相同。有研究给雌性动物长期喂养雄激素，结果增加了CPN的发病率，给雄性大鼠去势则能降低CPN的发生，而给雌性大鼠去势则对CPN的发生没有影响，因此说明CPN的发生确实是雄激素的作用而不是雌激素的缺乏。雄性大鼠发病率更高的原因至今没有定论，也未见有更深入的研究，笔者考虑雄激素对CPN肾小球的滤过和肾小管病变的影响重于雌性大鼠，其中也一定有相关的机制，有待于病理和药理学工作者做更深入的研究。

关于CPN的病因和发病机制，一般认为病因不明。文献报道指出，影响CPN的主要因素包括性别、年龄、基因型、饮食、微生物状态等。饮食中的蛋白质、糖类、摄入量、摄热量、钠含量和其他成分的含量和质量都能显著影响CPN的进展[55-58]，这些因素可以影响实验室大鼠CPN的发生和病变程度，特别是高蛋白、高热量和高盐饮食，可能使更多的蛋白通过肾小球而沉积在肾小管内。昭衍实验室喂饲国产饲料（蛋白的含量为23.5%）的大鼠的发病率高于喂饲进口饲料（蛋白含量为18.1%）的大鼠（54.24%：42.74%），说明实验动物饲料中蛋白含量确实影响CPN的发病。在药物安全评价研究中，已经有报道指出，应用各种异种生物物质可以间接增加CPN的发生率[59]。CPN的发生发展是一个相对长期的过程，因此其病理变化也十分复杂，文献中观察记录的大鼠CPN病变，使用了包括基底膜增厚、系膜区增大、节段性硬化、肾小管的嗜碱性、肾小管扩张、蛋白管型、间质纤维化、间质炎症等词汇，但是强调不能单独使用这些词来诊断CPN。昭衍实验室参考了Hard[60]和Abrass[61]对CPN病变面积和程度的描写，把CPN病变分成三级，即Ⅰ级（早期或轻度，发病区域约占肾组织面积的30%）、Ⅱ级（中期或中度，发病区域占肾组织面积的30%～60%）和Ⅲ级（晚期或重度，发病区域占肾组织面积的60%～90%），这样就能够比较清楚地在实际工作中掌握诊断尺度和判断病情，而且我们的分级情况和Hard和Abrass对病变的描述基本一致（图7-46～图7-49）[62]。

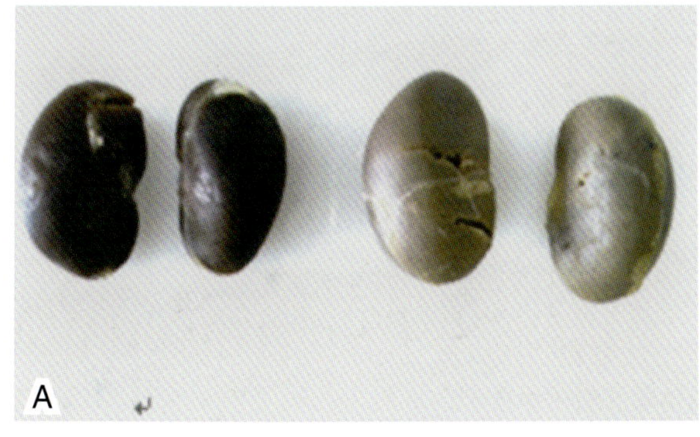

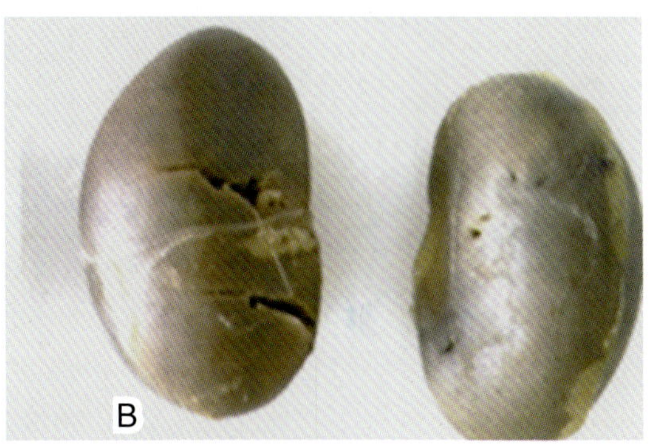

图7-46 大鼠慢性进行性肾病的大体病理变化

A.CPN大体标本和正常肾标本对比，CPN肾肿大，颜色变白；B.CPN大鼠肾明显肿大，呈白色（选自昭衍病理数据库）

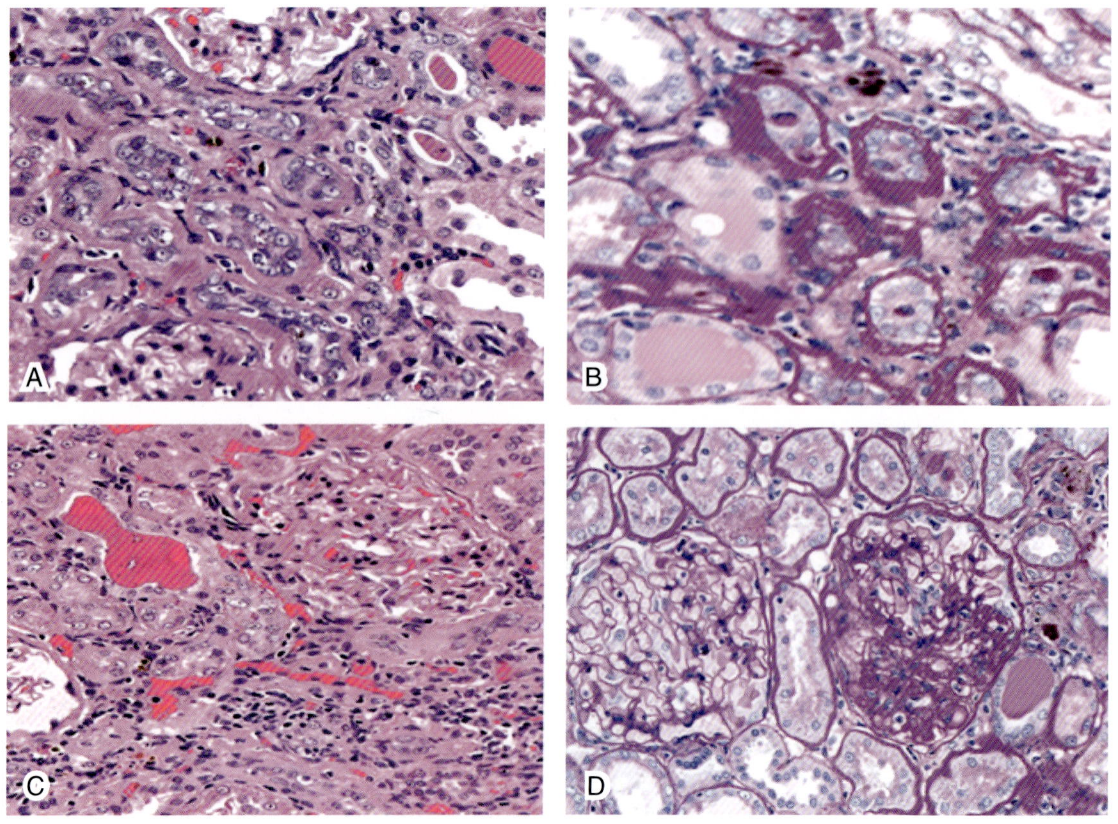

图7-47　慢性进行性肾病病变Ⅰ级（轻度）

A.皮质深层肾小管灶状嗜碱性变，嗜碱性变的肾小管上皮细胞核增大密集，基底膜增厚（三联症）（HE染色）；B.PAS染色显示肾小管基底膜显著增厚；C.病灶内的肾小球基底膜增厚和节段性系膜细胞增生和基质增多，部分毛细血管管腔闭塞（HE染色）；D. PAS染色示肾小球呈阶段性毛细血管基底膜增厚和系膜区增大，左侧为无病变肾小球（选自昭衍病理数据库）

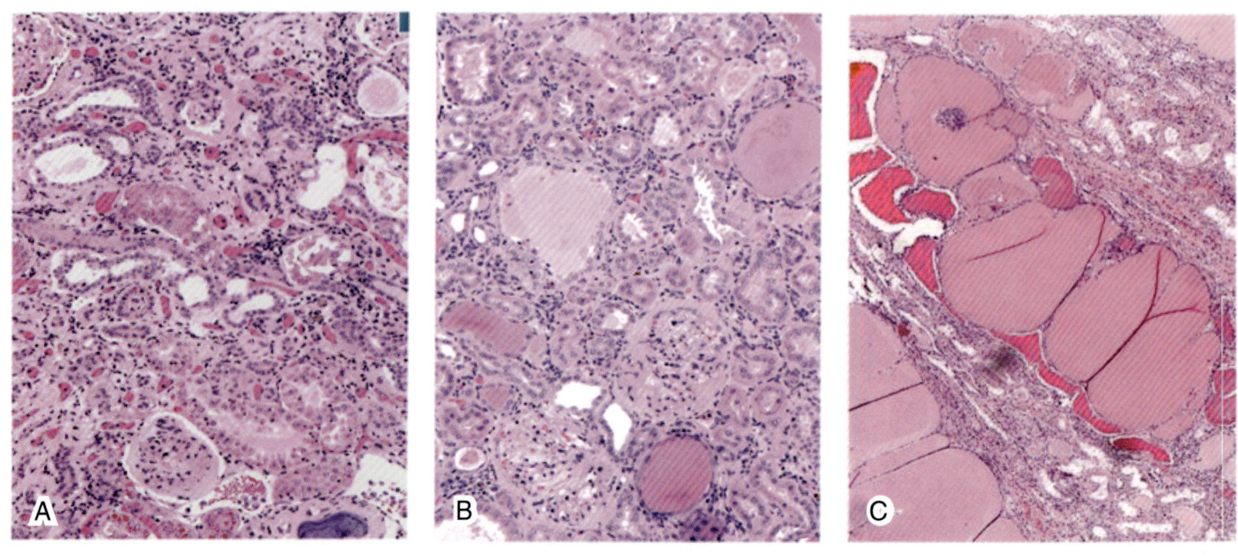

图7-48　慢性进行性肾Ⅱ级（中度）

A.肾小管嗜碱性病灶增大并互相连接，间质发生纤维化伴炎细胞浸润；B.病灶内和附近的肾小球逐渐发生肾小球系膜增生和纤维化（图下部）；C.肾小管蛋白管型现象更加严重，即管腔变得粗大扭曲，切面呈串珠状连接（选自昭衍病理数据库）

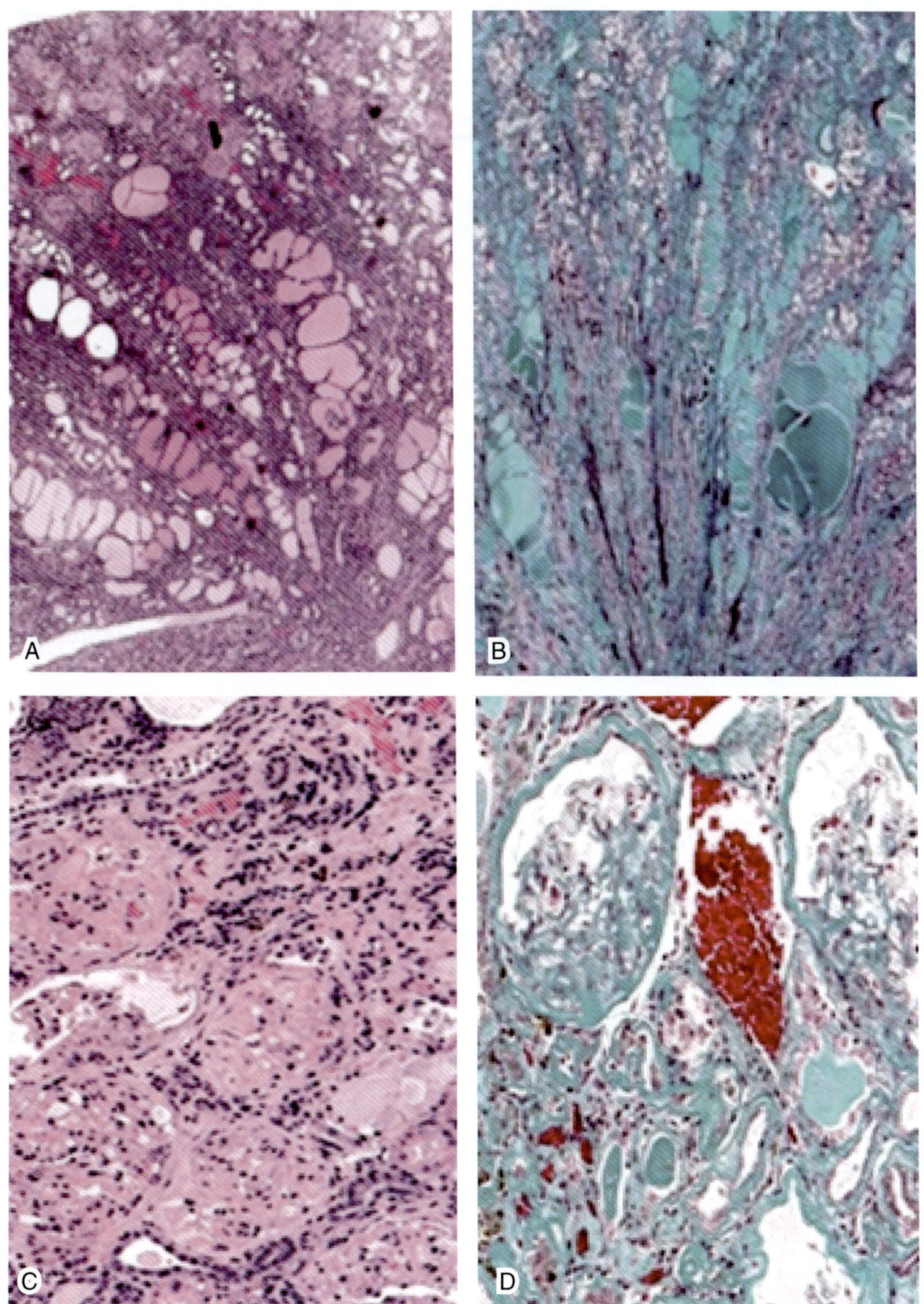

图7-49 慢性进行性肾病Ⅲ级（重度）

A.肾病变占据了皮髓质全层，除肾小球和肾小管萎缩纤维化更加严重外，间质重度纤维化，蛋白管型状况依旧；B. Masson 染色显示组织重度纤维化；C.肾小球纤维化和间质纤维化收缩，出现肾小球“集中”现象（HE染色）；D. Masson染色显示肾小球及间质纤维化

长期以来的深入研究证明，慢性进行性肾病肾小球内没有免疫复合物的沉积，小球内检测IgG和IgM均为阴性（Couser and Stillmant），因而认为大鼠CPN是非免疫学机制引起的。有电子显微镜研究显示肾小球毛细血管基底膜增厚，上皮细胞肿胀并含有致密的胞质小滴，足突部分融合[63]。目前，许多研究证

明大鼠的CPN是一种非炎性、非血管性、非免疫或自家免疫性的独立性疾病，和人类的各种类型肾病之间，尚找不到对应的类型，有待病理学家进一步的探讨。

五、肾小管和肾间质疾病

肾小管和肾间质疾病（renal tubule and renal interstitial disease）是一组病变主要累及肾小管和肾间质的疾病。由于肾小管的功能主要是吸收、分泌和排泄，肾小管受损引起尿量及尿比重改变，以及水电解质紊乱甚至酸碱平衡失调，严重者可危及生命。

（一）急性肾小管坏死

急性肾小管坏死（acute tubular necrosis）是急性肾缺血或中毒导致肾小管上皮细胞广泛坏死，从而引起急性肾衰竭的危重病症。急性肾缺血、外伤、烧伤、感染、手术、造影、分娩等引起的休克可导致急性肾小管坏死，休克时低血压造成肾血流灌注不足，肾小管因缺血而发生肾小管坏死。某些药物和毒物可引起急性肾小管中毒。毒性物质有多种，如重金属、有机溶剂、乙二醇类、医用药物碘化摄影对照基质、酚类、农用杀虫药等。特别是在近年来大批研究开发的新药的临床前安全评价实验中，发现很多新药也具有使实验动物肾小管上皮细胞中毒坏死的副作用。值得说明的是，急性肾缺血所致的急性肾小管坏死和药物化学毒性引起的肾小管上皮细胞的变性/再生（degeneration /regeneration）是两种不同形态特点的病变。肾小管坏死的病理变化有两个特点，一是急性肾缺血引起的急性肾小管坏死，大体肾苍白肿胀，镜下各段肾小管均出现上皮细胞损伤，肾小管扩张，腔内含崩解脱落的碎片，肾间质水肿，少量炎细胞浸润（图7-50A）。而中毒引起的急性肾小管坏死，大体见肾肿胀、发亮，镜下肾小管坏死主要累及近曲小管，上皮细胞呈凝固性坏死状，坏死灶内常可见到未坏死的远曲小管残留（图7-50B）。

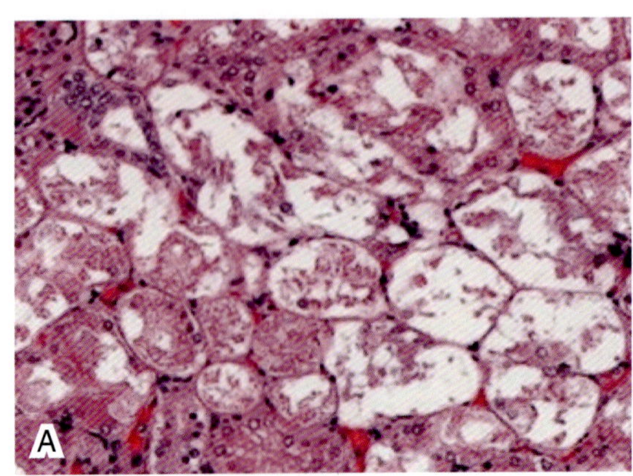

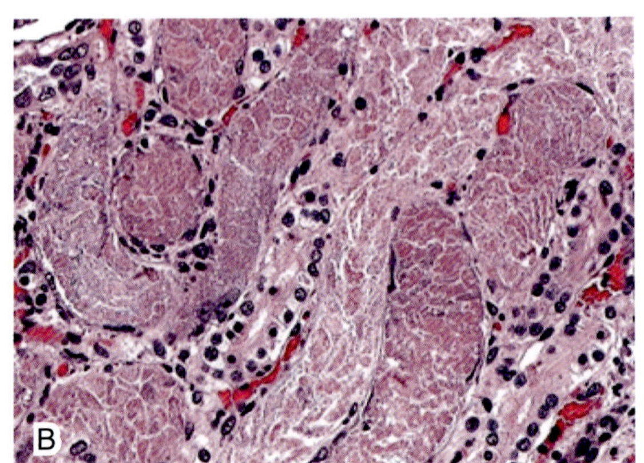

图7-50　急性肾小管坏死

A.慢性进行性肾病大鼠循环衰竭伴发急性缺血性肾小管坏死，坏死区所有肾小管常发生坏死，管腔内为坏死和崩解脱落的碎片；B.某中药制剂诱发的比格犬急性肾小管坏死，坏死主要发生于近端小管，核消失，管腔内充满凝固性坏死物质颗粒碎片，图中间和图右侧可见未坏死的远端小管（选自昭衍病理数据库）

在实际工作中，常有实验动物发生死亡，特别是夜间发生的死亡，常不能及时解剖和固定，故肾在内的很多组织常发生自溶变化。肾小管最易发生自溶，常和肾小管坏死变化混淆而不易区别。肾小管自溶的形态特点是皮质和髓质肾小管均可发生自溶，皮质自溶的肾小管常累及近曲小管和远曲小管，上皮层的轮廓常依然整齐存在，核消失或固缩，管腔内是胞质成分的凝结，染色较浅，与凝固性坏死崩解物不同。髓质的集合管细胞质疏松，呈空泡状，细胞核固缩深染（图7-51）。根据学者多年的工作经验和对形态的观察，现总结肾小管坏死和肾小管自溶之间的区别，如表7-4。

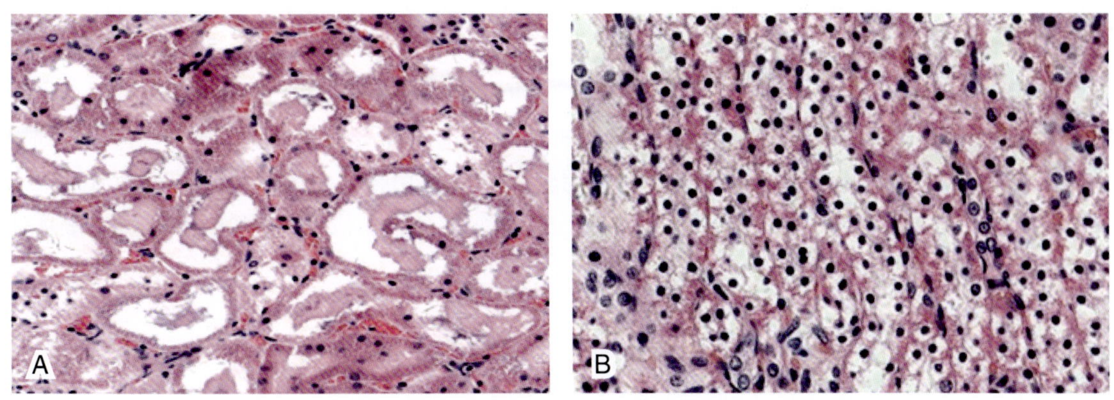

图7-51 肾小管坏死后自溶变化

A.肾皮质的近曲小管和远曲小管均发生自溶，上皮细胞胞质的内侧缘整齐，管腔中是凝结的胞质，染色较浅，细胞核消失或固缩；B.肾髓质的集合管细胞质疏松呈空泡状，细胞核固缩深染（选自昭衍病理数据库）

表7-4 急性肾小管坏死和死后肾小管自溶的鉴别

项目	急性肾小管坏死		动物死后肾小管自溶
	缺血性肾小管坏死	中毒性肾小管坏死	
发生部位	肾皮质	肾皮质	肾皮质和肾髓质
累及的肾小管	累及所有肾小管	主要累及近曲小管	累及所有肾小管
形态特点	大体肾苍白肿胀，镜下观察可见各段肾小管均出现上皮细胞损伤，肾小管扩张，管腔内含崩解脱落的碎片	大体见肾肿胀发亮，镜下观察可见肾小管坏死主要累及近曲小管，上皮细胞呈凝固坏死状，细胞核消失，坏死灶内常可见到未坏死的远曲小管残留	大体观察无特殊改变，镜下观察可见皮质和髓质肾小管均可发生自溶，皮质自溶累及近曲小管和远曲小管，上皮层轮廓常依然整齐存在，核消失或残存，管腔内是凝结的胞质，染色较浅，与凝固性坏死崩解物明显不同。髓质的集合管细胞质疏松，呈空泡状，细胞核固缩深染
临床资料	有因急性肾衰竭所致肾缺血的症状和体征，以及血生化BUN和肌酐升高	有用药记录和动物大批死亡的现象，以及血生化BUN和肌酐升高	无临床症状、体征和血生化改变

（二）肾盂肾炎

肾盂肾炎（pyelonephritis）是一种由细菌感染引起的肾盂、肾间质和肾小管的急慢性炎症，是肾最常见的炎症疾病之一。在人类，肾盂肾炎可发生于任何年龄，多见于女性，其发病率为男性的9～10倍。几乎所有动物也能发生肾盂肾炎，特别是大鼠，由于其常有自发性膀胱输尿管反流而更多发生肾盂肾炎。肾盂肾炎分为急性和慢性两种。

1. 急性肾盂肾炎（acute pyelonephritis） 是细菌感染引起的以肾盂、肾间质和肾小管为主的急性化脓性炎症。肉眼观察，病变为单侧或双侧性。肉眼观察可见肾大、表面充血，有散在大小不等的脓肿，呈黄色或黄白色，切面髓质内可见黄色条纹向皮质伸展，皮质和髓质内可见脓肿形成（图7-52A）。肾盂黏膜充血、水肿，可有散在的小出血点，黏膜表面有脓性渗出物覆盖。镜下观察可见肾组织呈化脓性炎的改变或脓肿形成。由于感染途径不同，病变发展稍有不同。上行性感染，即细菌来自尿路，经膀胱输尿管引起者首先累及肾盂，可见肾盂黏膜充血、水肿，并有大量中性粒细胞浸润。以后炎症沿肾小管及其周围组织扩散，在肾间质引起大量中性粒细胞浸润，并可形成大小不等的脓肿，肾小管腔内充满脓细胞和细菌（图7-52A、B）。血源性感染，即身体某处先有化脓性感染病灶，细菌经血行扩散至肾时，首先累及肾小球或肾小管周围的间质，肾组织出现多数散在的小脓肿，病变逐渐扩大，破坏邻近组织，并可进入肾小管，进而蔓延到肾盂，引起肾盂肾炎（图7-52C、D）。

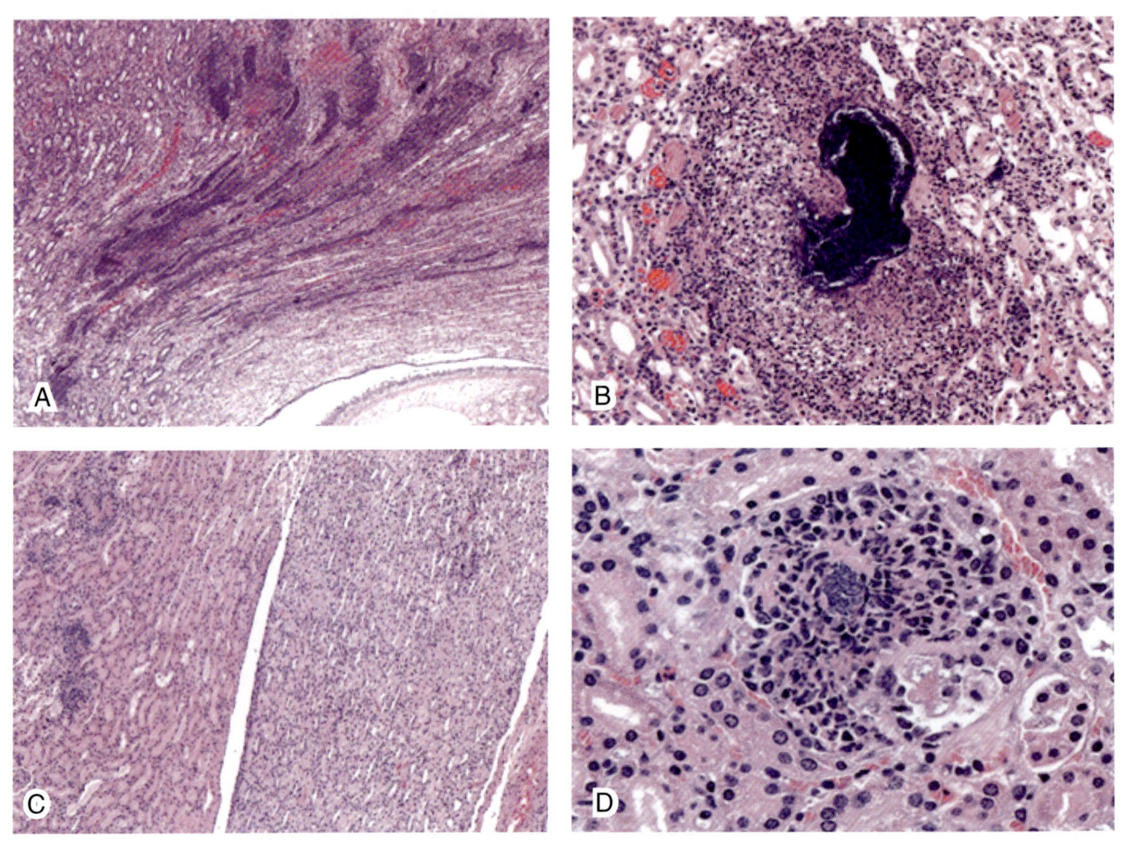

图7-52　**急性肾盂肾炎**

A.大鼠急性肾盂肾炎（上行性），镜下观察可肾间质内急性炎症病灶沿着肾间质和肾小管腔从肾乳头髓质向肾皮质延伸，病灶内含大量中性粒细胞；B.急性化脓性炎症形成小脓肿，脓肿内为大量中性粒细胞和坏死物，中心可见细菌团；C.急性肾盂肾炎（下行性），早期可见皮质肾小球内的急性炎症（图左侧），而肾髓质（右侧肾乳头和肾盂）未见急性炎症；D.肾小球内急性炎细胞浸润、坏死伴细菌（选自昭衍病理数据库）

2.慢性肾盂肾炎（chronic pyelonephritis）　可由急性肾盂肾炎演变而来，也有的病变一开始即呈慢性经过。肉眼观察可见一侧或双侧肾体积缩小，表面有大小不规则凹陷的瘢痕，是因病变区机化瘢痕收缩引起。切面可见皮质与髓质界线不清，肾乳头部萎缩。肾盂、肾盏因瘢痕收缩而变形，肾盂黏膜增厚、粗糙。镜下观察可见肾内病变分布不规则，病变以肾间质和肾小管为主。肾间质出现纤维化及大量淋巴细胞、浆细胞和单核细胞浸润。部分肾小管萎缩纤维化，另外有的肾小管扩张，管腔内有红染的胶样管型。早期肾小球无明显改变，中后期由于间质纤维化，使一些肾小球出现特征性改变，即球囊周围纤维化和球囊壁呈同心层状纤维化，最终肾小球纤维化和玻璃样变。肾盂黏膜由于纤维组织增生而变厚，并可见大量淋巴细胞、单核细胞及浆细胞等浸润（图7-53）。在实验动物的研究中，很多动物可发生急、慢性肾盂肾炎，一般是自发性或继发性病变，特别是大鼠有膀胱输尿管反流情况，更易发生肾盂肾炎，也可以通过膀胱内注射大肠埃希菌而引发急慢性肾盂肾炎模型。

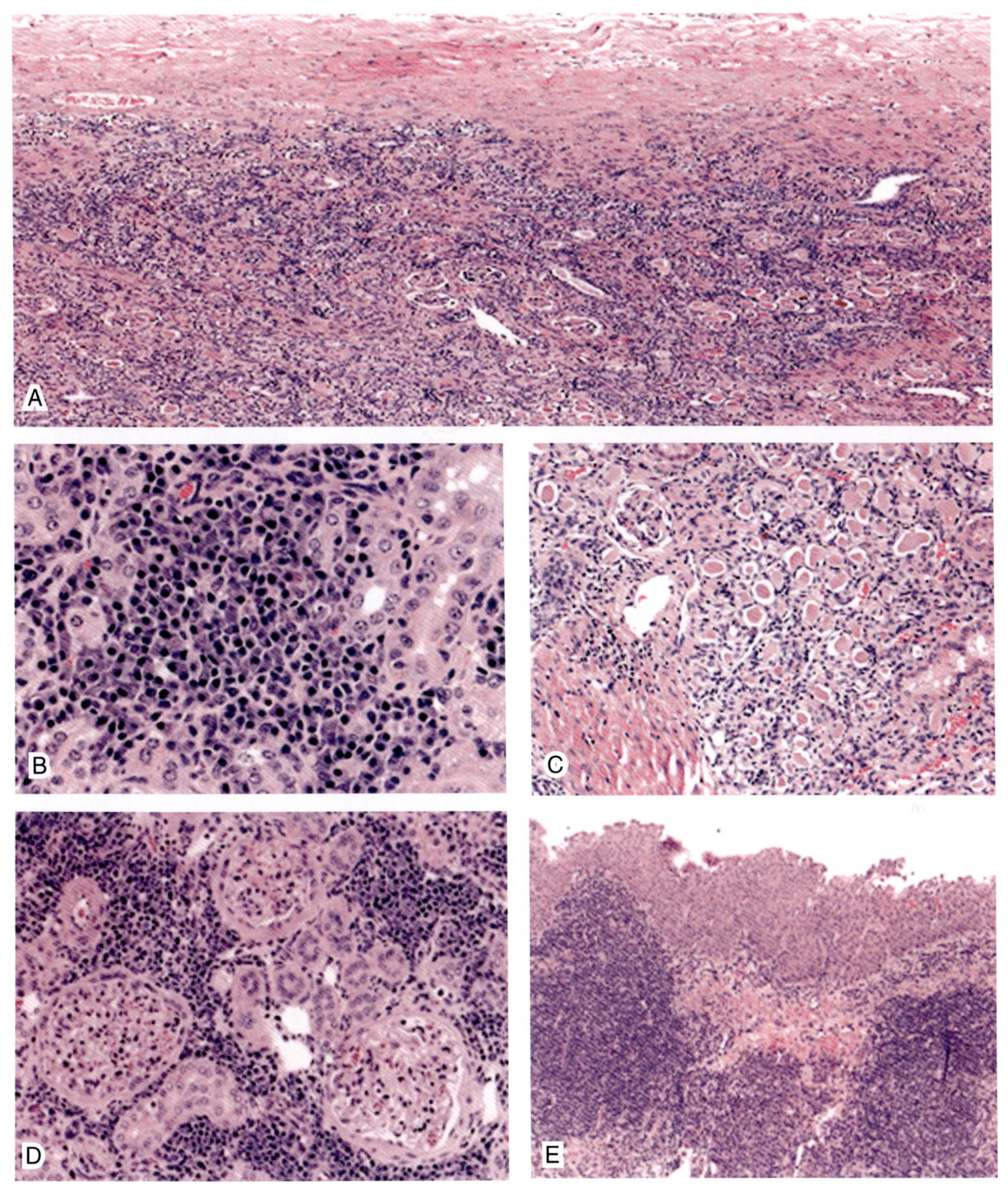

图7-53 **大鼠慢性肾盂肾炎**

A.肾间质大量慢性炎细胞浸润，肾小管萎缩；B.淋巴细胞增生并有淋巴滤泡形成；C.肾间质慢性炎症，肾小管萎缩，管腔内有蛋白管型，类似甲状腺；D.肾小球周围炎细胞浸润小球周围纤维性增厚；E.肾盂黏膜上皮增生变厚，黏膜下大量淋巴和浆细胞浸润（选自昭衍病理数据库）

（三）间质性肾炎

所谓间质性肾炎（interstitial nephritis），一般的描述是肾间质有炎细胞浸润。如果炎症呈活动性，有淋巴细胞、浆细胞和多形核白细胞浸润伴水肿，可诊断为急性间质性肾炎。如果肾间质有纤维化伴慢性炎细胞浸润和肾小管萎缩消失，则诊断为慢性间质性肾炎。很多急性间质性肾炎的发病与免疫学机制相关，病灶内出现嗜酸性粒细胞或形成肉芽肿。在人类，急性间质性肾炎多为对某些药物的过敏反应，如各种抗菌药、磺胺药物和利尿剂，以及移植肾的细胞排斥反应，一般也伴有小管损害，如上皮细胞变性、局灶性坏死、上皮再生和嗜碱性变、炎症和灶状纤维化等，认为是由免疫机制介导[64]。后期均表现为慢性间质性肾炎或间质肉芽肿性炎。在实验室动物中，可以见到自发或偶发的间质性肾炎，特别是在非人灵长类动物和犬的自发或偶发的间质性肾炎较常见，在大鼠间质性肾炎中较少见。在进行药物毒性实验时，必须正确判定与供试品的关系。有报道在大鼠和小鼠中，通过应用抗肾小管基底膜方式诱发间质性肾炎[65, 66]。昭衍实验室在大鼠腺嘌呤的毒性实验中，证明了嘌呤结晶阻塞于肾小管内并破裂而诱发的肉芽肿性炎症（图7-54）。这种病变又称为阻塞性肾病或结晶沉积（crystal deposition）或结晶尿（crystalluria），具体内容见本章“结晶性肾病”。

在安全评价工作中对肾的观察时，有一种值得注意的情况，即在肾间质内可以看到大小不等的灶状慢性炎细胞聚集，各组动物都有发生，大鼠、小鼠、食蟹猴和比格犬均有发生，这是一种背景病变，与间质性肾炎不是一个概念。

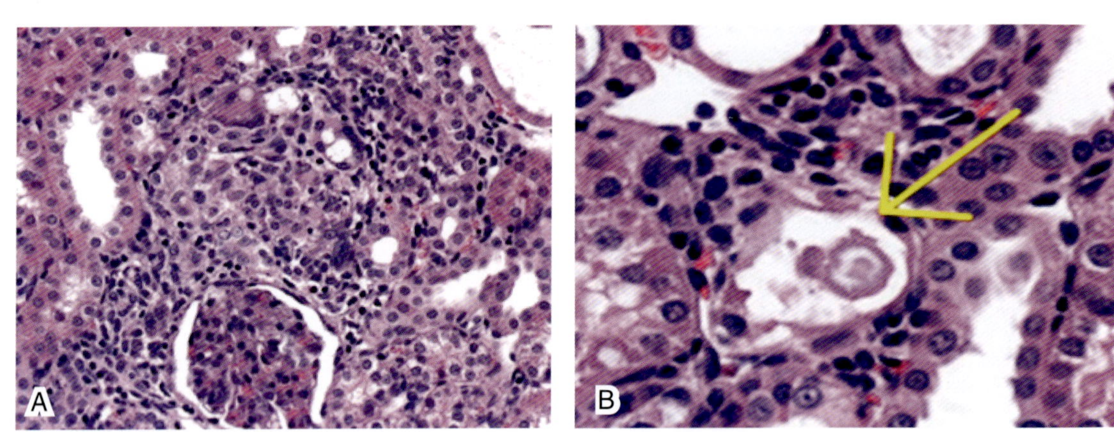

图7-54 大鼠腺嘌呤诱发的间质肾炎

A.肾间质炎性肉芽肿形成；B.肾小管腔内有嘌呤结晶物（选自昭衍病理数据库）

（四）结晶性肾病

肾小管内沉积有外源或内源性结晶，引起急性或慢性肾损伤，称为结晶性肾病（crystal nephropathy）。就分类来说，结晶性肾病的发生主要与4种情况有关，即与异常蛋白血症相关、含钙物质引起、自身代谢或遗传因素及药物诱发。病理所见，肾体积增大，绝对重量增加，肾小管或间质内可见透明、淡黄色晶体，偏光显微镜下具有折光性。受累肾小管扩张，上皮细胞变性、坏死或萎缩，伴肾间质炎细胞浸润，轻度纤维化。药物引起的结晶性肾病主要发生在远端肾单位（图7-55）。磺胺类药物是在20世纪40年代问世后不久，很快就被发现是可引起肾结石和急性肾衰竭的第一个药物。药物引起的结晶体性肾病主要涉及两个机制，一是药物本身和（或）其代谢产物是肾结晶的全部或部分成分；二是药物通过其代谢作用影响钙、草酸盐、磷酸盐、尿酸、嘌呤代谢而形成结晶[67, 68]。

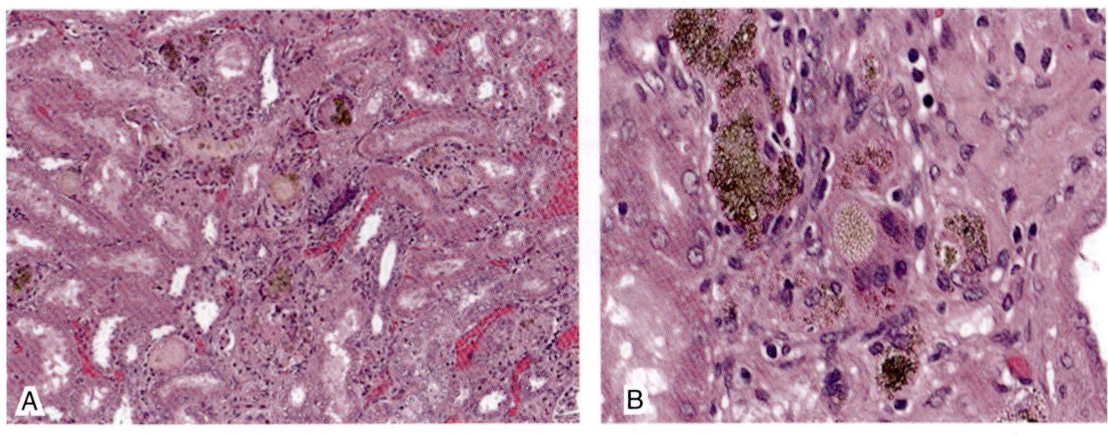

图7–55 大鼠结晶性肾病

A.给予腺嘌呤灌胃诱发结晶性肾病，图中可见较多的肾小管管腔内有结晶样物质沉积；B.高倍镜观察结晶物呈黄褐色颗粒状，阻塞肾小管管腔（选自昭衍病理数据库）

六、肾小管非肿瘤性增生性病变和肿瘤

（一）非肿瘤性增生性病变

1.单纯增生（simple hyperplasia） 一般无肾小管直径增大，上皮细胞单层，无异型性（图7–56A）。

2.嗜酸性细胞增生 源于集合小管上皮，增生的细胞质中含有细微的嗜酸性颗粒。

3.不典型增生（atypical hyperplasia） 一般发生在近曲小管，可有1～5个具有代表性的肾小管组成，多个细胞形成实体小管，或呈乳头状突入管腔使管腔消失，细胞增大，核仁明显，通常被认为是癌前病变（图7–56B）。

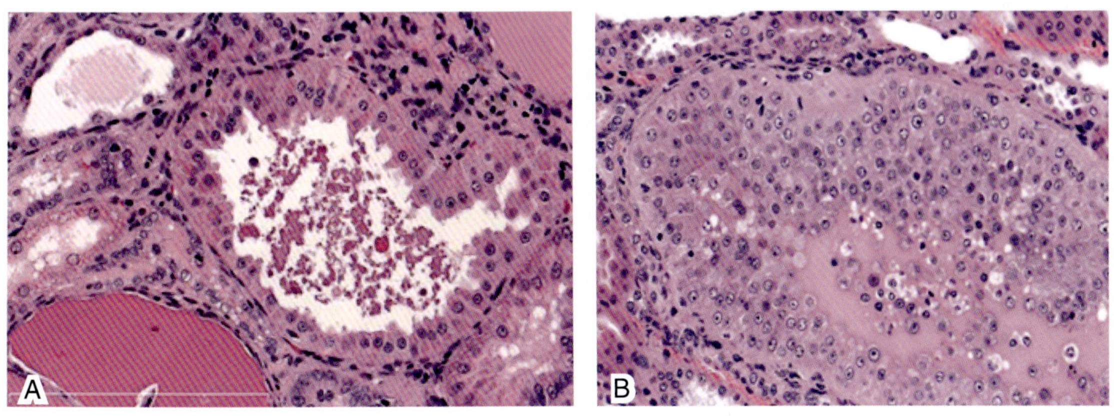

图7–56 单纯肾小管上皮增生和不典型增生

A.肾小管上皮细胞单纯增生，排列拥挤，无直径增大，上皮细胞单层，无异型性（来自大鼠CPN）；B.肾小管上皮不典型增生，上皮细胞增生形成实体小管，细胞增大，核仁明显（自发）（选自昭衍病理数据库）

（二）肾肿瘤

肾肿瘤分为上皮性肿瘤、间叶性肿瘤、胚胎性肿瘤和混合成分的肿瘤。在老年犬和大鼠等都可以有自发性肾肿瘤，这些肿瘤的类型和人相似。

1.良性肿瘤 多为自发，包括肾腺瘤（图7–57）、间质细胞瘤、血管平滑肌瘤、脂肪瘤（图7–58）等，其形态与相应类型的肿瘤类似。肾腺瘤有不同的组织学类型，如管状腺瘤、乳头状腺瘤、嗜酸性细胞腺瘤、透明细胞腺瘤、艾克（Eker）大鼠肾腺瘤等。

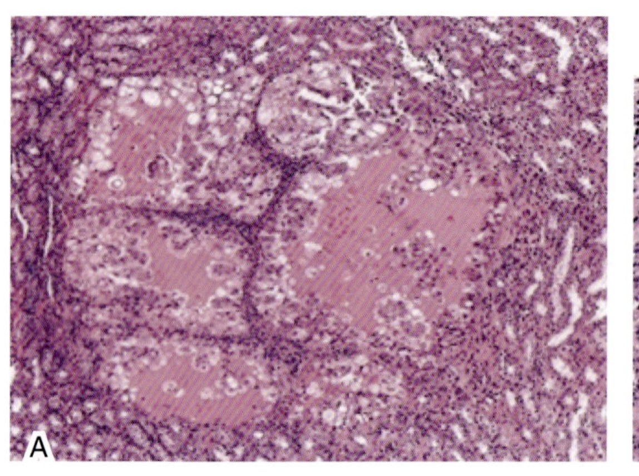

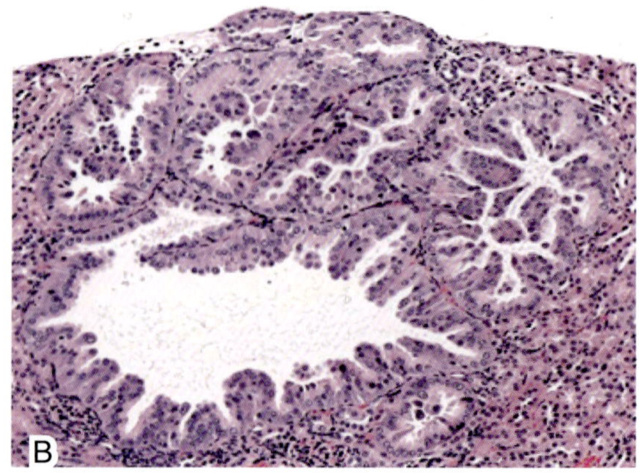

图7-57　大鼠肾自发性腺瘤

A.低倍镜观察肿瘤与周围组织界线清楚，肾小管的腺管扩张，细胞分化良好，一般认为要有6个肾小管发生这种改变方可诊断为腺瘤（选自昭衍病理数据库）；B.乳头状腺瘤，瘤细胞突入管腔形成乳头状结构（由吕建军博士提供）

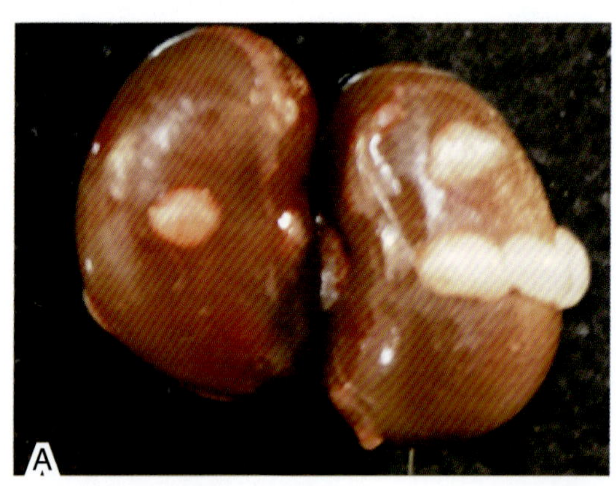

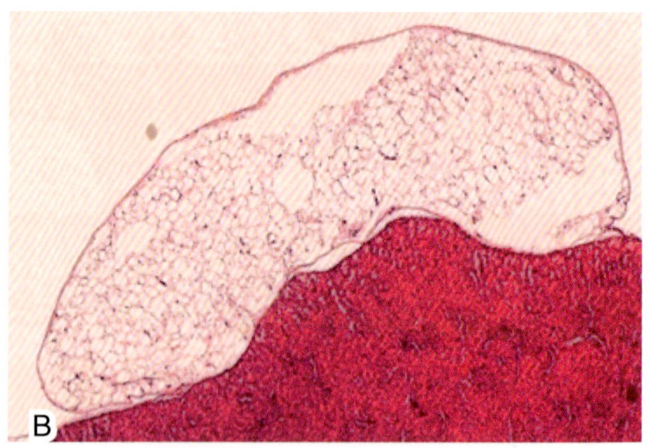

图7-58　大鼠肾脂肪囊多发性脂肪瘤

A.肾表面孤立生长的乳白色小肿块，并非肾内的肿瘤；B.镜下见肿瘤包膜完整，紧贴在肾被膜上，肿瘤实质由脂肪细胞构成，没有正常脂肪组织的小叶结构（选自昭衍病理数据库）

2.恶性肿瘤　在实验室大鼠，最多见的恶性肿瘤是肾腺癌（renal adenocarcinoma）、肾母细胞瘤（nephroblastoma，Wilm瘤）和转移性癌。肾小管上皮腺癌显示其组织结构和细胞的异型性，要注意和肾小管上皮腺瘤相鉴别。肾腺癌有不同的组织学类型，如乳头状腺癌、嗜酸性细胞腺癌、透明细胞癌等（图7-59A、B）。肾母细胞瘤是源于原始肾组织的细胞突变而发生的恶性肿瘤，推测是原始肾组织的细胞为肾组织的囊胚残留细胞，因此在肿瘤组织中可以观察到幼稚的类似肾小球、肾小管、中肾管及间叶组织的瘤细胞成分，据此，肾母细胞瘤又可细分为肾母细胞型、上皮型和间叶型（图7-59C～E）。实验室大鼠、犬、仓鼠和小鼠均可以有自发的肾母细胞瘤，有文献报道经胎盘给予N-乙酰亚硝基脲（N-ethylnitrosourea，ENU）是在大鼠诱发肾母细胞瘤的常规方法[69]。食蟹猴胎儿时期暴露于1，2-二甲基肼（1，2-dimethylhyrazine），可以诱导幼年期食蟹猴发生肾母细胞瘤。

关于肾母细胞瘤病（nephroblastoma tosis），是指肾内有肾母细胞增生，散在于肾间质，病变常位于外髓质外带，细胞呈不规则的灶状分布，没有形成结节，也没有向肾小球和肾小管分化。肿瘤细胞常呈灶状密集的细胞群，细胞质不清晰，细胞核嗜碱性，偶见核分裂象（图7-59F）。这种病变被认为是具有发生肾母细胞瘤的潜在可能，因此考虑是一种癌前病变。肾母细胞瘤推测也是发自后肾组织的囊胚残留细胞的突变。大鼠肾母细胞瘤较多见。此外，肾还可以发生其他间叶组织的恶性肿瘤，如脂肪肉瘤等。实验室动物研究中，大多数类型的肾肿瘤可以通过外源物质诱发，然而在这些报道中，由于不同的动物种属、不同亚型、不同的药物剂量、实验环境影响等，目前尚未有统一的结论和认识。

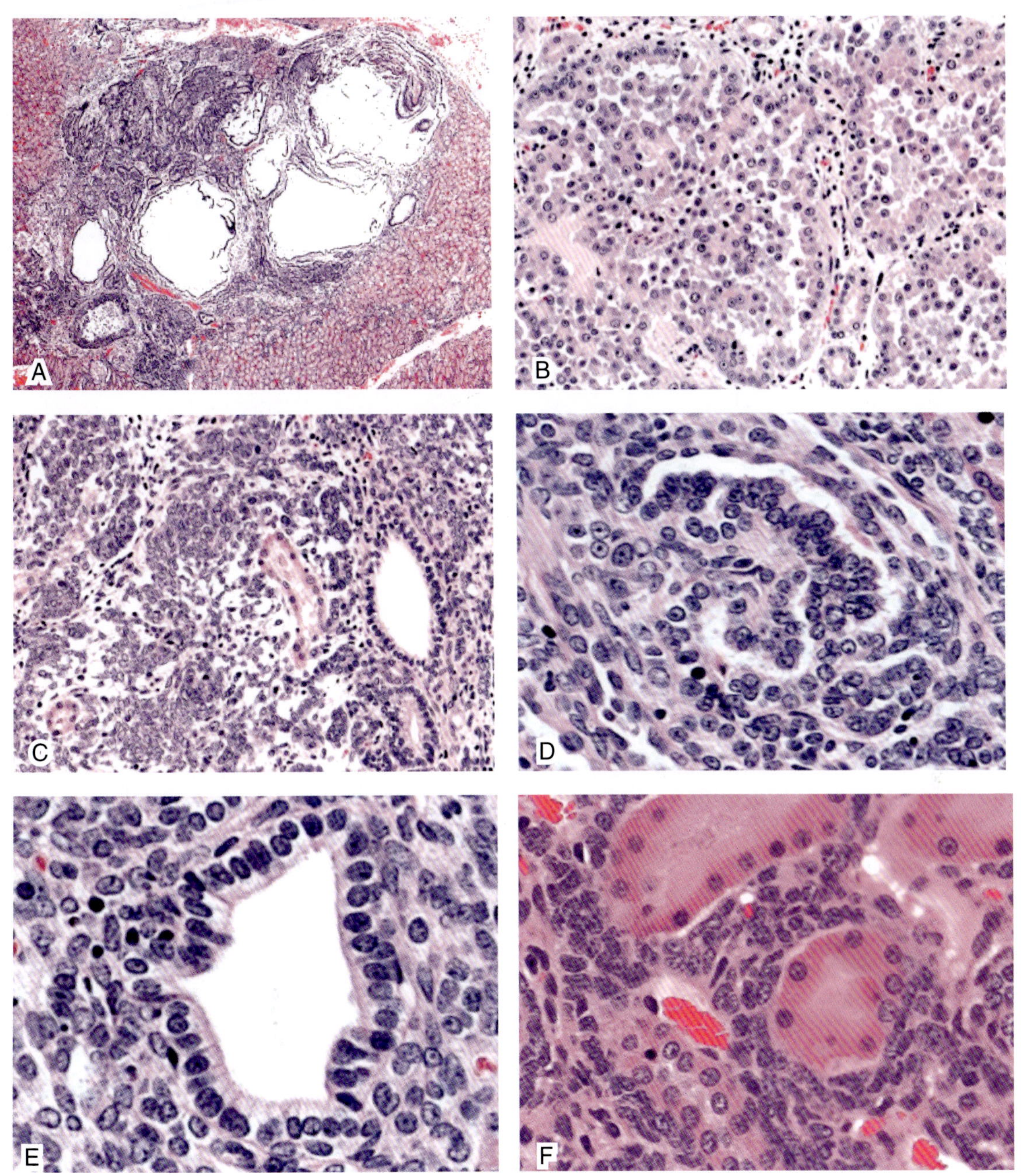

图7-59 **大鼠肾腺癌和肾母细胞瘤**

A.大鼠肾腺癌结节，侵犯周围肾组织，形成囊腔；B.癌性腺体大小不等，排列紊乱，或形成实性团；C.大鼠自发肾母细胞瘤，上皮和间叶混合型；D.肾小球样分化；E.肾小管样分化；F.肾母细胞瘤病（选自昭衍病理数据库）

3.瘤样病变 最常见的是肾囊肿，其发生原因多为肾小管阻塞或先天发育因素造成。囊肿大小不一，可为单房性或多房性。大的囊肿可以将肾组织挤压而严重萎缩。囊肿壁可有衬里细胞或为纤维性囊壁，囊肿可伴有积液、出血、单发或多发（图7-60）。

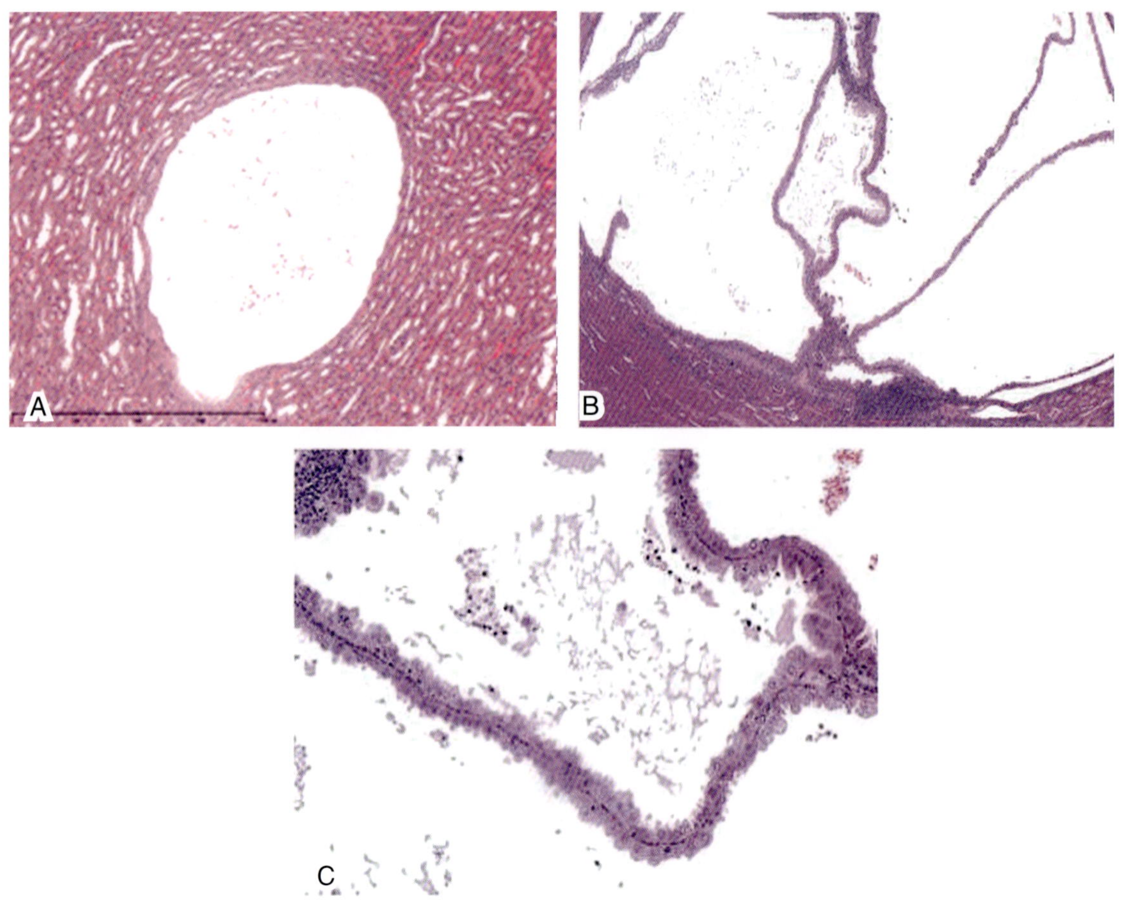

图7-60 大鼠自发性肾囊肿

A.肾单房性囊肿，位于外髓质，囊肿壁为纤维性，无上皮，囊内含少量碎片物质；B. 肾的多房性囊肿，可见多个囊；C.囊肿壁和囊肿间隔有立方形上皮衬里（选自昭衍病理数据库）

第二节 下泌尿道

储尿和排尿管道包括肾盂、输尿管、膀胱和尿道，内衬细胞是尿路上皮。人和动物在尿路系统的自发或诱发病变主要包括非肿瘤性病变、增生性病变和肿瘤。

一、非肿瘤性病变

（一）炎症性病变

尿路的急性炎症多由细菌感染引起，主要表现为渗出性炎症，如黏膜水肿、中性粒细胞浸润，表面常形成糜烂和溃疡。慢性炎症时，主要是淋巴细胞和浆细胞浸润。某些药物也能诱发尿路黏膜的炎症，最明显的是抗癌药物环磷酰胺，能引起黏膜糜烂、出血、坏死和溃疡。

（二）膀胱蛋白性塞状物

膀胱蛋白性塞状物（proteinaceous plug/colloidal plug in urinary bladder）是雄性大鼠特发的一种变化，塞状物是蛋白样物质，染色深，内含细胞碎片，偶见精子（图7-61），考虑到膀胱蛋白性塞状物是动物在执行安乐死时，在麻醉情况下的一种射精而引起的无意义的变化，文献记载其发生率为5%～30%。

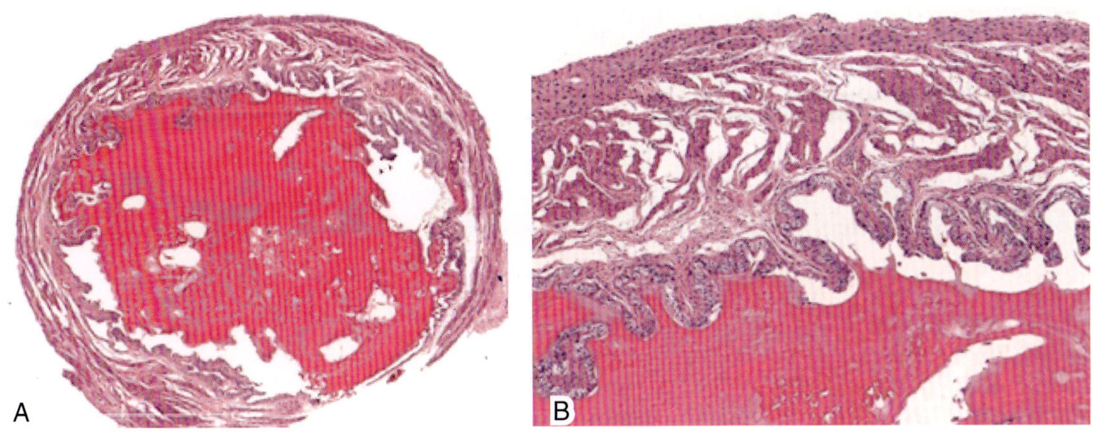

图7-61 膀胱蛋白性塞状物

A.低倍镜示膀胱内的胶样物质填塞；B.高倍镜见膀胱黏膜无异常改变（选自昭衍病理数据库）

（三）结石

急、慢性炎症的发生也常与尿路结石紧密相关，尽管多数实验动物很少发生结石，但大鼠发生膀胱结石很常见（图7-62）。由于结石的刺激常伴发急、慢性炎症，甚至尿路梗阻，导致肾后性急性肾衰竭。

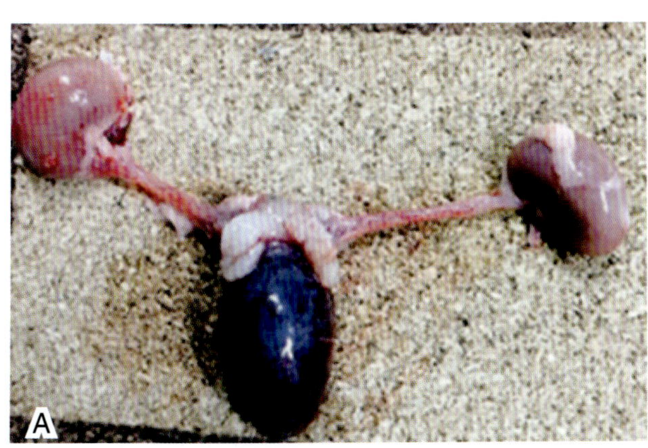

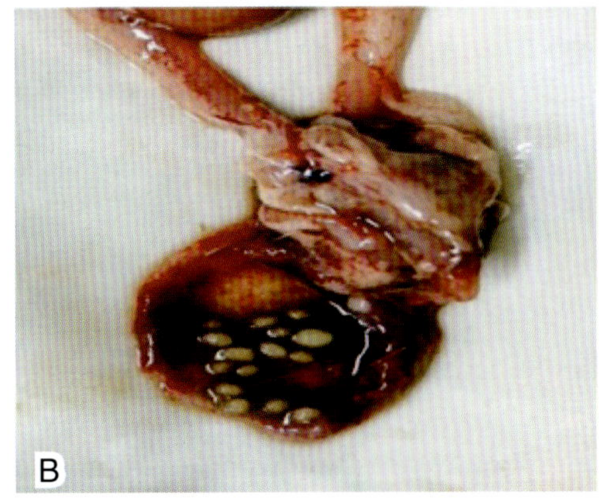

图7-62 大鼠膀胱结石

A.膀胱充盈；B.膀胱腔内可见数十枚米粒大小的结石，膀胱壁厚黏膜充血，组织学观察黏膜呈炎症改变。该例大鼠死于急性肾衰竭（选自昭衍病理数据库）

（四）肾盂扩张

肾盂积水（hydronephrosis）或肾盂扩张（pyelectasis）在大鼠中较常见，常为双侧，且右肾更多见，多为先天发生或尿路阻塞所致，如在膀胱结石的情况下发生肾盂扩张（图7-63）。

（五）膀胱出血

膀胱出血见图7-63。

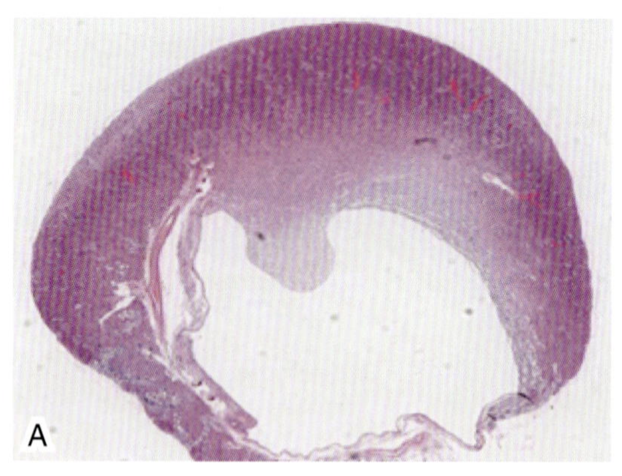

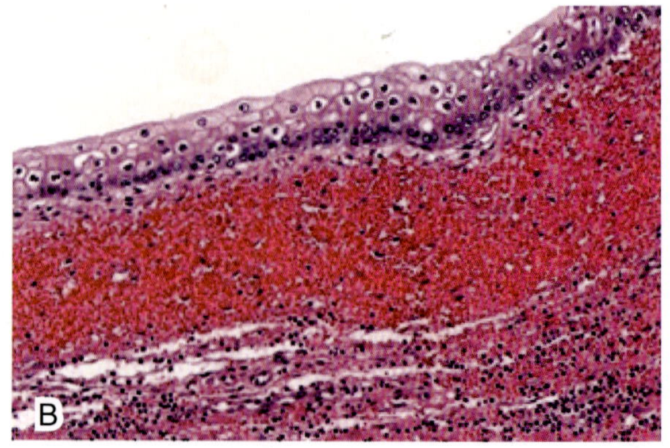

图7-63　大鼠自发性肾盂扩张和膀胱出血

A.肾盂高度扩张，肾髓质受压变薄；B.膀胱出血。该例大鼠是偶发病变（选自昭衍病理数据库）

二、增生性病变和肿瘤

（一）增生性病变

指非炎症性的尿路上皮增生。根据形态表现，可分为单纯性增生、结节性增生和乳头状增生。单纯性增生表现为上皮细胞增生而致黏膜单纯或结节状增厚。乳头状增生是最常见的增生形式，增生的上皮和部分黏膜下组织突起而形成长短不一的乳头状结构，但基底部并未侵及黏膜下组织（图7-64）。慢性炎症、使用膀胱毒性物质或维生素A缺乏均可导致尿路上皮的鳞状上皮化生或增生，但如果除去病因，病变通常可以逆转。

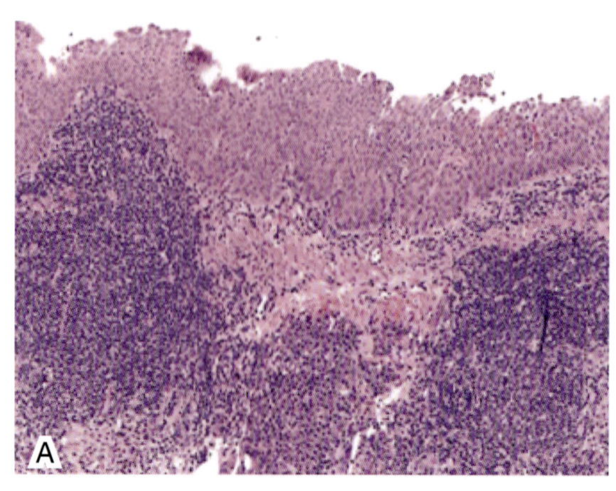

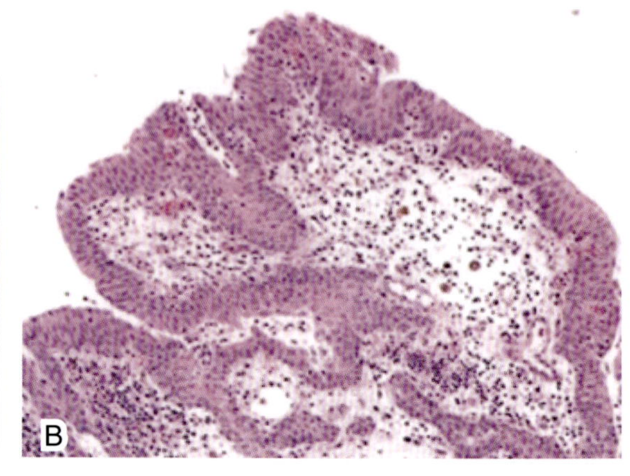

图7-64　尿路上皮结节状和乳头状增生

A.炎症刺激移行上皮结节状增生；B.乳头状增生（选自昭衍病理数据库）

（二）尿路上皮性肿瘤

最常发生在膀胱。肿瘤多呈乳头状生长，基底部有无浸润是判定良恶性的重要依据。良性者称尿路上皮乳头状瘤，恶性者称为尿路上皮乳头状癌（图7-65，图7-66）。另外，也可见到鳞状细胞乳头状癌的病例，一般是先有鳞状上皮化生，再发生癌变。关于化学药物诱发肿瘤的研究，啮齿类动物能提供很好的模型，某些对啮齿类动物有致癌作用的致癌化合物可能同样对人类有致癌作用，特别是芳香胺和磷酰胺氮芥。尽管大多数芳香胺类化合物也诱导其他组织发生肿瘤，但仍然有几个尿路上皮特异的致癌物已被鉴定出来，如4-羟丁基、亚硝胺、硝基呋喃类、亚硝基脲、环磷酰胺和马兜铃酸的DNA加合物等。

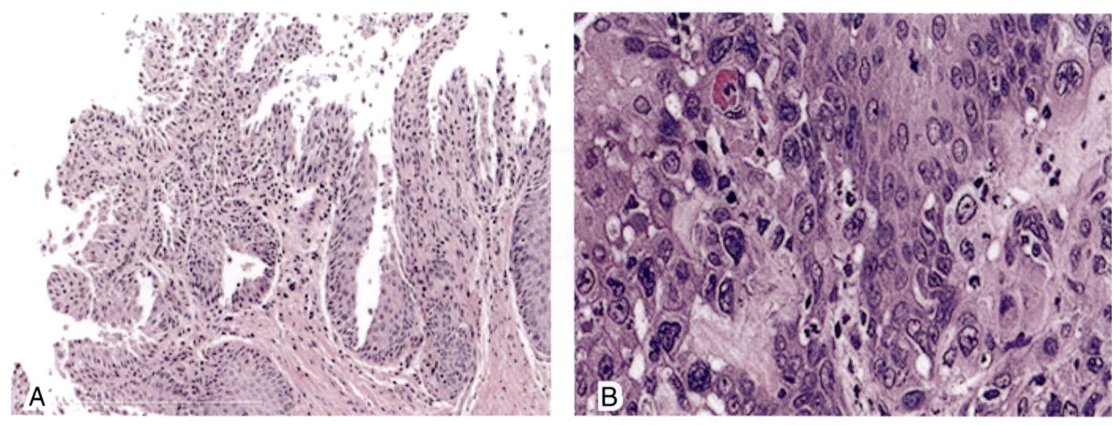

图7-65 大鼠自发膀胱尿路上皮乳头状瘤和移行上皮癌

A.膀胱自发尿路上皮乳头状增生突入膀胱腔，细胞分化良好，未浸润基底膜（选自昭衍病理数据库）；B.尿路上皮癌，癌细胞呈巢状浸润性生长，排列紊乱，细胞异型性大，可见核分裂象（选自Dr.大平东子演讲PPT，2017年10月）

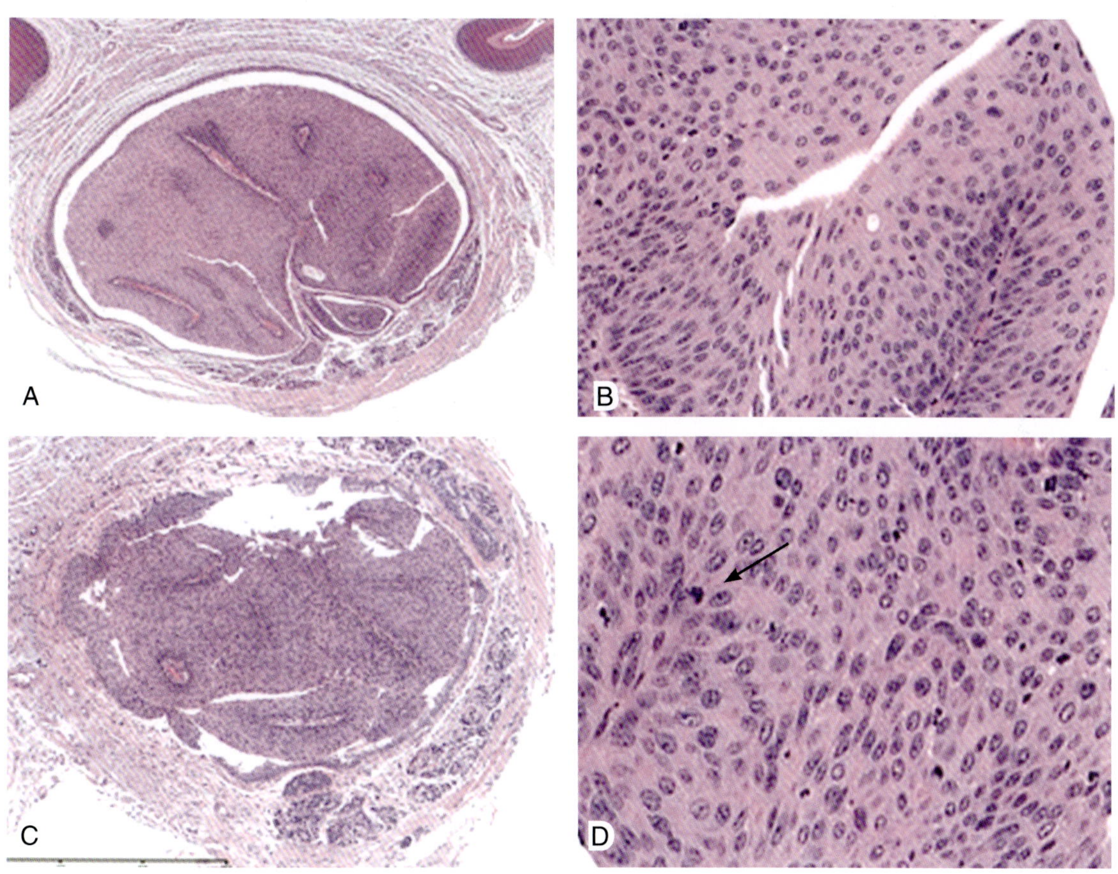

图7-66 雌性小鼠尿道乳头状瘤和尿路上皮癌

A.尿路上皮乳头状瘤，肿瘤从上皮底部长入腔内，右侧可见明显乳头，周围无浸润；B.高倍镜观察，细胞分化良好，有极向；C.尿路上皮癌，突入管腔，底部有连接，表面不规整；D.高倍镜观察，可见细胞增大，失去极性，可见核分裂象（箭头处）（选自昭衍病理数据库）

（张惠铭）

参考文献

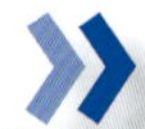

[1] Casey HW, Splitter GA. Membranous glomerulonephritis in dogs infected with Dirofilaria immitis. Veterinary Pathology, 1975, 12(2): 111–117.

[2] Morrison WI, Wright NG. Viruses associated with renal disease of man and animal. Prog Med Virol, 1977, 23:22–50.

[3] Müller–Peddinghaus R, Trautwein G. Spontaneous glomerulonephritis in dogs: II. correlation of glomerulonephritis with age, chronic interstitial nephritis and extrarenal lesions. Veterinary Pathology, 1977, 14(2): 121–127.

[4] Theofilopoulos AN, Dixon FJ. Etiopathogenesis of murine SLE. Immunological Reviews, 1981, 55: 179–216.

[5] Greaves P. Histopathology of preclinical toxicity studies. 3rd ed. Amsterdam: Elsevier, 2007: 578–579.

[6] Luster MI, Simeonova PP, Gallucci R, et al. Tumor necrosis factor and toxicology. Critical Reviews in Toxicology, 1999, 29(5): 491–511.

[7] Kriz W , Bankir L , Bulger RE , et al. A standard nomenclature for structures of the kidney. Cell&Tissue Research, 1988,33: 1–8.

[8] Bertani T, Poggi A, Pozzoni R, et al. Adriamycin–induced nephrotic syndrome in rats: sequence of pathologic events. Laboratory Investigation, 1982, 46(1): 16–23.

[9] Muzué G, Newman AG, Scampini G, et al. The histopathology of kidney changes in rats and monkeys following intravenous administration of massive doses of FCE 26184, human basic fibroblast growth factor. Toxicologic Pathology, 1993, 21(5): 490–501.

[10] 姜叙城, 李玉林. 病理学. 7版. 北京: 人民卫生出版社, 2008: 247–248.

[11] 张惠铭, 相霞, 何钟磊. 病理学. 2版. 武汉: 华中科技大学出版社, 2016: 304–305.

[12] 谷裕, 刘爽, 朱逸, 等. 转基因IgA肾病小鼠模型的建立与鉴定. 上海交通大学学报(医学版), 2016, 36(1): 43–48.

[13] 张五星, 陈香美, 魏日胞, 等. 大鼠慢性血清病肾炎模型的改进研究. 中国比较医学杂志, 2003, 13(3): 138–141.

[14] Arisz L, Noble B, Milgrom M, et al. Experimental chronic serum sickness in rats.A model of immune complex glomerulonephritis and systemic immune complex deposition. International Archives of Allergy and Applied Immunology,1979, 60(1): 80–88.

[15] 姜叙城, 李玉林. 病理学. 7 版. 北京: 人民卫生出版社, 2008: 242–244.

[16] 邹万忠. 肾活检病理学. 2版. 北京: 北京大学医学出版社, 2009: 156–162.

[17] 梁英杰, 凌启波, 张威. 临床病理学技术. 北京: 人民卫生出版社, 2012: 90–238.

[18] 潘琳. 实验病理学技术图鉴. 北京: 科学出版社, 2012: 2006–2010.

[19] Reasor MJ, Kacew S. Drug–induced phospholipidosis: are there functional consequences?.Experimental Biology & Medicine, 2001, 226(9): 825–830.

[20] Dominick MA, Robertson DG, Blevins MR, et al. α 2u–Globulin nephropathy without nephrocarcinogenesis in male Wistar rats administered 1–(aminomethyl)cyclohexaneacetic acid. Toxicology and Applied Pharmacology, 1991, 111(3): 375–387.

[21] Mihatsch MJ, Ryffel B, Hermle M, et al. Morphology of cyclosporine nephrotoxicity in the rat. Clinical Nephrology, 1986, 25(Suppl 1): S2–S8

[22] Phillips RD, Cockrell BY. Kidney structural changes in rats following inhalation exposure to C10–C11 isoparaffinic solvent. Toxicology, 1984, 33(3/4): 261–273.

[23] Hard GC, Snowden RT. Hyaline droplet accumulation in rodent kidney proximal tubules: an association with histiocytic sarcoma. Toxicologic Pathology, 1991, 19(2): 88–97.

[24] Luz A, Murray AB. Hyaline droplet accumulation in kidney proximal tubules of mice with histiocytic sarcoma. Toxicologic Pathology, 1991, 19(4 Pt 2): 670–671.

[25] Greaves P. Histopathology of preclinical toxicity studies. 3rd ed. Amsterdam: Elsevier, 2007: 605–606.

[26] Owen G, Smith THF, Agersborg HP. Toxicity of some benzodiazepine compounds with CNS activity. Toxicology and Applied Pharmacology, 1970, 16(2): 556–570.

[27] Gopinath C, Prentice DE, Lewis DJ. Atlas of experimental toxicologic pathology. Lancaster : MTP Press, 1987: 77–88.

[28] Alden CL, Frith CH. Urinary system // Haschek WM, Rousseaux CG. Handbook of toxicologic pathology. Amsterdam:

Elsevier, 1991: 315–387.

[29] Hard GC, Alden CL, Stula EF, et al. Proliferative lesions of the kidney in rat // Guides for toxicologic pathology. Washington DC: STP/ARP/AFIP, 1995.

[30] MacDonald JS, Bagdon WJ, Peter CP, et al. Renal effects of enalapril in dogs. Kidney International, 1987, 20(5), S148–S153.

[31] Goodman FR, Weiss GB, Hurley ME. In new drugs annual: cardiovascular drugs. 3rd ed. New York: RavenPress, 1985: 57–69.

[32] Hard GC, Flake GP, Sill RC. Re–evalution of kidney histopathology studies of melamine in the F344 rat: morphologic evidence of retrograde nephropathy. Vet Pathon 46: 1248–1257

[33] Nagao T, Nagamatsu T, Suzuki Y. Effect of DP–1904, a thromboxane A2 synthase inhibitor, on passive Heymann nephritis in rats. European Journal of Pharmacology, 1996, 316(1): 73–80.

[34] 朱起芝. 肾炎的动物实验模型. 国外医学(内科学分册) , 1980, 7(1): 11–16.

[35] Yang SH, KimST, KimN, et al. NKT cells inhibit the development of experimental crescentic glomerulonephritis. J Am Soc Nephrol, 2008, 19(9): 1663–1671.

[36] 韦凤美, 金玉. 急进性肾小球肾炎动物模型研究进展. 中国实验动物学报, 2010, 18(5): 441–445.

[37] 戴春笋, 刘志红, 陈惠萍, 等. 大黄素与雷公藤内酯醇联合治疗大鼠抗肾小球基底膜肾炎的实验研究. 肾脏病与透析肾移植杂志, 2000, 9(2): 117–123.

[38] 蒋文功, 李幼姬. 骨碎补类黄酮对系膜增殖性肾小球肾炎大鼠模型的抑制作用. 中国中西医结合肾病杂志, 2006,7(8): 382–385.

[39] 冯媛, 刘敏, 吴义超, 等. BAY 41–2272防治大鼠Thy–1肾炎的实验研究. 现代生物医学进展, 2007, 7(11): 1615–1618.

[40] 张五星, 陈香美, 魏日胞, 等. 大鼠慢性血清病肾炎模型的改进研究. 中国比较医学杂志, 2003, 13(3): 138–141.

[41] 周栋, 孙伟, 何伟明, 等. 急性肾盂肾炎大鼠模型的建立与观察. 中国中医药信息杂志, 2007, 14(1): 30–32.

[42] Cunha JM, Funez FQ. Streptozotocin–induced hypernociception not dependent on hyperglycemia. Brazil J MeBiol Res, 2009, 42(1): 197–206.

[43] Kim JO, Lee GD, Kwon JH, et al. Anti–diabetic effects of new herbal formula in neonatally streptozotocin–induced diabetic rats. Biological & Pharmaceutical Bulletin, 2009, 32(3): 421–426.

[44] Greaves P. Histopathology of preclinical toxicity studies. 3rd ed. Amsterdam: Elsevier, 2007: 99–128.

[45] Hard GC, Alden CL, Bruner RH, et al. Standardised system of nomenclature and diagnostic criteria. Washington DC: Soc Toxicol Pathol, 1999: 1–20.

[46] Solleveld HA, Boorman GA. Spontaneous renal lesions in five rat strains. Toxicologic Pathology, 1986, 14(2): 168–174.

[47] Peter CP, Burek JD, van Zwieten MJ. Spontaneous nephropathies in rats. Toxicologic Pathology, 1986, 14(1): 91–100.

[48] Tucker MJ. The urinary system//Disease of the wistar rat. London: Taylor & Francis, 1997: 81–96.

[49] 金井清, 榎本真, 任进. 图解毒性病理学. 昆明: 云南科技出版社, 2006: 195–197.

[50] Iwata H, Hirouchi Y, Koike Y. Historical control data of non–neoplastic and neoplastic lesions in F344/DuCrj rats. Journal of Toxicologic Pathology, 1991, 4(1): 1–24.

[51] Baylis C. Age–dependent glomerular damage in the rat. Dissociation between glomerular injury and both glomerular hypertension and hypertrophy. Male gender as a primary risk factor. The Journal of Clinical Investigation, 1994, 94(5): 1823–1829.

[52] Haschek WM, Rousseaux CG, Wallig MA. 毒理病理学基础. 刘克剑, 王和枚, 杨威, 等译. 北京: 军事医学科学出版社,2014: 268.

[53] Rao GN, Crockett PW. Effect of diet and housing on growth, body weight, survival and tumor incidences of B6C3F1 mice in chronic studies. Toxicologic Pathology, 2003, 31(2): 243–250.

[54] Everitt AV, Porter BD, Wyndham JR. Effects of caloric intake and dietary composition on the development of proteinuria, age–associated renal disease and longevity in the male rat. Gerontology, 1982, 28(3): 168–175.

[55] Gumprecht LA, Long CR, Soper LA, et al. The early effects of dietary restriction on the pathogenesis of chronic renal disease in sprague–dawley rats at 12 months. Toxicologic Pathology, 1993, 21(6): 528–537.

[56] Rao GN, Edmondson J, Elwell MR. Influence of dietary protein concentration on severity of nephropathy in Fischer–

344(F-344/N) rats. Toxicologic Pathology, 1993, 21(4): 353-361.

[57] Haseman J, Ney E, Nyska A, et al. Effect of diet and animal care/housing protocols on body weight, survival, tumor incidences, and nephropathy severity of F344 rats in chronic studies. Toxicologic Pathology , 2003, 31(6): 674-681.

[58] Greaves P. Histopathology of Preclinical Toxicity Studies. 3rd ed. Amsterdam: Elsevier, 2007: 581-584.

[59] Hard GC, Khan KN. Invited review: a contemporary overview of chronic progressive nephropathy in the laboratory rat, and its significance for human risk assessment. Toxicologic Pathology, 2004, 32(2): 171-180.

[60] Abrass CK. The nature of chronic progressive nephropathy in aging rats. Advances in Renal Replacement Therapy, 2000, 7(1): 4-10.

[61] 王贝贝, 吴文玉, 赵蕾, 等. 大鼠慢性进行性肾病的病理学特点. 中国实验动物学报, 2019, 27(1): 32-37.

[62] Gray JE, Weaver RN, Purmalis A. Ultrastructural observations of chronic progressive nephrosis in the Sprague-Dawley rat. Veterinary Pathology, 1974, 11(2): 153-164.

[63] Baker RJ, Pusey CD. The changing profile of acute tubulointerstitial nephritis. Nephrology Dialysis Transplantation, 2004, 19(1): 8-11.

[64] Lehman DH, Wilson CB, Dixon FJ. Interstitial nephritis in rats immunized with heterologous tubular basement membrane. Kidney International, 1974, 5(3): 187-195.

[65] Ueda S, Wakashin M, Wakashin Y, et al. Autoimmune interstitial nephritis induced in inbred mice. Analysis of mouse tubular basement membrane antigen and genetic control of immune response to it. American Journal of Pathology, 1988, 132(2): 304-318.

[66] Herlitz LC, D'Agati VD, Markowitz GS. Crystalline nephropathies. Archives of Pathology & Laboratory Medicine, 2012, 136(7): 713-720.

[67] Daudon M, Frochot V, Bazin D, et al. Drug-induced kidney stones and crystalline nephropathy: pathophysiology, prevention and treatment. Drugs, 2018, 78(2): 163-201.

[68] Hard GC. Experimental models for the sequential analysis of chemically-induced renal carcinogenesis. Toxicologic Pathology,1986, 14(1): 112-122.

[69] Beniashvili DS. Induction of renal tumors in cynomolgus monkeys (macaca fascicularis) by prenatal exposure to 1,2-dimethylhydrazine. Journal of the National Cancer Institute, 1989, 81(17): 1325-1327.

第八章

雄性生殖系统

雄性生殖系统的毒性评价是药物安全性评价和环境有毒物质评估的重要组成部分。由于雄性生殖系统结构、生理与功能调控的复杂性，使得雄性生殖毒性的评价对毒性病理学家极具挑战性。首先，动物的年龄使得解释雄性生殖系统病变复杂化，尤其是实验结束时尚处于未成熟状态的大动物短期实验，因此在分析病变与受试动物的相关性时应充分考虑动物的年龄因素[1]。其次，睾丸精子发生的过程和其种属上的组织形态差异使得精子发生的分期变得较为复杂。最后，睾丸组织充分良好的固定也对其组织学评价至关重要，目前Bouin液或改良的Davidson液为常用睾丸固定液，其固定效果优于10%中性缓冲福尔马林液。由于睾丸的生精细胞是从幼稚到成熟不断发生发展的过程，即使是成年以后也是不断增殖的细胞，对外来物质、药物、温度变化或射线等因素的影响非常敏感。随着新药研发的迅猛发展，已经发现某些药物，如抗癌新药、某些促激素释放类药物、某些中药制剂、病毒疫苗、人缘化单抗等，可引起雄性实验动物生殖系统，特别是睾丸发育不良，生精细胞减少、严重脱失，甚至消失殆尽，因此对雄性实验动物生殖系统进行毒性病理诊断非常重要。

雄性生殖系统由睾丸、附睾、附属腺及外生殖器组成。睾丸是产生精子和分泌雄性激素的场所。附睾是运输精子、营养精子、储存精子和促进精子成熟的主要生殖管道。附属腺（或称“副性腺”）包括前列腺、精囊和尿道球腺。附属腺和生殖管道的分泌物共同构成精浆，精浆与精子构成精液。外生殖器包括阴囊和阴茎。阴囊为精子的发生提供适宜的温度。阴茎是精子进入并呈递给雌性动物生殖道的可勃起器官。

第一节　睾　丸

一、组织结构

睾丸（testis）位于阴囊内，表面覆以睾丸被膜，被膜由鞘膜脏层、白膜和血管膜组成。白膜在睾丸后缘增厚形成睾丸纵隔，并将睾丸实质分成多个小叶。在实验动物中，犬和猴的睾丸纵隔和小叶结构明显，而大鼠和小鼠的睾丸没有纵隔和小叶结构。睾丸的实质主要由生精小管和间质组成。生精小管在近睾丸纵隔处变为短而直的直精小管，直精小管进入睾丸纵隔相互吻合形成睾丸网。睾丸的间质为含有睾丸间质细胞（leydig cell）、巨噬细胞、成纤维细胞、血管和淋巴管的疏松结缔组织。

（一）生精小管

生精小管（seminiferous tubule）是一种长且弯曲的导管，主要由生精上皮构成。生精上皮由塞尔托利细胞和5～8层生精细胞组成，上皮下的基膜明显，基膜外侧有胶原纤维和一些梭形的肌样细胞，肌样细胞收缩时有助于精子的排出。生精细胞包括精原细胞、初级精母细胞、次级精母细胞、精子细胞和精子，通常生精小管壁内可见不同发育阶段的生精细胞。塞尔托利细胞（Sertoli cell）呈不规则长锥形，从生精小管基膜一直伸达腔面，核呈三角形或不规则形，核仁清楚，核染色质疏松，对生精细胞起支持和营养作用，此外，塞尔托利细胞还具有分泌和强大的吞噬功能（图8-1）。

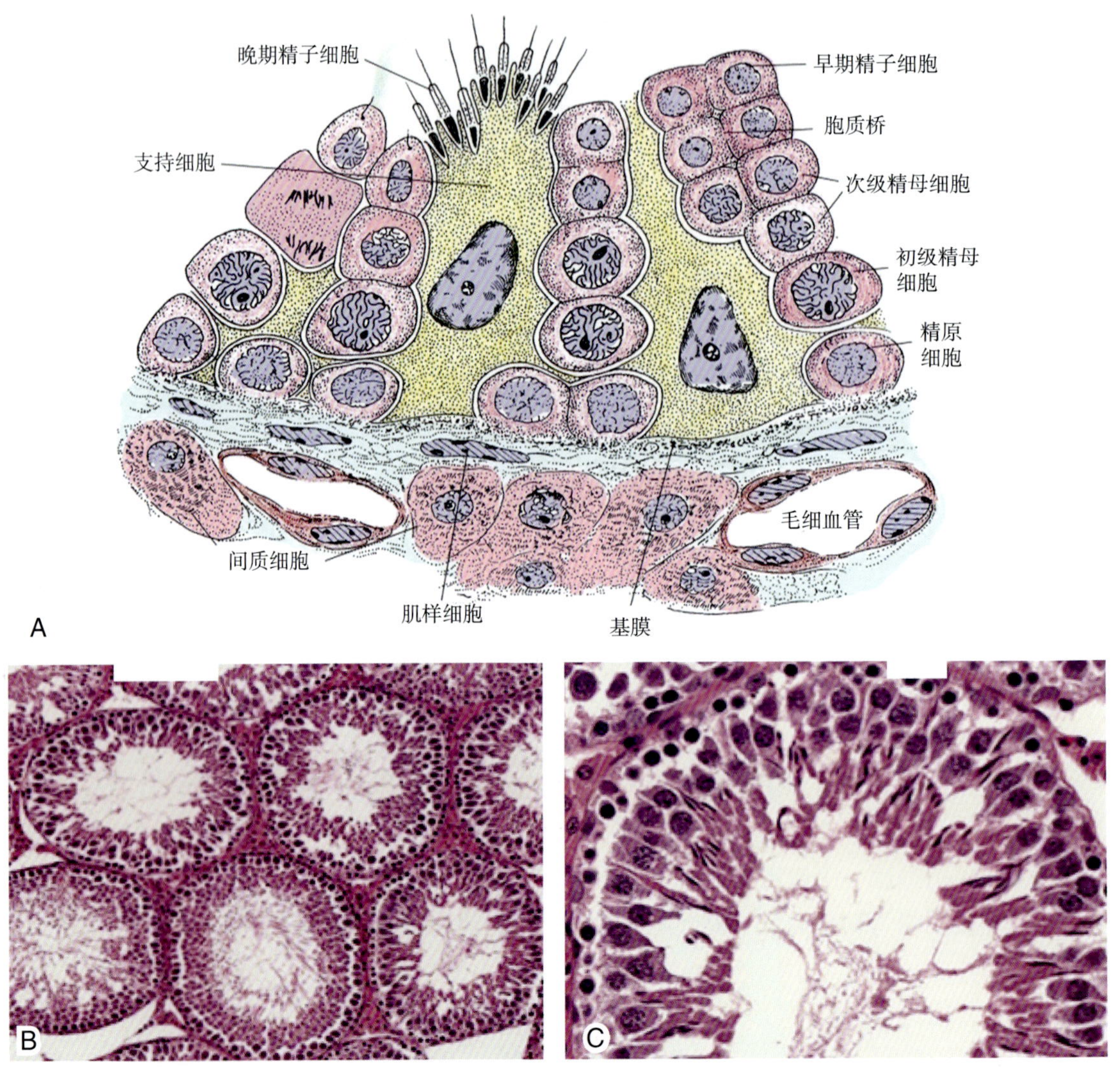

图8-1 睾丸生精小管

A.睾丸生精小管细胞模式图，可清楚观察各种生精细胞、精子和塞尔托利细胞；B.大鼠睾丸生精小管低倍镜示横切面，生精小管规则整齐，小管间是间质组织；C.生精小管管壁由塞尔托利细胞和各种生精细胞和精子组成，管壁含基膜、纤维细胞和肌样细胞（选自昭衍病理数据库）

（二）睾丸间质

生精小管之间的睾丸间质为疏松结缔组织，富含血管和淋巴管，并含有间质细胞，睾丸间质细胞呈圆形或多边形，核圆居中，胞质嗜酸性，常成群分布。间质细胞的主要功能是合成和分泌雄激素，包括睾酮、雄烯二酮、双氢睾酮等，促进精子发生及雄性生殖器官的发育与分化（图8-2）。文献报道，睾丸间质内存在的睾丸间质细胞、巨噬细胞、树突状细胞、肥大细胞和T细胞等免疫细胞，在睾丸免疫豁免中发挥了重要作用[2]。

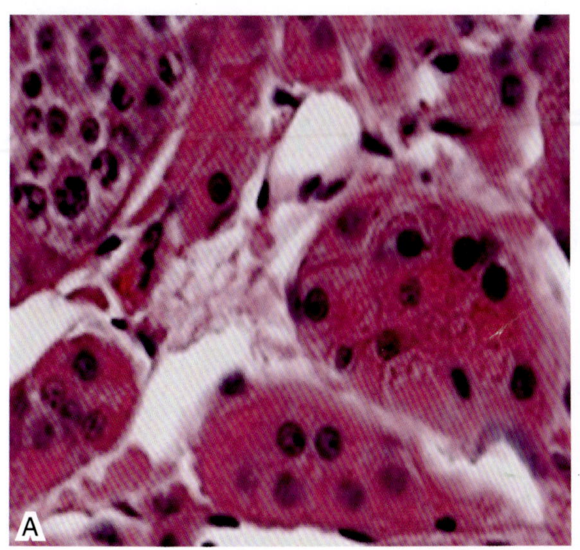

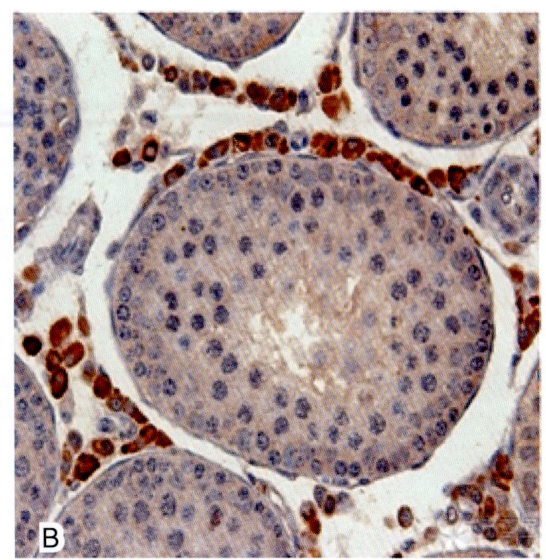

图8-2 睾丸间质细胞

A.睾丸间质细胞体积较大，成群分布（选自昭衍病理数据库）；B.免疫组化染色证实间质细胞睾酮阳性（选自百度病理数据库）

二、生理与功能

睾丸的主要功能是生成精子。精子形成过程包含一系列精原细胞群的有丝分裂、精母细胞的减数分裂和单倍体精子细胞发育过程中广泛的细胞重构与分化过程。由精原细胞形成精子的过程称为精子发生（spermatogenesis），按照精子细胞分化过程中的形态学改变可将大鼠精子细胞形状分为19型、小鼠为16型、比格犬为12型、食蟹猴为14型；按照生精小管横断面中精原细胞、精母细胞和精子细胞在不同时期的特定组合可将精子发生过程分为14期（Stage Ⅰ～ⅩⅣ）（大鼠）或12期（Stage Ⅰ～Ⅻ）（食蟹猴和小鼠）或8期（Stage Ⅰ～Ⅷ）（比格犬）[3]。大鼠、小鼠、犬和兔的生精小管横断面仅含有单一的细胞组合，这使得其精子发生所处的期很容易被认定，而在一些较高级的哺乳动物，细胞组合在生精小管内以螺旋状排列，这使得分期变得较为复杂[4]。

大部分哺乳动物的睾丸位于腹腔外，这是因为正常情况下精子发生需要的温度较正常体温低。为保持与控制这种温差，机体通过特化的动脉血供与静脉回流及阴囊的降温特性，形成了一套温度调节机制。

血睾屏障是保护睾丸免遭毒性作用的重要结构的一部分，主要由塞尔托利细胞之间的紧密连接构成。通过血管进入间质液体后，毒物需穿过塞尔托利细胞才能作用于生殖细胞。

三、自发性和毒性病变

（一）自发性病变

1.生精小管变性/萎缩（seminiferous tubule degeneration/atrophy） 动物随着年龄的增长，睾丸可出现生理性的萎缩，正常周龄的啮齿类动物也可偶发性地出现生精小管的变性/萎缩，通常散在发生，病变特点通常是萎缩的生精小管的部分或全部生精细胞消失，只剩下塞尔托利细胞衬附在管壁，可伴发生精上皮的空泡形成和（或）上皮细胞的脱落，常发生于单侧睾丸，可呈局灶性或节段性出现（图8-3），这种情况在正常对照组动物和给药组动物中均可见到，即使是病变程度有差异，也不可以轻易诊断为与供试品相关。此外，动物还可出现自发性的弥漫性生精小管萎缩，或伴发结节性动脉炎、多核巨细胞的形成、上皮细胞空泡化及矿化等伴随病变（图8–3）。需要强调的是，由于药物也可以诱发睾丸的上述改变，因此在实际工作中需结合全部实验动物的发生情况加以具体分析。此外，在大鼠睾丸网的附近常可见到少数管壁仅衬附塞尔托利细胞的小管，这些是直精小管的正常断面，而非萎缩的生精小管。

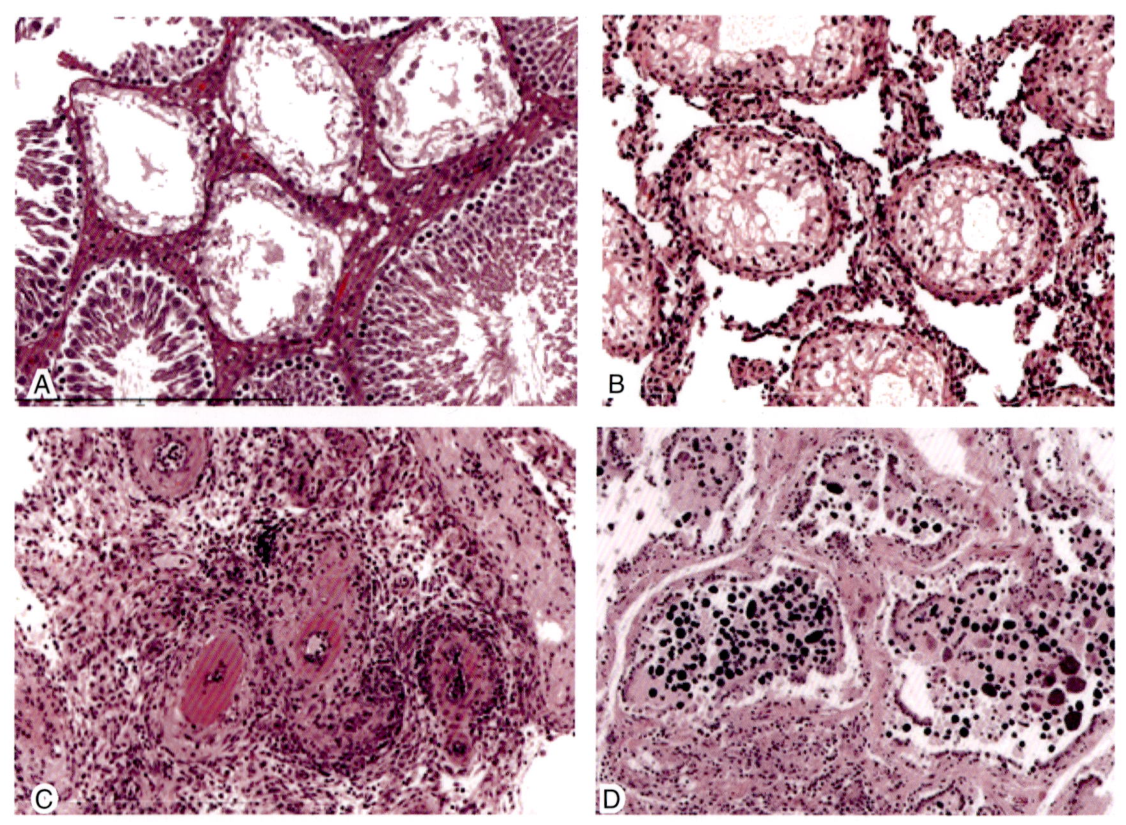

图8–3 大鼠自发性睾丸萎缩

A.大鼠睾丸局灶性生精小管萎缩，图中可见4个生精小管直径缩小，生精细胞脱失，仅见塞尔托利细胞衬附；B.大鼠睾丸弥漫性生精小管萎缩伴发生精细胞空泡形成；C.老年大鼠睾丸生精小管萎缩伴发结节性动脉炎；D.老年大鼠睾丸萎缩伴发生殖细胞坏死矿化（选自昭衍病理数据库）

2.生精小管扩张（seminiferous tubule dilation） 啮齿类动物可以偶发生精小管的扩张，属于背景性病变，可以单侧发生，也可以双侧发生。这种扩张常是源于输精管道的完全或不完全阻塞，生精小管管腔压力增大，管腔扩张，生精上皮不同程度地脱落或萎缩，而发病的睾丸重量常增加（图8–4）。

3.精液囊肿（spermatocele） 生精小管内液体流动性降低或管内推进缓慢时，精子嵌塞在生精小管或睾丸网而引起扩张状态，扩张后的生精小管直径是正常时的2倍，可伴有纤维化或异物反应。精液囊肿破裂后，由于异物反应可形成精子肉芽肿，局部可见巨噬细胞浸润。精子滞留时，扩张的生精小管直径小于正常时的2倍。总而言之，精子滞留、精液囊肿和精液瘤（非真性肿瘤）均属同一类病变（图8–4）。

4.发育不全 在部分实验动物中，有时可看到同一动物的睾丸中生精小管发育状况差异较大，有的生精小管仅被覆有塞尔托利细胞而无生精活性，此为食蟹猴或比格犬常见的背景性病变，可能的发病机制是在发育过程中生殖细胞未能成功迁徙而致（图8–5）。节段性发育不全常呈楔形，位于被膜下的部位，表现为生精小管的生精细胞完全消失，呈现出从未有生精细胞定植的外观。

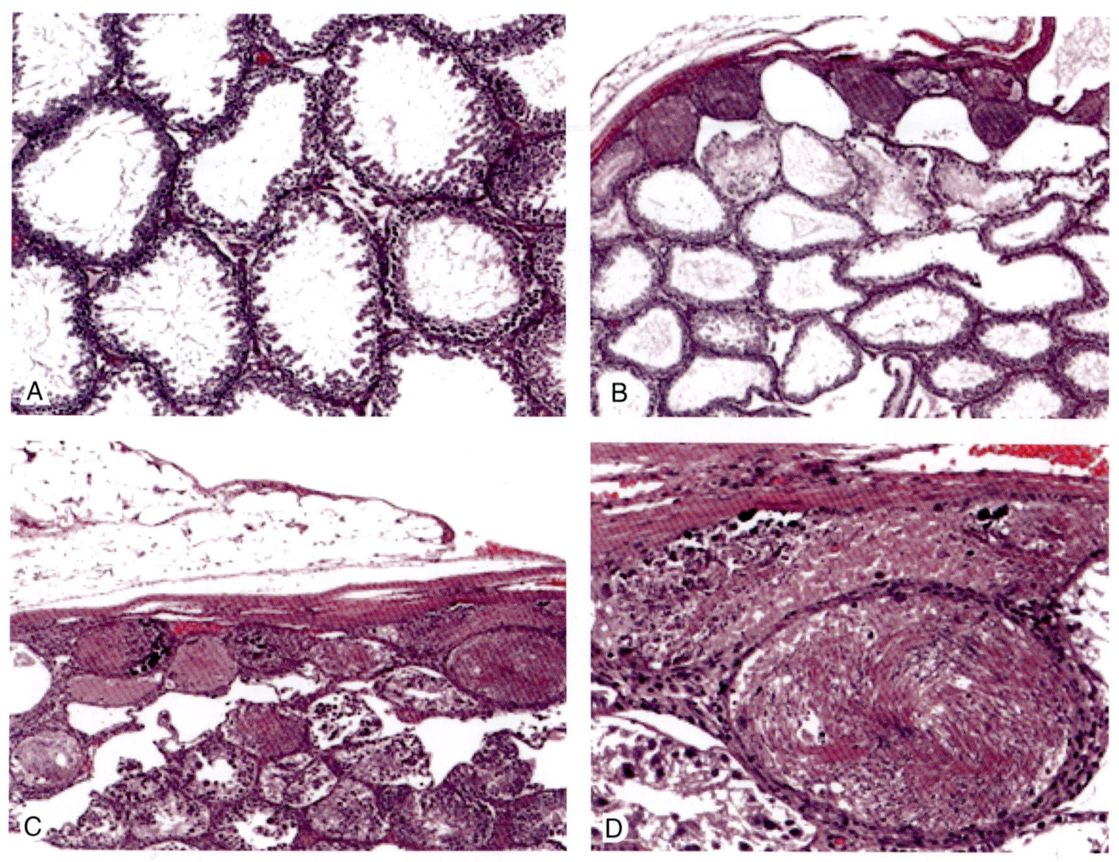

图8-4 **大鼠偶发性睾丸生精小管扩张和精液瘤**

A.SD大鼠睾丸生精小管弥漫性扩张，生精上皮层变薄；B.SD大鼠睾丸网可见睾丸白膜内有直精小管或曲细精管内精子滞留及下方的生精小管扩张；C.睾丸网可见睾丸白膜内有直精小管或生精小管内精子滞留，附近生精小管上皮脱落；D.精子滞留的直精小管和发生坏死矿化的生精小管（选自昭衍病理数据库）

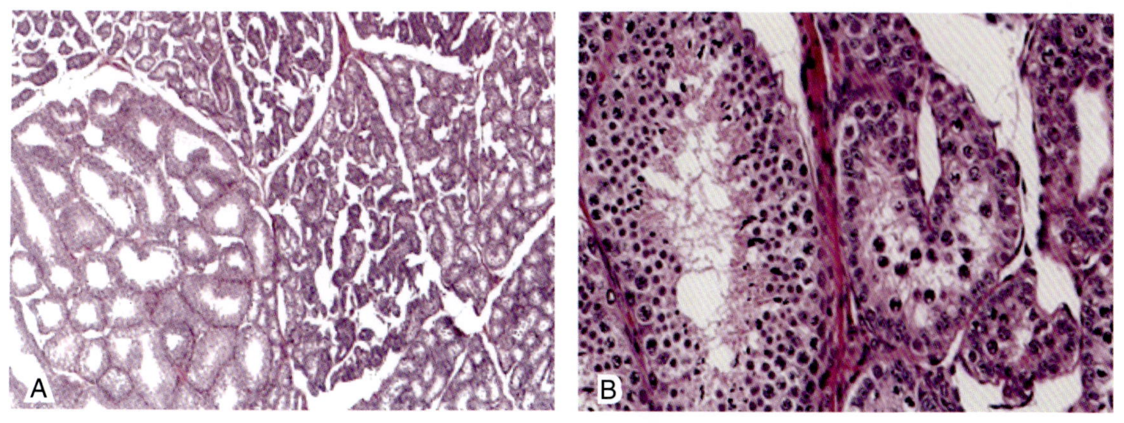

图8-5 **食蟹猴自发性睾丸发育不全**

A.食蟹猴同一睾丸中部分生精小管发育基本正常（左侧），而部分生精小管发育不良，生精细胞较少（右侧）；B.生精小管高倍放大图像（选自昭衍病理数据库）

（二）诱发性病变

化合物可通过直接作用于一种或多种类型的细胞，或通过激素的改变，或通过造成代谢的改变或缺陷而导致睾丸毒性作用。激素控制中断、长期使用垂体促性腺激素释放肽类药物、应激反应及药物毒性作用均可对睾丸生精细胞造成损伤，形态上观察到不同程度的生精细胞减少和更严重的脱失。由于生精过程被阻断，整个睾丸体积和组织萎缩，并伴有生精细胞的空泡化、多核巨细胞出现、生精小管皱缩和纤维性管壁增厚、间质水肿或炎症等改变。一般认为，药物毒性作用于睾丸的机制如下。第一，药物代谢在睾丸毒性中的作用是重要的考虑因素，代谢可能发生于睾丸外组织，如肝或小肠，随后将毒性代谢产物转运到睾丸，也可发生在睾丸的靶细胞内或发生在其相邻细胞内，随后将毒性代谢产物通过转运或扩散至靶细胞[4]。第二，毒物可作用于睾丸的特定细胞，包括睾丸间质细胞、塞尔托利细胞及生殖细胞等。第三，毒物还可引起睾丸的血管效应和间接毒性，任何损伤血管床的因素都可能迅速产生睾丸的缺氧反应和广泛的细胞死亡，某些营养缺乏也将导致睾丸的精子生成障碍，某些种属动物的睾丸功能对光周期敏感[4]。睾丸损伤的几种形态特点介绍如下。

1.生精小管萎缩（seminiferous tubule atrophy） 许多药物可引起实验动物睾丸的生精上皮细胞减少或脱失、生精小管或生精细胞的萎缩，有些还伴有间质细胞增生（图8–6～图8–8）。

2.生精小管变性/坏死（seminiferous tubule degeneration/necrosis） 睾丸生精小管坏死以所有生殖细胞和塞尔托利细胞死亡为特征。当环境温度过高或在热应激作用下，动物的睾丸生精细胞可出现变性坏死，从而引起睾丸生精障碍（图8–9）。

3.生精小管扩张 在药物安全评价工作中发现，某些药物如白三烯A4（Leukotriece A4）水解酶抑制剂等也可以导致塞尔托利细胞分泌的生精小管液体增加，精子滞留或囊肿形成而阻塞管道，从而形成生精小管扩张的病变[5, 6]。该病变的组织学特征为生精小管管腔直径增加，常伴有生精上皮变薄或上皮细胞变性，但细胞层数一般正常，睾丸的重量常可见明显增加（图8–10）。

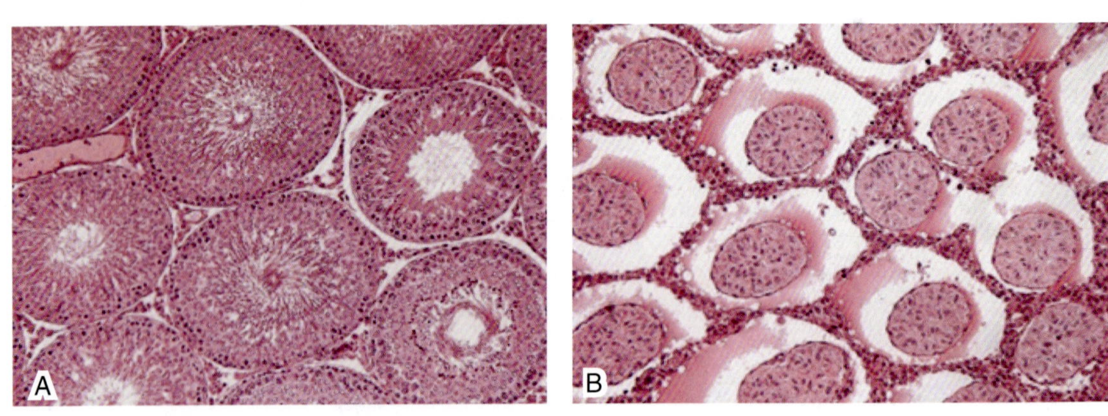

图8–6 大鼠诱发性睾丸萎缩伴间质细胞增生

A.SD大鼠正常睾丸组织图像；B.SD大鼠睾丸生精小管萎缩，体积变小，上皮变薄，间质细胞增多（某ADC类药物诱发）（选自昭衍病理数据库）

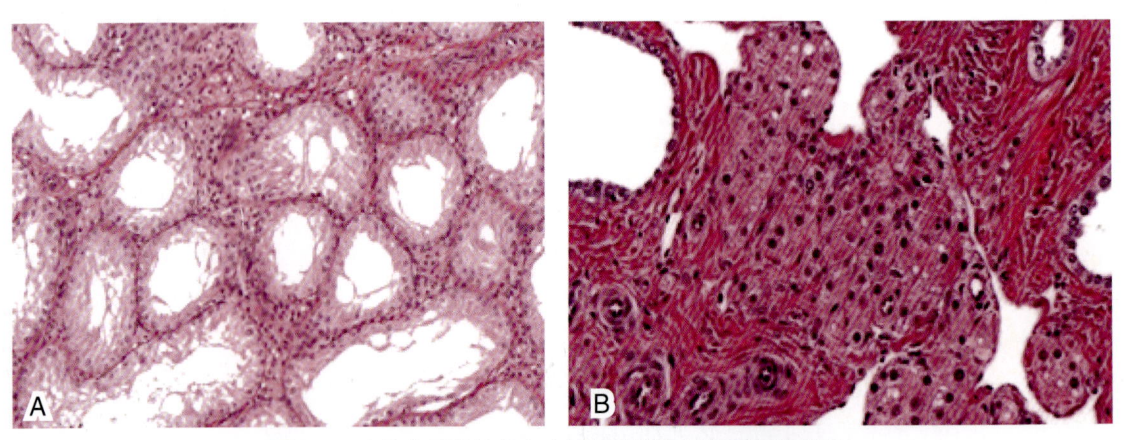

图8–7 比格犬诱发性睾丸生精细胞脱失伴间质细胞增生

A.比格犬睾丸生精小管体积明显减小，生精细胞脱失，且间质细胞显著增多（某抗肿瘤药诱发）；B.比格犬睾丸间质细胞数量显著增多（某抗肿瘤药诱发）（选自昭衍病理数据库）

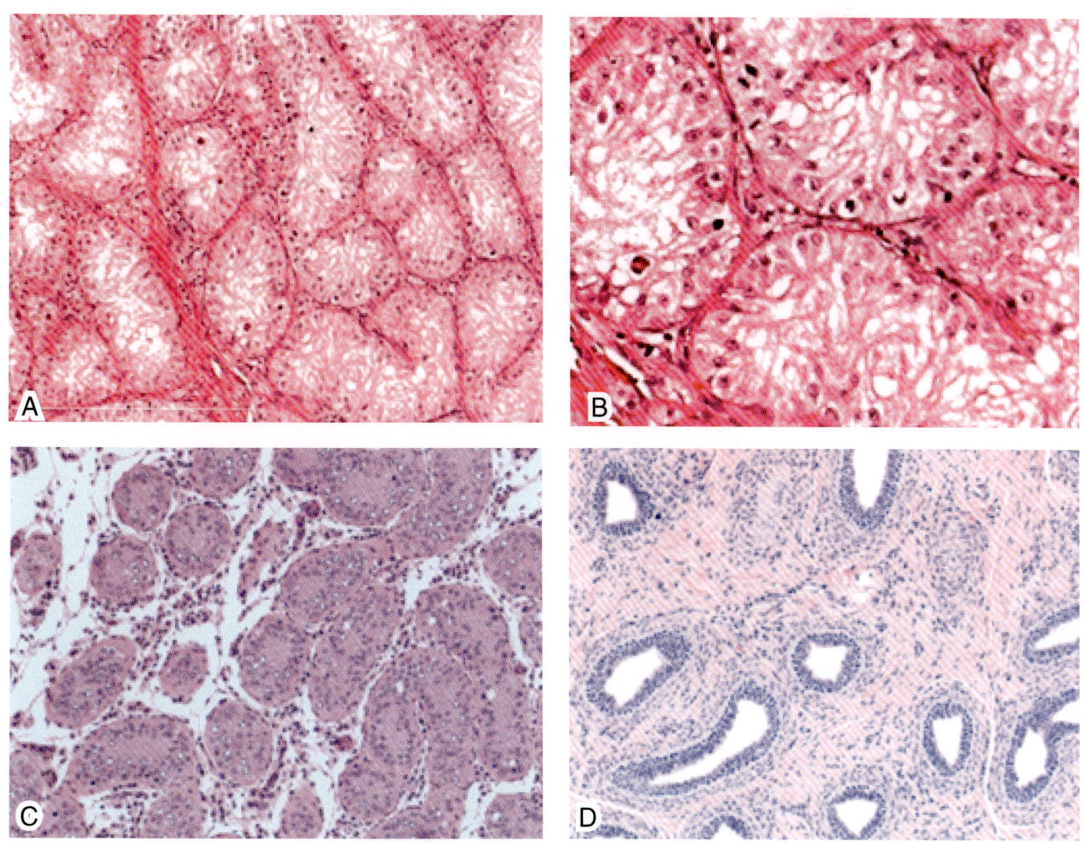

图8-8 比格犬诱发性睾丸生精细胞萎缩

A.比格犬睾丸生精小管上皮的生精细胞明显减少，管腔内也未见精子（药物诱发的促性腺激素释放作用）；B.高倍放大图像；C.反复应用某注射用醋酸丙胺瑞林（人工合成的促性腺激素释放肽GnRH，）导致比格犬睾丸萎缩；D.附睾萎缩（选自昭衍病理数据库）

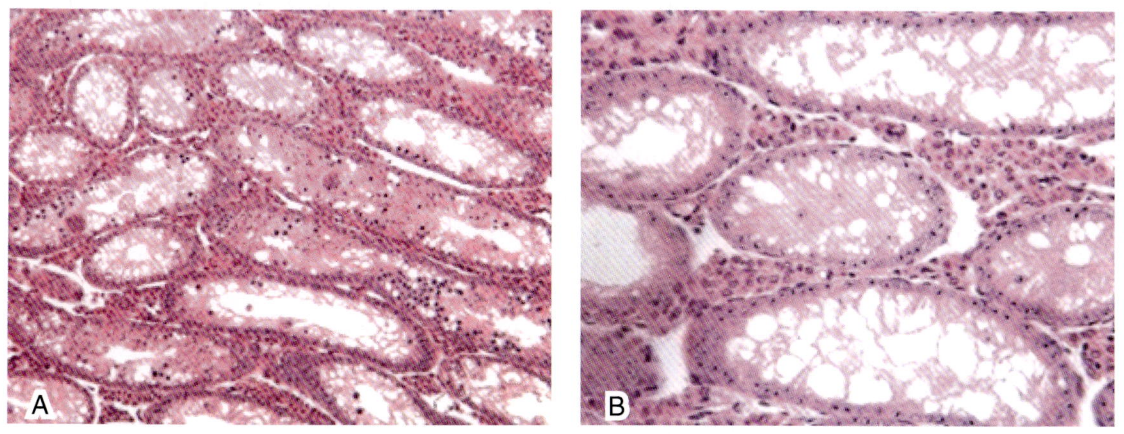

图8-9 小鼠热损伤引发睾丸生精细胞变性/坏死

A.C57BL/6小鼠睾丸生精细胞变性/坏死，并可见少量多核巨细胞出现（小鼠下腹部浸入43℃恒温水浴15分钟诱发）；B.高倍镜放大图像（选自昭衍病理数据库）

4.水肿（edema） 通常由于睾丸血管通透性增强引起，组织学特征为间质中嗜酸性液体增多，常伴有严重的生精小管萎缩，需与Bouin液和改良Davidson液等高渗固定液所引起的间质液体聚积的人工假象相区分（图8-11）。

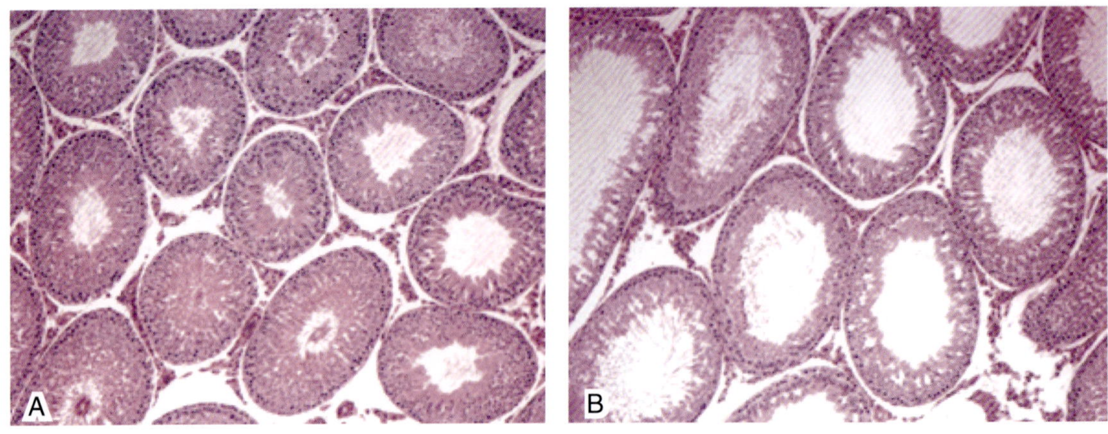

图8-10 **大鼠诱发性睾丸生精小管扩张伴生精上皮空泡化**

A.SD大鼠正常睾丸组织图像，生精小管未见明显异常；B.SD大鼠睾丸生精小管体积增大，管腔直径增加，上皮变薄并可见空泡形成（某治疗肺纤维化的药物诱发）（选自昭衍病理数据库）

5.炎症（inflammation） 药物所致损伤在睾丸内很少引起炎症反应，由于血睾屏障的作用，常把炎症反应局限于生精小管之外，如化脓性炎、肉芽肿性炎等（图8-12）。

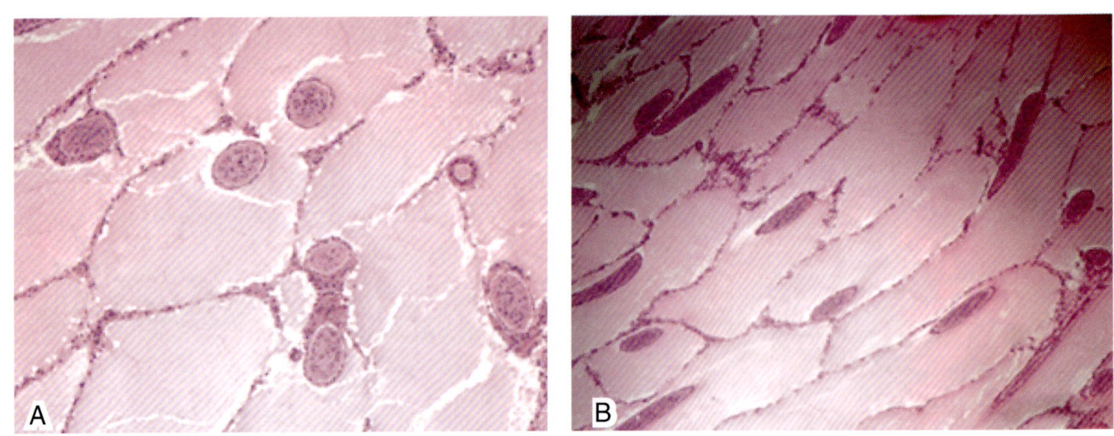

图8-11 **大鼠诱发性睾丸水肿伴生精小管萎缩**

A. SD大鼠睾丸间质可见大量嗜酸性液体聚积，并可见少量体积减小，上皮严重萎缩的生精小管；B.图A的放大图像，该动物大体解剖可见睾丸呈透明状，体积未见明显减小（某ADC类药物诱发）（选自昭衍病理数据库）

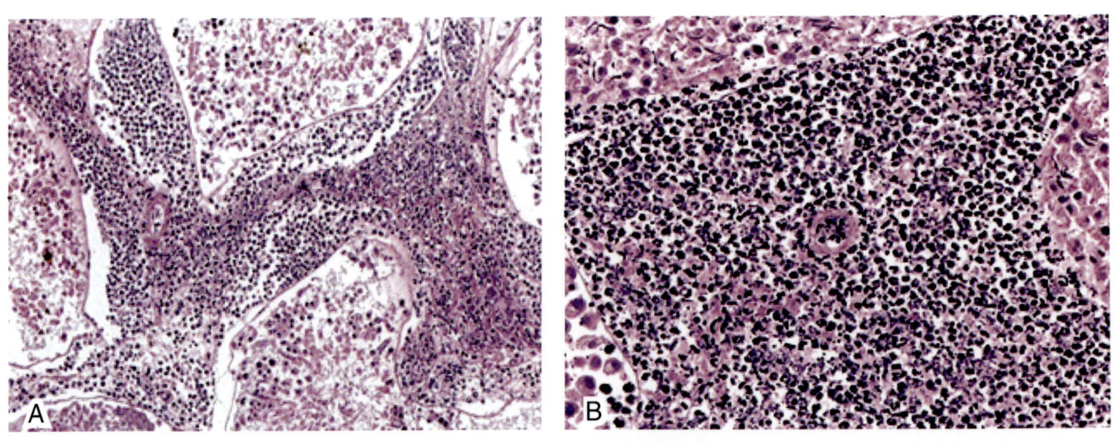

图8-12 **大鼠睾丸化脓性炎**

A.睾丸间质内大量炎性渗出；B.渗出物主要为中性粒细胞并发生坏死（选自昭衍病理数据库）

（三）肿瘤

1.睾丸间质细胞瘤（Leydig cell tumor） 又称莱迪格细胞瘤，是睾丸间质细胞来源的肿瘤，是睾丸最常见的自发性肿瘤，发生率在种属间具有很大差异。一般报道称老年雄性大鼠发病率在70%以上[7]。岩田和广内的文献报道F344/DuCrj大鼠睾丸间质细胞瘤的发病率高达94%[8]。昭衍实验室报道Wistar大鼠自发睾丸间质细胞瘤的发病率为14.3%（17/119），而在同组实验中，87只SD大鼠发病率为0[9]。大鼠睾丸间质细胞瘤多呈结节状或团块状，对周围的生精小管有压迫，邻近的生精小管常表现为不同程度的萎缩；无包膜，可有出血或囊肿形成。组织学观察肿瘤细胞形态多样性，或由成片的圆形或多角形嗜伊红细胞组成，或由小圆形淋巴细胞样细胞组成，或由淡染的泡沫样空泡化的细胞组成。由于肿瘤组织内常有出血，可见含铁血黄素沉积（图8-13）。还有的间质细胞瘤呈腺瘤样形态，又称间质细胞腺瘤（adenoma）。许多外源性物质包括不同种类的化学品和治疗药物均可诱发大鼠的睾丸间质细胞瘤，特别是1988年的一篇文献指出，73个在动物实验可以产生肿瘤的上市药物至少有4个可以诱导大鼠发生睾丸间质细胞瘤[10]。睾丸间质细胞瘤需与间质细胞的局灶性增生进行鉴别诊断，当增生性病变的直径大于3个正常生精小管时即被认定为腺瘤。关于睾丸间质细胞瘤的良、恶性问题，和其他内分泌肿瘤一样，不能单靠形态学特征判定，而是要结合肿瘤对周围组织侵犯、对睾丸被膜的侵犯、肿瘤细胞异型性、核分裂象和是否有远处转移等综合情况来诊断。

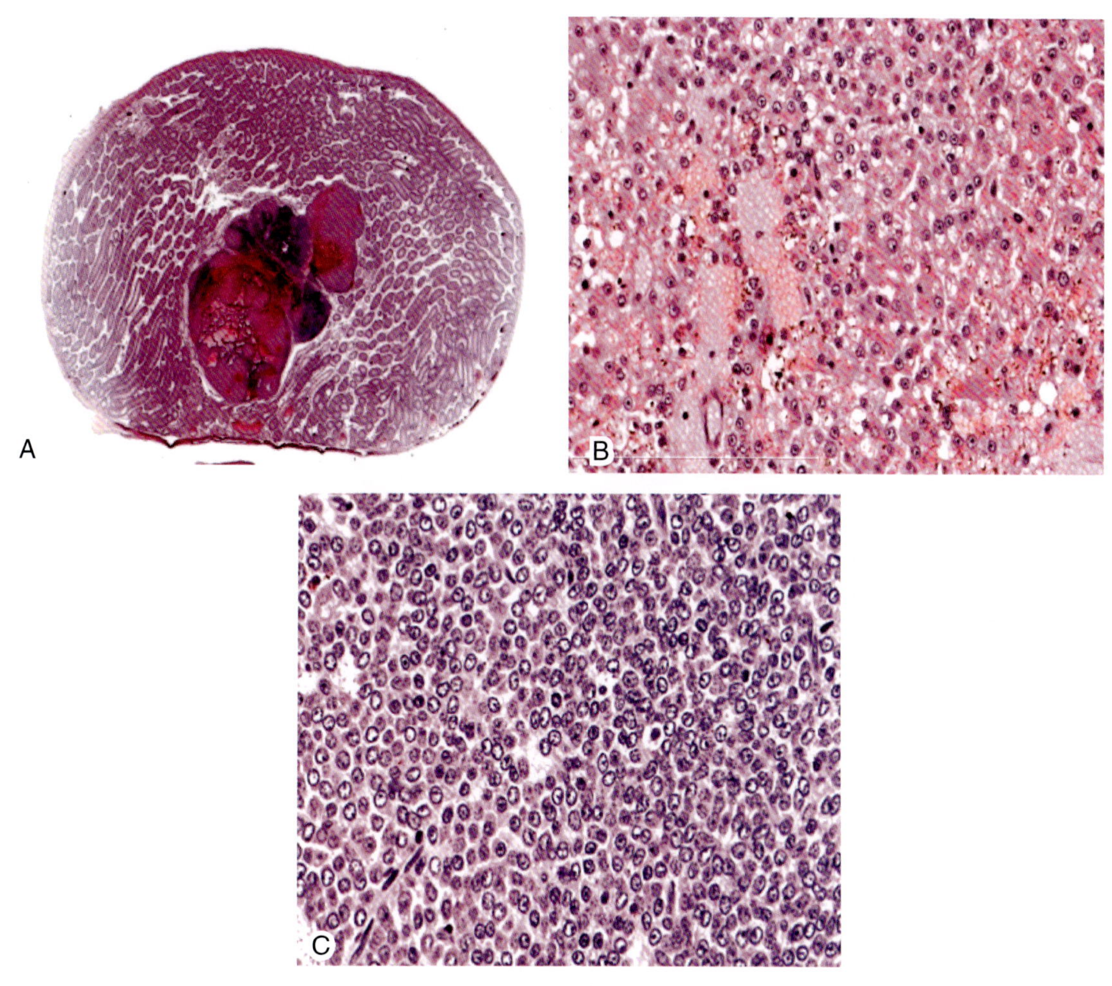

图8-13 大鼠自发性睾丸间质细胞瘤

A.大鼠睾丸间质细胞瘤低倍照片，多个结节，无包膜，有出血；B.高倍镜下，组织学肿瘤细胞圆形，大小一致，胞质呈嗜酸性，胞核位于中央（选自图A中非蓝色部位）；C.小圆形淋巴细胞样肿瘤细胞（选自图A中蓝染的部分）（选自昭衍病理数据库）

2.精原细胞瘤（seminoma） 又称为精原上皮癌（seminal carcinoma）、精母细胞瘤（spermatocytic seminoma）、未分化胚细胞瘤（dysgerminoma），多起源于精母细胞，大鼠和小鼠罕见[11]。肉眼观察肿瘤常呈灰白色，质软；组织学观察肿瘤细胞呈巢状，细胞体积较大，呈圆形或多角形，细胞界线分明，胞质透明，呈嗜酸性，核仁明显，位于核的中央，核分裂象多见。精原细胞瘤可分为良性精原细胞瘤（seminoma，benign）和恶性精原细胞瘤（seminoma，malignant），前者肿瘤细胞局限于一个或几个生精小管内，无侵袭迹象，细胞分化良好，后者肿瘤细胞呈侵袭性生长，可突破生精小管基底膜，散布于间质组织，细胞形态和大小不规则。

第二节 附 睾

一、组织结构

附睾（epididymis）附着在睾丸后面，解剖学将附睾分为头、体和尾三部分，是精子储存和成熟的场所。组织学观察显示附睾由输出小管和附睾管组成，输出小管位于附睾头部，附睾体部和尾部由附睾管组成（图8-14）。从附睾头部至尾部，管壁和平滑肌逐渐增厚，上皮的高度逐渐降低，管腔逐渐变大。

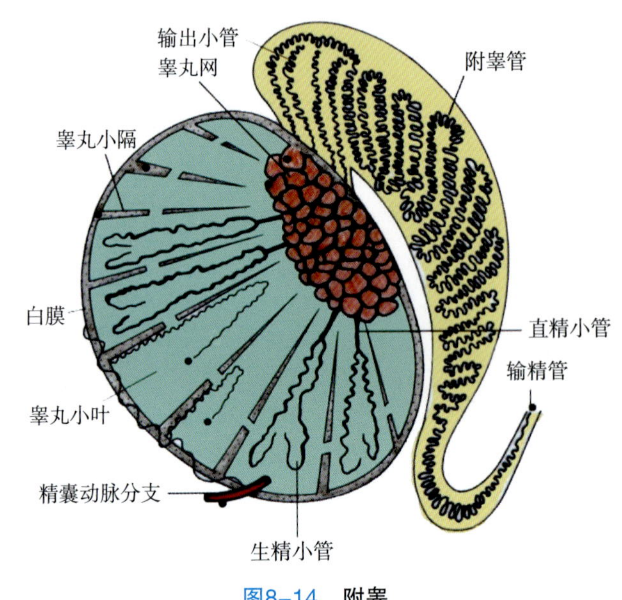

图8-14 附睾

附睾附着在睾丸后面，从上至下分为头体尾三部分，上接睾丸网，下接输精管

（一）输出小管

输出小管（efferent duct）是与睾丸网连接的弯曲小管，构成附睾头的大部，其远端与附睾管相连[11]。管壁由高柱状细胞和低柱状细胞组成，故管腔不规则，前者细胞表面有纤毛，称纤毛细胞，后者细胞无纤毛，称无纤毛细胞。管周由薄层环行平滑肌围绕。输出小管可对管腔中液态和固态的物质进行重吸收，纤毛摆动还有助于管腔内液体和精子向附睾管方向移动。

（二）附睾管

附睾管（epididymal duct）近端与输出小管相连，远端与输精管相连。管腔规则，腔内充满精子和分泌物。管壁由假复层柱状上皮组成，细胞游离面有静纤毛，管腔整齐。哺乳动物的附睾管上皮由主细胞、基细胞、顶细胞、窄细胞、亮细胞和晕细胞6种细胞组成，种属差异不大。附睾管各段所含的各种细胞比例各不相同，表现出细胞分布上的区域性差异。附睾管的上皮基膜外侧有薄层平滑肌围绕，并从管道的头端至尾端逐渐增厚，肌层的收缩有助于管腔内的精子向输精管方向移动。管壁外为富含血管的疏松结缔组织（图8-15）。

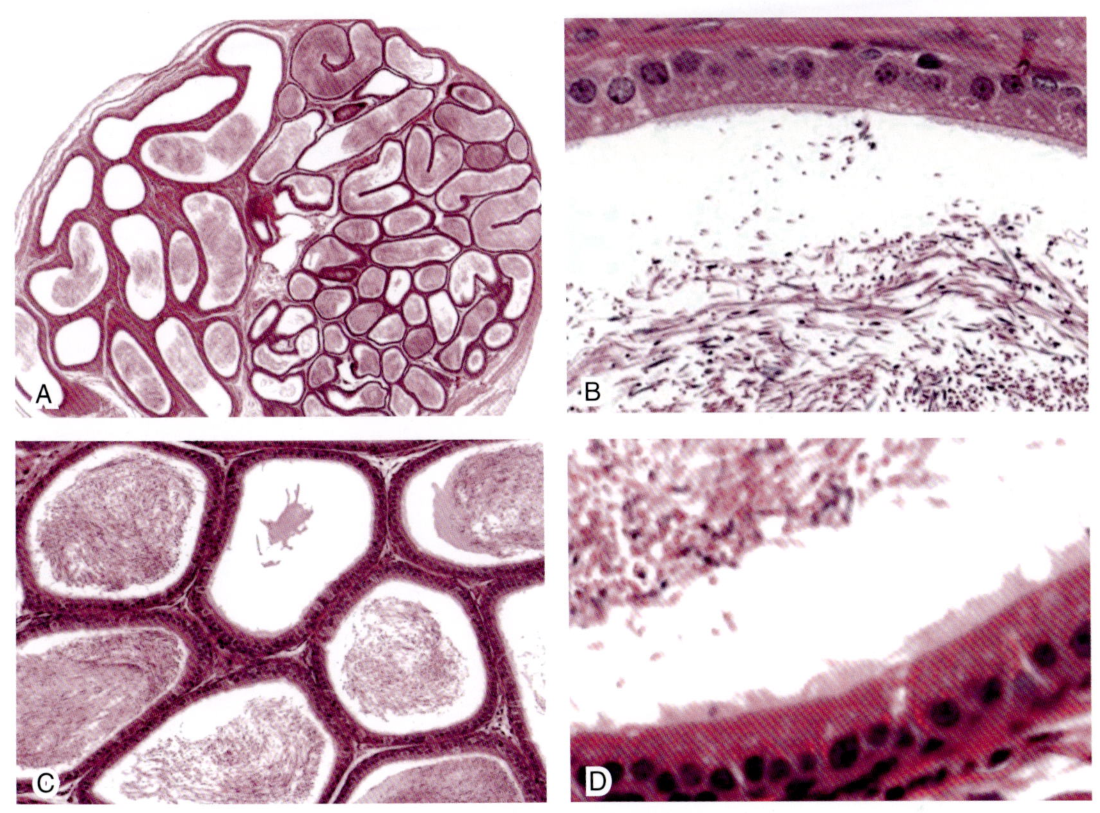

图8-15 大鼠附睾组织学图片

A.大鼠附睾头体连接处切面，左侧是附睾输出小管，管腔稍大，不规则，右侧是附睾管；B.高倍镜见输出小管管壁由高柱状细胞和低柱状细胞组成，前者细胞表面有纤毛，后者无纤毛；C.附睾管管腔规则，腔内充满精子和分泌物；D.高倍观察管壁由假复层柱状上皮组成，细胞游离面有纤毛（选自昭衍病理数据库）

二、生理与功能

附睾管道的上皮有吸收、分泌和浓缩功能，为精子的储存和成熟提供适宜的微环境。输出小管和附睾管的起始段是附睾重吸收的主要区域，约95%的水分在此被重吸收。附睾管上皮细胞有旺盛的分泌功能，可分泌离子、甘油磷酸胆碱和唾液酸等有机小分子，其含量从头部至尾部逐渐升高。附睾管上皮还可分泌数十种与精子成熟有关的蛋白质和多肽。睾丸精子随睾网液进入附睾，在附睾移行过程中，逐渐获得运动能力和受精能力，达到结构和功能上的成熟，并储存于尾部直至授精。与睾丸相似，附睾也存在屏障结构，使管腔内的精子免受血液中免疫活性细胞的攻击。

三、常见病变

（一）自发性病变

1.精子肉芽肿（sperm granuloma） 常因附睾管破裂，而使精子进入间质引起异物反应所致。肉眼观察为白色或黄色结节。显微镜下可见以巨噬细胞、淋巴细胞为主的肉芽肿性病变，可见异物巨细胞，中央部含有大量精子（图8-16）。年轻大鼠常可见这种自发性病变，可发生于单侧或双侧，通常在附睾尾处更常见。

2.上皮空泡形成（epithelium vacuolation） 附睾上皮的空泡形成通常与继发于雄激素水平降低所致的

萎缩性变化相关联。附睾管上皮细胞的胞质内可见散在性空泡，有时空泡内可见弱嗜酸性或嗜碱性物质。动物随着年龄的增长可自发性地出现该病变，常以附睾尾区域上皮内大空泡的形成为特点（图8-17）。

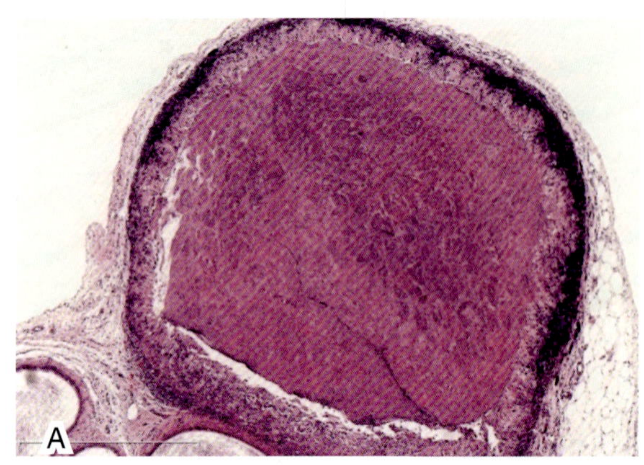
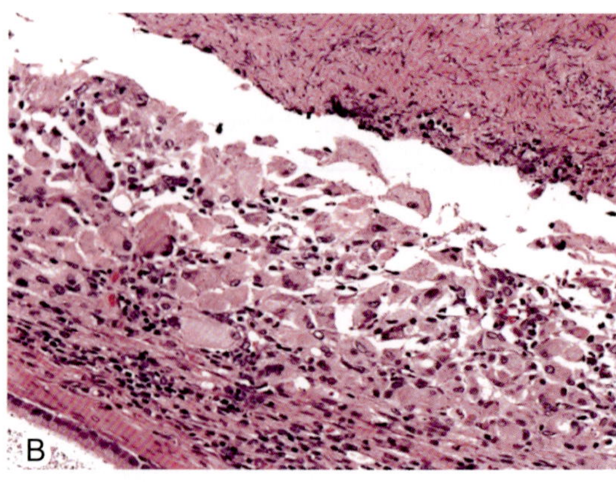

图8-16　大鼠附睾的精子肉芽肿

A.SD大鼠附睾精子肉芽肿低倍镜照片；B.高倍镜照中管壁可见大量巨噬细胞增生并形成多核异物巨细胞，管腔内含大量精子及其碎裂的成分（选自昭衍病理数据库）

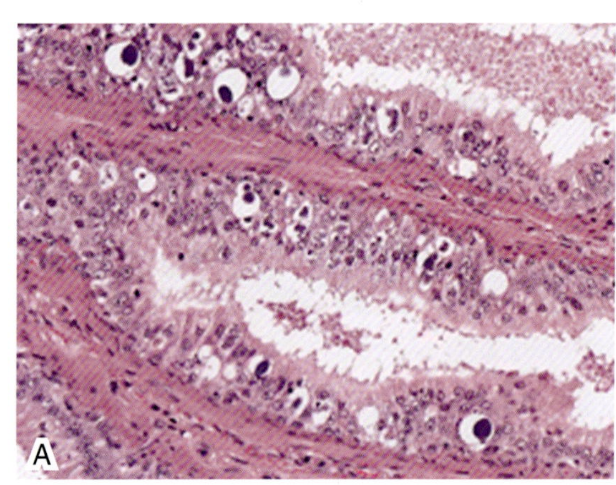
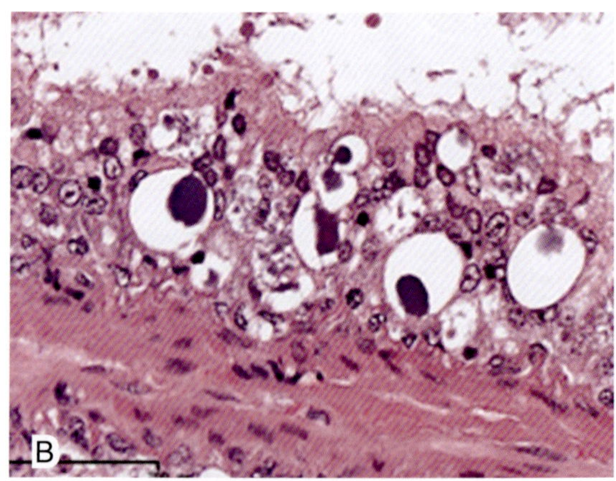

图8-17　老年SD大鼠自发性附睾上皮空泡形成

A.附睾上皮可见散在空泡形成；B.高倍镜下空泡内可见嗜碱性物质（选自昭衍病理数据库）

3.萎缩　附睾萎缩（epididymis atrophy）常伴随睾丸的萎缩。附睾萎缩也是一种老年大鼠的常见自发性病变，萎缩的附睾管上皮细胞内有时可见脂褐素沉积（图8-18）。

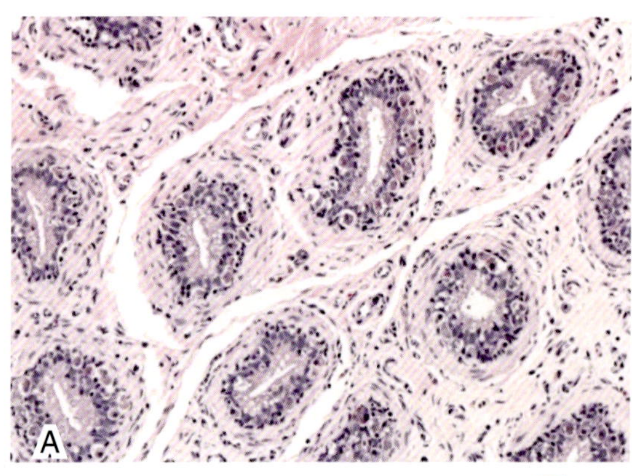
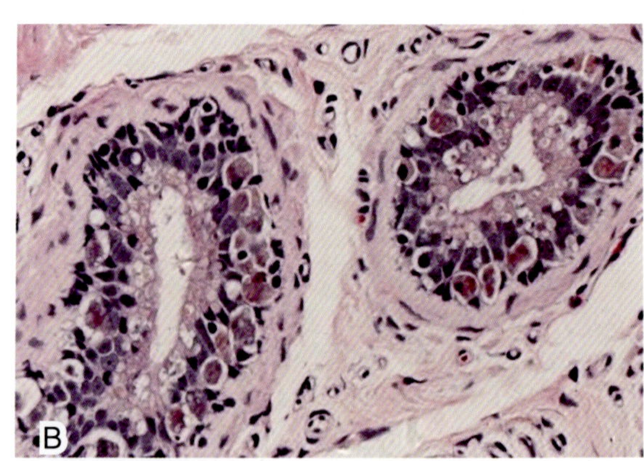

图8-18　附睾萎缩

A.老年大鼠自发性附睾萎缩，附睾管体积减小，管腔变窄，上皮多层，间质增多；B.高倍镜照中萎缩的上皮细胞内可见脂褐素沉积（选自昭衍病理数据库）

4.矿化（mineralization） 一般是组织细胞有变性、坏死或退变的时候发生钙盐的沉积，老年大鼠附睾偶有自发性上皮细胞的矿化（图8-19）。

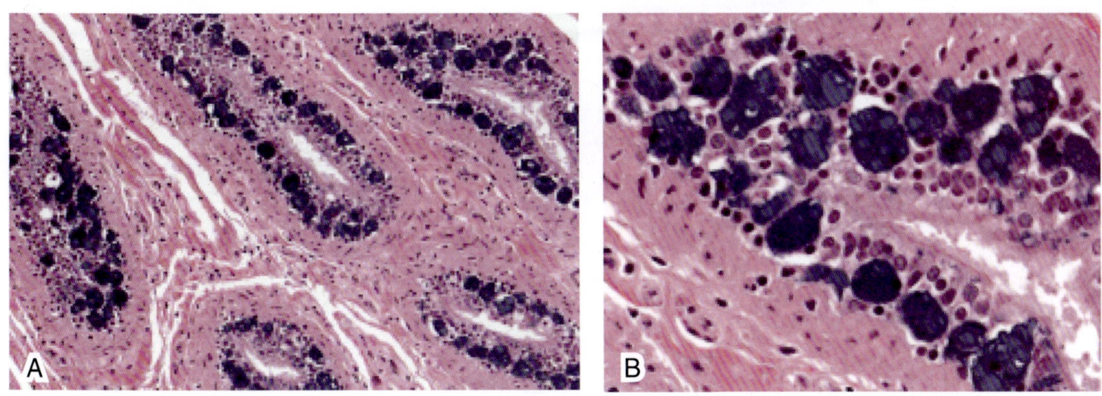

图8-19 老年大鼠附睾管上皮细胞矿化

A. 多数附睾上皮细胞发生矿化；B.矿化的细胞深蓝色，中间含颗粒（选自昭衍病理数据库）

（二）药物诱发性病变

附睾的毒性改变通常继发于睾丸毒性，然而由于附睾在精子成熟中起重要作用，它也是毒性的直接靶器官。氯甲烷可损伤附睾上皮，在附睾内形成肉芽肿，从而导致精子排泄障碍。精子的氧化性损伤是任何能进入附睾液内的化学品的重要潜在毒性部位。高剂量的二溴氯丙烷可引起附睾毛细血管通透性增高，导致血管损伤、管腔上皮坏死、精子肉芽肿和精子囊肿形成。研究表明，许多化合物是通过抑制三羧酸循环的能量产生，从而对精子的呼吸功能和运动性产生特定影响。

1.精子肉芽肿 药物引起的最常见的附睾病变为炎症，可形成精子肉芽肿，任何对附睾上皮的损伤都会导致免疫活性细胞接触附睾腔内具有外部抗原特征的精子，其结果就是进行性的肉芽肿性炎，通常导致附睾上皮层破裂形成精子肉芽肿（图8-20）。

2.管腔内精子减少（decreased sperm in the lumen）、管腔细胞碎片（luminal cell debris） 附睾的管腔内精子减少及细胞碎片一般是来自药物的睾丸毒性所致，是毒性破坏的产物流入附睾后的变化，也可以是外部因素直接引起，两者常同时出现（图8-21）。值得注意的是，小于6～8周的幼龄动物如大鼠和小鼠进行短期实验时，其附睾尾部管腔中常见睾丸生精细胞脱落、凋亡或退化形成的细胞碎片；6～8个月犬的附睾也常出现睾丸脱落的生精细胞碎片和无精子现象，多位于附睾头部，不能误认为是睾丸的毒性。

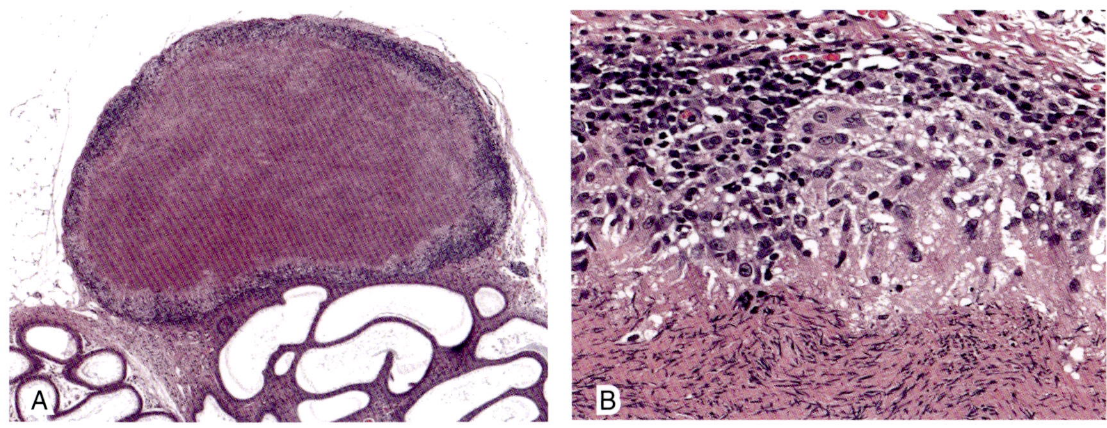

图8-20 药物诱发的附睾精子肉芽肿

A.药物诱发的大鼠附睾精子肉芽肿结节，位于附睾一侧；B.肉芽肿中心可见大量精子，边缘可见巨噬细胞形成的上皮样细胞、多核巨细胞和淋巴细胞（选自昭衍病理数据库）

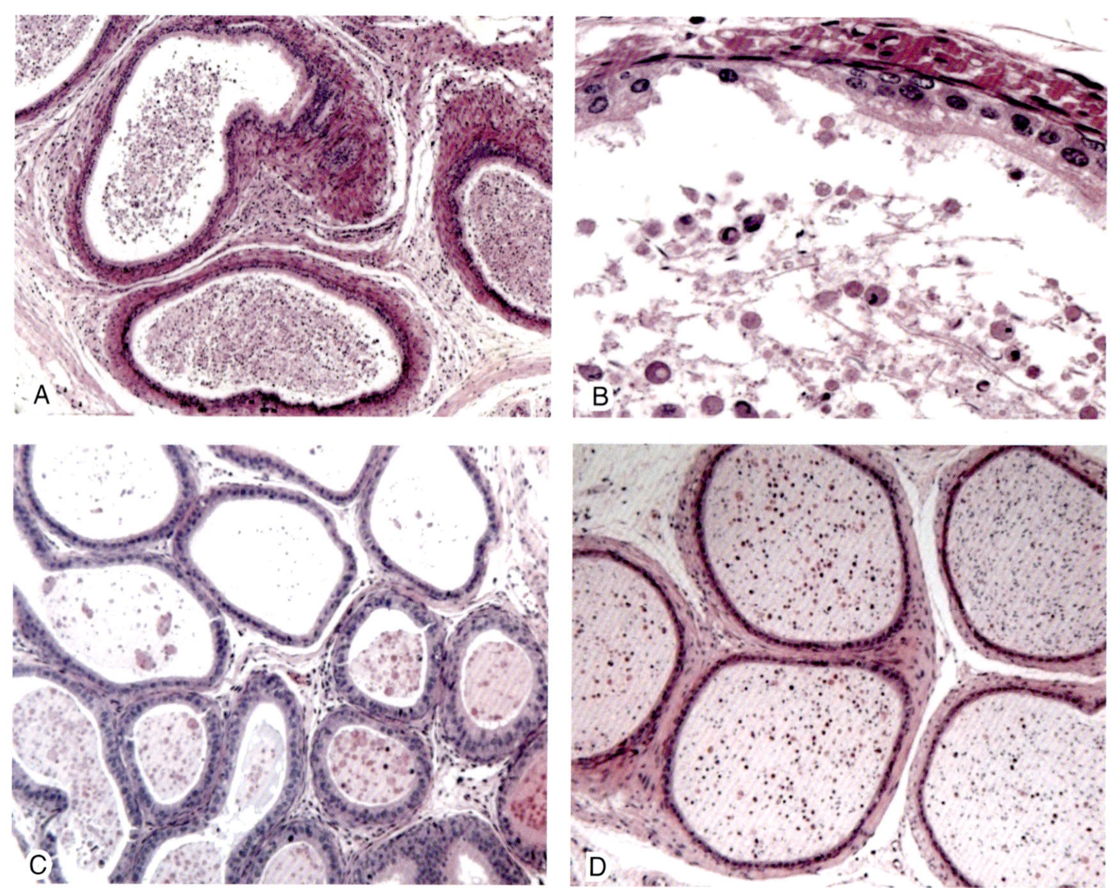

图8-21　药物诱发的附睾管腔内精子减少及管腔细胞碎片

A.化学药物诱发的大鼠附睾精子减少和管腔细胞碎片；B.高倍镜观察附睾管内未见精子，可见脱落的精子细胞的碎片；C.热损伤（下腹部浸入43℃恒温水浴15分钟）诱发C57BL/6小鼠附睾管腔内精子严重减少，细胞碎片增加；D.高倍镜观察附睾管腔内未见精子，可见大量坏死脱落的精子细胞的碎片（选自昭衍病理数据库）

3.萎缩（atrophy）　附睾萎缩常伴有因睾丸萎缩而致的精子减少及液体输出减少。由于附睾功能具有雄激素依赖性，雄激素水平降低或给予抗雄激素药物将导致附睾组织的细胞凋亡及萎缩。大体观察，附睾体积较正常小。镜下可见附睾管体积减小，管腔内精子缺失，且伴间质纤维组织增多（图8-22）。

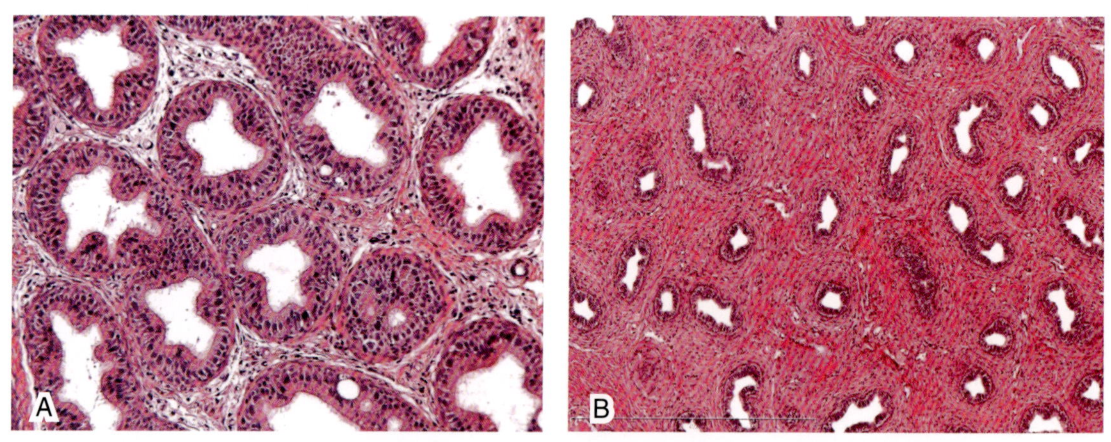

图8-22　药物诱发性附睾的萎缩

A.SD大鼠附睾管体积减小、弯曲，管腔内精子缺失，且管腔呈星样状态（某ADC类药物诱发）；B. 比格犬附睾管体积明显减小，管腔内精子缺失，间质纤维组织增多（某嗜酸曲普瑞林微球肌内注射，由促性腺激素释放作用诱发）（选自昭衍病理数据库）

4.间质炎细胞浸润（interstitial inflammatory cell infiltration） 由于血-附睾屏障的存在，附睾的炎症极少发生。在药物安全评价工作中，发现某供试品静脉注射给予SD大鼠后可引起动物体多组织脏器发生炎细胞浸润，主要集中在血管周围，其中也包括附睾间质的炎细胞浸润，以淋巴细胞的浸润为主（图8-23）。

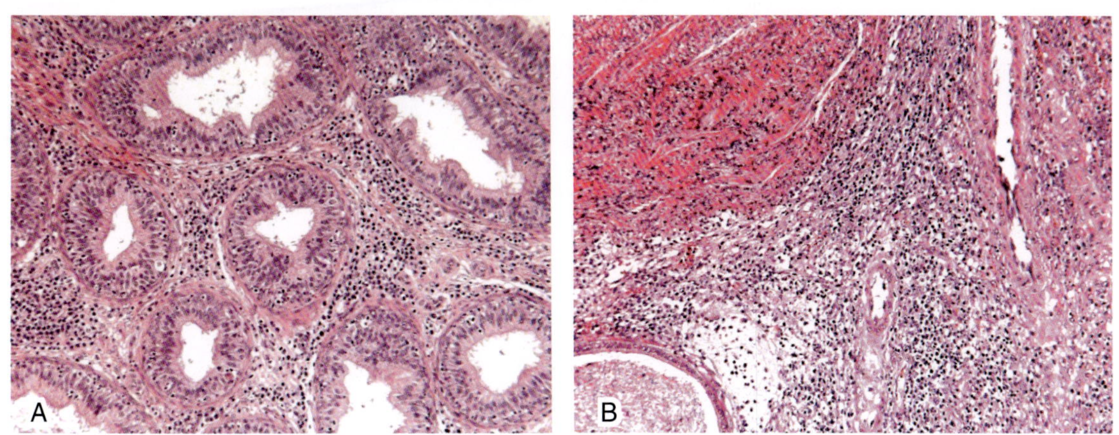

图8-23 药物诱发性附睾的间质炎细胞浸润

A.SD大鼠附睾间质可见散在淋巴细胞浸润，附睾管腔内未见精子；B. SD大鼠附睾间质可见大量淋巴细胞浸润（选自昭衍病理数据库）

5.磷脂质症 通常是化学药物引起的累及全身性组织细胞的一种细胞空泡化改变，磷脂质可以是巨噬细胞吞噬形成的空泡化细胞，也可以沉积在腺体的上皮细胞胞质内。如果做了组织化学特殊染色或电镜证实有板层小体，则可明确诊断为磷脂质症，否则用空泡化、“泡沫样”描写比较合适（见“消化系统唾液腺病变”）。化学药物引起的全身的磷脂质症可以累及附睾[12]（图8-24）。

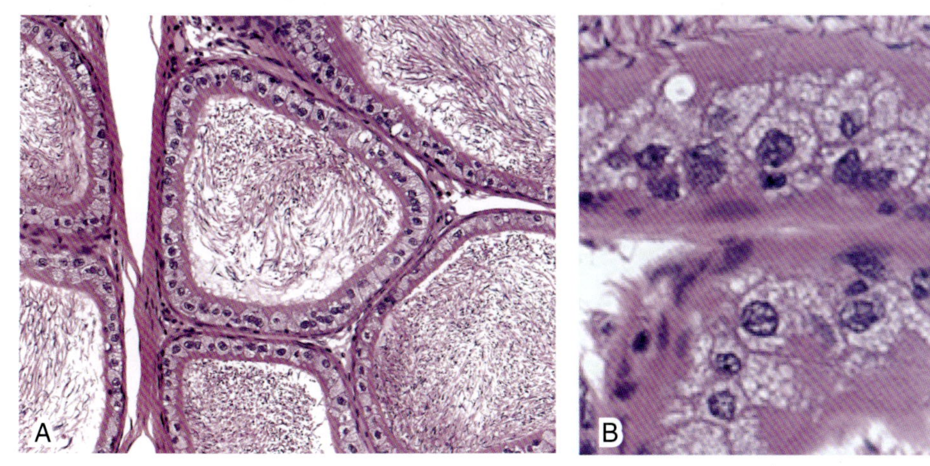

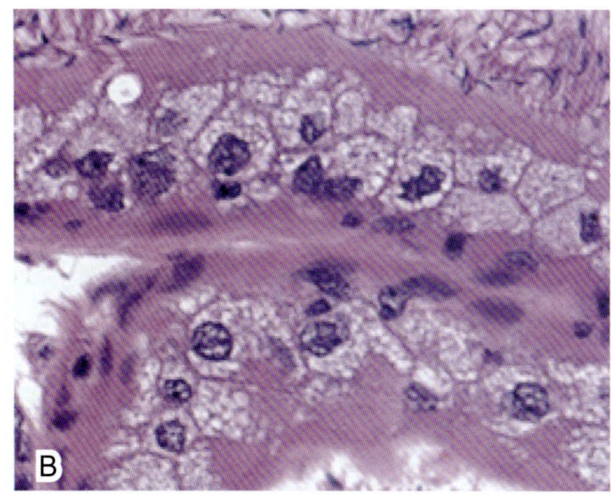

图8-24 大鼠附睾上皮磷脂质沉积（某新型抗病毒类化学药物诱发）

A. 附睾上皮细胞弥漫胞质空泡化；B. 细胞肿大，胞质泡沫状，细胞核居中或靠边（选自昭衍病理数据库）

第三节 前列腺

一、解剖组织结构

在大鼠中，前列腺由一对不连续的腹侧叶和一组较小的背侧叶和侧叶组成，位于膀胱的顶部。在犬和非人灵长类动物，前列腺呈栗子形，通常分为左右两个叶，每个叶再细分为多个小叶。前列腺

（prostatic gland）围绕尿道，大多数动物的前列腺为浆液性管泡状腺，腺泡被覆单层立方或柱状上皮细胞，腺腔内可见嗜酸性分泌物，其被膜与支架组织均由富含弹性纤维和平滑肌的结缔组织组成（图8–25）。

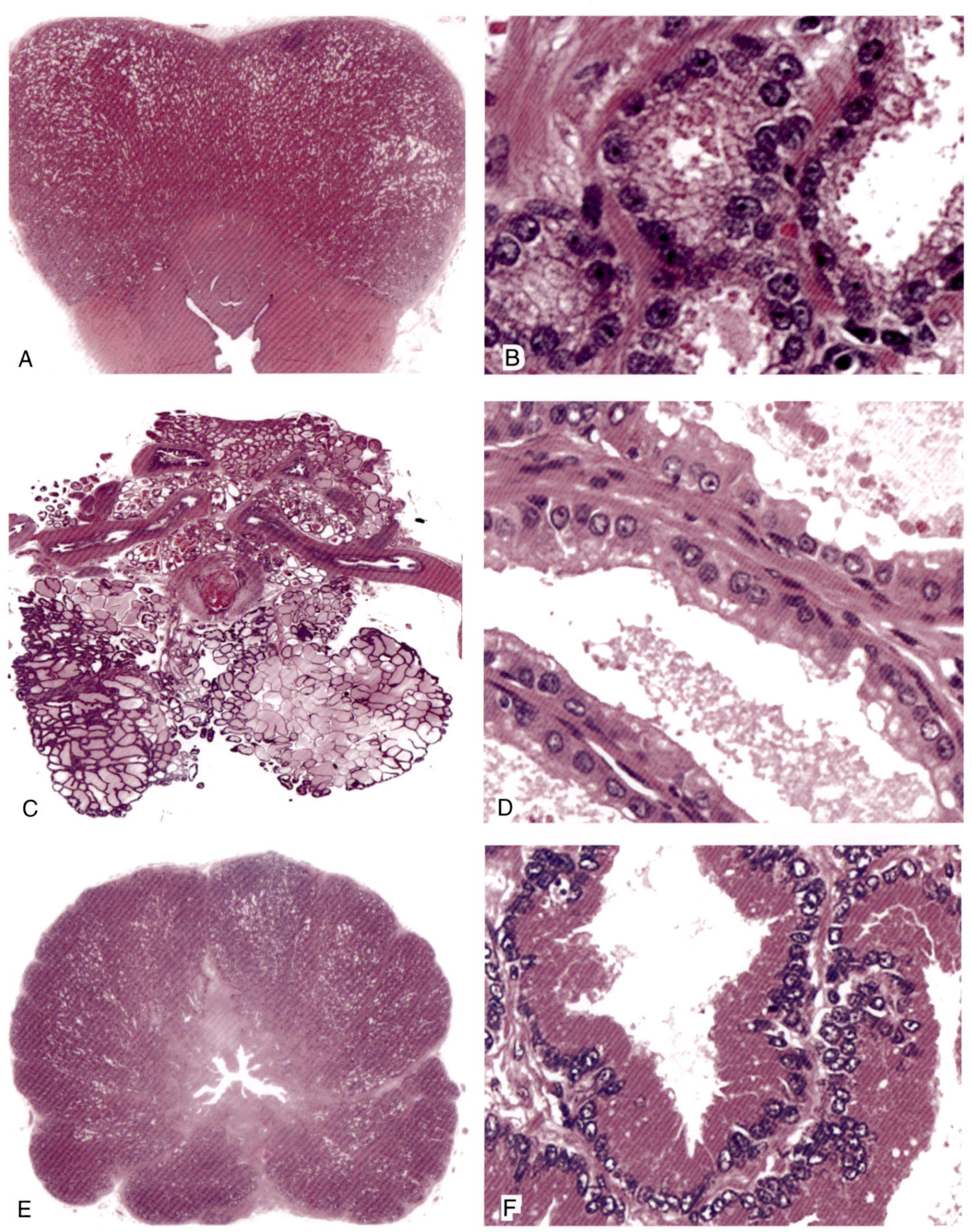

图8–25　**食蟹猴、SD大鼠和比格犬的前列腺**

A.食蟹猴前列腺低倍镜照，分为左右两个叶；B.食蟹猴前列腺高倍镜下可见上皮为单层立方或柱状，胞质丰富红染；C.SD大鼠前列腺低倍照，下方可见2个各自独立的腹侧叶，上方可见2个有连接的背侧叶，中间是尿道，两侧各见一条输精管；D.SD大鼠前列腺高倍镜下可见腺腔衬柱状上皮；E.比格犬前列腺低倍照，可见左右两个叶，中间为尿道；F.比格犬前列腺高倍镜下可见单层柱状上皮细胞质内含浆液性分泌颗粒（选自昭衍病理数据库）

二、生理与功能

前列腺既有外分泌功能也有内分泌作用。外分泌腺分泌前列腺液，通过导管排入前列腺尿道，与精子混在一起构成精液。前列腺功能的调节包括激素调节和局部调节。前列腺结构和功能的维持依赖于雄激素。此外，雌激素、泌乳素、胰岛素、孕激素等对前列腺的功能也有调节作用。前列腺内的细胞在激素作用下，能生成多种生长因子，这些因子以旁分泌、自分泌的方式发挥作用。前列腺的发育形成与动物的年龄有密切关系，幼龄时较小，成熟期较大，老龄后逐渐萎缩退化。前列腺素是一类有生理活性的不饱和脂肪酸，广泛分布于身体各组织和体液中。由于最早在人类精液中提取获得，故命名前列腺素，尚不知前列腺内有何种细胞能分泌前列腺素。目前已知前列腺素与特异受体结合后，在介导细胞增殖、分化、凋亡、参与炎症发生和血管疾病的发生等过程中有重要作用。

三、常见病变

（一）自发性病变

1.萎缩（atrophy） 前列腺萎缩为老年动物特别是大鼠的常见自发性病变，肉眼可见前列腺体积缩小，质硬。显微镜下可见腺泡明显缩小，腺泡上皮细胞萎缩，有的灶状萎缩病变腺泡不缩小，上皮扁平，基本不见分泌现象，间质的结缔组织明显增生（图8-26）。

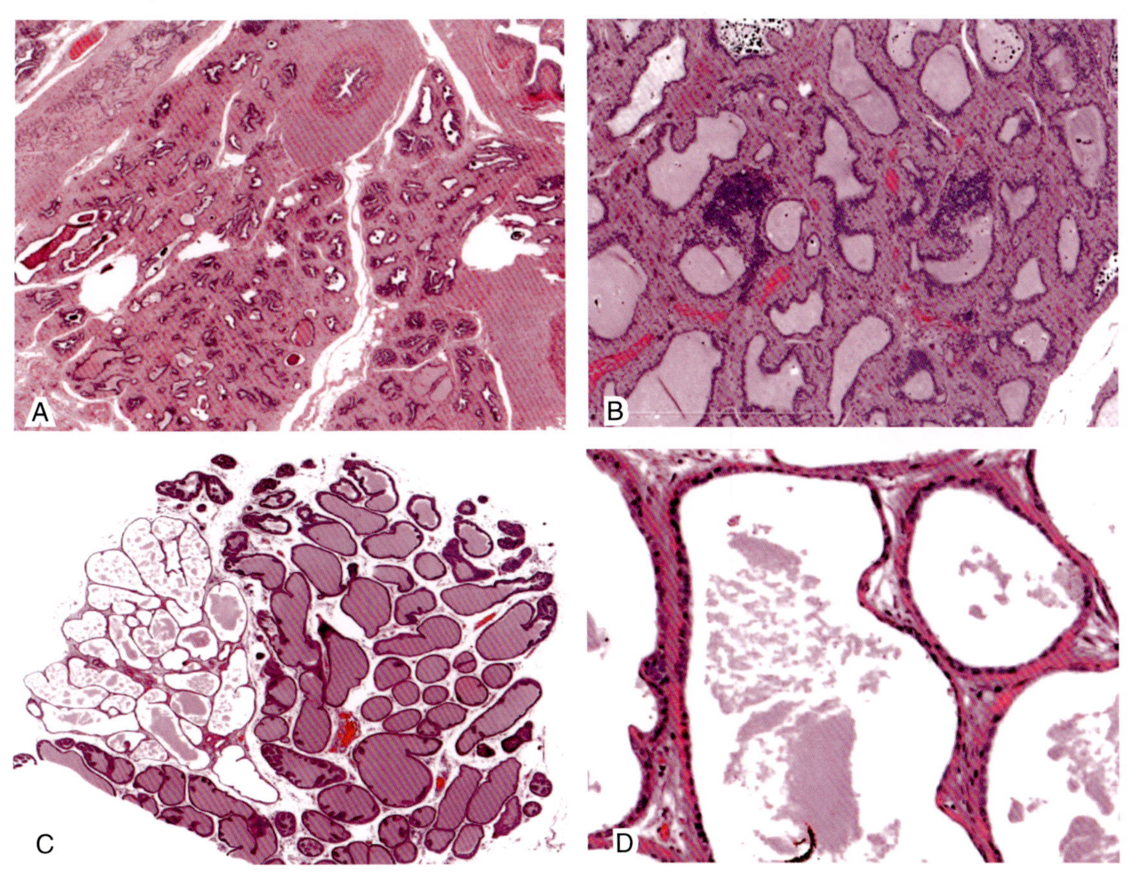

图8-26 SD大鼠自发性前列腺萎缩

A.SD大鼠整个前列腺萎缩，腺泡明显变小；B.高倍镜观察前列腺上皮呈扁平状，无分泌现象，间质增生且伴炎细胞浸润；C. SD大鼠前列腺部分腺泡萎缩，但腺腔不变小；D. 高倍镜观察前列腺腺上皮变成扁平状（选自昭衍病理数据库）

2.炎症（inflammation） 前列腺炎症较常见，有时也可发生脓肿，是老年大鼠常见的背景性病变，有时还可出现感染性肉芽肿性炎症（图8-27）。

3.上皮细胞增生（epithelial cell hyperplasia） 前列腺的增生在大鼠中较常见，显微镜下可见上皮细胞在腺管内呈乳头状增生，有时呈筛状，对周围组织没有压迫，无细胞异型性，为大鼠老龄性自发性病变。上皮细胞增生的好发部位为腹叶，常伴有鳞状上皮化生（图8-28）。

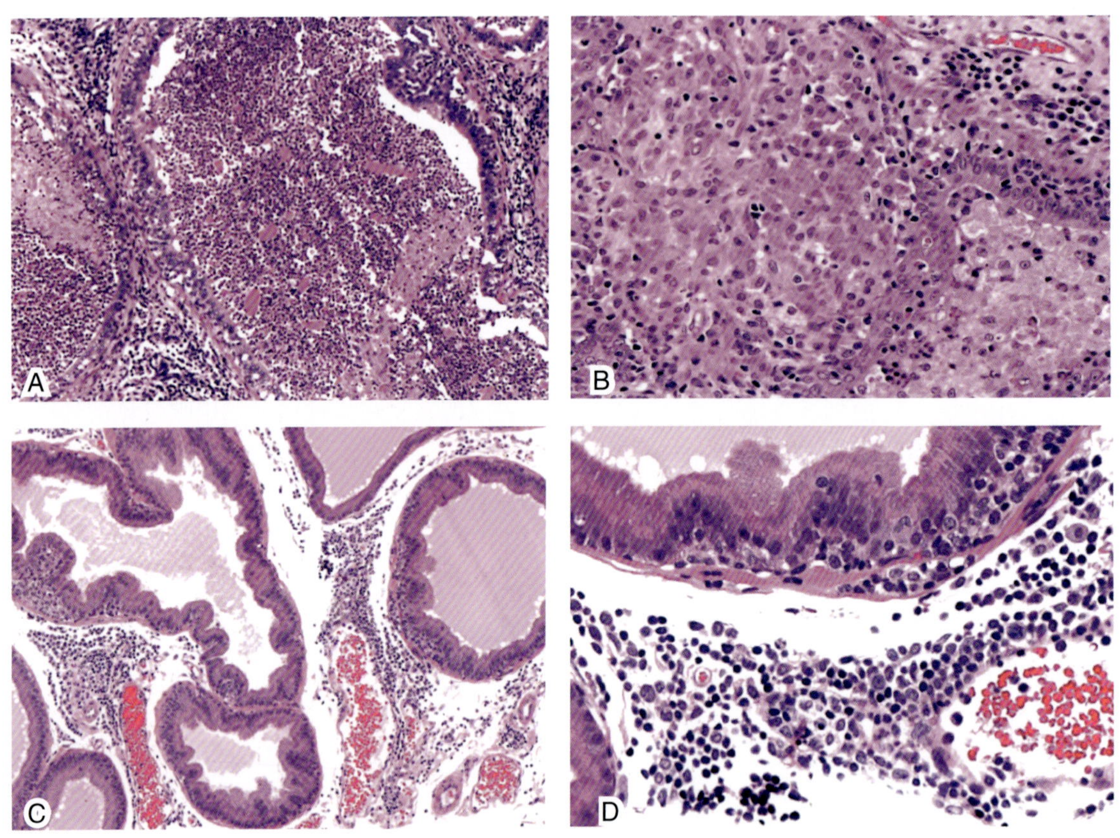

图8-27 大鼠自发性前列腺炎症

A.大鼠前列腺化脓性炎症，腺腔内和周围组织可见大量中性粒细胞集聚；B.大鼠前列腺慢性肉芽肿性炎症，可见大量巨噬细胞浸润形成肉芽肿样改变；C.大鼠慢性前列腺炎，前列腺间质内灶状炎细胞浸润；D. 图C的放大图像，高倍镜下可见浸润的炎细胞主要为淋巴细胞和巨噬细胞（选自昭衍病理数据库）

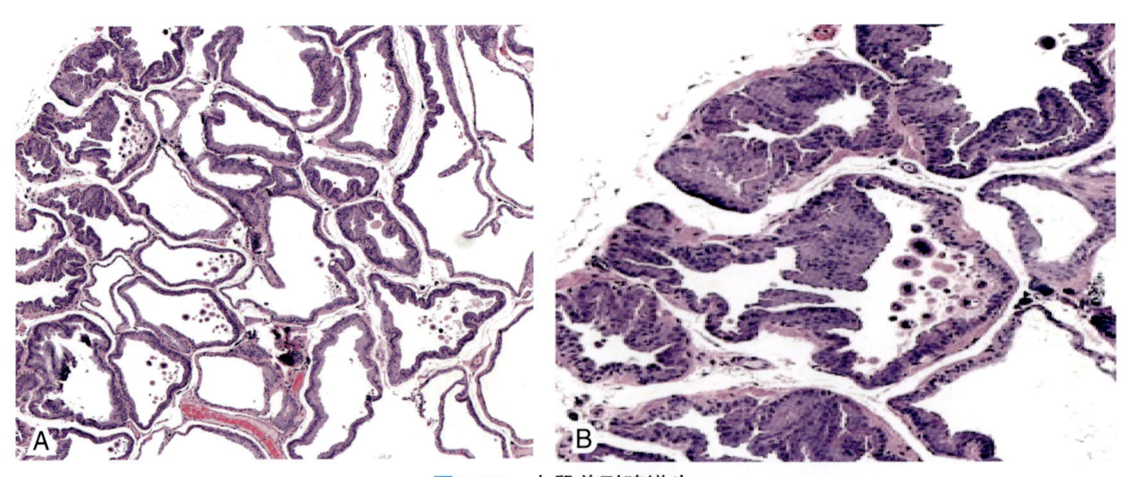

图8-28 大鼠前列腺增生

A.大鼠前列腺体排列紧密，上皮呈乳头状增生；B.高倍镜下可见前列腺上皮呈乳头状增生，细胞多层，核仁浓染（选自昭衍病理数据库）

4.腺瘤/腺癌（adenoma/adenocarcinoma） 在小鼠和大鼠的致癌实验中偶可见自发性的前列腺肿瘤，其好发部位为前列腺的腹叶。前列腺腺瘤的组织学特征为上皮明显增生，1个或多个腺泡腺腔消失，肿瘤细胞细胞质常呈嗜酸性，核较大呈多形性，对周围组织压迫明显，并可见细胞异型性。前列腺腺癌的组织学特征为肿瘤组织有纤维性包膜，肿瘤组织内常可见坏死、出血，时常浸润到周围组织。人类前列腺癌组织学多为小腺体癌，癌细胞单层，肌上皮细胞消失，有异型性生长和浸润生长。

（二）药物诱发性病变

1.萎缩 在药物安全评价工作中，常可见毒性实验中高剂量组动物的前列腺脏器重量降低，对应的组织学病变可能为前列腺的萎缩。这些改变可能为供试品对前列腺细胞的直接毒性作用，但更常见的是垂体-性腺轴紊乱引起的间接结果[13]。雌激素、抗雄激素制剂可引起前列腺萎缩[14]。合成的孕激素类可引起犬前列腺萎缩（图8-29）。此外，应激和饮食改变也会引起大鼠前列腺的脏器重量改变及相关的组织学改变[15]。

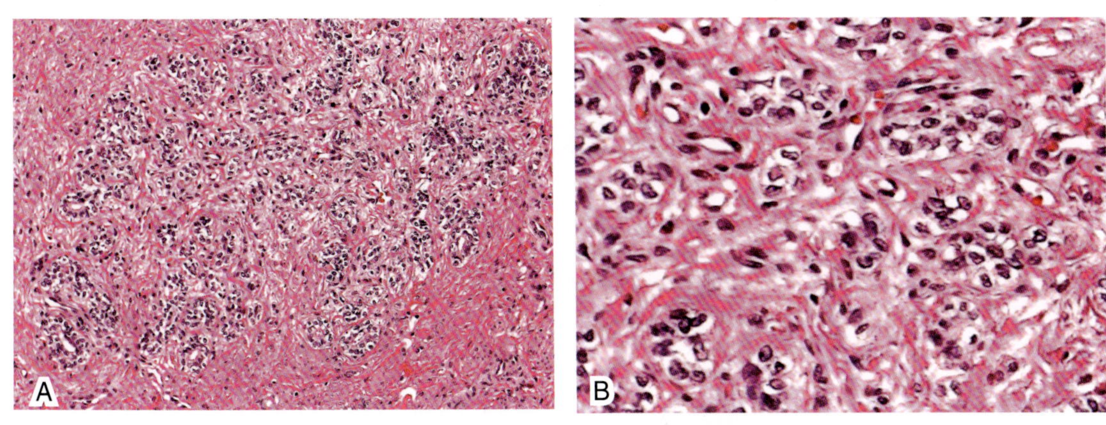

图8-29 药物诱发的比格犬前列腺萎缩

A.前列腺大片的腺体萎缩；B.腺泡体积明显缩小，腺泡上皮细胞萎缩，核浓缩变小，间质纤维组织增生（某促性腺激素释放作用的药物诱发）（选自昭衍病理数据库）

2.上皮细胞增生 给予雄激素可造成多种实验动物前列腺上皮增生。上皮细胞生长因子可造成猴前列腺上皮增生[16]。

3.腺瘤/腺癌 多种工业化合物如三甲基胆蒽、亚硝基脲、多氯联苯类均可诱导大鼠前列腺腺瘤及腺癌[17, 18]（图8-30）。

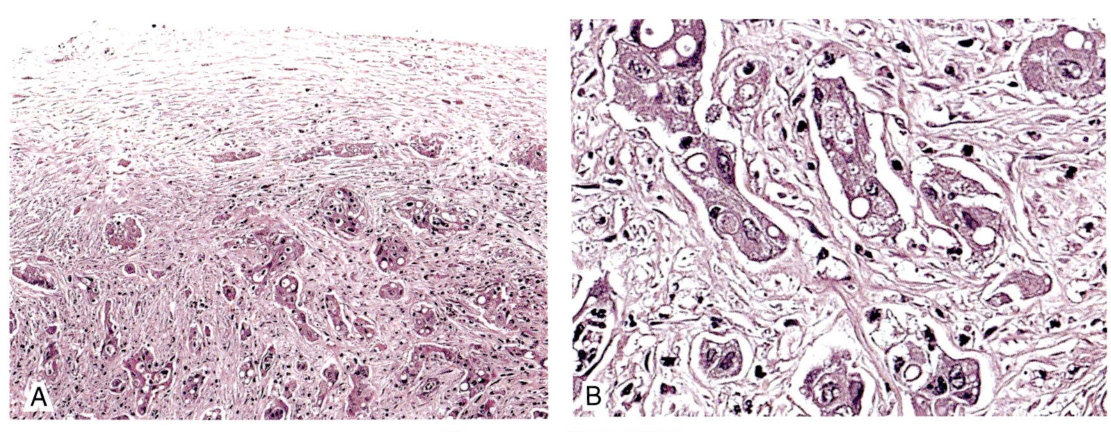

图8-30 大鼠前列腺癌

A.SD大鼠自发前列腺癌，癌组织侵犯被膜；B.癌腺体大小不等，浸润性生长，间质纤维增多，癌细胞大小不等，基底细胞消失（由国家药物安全评价监测中心吕建军博士提供）

第四节　精　囊

一、组织结构

精囊（seminal vesicle）是一对狭长中空器官，充满黄白色黏稠液体，位于输精管壶腹的远侧端，通过射精管向尿道排空分泌物。精囊的管壁由内向外分为黏膜、肌层和外膜。黏膜具有蜂窝状结构，由上皮和固有层组成。在小鼠，上皮由假复层柱状细胞组成，而大鼠为单层柱状上皮。固有层为结缔组织，含少量成纤维细胞、中等量的胶原纤维和网状纤维。大部分动物的固有层内血管丰富，并富于弹性纤维。肌层为平滑肌，内层为环行肌与斜行肌交织而成，外层为纵行肌。雄激素影响肌细胞的生长与增殖。外膜为薄层结缔组织。精囊的大小、形状、结构特点和功能状况有明显的年龄性变化。犬无精囊（图8-31）。

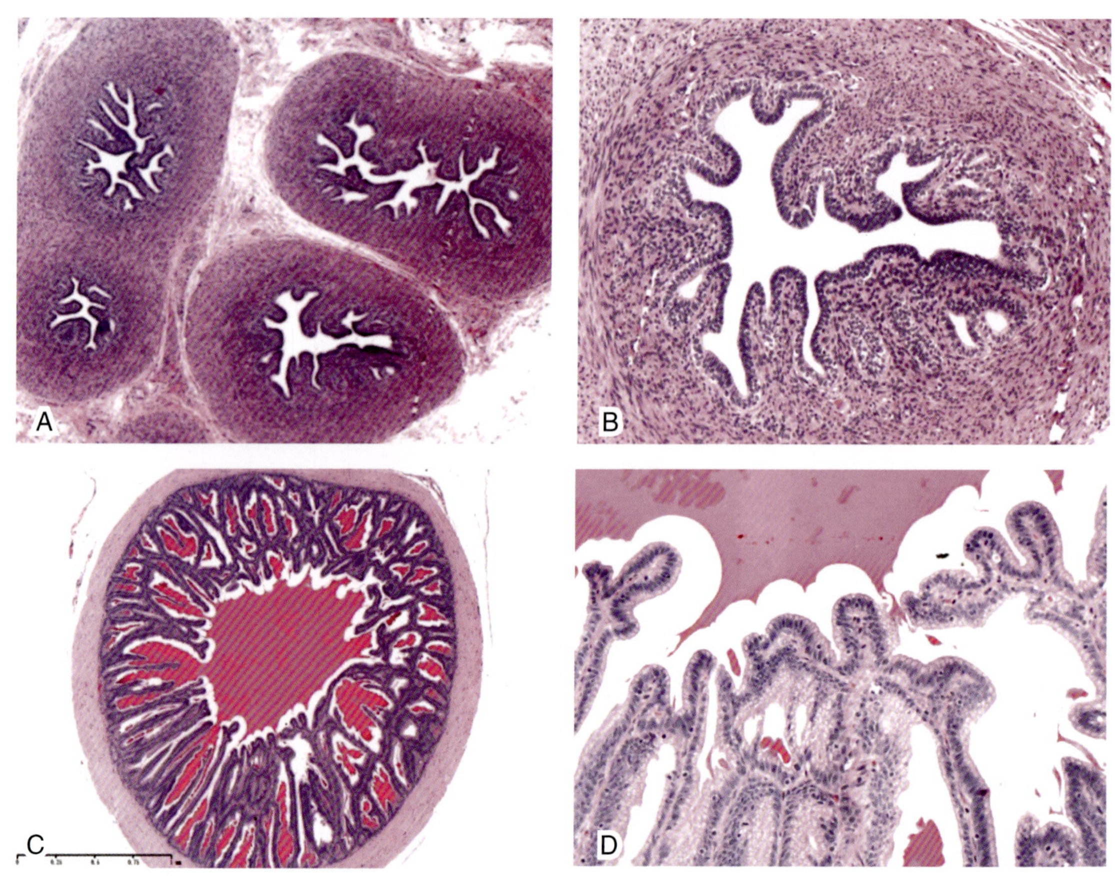

图8-31　**大鼠未成熟和成熟的精囊**

A.SD大鼠未成熟的精囊，黏膜单层且管腔小；B.高倍镜观察黏膜上皮较薄，管腔内无分泌物，上皮下可见大量较幼稚的纤维组织；C. SD大鼠成熟的精囊，横断面见黏膜层、肌层和外膜，管腔中含大量精囊液；D.高倍镜观察黏膜上皮细胞为单层柱状（选自昭衍病理数据库）

二、生理与功能

精囊的分泌物为白色或浅黄色的黏液，占精液成分的50%～80%，在组织切片中腺腔内的分泌物呈嗜伊红的团块。射精是精囊蠕动性收缩，分泌物排入射精管和尿道，成为精液的最后部分，并冲洗尿道内的精子。精囊上皮细胞的合成与分泌活动与雄激素水平有关。精液中的蛋白质也主要来自精囊。前列腺素是精囊分泌物中的重要成分。精囊可合成或浓缩柠檬酸盐、胆碱酯和一些可溶性蛋白质，还含有抗坏血酸和无机磷。精囊能高度浓缩尿酸，尿酸是精液中一种还原物质，对精子有保护作用。精囊分泌的一些酶和蛋白质还参与精液的凝固。猪的精囊还能分泌与透明带结合相关的精子黏附素家族，附着于精子，参与受精。

三、常见病变

（一）萎缩

雌激素刺激减少是精囊萎缩（atrophy）最为常见的原因，病理学检查可见腺体直径减小伴腔内分泌物减少（图8–32）。

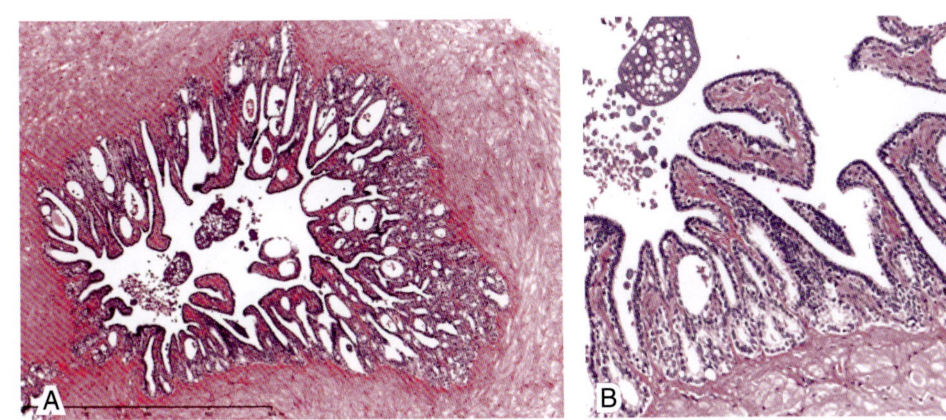

图8–32 **SD大鼠自发性精囊萎缩**

A.SD大鼠精囊体积减小，黏膜凸起拥挤，腔内未见分泌物；B.高倍镜观察可见管腔内无分泌物，上皮细胞细胞质内无分泌颗粒（选自昭衍病理数据库）

（二）上皮细胞增生

大鼠可见自发性的精囊上皮细胞增生，但发生率低，大量给予雄激素也可诱发该病变。显微镜下可见精囊上皮细胞呈巢状增生，其细胞核、细胞质都比正常细胞大，可见腺管结构。

（三）其他病变

1.大鼠包皮腺的急慢性炎症　在致癌实验大鼠群体，通常可以发现包皮腺（preputial gland）的急慢性炎症，甚至脓肿（图8–33）。

2．大鼠阴茎梭形细胞鳞状细胞癌（肉瘤样癌）　阴茎梭形细胞鳞状细胞癌在人类阴茎肿瘤中也属少见的类型，形态特征是癌组织中出现梭形的癌细胞，类似间叶组织的肉瘤样细胞如纤维肉瘤或平滑肌肉瘤，甚至骨肉瘤[19]。笔者在大鼠致癌实验中见到1例，和人的阴茎梭形细胞鳞状细胞癌极其相似，两种形态交织存在（图8–34）。

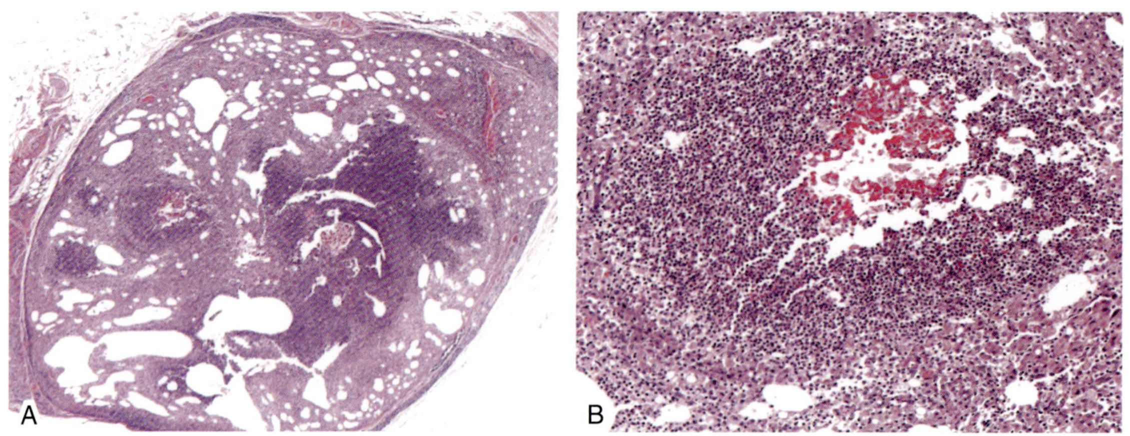

图8-33 大鼠包皮腺急性炎症脓肿形成

A.大鼠包皮腺多发脓肿；B.脓肿中心是大量的中性粒细胞（脓细胞），并伴有出血（选自昭衍病理数据库）

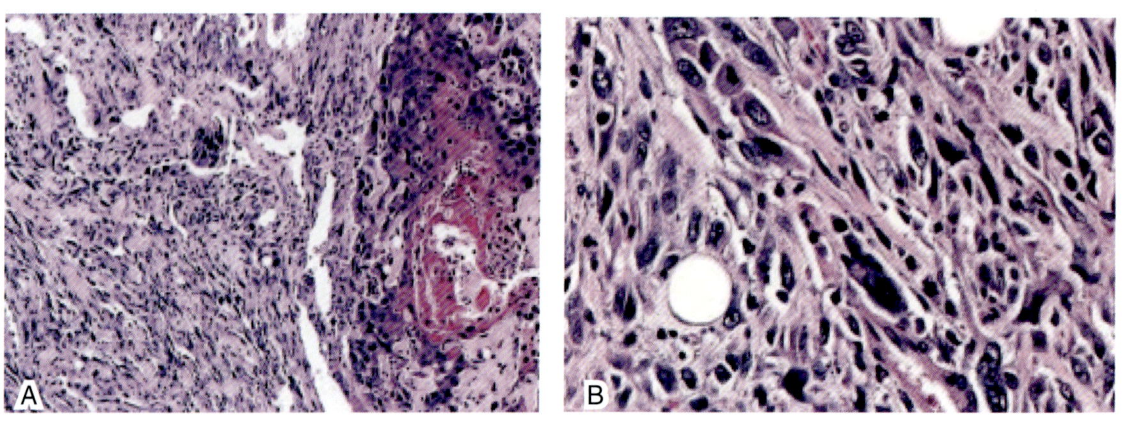

图8-34 大鼠阴茎鳞状细胞癌

A.癌组织中右侧可见有向鳞状细胞分化的癌巢，中心可见角化珠，图左边有大片梭形细胞分化的肿瘤细胞；B. 高倍镜观察可见梭形的肉瘤样细胞，大小不等，异型性大（选自昭衍病理数据库）

（张伟娟）

参考文献

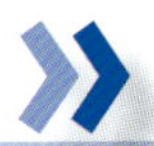

[1] Gopinath C, Mowat V. 毒理病理学图谱. 胡春燕, 刘克剑, 王和枚, 等, 译. 北京. 北京科学技术出版社, 2018: 117-121.

[2] 杨孟伯, 王鲜忠, 张家骅. 睾丸免疫豁免研究进展. 动物医学进展, 2007, 28(12): 80-83.

[3] 李宪堂, Khan KN, Burkhardt JE. 实验动物功能性组织学图谱. 北京: 科学出版社, 2019: 176-179.

[4] Haschek WM, Rousseaux CG, Wallig MA. 毒理病理学基础. 2 版. 刘克剑, 王和枚, 杨威, 等, 译. 北京: 军事医学科学出版社, 2014: 525-539.

[5] Creasy DM. Pathogenesis of male reproductive toxicity. Toxicologic Pathology, 2001, 29(1): 64-76.

[6] La DK, Creasy DM, Hess RA, et al. Efferent duct toxicity with secondary testicular changes in rats following administration of a novel leukotriene A_4 hydrolase inhibitor. Toxicologic Pathology, 2012, 40(5): 705-714.

[7] Cook JC , Klinefelter GR , Hardisty JF , et al. Rodent leydig cell tumorigenesis: a review of the physiology, pathology, mechanisms, and relevance to humans. Crc Critical Reviews in Toxicology, 1999, 29(2):169-261.

[8] Iwata H, Hirouchi Y, Koike Y, et al. Historical control data of non-neoplastic and neoplastic lesions in F344/DuCrj rats. Journal of Toxicologic Pathology, 1991, 4(1): 1-24.

[9] 何亚男, 张素才, 张惠铭. SD和Wistar大鼠自发性肿瘤的病理学观察. 中华病理学杂志, 2017, 46(4): 249-254.

[10] Griffith RW. Carcinogenetic potential marketed drugs. Clin Res Drug Dev, 1988, 2: 142.

[11] 金井清, 榎本真, 任进. 图解毒性病理学. 昆明: 云南科技出版社, 2006: 219.

[12] Rudmann DG, McNerney ME, Vondereide SL, et al. Epididymal and systemic phospholipidosis in rats and dogs treated with the dopamine D3 selective antagonist PNU –177864. Toxicologic Pathology, 2004, 32(3): 326–332.

[13] Greaves P. 临床前毒性试验的组织病理学: 药物安全性评价中的解释与相关性. 4 版. 王和枚, 吕建军, 乔俊文, 等, 译. 北京: 北京科学技术出版社, 2019:443–444.

[14] Hossaini A, Dalgaard M, Vinggaard AM, et al. Male reproductive effects of octylphenol and estradiol in Fischer and Wistar rats. Reproductive Toxicology, 2003, 17(5): 107–115.

[15] Esashi T, Suzue R, Leathem JH. Influence of dietary protein depletion and repletion on sex organ weight of male rats in relation to age. Journal of Nutritional Science and Vitaminology, 1982, 28(2): 163–172.

[16] Reindel JF, Gough AW, Pilcher GD, et al. Systemic proliferative changes and clinical signs in cynomolgus monkeys administered a recombinant derivative of human epidermal growth factor. Toxicologic Pathology, 2001, 29(2): 159–173.

[17] Stoica G, Koestner A. Diverse spectrum of tumors in male Sprague–Dawley rats following single high doses of N–ethyl–N–nitrosourea (ENU). The American Journal of Pathology, 1984, 116(2): 319–326.

[18] Cooper TP, Barham RE, Ansell JS. Methylcholanthrene–induced adenocarcinoma of the prostate in rats. Surgical Forum, 1974, 25: 546–547.

[19] Manglani KS, Manaligod JR, Ray B. Spindle cell carcinoma of the glans penis: a light and electron microscopic study. Cancer, 1980, 46(10): 2266–2272.

第九章

雌性生殖系统和乳腺

第一节　雌性生殖系统

在新药毒性评价的重复剂量毒性实验中，雌性生殖器官（卵巢、输卵管、子宫和阴道）的病理学检查很重要。在正常发育过程中，这些器官的形态受到体内激素调节的高度影响。在发育的不同阶段，年龄或生殖周期相关的激素变化使生殖器官外观呈现出显著的不同。正常生理作用引起的变化很容易被错认为是药物引起的改变，因为药物和正常生理作用下均会出现相似的变化特点。

年龄和成熟度在雌性生殖系统形态学特征的表现中起着重要作用[1]。青春期和生育年龄的影响使情况变得复杂。随着生物制药监管指导文件数量的增加，如对人类使用的注册药品的激素技术要求国际协调会议（ICH2011），毒性实验对雌性生殖系统的评价，要求进行从非人灵长类动物的典型的生育生殖毒性研究和在非常年轻的动物的产前或产后发育研究，且日益频繁。作为对该学科的一个很好的介绍，我们应该熟悉各种毒理学手册中的相关章节，如Greave和Haschek的《毒理病理学手册》[2]。在毒理学研究结果的解释中，必须能够处理正常发育中年龄相关的背景变化和生殖周期的长短等知识，以便从背景中鉴别出真正的药物诱导毒性变化。例如，啮齿类动物的青春期开始于4～5周龄，而犬在10～14个月龄时会有第一次发情期，而灵长类动物的第一次月经周期则在3～4岁。在大多数非啮齿类动物毒性研究中，我们经常遇到发育未成熟的动物。此外，为了将治疗相关的病变与背景病变区分开来，可能需要大量动物的漫长实验。在涉及非啮齿类动物的研究中，由于样本量有限，而且在大多数情况下，用于实验动物的成熟度相关信息不足，因此对结果的解释特别困难。

一份近期的论文对SD雌性大鼠青春前期以及青春期的生殖系统发育进行了详细的叙述（表9-1）[3]。这套叙述对美国环境保护署引进的内分泌干扰物筛选程序非常有用，该筛选程序针对包括出生后（postnatal day，PND）22～42天的雌性大鼠，该程序中成套测试Ⅰ层是青春期体内检测，用来评估化合物在内分泌系统发育过程中可能出现的不良反应。

关于雌性生殖器官的一般毒性，外源性物质可能特别影响整个系统，或者对整个动物都有影响，如发生应激反应导致整个生殖系统发育停止。生殖系统发育停止的特点是卵巢发育停止，但是子宫和阴道异常活跃，整个系统器官肥大的情况也会发生。

本节中的内容将涉及下丘脑-垂体-性腺轴，卵巢、子宫和阴道的主要结构，生殖周期，毒性损伤和一般的偶发性损伤，包括增生性病变和非增生性病变。

表9-1 出生后（PND）20～42天SD大鼠卵巢、子宫和阴道发育的镜下特点

PND	卵巢	子宫	阴道
20天	二级>三级卵泡 早期三级卵泡腔发育 凋亡/坏死的颗粒层细胞分离	静止 直径=1mm 低立方上皮 细胞高度≤1.5×细胞核高度 未见空泡变性或混合炎细胞浸润	静止 小的未成熟的嗜碱性细胞 很少到轻微的白细胞浸润及上皮细胞坏死 未见黏液
21天	凋亡/坏死卵泡出现 三级>二级卵泡		
24天			上层细胞的细胞质黏液首次出现
26天	凋亡/坏死的颗粒层细胞融合，每个切面可见3～8个卵细胞		
27～29天	囊状卵泡出现 凋亡/坏死卵泡最多（每个切面可见15～30个） 黄体出现	直径=1.25nm 可见空泡变性 可见混合性白细胞浸润 立方形立方上皮 腺细胞高度为（1.5～2）×细胞核高度 表皮细胞高度≤1.5×细胞核高度	阴道上皮细胞开始逐层分化
38天	所有均见囊状卵泡，每个切片可见3～6个黄体	混合白细胞浸润 腺细胞高度≤2.5×细胞核高度 表皮细胞高度为（1.5～3）×细胞核高度	发情间期、发情前期和发情期首次出现（PND 29～33天） 阴道上皮细胞分化
42天	每个切面可见4～10个黄体，1～4个凋亡/坏死卵泡	直径=1.75mm 腺细胞/表皮细胞高度为（1.5～3）×细胞核高度	阴道上皮细胞分化

凋亡/坏死是指卵泡逐渐开始闭锁的过程

一、下丘脑-垂体-性腺轴

由于本书的适用范围所限，本章仅对下丘脑-垂体-性腺轴（hypothelamic-pituitary gonadal axis，HPGA）做一简述。雌性生殖系统具有高度的激素依赖性，HPGA作用受下丘脑、垂体和性腺的影响。三个脏器协同影响HPGA，而不是单独作用。病理学家和内分泌学家发现将三个脏器作为一个整体来描述更为方便。HPGA在多个机体系统的发育和调整起重要作用，如生殖系统和免疫系统。激素水平波动会使腺体分泌的激素发生改变，进而使机体产生多种多样局部或是广泛性的影响。

促性腺激素释放激素（gonadotropin-releasing hormone，GnRH）由下丘脑分泌，GnRH表达神经元发射脉冲（脉冲发射器）刺激下丘脑，下行至神经垂体，通过垂体门静脉系统与腺垂体中分泌细胞上的受体结合。促性腺激素释放激素又反过来刺激垂体中促性腺激素细胞分泌黄体生成素（luteinizing hormone，LH）和促卵泡激素（follicle-stimulating hormone，FSH）。

在雌性动物中，FSH和LH均可以刺激卵巢产生雌激素和抑制素来调节雌性生殖周期，且FSH和LH的释放是脉冲形式的而不是持续不断的释放。一个LH脉冲式释放包括促性腺激素细胞快速释放激素到

外周循环中，然后以半衰期形式进行指数递减，上述LH的释放是通过GnRH的释放来控制的。LH通过抑制GnRH的释放形成负反馈调节。

在前期循环结束时，FSH水平会出现一个小的但是明显的上升，提示次级卵泡腔早期发育和选择卵泡进行排卵的过程。卵泡期结束时LH最显著的变化是浓度突然上升，即排卵期前的LH水平激增，排卵过程启动。雌二醇是一种类固醇激素，影响生长卵泡的分泌活性，该激素的浓度随着卵泡生长同步上升，在卵泡成熟时该激素水平达到最高。黄体酮反映黄体的分泌功能，黄体酮水平的上升和下降代表了黄体的寿命周期。

在实验条件下，机体持续性或大剂量暴露在GnRH环境中，会使促性腺激素细胞上的受体脱敏，随着时间的推移，会导致LH和FSH释放降低。抑制素抑制激活素，周边细胞产生激素正向刺激GnRH激素细胞。卵泡抑素，即活化结合蛋白，在全身各组织产生，能够抑制激活素，并且比HPG轴对机体的控制更强。

HPG性腺轴最重要的功能之一是调控生殖，控制子宫和卵巢周期。雌激素和黄体生成素之间的正反馈循环为卵泡在卵巢和子宫的排卵和着床做准备。当卵子排出，空的卵泡囊会分泌黄体酮抑制下丘脑和垂体，停止雌激素-黄体生成素的正反馈循环。雌二醇和黄体酮在反馈机制中起重要作用。如果发生妊娠，胎盘会（代替卵泡囊）分泌黄体酮抑制排卵；如果没有发生妊娠，黄体酮含量的下降会促使下丘脑重新开始分泌GnRH。激素水平也控制子宫生殖周期，引起排卵准备过程中的增殖阶段。

人类的月经周期包含两个连续的阶段。第一阶段，即卵泡期，一个卵泡被挑选出来发育至成熟卵泡，并被排出，这由雌二醇分泌控制。在第二阶段初期，即黄体期，排卵对促性腺激素的释放有所反应，在此阶段，完成排卵的卵泡会转化成黄体。占优势的激素是黄体酮，它由雌二醇补充。受精后，机体改变周期卵巢类固醇激素的模式，使子宫为着床做好准备。黄体期末期，卵巢类固醇激素分泌减少，不再支持子宫内膜生长，月经就会来临。HPGA也调节生命周期。在出生时，FSH和LH均升高，雌性可以终身产生初级卵母细胞。儿童时期，FSH和LH激素水平下降并保持较低水平。在青春期，HPGA被卵巢分泌的雌激素或睾丸分泌的睾丸激素激活，并引起生理和心理变化。

HPGA可以人为地抑制黄体周期的黄体期，起激素节育作用，如在人体，合成孕激素阻止下丘脑释放GnRH，垂体释放LH、FSH，进而阻止月经周期进入月经期，阻止卵泡发育和排卵。HPGA也可以通过GnRH拮抗剂或持续给予GnRH激动剂来抑制，如卵巢抑制是乳腺癌治疗的一部分，一方面，可以防止雌激素的形成，而雌激素可以刺激乳腺癌细胞生长；另一方面，GnRH激动剂参与卵巢抑制，在体外受精过程中控制卵巢过度刺激，防止卵巢在卵泡成熟前自发排卵。

由于各种环境或物理因素，HPGA可能发生失活，导致卵巢和子宫周期停止。例如，患有进食障碍（神经性厌食症或暴食症）的雌性，偶尔会有压力增加、活动减少或体重减轻，这类雌性可能会出现月经过少（月经量少或不频繁）和继发性闭经。

HPGA在动物中高度保守，身体器官组织和控制机制都是相同的，涉及相似的激素，只是进行了微小的进化修饰。

二、解剖和组织学

（一）卵巢

卵巢（ovary）是成对的器官，通过卵巢系膜悬挂于腹壁。大鼠的卵巢呈球状，仓鼠呈椭圆形，犬呈不规则椭圆形，猴为杏仁状（扁桃仁状）。大鼠、仓鼠和犬的子宫角又长又直，卵巢位于肾后腰区的尾部，而灵长类动物的子宫体较短，卵巢位于腹膜后位置，与腹壁相连。卵泡由原始卵泡发育为初级、次级、小腔和大腔卵泡（囊状卵泡）。除优势卵泡外，每个生殖阶段的所有卵泡均可退化。大鼠、犬、猴中，从原始卵泡到小腔卵泡，均有相似地增大，但在大腔卵泡到排卵前卵泡发育阶段存在差异。鼠、犬和猴的黄体化是一个重塑的过程。排卵后，颗粒细胞和膜细胞参与黄体形成。排卵刺激后，被一层膜细胞包围的颗粒细胞发育为黄体细胞。黄体细胞增殖，成熟并融合形成早期黄体。随着黄体的成熟，增殖活性减弱。黄体中血管浸润有助于早期黄体与卵泡的鉴别。

卵巢表面肉眼可见的卵泡和黄体可以反映生殖周期的各个阶段。在犬类和啮齿类动物中，每个周期都有几个卵泡和黄体发育，其结构从卵巢表面突出形成葡萄状结构。在一次只有一个卵泡成熟的灵长类动物中，从表面只能看到几个大的凸起。卵巢表层由单层间皮上皮（生发上皮）覆盖，呈立方状或柱状，其下为薄层结缔组织——白膜或固有层。下面的卵巢实质可分为内外两层。外层（皮质）有卵泡、黄体、间质腺，以及其他腺体结构和大量细胞间质，神经和血管在卵巢中间位置或卵巢门进入；内层有较大的血管和淋巴管，间质腺和其他未发育的间质腺。

在犬类和啮齿类动物性成熟的健康动物中，可以发现不同阶段的卵泡。原始卵泡位于白膜下，发育最不成熟，卵母细胞被单层扁平颗粒细胞包围，是卵母细胞的休眠期，自胎儿时期起就存在。它们发展成初级卵泡——包括增殖和转化，卵母细胞周围的颗粒细胞从扁平发育到柱状。下一阶段包括进一步的生长、增殖和从单层到多层颗粒细胞的转化，形成次级卵泡（secondary follicle）。这一过程继续，形成多个液体囊腔——囊泡。随着囊腔融合，形成一个单一的囊称为腔，卵泡称为三级卵泡（tertiary follicle）。此时，带有颗粒细胞的卵母细胞偏离中心，位于囊腔内，形成囊状卵泡。在卵泡发育过程中，包裹卵泡的基质细胞也发生形态学改变，在卵泡周围，像基质细胞一样的变长的成纤维细胞形成同心的膜细胞层。膜内血管密集，参与营养、氧气和生长调节分子的供应，如激素和生长因子。卵泡由外膜包裹，并将卵泡与卵巢间质分隔开。

卵泡变性，闭锁，可以发生在卵泡发育的任何阶段，表现为核固缩和核碎裂，主要是紧挨着管腔的颗粒细胞。只有有限数量的卵泡能够发育达到囊状卵泡和排卵阶段。排卵后，膜细胞和残留的颗粒细胞黄体化，成为新形成黄体的黄体细胞。排卵刺激颗粒细胞和膜细胞转化为黄体细胞，增殖和成熟的黄体细胞在黄体早期是混合存在的。黄体化涉及黄体细胞的增生和肥大，导致黄体体积大于成熟卵泡，黄体中嗜酸性细胞增多，呈泡沫状外观，最终形成空泡。它还包括卵泡外成分的侵入，如膜细胞、血管和网状内皮成分。血管成分的存在有助于区分早期黄体和卵泡。在犬和啮齿类动物中，膜细胞侵入早期黄体，在黄体化过程中与颗粒细胞混合，而在猴中，膜细胞不与颗粒细胞混合，并轻微地侵入早期黄体。

除仓鼠产生的黄体只经历一个发情周期溶解消失外，每一代黄体都经历了几个发情周期才溶解消失。在正常大鼠体内，至少有3组不同时期的黄体，也类似于其他连续多发情的动物，如犬。食蟹猴和SD大鼠卵巢基本组织学如图9-1。

（二）子宫

不同的物种有不同的子宫（uterus）结构。在啮齿类动物中，它们有1个双子宫颈，2个独立的子宫体从宫颈末端向外连接，并有2个独立的宫颈开口。在仓鼠中，2个子宫角分别通向上双子宫颈和下子宫颈，并通过单管与阴道和外阴相连。在犬中，它们的子宫是双角的，2个分开的子宫角通向一个共同的宫颈管。灵长类动物的子宫是单子宫体，只有一个子宫体（底部和主体），以及通向子宫颈的峡部（颈部）。子宫外观与生殖周期有关，在发情前期和发情早期有增大和充血的趋势，在发情后期体积变小，在发情间期显得小而苍白。在组织学上，最里面的黏膜由子宫内膜组成，包括表面上皮、子宫内膜腺体、固有层和大量的小基质细胞、迁移性淋巴细胞、多形核白细胞和结缔组织框架内的血管。子宫腔表面衬有单层柱状上皮细胞，单层柱状上皮细胞排列在腔表面。子宫肌层由内环外纵排列的平滑肌细胞束和浆膜外层组成，子宫外膜由单层上皮细胞及其覆盖的薄层结缔组织组成。在犬中，周期性子宫内膜改变涉及黄体功能延长，导致细胞增殖增加。假妊娠期间，可见子宫腺体和表面上皮细胞增生伴黏膜折叠。猴的子宫内膜变化与人类相似，在生殖周期接近结束时月经来临，间质包括内含有网状纤维网的血管、子宫内膜淋巴细胞、巨噬细胞和其他白细胞。比格犬、食蟹猴和SD大鼠子宫基本形态如图9-2。

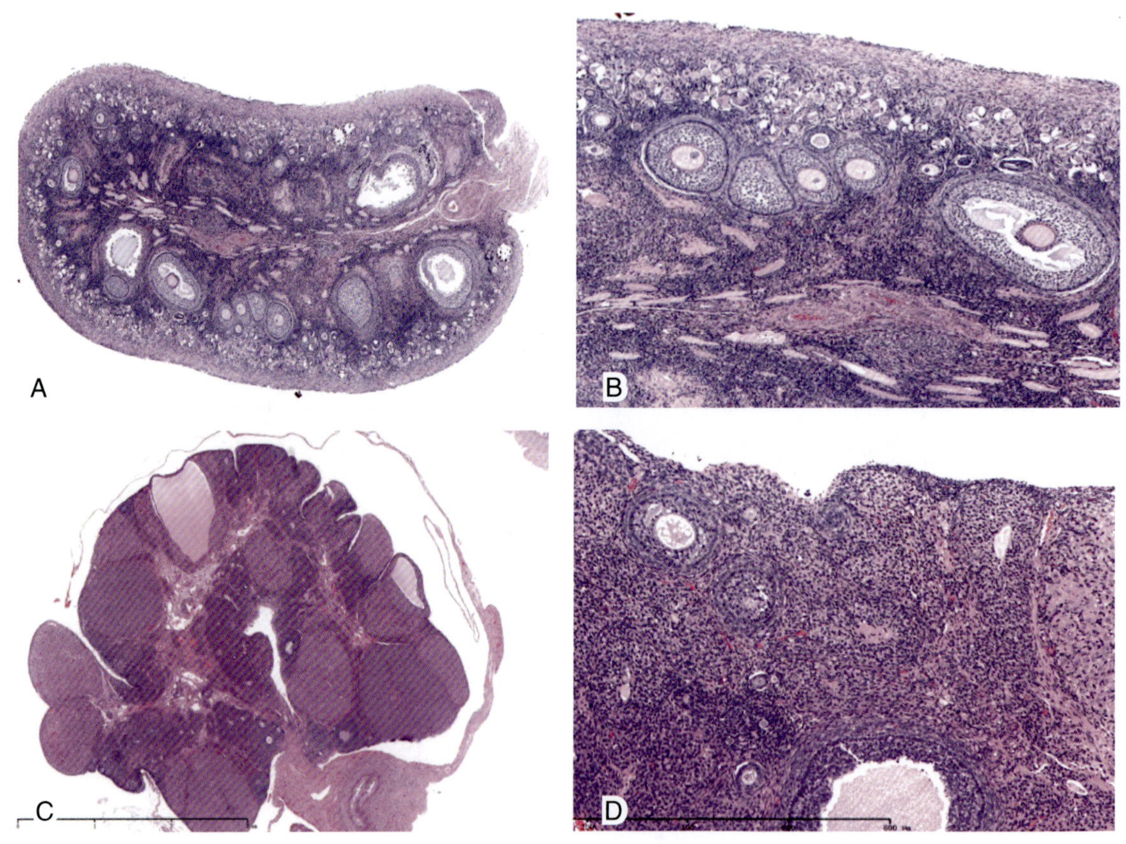

图9-1 **食蟹猴和大鼠卵巢**

A.正常食蟹猴卵巢低倍观察皮质和髓质分界清楚；B.高倍观察皮质有大量各级发育的卵泡；C.正常SD大鼠卵巢低倍镜观察示皮质和髓质分线不清楚，黄体数量较多；D.高倍观察，可见皮质各级卵泡数量较少（选自昭衍病理数据库）

（三）阴道

阴道（vagina）由黏膜层、黏膜肌层和外膜组成。黏膜层由复层扁平上皮及其下固有层组成，肌层由黏膜下面的平滑肌纤维组成，内环外纵。外膜由一层结缔组织组成。阴道的组织学表现也与生殖周期有关。例如，在大鼠体内，阴道黏膜由4层细胞组成，每层细胞在每个周期都会完全更新。生发层是存在于整个生殖周期中的最基本的一层，由内基底层、单层柱状细胞和外棘层组成，外棘层由多层多角形细胞和细长形细胞组成。颗粒层位于生发层之上，主要是胞质角化蛋白透明质粒。角质层覆盖在颗粒层的外表面，紧密包裹着角质细胞。在生殖周期的某些阶段，阴道会出现层黏液化现象，最外层的黏液层，由2～3层立方形或卵圆形细胞组成，细胞中含有黏蛋白及胞质黏液。

在仓鼠中，阴道的微观结构更为复杂，它有2个明显不同的分区。阴道上部靠近子宫颈，内衬上皮细胞，上皮细胞可以对激素做出反应，而阴道下部，从侧壁来的一对独特的囊，在接近阴道孔口前向尾部、外侧和垂直延伸。这些囊含有角蛋白和细胞碎片，因此阴道下部不能用于发情周期的分期。

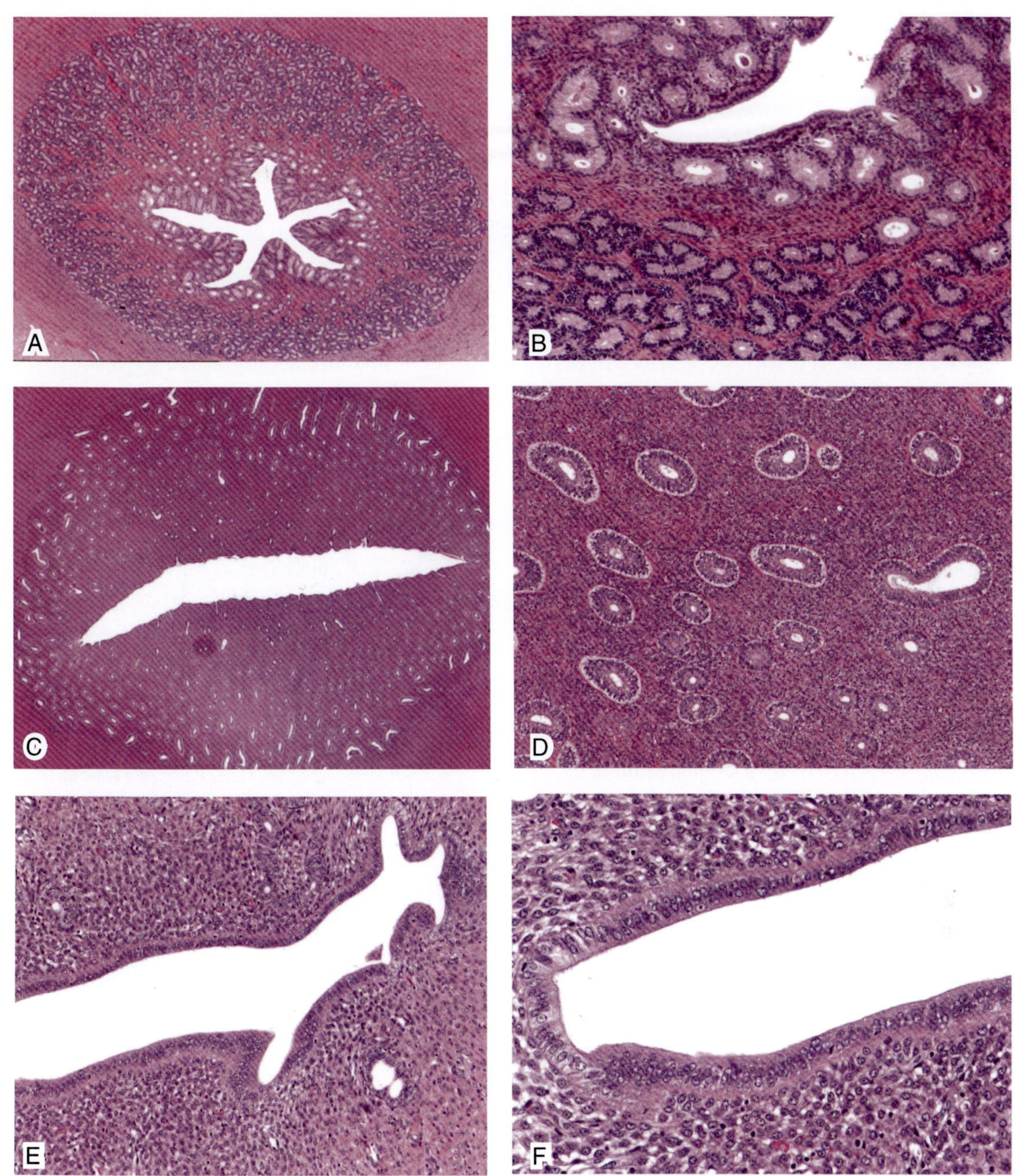

图9-2 比格犬、食蟹猴和SD大鼠间情期子宫

A、B.比格犬子宫；C、D.食蟹猴子宫；E、F.SD 大鼠子宫（选自昭衍病理数据库）

（四）生殖周期

生殖功能依赖于激素，在涉及毒理学研究的动物中，药物的存在也可能干扰其功能，改变其正常形态或对生殖周期（reproductive cycle）的特定阶段的持续时间造成干扰。对特定阶段的准确评估和确定每一剂量水平下实验动物处于特定周期的比例具有重要意义。由于本章主要描述啮齿类动物的形态学，但其他物种的知识也将有助于评估药物在不同受试动物的雌性生殖系统中引起的变化。笔者列出了一组参考文献，涵盖了仓鼠、猪、猴和犬的正常特征。

正如Heape在1900年所描述的，特殊术语被用来描述生殖周期的不同阶段：不发情期是指不繁殖、静止的时期；发情前期是指动物发情；发情期是指雌性性欲的一个特殊时期；发情后期是指没有受孕，发情状态消退的时期；间情期是指生殖道准备接受卵子的时期。准确分析雌性生殖毒性需要彻底理解性成熟的年龄差异、周期长度、黄体期长度、优势卵泡/黄体的数量、卵泡的大小、黄体化过程和周期过程中激素的变化情况[4]。在大多数短期毒性研究中，如未成熟的犬、猪和猴，雌性生殖周期的意义就不那么重要。在文献检索过程中，笔者发现了一些重要的文献，这些文献可为我们提供除啮齿类动物外的其他物种生殖周期的重要信息，猪[5-7]、仓鼠[8]、猴[9-12]、犬均可以参考[13, 14]。

1.大鼠（rat） Westwood于2008年发表了一份非常有用的大鼠生殖周期分期指南，该指南详细描述了大鼠阴道、子宫和卵巢的形态特征。除了形态学改变，阴道涂片也被用来确定动物所处的生殖周期的阶段[15]。通过综合这些器官的特征，就可以确定动物所处的生殖周期的各个阶段。大鼠从青春期开始时，黄体生成素（LH）在出生后第4周开始释放，这一时期被称为不发情期，黄体生成素释放会导致卵巢成熟，发生在第一次发情周期前的8～9天。啮齿类动物的发情周期为4～5天，由发情前期、发情期、发情后期和间情期组成，在发情周期内，成对的2个卵巢特征相似。排卵次数增多，卵泡和黄体增多。这种循环以4～5天为固定周期并重复。黄体退化持续12～14天，不同周期的黄体在卵巢中共存。

（1）发情前期（proestrus）：①卵巢，黄体变性伴胞质空泡化，中心纤维化加重。卵泡发育迅速，至晚期排卵，单侧卵巢切片可见2～4个大卵泡。②子宫，上皮细胞呈立方状或柱状，有丝分裂明显，少量炎性细胞浸润。发情前期晚期时，子宫扩张并充满清亮液体。③阴道，有丝分裂增多，颗粒层、浅层黏液层和角质层逐渐形成。发情前期快结束时，形成完全的角质化和浅表黏液层。

（2）发情期（estrus）：①卵巢，排卵期开始，卵泡转化为黄体。黄体细胞在发情期后期成强嗜碱性、体积小。黄体化表现为小嗜碱性黄体，中央充满液体腔，无纤维化。②子宫，以上皮细胞变性坏死和有丝分裂消失开始。在发情期开始时可见子宫扩张，发情期后期宫腔恢复到正常形状及容积。③阴道，类黏层和角质层细胞逐渐脱落，同时上皮变矮。随着有丝分裂消失和白细胞浸润增多，细胞碎片开始出现。

（3）发情后期（metestrus）：①卵巢，黄体可见液体腔，比间情期黄体小，可见少量嗜碱性细胞，无纤维化。这种退化持续到间情期。②子宫，子宫内膜上皮细胞仍然可见变性，有丝分裂开始恢复。③阴道，角质层完全脱落，腔内残留鳞状细胞。继续发展则出现颗粒层和上生发层细胞减少及白细胞浸润增多。

（4）间情期（diestrus）：①卵巢，出现大黄体可见细小空泡，中心有纤维化组织。②子宫，体积小且无血管，管腔呈裂隙状内衬矮柱状上皮。有丝分裂象增加，间情期末，间质水肿更加明显。③阴道，上皮最矮，可见白细胞浸润，上皮细胞增殖。最终阴道上皮会随着白细胞的减少而变厚。

偶尔动物可能只表现出黏液化，卵巢周期不能确定。衰老大鼠卵巢周期延长，组织学不一致。雌激素/孕激素比值升高，排卵间隔时间延长，从6～18个月开始可以发生上述现象。在此阶段之后，阴道可能出现持续的角化状态（持续性发情）。随后出现反复出现假孕现象，最后阶段是生殖衰老（处于持续性不发情期）。

持续性发情多为6～18个月的老年雌鼠，表现为卵巢内有大量卵泡囊肿和子宫中有高柱状上皮。由于雌激素水平升高和黄体酮水平降低，出现阴道上皮角化和黄体缺乏。反复假孕一般持续10～14天，可能是持续发情期雌二醇或孕激素升高，随后雌激素水平下降、泌乳素水平升高所致，其中一个主要原因是此年龄段的大鼠大部分会发生垂体肿瘤。泌乳素水平的升高维持了黄体存在的持久性。阴道生发层薄，表层黏液化。子宫内膜上皮折叠。持续性不发情期或持续性间情期：停止排卵后，动物进入持续性发情期，可见一些成熟卵泡，然后闭锁，最后出现卵泡完全耗竭。阴道上皮变薄并且黏液化，子宫内膜上皮不活跃，宫腔呈裂隙状，雌二醇水平降低，黄体缺乏，卵巢内孕激素水平低下而导致卵泡消失。

2.仓鼠（hamster） 仓鼠在8～10周时性成熟，10天时阴道开始张开，而大鼠的阴道张开和性成熟是同时发生的。发情周期分期可通过每天阴道涂片确定，早起应防止细胞的堆积。此外，宫颈下段或阴道上段具有与发情周期相关的最相关的区分特征，可用于分期。雌性仓鼠的发情周期为4天，发情前期和发情后期比大鼠短，而间情期比大鼠长。表9-2比较了大鼠和仓鼠发情周期不同阶段的持续时间。

表9-2 大鼠和仓鼠发情周期持续时间

阶段	大鼠（小时）	仓鼠（小时）
发情前期	12	3
发情期	12	12
发情后期	21	4
间情期	57	76
总计	102	95

在卵巢中，由于黄体快速的发育和消退，仅可见一代黄体

（1）发情前期：由于持续时间短，这一期的检出取决于剖检的时间。①子宫：宫腔上皮呈高柱状假复层化，宫腔及腺体上皮均可见明显的有丝分裂，无细胞凋亡。同时可见子宫腔扩张和水肿。②子宫颈下段/阴道上段：上皮呈叶状外观，黏液细胞明显增高空泡状，伸向管腔，位于薄而致密的鳞状上皮之上。

（2）发情后期：由于发情后期持续时间短，发情期与发情后期通常叠加在一起。①卵巢：与大鼠不同，仓鼠不常见破裂的排卵后的非黄体化卵泡。突出的大黄体不常见，有时可能会发现小黄体的存在。②子宫：宫腔上皮高，呈假复层，细胞凋亡明显，无核分裂象。③宫颈下段/阴道上段：上皮的黏液细胞脱落，下层的角质细胞去复层化，底层上皮增厚，出现明显的钉突和表面角质化。腔内开始出现炎症细胞。

（3）间情期：①卵巢，可见成熟黄体，大黄体中含有成熟而完整的圆形黄体细胞。在间情期晚期接近发情前期时，黄体细胞有时会出现早期变性。②子宫，在这个阶段的早期，宫腔上皮呈矮柱状，细胞凋亡明显。该阶段晚期宫腔上皮呈高柱状，主要特征是可见有丝分裂。③宫颈下段/阴道上段，上皮细胞变成复层并逐渐增厚，表层细胞增高突向管腔，上皮可见有丝分裂。上皮可见假空泡形成，空泡内可见嗜酸性物质。在间情期早期，上皮和空泡内也可见炎症细胞。

3.小型猪（mini pig） 性成熟年龄范围在3.7～6.5个月。发情周期平均时间为21天左右。它通过排卵前黄体生成素（LH）的激增来启动发情，然后排卵，2天后黄体酮水平升高，在周期结束时激素下降。结合卵巢和子宫的形态学特征对发情周期进行分期非常有用。要区分卵巢的不同分期，需要将三级卵泡和排卵前的格拉夫卵泡与黄体一起来评估。宫颈和阴道在不同时期的变化比较细微，并且个体间变异性较大。形态学上，发情周期可分为卵泡期/增生期、早黄体期/早分泌期、中黄体期/中分泌期和晚黄体期/晚分泌期。孕激素测定对确定个体动物的性成熟度很有帮助。迷你猪也有类似的特征。

（1）卵泡期/增生期（follicular phase/proliferative phase）：在卵巢中，其最明显特征是可见因三级卵泡和格拉夫卵泡。肉眼可见囊状结构。卵泡内有大的充满液体的腔，周围由5～6层颗粒细胞包绕。格拉夫卵泡通常是闭锁的，一些中等大小的三级卵泡也是闭锁的。它也可能含有前一个周期的黄体，可见变性的黄体细胞，其胞质呈泡沫状或空泡化。在子宫内，它们形成的小腔几乎看不见内陷。宫腔上皮呈

立方状，可见明显细胞凋亡和有丝分裂。在阴道内，上皮为立方状或卵圆形，排列成多层。排卵时，卵巢中可见新近塌陷的格拉夫卵泡。卵母细胞刚被释放，在破裂的卵泡中可以看到新鲜出血。上一周期的黄体进一步退化，纤维化明显，最终形成白体。在子宫中可见与卵泡期/增生期相似的特点。阴道表层细胞变扁平。

（2）早黄体期/早分泌期（early luteal phase/early secretory phase）：卵巢中可见大黄体，黄体中心偶尔可见空腔和血细胞。上一周期的黄体含有透明结构和退变的黄体细胞残骸。在子宫内，宫腔上皮呈柱状，内陷程度最大，细胞核居中，胞质中含有泡沫状物质颗粒。细胞凋亡和有丝分裂都很少见。阴道可见粒细胞浸润。

（3）中黄体期/中分泌期（mid-luteal phase/mid-secretory phase）：卵巢黄体完全成熟，富含胞质呈嗜酸性的黄体化细胞。以前周期的黄体主要由透明物质组成。小的三级卵泡中含有丰富的透明物质及颗粒细胞残余和卵母细胞。在子宫内，宫腔上皮仍保持最大程度的内陷，上皮细胞呈立方状或柱状，细胞核位于中央。深层腺细胞肥大，可见大量的分泌物，子宫内膜可见淋巴细胞。阴道可见粒细胞浸润和凋亡细胞。

（4）晚黄体期/晚分泌期（late luteal phase/late secretory phase）：卵巢中可见中等大小三级卵泡，也可见大的三级卵泡，且大多数为闭锁卵泡。黄体开始退化，黄体细胞细胞质减少，失去嗜酸性，形成透明层。子宫腺上皮扁平，腺腔内含有稠厚的嗜酸性物质。子宫腔内上皮中等高度，表面可见大量凋亡细胞和有丝分裂象。阴道可见凋亡细胞。

4.猴（monkey） 于2～2.5岁出现第一次月经出血，开始性成熟，3岁时开始有规律的月经周期。卵巢单侧排卵，左右交替，一侧卵巢黄体活跃，另一侧卵泡闭锁，黄体退变。排卵似乎不是成对器官交替发生，而是在一侧卵巢连续发生。月经周期持续30天，两次月经之间间隔14～66天，持续时间可能受应激因素影响。在常规组织学中，很难识别个体卵泡分期，除了中晚期的优势卵泡外。在成年猴的卵巢中，有2～5个前优势窦状卵泡竞争形成优势卵泡。卵巢周期包括卵泡期的卵泡成熟，排卵及黄体期黄体形成，之后是黄体退化和月经来潮。整个周期是28～32天。周期包括卵泡期12～14天，围排卵间隔期约3天，黄体期14～16天。

（1）卵泡期（follicular phase）：子宫内膜腺体继续发育，从由疏松基质包围的直管状腺体（腺体内衬柱状上皮细胞，胞核呈圆形到卵圆形，位于细胞基底部），到中期发育成直或稍卷曲的由疏松水肿基质围绕的螺旋形腺体（腺体内衬中度或高柱状上皮细胞，胞核呈椭圆形），最后发育成腺上皮假复层化的拥挤的螺旋状腺体。子宫内膜厚度增加，部分原因是间质疏松水肿。

（2）黄体期（luteal phase）：排卵后14天，子宫腺体轻度至中度弯曲，内衬中等高度柱状上皮，腺体多含核下空泡，周围包绕疏松基质。腺体弯曲度增大，呈锯齿状，内衬中等至高等柱状细胞，腺体周围有稍松散的基质。接近黄体期结束时，腺体弯曲度降低，内衬中等高度柱状到立方状细胞。在没有受孕的情况下，黄体在排卵后14天退化，黄体细胞可见小空泡和核固缩。子宫内膜冗余，最终坏死和出血。

（3）月经期（menstrual phase）：子宫中，浅表的子宫内膜退化脱落，为子宫内膜的新周期做好准备。由于血管收缩，上半部分缺血，蛋白酶和炎症细胞的释放导致组织崩解。主要的形态学特征有组织坏死、血管血栓形成、微血管破裂和白细胞浸润。部分腺体和基质解体，腺体的内衬上皮与表面上皮之间的连续性丧失。子宫内膜被覆上皮脱落，子宫腔内可见游离的子宫内膜组织。

（4）再生期（regeneration phase）：再生期始于月经后期，上皮由暴露在腔内的剩余腺体残端开始增生。上皮细胞开始堆积并向两侧扩散，修复缺损。表面上皮由扁平上皮细胞组成。

5.犬（dog）[16] Chandra等对平均年龄为14.38个月的102只犬所处发情周期不同阶段的频度进行研

究，其中55只犬处于不发情期，28只处于间情期，9只处于发情期，5只处于发情前期，5只发育未成熟。约80%的犬处于不发情期和间情期。当采用少量犬进行毒理实验时，发情周期的不同阶段的分布将直接影响结果的解释。在未成熟的犬中，通常缺乏发情周期特定的临床征象。当第一个发情周期出现时，在触诊时可观察到前庭轻微肿胀，阴道少量充血（假发情前期）。在卵巢，原始卵泡出现在17天龄，到2月龄时原始卵泡数量达到顶峰。多乱性卵泡常见，5～6月龄时窦状卵泡退化。闭锁卵泡形状不规则，可见大量凋亡的颗粒细胞。未成熟犬中缺乏黄体。子宫内膜形成少量腺体，基质少，子宫肌层不发达。阴道可见复层非角化的鳞状上皮，基底细胞呈立方状，固有层含疏松结缔组织，平滑肌层未受刺激。4月龄时开始性成熟。在受控环境中，犬的第一个发情周期开始于8～14个月，每个繁殖季节只有一个发情周期，比格犬一年中约有1.5个发情周期。为了确定发情周期，激素水平和阴道涂片被证明是非常可靠的首选方法。犬发情周期较长，具体如下。

（1）发情前期（卵泡期，持续5～10天）：阴道分泌物带血，外阴水肿增大，摸起来温热，动物发情。在卵巢中，窦状卵泡发育为三级卵泡，每侧卵巢切片可见2～4个大卵泡，比未成熟犬多。卵泡内壁由多层小的嗜碱性颗粒细胞构成，被内膜中的细长细胞和毛细血管一级不明显的外膜包绕。在发情前期的后期，卵泡壁出现皱褶形成卵泡窦。上一个周期的闭锁性黄体也可能存在。子宫内，子宫内膜基质增多，水肿分布不均。横切面，管腔呈“X”形，子宫内膜基底腺和内膜上皮增生。后期，浅表层陷入基质内形成隐窝。毛细血管充血导致血管中有过多的血液，红细胞被压出血管进入子宫腔内形成血性分泌物。随着平滑肌细胞受刺激体积增大，嗜酸性增强，子宫肌层更发达。阴道上皮增厚，再发情前期早期没有角化。固有层因水肿而增大，由疏松结缔组织向胶原丰富的基质转变。阴道形成肿胀而凸起的皱褶。阴道涂片含有大量的红细胞、有核角化细胞和少量白细胞。

（2）发情期（黄体期或晚卵泡期，5～15天）：阴道涂片含有无核角化细胞、中等量红细胞和少量白细胞。卵巢中，每个卵巢只有4～6个三级卵泡，直径为3～8mm，向卵巢表面膨大。卵泡内衬数层折叠的颗粒细胞，然后卵泡壁内陷，颗粒细胞转化为黄体细胞。黄体化卵泡破裂，在发情期后期卵母细胞排出到卵巢外。子宫内膜出现水肿，排卵后水肿减轻，基质胶原增多，分泌腺成熟而肥大，阴道鳞状上皮厚度达到最高，角质层明显（角化过度/角化异常）。固有层显著增厚，含有致密的胶原束。雌性容易接受雄性。

（3）间情期（黄体期，50～80天）：阴道涂片含有舟状无核角化细胞，中等量红细胞和少量白细胞。间情期早期的卵巢中，功能完全的黄体中可以检测到细胞分裂活跃的黄体细胞，这在双侧卵巢都可以看到。细胞质呈颗粒状，嗜酸性。黄体中心区域出现腔隙充满嗜酸性蛋白液体、红细胞和少量炎症细胞。高峰时黄体直径可达3～12mm。间情期晚期自第20天起发生退化，黄体细胞的细胞质出现空泡化和脂质沉积，出现黄体细胞凋亡。子宫中，子宫内膜和子宫肌层最厚，细胞密度最高。基底部腺体呈螺旋状。早期基质致密，含成熟胶原和核弱嗜碱性的高隐窝细胞。晚期细胞质中性脂质积聚，呈高度空泡状态。到第3周，子宫内膜细胞凋亡明显，基底腺上皮扁平，基质胶原丢失。子宫内膜塌陷，最初可能导致子宫内膜腔增宽。在整个间情期，可见子宫内膜腺体分泌物与黄色色素沉积（含铁血黄素）。间情期早期的阴道，可见2～3层假复层立方上方或柱状上皮，伴有迁移的中性粒细胞和大量黏液细胞。间情期晚期上皮变化更大，由假复层立方上皮向层状鳞状上皮转变，伴有少量炎性细胞，以淋巴细胞为主，固有层和平滑肌层均退化。

（4）不发情期（80～240天）：阴道涂片可见含有颗粒胞质或空泡的上皮细胞及大量白细胞。卵巢中，黄体逐渐退化，体积缩小，移到更深处的髓质。黄体细胞呈不规则分叶状，胞质中可见大的空泡，巨噬细胞浸润和黄色色素沉积增多。在发情期后期，卵巢形成空泡，表示卵巢呈静止状态。卵巢皮质变得更加突出，由于含有许多初级卵泡和次级卵泡。残留的黄体成分可持续数月直至下一个发情周期。在子宫中，子宫内膜和肌层完全萎缩，胞质减少，核密度增加。阴道厚度降低，只有1～2层立方上皮。由于子宫内膜水肿和充血，发情期出血出现于发情前期至发情期。

食蟹猴和SD大鼠动情周期子宫内膜的主要变化见图9-3、图9-4。

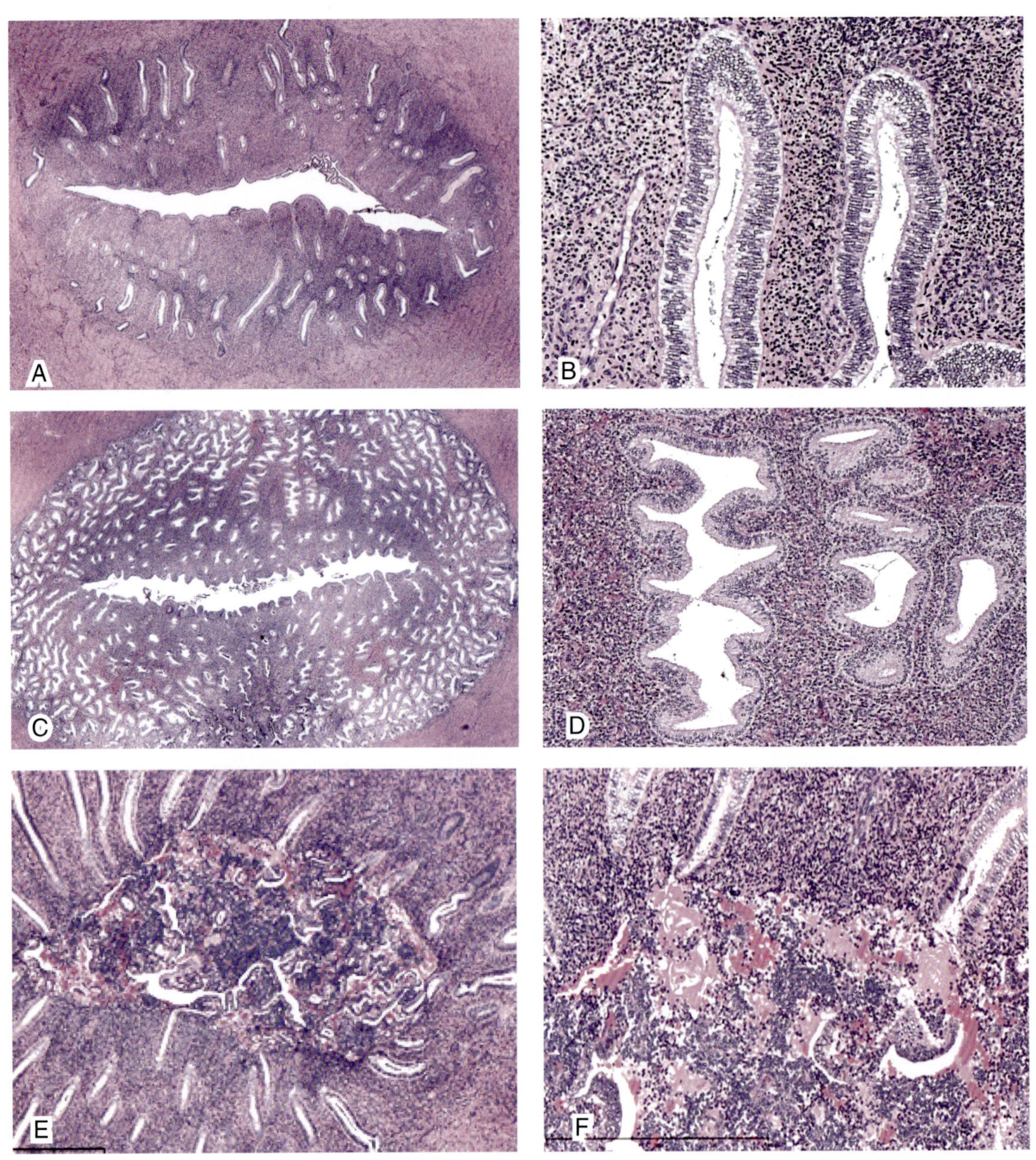

图9-3　**食蟹猴动情周期子宫内膜的变化情况**

A.卵泡期子宫内膜，腺体呈直管状，不弯曲；B.高倍镜观察，可见腺体内衬为柱状上皮；C.黄体期子宫内膜，子宫腺体轻度至中度弯曲状；D.腺体弯曲，内衬为高柱状上皮，腺体多含核下空泡；E.月经期子宫内膜，表浅的子宫内膜退化脱落，和血液混在一起；F.子宫腔内可见游离的子宫内膜组织，基底层子宫内膜直管状间质有炎症（选自昭衍病理数据库）

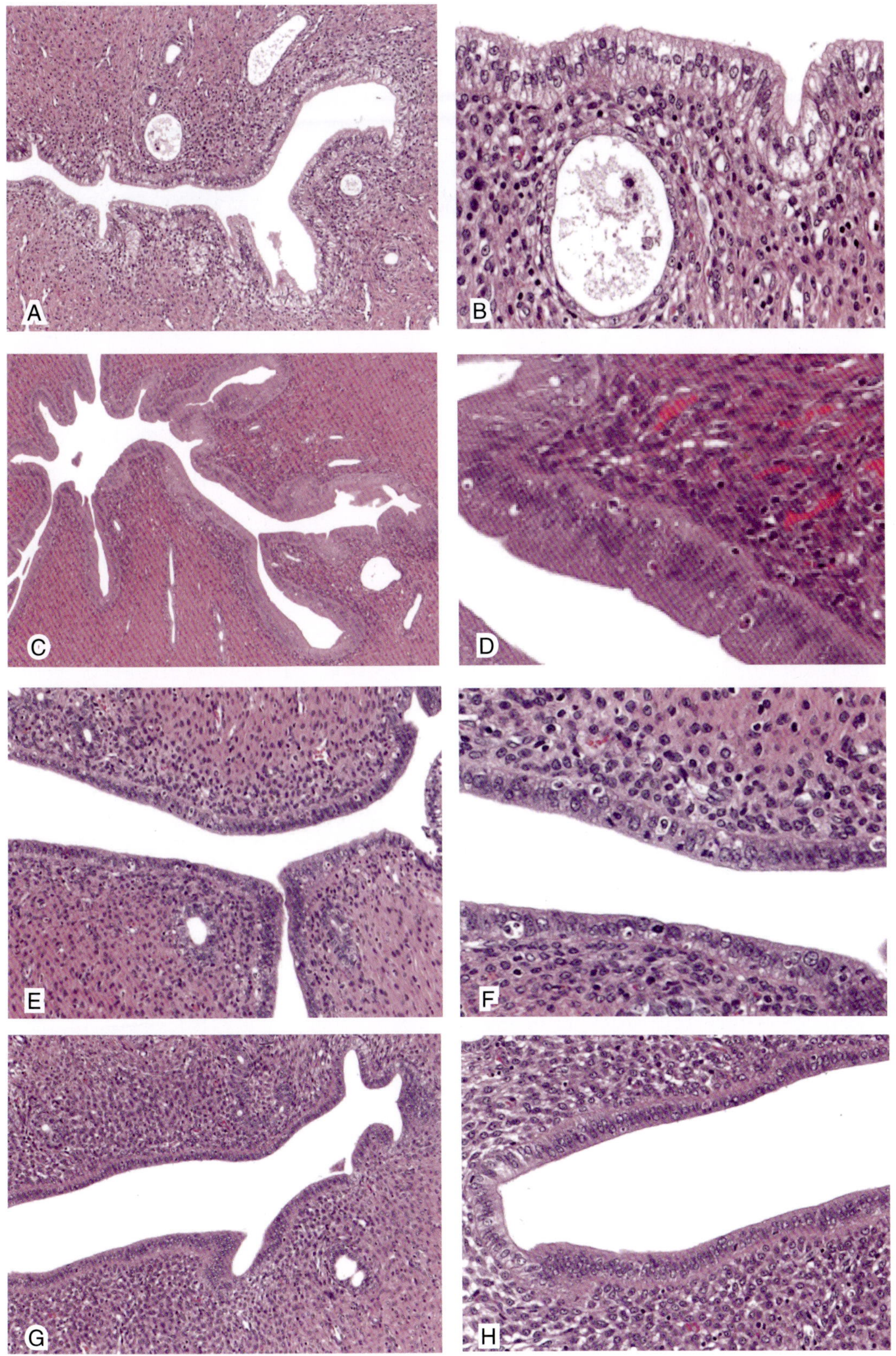

图9-4 SD大鼠动情周期子宫内膜的变化情况

A.动情前期，子宫腔开始有扩张；B. 动情前期，上皮细胞开始变为柱状，腺体肥大，黏膜下有炎症细胞浸润；C.动情期，子宫腔明显扩张；D.发情期，上皮细胞有明显凋亡，开始分裂象增加但很快变为减少，内膜有炎症；E.发情后期，上皮为柱状；F.动情后期，上皮细胞凋亡减少，核分裂象增多；G.间情期，腺体安静规则状态；H.间情期，立方上皮细胞或低柱状上皮细胞，内膜基质细胞呈拥挤状态（选自昭衍病理数据库）

三、雌性生殖系统毒性

大多数毒理学教科书中都有概述，其中最常见的是Haschek和Greaves的《毒理病理学手册》[17]。他们把雌性生殖系统毒性作用分为3类：诱发生殖系统不活跃的因素，诱发卵巢不活跃、而子宫和阴道极度活跃的因素，以及诱发卵巢、子宫和阴道极度活跃的因素。诱发生殖系统不活跃的因素可导致相关器官的萎缩。可能的原因是促性腺激素分泌减少、卵泡生长受损和干扰性激素合成。促性腺激素分泌可能直接受外源性物质、应激或营养摄入减少的影响。直接的毒性作用可减少卵母细胞和卵泡数量，导致黄体缺失。应激作用表现在肾上腺重量的增加和胸腺重量的减少，导致肾上腺素增加，进而增加糖皮质激素分泌，导致LH生成的频率或幅度降低。影响中枢神经系统的麻醉剂（吗啡）及阿片肽（β-内啡肽）化合物等也会干扰促性腺激素的分泌。卵泡的成熟包括颗粒细胞的活跃增生，这是正常生殖功能所必需的。外源性物质可直接损伤卵母细胞或间接破坏颗粒细胞的增生。性激素的合成可能会因为基础酶前体的供应或功能受限而受到影响。雌激素减少会导致卵泡早期死亡。营养不良会影响胆固醇的供应，而胆固醇是性激素合成的前体。干扰雌激素合成酶功能的化学品（如氨基谷胱甘肽）可通过抑制芳香化酶（一种P450依赖酶）阻断雄激素转化为雌激素。

诱发卵巢不活跃，而子宫和阴道极度活跃的因素包括自然性激素及人工性激素，如雌激素或孕激素的激动剂或拮抗剂。它们抑制促性腺激素的分泌，导致卵巢萎缩，但大剂量的外源性类固醇类物质会引起子宫和阴道增生及肥大。

增加促性腺激素分泌但缺乏负反馈调节的化学品可诱发卵巢、子宫和阴道极度活跃，进而导致生殖周期异常。其中一种化学品是黄体生成素释放激素（luteinizing hormone releasing hormone，LHRH）的类似物，用于治疗前列腺癌及外源性LH或HCG，人类绒毛膜促性腺激素用于治疗女性不孕。在大鼠体内，过量的LH会持续性刺激卵泡的生长和成熟，引起黄体生成，且不受卵巢类固醇激素水平的升高所抑制。当化合物引起多巴胺耗竭时，泌乳素水平升高，可使黄体的功能期延长，导致假孕。

四、自发性和毒性病变

（一）卵巢

1.卵巢萎缩（大鼠）　随着体内激素水平的下降，雌性动物的卵巢即开始逐渐萎缩。人类的正常卵巢约2cm大小，绝经期前后逐渐缩小，老年妇女卵巢可缩小成1cm以下呈瘢痕疙瘩状。在大鼠致癌实验的后期，可以见到某些老年大鼠卵巢萎缩（图9-5），此时卵巢体积缩小，镜下不见发育良好的卵泡和黄体，残留的主要为白体和纤维组织，有时伴有囊状卵泡，间质内或有色素沉积和脂质聚集，也可有淀粉样物质沉积和间质细胞增生。小鼠致癌实验中卵巢萎缩较大鼠更常发生。关于药物诱发的啮齿类动物卵巢萎缩，能干扰下丘脑-垂体-性腺的药物可影响年龄相关的动物卵巢萎缩。在啮齿类致癌实验中，也有报道供试品引起卵巢萎缩的案例。

2.卵巢囊肿　和人类相同，各种动物均可以发生卵巢囊肿（ovarian cyst），特别是卵巢终末期萎缩通常会出现大量的囊肿，但体积较小。由于卵巢囊肿的组织学类型有很多种，其发生的原因和机制各不相同。实验室啮齿类动物发生的卵巢囊肿最为多见，其类型较多，在诊断时，如果能够分类，建议使用分类名词。

（1）滤泡囊肿（follicular cyst）的体积较大，组织学的特征是囊壁内衬卵泡颗粒细胞，可有很多层，这种囊肿是下丘脑对滤泡刺激过度造成；另有一种是闭锁卵泡积液形成，囊壁受液体挤压变薄成单层细胞或只有结缔组织，但是仍能见到粒层细胞。滤泡囊肿需与囊状滤泡相鉴别，囊状滤泡一般体积较小（图9-6）。

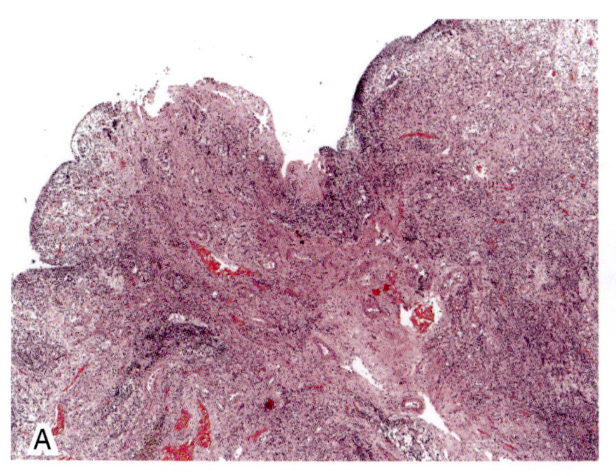

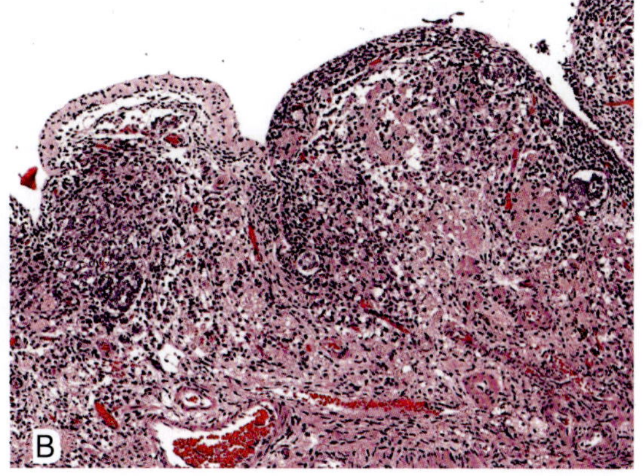

图9-5　老年大鼠卵巢萎缩

A.萎缩卵巢皮髓质界线消失，皮质的各级卵泡显著减少，间质纤维增生；B.高倍镜观察，可见皮质的各级卵泡显著减少，没有成熟卵泡和黄体，间质可见色素沉积（选自昭衍病理数据库）

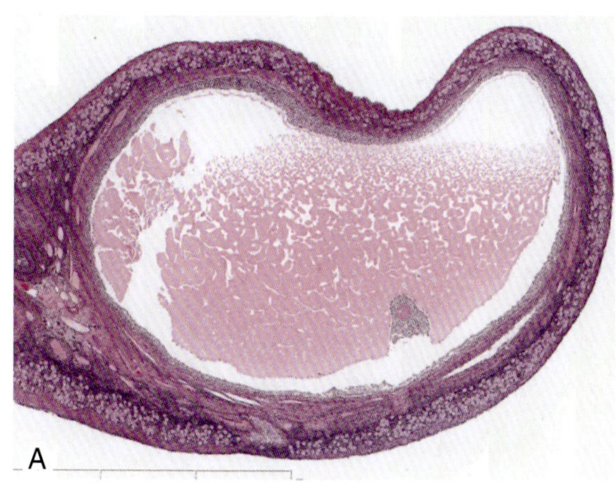

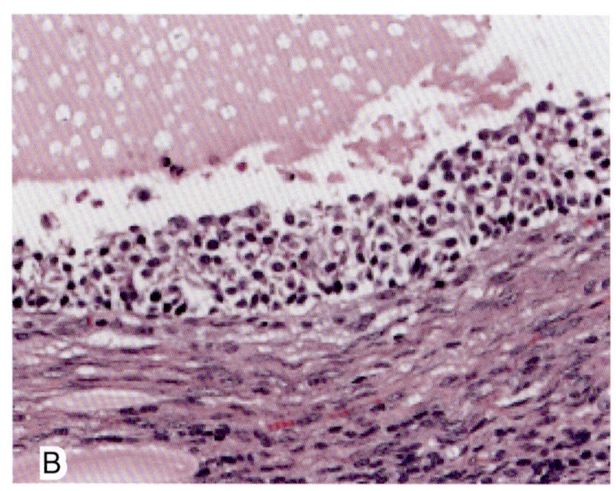

图9-6　大鼠自发性滤泡囊肿

A.囊肿体积较大，几乎占据了全部卵巢，囊内含有液体；B.囊壁为多层的颗粒细胞（选自昭衍病理数据库）

（2）生发上皮囊肿（epithelial cyst）：是卵巢表面上皮向实质内凹陷而成囊肿一般较小，内衬为立方上皮或扁平上皮，也有化生成纤毛柱状上皮（ciliated colummar epithelium），囊内可含浆液或黏液（图9-7）。

（3）黄体囊肿（corpus luteal cyst）：是指黄体内出血后吸收形成的囊肿，囊肿边区留有薄层的黄体细胞（图9-8）。

（4）卵巢网（冠）囊肿：囊肿来源于卵巢网，是中肾管的残留组织产生的。

（5）单纯性囊肿（simple cyst）：常指一类来源难以确定，为单方行为特征的囊肿，镜下见囊壁细胞消失，囊壁纤维组织增生。其组织来源可能部分来自退化的滤泡囊肿，部分则起始于表面的囊肿（图9-9）。

3.囊性卵泡增多　随着年龄的增长，囊性卵泡（cystic follicle）增多，黄体减少，常是排卵失败所致。此时卵巢内充满囊性卵泡，黄体少，囊性卵泡呈扩张状态，囊壁细胞层次变少，细胞变得扁平（图9-10）。某些药物也可以导致囊性滤泡增多。昭衍实验室用促卵泡激素皮下注射诱发大鼠和食蟹猴囊性卵泡增多。

4.卵巢肿瘤　人类女性卵巢肿瘤的发生率很高，组织学分类也非常复杂，这是卵巢的组织学结构特点所决定的。卵巢有3个主要的胚胎组织分化方向，一是卵巢表面的生发上皮，二是性索-间质分化的组织细胞，三是生殖细胞方向分化的组织细胞。人类卵巢生发上皮发生的肿瘤最为多见，啮齿类动物性索-间质细胞的肿瘤是发病率最高的自发性肿瘤。

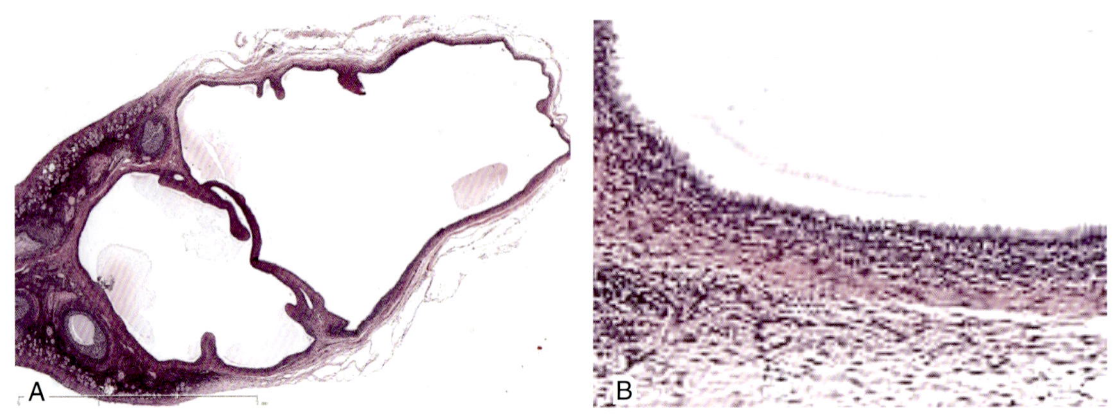

图9-7　大鼠自发性卵巢生发上皮囊肿

A.囊肿有2个囊腔；B.囊壁内衬纤毛上皮细胞（选自昭衍病理数据库）

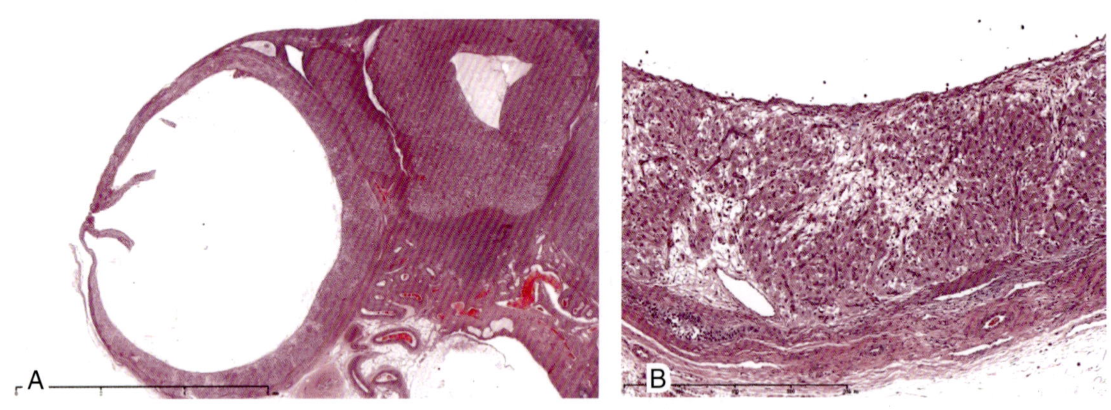

图9-8　比格犬卵巢黄体囊肿

A. 比格犬卵巢可见囊肿形成；B.囊肿壁内衬黄体细胞（选自昭衍病理数据库）

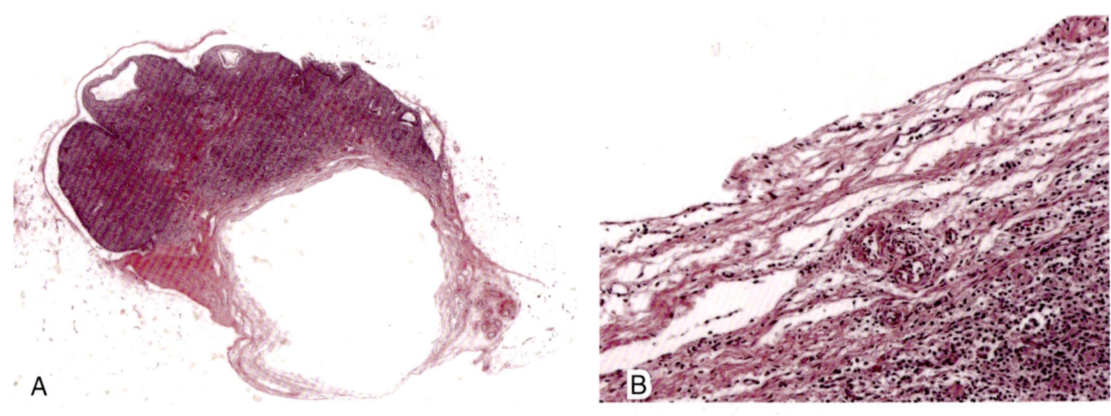

图9-9　大鼠卵巢单纯性囊肿

A.囊肿单房；B.囊壁细胞消失，纤维组织增生（选自昭衍病理数据库）

上皮来源的肿瘤包括浆液性腺瘤和黏液性腺瘤，如果肿瘤内有上皮增生形成的乳头，则称为乳头状浆液性腺瘤（图9-11A）或乳头状黏液性腺瘤。如果肿瘤形成单房或多房的囊，则称为浆液性囊腺瘤（图9-11B）或黏液性囊腺瘤。上皮来源的恶性肿瘤命名为各种组织类型的癌（图9-12）。

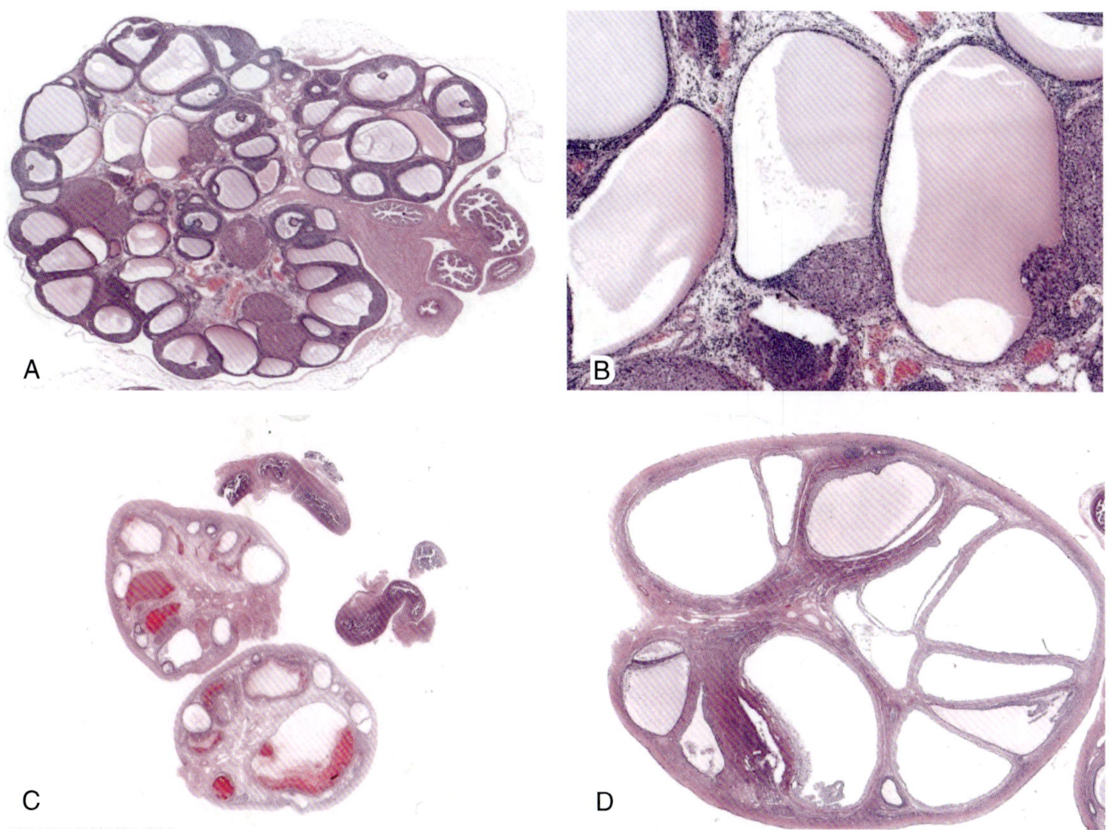

图9-10 大鼠和食蟹猴囊性卵泡增多

A.大鼠卵巢充满囊性卵泡，黄体少；B.囊性卵泡扩张状态，囊壁细胞变得扁平；C.食蟹猴卵巢内可见扩张的囊状卵泡，有的卵泡内有出血；D.卵巢被严重扩张的囊状卵泡充满，上方可见残存的正常卵泡（选自昭衍病理数据库）

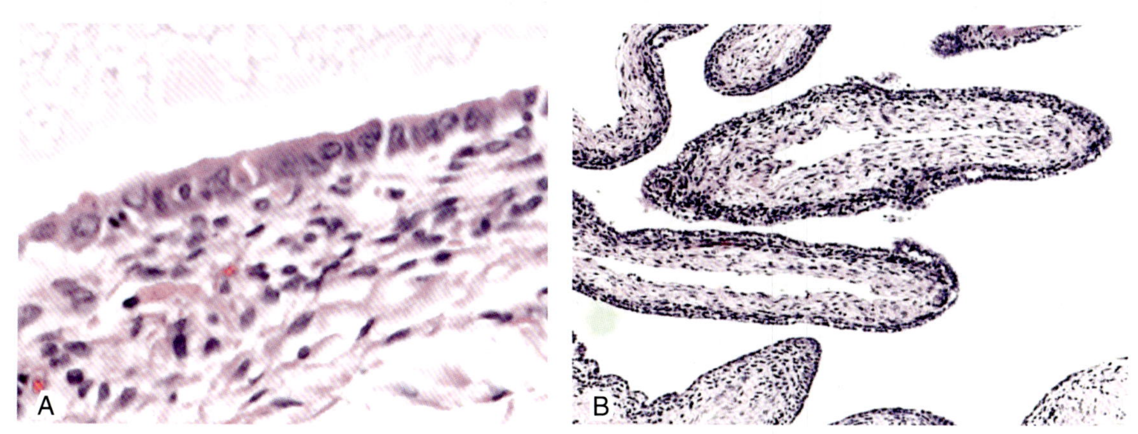

图9-11 大鼠卵巢浆液性囊腺瘤

A..乳浆液性囊腺瘤的浆液性上皮细胞；B.乳头状囊腺瘤，上皮和纤维组织突入囊腔形成乳头（选自昭衍病理数据库）

性索-间质细胞发生的肿瘤组织学类型较为多见，可以是颗粒细胞瘤、卵泡膜细胞瘤、睾丸间质细胞分化的肿瘤。这些类型的肿瘤是啮齿类动物最常发生的卵巢肿瘤。区别这些肿瘤的良、恶性，主要是观察肿瘤的侵袭性、出血、坏死及是否有转移。

生殖细胞肿瘤来源于不同分化阶段卵巢生殖细胞，由于原始的生殖细胞具有多方向分化的潜能，这组肿瘤的特点是结构成分复杂，各种成分常混合存在。组织学类型有无性细胞瘤（卵巢精原细胞瘤）、卵黄囊瘤、胚胎性癌和多胚瘤、畸胎瘤等。

啮齿类实验动物卵巢还可以发生一些软组织肿瘤，如纤维瘤、血管瘤、卵巢系膜平滑肌瘤等，以及转移性肿瘤，如淋巴瘤和白血病（图9-13）。

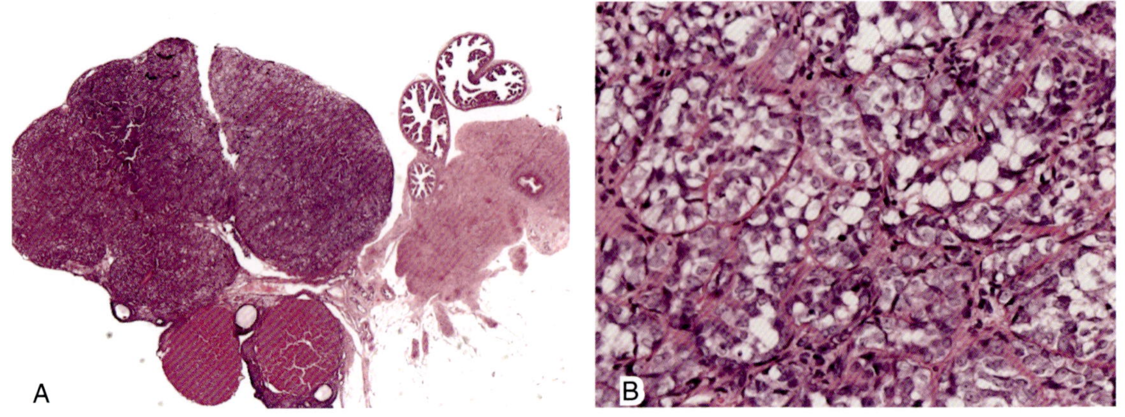

图9-12 **大鼠卵巢腺癌**

A.一侧卵巢生长的肿瘤结节；B.肿瘤细胞由大小不等的腺体结构组成，细胞异型性明显（选自昭衍病理数据库）

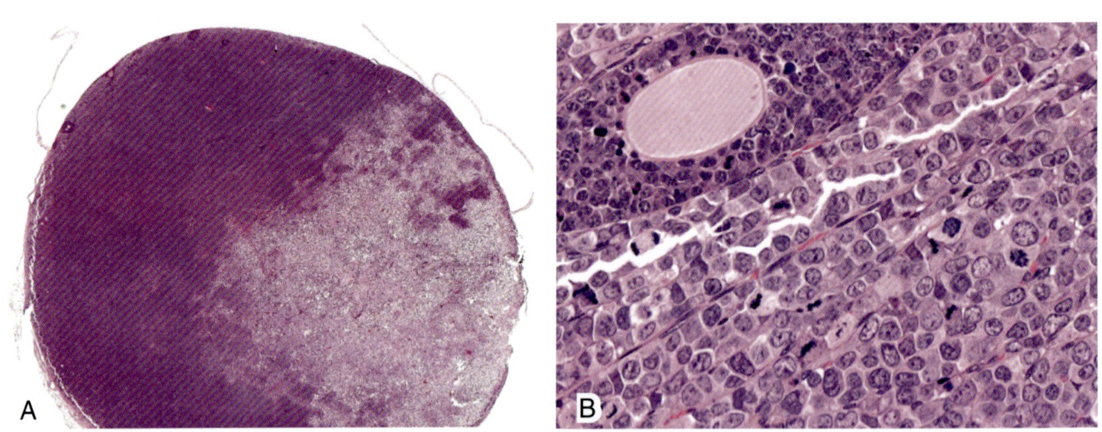

图9-13 **小鼠卵巢白血病转移**

A.卵巢增大，实质被肿瘤侵占，上方可见残存的卵泡；B.高倍镜下观察见白血病细胞弥漫浸润卵巢组织，左上方可见残存的生长卵泡（选自昭衍病理数据库）

5.卵巢的脂肪变、脂质沉积症和磷脂症　卵巢的脂肪变是指在卵巢间质中出现多量的脂肪细胞，这些细胞来自卵巢基质细胞、卵泡膜细胞或颗粒细胞的脂肪细胞转化，其原因可能是某些因素抑制了类固醇的合成而促成了脂肪化；脂质沉积症是体内脂质或类脂代谢产生过多，随血液循环到全身各处组织沉积下来，并被巨噬细胞吞噬而成；而磷脂症主要指化学药物诱发的脂质沉积（图9-14）。

6.卵巢矿化　大鼠和小鼠卵巢偶可发现有矿化（mineralization），是一种原因不明的自发性病变。矿化的发生有3种情况：卵母细胞矿化（oocyte mineralization）、黄体矿化（corpus luteum mineralization）和间质细胞矿化（interstitial cell mineralization）。其形态学表现为嗜碱性、颗粒状物质部分或全部取代了卵巢组织和细胞。食蟹猴也可以发生卵巢的矿化，一般常见于较年轻的食蟹猴，主要发生于原始卵泡，它们可能是卵泡闭锁后坏死的卵母细胞（图9-15）。

7.其他病变　包括子宫内膜移位、两性畸形、骨化、血管病变如血栓等（图9-15）。

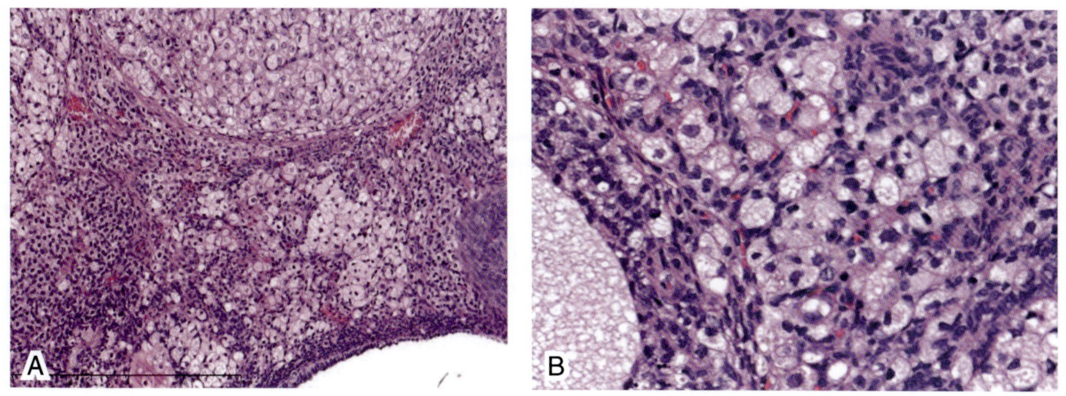

图9-14 **大鼠卵巢间质泡沫细胞积聚（磷脂症）**

A.卵巢间质内可见多灶泡沫状细胞积聚（某新型靶点抗癌药诱发，该化学药诱发了大鼠全身多器官的脂质沉积，卵巢是其中一个）；B.吞噬了脂质的细胞体积大，胞质成泡沫状，细胞核往往位于中间（选自昭衍病理数据库）

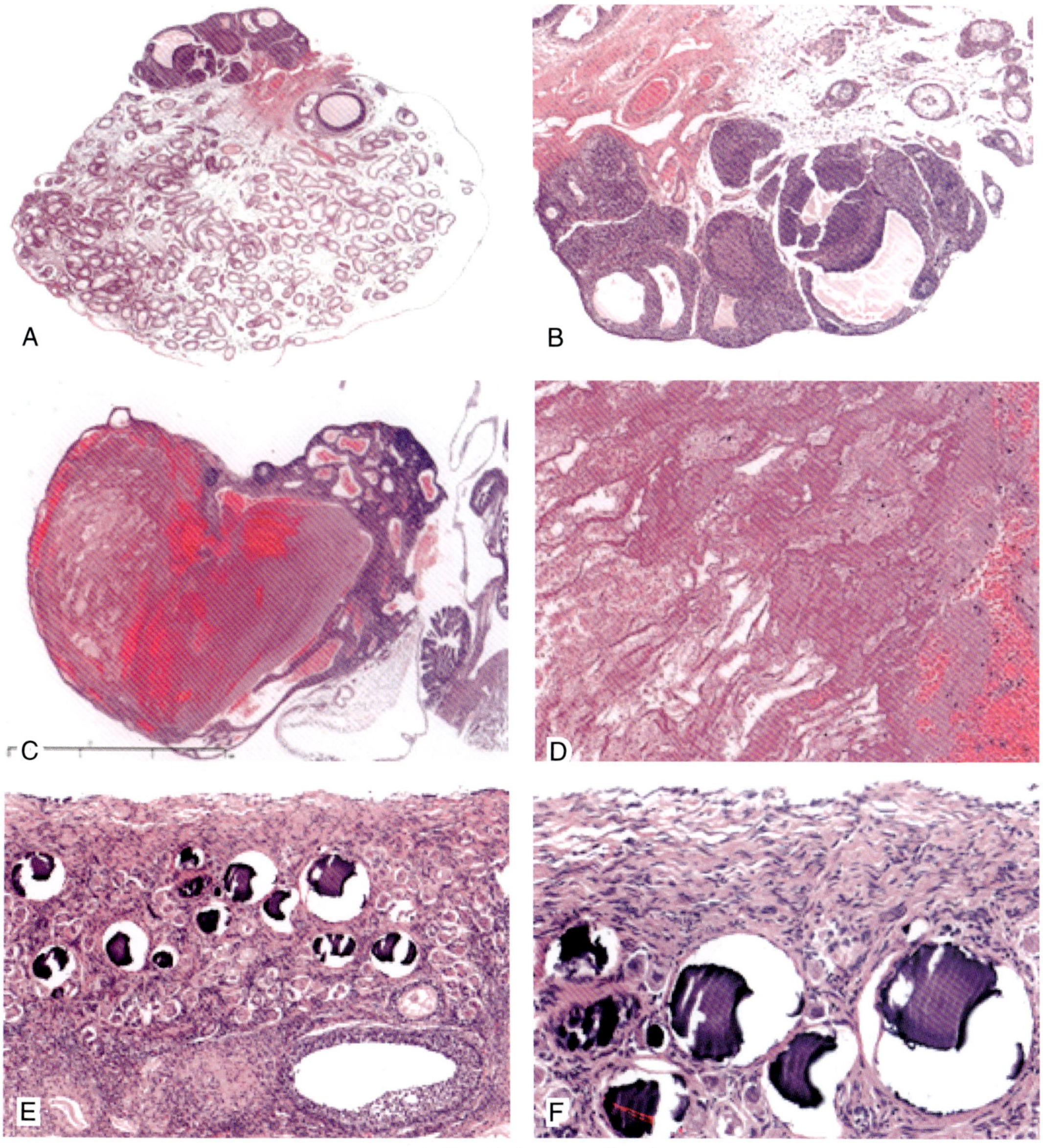

图9-15 **卵巢两性畸形、血栓形成和矿化**

A. 大鼠两性畸形，图上方可见较完整的卵巢，下方可见完整的睾丸；B.卵巢和睾丸连在一起，均呈不同程度的发育不成熟状态；C. 小鼠卵巢内血管有巨大血栓形成；D.血栓内可见沉积的血小板、纤维素和红细胞；E.食蟹猴卵巢卵泡矿化；F. 矿化主要发生在生长卵泡，卵泡内细胞消失，代以嗜碱性深染的物质（选自昭衍病理数据库）

（二）子宫

1.萎缩　雌性动物成熟后，子宫内膜和肌肉组织的变化一直接受雌性激素的调控。大致的原因是雌激素的缺乏或抑制均可导致子宫内膜和肌层的萎缩。萎缩可以是自发性病变，但是给予能损伤卵巢组织或抑制卵巢产生雌激素的药物就可以引起子宫萎缩。

2.鳞状上皮化生　子宫内膜是柱状上皮。在某些因素作用下，为了适应环境而转变为其他的上皮形态，特别是化生为鳞状上皮，即鳞状上皮化生（metaplasia）。实验动物鳞状上皮化生可以是偶发的自发性病变，可能动物体内雌激素水平较高。但在多数情况下是给予过多雌激素造成。大鼠、小鼠、犬和非人灵长类动物均可以给予该剂量的雌激素诱发。组织学观察，子宫内膜表面和深层腺体均可以发生鳞状上皮化生。

3.子宫内膜增生　子宫内膜的周期性变化从始至终都是在卵巢激素额度调控之下，高雌激素状态下，无论是人还是实验动物均会发生子宫内膜增生（endometrial hyperplasia）。子宫内膜增生可以是自发性病变，但在实验动物，主要是给予外源性雌激素或具有雌激素作用的药物所导致。实验动物常因不同的药物剂量、不同的动物及不同动物耐受不同等因素，子宫内膜增生的病变常有所差异，在诊断中需考虑这些因素，特别是要和高分化的子宫内膜腺癌相鉴别，注意观察腺体组织结构的异型性、基质的缺失、腺体的背靠背现象、肿瘤细胞的异型性和是否有周围组织浸润及远处转移。

4.子宫内膜息肉（endometrial polyp）　是指子宫内膜的腺体或基质细胞增生形成肿物突入子宫腔，呈息肉状外观，故命名为子宫内膜息肉。在人类病理学所使用“息肉”一词，通常是指一种形态，而并非真正的肿瘤，如在慢性炎症时有实质细胞增生、血管增生，慢性炎细胞增生形成的炎性息肉。子宫内膜息肉在啮齿类实验动物中比较常见，也可以偶见于犬类和非人灵长类动物。由单纯子宫内膜基质细胞增生形成的息肉称为子宫内膜基质细胞息肉（图9-16）。由子宫内膜腺体增生为主形成的息肉，常被称为腺瘤性息肉。对于这种息肉，应该注意增生的腺体是否有组织结构及细胞的异型性，以及是否有浸润现象，以判定其是否有非典型性增生和癌变。

5.子宫肿瘤　主要包括上皮性肿瘤和间叶肿瘤。对于实验动物而言，子宫和子宫颈的肿瘤常被看作是一种不常见的自发性的病变。在致癌实验中，有些报道认为激素对啮齿类动物生殖系统有致癌作用，如长期用避孕类固醇处理啮齿类动物可增加子宫内膜息肉和子宫内膜间质细胞肉瘤。在致癌实验中，有报道用培高利特（pergolide，硫丙麦角林）在大鼠和小鼠中诱发了子宫内膜间质细胞肉瘤（图9-17～图9-20）。

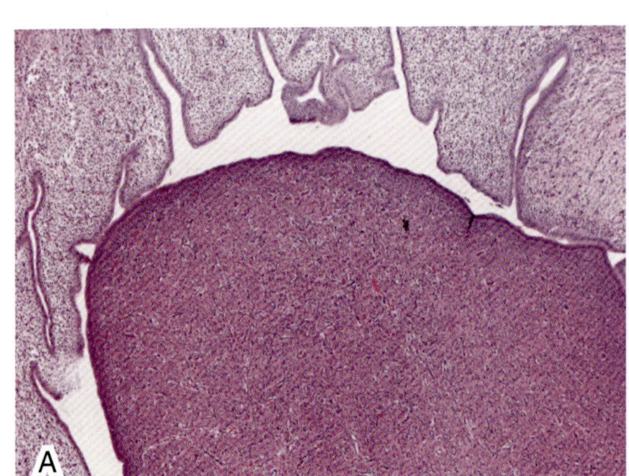

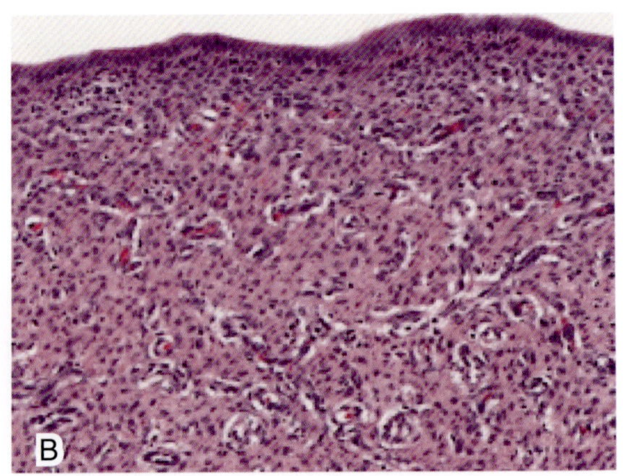

图9-16　子宫内膜基质细胞息肉

A.息肉样肿物突入子宫腔；B.高倍观察息肉主要由子宫内膜基质细胞组成，也有较多的血管增生，表面覆盖子宫内膜上皮细胞（选自昭衍病理数据库）

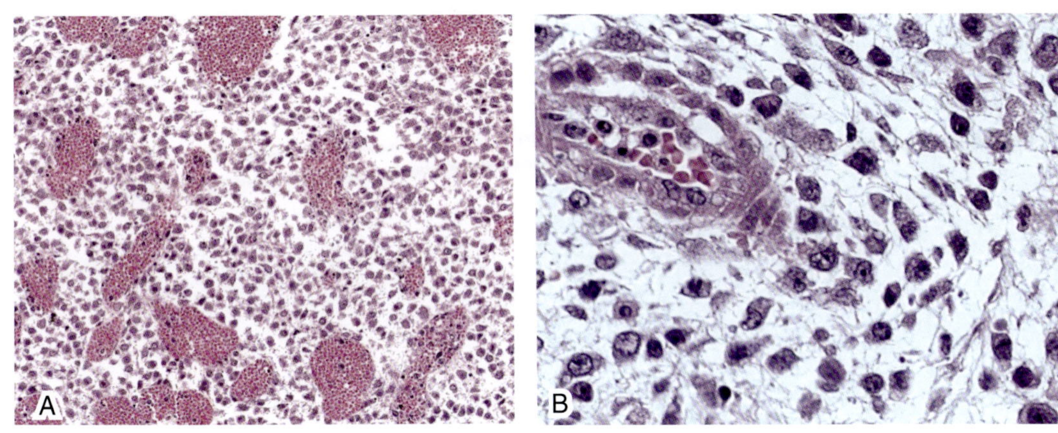

图9-17 大鼠子宫内膜间质细胞肉瘤（自发性病变）

A.肿瘤由弥漫均匀排列的子宫内膜间质细胞构成，并有较多的血管；B.高倍镜观察。可见肿瘤细胞大小不等，有明显的异型性，可见核分裂象（选自昭衍病理数据库）

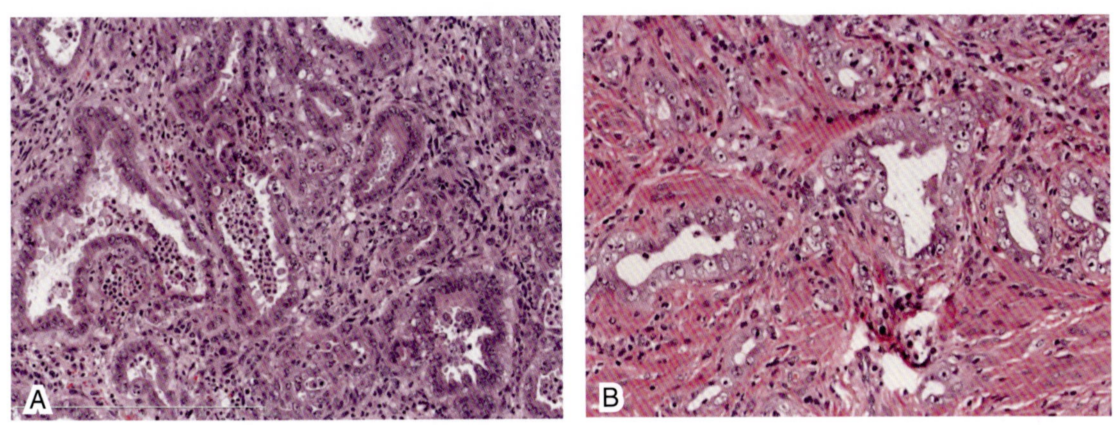

图9-18 大鼠子宫内膜腺癌

A.癌性腺体大小形状不规则，浸润性生长，间质有纤维增生；B.癌组织侵入子宫平滑肌层（选自昭衍病理数据库）

（三）子宫颈

子宫颈是子宫和阴道之间的连接部分，是保护子宫的屏障。灵长类动物的子宫颈是一个融合完整的管道，啮齿类动物则有2个独立的宫颈管道。子宫颈上端被覆黏液柱状上皮，宫颈下段被覆鳞状上皮，两种上皮均在动情周期中显示周期性变化。在安全评价试验中每一个雌性动物的子宫内膜、子宫颈和阴道都处在各自的周期变化中。子宫颈常见的自发性或诱发性病变包括宫颈炎、那波囊肿、上皮的鳞状化生、表皮囊肿、腺病和肿瘤等。

1.宫颈炎和那波囊肿　子宫颈炎症通常是慢性非特异性炎症，表现上皮细胞的变性甚至坏死，黏膜下慢性炎细胞的浸润，有时伴有那波囊肿（Nabothian cyst）。其形成原因是炎症和纤维增生压迫腺体颈部使黏液潴留（图9-21）。

2. 大鼠宫颈表皮囊肿　表皮囊肿是宫颈表皮下陷埋入表皮下形成的囊肿，囊肿壁是复层扁平上皮，囊肿内可有大量的角化及角化不全物质（图9-22）。

3.鳞状上皮化生　化生（metaplasia）是指一种分化成熟的细胞类型被另一种分化成熟的细胞类型所代替的过程。化生并不是由原来的成熟细胞直接转变所致，而是该处具有分裂增殖和多向分化能力的幼稚未分化细胞、储备细胞或干细胞转向分化的结果。子宫颈的腺上皮被鳞状上皮取代，便是发生鳞状上皮化生，在女性和实验动物的子宫颈内膜是一种常见的现象。大鼠给予雌激素类药物可以引起子宫颈内膜腺上皮的鳞状化生，但小鼠却少有发生。

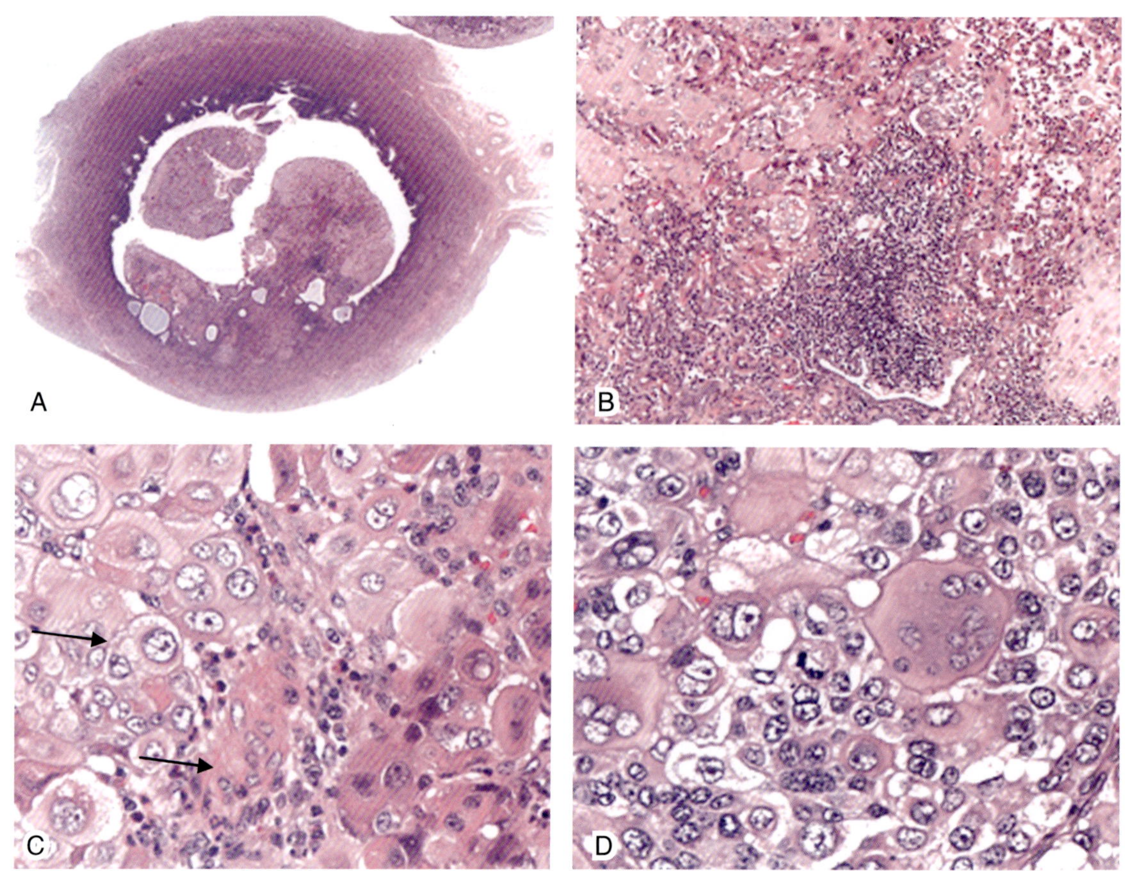

图9-19　食蟹猴子宫绒毛膜上皮细胞癌

A.肿瘤从一侧子宫内膜生突向管腔生长成一个结节；B.肿瘤组织与子宫内膜连接处有浸润，并伴有炎症细胞浸润；C.高倍镜观察癌组织主由混合存在的异常增生的细胞滋养层细胞及合体滋养层细胞构成，细胞滋养层细胞大小不一，胞质丰富，细胞核染色浅，合体滋养层细胞胞质腔嗜酸性，有多个核；D.图中央可见核分裂象（选自昭衍病理数据库）

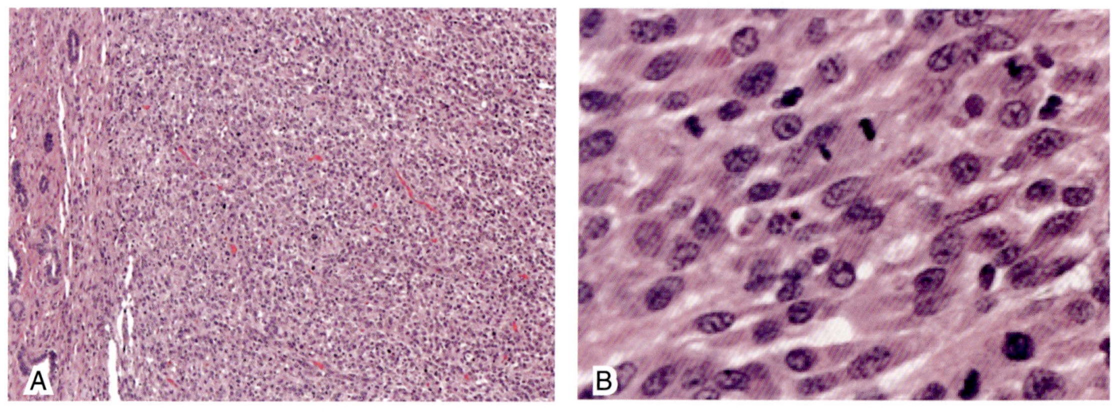

图9-20　大鼠子宫平滑肌肉瘤

A.肿瘤位于黏膜下，浸润性生长；B.高倍观察肿瘤细胞有纵向排列倾向，细胞核略呈椭圆形或圆形，有较多的核分裂象，并可见类似平滑肌细胞的长形细胞质，细胞质嗜酸性（选自昭衍病理数据库）

4.腺病（adenopathy）　是指宫颈和阴道有腺体形成的情况。这种腺体的形成现象是腺瘤性分化或腺瘤性增生。子宫颈腺病是一种十分少见的自发性病变。组织学观察，可见病变一般发生在穹窿部位宫颈和上部，也可以扩展至阴道中部。青春期前和青春期小鼠发生的子宫颈腺病可以见到异源的柱状上皮。诊断子宫颈腺病时须注意和宫颈腺癌相鉴别，主要是看细胞的异型性和浸润性生长的情况。

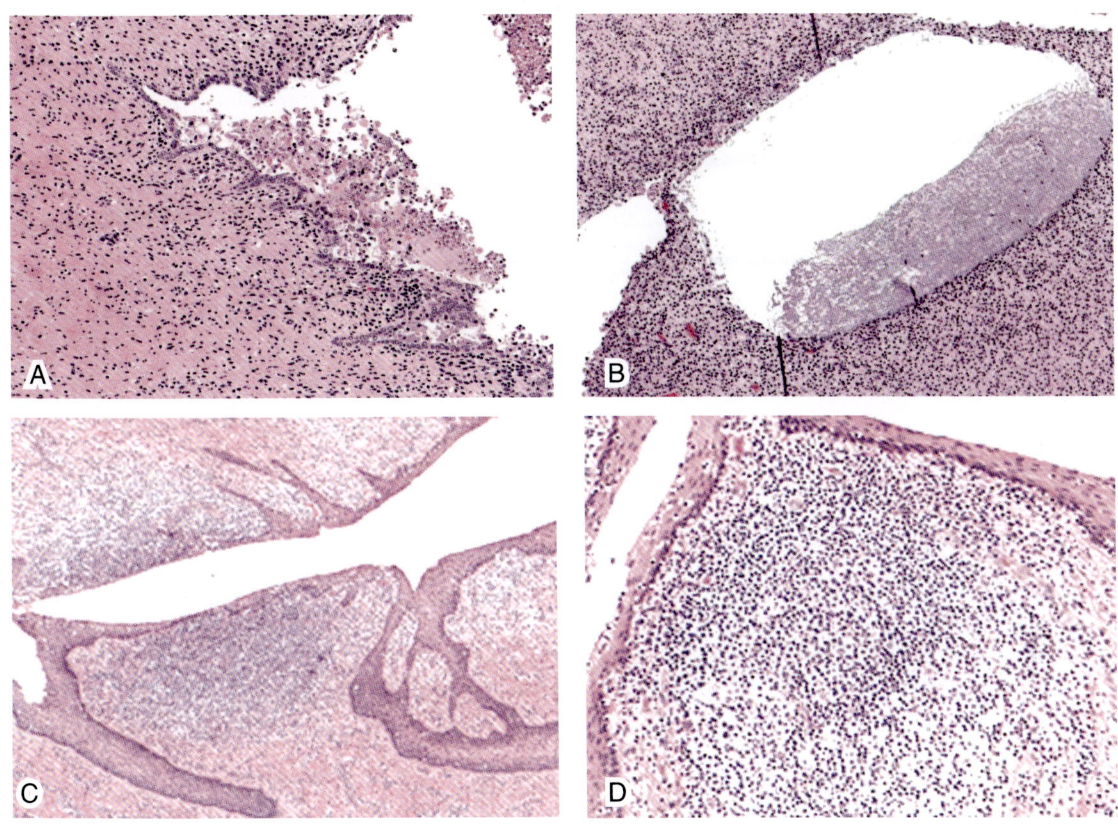

图9-21 **大鼠子宫颈炎**

A.子宫颈黏膜炎症，黏膜下淋巴细胞浸润，黏膜表面有急性渗出物；B.慢性子宫炎伴那波囊肿形成；C.食蟹猴慢性宫颈炎，黏膜下大量炎细胞浸润；D.主为淋巴细胞，可见淋巴滤泡形成（选自昭衍病理数据库）

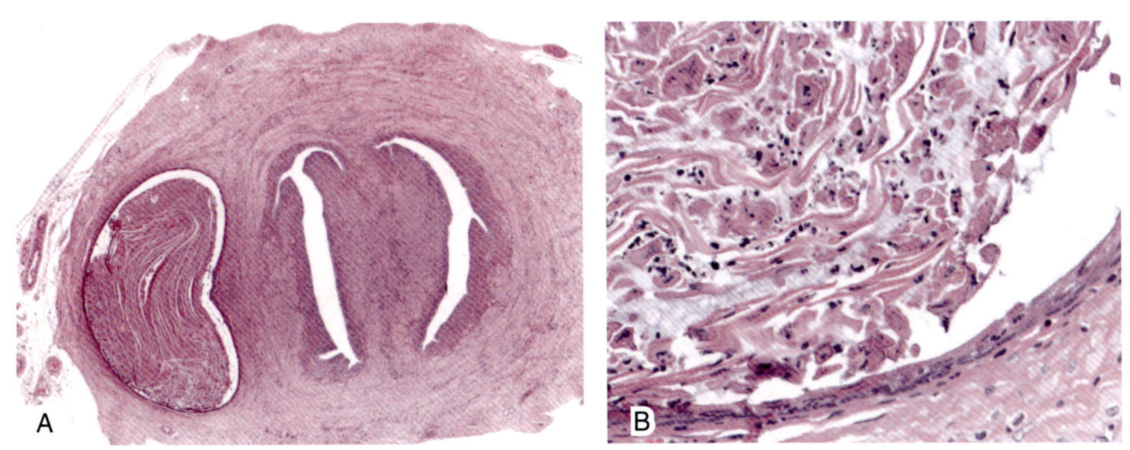

图9-22 **大鼠宫颈表皮囊肿**

A.子宫颈横切面可见一侧有囊肿；B.囊肿壁是复层扁平上皮，囊肿内有大量的角化及角化不全物质（选自昭衍病理数据库）

5.宫颈上皮磷脂质症（cervical epithelial phospholipidosis） 通常是药物诱发的全身性磷脂质症的一部分（图9-23）。

6.肿瘤 由于子宫颈上皮有鳞状上皮部分和腺上皮部分，因此，子宫颈可以发生来源于这两种上皮的肿瘤，如鳞状上皮乳头状瘤、角化棘皮瘤、腺瘤和腺癌。

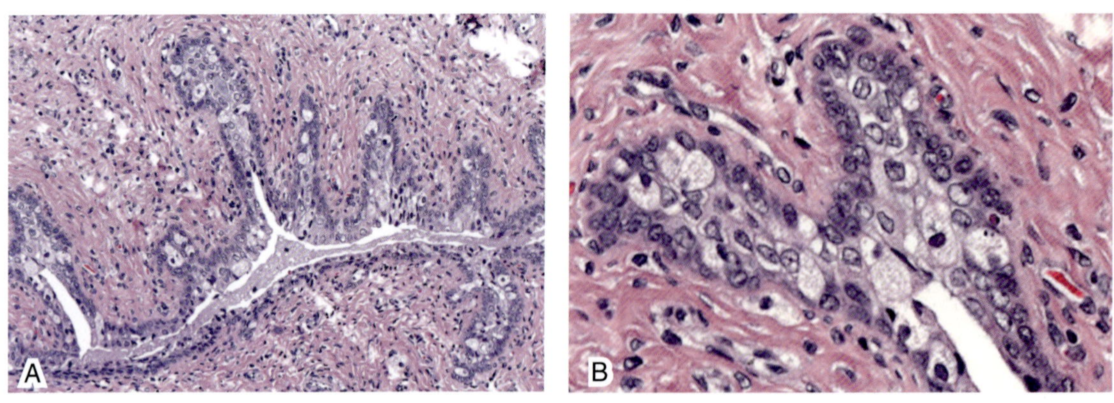

图9-23　**大鼠子宫颈腺上皮磷脂沉积（某新靶点抗癌类药诱发）**

A.子宫颈腺上皮可见空泡化的细胞；B.空泡化的细胞肿大，胞质呈泡沫状（选自昭衍病理数据库）

（四）阴道

阴道（vagina）是一个纤维和肌性的管道，黏膜层由复层扁平上皮覆盖，黏膜下没有腺体。和子宫、子宫颈的黏膜一样，阴道黏膜也是随着动情周期而出现各种变化。给予性激素和有激素作用的药物就可以改变阴道黏膜的周期变化。不同动物的周期变化有所差别。阴道黏膜常出现的病变包括阴道扩张、过度角化（图9-24）、炎症及肿瘤。过度角化通常是雌激素和避孕药诱发的病变，也有阴道直接应用刺激性药物而诱发。炎症多是自发性病变，但在安全评价试验中阴道涂抹给药看治疗作用，也可以诱发阴道炎症。实验动物阴道自发性肿瘤较少见，但在啮齿类致癌实验中，已发现某些化学物质可以诱发阴道肿瘤。

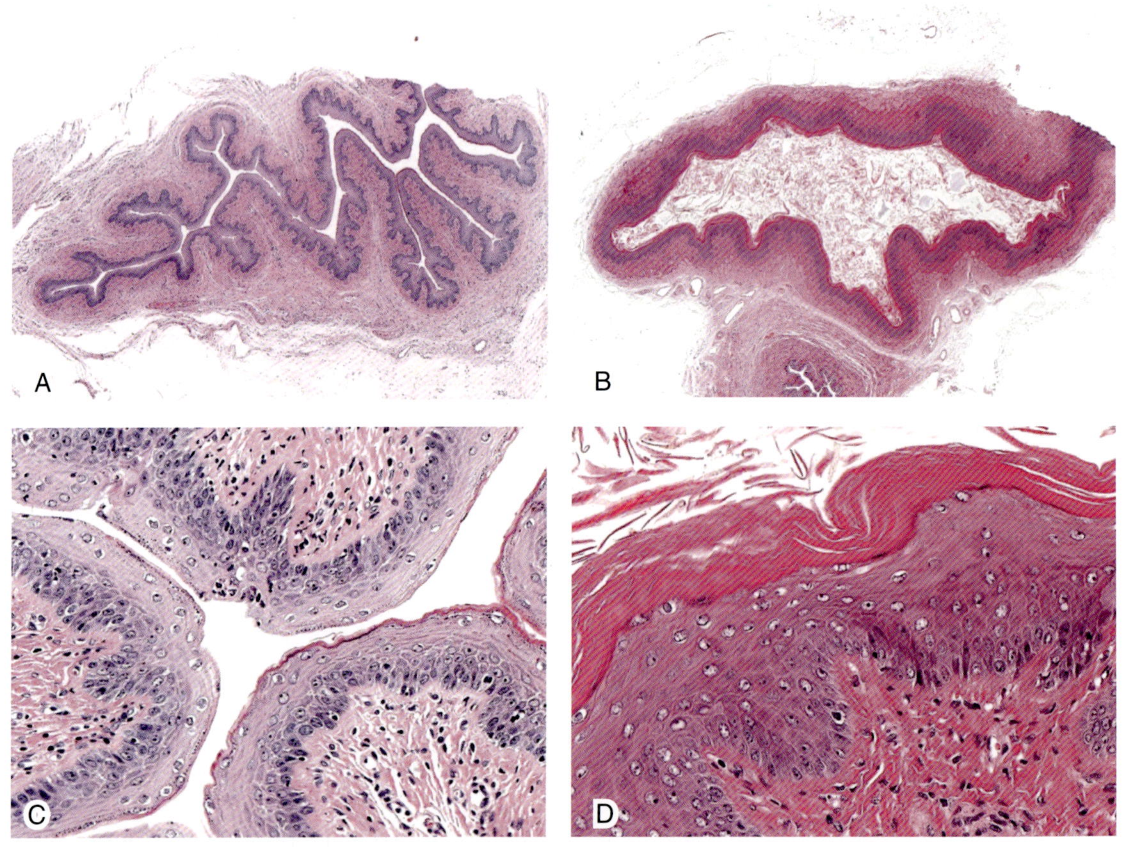

图9-24　**大鼠阴道扩张黏膜过度角化（某中药毒栓阴道给药刺激诱发）**

A. 正常大鼠阴道；B.扩张的大鼠阴道；C.正常阴道鳞状上皮表面轻微角化层；D.给药大鼠阴道鳞状上皮过度角化（选自昭衍病理数据库）

（五）阴蒂腺病变

阴蒂腺（clitoral gland）的感染病变很常见，这是由于啮齿类实验动物外阴很容易被不良环境污染。我们在大鼠致癌实验中，经常能看到阴核腺的急慢性感染（图9-25），但阴核腺肿瘤不常见。

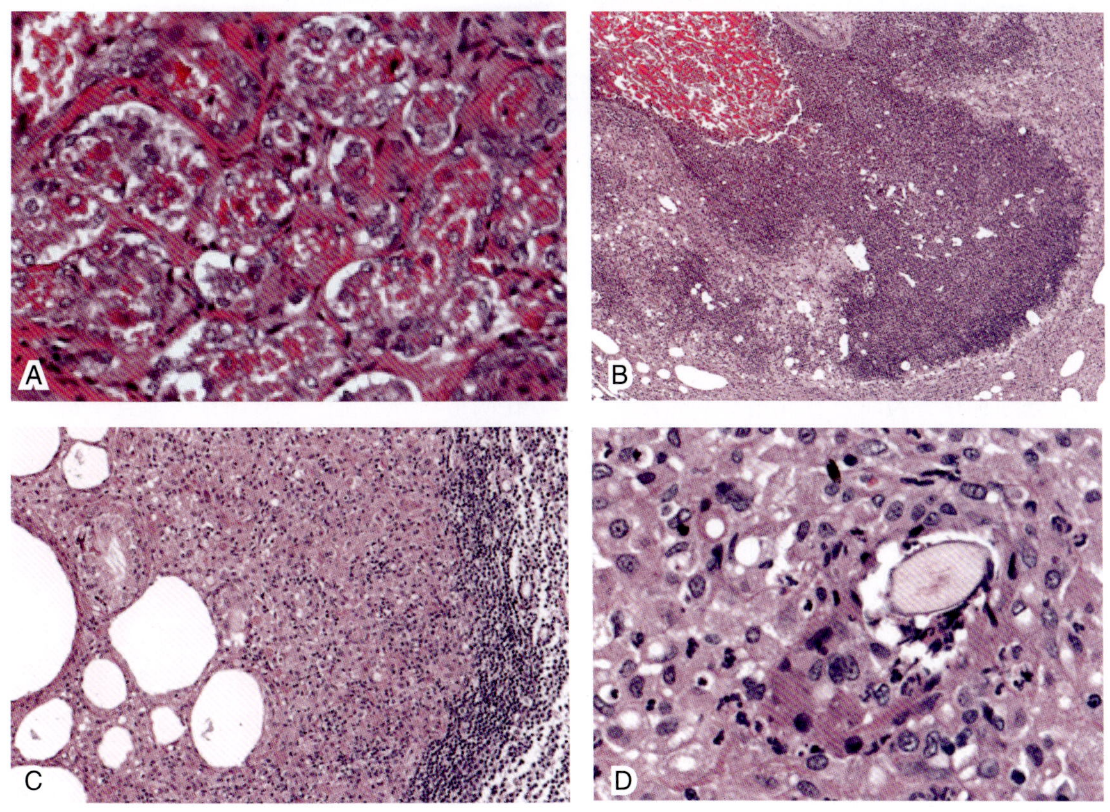

图9-25 **阴核腺急慢性炎症**

A.大鼠正常阴核腺，和雄性包皮腺相似，腺体有皮脂和浆液分泌功能，可见深嗜伊红染色的顶浆分泌颗粒； B.阴核腺急性炎症，脓肿形成；C.慢性阴核腺炎，肉芽肿形成，可见大量上皮样细胞，外周有淋巴细胞围绕；D.肉芽肿中心可见异物和多核的异物巨细胞（选自昭衍病理数据库）

第二节 乳 腺

在出生时，乳腺（mammary gland）可以归类为改建过的汗腺（管泡状的），在刚出生时是不发达的。动物的乳腺是由单个单层立方上皮按首尾顺序发展而来。高含量的激素会影响乳腺的发育。本节我们将概述它的发育过程，着重介绍乳腺在不同种属之间的差异，以及一些可以影响乳腺发育的激素对其的影响。由于常用的实验室动物的乳腺组织通常相对不成熟，这些动物的乳腺系统发生的，较明显的病变比较少见，毒性病理学中比较常见的乳腺病变常见于啮齿类动物。本章将参考INHAND（大鼠和小鼠病变命名和诊断的国际统一标准）的指导原则，以便对常见的乳腺相关病变获得统一的术语和诊断标准。

乳腺由上皮内衬导管和腺泡组成，位于脂肪垫内，被成纤维细胞、免疫/炎细胞、血管及淋巴管包裹着，上皮细胞排列在基底膜和肌上皮表面，上皮细胞是分泌细胞，而肌上皮细胞具有收缩、黏附和结构形成作用。乳腺的生长、分化、退化和萎缩的发育过程受到垂体和性腺激素的控制，也受脂肪垫其他细胞产生的激素的影响。

雌性动物乳腺在青春期发育成为第二性征，即外胚层增厚，从胸腔到腹股沟沿着腹壁发育，细胞聚集、增殖和分化，形成简单的乳腺芽。它们与覆盖的间质和初级表皮芽一起发育，从芽顶长出，萌发，分支，发育成导管系统。乳腺的脂肪组织源于中胚层。乳腺作为继发性组织，大叶由许多小叶组成，每一个小叶是由血管网和结缔组织间质包裹的腺泡组织（小管腺泡细胞）。乳汁由输乳管（层状立方细胞）排出，经由腺窦进入由复层扁平上皮构成的乳突窦。肌上皮细胞位于腺泡上皮和基底膜间。当乳腺充分发育时，由催产素控制乳腺小叶收缩以排出乳汁。雄性乳腺在上皮芽阶段停止发育。

一、乳腺的发育

（一）啮齿类动物

啮齿类动物（rodent）在本节只介绍小鼠和大鼠。小鼠从妊娠第10.5天开始，5组乳腺芽和邻近的间质变得致密，并开始调节乳腺芽的延伸，在仔鼠出生前，导管的分支和管腔形成。大鼠从妊娠第12天开始，6对乳腺芽在分娩时发育成更复杂的分支形态。在阴道口开放前，导管出芽明显且丰富，末梢芽（增生性成分）开始分裂成3～5簇的腺泡芽，管腔被立方上皮细胞包围。导管/小导管由1～2层立方上皮构成，周围是由基底膜覆盖的肌上皮细胞构成。在青春期前的雌性大鼠中，乳腺导管呈单层或双层立方上皮排列，散在分布，最终形成由3～6层中等大小细胞构成的多层终末芽，细胞缺乏细胞质，但见椭圆形核质。生长和分支在出生后继续，在青春期呈指数增长，在21～55天生长速度达到峰值。腺泡芽形成小直径的复杂腺泡，内腔明显，内衬单层低立方上皮。后续导管的发展需要雌激素的作用。孕激素、雌激素及泌乳素是妊娠期间乳腺小叶发育所必需的，同时也受动情阶段的影响。在4～5天的幼鼠，只能看到细微的差别。随着年龄的增长和黄体酮时间的延长，会出现伴随乳腺腺体广泛出芽和小叶形成的明显的假妊娠反应。在中年处女大鼠，在8～14月龄会出现泌乳素水平升高，分泌活性不正常，导管扩张，囊肿和乳囊肿形成，上皮增生，导管周围纤维化，进而进入生殖衰老状态。成熟大鼠的乳腺形态差异见表9-3[18]。

雄性动物乳腺在发育过程中更容易受到内分泌的影响，而在成年雄性大鼠中则更容易有患上癌症的风险。小鼠妊娠第14天左右，在雄性激素的作用下，雄性小鼠乳腺的雏形被破坏，乳腺周围间质和剩余小的乳腺上皮凝结。成年大鼠乳腺的腺泡较多，导管较少，内衬可见空泡的单层立方上皮或假复层上皮。了解并熟悉这些乳腺发育过程中的生理和形态学的变化，有助于安全评价工作中乳腺正常病变、自发性病变和毒性病变的正确诊断。成熟雄性大鼠和雌性大鼠乳腺的区别见表9-3及图9-26。

表9-3 成熟大鼠的乳腺形态学区别

形态	雄性大鼠	雌性大鼠
整体结构	小管状腺泡	管状腺泡
导管		
数量	少	多
上皮	假复层或多层立方或短柱状上皮	单一的立方上皮
上皮细胞质	丰富，嗜伊红；有空泡	匮乏，嗜碱性；无空泡
上皮细胞凋亡	频繁	罕见
管腔	不明显	明显

续表

形态	雄性大鼠	雌性大鼠
腺泡		
数量	多，紧邻小叶	少，集中在小导管处
上皮	假复层或多层立方或短柱状上皮	单一的立方上皮
上皮细胞质	丰富，嗜伊红；有空泡	匮乏，嗜碱性；无空泡
上皮细胞凋亡	频繁	罕见
管腔	不明显	明显

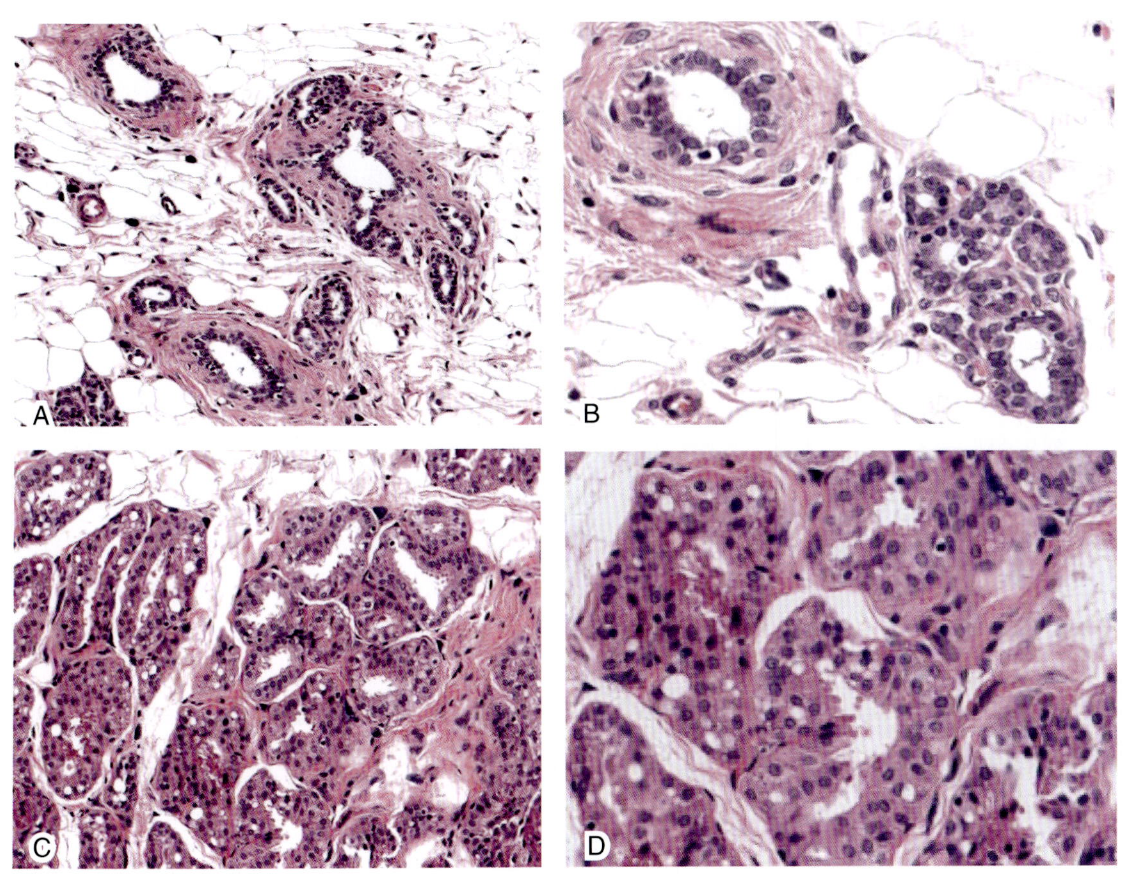

图9-26 正常雌性大鼠和雄性大鼠乳腺

A.雌性SD大鼠乳腺，导管数量多，腺泡数量少，腺泡的管腔明显；B.高倍率观察可见导管上皮为单层立方上皮，胞质嗜碱性，腺泡上皮也是单层立方上皮和嗜碱性胞质；C.雄性SD大鼠乳腺，导管数量少，腺泡数量多，腺泡的管腔不明显；D.高倍率观察可见导管上皮或腺泡上皮为多层立方，胞质嗜酸性（选自昭衍病理数据库）

（二）犬

用于毒理学研究中的犬大部分较年轻和未成熟。在青春期之前，仅能在乳头处密集的结缔组织基质和导管之间见到。随着青春期开始，在雌激素和黄体酮的影响下，末端芽的增殖呈线性增长和三级分支，并发育成叶状；发情前期表现为轻度导管和前导管间质结构增生。由于发情周期较长，乳腺发育受雌激素和孕激素的影响，在发情前期出现小叶间导管显著增长和一些乳腺小叶大量的出现在基质中，以及在发情期时从真皮层延伸至脂肪组织的显著的小叶内导管上皮增殖，在疏松结缔组织间形成内衬1～2层上皮的小导管。在间情期早期及妊娠早期，小叶间可见导管、基质黏蛋白和成纤维细胞大量增生伴有核分裂象。同时，在间情后期及妊娠后期，乳腺分泌腺泡内充满嗜伊红蛋白，内衬立方细胞或扁平细胞，细长或星形棘上皮细胞成筛状。妊娠期间催产素和泌乳素会刺激其分泌活性。在非动情期，乳腺增生减少伴腺管结构退化。在妊娠终止期，乳腺组织退化，伴随腺泡减少或皱缩及上皮空泡化，以及与衰老相关的凋亡。

（三）灵长类动物

灵长类动物（primate）有成对的胸乳腺，小导管最终开口于末端的小叶内导管，且导管另一端依次连接到其他小叶导管和较大的导管。乳腺大部分在青春期时发育，恒河猴的青春期在2～3岁，而食蟹猴稍晚些。青春期的最初迹象早于月经期，伴随着导管树的快速生长，形成主要导管分支，乳头附近结构更成熟。上皮细胞被肌上皮细胞包围，基质由成纤维细胞和脂肪细胞组成。较明显的顶芽形成乳腺的前缘。灵长类动物乳腺小叶发育较广，与啮齿类动物相对有限的小叶发育不同。接近表层的导管由复层扁平上皮构成，在不分泌乳汁的情况下，导管会被角蛋白堵塞。后续的发展包括主要导管的迅速生长和分支，伴随密集的树枝状乳腺小叶形成腺泡单元。毒理学研究显示，2～3岁的动物会出现从密集分支到小叶腺泡的混合发育，同时还会出现周期特异性、黄体期、导管增殖及卵泡期伴随卵泡的增殖。在妊娠期和哺乳期，随着产乳量的增加，会出现大量腺泡成熟和分化。退化时期则伴随大量腺泡退化至未发育时期状态。非泌乳的成年动物在非哺乳期乳腺显示为一致的小叶成熟模式，区域差异不大。乳腺表达5%～10%的雌激素受体α及5%雌激素受体β。雌激素受体α可与黄体酮受体共存在同一细胞中共同表达，表达在乳头顶端的细胞中，并影响月经，在一些研究中，黄体期激素以黄体酮为主。在另一些研究中，卵泡期激素以雌激素为主。Cline等发现在黄体期时乳腺为导管组织增殖，小叶腺泡增殖常见于卵泡期晚期[19]。哺乳期乳腺组织的体积将增大10～20倍，伴随上皮增生、分泌期导管扩张及腺泡囊肿，小叶腺泡细胞核明显增大。在老年期，乳腺退化为导管网并伴随腺泡萎缩。老年猕猴的其他改变包括囊性改变、柱状细胞改变、顶浆分泌腺化生（apocrine gland metaplasia）、导管增生及导管内小叶增生性肿瘤、乳腺小叶原位癌和浸润性导管癌。不同种属的猴乳腺发育不尽相同。狨猴没有绝经期且老年雌性狨猴持有发达的乳腺，同时恒河猴在22～24岁更年期时乳腺发生萎缩性改变。成年恒河猴性激素受体表达谱和人类相似。

（四）小型猪

雌性小型猪（min pig）在毒理学研究的时间周期内可能为性成熟的，根据文献资料显示，雌性小型猪将在5个月内性成熟，并且体重达到12kg，但调查对象中仅有50%的雌性动物在6.5个月时性成熟，且在7.5个月体重达到13kg时100%的雌性动物达到性成熟。

小型猪的动情周期分为4个阶段：①F/P，卵泡期/增生阶段；②EL/ES，黄体前期/分泌早期阶段；③ML/MS，黄体中期/分泌中期阶段；④LL/LS，黄体后期/分泌后期阶段。不同阶段之间乳腺的变化是微妙的，这是由于在最近一次雌性动物排卵后同一周期内个体的巨大差异。局部乳腺小叶结构的发育/改变取决于妊娠和泌乳状态，而循环依赖关系尚不明确。乳腺内可见不同的结构，小的终末芽由2～3层上皮细胞组成，包括一些有丝分裂的细胞及周围围绕的疏松结缔组织。除终末芽，乳腺组织末芽外，乳腺组织还包括小叶，腺腔内含有少量蛋白样物质。不同的雌性动物个体大量分泌时期中，小叶的发育包含成群的腺泡和开放的管腔。

二、激素的作用

乳腺是下丘脑–垂体–性腺轴功能活动的敏感指标。激素作用（雌激素、孕激素、雄激素及其他激素）可导致乳腺发生肿瘤性改变，通常认为是啮齿类动物的自发性改变。由于不同种属间发育功能的激素的调节不同，甚至于动物的过度喂养（人工生理状态），药物诱导乳腺改变的原因可能是复杂的。表9-4简要介绍了一些常见激素，如泌乳素（prolactin，PRL）、生长激素（growth hormone，GH）、睾酮（testosterone）、双氢睾酮（dihydrotestosterone，DHT）、雌激素（estrogen，E）在血清技术水平下对成年大鼠组织形态的影响。

胎儿期大鼠，雄激素通过促进雄鼠乳腺胚芽萎缩而启动雄性表型分化，并引起基质聚集。如果去除雄激素的作用，雄性动物的乳腺将发生雌性化改变。如果将雄激素注入雌性胎鼠，雌性动物乳腺将变为雄性大鼠的形态（雄性化）。雌激素和孕激素在胎鼠乳腺发育过程中的作用尚不能明确。在青春期的次数中，生长激素和泌乳素对乳腺的发育起着重要的作用。青春期时，雄性和雌性动物乳腺发育都依赖于性腺的正常功能。

在其他临床前实验动物种属中，小鼠、犬和灵长类动物，在非哺乳期时候乳腺显微镜观察形态似乎没有显著差异。任何形态学的改变都表明有内分泌紊乱（表9-4）。

表 9-4　与性成熟大鼠激素变化相应的乳腺形态学改变

性别/形态		血液激素水平
雄性		
	雌性化[a]	PRL ↑，GH ↑
	萎缩	T/DHT ↓，E ↓
雌性		
	小叶腺泡增生和分泌物增多	PRL ↑，GH ↑，E ↑
	雄性化[b]	T/DHT ↑
	雄性化和分泌物增多	T/DHT ↑，PRL ↑
	萎缩	E ↓

a.雄性大鼠乳腺的小叶腺泡形态向雌性大鼠乳腺小叶腺泡形态转变；b.雌性大鼠乳腺的小叶腺泡形态向雌雄性大鼠乳腺小叶腺泡形态转变

在没有雌激素受体-α的小鼠中，乳腺发育正常，但在青春期后出现发育不全，小叶腺泡发育不全，因此雌激素受体-α是影响乳腺导管发育的重要因素。

（一）雌激素

在大鼠中，雄性大鼠的正常小叶腺泡形态转化为小管腺泡形态（雌性化），而在雌性动物中，雌激素（estrogen）则会促进乳腺小叶腺泡多灶性或弥漫性增生。植物雌激素和内分泌活化性化合物也有类似作用。在雌激素或雌激素受体（他莫昔芬）含量较低的情况下，会发生乳腺的导管/腺泡成分的萎缩，脂肪垫则会更加突出。受影响的导管和腺泡，上皮会变成低立方上皮，核质比增加。

（二）雄激素

与小鼠不同，雄性和雌性大鼠在青春期后，乳腺在雄激素（androgen）、GH和胰岛样生长激素-1（IGF-1）的作用下发育和增殖。在睾酮存在的情况下，管状腺泡的形态会变为雄性大鼠小叶腺泡的形态，并伴有导管/腺泡的扩张和分泌活动，而垂体切除则可以防止这种情况的发生。因此垂体激素如泌乳素、生长激素也可能参与其中。雄激素在没有高泌乳素血症的情况下，会诱导雌性动物乳腺形态雄性化。多种实验表明，雄性乳腺萎缩是雄激素受体拮抗剂（包括某些具有雄激素受体拮抗的化学药物）所致或睾丸激素减少所致（图9-27）[20]，而雄性乳腺雌性化是泌乳素增加、雌激素增加或睾丸激素减少所致。

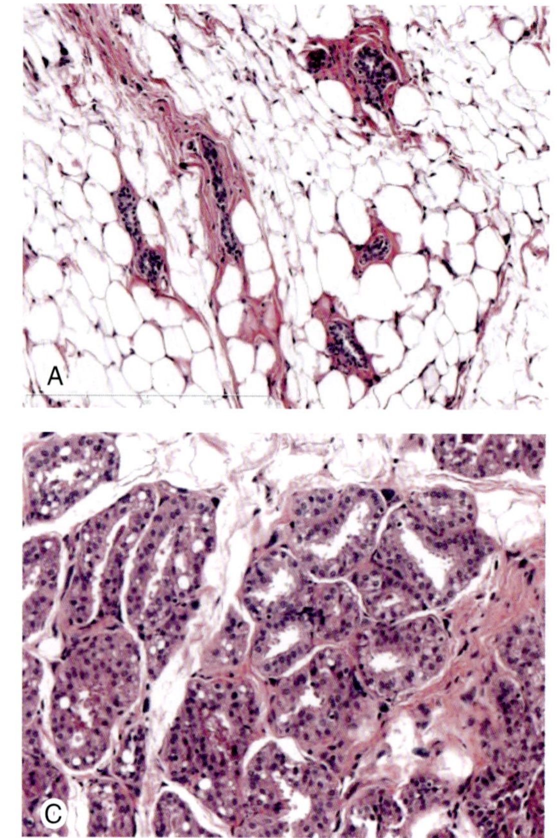
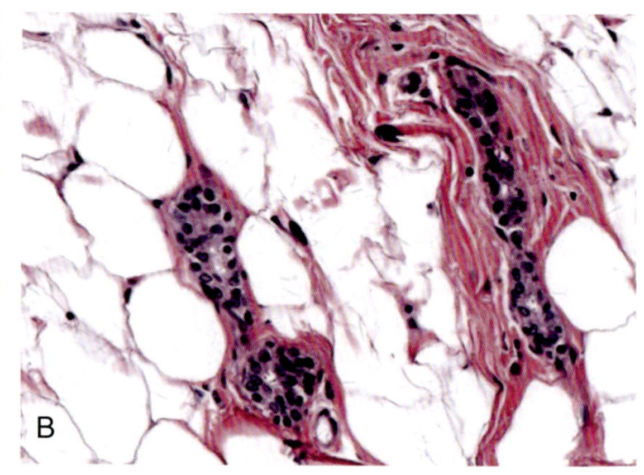

图9-27 SD雄性大鼠乳腺萎缩

A.乳腺组织稀少，小叶缩小，腺体变小，间质胶原和脂肪组织增多（某化学药物经胃给药诱发）；B.高倍镜观察；C.正常对照（选自昭衍病理数据库）

（三）泌乳素

在大鼠上，泌乳素促进乳腺小叶腺泡的发育，并在妊娠期间开始泌乳，并负责维持小鼠泌乳。在没有泌乳素的情况下，乳腺导管不会发生二次分支，因此可以证明泌乳素可促进导管的二次分支。多巴胺受体拮抗剂会导致雌性泌乳素增多和乳腺小叶增生，雄性动物乳腺雌性化（失去正常雄性乳腺小叶腺泡排列，管型腺泡发育，导管数量增加，管腔周围围绕低立方上皮的小腺泡），管腔淤滞增多。在灵长类动物中，泌乳素被发现对乳腺的生长发育不是必需的，但却是哺乳必需的。

（四）孕酮

孕酮（progesterone）在青春期前发育及在妊娠期间是很重要的。雌性小鼠黄体酮受体（PR）的减少可降低妊娠相关的小管上皮的发育和分支。雌激素或黄体酮的存在可能是导致腺泡不能形成、导管侧分支缺少、终端芽缺失和小叶腺泡分化抑制的原因。在大鼠体内阻断黄体酮后，会导致小叶腺泡增生，分泌功能增加，进而形成大囊肿。

（五）生长激素

垂体产生的生长激素会刺激终端芽（terminal bud，TEB）的增殖和胰岛素样生长因子（insulin-like growth factor，IGH-1），这对乳腺的发育是必需的。生长激素也会导致脂肪垫肥大、生长调节分子合成及导管分支延长。在犬类，生长激素则起着更为重要的作用，过多的生长激素会对乳腺生成产生影响。

三、乳腺病理学

环境暴露到化学品、药物和饮食都会对乳腺组织造成损伤。例如，终身受到雌激素影响并结合遗传因素是造成乳腺癌发生增加的主要因素。对于人类来说，22岁之前妊娠会产生保护作用。未生育过的处女母犬，当它们在6岁及6岁以上时，乳腺癌的发生很常见，但是在其第一次发情之前对其进行绝育，可有效避免这种风险。

（一）非增生性病变

非增生性病变包括以下改变。①退化性改变：上皮空泡化，细胞层丢失，导管扩张伴随蛋白质物质的积累聚集；②坏死：除脂肪坏死和炎症为背景改变外，极少发生；③炎症：乳腺不是此种自发病常发的部位，一般发生均与损伤或异物相关，并可见小范围的白细胞浸润和血管病变，以及上皮变性、血管淤血、水肿及中性粒细胞、淋巴细胞和浆细胞混合浸润的急性炎症（图9-28A、B）；④慢性炎症：可见巨噬细胞浸润和纤维化，以及上皮细胞再生、增生和化生、萎缩，甚至可能受到激素抑制的影响，如选择性雌激素受体调节剂他莫昔芬（Tamoxifen），从长期来看，可导致乳腺导管变小、内衬扁平上皮及被纤维组织环绕；⑤囊肿（图9-28C、D）：包括囊性改变、囊性变性/乳腺囊肿、导管扩张（可以伴随或不伴随上皮增生），管腔内可能含有蛋白样嗜伊红物质，脂质、散在的巨噬细胞甚至淀粉样物质，是激素调节活性的结果，如过多的激素刺激或下丘脑-垂体-性腺轴的影响。这些发现也常见于乳腺增生和化生的老年动物。在报道此种类似改变时，可能会提到缺少或存在腺泡组织增生。

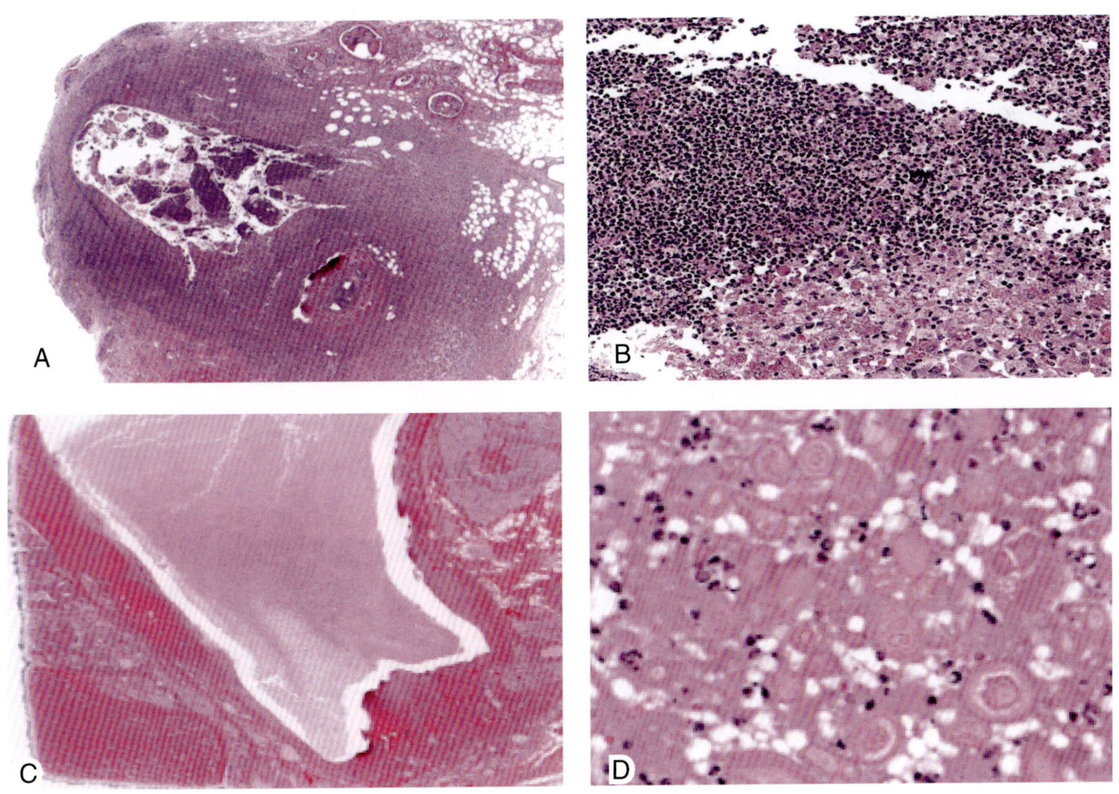

图9-28 乳腺脓肿和乳腺的囊肿

A.乳腺化脓性炎症，有脓肿形成；B.脓肿中心大多是中性白细胞积聚；C.乳腺囊肿，中心为液体成分，周围有囊肿壁；D.囊肿液内含蛋白凝固物质和炎细胞（选自昭衍病理数据库）

（二）增生性病变

增生性病变可能是由基因毒素或感染因子引起的，也可能是衰老的一部分或作为基因工程试验性改变引起的激素的稳态改变。细胞的变化是由于重复暴露于有毒物质和诱导发生的修复，如果修复不完整，以及恢复到正常状态，会导致其持续增生（增生或瘤变）或化生。上皮增生可以分为几种类型，初期为上皮增生，小叶导管外增生（导管增生），伴随增生的上皮细胞层数增多，形成灶状立方体，以及具有管腔的筛状或乳头状结构。偶尔会存在的细胞异型性对于人类的研究有重要价值，可用于评估癌症发展的风险性。给予恒河猴性激素会产生类似的病变，增生的级别可采用轻微、轻度、中度和重度来评定。犬和啮齿类动物该类病变的形态与人和猴该类病变的形态不尽相似，有的病变导管扩张成囊，称为囊性增生或小叶增生，包括小叶内小导管和腺细胞的增生、导管周围纤维化为老年大鼠另一常见病变（在人类称为硬化性腺病）（图9-29），也发现与小鼠EGF治疗相关。值得提出的是，以上乳腺增生性病变，在常规工作中，通常当作乳腺纤维腺瘤来诊断。另外，在年轻大鼠中，也可见继发于下丘脑-垂体-卵巢轴影响的，与供试品相关的导管扩张伴腺泡上皮肥大和增生。

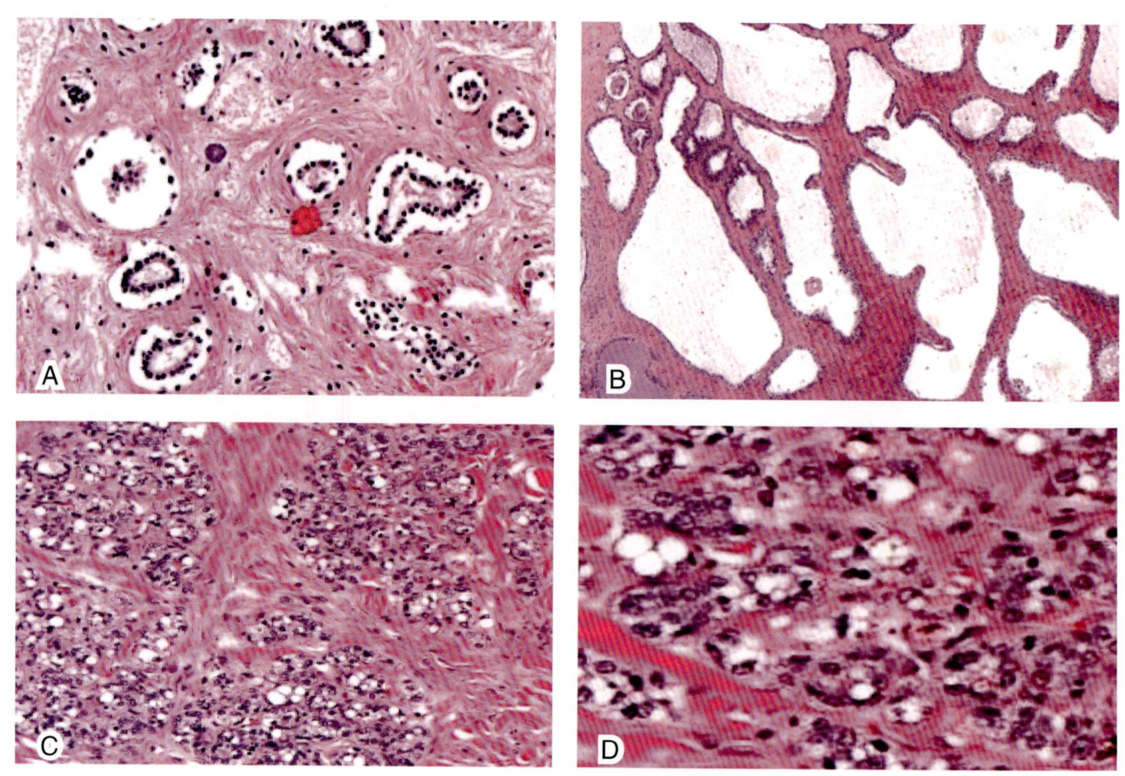

图9-29　**大鼠乳腺增生性病变**

A.纤维成分极度增生并硬化，残存的腺体很少，散在分布于纤维成分之间（人的分类称为硬化性腺病）；B.肿瘤纤维成分增生伴腺体发生囊性扩张和上皮增生（人的分类称为纤维囊性增生）；C.肿瘤以小叶性增生为主，乳腺小叶增大密集，纤维成分增生不明显（人的分类称为小叶增生）；D.高倍镜见腺泡细胞增生增大（选自昭衍病理数据库）

在非人灵长类动物中，非肿瘤性改变包括小叶和导管的囊性增生改变，以及汗腺化生、腺泡扩张和分泌的变化；在年龄较大的恒河猴中，可见灶状和多灶的小叶增生的增生性改变。

（三）良性肿瘤

良性肿瘤包括腺瘤、纤维腺瘤、混合瘤，同时具有上皮和肌上皮的比较罕见。在啮齿类动物中，乳头状腺瘤和囊腺瘤的导管内增生可能是由致癌物引起的，在老年大鼠和小鼠中也有发生，特别是大鼠的乳腺肿瘤有较高的发病率（图9-30）。

（四）癌症的发生

在猕猴中，乳腺的生物学特征和癌症的发生、发展都与人类相似，一生中发生癌症的风险为6%，其导管内浸润性癌和转移性癌在形态上与人类相似。雌激素与黄体酮的联合作用高于雌激素单独作用。在啮齿类动物中，雌激素可诱发癌症、纤维腺瘤，腺瘤随着年龄的增长而增加，但与人类癌症的发生机制无关。泌乳素也能促进癌症的发生，但是在大鼠中，妊娠确实有保护作用，但在小鼠中没有。小鼠最常见的肿瘤为小叶型，即腺泡细胞，无浸润性和转移性。然而导管型肿瘤，源于人、猴、犬和大鼠的终末导管单元的原始上皮细胞，有浸润性和转移性。昭衍病理实验室近年来研究了192例SD雌性大鼠和Wistar雌性大鼠自发性乳腺肿瘤，其中有13例患有乳腺癌，发病率为13/192（6.77%），其中多数为导管癌（11例），占84%；腺泡细胞癌2例，占15%（图9-31，图9-32）。导管癌组织学分类主要有导管癌

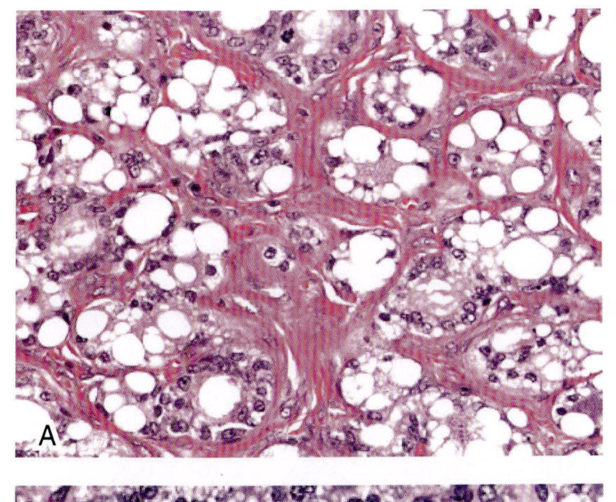

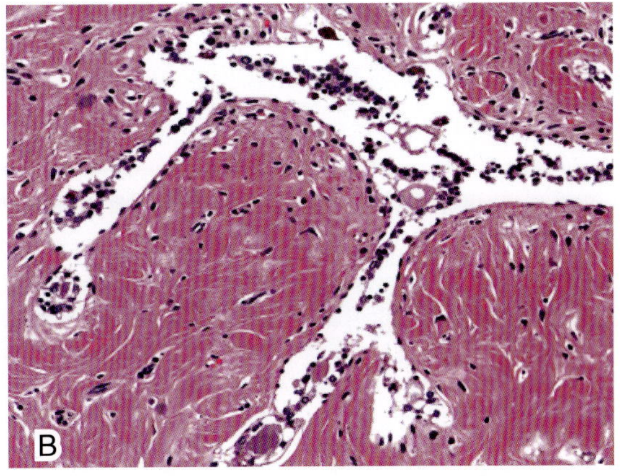

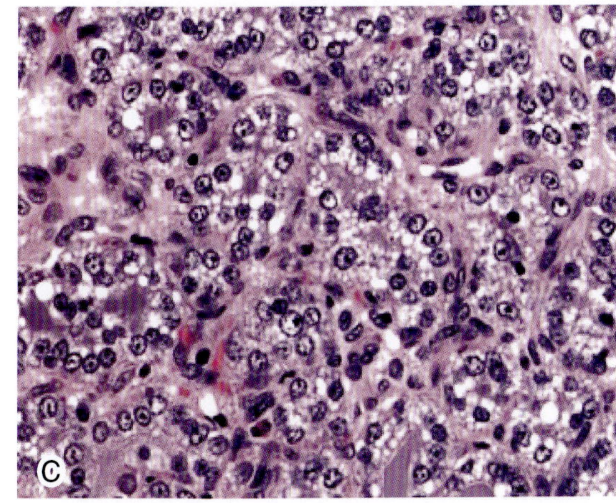

图9-30 **大鼠乳腺良性肿瘤**

A. 纤维腺瘤（管周型），肿瘤由增生的腺管和围绕腺管周围的纤维构成，腺管上皮细胞空泡化；B.纤维腺瘤，（管内型），显微组织明显增生挤压腺管，使腺管呈裂隙分支状；C.单纯性腺瘤，肿瘤由大小一致的腺管构成，间质纤维很少（选自昭衍病理数据库）

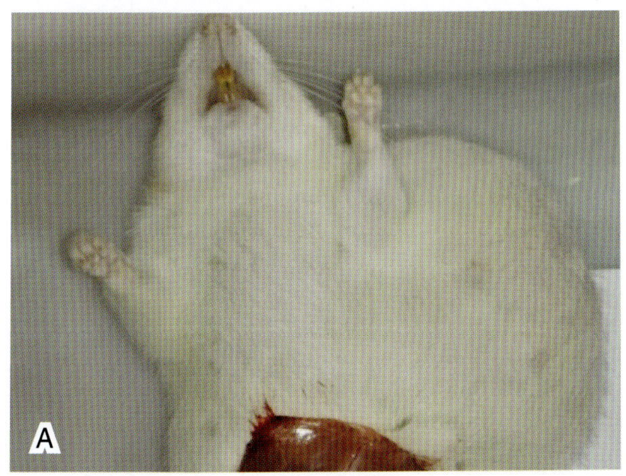

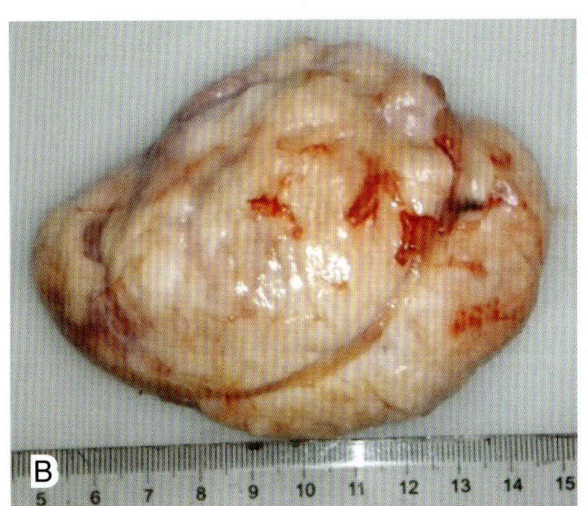

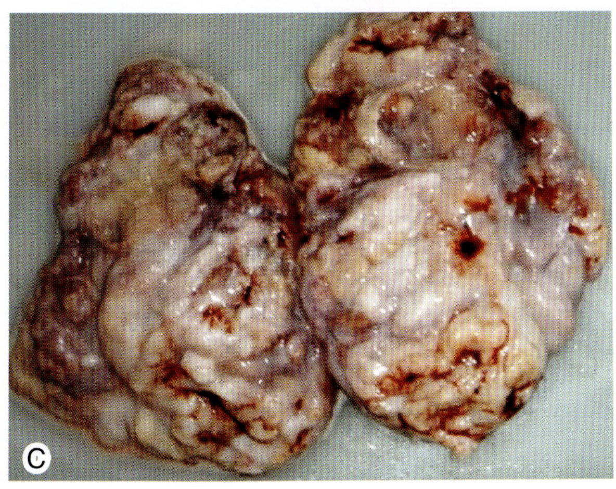

图9-31 **乳腺恶性肿瘤肉眼观察**

A.大鼠左腋下皮肤肿物；B.摘除的肿瘤，表面有结节突出；C.切面不平，可见出血坏死区域（恶性）

（普通型）、导管乳头状癌、筛状癌、腺鳞癌。恶性肿瘤由乳腺导管上皮或腺泡上皮细胞恶性转化（突变，mutation）而发生来的腺癌，以及分化较差的终末芽和终末导管上皮细胞来源的混合肿瘤组成。在大鼠中，最早能发生乳腺腺癌的是10周龄的雌性SD大鼠[21]。总的来说，SD大鼠中的乳腺癌的发生较Han Wistar大鼠普遍，有一些有用的综述文献简要描述了自发性肿瘤在Han Wistar大鼠、CD1小鼠、F344鼠、SD大鼠及其他品系鼠的乳腺肿瘤发生情况[22-31]。

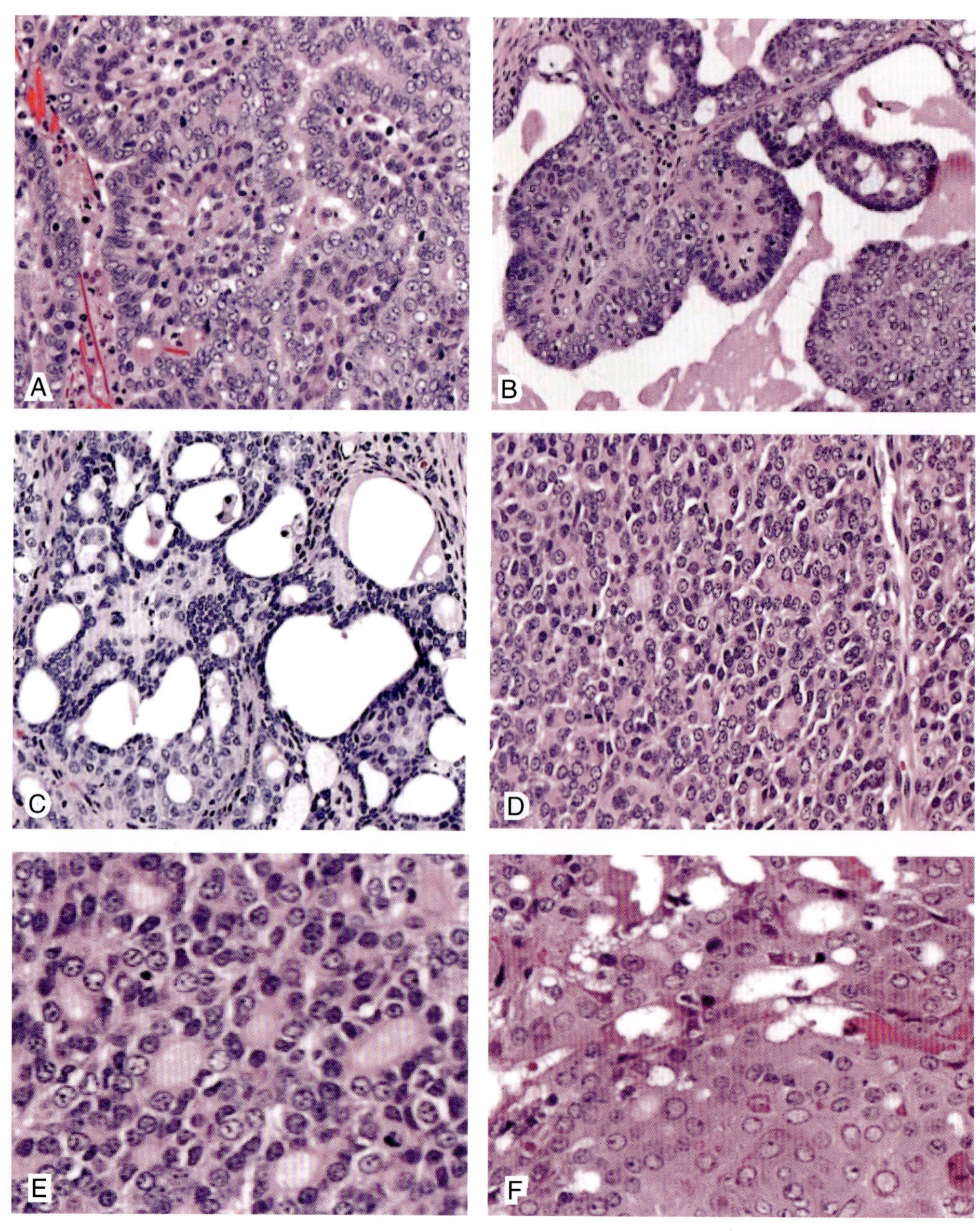

图9-32 雌性大鼠乳腺癌组织学类型

A.导管癌，癌细胞来自导管上皮，形成管状排列；B.导管乳头状癌，癌细胞形成乳头状结构；C.导管筛状癌，导管内癌细胞分化成大小不等的管腔结构，故称为筛状癌；D.腺泡细胞癌，癌细胞来自乳腺小叶腺泡上皮细胞，腺泡排列密集；E.腺泡细胞癌高倍，癌细胞大小一致，细胞核有较明显的异型性；F.腺鳞癌，癌细胞有鳞状上皮（下部）和腺上皮（上部）两种分化

（廖启超　张惠铭　吴文玉　张　蕊）

参考文献

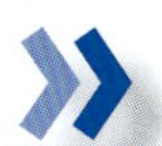

[1] Vidal JD. The impact of age on the female reproductive system. Toxicologic Pathology, 2016, 45(1): 206–215.

[2] Haschek W, Rousseaux C, Wallig M. Haschek and Rousseaux' s Handbook of Toxicologic Pathology. 3rd ed. San Diego: Academic Press, 2013: 2665–2694.

[3] Picut CA, Remick AK, Asakawa MG, et al. Histologic features of prepubertal and pubertal reproductive development in female Sprague–Dawley rats. Toxicologic Pathology, 2013, 42(2): 403–413.

[4] Sato J, Nasu M, Tsuchitani M. Comparative histopathology of the estrous or menstrual cycle in laboratory animals. Journal of Toxicologic Pathology, 2016, 29(3): 155–162.

[5] de Rijk E, van den Brink H, Lensen J, et al. Estrous cycle–dependent morphology in the reproductive organs of the female göttingen minipig. Toxicologic Pathology, 2014, 42(8): 1197–1211.

[6] Peter B, de Rijk EPCT, Zeltner A, et al. Sexual maturation in the female Göttingen minipig. Toxicologic Pathology, 2016, 44(3): 482–485.

[7] Kangawa A, Otake M, Enya S, et al. Normal developmental and estrous cycle–dependent histological features of the female reproductive organs in microminipigs. Toxicologic Pathology, 2017, 45(4): 551–573.

[8] Chanut FJA, Williams AM. The Syrian golden hamster estrous cycle: unique characteristics, visual guide to staging, and comparison with the rat Toxicologic Pathology, 2015, 44(1): 43–50.

[9] Buse E, Zoller M, Van Esch E. The macaque ovary, with special reference to the cynomolgus macaque (Macaca fascicularis). Toxicologic Pathology, 2008, 36(7 Suppl): 24 –66

[10] Cline JM, Wood CE, Vidal JD, et al. Selected background findings and interpretation of common lesions in the female reproductive system in macaques. Toxicologic Pathology, 2008, 36(7): 142 –163.

[11] van Esch E, Cline JM, Buse E, et al. The macaque endometrium, with special reference to the cynomolgus monkey (macaca fascicularis). Toxicologic Pathology, 2008, 36(7_suppl): 67–100.

[12] Sato J, Doi T, Kanno T, et al. Histopathology of incidental findings in cynomolgus monkeys (macaca fascicularis) used in toxicity studies. Journal of Toxicologic Pathology, 2012, 25(1): 63–101.

[13] Rehm S, Stanislaus DJ, Williams AM. Estrous cycle–dependent histology and review of sex steroid receptor expression in dog reproductive tissues and mammary gland and associated hormone levels. Birth Defects Research Part B: Developmental and Reproductive Toxicology, 2007, 80(3): 233–245.

[14] Sato J, Doi T, Wako Y, et al. Histopathology of incidental findings in beagles used in toxicity studies. Journal of Toxicologic Pathology, 2012, 25(1): 103–134.

[15] Westwood FR. The female rat reproductive cycle: a practical histological guide to staging. Toxicologic Pathology, 2008, 36(3): 375–384.

[16] Chandra SA, Adler RR. Frequency of different estrous stages in purpose–bred beagles: a retrospective study. Toxicologic Pathology, 2008, 36(7): 944–949.

[17] Dixon D, Alison R, Bach U, et al. Nonproliferative and proliferative lesions of the rat and mouse female reproductive system. Journal of Toxicologic Pathology, 2014, 27 (3+4): 1S –107S.

[18] Lucas JN, Rudmann DG, Credille KM, et al. The rat mammary gland: morphologic changes as an indicator of systemic hormonal perturbations induced by xenobiotics. Toxicologic Pathology, 2007, 35(2): 199–207.

[19] Cline JM, Wood CE, Vidal JD, et al. Selected background findings and interpretation of common lesions in the female reproductive system in macaques. Toxicologic Pathology, 2008, 36 (7): 142–163.

[20] Wang XJ, Bartolucci–Page E, Fenton SE, et al. Altered mammary gland development in male rats exposed to genistein and methoxychlor. Toxicological Sciences, 2006, 91(1): 93–103.

[21] Oishi Y, Yoshizawa K, Suzuki J, et al. Spontaneously occurring mammary adenocarcinoma in a 10–wk–old female rat. Toxicologic Pathology, 1995, 23(6): 696–700.

[22] Son WC, Bell D, Taylor I, et al. Profile of early occurring spontaneous tumors in Han Wistar rats. Toxicologic Pathology, 2010, 38(2): 292–296.

[23] Son WC, Gopinath C. Early occurrence of spontaneous tumors in CD-1 mice and sprague-dawley rats. Toxicologic Pathology, 2004, 32(4): 371-374.

[24] 杨文祥, 唐利军, 赵磊, 等. Wistar大鼠自发性乳腺肿瘤细胞系的建立及其生物学特性. 中国实验动物学报, 2008, 16(5): 334-337.

[25] 何亚男, 张素才, 张惠铭. SD和Wistar大鼠自发性肿瘤的病理学观察. 中华病理学杂志, 2017, 46(4): 249-254.

[26] 马超亚, 宋向荣, 高洪彬, 等. 雌性SD大鼠自发性乳腺肿瘤发生情况及其生存分析. 中国职业医学, 2013, 40(6): 505-510.

[27] Anai S, Yamasaki K. Mammary adenocarcinoma in a young female hypercholesterolemic rat. Experimental Animals, 1991,40(4): 553-555.

[28] Ikezaki S, Takagi M, Tamura K. Natural occurrence of neoplastic lesions in young sprague-dawley rats. Journal of Toxicologic Pathology, 2011, 24(1): 37-40.

[29] Kuzutani K, Shibanushi T, Kangawa Y, et al. Spontaneous mammary adenocarcinoma in a twelve-week-old female sprague-dawley rat. J Toxicol Pathol, 2012, 25(3): 221-224.

[30] Harleman JH, Hargreaves A, Andersson H, et al. A review of the incidence and coincidence of uterine and mammary tumors in wistar and sprague-dawley rats based on the RITA database and the role of prolactin. Toxicologic Pathology, 2012, 40(6): 926-930.

[31] Dinse GE, Peddada SD, Harris SF, et al. Comparison of NTP historical control tumor incidence rates in female Harlan Sprague Dawley and Fischer 344/N Rats. Toxicologic Pathology, 2010, 38(5): 765-775.

第十章

眼

在临床前GLP毒理学研究中，对眼及其附属器的组织病理学检查是常规评价内容之一，一方面，这表明在新药用于人体之前，系统给药对可能引起眼毒性的评价是必需的；另一方面，评估专门针对眼科适应证药物的眼毒性研究尤为重要，尤其是眼科药物中大多数是局部给药，如结膜囊、结膜下、眼球筋膜下、眼房内、玻璃体内、视网膜下和球后给药等，必须对眼的局部毒性予以全面彻底的评估。

眼是一个具有独特解剖学、组织学和生理功能的复杂器官，因而也很容易产生一些特异的毒性病理学变化。眼属于机体外部器官，易于遭受外界因素的伤害而引起相应的病变。近年来随着全球范围新药开发的日益火热，也出现了很多对眼有直接影响和眼毒性作用，或作为全身毒性一部分的新药，需要毒性病理学工作者认真的研究和对待。而眼局部给药的需求则进一步促进了眼部给药新技术的发展，尤其是许多影响视网膜和脉络膜的疾病，可导致视力受损或失明，因此向后眼段的药物输送是眼科领域的重要挑战。目前，玻璃体内注射是向视网膜给药的选择方法，但是这种方法仅适用于某些特定的药物，如抗VEGF抗体和可溶性受体。两种基本给药方法可实现改善视网膜药物递送的目的，延长和（或）视网膜靶向的玻璃体内药物递送和使用其他给药途径，如眼周、脉络膜上、视网膜下、全身或局部给药。给药途径、药物和给药系统的性质决定了这些方法的有效性和安全性。药动学和药效学因素决定药物作用所需的给药频率和剂量[1]。

免疫豁免状态是眼的特征之一，角膜和晶状体缺乏血管，视网膜含光敏性色素，睫状体产生房水并能维持血–眼屏障，血–眼屏障的结构包括睫状体和视网膜色素上皮层及上皮间的紧密连接复合体、无窗孔的毛细血管和外流泵等，这些结构的障碍或破坏均可引起眼内的相应的改变[2，3]。进行眼部的毒性评价需要谨慎选择检查方法，近年来的可视化、图像化和电生理技术的发展，使活体观察的目的得以施行[4，5]，这些技术包括荧光血管造影、视网膜电位图、激光共聚焦扫描检眼镜等，有些已用于药物安全评价。昭衍实验室自2013年建立国内最先进的眼科研究中心以来，陆续装备了各类先进的眼科实验仪器设备，如OCT光相干断层扫描机、多波长激光仪、视觉电生理仪、体式荧光显微镜、532nm可移动眼内激光仪、眼科手术显微镜、波切超乳一体机（用于眼内手术）、眼部B超仪等，并已用于开展常规和高难度的眼科药物药理毒理学研究项目，如人工视网膜、人工晶体、角膜移植、老年黄斑变性、青光眼、干眼症、外眼炎症、眼球内植入等。多种途径的眼科给药方式，包括结膜囊内、球后、球周、玻璃体内及视网膜下腔注射等已成为本实验室常规操作技术，每年可完成100多个药理药效研究或药物安全评价课题，并已积累了多种属实验动物大量宝贵的眼科背景数据，同时也获得了大量的眼科病理和毒性病理学资料，为眼科新药研究和安全性评价提供了重要的科学依据。本章内容以眼部病变诊断和鉴别诊断为重点，结合昭衍眼科研究中心的眼自发和毒性病变及科研获得的资料进行编写，以期对毒性病理工作者在评价眼科药物安全性和药效研究项目中有所帮助。

第一节　眼球解剖组织学

眼科实验室常用的动物有大鼠、小鼠、家兔、比格犬、食蟹猴、小型猪等，眼的形状近似球形。由于动物种属不同，眼球解剖结构还是有些许差异，如大鼠眼球的大小与其年龄、脑重成比例增长，而与动物的体重无关，一般在400日龄时达到最大的体积。一般说来，啮齿类动物眼球的晶状体都比较大，占眼球内容的1/3～2/3。灵长类动物的眼球结构与人类基本相似，犬的眼球也和人类基本相似。兔眼眶内有特殊的眼球缩肌、第3眼睑和哈氏腺，眼球横径大于前后径，眼球容积与眶内容积比远大于人类，眼球占据眶内较大空间，眼球后极至视神经仅数毫米，眼眶的形态和位置、泪腺、眼球形态和视神经走行等与人类显著不同[6]。

眼球位于眼眶内，后端有视神经与脑相连，眼球的构造分眼球壁和内容物两部分，眼球壁自外向内依次为纤维膜（主要为致密结缔组织）、血管膜（含大量血管和色素细胞的疏松结缔组织）和视网膜（即脑的神经组织外延部分）。眼球内容物有晶状体、玻璃体和房水。角膜、房水、晶状体和玻璃体构成眼的屈光介质（图10–1，图10–2）。

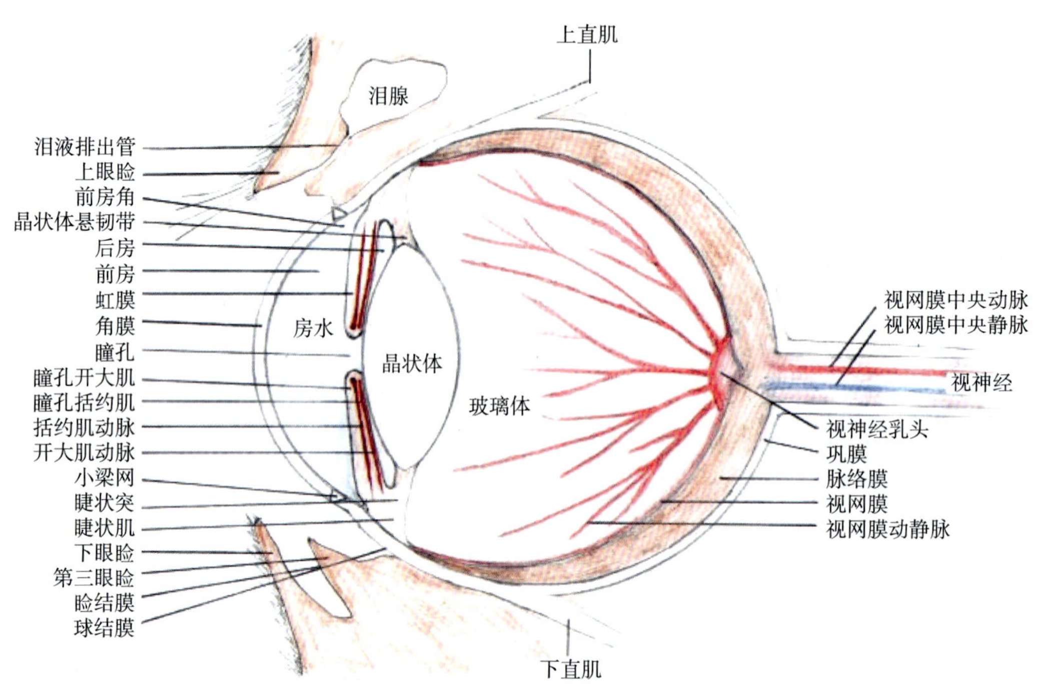

图10–1　**犬的眼球（选自杭州天使动物医院数据库）**

一、纤维膜

纤维膜又称巩膜，是眼球最外层的被膜，可以分为前后两部分。

（一）角膜

角膜（cornea）位于纤维膜的前部，为一圆盘状透明膜，向前突出，后侧与巩膜相连，是一个没有血管无色完全透明的膜，其营养由房水渗透和角膜边缘的血管供应。组织学上角膜结构可分5层。

1.上皮层　为不角化的复层扁平上皮，大鼠由3～4 层细胞组成，比格犬和食蟹猴由5～6层细胞组成，细胞不含色素，表层细胞扁平，基底细胞立方或柱状。角膜上皮层内有游离神经末梢。

2.前界层　也称鲍曼膜（Bowman膜），为均质膜，由胶原纤维和基质构成，没有细胞成分。

3.基质层　是角膜中最厚的一层，由排列规则的致密胶原结缔组织和散在的纤维组织组成，基质充填在胶原板和纤维之间，起黏合作用。

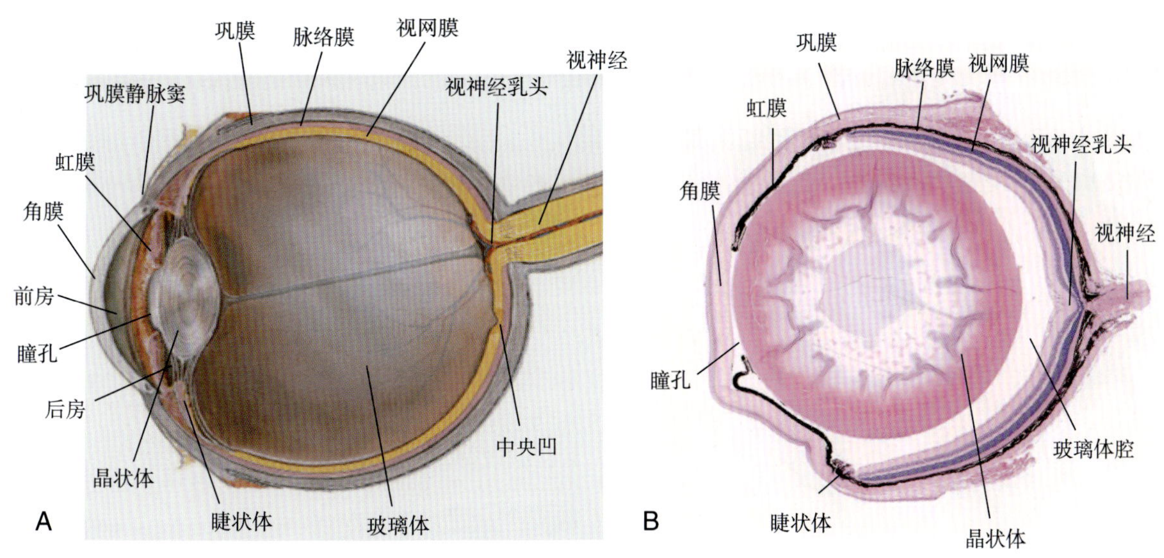

图10-2　眼球水平切面图

A.人眼球水平切面；B.小鼠眼球水平切面图（选自昭衍病理数据库）

4.后界层　又称弹性膜或Descemet膜，是一层透明的均质膜，由胶原纤维和基质组成，无细胞成分，后界膜由角膜内皮细胞分泌而形成。

5.内皮层　由单层扁平上皮构成，基底部坐落在后界膜上，细胞成紧密连接，被覆在角膜的后侧，游离面与房水接触[7]（图10-3）。

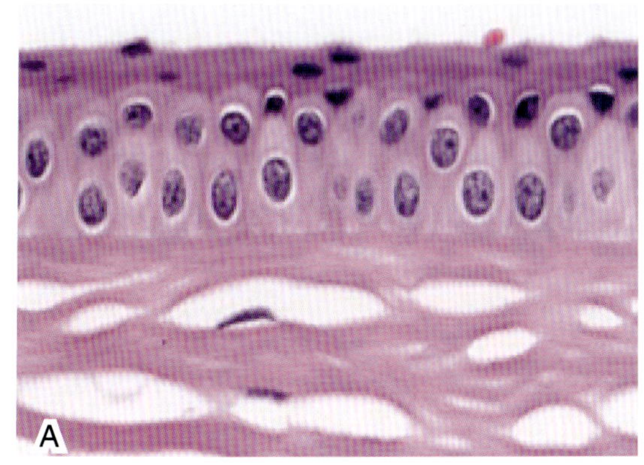

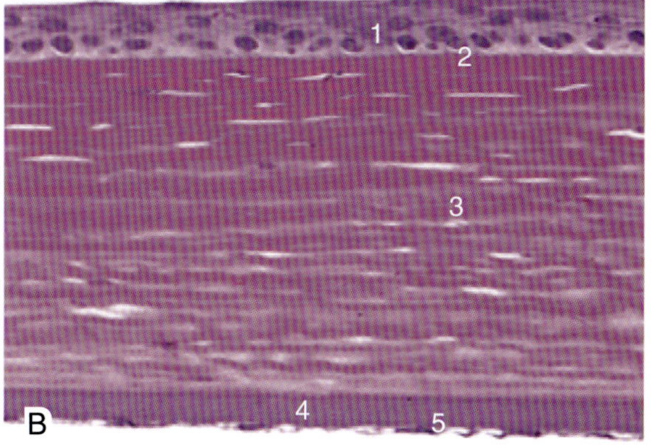

图10-3　食蟹猴和大鼠角膜组织学分层

A.食蟹猴角膜上皮层细胞有5～6层，表层细胞扁平，基底细胞呈立方状或柱状；B. SD大鼠角膜组织学分层。1.上皮层；2.前界层；3.基质层；4.后界层；5.内皮层（选自昭衍病理数据库）

（二）巩膜

巩膜（sclera）是纤维膜后面不透明部分，前部与角膜连接，约占眼球表面积的5/6。巩膜由致密胶原纤维束构成，其间杂有少量弹性纤维。巩膜血管很少，大多来自巩膜上血管丛，在巩膜内形成稀疏的毛细血管网。

二、血管膜

眼球的血管膜是眼球壁的中间层，包括脉络膜、睫状体和虹膜3部分，这三部分相互过渡并连接。

（一）脉络膜

脉络膜（choroid）内层紧贴视网膜。脉络膜外层疏松地附着在巩膜内面。脉络膜的血管层含有丰富密集而曲折的血管，血管周围有色素细胞和疏松结缔组织。脉络膜色素层向眼球前段延伸与虹膜睫状体和虹膜相衔接。值得注意的是，大鼠的脉络膜细胞没有色素（图10–4）。

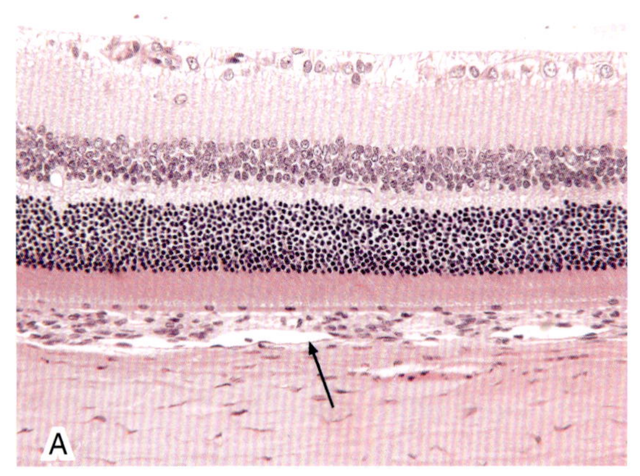

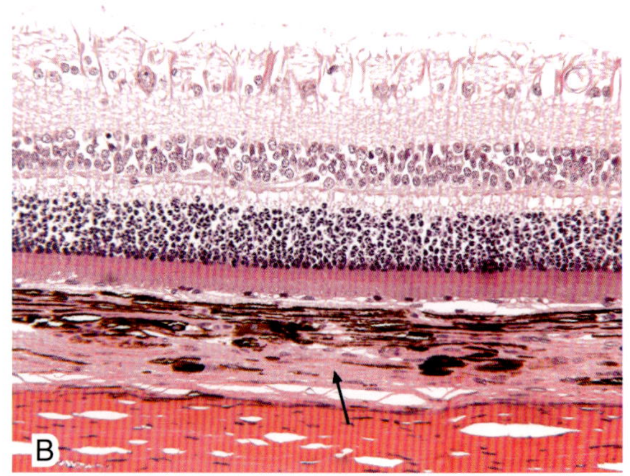

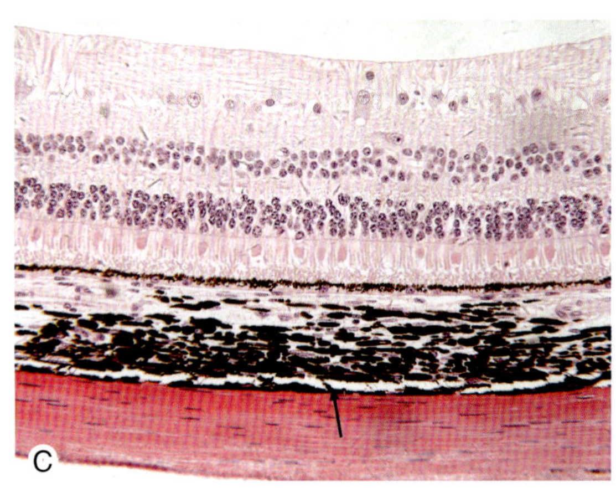

图10–4　**大鼠、犬和猴的脉络膜（视网膜外侧）**
A.SD大鼠脉络膜（箭头处），有血管，细胞不含色素；B.食蟹猴脉络膜（箭头处），有血管，细胞内含色素；C.比格犬脉络膜，有血管，细胞内含色素（箭头处）（选自昭衍病理数据库）

（二）睫状体

睫状体（ciliary body）呈环形，连接于脉络膜和虹膜之间，表面附有含色素的睫状上皮，内含睫状肌和睫状基质。睫状体上皮内层细胞能分泌房水流入眼的后房，绕过虹膜，经瞳孔流入前房（图10–2）。

（三）虹膜

虹膜（iris）是一肌质环板，围在瞳孔的周围，虹膜内有瞳孔括约肌，收缩时使瞳孔缩小，虹膜上还有瞳孔开大肌，收缩时使瞳孔开大。血管膜各部位均含有大量色素细胞。

三、视网膜

视网膜（retina）位于眼球壁最内层，实质上它是脑的特化性延伸。视网膜内侧与玻璃体腔直接接触，另一侧与脉络膜（即葡萄膜）直接接触。在光学显微镜下，哺乳类动物视网膜的层次排列与人类相似，由内向外可区分为10层结构。

（一）内界膜

内界膜由神经胶质细胞的内侧凸起连接形成的薄膜。

（二）视神经纤维层

视神经纤维层由神经节细胞的轴突组成。

（三）神经节细胞层

神经节细胞层由节细胞的胞体聚集而成。

（四）内网层

内网层主要由节细胞的树突和双极神经元的轴突组成。

（五）内核层

内核层又称内颗粒层，由双极细胞、水平细胞、无长突细胞、放射状胶质细胞的胞核组成。

（六）外网层

外网层由双极细胞的树突、光感受器细胞（视锥细胞和视杆细胞）的轴突及横向联合神经元的突触组成。

（七）外核层

外核层由视锥细胞和视杆细胞的胞体部分组成。

（八）外界膜

外界膜由神经角质细胞外层的突起组成的薄膜，隔开感光细胞的内部与其细胞核。

（九）感光层

感光层由感光的视锥和视杆细胞组成。

（十）色素上皮层

色素上皮层由单层色素上皮细胞组成（图10–5）。各层的厚度由眼底中心向四周边缘部逐渐减薄。没有明显的中央凹和黄斑。视神经纤维连接视网膜穿过脉络膜和巩膜筛板形成视神经在大脑的腹面形成视交叉。

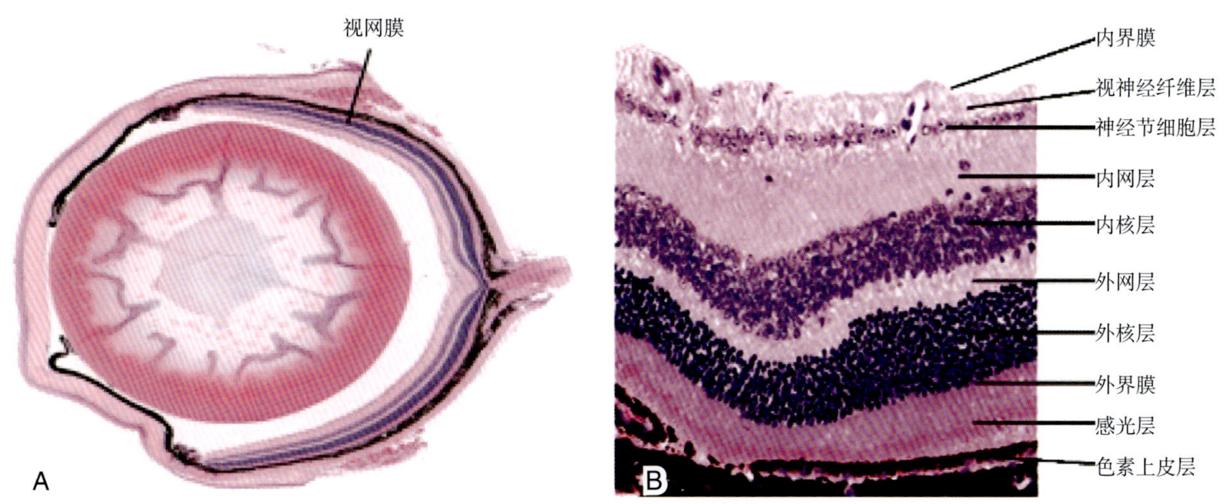

图10–5　小鼠视网膜组织分层

A.小鼠眼球水平切面看视网膜位于最内层；B.高倍镜观察到的视网膜的10层结构（选自昭衍病理数据库）

四、晶状体

晶状体（crystalline lens）是一个近似球形的透明体。前面与虹膜相接，周缘借睫状小带与睫状体相连。幼年鼠的晶状体占眼球体积的1/4，而成年鼠的晶状体占1/3。组织结构同一般哺乳类动物，由晶状体囊、晶状体上皮和晶状体质组成（图10–6）。

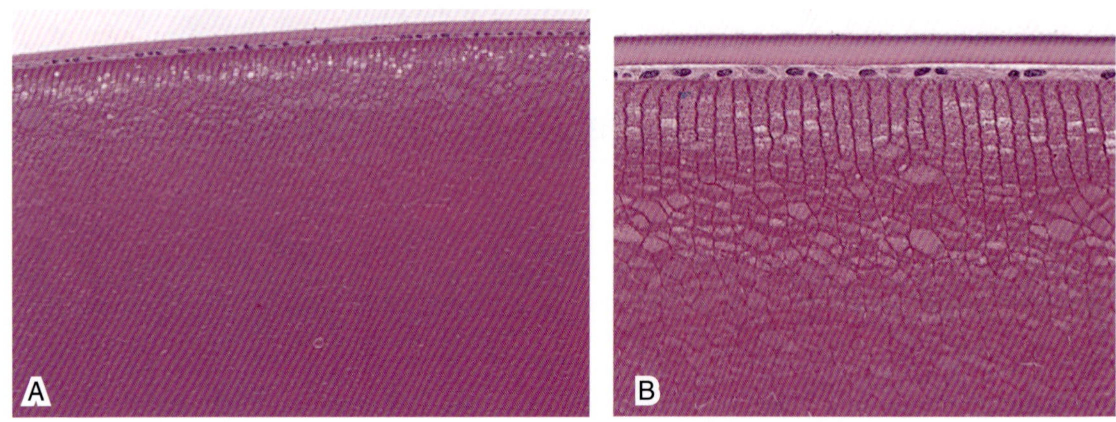

图10–6　**食蟹猴晶状体组织结构**

A.食蟹猴晶状体（低倍镜），显示晶状体皮质各层主要结构；B. 食蟹猴晶状体（高倍镜），从上至下分别是晶状体囊、晶状体上皮、晶状体纤维（选自昭衍病理数据库）

五、玻璃体

玻璃体（vitreous body）为无色透明的胶状体，位于晶状体与视网膜之间，充溢整个眼球，近似球形，由清亮的凝胶状物质构成，水分占99%，其余为玻璃蛋白、透明质酸、胶原纤维和少量的细胞。玻璃体内无血管，以扩散方式与邻近组织进行物质交换，玻璃体内偶尔可见透明管状或乳头状血管结构，是胚胎时期玻璃体动脉的遗迹。

六、眼球房

角膜与晶状体、睫状体之间的腔隙，被虹膜分隔为前房和后房，两房借瞳孔相通。眼前房是由角膜、虹膜和晶状体围成的不完整的球状体，房中充满透明的水样液体，即房水。眼后房位于虹膜后面，睫状体分泌的房水由后房绕过虹膜流向前房，经巩膜静脉窦流入眼静脉（图10–7）。

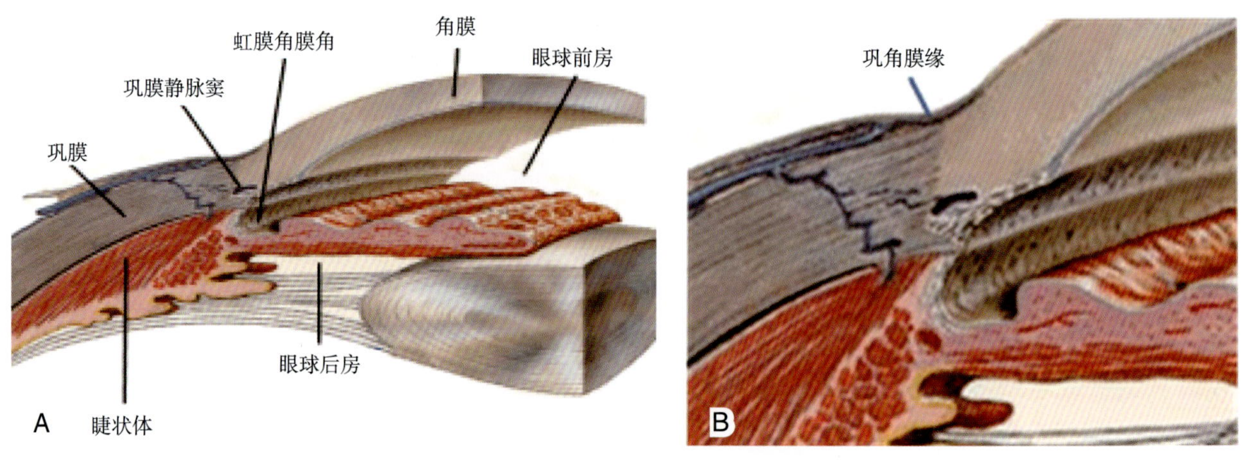

图10–7　**眼球房及其相关结构模式图**

A. 低倍镜观察眼球房及其相关结构；B.高倍镜看巩膜静脉窦和巩膜角膜缘

七、角膜缘

角膜缘（limbus cornea）不算是一个独立的解剖结构，但却是人类临床和动物眼科实验的一个重要“地标性”位置，大多数眼前房的手术入路及球内给药或视网膜下腔注射均经此部位操作。

第二节 眼球常见自发性或损伤性病变

一般说来，药物或化学物质导致的眼病变主要发生在3个部位：角膜、晶状体和视网膜。

（一）角膜病变

角膜因胶原纤维规律地排列成多晶格状而具有透明性。在炎症过程中角膜的胶原纤维排列发生改变，水肿或异常物质沉积可造成光散射、角膜混浊或不透明。各种刺激性化学品可对角膜产生损伤，称为毒性角膜病[8]。这些化学品包括酸、碱、有机溶剂、清洁剂、催化剂和其他工业化学品。一些两亲性药物的系统性给药可导致角膜上出现沉积物[9，10]。癌症化疗也可能伴随角膜病变。滥用药物，特别是不正确使用局部麻醉滴眼液，可导致角膜严重损伤。局部或眼科药物治疗是引起人类角膜药物性病变的常见原因，实验动物也不例外。

角膜病变可以分为三大类，第一类主要由炎症引起（角膜炎），第二类在实质上是变性或角膜物质异常沉积（营养不良）的结果。这两类情况之间的区分并不清晰，因为治愈的炎性病变可能会导致营养不良的出现和异常物质的沉积，如角膜中钙的沉积可能是先前炎性损伤的结果。第三类是角膜的直接外伤。在常规的毒性研究中，重复的眼底镜检查可观察到一些角膜光学特性的自发改变，特别是老年啮齿类动物。有时这些自发改变仅仅是轻微的或短暂的局灶性混浊，无法用显微镜观察到。创伤、轻微感染、灰尘或塑料中的氨和动物房中饲料的刺激均可引起这些改变。

1.角膜炎症　根据实验动物种系和病原微生物的流行情况，角膜和结膜的自发性炎症可以伴发或不伴发后续的瘢痕形成和角膜混浊。大鼠比小鼠或仓鼠更易自发角膜炎，主要是由于唾液泪腺炎病毒感染[11]。在大多数实验室，实验用比格犬仅偶尔发生角膜炎，可能与粉尘、垫料及感染等因素有关，但是在高剂量活性药物作用下，眼睛防御机制降低，可能加剧角膜炎恶化。角膜和结膜炎症通常与化学品局部给药和接触刺激性蒸气有关。如同其他上皮表面的炎症过程，可以表现为水肿和轻度炎症，也可以是严重的炎症、糜烂、溃疡伴上皮增生及角化。情况严重时，间质下层和内皮细胞也可能出现损伤。全身给药也可能会引起角膜损伤和炎症（图10-8）。药物或其代谢物可被分泌到泪液中，产生局部刺激作用。有报道称药物诱导的角膜混浊可在实验动物给予麻醉性镇痛药或长时间麻醉的情况下发生[12-14]，组织学病变的严重程度各异，但通常的特征为角膜上皮增厚及细胞极性丧失，基底膜玻璃样变性，基质血管形成，梭形细胞增生伴少量炎性细胞。一些动物可以发生明显的角膜穿孔和强烈的炎症（图10-8）。泪腺功能障碍时，泪液的量或质发生变化，也会引起实验动物的干燥性角结膜炎。有报道在犬给予镇静剂后，泪液分泌减少而导致干燥性角结膜炎[15]。组织学检查发现典型的角膜结膜炎还包括表层角膜上皮细胞的扁平化和脱落、炎细胞浸润或纤维细胞增生。

2.角膜萎缩　是指角膜上皮细胞变小，角膜纤维层变薄，或伴有色素沉积（图10-9）。萎缩可以由刺激物引起，但是有报道给予抑制氧化鲨烯的降血脂新型药物后导致犬的原发性角膜上皮的萎缩[16]。另有报道称，给予犬氧化鲨烯抑制剂可以减少泪液产生，并推测这些改变是在富含脂类的腺体中脂质合成减少的结果[17]，从而影响了角膜的湿润和代谢。

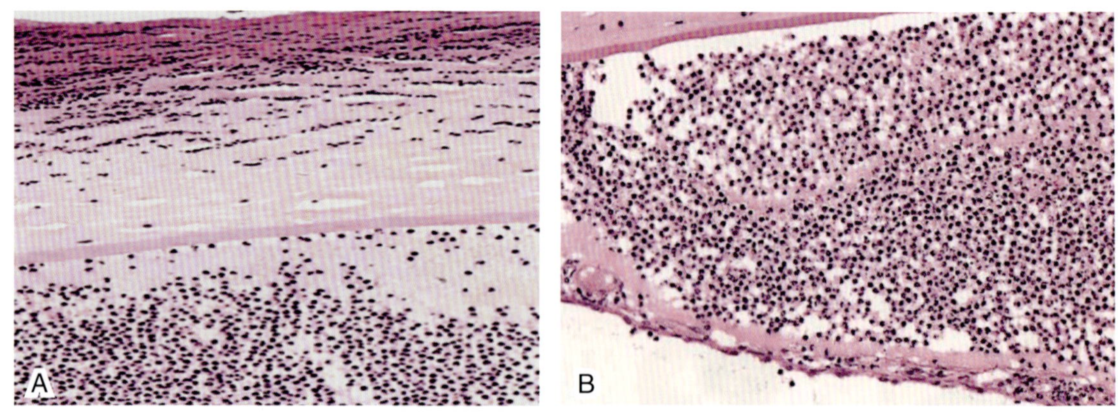

图10-8 **大鼠眼外伤角膜穿孔感染前房积脓**

A.角膜内可见大量炎细胞浸润；B.眼前房中大量中性粒细胞积聚（选自昭衍病理数据库）

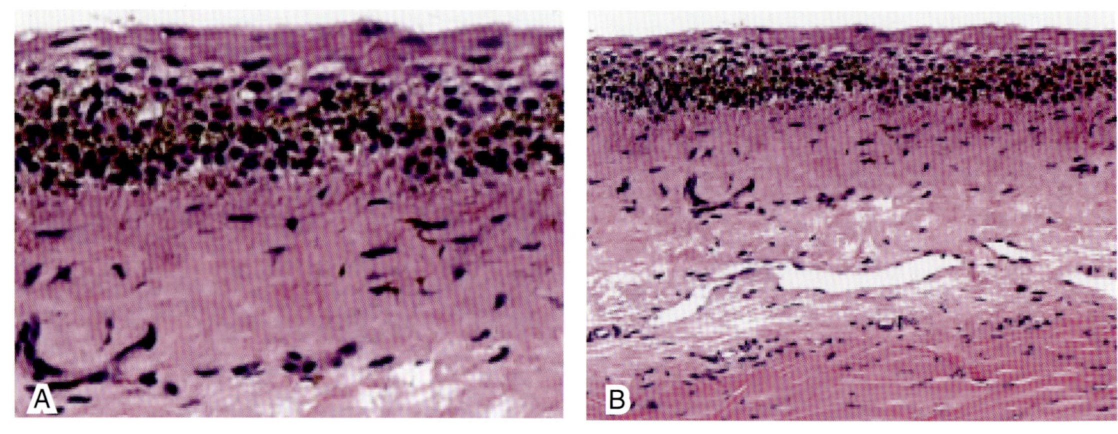

图10-9 **食蟹猴角膜萎缩色素沉积**

A.角膜内色素沉积；B.角膜上皮下纤维血管增生（选自昭衍病理数据库）

3.角膜增生 在炎症和反应性的条件下角膜上皮常出现局灶性增生。有记录表明，猕猴给予重组人表皮生长因子2周后，角膜上皮可出现弥散性增生，比对照组被覆上皮增厚了2倍，组织学特征包括表层的扁平上皮细胞数量增多，伴有其下一层的基底细胞肥大[18]。

4.角膜新生血管形成 正常角膜没有血管，其组织细胞靠泪液和房水的渗透获得营养和代谢需求。对无血管的角膜来说，新生血管形成是一个复杂的多因素过程。正常角膜无血管，是抗血管生成和促血管生成刺激之间的一个动态平衡的结果。角膜伤口愈合可打破这种微妙的平衡，导致病理性角膜血管形成。在大多数情况下，血管形成都伴随着角膜或结膜的炎性反应，白细胞和激活的巨噬细胞，以及它们的化学产物都参与了这一过程[19]。昭衍实验室曾对新西兰大白兔施行角膜缝线损伤，成功建立了角膜血管生成模型（图10-10，图10-11）。膳食因素也是角膜血管生成潜在的重要影响因素。实验动物给予的饲料中如缺乏色氨酸、赖氨酸、维生素B_2、维生素 A 或微量金属例如锌，也可导致角膜血管的形成[20，21]。

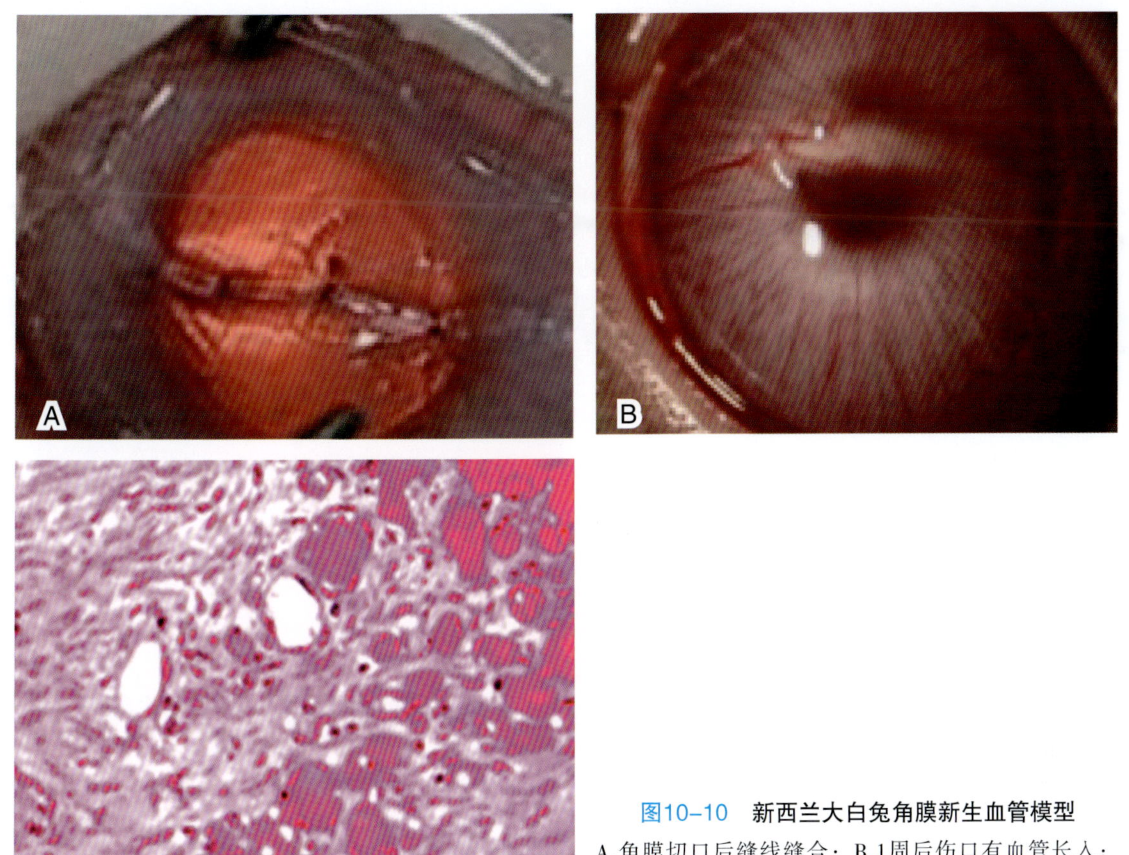

图10-10 新西兰大白兔角膜新生血管模型
A.角膜切口后缝线缝合；B.1周后伤口有血管长入；C.镜下见长入的血管（选自昭衍病理数据库）

5.角膜矿化　实验室大鼠和小鼠的角膜矿化（cornea mineralization）常发生于Fischer 344、Sprague-Dawley和Wistar大鼠及CD-1小鼠等[22-24]。矿化可能是创伤或炎症的后遗症，也可以是暴露于局部刺激物或全身毒素的结果，或可作为自发性病变而发生。大鼠给予吗啡后导致角膜干燥时，家兔角膜局部创伤及过量使用维生素D时，都可出现类似的矿化[25-27]。虽然矿化的程度及范围随品系、年龄和实验条件有所不同，但大鼠和小鼠的这些改变在形态学上类似，病变通常位于角膜中心。大鼠和小鼠中自发性角膜矿化的形式在临床上称为角膜营养不良、带状角膜病或钙化性角膜病。观察时首先在对应眼睑间区中央（轴向）的角膜中可见白色点状、线状的混浊区域。在显微镜下，线状或不规则的蓝染矿物质沉积于中央角膜上皮基底膜中或之下（图10-12）。角膜上皮弥漫性变薄，上皮基底细胞肿胀。矿化也可能发生在深层角膜基质中。角膜矿化可伴有角膜上皮增生或发生继发性肉芽肿性炎。如果角膜矿化为原发性病变，应该明确诊断，并对严重程度进行分级。在病理描述中应阐明矿物沉积物的位置；当矿化继发于炎症时，对病变予以描述，并分清因果，而不应分别诊断为两个孤立性的病变。

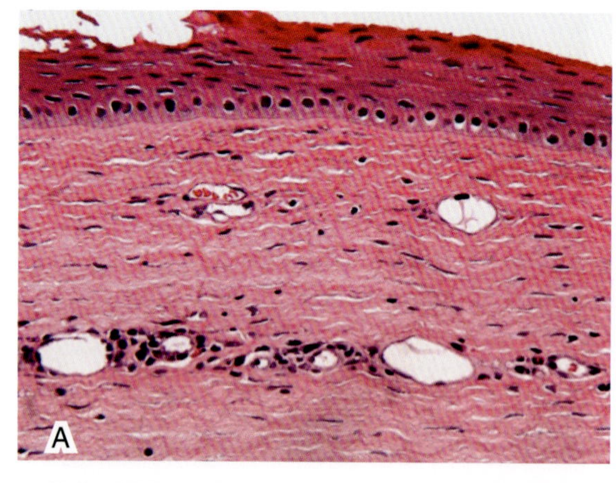

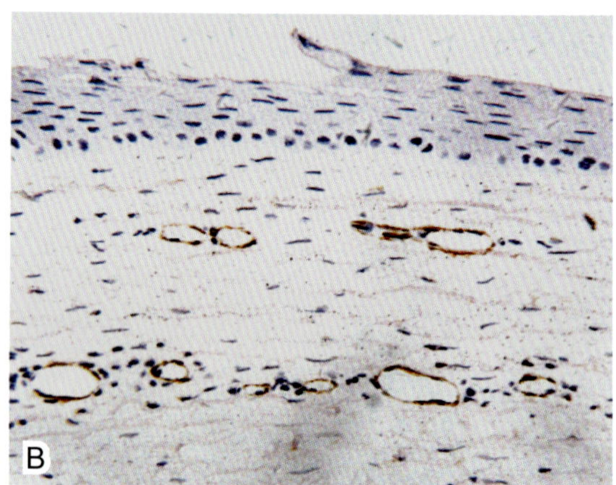

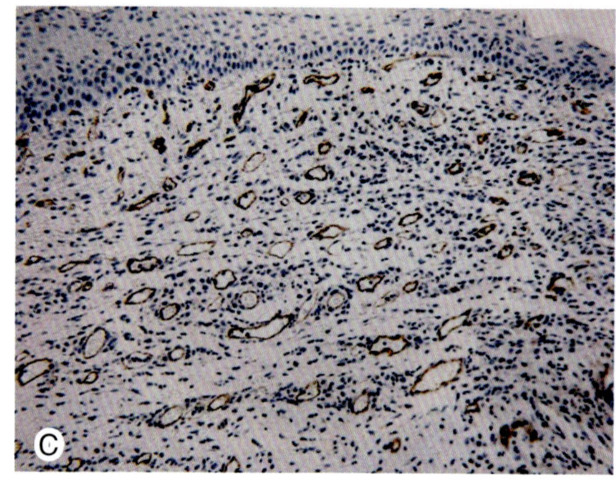

图10-11　新西兰大白兔角膜新生血管

A.角膜缝线损伤后发生炎症和血管增生；B. 免疫组织化学染色证实血管平滑肌肌动蛋白（smooth muscle actin，SMA）阳性；C.重度炎症区域血管增生CD31（血管内皮细胞标志物）阳性（选自昭衍病理数据库）

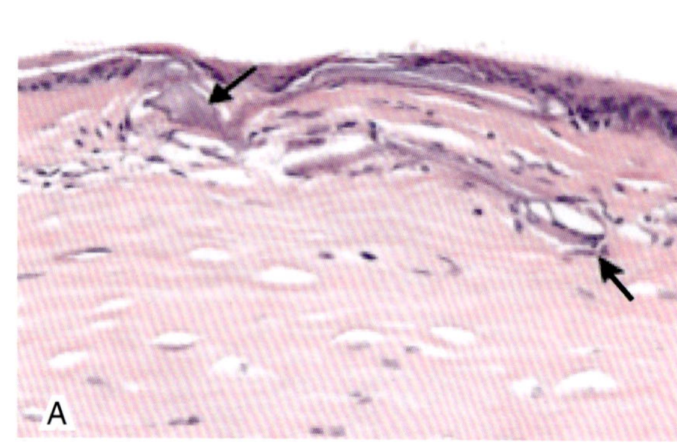

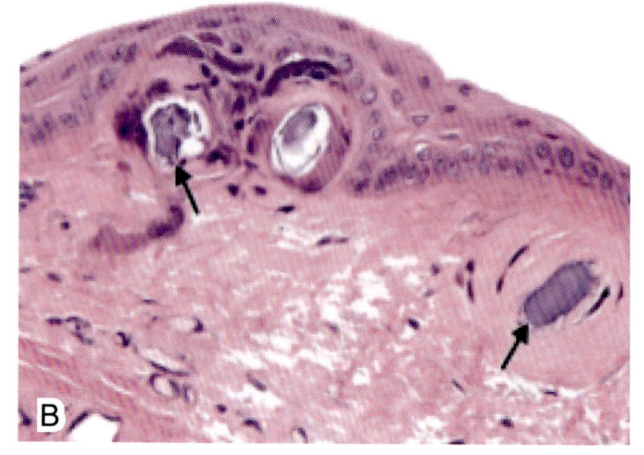

图10-12　角膜矿化

A.雌性B6C3F1小鼠角膜矿化，角膜上皮下基质层有炎症（箭头）；B.雄性F344/N小鼠角膜矿化，在角膜层及前界层可见嗜碱性矿物质（箭头）（选自昭衍病理数据库）

6.角膜磷脂沉积症　某些药物会诱发角膜上皮细胞的变化，如具有阳离子两亲性的药物眼表给药时，由于具有疏水环和亲水阳离子胺侧链，故能够穿过细胞膜，导致角膜细胞内磷脂积聚，而表现为涡旋性角膜病变，不过该症对视力几乎没有影响[28]。有学者用有代表性的阳离子两亲性药物氯喹和胺碘酮局部应用于幼兔的眼睛，观察到弥漫性角膜混浊。在组织病理学上，在角膜上皮和角膜细胞中观察到空泡形成。超微结构检查发现，这些液泡含多层包涵体，是磷脂沉积症的特征。不同于一般的脂质沉积症，磷脂症都是由药物或化学物引起，典型病变是细胞体积增大，细胞内出现泡沫状物质，电镜下证实有板层小体，是磷脂在细胞内聚集所致[29]。

（二）血管膜病变

血管膜主体是眼球的脉络膜层，脉络膜延续，形成睫状体和虹膜。这些结构相互连接，是眼内重要的血管区，为眼内结构提供了大部分的血液供应。此外，睫状体分泌的房水经瞳孔进入前房，再经巩膜静脉窦流入眼静脉。如果这种流动被阻碍，会使眼内压增加而产生青光眼，随后造成视网膜细胞和视神经损伤。使用药物，无论是扩张瞳孔还是限制其收缩均可能会影响房水的流动。正常食蟹猴的脉络膜和睫状体聚集着一定数量的淋巴或单核细胞，因此，血管膜参与许多眼内炎症过程和免疫应答[30]。脉络膜位于视网膜和巩膜之间，含丰富的血管网。在人体，脉络膜在眼后部最厚，约0.2mm，在眼周部缩小至0.1mm，但目前尚缺乏实验动物脉络膜厚度的资料。脉络膜内层紧贴视网膜的色素上皮细胞，为外层视网膜提供氧气和营养。脉络膜中的深色黑色素被认为可以保护脉络膜血管免受光毒性。脉络膜的某些细胞还具有分泌参与巩膜生长的物质。脉络膜疾病或损伤包括以下几种。

1.出血性脉络膜剥离　由于脉络膜血管破裂引起的脉络膜上方或脉络膜内的出血，比较罕见，通常在眼科手术期间因眼外伤而发生。

2.脉络膜破裂　是脉络膜、布鲁赫膜和视网膜色素上皮层的完全断裂，多由钝性眼外伤引起，损伤导致黄斑中的光感受器丧失和中心视力丧失。

3.脉络膜痣　是脉络膜中的色素沉着或非色素细胞聚集而形成，在人眼中时有发生，与动物毒性实验关系不大。

4.脉络膜营养不良　是一组影响脉络膜的遗传性疾病。

5.脉络膜视网膜炎　是侵犯脉络膜最常见的病变。这种类型的炎症通常会产生浮动的黑斑和视物模糊。昭衍实验室通过眼内注射血管内皮生长因子受体（VEGR），诱发了食蟹猴脉络膜的重度炎症，大量淋巴和单核细胞集聚在脉络膜（图10-13）。事实上，在所有进行眼内注射药物或手术的情况下，如果操作不当或药物本身性质有问题，均可造成血管膜的损伤和炎症，这就要求在评价眼内给药时拥有娴熟的技术和十分细心的操作。如果观察到脉络膜炎症、出血、纤维化或虹膜粘连到晶状体时，说明眼前房有创伤或炎性过程。同样，激光照射也可刺激脉络膜而引起增生性病变和（或）眼内采血诱发脉络膜的炎症。

（三）晶状体病变

晶状体是由 PAS 阳性基底膜包裹的上皮细胞组成的透明的、双凸结构。PAS阳性基底膜缺乏弹性纤维，充当着大分子的筛网角色。前面的球形表面是由立方细胞构成的表面层。在赤道上，细胞质向前和向后延伸，形成长的细胞或晶状体纤维。晶状体周边细胞的细胞核是可见的，并且排列成弧形或晶状体“弓形”。晶状体纤维的形成伴随整个生命，并向晶状体的中心移动，在晶状体的中心发生胞质浓缩和核固缩。因此，旧的纤维积聚在晶状体的中心或核心，新生的纤维在晶状体外层或皮质不断生成。晶状体代谢的紊乱或外源物质与晶体蛋白的相互作用可能引起晶状体纤维的变化而发生混浊或白内障（cataract）。白内障在临床上定义为晶状体混浊而导致视物模糊。引发白内障的原因很多，包括代谢因素、免疫因素、外伤、中毒、老化、营养不良、遗传、辐射和药物等，多数证据表明白内障形成是从晶状体肿胀开始。最常见的过程是通过钾离子流失，钙离子和钠离子进入细胞内，导致细胞内出现空泡及裂隙，随后蛋白质聚集和沉淀[31]。代谢产物如山梨醇和肽的积累、外源性有毒物质或其代谢物，或电离辐射对晶状体纤维的直接损伤都可以引起晶状体细胞和纤维的损伤而导致白内障发生。

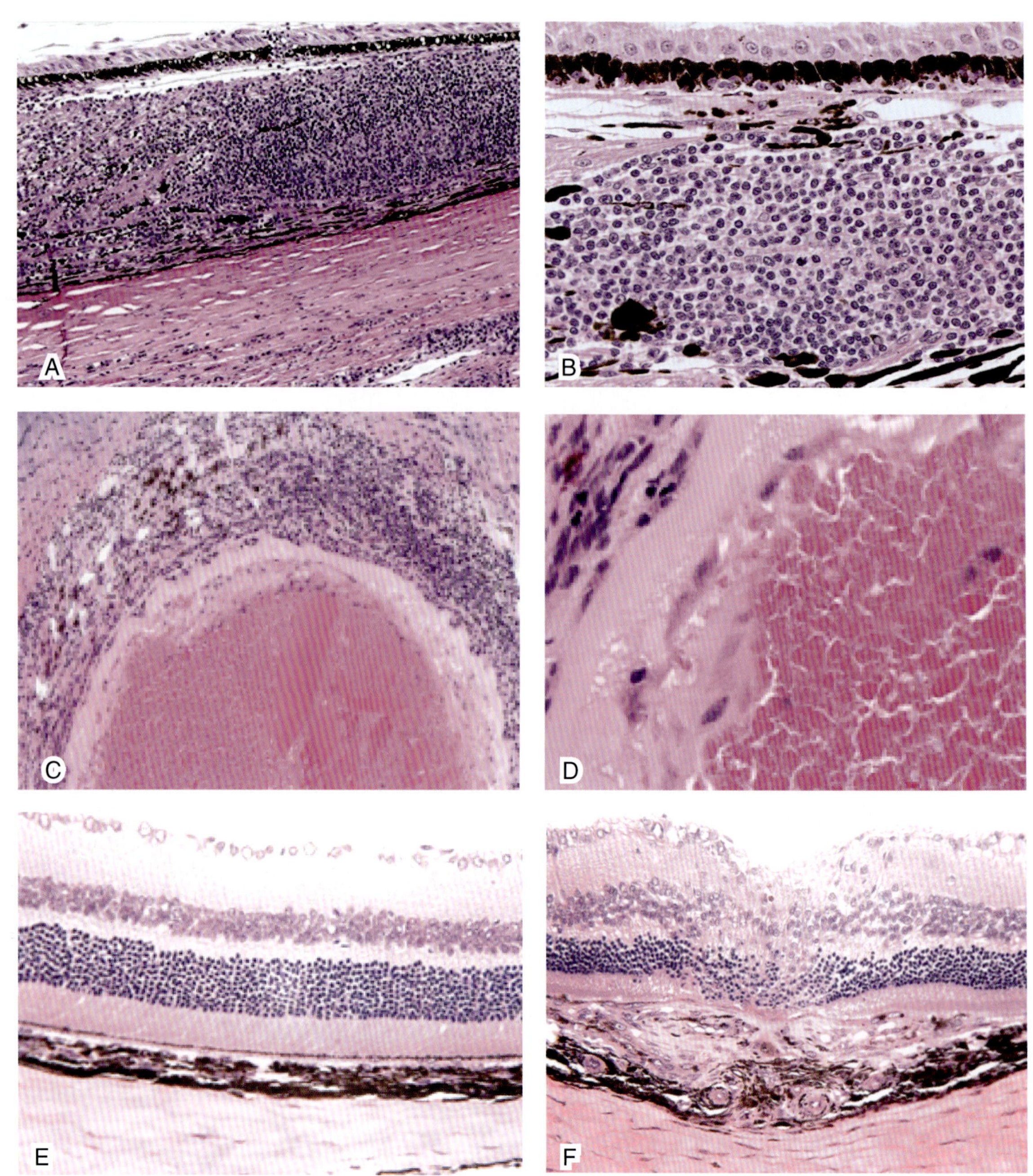

图10–13　实验动物损伤性脉络膜病变

A.食蟹猴眼球内注射VEGR致脉络膜炎症，脉络膜重度炎症病变波及巩膜；B.脉络膜单核淋巴细胞为主的浸润灶；C.大鼠眼球采血后脉络膜感染，大量炎症细胞浸润，晶状体变性混浊；D.高倍镜观察晶状体纤维肿胀，凝固成颗粒状；E.正常对照SD大鼠脉络膜；F.激光照射诱发的SD大鼠脉络膜纤维血管增生（选自昭衍病理数据库）

啮齿类动物可以发生大范围的与年龄相关的晶状体改变；犬可以有自发性白内障和晶状体混浊。各实验室动物发生先天性白内障的报道也有增多。白内障的发病率由于实验室和品系的不同而不同，自发性白内障和药物诱导的白内障是难以区分的，因为白内障的病理变化都是非特异的。自发性晶状体混浊及白内障研究最好的实验对象是大鼠，病变开始时晶状体纤维的排列成不规则状态，接下来发展为细胞肿胀或胞质颗粒状内容的气球样变。其后细胞发生变性，空泡化及嗜碱性碎片或嗜酸性颗粒聚集。有报道介绍某些抗癌药[32]、抗高血脂治疗药等可以诱发犬的白内障[33, 34]。为了研究白内障的发病及治疗，很多实验室通过实用药物建立白内障模型。昭衍实验室通过颈背部皮下注射亚硒酸钠溶液，成功制作了

SD大鼠白内障模型（图10–14）。关于糖尿病诱发的晶体混浊形成白内障更是比较多见（图10–15）。关于糖尿病性白内障的发病机制，一般认为是在高血糖的情况下，经体内集聚了过多的葡萄糖，后者可被特殊的酶类转化为山梨醇和果糖，使晶状体内渗透压升高，晶状体即吸水分而肿胀，晶状体的蛋白质变性，最终导致晶状体混浊。

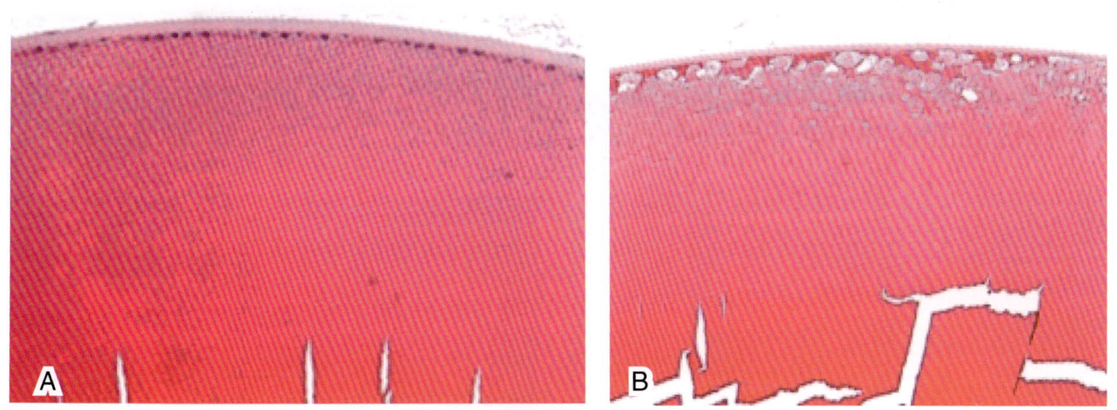

图10–14 **亚硒酸钠溶液诱发的SD大鼠白内障**

A. 正常对照组晶状体；B. 亚硒酸钠溶液诱发的晶状体病变，表现为晶状体纤维肿大，排列不规则（选自昭衍病理数据库）

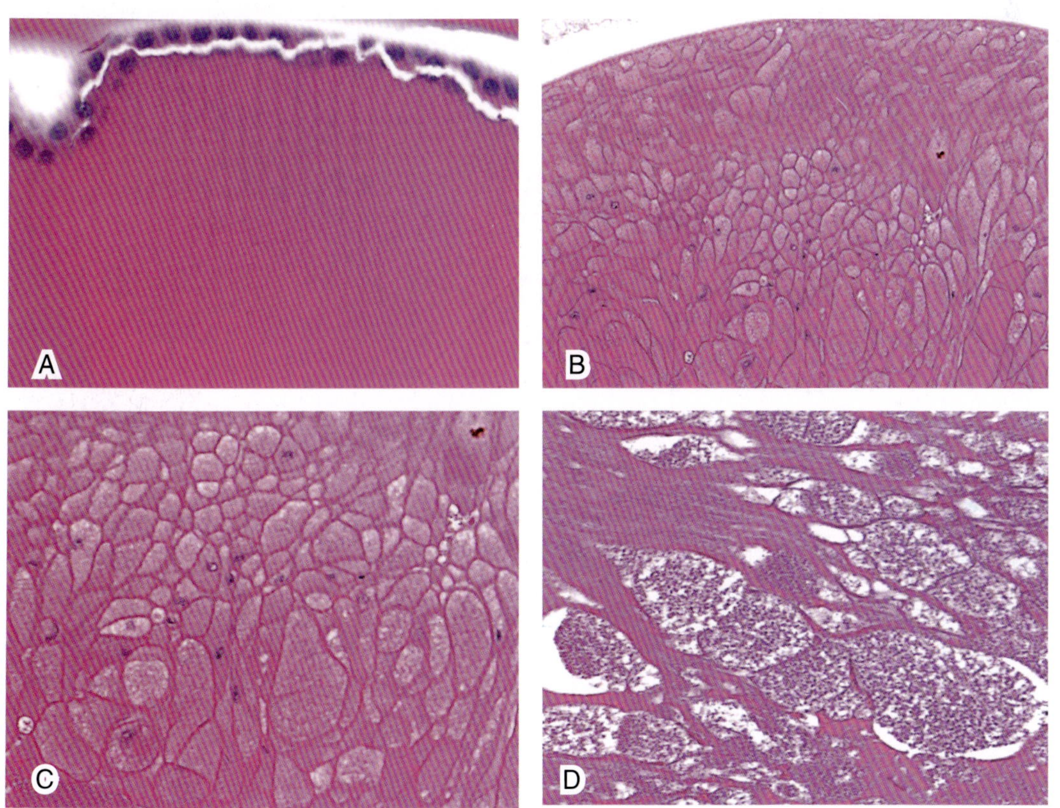

图10–15 **糖尿病大鼠晶状体混浊（白内障）**

A.正常大鼠晶状体，纤维呈规则的网格状排列，上部可见晶状体上皮；B.糖尿病大鼠晶状体纤维排列成不规则状态，纤维肿大；C. 高倍镜观察纤维肿胀成气球状；D.纤维结构崩溃成颗粒状（选自昭衍病理数据库）

（四）玻璃体病变

玻璃体是位于晶状体之后填充整个眼球内部的凝胶状物质，其药物毒性导致的病变并不多见。在人类最常见的病变是随年龄而发生的玻璃体变性（vitreous degeneration）和玻璃体剥离（vitreous detachment）。玻璃体变性通常在50岁以上人群中常见，但年轻人也可发生。其他可能加速玻璃体变性发病的眼部状况包括既往的白内障手术、近视、眼外伤等。玻璃体剥离是指随着年龄增长，玻璃体慢慢收缩，牵拉到视网膜表面的细纤维发生断裂，使玻璃体与视网膜分离并收缩。发生玻璃体剥离时最大的担忧是视网膜撕裂可能导致视网膜剥离。另一常见的改变是玻璃体内出血，最常见的玻璃体积血的3种原因包括增生性糖尿病视网膜病变、伴有或不伴有视网膜撕裂的玻璃体后剥离（PVD）和眼外伤，这些占所有病例的59%～88.5%[35]。其出血的特征是玻璃体内出现积聚的血液或血性渗出物。有时出血和视网膜剥离和（或）退化通常同时存在。在实验动物，最常导致玻璃体积血的原因是玻璃体内或视网膜下注射或手术引起的创伤，亦可继发于炎症[36]（图10–16，图10–17）。

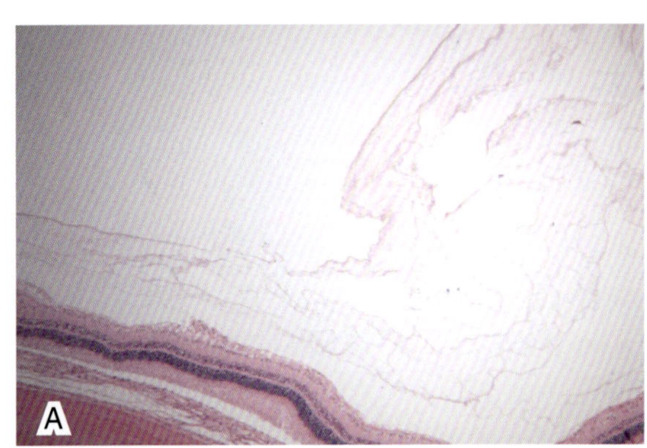

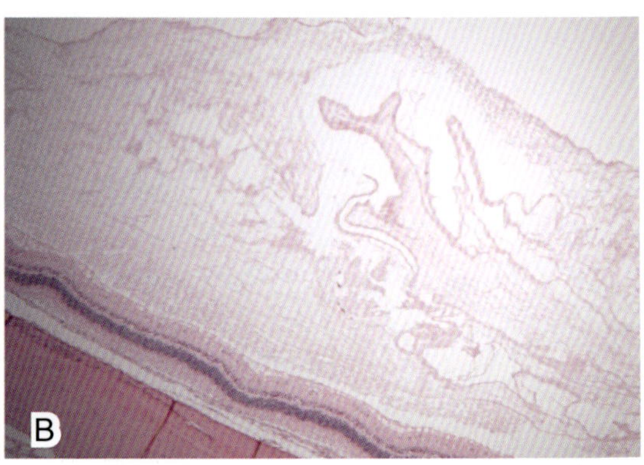

图10–16　日本大耳白家兔玻璃体内注射所致渗出病变

A.溶媒对照注射可见玻璃体内轻微纤维素样物质渗出；B.供试品M组雄性动物左侧眼球眼内单注射第15天，眼球玻璃体腔内可见大量纤维素样物质（选自昭衍病理数据库）

（五）视网膜病变

视网膜是眼球最复杂的部分，位于眼球壁的最内层。如上文所述，在常规组织切片中它由10层解剖组织结构组成。最外层（血管膜之下）是支持性的色素上皮层，为单层立方上皮细胞，与视杆和视锥感光细胞相邻。每个细胞由面对感光细胞的顶端部分和位于布鲁赫（Bruch）膜上的基底部分组成。视网膜色素上皮细胞执行一些重要的功能，特别是吞噬每日更新的感光细胞外节，利用溶酶体消化废弃脱落的外节尖端，并将消化废物输出至脉络膜。其余9层结构组成感觉上皮（或称神经部），其中外核层通过外界膜将视杆和视锥细胞的感光外节和内节分开。视杆、视锥细胞内节与放射状胶质细胞，以及放射状胶质细胞之间为中间连接。啮齿类、犬和灵长类动物的视网膜具有相似的结构，但也存在一些可能与毒理学相关的差异。有些化合物能够蓄积在含有黑色素的细胞。白化大鼠和小鼠因为缺乏视网膜黑色素，所以或许可以更好地对抗这些化合物的有害影响。反之，药物和黑色素结合后可能还有保护作用[37]。多种药物或化合物可以导致视网膜的毒性损伤。现列举视网膜常见病变如下。

1.视网膜发育异常　是指视网膜层次紊乱，视网膜内出现了一些异常的结构，特别是可以见到玫瑰花样的环形结构，其周围常有玻璃样变的间质和（或）水肿。需要指出的是，某些实验动物的眼球由于取材后挤压或皱缩，致视网膜增厚或扭曲，或细胞成堆集聚，造成发育不良的假象，不能轻易诊断视网膜发育异常（图10–18）。

2.外因性视网膜损伤　人和动物的眼球是易被伤害的器官之一，轻则引起发炎，重则大面积损伤而失明，而视网膜损伤则是引起失明的重要原因。药物安全评价试验中通常需要采集房水、玻璃体或进行球内注射，故有时可引起视网膜损伤。这些操作意外常见的后果是视网膜剥离，即视网膜和脉络膜及巩膜分离而成悬空状态，在人类须紧急手术复位，否则可引起组织坏死和失明（图10–19）。

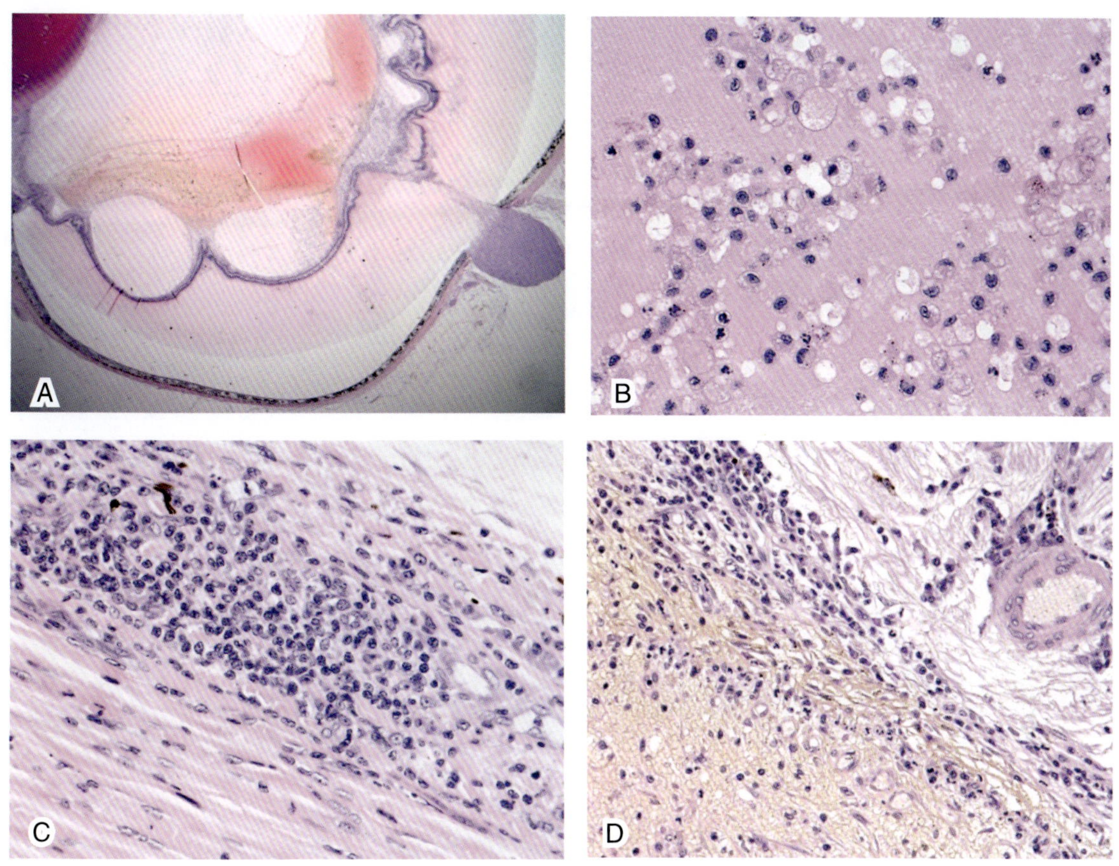

图10-17 食蟹猴环孢素微球玻璃体内注射所致的眼内病变

A.视网膜剥离，与脉络膜间充满粉染液，玻璃体内有出血及渗出液；B.玻璃体内浆液和炎症细胞渗出，包括中性白细胞、巨噬细胞；C.脉络膜内炎细胞浸润；D.脉络膜炎症，色素沉积（选自昭衍病理数据库）

3.视网膜萎缩 是造成失明的最重要原因，而且由于萎缩的分类和原因很多，多数萎缩都是缓慢发生的，不易察觉和救治。实验动物视网膜最常见的改变是萎缩，它可能自发或被外源性化学物质诱导。通常实验动物的视网膜萎缩是根据发病机制进行分类，大部分类型的萎缩都常见视网膜萎缩的组织学特征。视网膜萎缩常见的类型包括老年性视网膜萎缩、遗传性视网膜萎缩、营养性视网膜病、炎症后萎缩、青光眼萎缩、毒性视网膜病、光毒性视网膜病等，这些分类并不完全确切，因为遗传因素可能与年龄相关的改变、环境光和外源性毒性相互作用。上述视网膜萎缩尽管在啮齿类或犬类的研究中均有报道，但在实验室发生的视网膜萎缩是多见的，并且还是外伤后、炎症后和治疗后引起的萎缩。本部分主要介绍炎症后、注射药物后及治疗后的视网膜萎缩。

（1）炎症后萎缩：实验室动物很少发生眼后段炎症，偶有发生，视网膜会因此损伤和萎缩。毒性实验中比格犬多灶性浆液性脉络膜视网膜炎表现为局部视网膜脱落，感光器间局部浆液积聚及外核层局灶性缺失。该病变主要发生在夏季，传播媒介还不清楚。很偶然的局灶性视网膜炎、脉络膜炎及视网膜萎缩也有与寄生虫幼虫移行相关的案例。虽然非人灵长类动物的自发性黄斑变性也曾有报道，但由外伤引起且多为单侧的脉络膜视网膜炎症变化更为常见。

（2）视网膜下腔注射药物引起的萎缩：见图10-20。

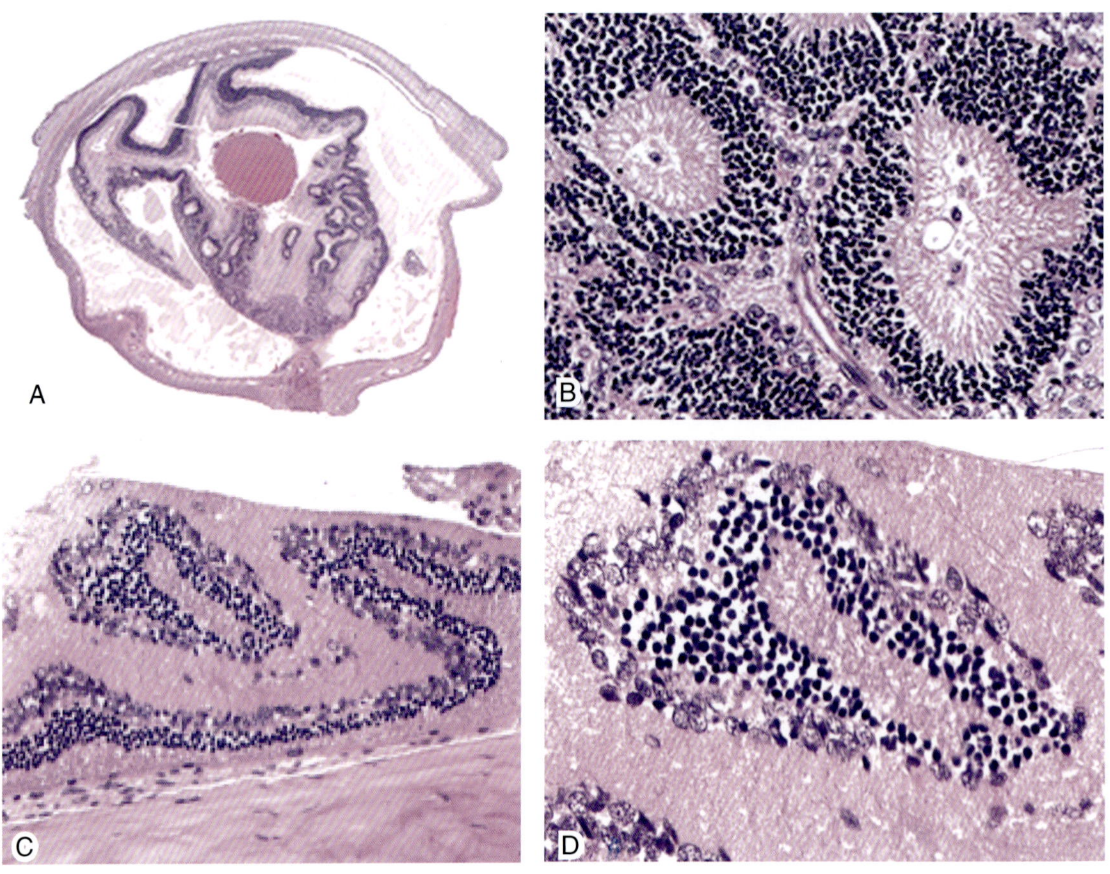

图10-18　**大鼠视网膜发育异常**

A.SD大鼠视网膜形成较大的玫瑰花团样结构，视网膜层次排列紊乱；B. 高倍镜观察玫瑰花团结构，周围是内颗粒层细胞围成一圈，中心为呈放射状排列的神经基质物质；C. 视网膜因标本皱缩、固定、包埋等因素造成扭曲而形成神经细胞团；D.高倍镜下细胞团形成假玫瑰花样结构（选自昭衍病理数据库）

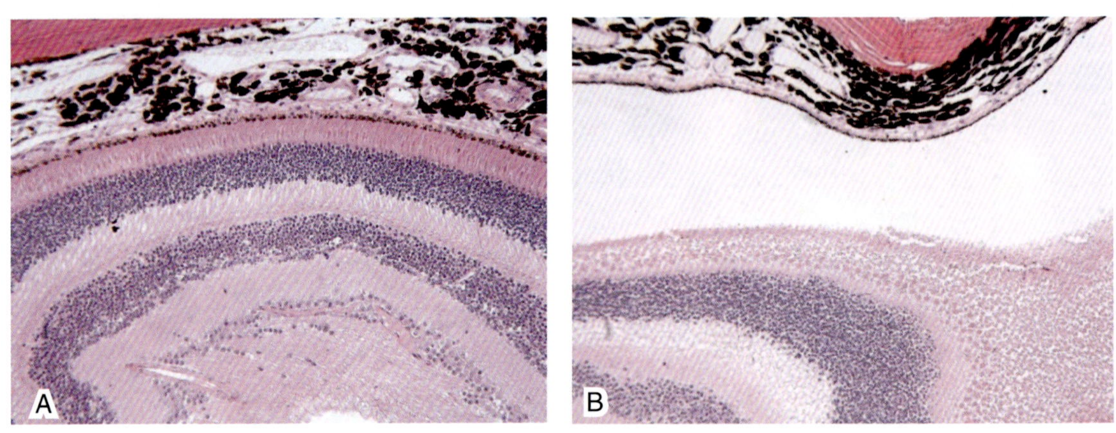

图10-19　**视网膜剥离**

A.正常小鼠视网膜，各层连接紧密；B.采集房水和玻璃体后视网膜剥离，可见色素上皮层连接脉络膜和其他层分开，中间出现空腔，剥离的视网膜组织发生退变（选自昭衍病理数据库）

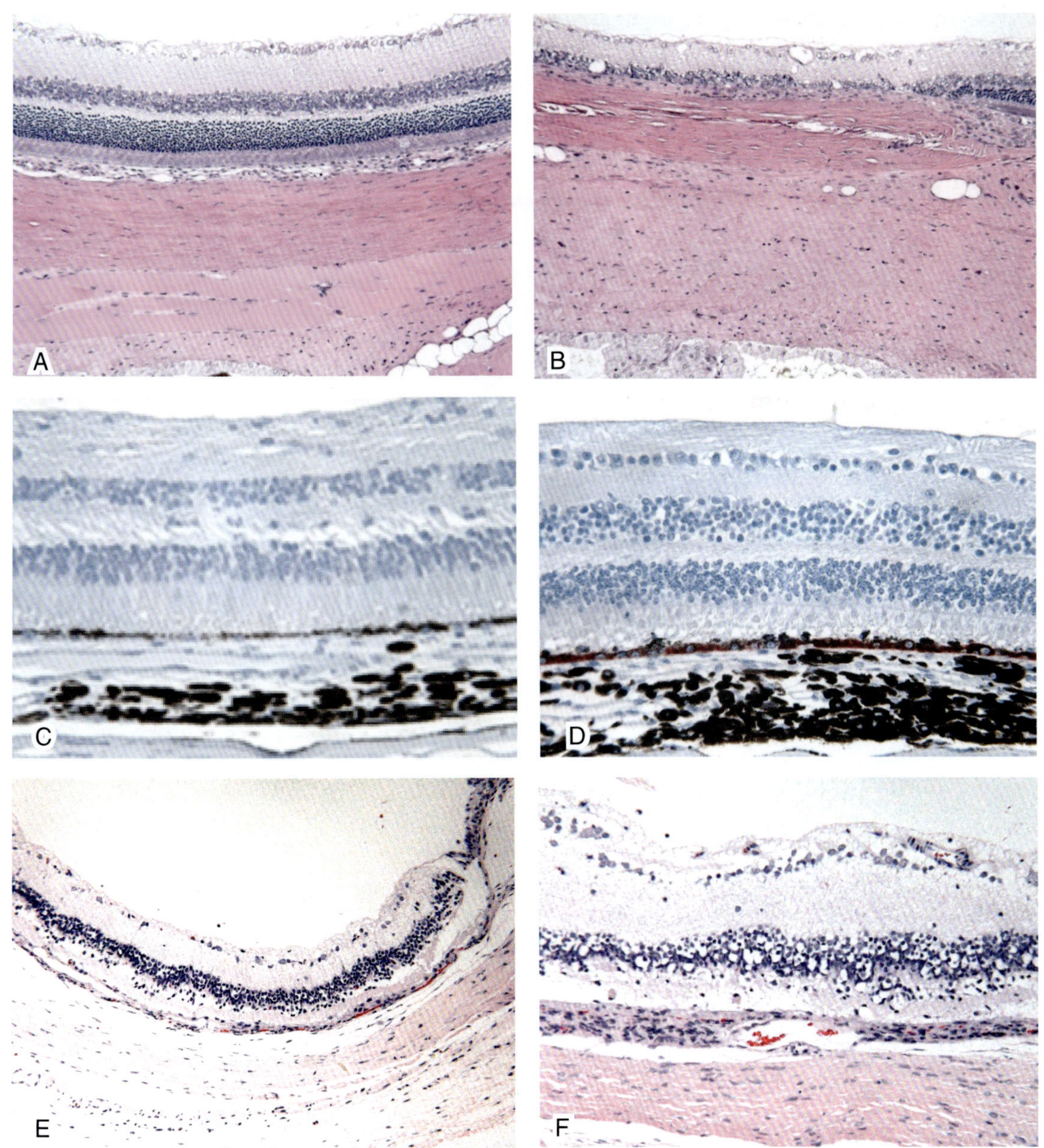

图10-20 大鼠和食蟹猴视网膜下腔注射药物诱发的视网膜萎缩

A.大鼠阴性对照组视网膜形态正常；B.给某hPEDF高剂量组视网膜明显萎缩，内颗粒层细失；C.食蟹猴正常视网膜色素上皮hPEDF阴性；D. 视网膜色素上皮hPEDF阳性（免疫组化染色显示胞质红色）；E. RCS大鼠玻璃体/视网膜下腔单次注射给予某供试品所致视网膜外核层变薄/消失；F.外核层细胞空泡化（选自昭衍病理数据库）

（3）药物治疗引起的萎缩：外源化合物引起的啮齿类动物视网膜萎缩与自发性萎缩表现类似。然而一些药物诱导的特定视网膜细胞或细胞层的细胞学变化也与视网膜萎缩相关。尤其是当一种新的药物引起此改变时，对其本质的解读相当重要。如某抗癫痫药氨已烯酸引起的视网膜萎缩，在大鼠90天毒性实验中，视网膜的变化包括轻度外核层排列紊乱，并取代了视杆细胞层，而且多在视网膜边缘处分布[38]。有报道显示抗结核治疗，特别是乙胺丁醇，可导致患者的视力障碍，停药后即可恢复[39]。在对白化大鼠的实验中，有16%的实验动物可见视网膜局灶性轴索肿胀[40]。随着治疗眼病新药的不断研发，必然会有些药物具有视网膜毒性作用，应该引起毒性病理工作者的重视。

4.糖尿病性视网膜病变　早期表现为微小动脉增多或动脉瘤形成、微小静脉扩张，继而显示渗出、水肿、微血栓形成、出血等非增生性病变。还可以因血管病变引起缺氧、纤维组织增生、新生血管形成等增生性病变（图10-21）。视网膜病变可以造成白内障或失明。对糖尿病视网膜病变的研究表明，在高血糖条件下，视网膜多元醇通路活跃，氧化激增，糖基化终末产物（AGE）形成，以及血管内皮生长因子（vascular endothelial growth factor，VEGF）和血管内皮细胞生长因子受体（vascular endothelial growth factor receptor，VEGFR）表达增强等因素相关[41, 42]。

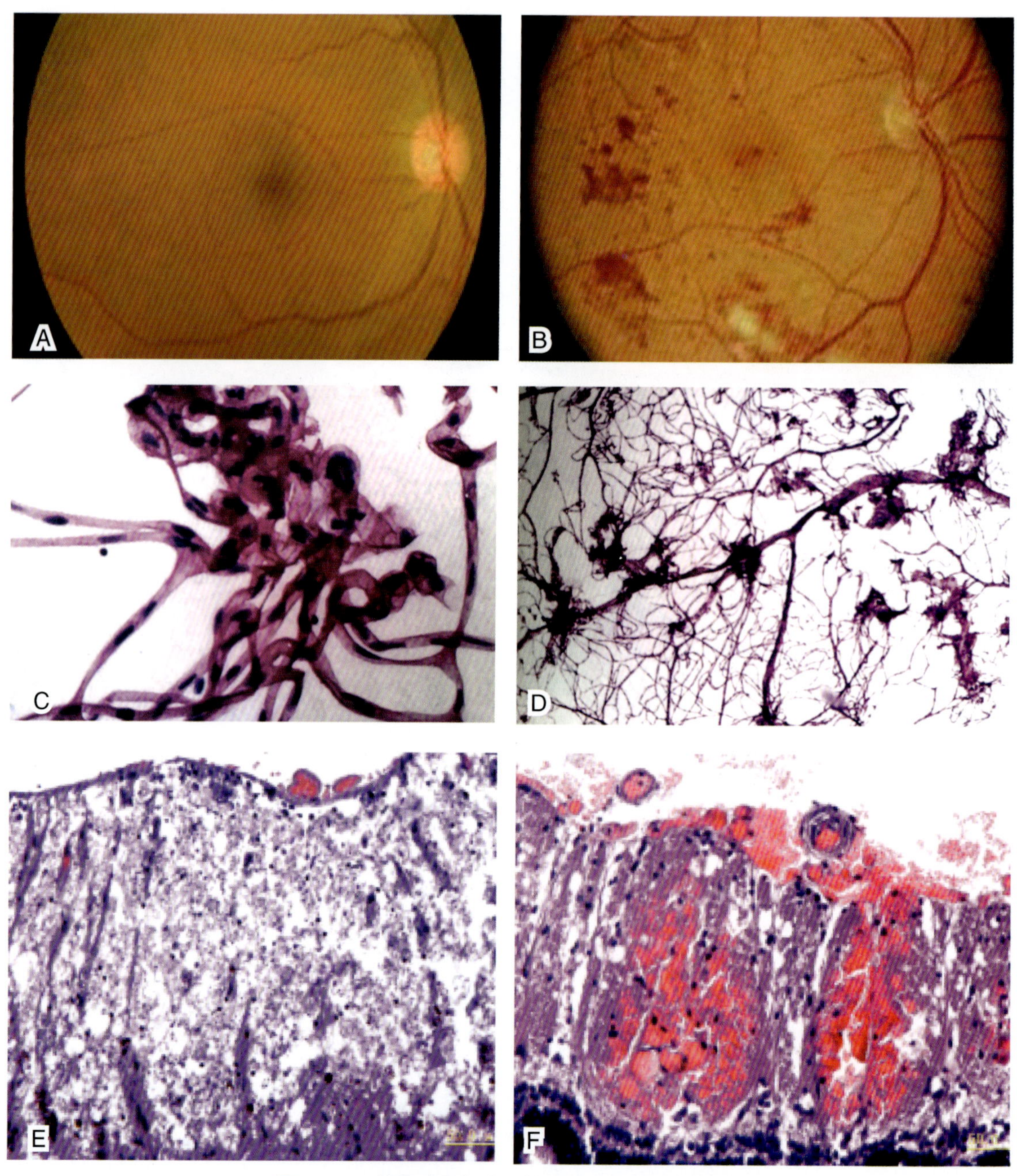

图10-21　**糖尿病早期检眼镜检查和血管造影图像**

A.正常检眼镜图像；B.糖尿病早期眼镜，可见视网膜血管增多和散在出血；C.T_1DM 11个月模型大鼠，血管膨大扭曲形成葡萄状毛细血管瘤（PAS染色）；D.T_1DM 12个月模型大鼠，视网膜血管的树状结构被破坏，尾静脉主干及分支膨大凸起形成多处毛细血管瘤，相邻毛细血管闭锁形成细线状（PAS染色）；E.新西兰兔糖尿病视网膜水肿；F.新西兰兔糖尿病视网膜出血（图C～F由中日友好医院临床病理研究所潘琳研究员提供）

5. *磷脂沉积症* 是一种能全身广泛发生的细胞脂质代谢性病变，致磷脂沉积的药物也可使视网膜细胞产生类似地改变。这些药物能在大鼠的视网膜色素上皮细胞、神经细胞或放射状胶质细胞产生典型的状板层小体。视网膜发生的磷脂症常是全身性磷脂症的一部分[43，44]。

6.*视网膜色素上皮细胞的改变* 视网膜色素上皮细胞（retinapigment epithelial cell）对维持视网膜的完整性非常重要，因此治疗眼部时所用抗生素主要针对色素上皮层。虽然色素上皮细胞对不良条件的反应力有限，但药物还是可以引起各种各样的病变，包括变性、萎缩、细胞质内磷脂和其他细胞物质的聚积，以及反应性的局部增生、局部纤维素增生、视网膜下腔巨噬细胞浸润等[45]。Ashburn发现碘酸钠注射后视网膜的黏附力明显下降，导致黏附力改变的主要原因是碘酸钠对RPE活性代谢过程的毒性作用。碘酸钠的主要病理改变表现为色素上皮细胞变性/坏死、感光细胞排列紊乱、凋亡、节细胞肿胀变性[46]。昭衍实验室也用碘酸钠对食蟹猴进行视网膜下腔注射，也引起了视网膜色素上皮细胞空泡化改变（图10-22）。

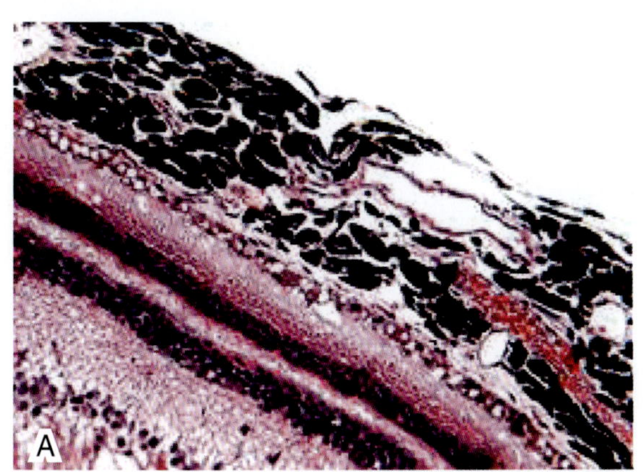

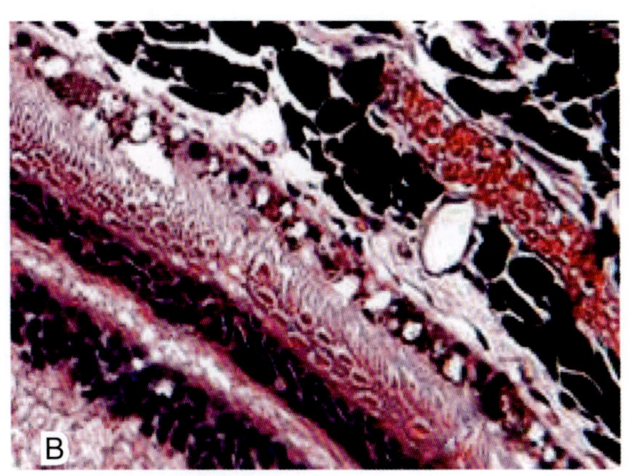

图10-22 **食蟹猴视网膜色素上皮细胞空泡变性**

A.食蟹猴蛛网膜下腔注射碘酸钠诱发色素上皮细胞空泡变性；B.高倍镜观察视网膜色素上皮细胞内有空泡形成（选自昭衍病理数据库）

（六）视神经损伤

最多见的视神经损伤是由于视网膜萎缩涉及视神经而引起萎缩。在眼科手术时不小心夹伤视神经而造成损伤的情况，也在实验动物模型中证明。青光眼的眼内变化主要是由于眼压升高，造成视网膜和视神经受压力作用而出现以萎缩为主的病理改变[47]。近年来，昭衍实验室曾经做过多种实验性视网膜和神经损伤的模型，如SD大鼠视神经钳夹实验，导致视神经的严重损伤（图10-23A、B）；通过给新西兰兔眼前房磁珠注射造成眼压升高而引起视神经萎缩和脱髓鞘病变（图10-23C～E）；通过食蟹猴眼底缺血及激光诱导急性高眼压模型导致视神经损伤（图10-24）；通过食蟹猴视网膜神经节细胞（RGC）离体免疫荧光染色，观察视神经结细胞的损伤（激光诱导右眼高眼压后，动物安乐死摘取眼球并做视网膜铺片），用荧光标记的特异性抗体，多重间剪接的RNA蛋白（RNA-binding protein with multiple splicing，RBPMS来标记RGC）；照相后用计算机软件进行RGC自动计数；比较实验眼和对照眼之间RGC数量变化，结果见图10-25。

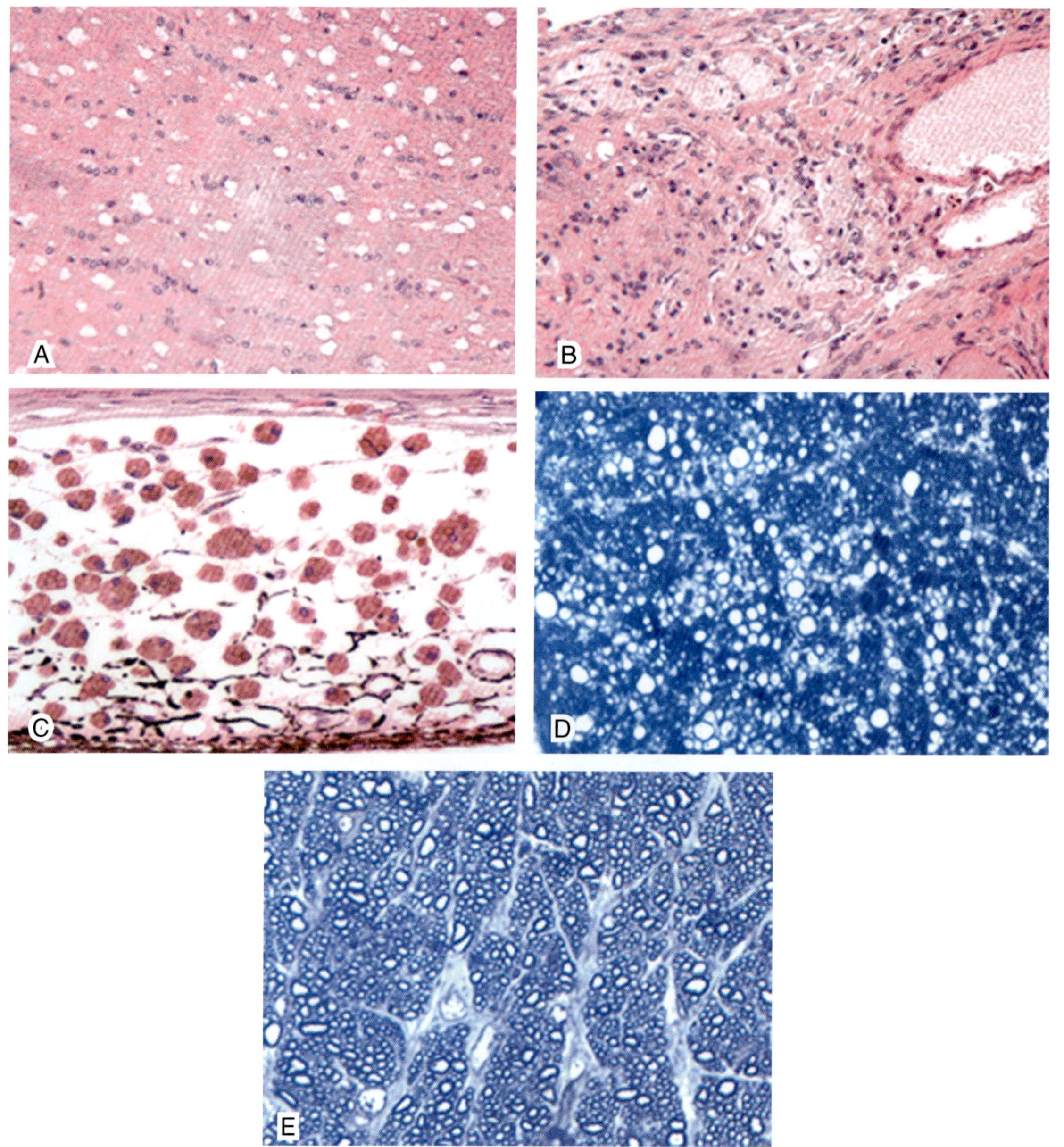

图10-23　**视神经损伤**

A.正常视神经；B.钳子夹压后SD大鼠视神经，组织结构紊乱，轴突变性，水肿，血管扩张，胶质细胞增生；C.新西兰兔青光眼模型，注射到前方的磁珠被巨噬细胞吞噬；D.新西兰兔视神经纤维髓鞘染色，可见髓鞘脱失，大量不规则空泡形成；E.新西兰兔正常视神经髓鞘染色（选自昭衍病理数据库）

（七）眼球内异物肉芽肿

实验动物可因外伤、打斗等原因造成异物进入眼球形成异物肉芽肿，如果继发细菌感染则容易形成脓肿，造成失明（图10-26）。

（八）全眼球痨

所谓全眼球痨，是指由于严重眼外伤组织破坏、出血、炎症或肿瘤压迫等一系列病变造成全眼球萎缩，称为眼球痨（bulbi phthisis）。此时眼球变小，各种组织都不同程度变性萎缩或结构消失，也可以发生钙化甚至骨化、角膜增厚、瘢痕形成等变化。小鼠和大鼠都可以发生此病（图10-27）[48]。

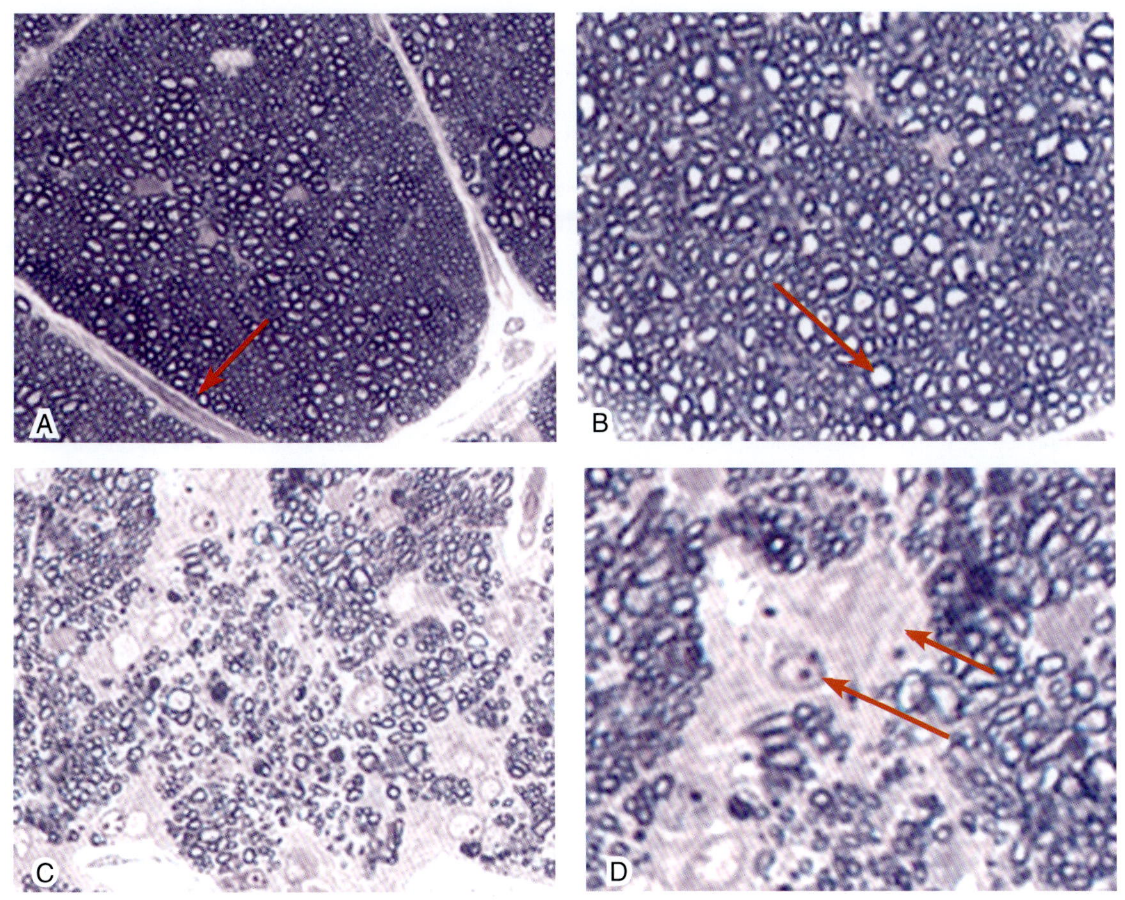

图10-24　食蟹猴高眼压模型的视神经损伤

A.正常视神经组织结构清楚，神经束膜包绕每一束神经（红箭头），每根神经的结构清晰（甲苯胺蓝染色）；B.高倍镜观察神经纤维和髓鞘，神经纤维粗细不等，中央的轴突不染色（空白区），周围的蓝黑色是髓鞘（甲苯胺蓝染色）；C.高眼压视神经，轴突丢失，神经纤维数量显著减少，神经胶质覆盖扩大，组织结构紊乱比例失常；D.高倍镜观察神经胶质覆盖扩大和胶质增多（短箭头），即神经胶质增多，或称神经胶质化（gliosis），并可见肥大的胶质细胞（长箭头，甲苯胺蓝染色）（选自昭衍病理数据库）

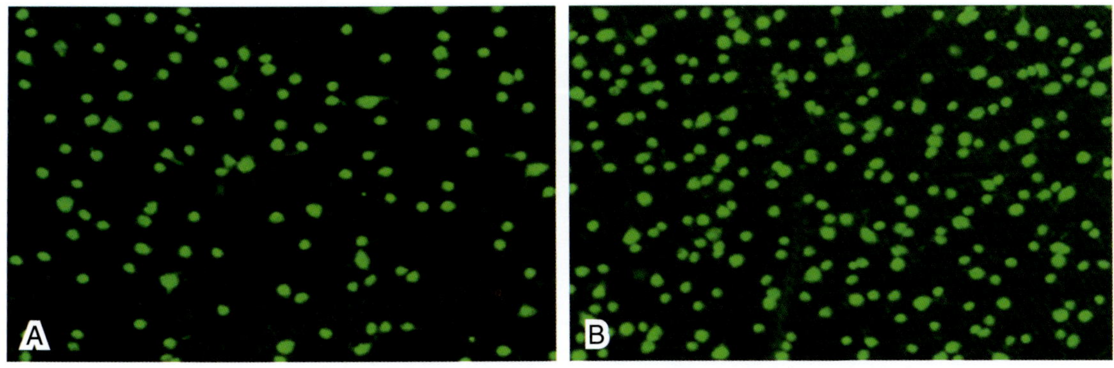

图10-25　食蟹猴高眼压模型视神经节细胞损伤荧光染色

A.实验眼（右眼）显示视网膜神经节细胞明显减少；B．对照眼（左眼）显示视网膜神经节细胞正常数量（选自昭衍病理数据库）

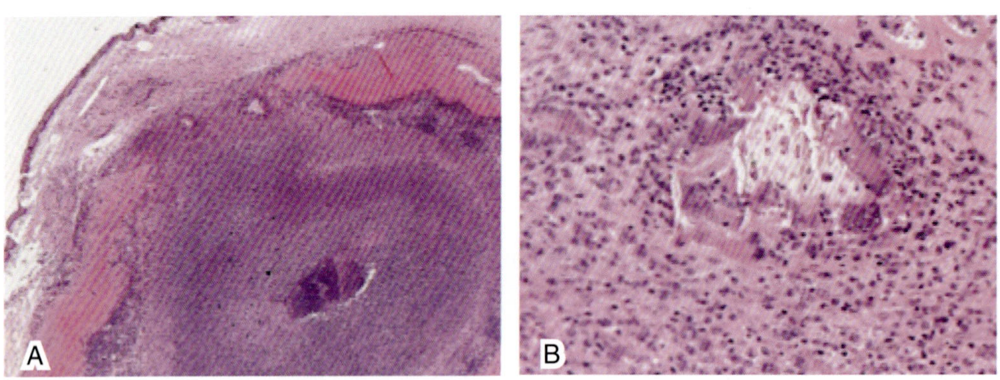

图10-26　SD大鼠眼球内脓肿和异物肉芽肿

A.眼球内结构消失，大量中性粒细胞集聚形成脓肿，伴周围出血；B.脓肿边缘可见异物、巨噬细胞和异物巨细胞形成的肉芽肿（选自昭衍病理数据库）

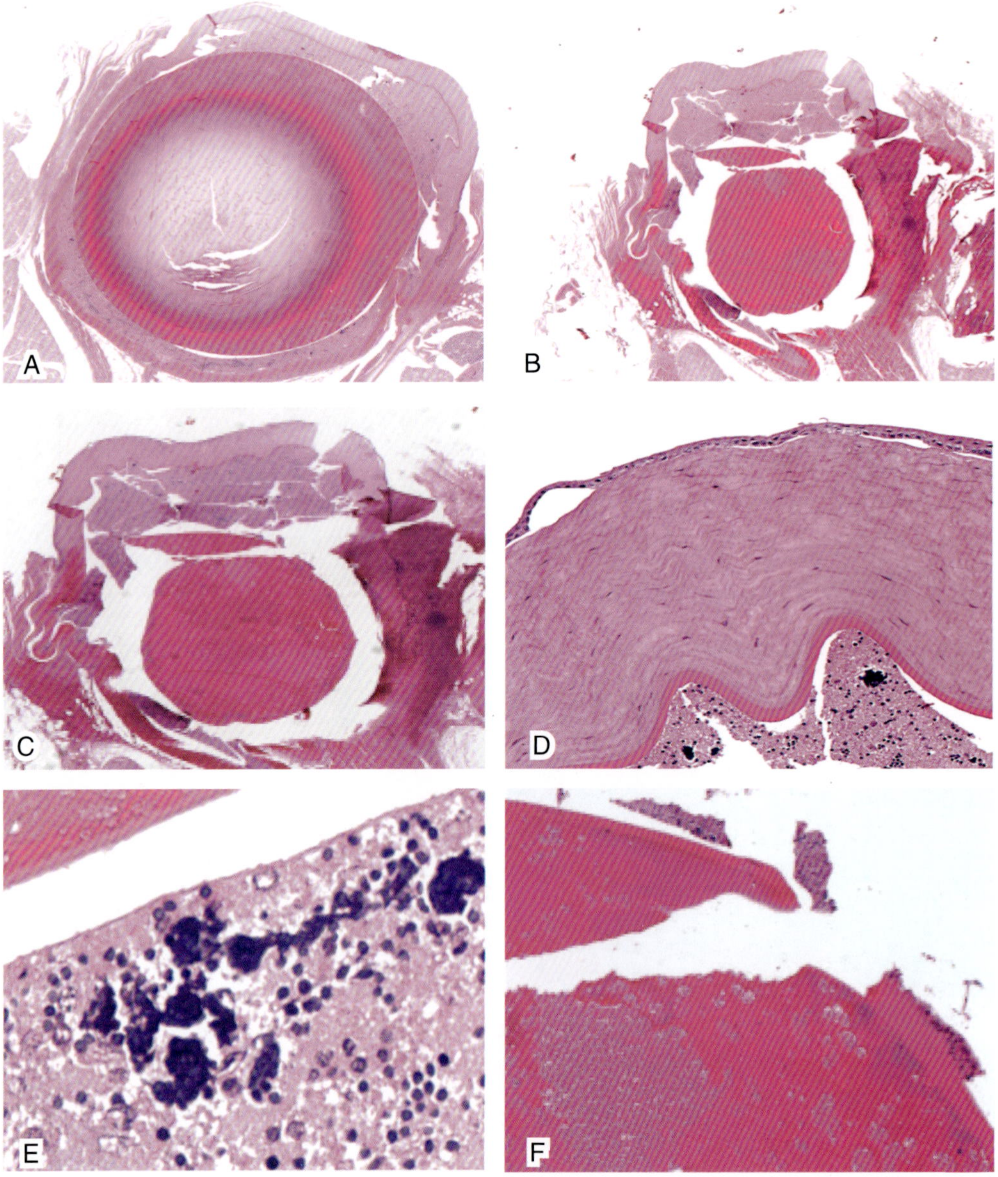

图10-27　大鼠眼球痨

A.大鼠眼球，大小和组织结构正常；B.眼球痨之眼球明显缩小；C.眼球内部结构紊乱；D.角膜增厚；E.视网膜颗粒细胞排列紊乱或集聚成团和发生矿化；F.晶状体纤维肿胀（选自昭衍病理数据库）

第三节　哈德腺和泪腺

哈德腺（Harder's gland）又名副泪腺，位于眼眶内，大鼠、小鼠、仓鼠及许多其他陆生脊椎动物的哈德腺均很发达。它是由管泡状末端组成，管腔宽，部分胞质含有微小空泡，可通过局部分泌机制分泌含脂物质（图10–28）。啮齿类动物的哈德腺分泌物内含不同量的卟啉色素。哈德腺具有性别差异，雌性啮齿类动物可观察到较明显的卟啉，去势及雄激素或雌激素给药可适度减少哈德腺内色素的含量[49，50]。目前对哈德腺的功能了解还不多。啮齿类动物的眼睛还具有一个眶内泪腺和一个眶外泪腺，它们是由浆液性细胞组成，结构上类似于腮腺的细胞。淋巴组织是正常哈德腺和泪腺的组成部分，也存在于人类和实验动物的结膜，是眼部黏膜防御机制的一部分。哈德腺和泪腺常见病变如下。

（一）血泪症

在正常大鼠哈德腺中可以见到少量的褐色物质，这种深褐色的物质就是血卟啉色素，哈德腺过度分泌这些褐色物质，因这种物质类似于血液而被误认为血泪相关，而称为血泪症。组织观察，分泌血卟啉的腺体扩张，内含红褐色或黑褐色的物质，上皮细胞可无变化或变扁平常，伴有间质纤维化或淋巴细胞浸润（图10–28B）。血泪症可由应激、局部刺激及胆碱能药引起，已证明通过投予多巴胺拮抗剂和增加血中催乳素浓度而使血卟啉色素增加[51]。也有学者认为，对血泪症进行评分可敏感的评估较小的应激对大鼠所产生的血卟啉增加和观察对居住、饲养及实验过程的影响[52]。

（二）副泪腺化生

啮齿类动物的眼睛具有一个眶内泪腺和一个眶外泪腺（lacrimal gland）。它们是由浆液性细胞组成，结构上类似于腮腺的细胞。如果在这些浆液性腺体中出现大小不等的片状腺体集团，上皮细胞的细胞质中含有小空泡，与周围泪腺明显不同，这是一种副泪腺化生现象（harderian gland metaplasia），雄性比雌性多见，其发生率随年龄增长而增加（图10–29）。

（三）泪腺和副泪腺炎症

实验室动物的哈德腺和泪腺偶见散在非特异性慢性炎症小灶，而严重的炎症偶尔发生（图10–30A、B）改变则很少见，可能与唾液腺炎症相关。特别是大鼠感染涎泪腺炎病毒后，哈德腺和泪腺会出现急性水肿和坏死。大鼠强光暴露12小时也可在哈德腺产生严重坏死、水肿和炎症[53]。实验小鼠的泪腺据报道偶尔会出现严重的炎症反应。啮齿类动物的哈德腺可能因眶内反复采血技术导致的局部急慢性炎症和坏死，常伴有哈德腺萎缩（图10–30C、D）。犬的泪腺组织比啮齿类动物更常出现外源性药物诱导的炎症和萎缩。泪腺如果受到严重损害，可能对眼睛的完整性产生重要的影响。有证据表明，泪液分泌减少及随之而来的干燥会促进眼表的炎症[54]。在眼眶区域进行电离辐射治疗癌症后，泪腺可受到损伤。

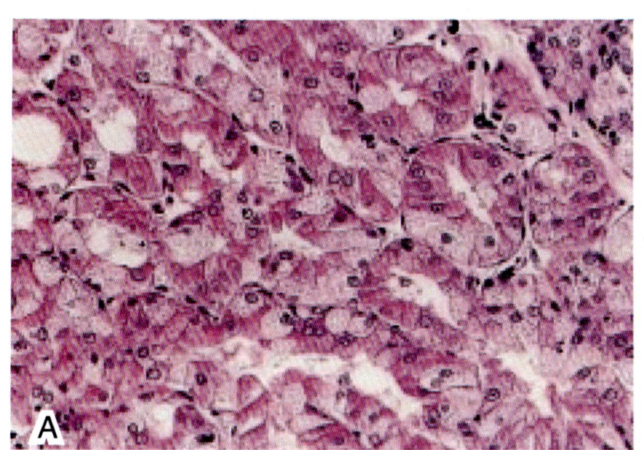

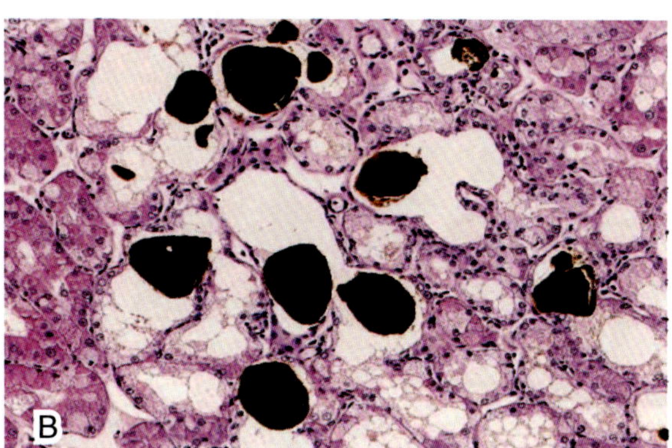

图10–28　**大鼠哈德腺及血卟啉**

A.大鼠哈德腺，管泡状，管腔宽，部分上皮细胞质内含微小空泡；B.黑褐色血卟啉物质堆积在腺腔中，管腔扩张（选自昭衍病理数据库）

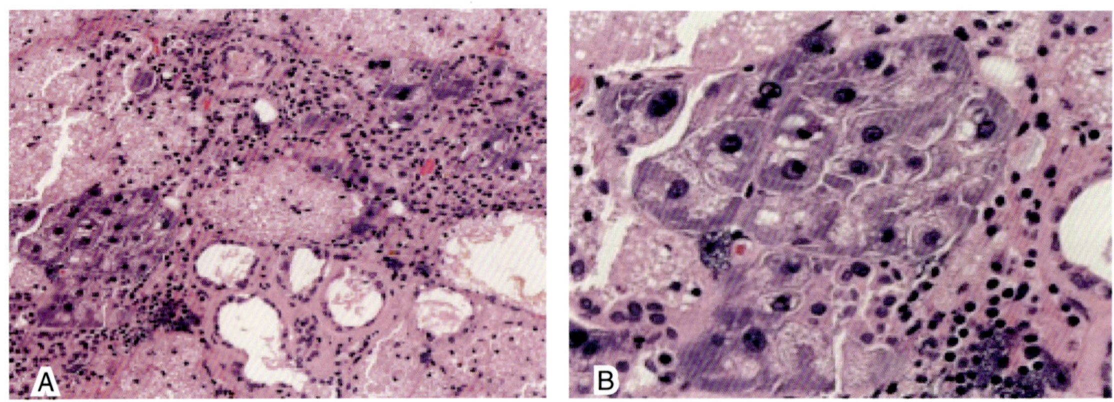

图10-29　**SD大鼠副泪腺化生**

A.泪腺中出现的管状细胞团，与周围泪腺界线清楚（左下）；B.泪腺上皮细胞的细胞质内含微小空泡（选自昭衍病理数据库）

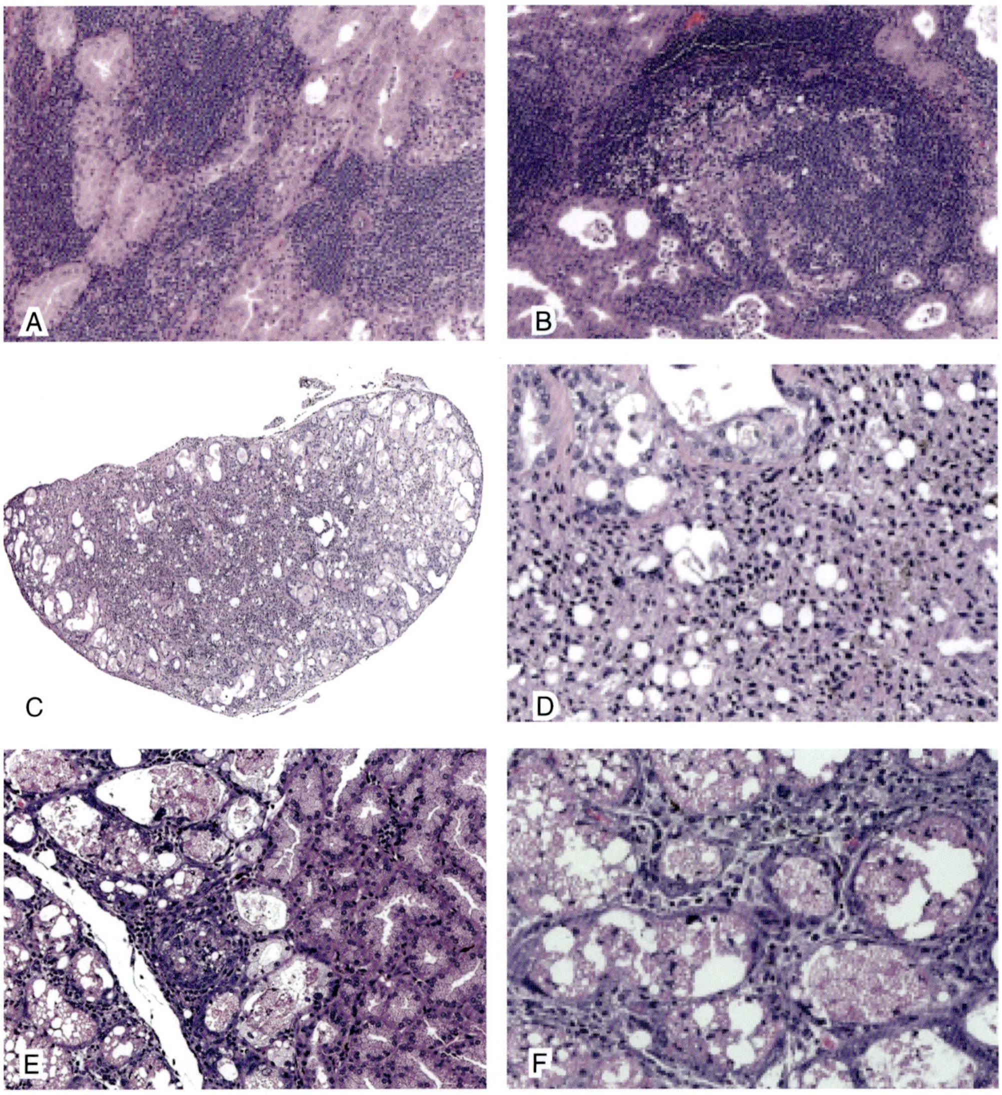

图10-30　**大鼠小鼠哈德腺自发和诱发的损伤**

A.大鼠哈德腺自发性慢性淋巴细胞性炎症，淋巴细胞灶状或弥漫浸润；B.炎症中心有淋巴滤泡形成；C.大鼠哈德腺发生炎症和腺体萎缩（经眼球每天反复采血刺激导致的损伤）；D.腺体萎缩，间质弥漫炎细胞浸润，脂肪细胞增多；E.小鼠哈德腺由于反复经眼球采血导致部分区域（图左侧）坏死（图右侧为未损伤正常腺体）；F.高倍镜观察坏死的腺上皮细胞（选自昭衍病理数据库）

（四）增生

哈德腺和泪腺也可以发生增生性病变。局灶性腺体增生或导管上皮细胞的鳞状上皮化生均可以发生，特别是大鼠的病变可能代表腺体损伤后的再生性反应。有报道称大鼠注入重组人表皮生长因子后，哈德腺出现腺弥漫性增生[55]，主要表现为各个腺泡内细胞数量增加、细胞肥大、细胞核大小不等，细胞碎片聚集和区域性棕色色素聚积。

第四节 眶内肿瘤

人类眼睛和周围组织的肿瘤可以是自发产生，也可以是诱发产生。肿瘤的类型也比较广泛，包括上皮、间叶、神经、肌肉组织的各种肿瘤，如鳞状细胞乳头状瘤及癌、恶性黑色素瘤、各种软组织肉瘤、横纹肌肉瘤、淋巴瘤等。大鼠和小鼠的脉络膜可以发生恶性黑色素瘤、平滑肌瘤和神经鞘瘤等。大鼠还有发生视网膜母细胞瘤的报道。从生物组织发生规律上说，动物框内可能发生与人类相同的各种肿瘤。

（一）黑色素瘤

眼内的虹膜、脉络膜和睫状体内都含有大量的黑色素细胞，视网膜的色素细胞层也含有色素，因此人眼内的黑色素瘤（melanoma）并不罕见（图10-31）。但是实验动物还是少见报道，文献中有大鼠和小鼠的脉络膜发生黑色素瘤的报道。昭衍实验室遇到1例大鼠眼眶内黑色素瘤（图10-32）。

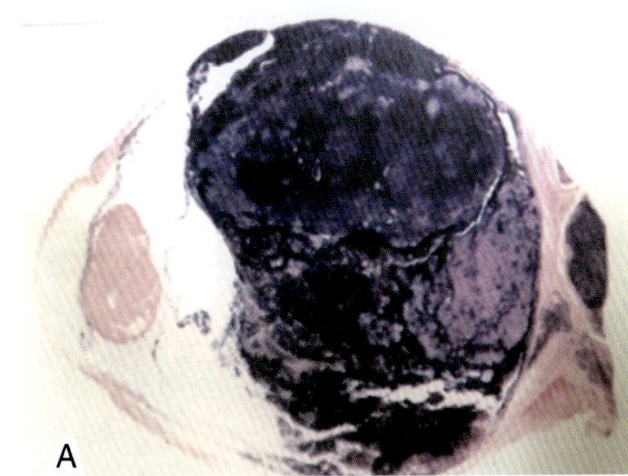

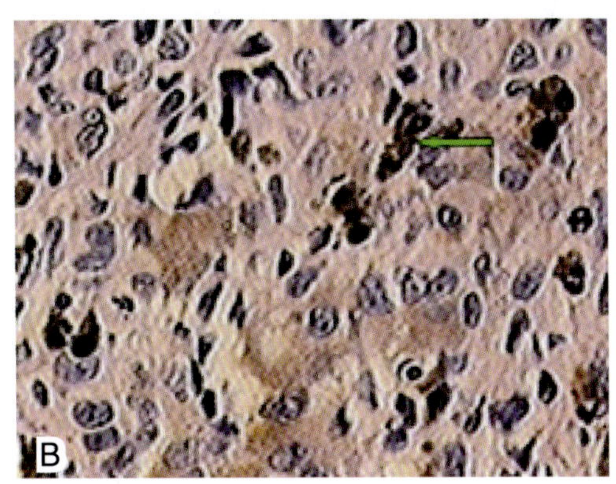

图10-31 脉络膜恶性黑色素瘤（人）

A.脉络膜恶性黑色素瘤，肿瘤几乎填满眼球内腔并有球后转移（引自：廖松林. 肿瘤病理诊断与鉴别诊断. 福州：福建科学技术出版社，2006：1220-1221）；B.组织学观察黑色素肿瘤细胞巢状或条索状分布，细胞核较大圆形，核仁明显，胞质中含黑色素颗粒

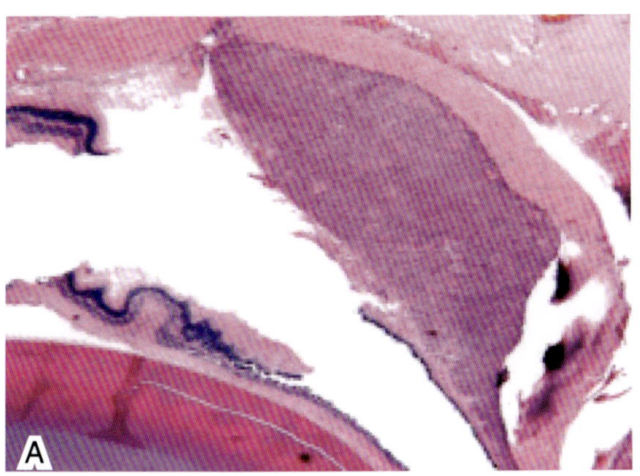

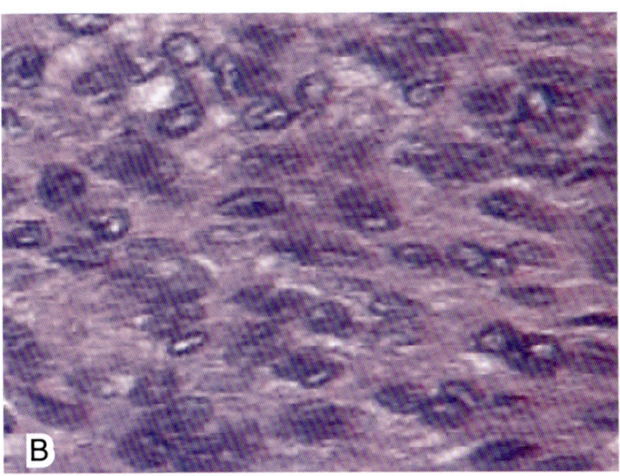

图10-32 SD大鼠眼眶内黑色素瘤

A.肿瘤位于眶内脉络膜位置，实性，境界清楚；B.高倍镜见肿瘤细胞呈梭形或圆形，核仁明显，胞质中可见黑色素（选自昭衍病理数据库）

（二）泪腺副泪腺肿瘤

泪腺副泪腺可以发生肿瘤，大多数肿瘤是腺瘤，多呈囊状、乳头状或腺泡状（图10–33）。这些肿瘤的发生依赖于动物品系。大鼠和小鼠自发癌也有报道，癌症可能侵入局部组织或转移到肺，其发病率也取决于动物品系。有报道称对小鼠进行电离辐射及给予遗传毒性化学品后，哈德腺肿瘤（图10–34）发病率增加。

（三）视网膜母细胞瘤

视网膜母细胞瘤（retinoblastoma）是儿童眼内最常见的恶性肿瘤，约60%的病例是散发，其余病例有家族史，为常染色体显性遗传。有报道称大鼠眼内接种12型人腺病毒后，会产生视网膜母细胞瘤样肿瘤[56]。视神经母细胞瘤组织学特征是肿瘤细胞形成佛莱克斯呢–温特斯特呢（Flexner–Wintersteiner）细胞团，即所谓的菊形团，表现为高柱状肿瘤细胞向心性排列成一个花环，中间是空腔（非血管性）（图10–35）。免疫组织化学染色可证明肿瘤组织呈神经元特异性烯醇化酶（neuron specific enolase，NSE）和神经纤维蛋白（neuro fibrin，NF）阳性。

（四）其他肿瘤

由于眶内也有间叶组织，因此也可能偶发软组织肿瘤，如脂肪、纤维和肌肉组织的各种良、恶性肿瘤。昭衍实验室近年在致癌实验中发现1例大鼠眶内的恶性纤维组织细胞瘤（图10–36）。

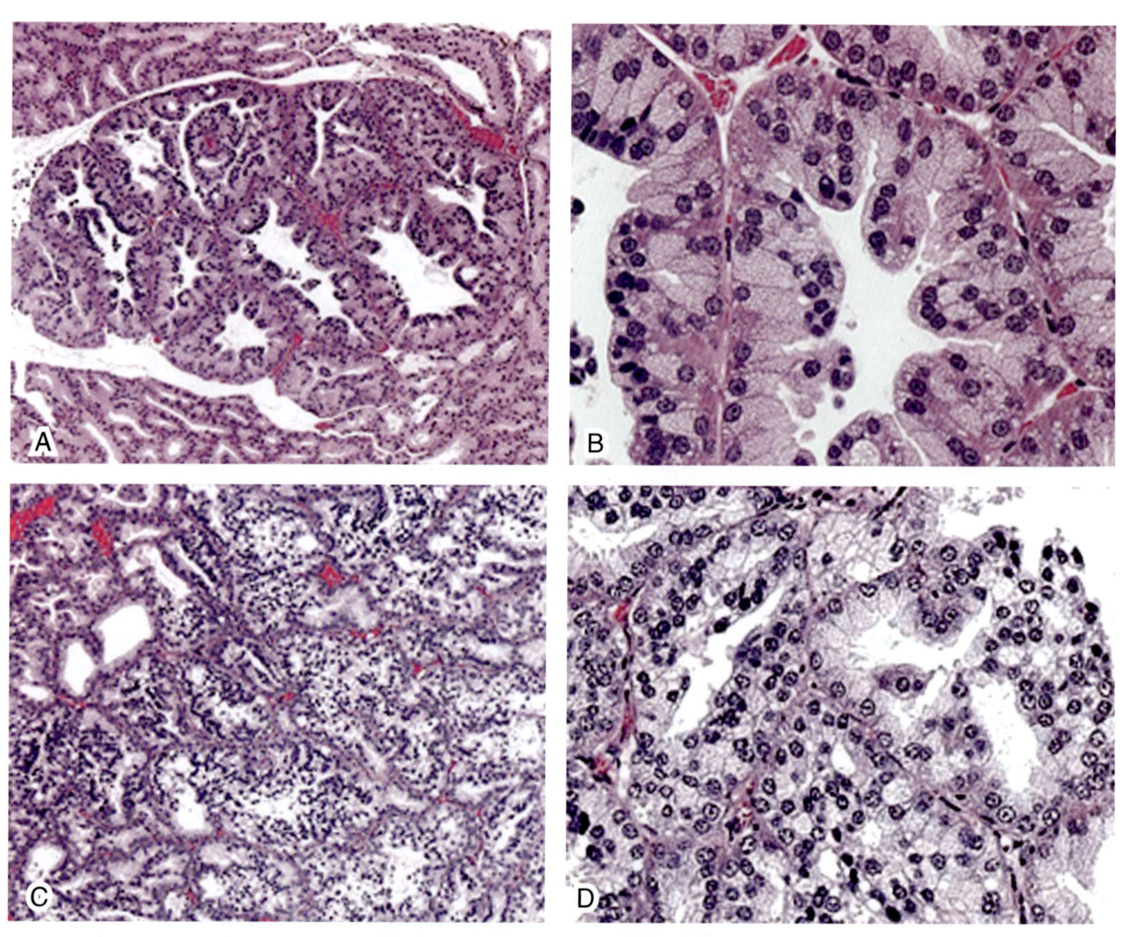

图10–33　小鼠哈德腺瘤和腺癌

A.哈德腺瘤，膨胀性生长，有包膜，挤压周围组织；B.高倍镜下腺上皮单层分化良好；C.哈德腺癌，浸润性生长，无包膜（左上角可见正常腺体），癌腺体大小不等；D.高倍镜见腺体不规则，癌上细胞多层（选自昭衍病理数据库）

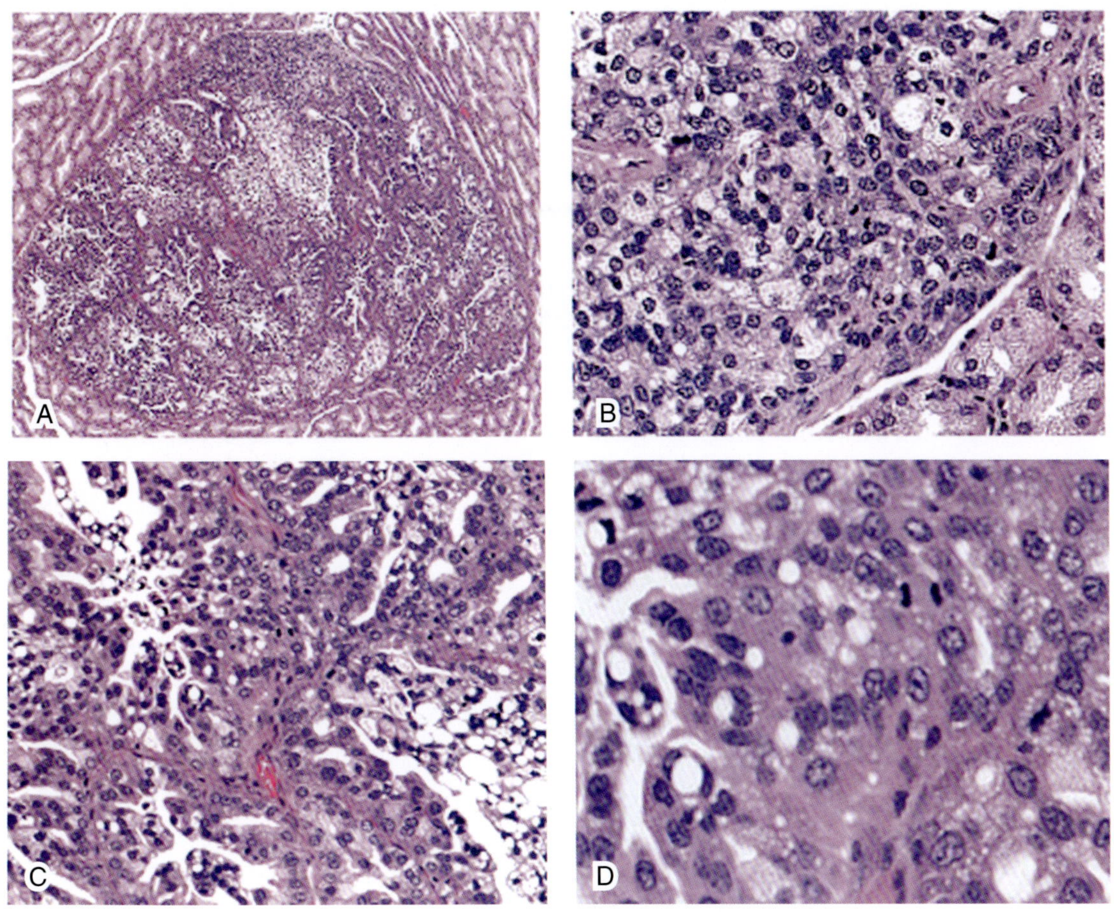

图10-34 小鼠哈德腺癌（致癌实验诱发）

A.肿瘤膨胀生长呈结节状；B.一侧包膜有癌细胞浸润（右上角处）；C.癌组织呈腺管排列，癌性腺上皮多层；D.高倍镜观察癌细胞大小不等，异型性大，可见较多的核分裂象（选自昭衍病理数据库）

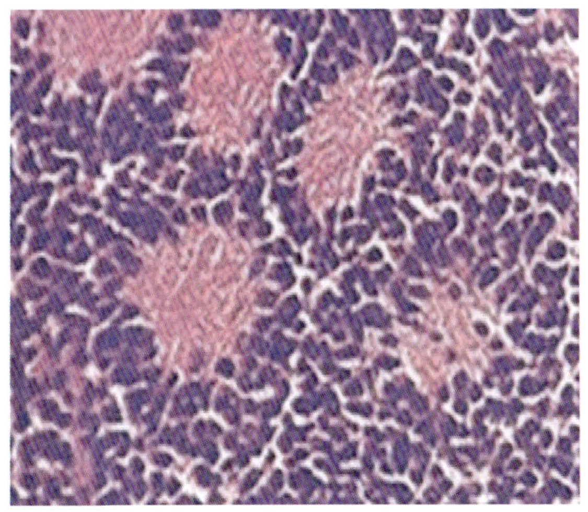

图10-35 视网膜神经母细胞瘤

组织学神经母细胞瘤形成F-W菊形团，即高柱状的肿瘤细胞向心性排列成一个花环，中间是空心腔（选自昭衍病理数据库）

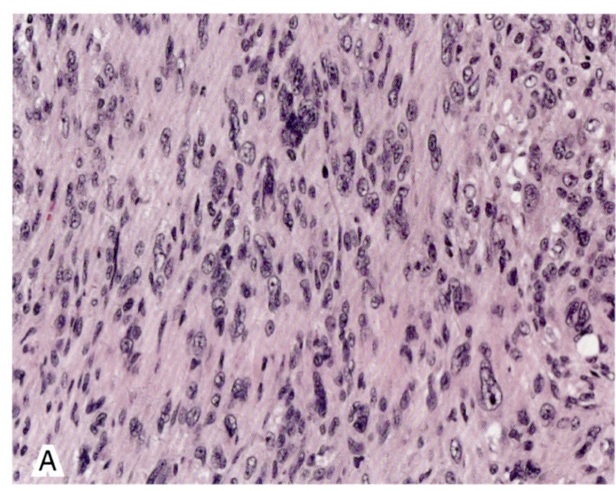

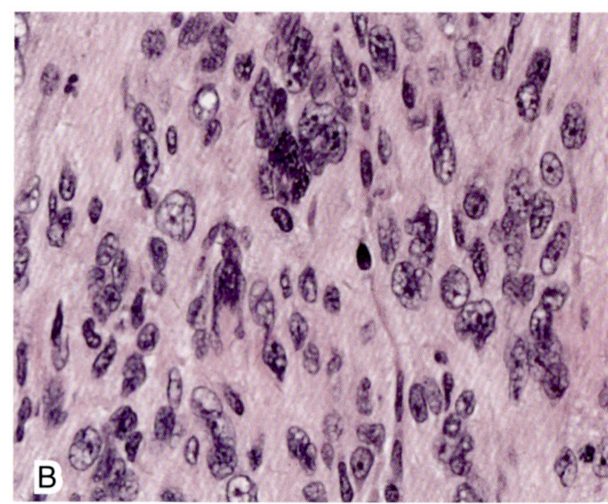

图10-36　大鼠眼眶内恶性纤维组织细胞瘤

A.肿瘤细胞呈梭形，大小不等，排列成条索状；B.高倍镜可见多核瘤巨细胞，细胞异型性大（选自昭衍病理数据库）

（王贝贝）

参考文献

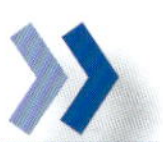

[1] del Amo EM, Rimpelä AK, Heikkinen E, et al. Pharmacokinetic aspects of retinal drug delivery. Progress in Retinal and Eye Research, 2017, 57: 134–185.

[2] Streilein JW. Regional immunity. and. ocularimmune privilege. Chem Immunol, 1999, 73:11–38.

[3] Galin MA, Nano HD, Hall T. Ocular zinc concentration. Investigative ophthalmology, 1962, 1 (1): 142–148.

[4] Ver Hoeve JN, Munger RJ, Murphy CJ, et al. Emerging electrophysiological technologies for assessing ocular toxicity in laboratory animals // Weir AB, Collins M. Assessing ocular toxicology in laboratory animals. Totowa: Humana Press, 2012: 123–157.

[5] Nork TM, Rasmussen CA, Christian BJ, et al. Emerging imaging technologies for assessing ocular toxicity in laboratory animals // Weir AB, Collins M. Assessing ocular toxicology in laboratory animals. Totowa: Humana Press, 2013: 53–121.

[6] 朱豫, 宋国祥. 兔眼眶结构解剖研究. 眼科研究, 1998, (2): 124–126.

[7] 李宪堂, Khan KN, John EB. 实验动物功能性组织学图谱. 北京: 科学出版社, 2019.

[8] DeRosa AJ, Toxic keratopathy. International Ophthalmology Clinics, 1998, 38(4): 15–22.

[9] D'Amico DJ, Kenyon KR, Ruskin JN. Amiodarone keratopathy: drug-induced lipid storage disease. Archives of Ophthalmology, 1981, 99(2): 257–261.

[10] Turdumambetova G, Bredehorn T, Duncker GIW. Ocular side-effects associated with amiodarone therapy. Klinische Monatsblatter Fur Augenheilkunde, 2005, 222 (6): 485–492.

[11] Taradach C, Greaves P, Rubin LF. Spontaneous eye lesions in laboratory animals: incidence in relation to age. CRC Critical Reviews in Toxicology, 1984, 12(2): 121–147.

[12] Fabian R, Bond J, Drobeck H. Induced corneal opacities in the rat. British Journal of Ophthalmology, 1967, 51 (2): 124–129.

[13] 朱豫, 宋国祥. 兔眼眶结构解剖研究. 眼科研究, 1998,2:124–126.

[14] Williams DL. Ocular disease in rats: a review. Vet Ophthalmol, 2002, 5 (3): 183–191.

[15] Majeed SK, Prentice DE, Heywood R. A form of keratoconjunctivitis sicca in dogs treated with an anti-spasmodic compound. J Pathol, 1983, 140: 133.

[16] Pyrah IT, Kalinowski A, Jackson D, et al. Toxicologic lesions associated with two related inhibitors of oxidosqualene cyclase in the dog and mouse. Toxicologic Pathology, 2001, 29 (2): 174–179.

[17] Funk J, Landes C. Histopathologic findings after treatment with different oxidosqualene cyclase (OSC) inhibitors in hamsters and dogs. Exp Toxicol Pathol, 2005, 57 (1): 29–38.

[18] Reindel JF, Gough AW, Pilcher GD, et al. Systemic proliferative changes and clinical signs in cynomolgus monkeys

administered a recombinant derivative of human epidermal growth factor. Toxicologic Pathology, 2001, 29(2): 159–173.

[19] Klintworth GK, Burger PC. Neovascularization of the cornea: current concepts of its pathogenesis. International Ophthalmology Clinics, 1983, 23(1): 27–39.

[20] Carter–Dawson L, Tanaka M, Kuwabara T, et al. Early corneal changes in vitamin A deficient rats. Experimental Eye Research, 1980, 30(3): 261–269.

[21] Leure–Dupree AE. Vascularization of the rat cornea after prolonged zinc deficiency. The Anatomical Record, 1986, 216(1): 27–32.

[22] Tucker MJ. Special sense organs and associated tissue // Disease of the wistar rat. London: Tylor and Francis, 1997: 237–247.

[23] Winkle TJV, Balk MW. Spontaneous corneal opacities in laboratory mice. Laboratory Animal Science, 1996, 36(3): 248–255.

[24] Bellhorn RW, Korte GE, Abrutyn D. Spontaneous corneal degeneration in the rat. Lab Anim Sci, 1988, 38(1): 46–50.

[25] Losco PE, Troup CM. Corneal dystrophy in Fischer 344 rats. Lab Anim Sci, 1988, 38(6): 702–710.

[26] Fine BS, Berkow JW, Fine S. Corneal calcification. Science, 1968, 162(3849): 129–130.

[27] Muirhead JP, Tomazzoli–Gerosa L. animal models of band keratopathy // Tabbara K, Cello R. Animal models of ocular disease. Springfield: Thomas, 1984: 221–232.

[28] Yamagiwa Y, Haranosono Y, Nemoto S, et al. Characteristics of corneal phospholipidosis induced by topical ocular application of chloroquine and amiodarone in rabbits. J Toxicol Pathol, 2016, 30(2): 135–143.

[29] Yamagiwa Y, Takei Y, Koizumi H, et al. Pathological features of corneal phospholipidosis in juvenile white rabbits induced by ocular instillation of chloroquine or amiodarone. Toxicologic Pathology, 2018, 47(1): 26–34.

[30] Pras E, Neumann R, Zandman–Goddard G, et al. Intraocular inflammation in autoimmune diseases. Seminars in Arthritis and Rheumatism, 2004, 34(3): 602–609.

[31] Jacob TJ. The relationship between cataract, cell swelling and volume regulation. Prog Retin Eye Res, 1999, 18 (2): 223–233.

[32] Griffin JD, Garnick MB. Eye toxicity of cancer chemotherapy: a review of the literature. Cancer, 1981, 48(7): 1539–1549.

[33] Kirby IT. Cataracts produced by triparanol. (MER–29). Trans Am Ophthalmol Soc, 1967, 65 (75): 494–543.

[34] Kirby TJ, Achor RWP, Perry HO, et al. Cataract Formation After Triparanol Therapy. Archives of Ophthalmology, 1962, 68 (4): 486–489.

[35] Spraul CW, Grossniklaus HE. Vitreous Hemorrhage. Survey of Ophthalmology, 1997, 42 (1): 3–39.

[36] NTP Dept of Health and Human Services. https: //ntp. niehs. nih. gov/nnl/special senses/eye/vthemor/index. htm.

[37] Leblanc B, Jezequel S, Davies T, et al. Binding of drugs to eye melanin is not predictive of ocular toxicity. Regulatory Toxicology and Pharmacology, 1998, 28(2): 124–132.

[38] Butler WH, Ford GP, Newberne JW. A study of the effects of vigabatrin on the central nervous system and retina of Sprague Dawley and Lister–Hooded rats. Toxicologic Pathology, 1987, 15(2): 143–148.

[39] Hadjikoutis S, Morgan JE, Wild JM, et. al. Ocular complications of neurological therapy. European Journal of Neurology, 2005, 12(7): 499–507.

[40] Lessell S. Histopathology of experimental ethambutol intoxication. Investigative Ophthalmology & Visual Science, 1976, 15(9): 765–769.

[41] 文继舫, 郑长黎, 李玉林. 病理学. 7 版. 北京: 人民卫生出版社, 2008: 297–300.

[42] 余增洋, 陆宾, 龚陈媛, 等. 链脲佐菌素诱导的小鼠糖尿病视网膜病模型及促血管新生分子的表达(英文). 国际眼科杂志, 2016, 16 (1): 11–16.

[43] L ü llmann H, L ü llmann–Rauch R. Tamoxifen–induced generalized lipidosis in rats subchronically treated with high doses. Toxicology and Applied Pharmacology, 1981, 61(1): 138–146.

[44] Drenckhahn D, L ü llmann–Rauch R. Drug–induced retinal lipidosis: differential susceptibilities of pigment epithelium and neuroretina toward several amphiphilic cationic drugs. Experimental and Molecular Pathology, 1978, 28(3): 360–371.

[45] Mecklenburg L, Schraermeyer U. An overview on the toxic morphological changes in the retinal pigment epithelium after systemic compound administration. Toxicol Pathol, 2007, 35 (2): 252–267.

[46] Ashburn FS, Pilkerton AR, Rao NA, et al. The effects of iodate and iodoacetate on the retinal adhesion. Ophthalmology & Visual Science, 1981, 19(12): 1427–1432.

[47] 葛坚, 范志刚. 我国青光眼研究的现状和发展趋势(上). 中国眼耳鼻喉科杂志, 2004, 4(2): 69–71, 77.

[48] 金井清, 榎本真, 任进. 图解毒性病理学. 昆明: 云南科技出版社, 2006: 314–328.

[49] Tatsuo S. The mammalian harderian gland: morphology, biochemistry, function and phylogeny. Archivum Histologicum Japonicum, 1981, 44(4): 299–333.

[50] Spike RC, Johnston HS, McGadey J, et al. Quantitative studies on the effects of hormones on structure and porphyrin biosynthesis in the harderian gland of the female golden hamster. II. The time course of changes after ovariectomy. Journal of Anatomy, 1986, 145(2): 67–77.

[51] Kajimura T, Satoh H, Nomura M. Effect of hyperprolactinemia induced by neuroleptic agent, timiperone, on porphyrin content of mouse harderian gland. The Journal of Toxicological Sciences, 1997, 22(3): 219–229.

[52] Mason G, Wilson D, Hampton C, et al. Non–invasively assessing disturbance and stress in laboratory rats by scoring chromodacryorrhoea. Alternatives to Laboratory Animals, 2004, 32(Suppl 1A): 153–159.

[53] Kurisu K, Sawamoto O, Watanabe H, et al. Sequential changes in the harderian gland of rats exposed to high intensity light. Laboratory Animal Science, 1996, 46(1): 71–76.

[54] Pflugfelder SC. Antiinflammatory therapy for dry eye. American Journal of Ophthalmology, 2004, 137(2): 337–342.

[55] Breider MA, Bleavins MR, Reindel JF, et al. Cellular hyperplasia in rats following continuous intravenous infusion of recombinant human epidermal growth factor. Veterinary Pathology, 1996, 33(2): 184–194.

[56] Kobayashi S , Mukai N . Retinoblastoma like tumors induced by human adenovirus type 12 in rats. Cancer Research, 1974, 34(7):1646–1651.

第十一章

神经系统

第一节 概 述

神经系统是动物（包括人类）与外部世界相互交流并管控、调整体内各系统功能极为重要的器官组合。“是进化使得生物机体产生了无与伦比的复杂性，而神经系统则是动物王国中最为高度精密整合的组织结构”。19世纪神经科学的先驱Santiago Ramóny Cajal一语道破毒性病理学家对于评估、理解并解释中枢神经及周围神经损伤时所面临的挑战。而在当代药物开发法规环境的诸多要求下，这种挑战变得更加复杂[1]。无论是化学药物还是生物制剂所产生的神经毒性，都有可能导致神经系统功能和结构上的改变。因此，毒性病理学专业人员不仅要了解神经系统解剖学、组织胚胎学、细胞学、神经化学、神经生理学、神经精神科学，还要充分理解功能性改变与组织结构改变的相互关系，尤其是在出现药物神经毒性时，全面综合地分析和判断是直接毒性作用（靶器官毒性）还是神经组织对全身性毒性的间接反应，即所谓的“off-target toxicity”。当然，在进行药物安全性评价时，尤其不可忽视的是如何区分和鉴别病理性改变、实验动物的自发性或背景病变（background lesion）及组织学技术处理不当导致的人工改变。

哺乳类动物的神经系统可按解剖部位最简单地划分为位于颅腔和椎管内的中枢神经系统（central nervous system，CNS）和居于其外包括神经组织和神经节的周围神经系统（peripheral nervous system，PNS）。CNS包括脑和脊髓，PNS包括脑神经和脊神经。从细胞成分到组织学结构，从神经化学到功能联系，神经系统可能是全身所有器官系统中最为精细复杂的一个三维网络系统[2]，因此当人或动物暴露于具有神经毒性的化学物质或药物时，会改变神经系统的正常生理活动和功能，从而导致神经组织和细胞的损害，最终使神经元变性甚至坏死，损毁传导和处理大脑及神经系统其他部分信号的关键细胞和组织。

许多因素会影响神经系统对神经毒性物质的易感性或损伤后果，最典型的因素莫过于神经解剖连接与特化功能的复杂性，尤其需要了解的是中枢神经的修复能力有限，由于特化的与功能相关的解剖区域在功能和结构水平上是高度精细相关联的，某个局部的病变可能会对远端神经系统产生重大影响。同时，由于机体所有器官及其功能都直接或间接受控于神经系统，因而局部神经组织损害可能对全身其他组织器官产生重大影响。而神经组织内特殊的区域对神经毒性物质的敏感性也不同，这种差异性通常是因为相关区域，尤其是大脑，对生化、代谢和血供等的特异性反应不同。

神经组织遭受神经毒性损伤后的再生能力是需要考虑的另一个重要因素。周围神经损伤后通常能通过强大的再生能力在结构和功能上完全恢复，但中枢神经损伤后，即使给予更多的时间，也很难得到完全再生，多通过启动受累较轻的邻近脑组织的代偿能力来恢复。因此对CNS来说，主要的威胁是损伤过于广泛或虽为局限性损伤但其周围组织代偿能力不足或缺如，从而导致永久性损害，即不可逆性损伤（irreversible injury）。

神经组织的代谢特点与其他器官系统有很大差异，尤其是脑组织，完全依赖氧和葡萄糖的代谢路径。尽管脑重量仅占体重的1.5%～2%，但其高度的代谢需求却几乎消耗心排血量的15%和全身需氧量的20%。神经组织中高浓度的多价不饱和脂肪酸和相对低水平的抗氧化酶使神经细胞膜更易遭受氧化损伤，尤其是富含髓磷脂的髓鞘。中枢神经组织内相同的富脂结构促进了小分子亲脂类化合物的吸收和广泛分布。

根据有记载的历史文献，无论是通过职业性的接触还是人体在日常生活中的接触，能够导致人类和动物神经毒性的外源性物质或因素极为广泛[3]，典型例子有“酒精综合征”（妊娠妇女在胚胎神经器官形成期酗酒造成的胚胎神经细胞死亡）[4]，以及在狭小及通风不良的空间短时间内吸入大量的溶剂性气雾剂。1956年在日本熊本县的水俣镇，居民因食用被甲基汞污染的鱼类而导致神经系统中毒，后被称为水俣病（Minamata disease）。该病临床表现为轻者口齿不清、步履蹒跚、面部痴呆、手足麻痹、感觉障碍、视觉丧失、震颤、手足变形，重者精神失常，或酣睡，或兴奋，身体弯弓高叫，甚至死亡[5]。无独有偶，若干年前伊拉克也发生了一起因误食用甲基汞处理过的进口小麦和大麦种子制成的面饼而暴发的大规模汞中毒事件，受害者出现感觉异常、感觉失调和失明的症状，6530人入院治疗，459人救治无效身亡，患者出现的症状与发生在日本的水俣病表现出的症状一样。化学物质导致神经毒性的发生率缺乏确切统计，但估算28%的市售化学物质有某种程度的神经毒性[6]。同时，存在于环境中具有神经毒性的化学物质也越来越受到重视。Katie Bedrosian等进行了大样本分析研究，通过量化美国1990～2007年经标准化的疾病发生趋势与环境中神经毒性化学品的相关性，对不同地区自闭症、注意力缺陷，以及多动症、脑瘫和精神发育迟滞的发病趋势与相应区域环境中的神经毒素聚氯乙烯、铅、汞和多氯联苯含量进行了统计分析，结果发现自闭症发生率的增加与某些神经毒素的增加有关[7]。

目前已知的具有神经毒性的物质有化疗药物、放射治疗、药物滥用、器官移植、重金属、食品和食品添加剂、杀虫剂、工业用或清洁用溶剂、化妆品，以及某些天然物质[8]；或某些常用药物，如麻醉药、中枢神经兴奋或抑制药、抗癫痫药、抗精神病药、镇痛药、致幻药、自主神经系统药等；各类天然毒素也可能产生神经毒性，如动物毒素（眼镜蛇毒素、银环蛇毒素、河豚毒素、石房蛤毒素、蛙毒素）、植物毒素、真蕈毒素、细菌毒素等（表11-1）。当然，除了各类直接的神经毒性物质，作为与本章主题相关的药物神经毒性或全身性药物不良反应而累及神经系统的情况，在人体和实验动物中也十分常见，尽管在性质和发病机制方面可能有所差异。十余年前，有学者曾统计了药物研发企业开发的150种化合物的毒性反应，在发现的221种人体毒性中有49种属于神经毒性，其中50%以上竟然是神经系统疾病用药，结果其中相当大比例的化合物未能获批上市[9]，这说明药物的神经毒性并非少见。当然，某些暴露于化学物质后产生的神经效应并非都是神经毒性或不良反应，如用于治疗目的或短暂改变全身性或区域性神经功能的神经系统药物。

表11-1 具有神经毒性的化学及生物病原

化学病原	生物病原
金属	**细菌**
铅	肉毒杆菌中毒
汞	破伤风（Tetanus）
汽车产品	**动物**
乙二醇	扁虱瘫痪
	蟾蜍毒性
溶剂/清洁剂	**治疗剂/药物**
醇类	氨基糖苷类
氯己定	巴比妥类药物
六氯酚	咖啡因和其他甲基黄嘌呤
杀鼠剂	溴化物
抗凝血杀鼠剂	氯氰碘柳胺
溴杀灵	灰黄霉素
士的宁	伊维菌素
铊	左旋咪唑
杀虫、驱虫剂	甲硫氨酸
双甲脒	甲氧氯普胺
氯化烃	甲硝唑
四聚乙醛	匹莫林
有机磷或氨基甲酸酯	甲苯或氯酚
菊酯和拟除虫菊酯	三环类抗抑郁药
除草剂	长春新碱
（2-甲基-4-氯）苯氧乙酸（2-methyl-4-chloro）	唑吡坦
植物	5-氟尿嘧啶
氰	5-羟色氨酸
苏铁棕榈	

引自：Braund KG. Clinical Neurology in Small Animals-Localization，Diagnosis and Treatment. New York：Ithaca，2002.

化学物质的神经毒性作用取决于多种因素，如到达毒性靶器官内化学物质的浓度、暴露持续时间及神经系统对该化学品的内在敏感性。不同种属动物中同一化学品的药动学和药效学也会存在显著差异[10]。需要注意的是，尽管药物对人类与实验动物神经系统不良反应之间的比较性研究资料并不十分丰富，实验动物在预测主观神经系统影响方面的用途也极为有限，但在预测药物对组织结构影响方面却颇有价值（表11-2）[11]，这显示了组织病理学在评估药物神经毒性中的重要作用和地位。

表11-2　常见的神经靶点和神经毒性物质

作用部位	神经毒性作用	实例
神经元		
神经干细胞	迁移和（或）分化的改变	乙醇
		甲醇
		甲基氧化偶氮甲醇（MAM）
		甲基汞
成熟细胞体	细胞毒性	
	烷化剂	多柔比星
	能量耗竭（电子传递中断）	1-甲基-4-苯基-1，2，3，6-四氢吡啶（MPTP）
	兴奋毒性	软骨藻酸（海洋藻类毒素）
		红藻氨酸（海藻毒素）
		喹啉酸
		三甲基锡
	有丝分裂抑制剂	长春新碱
	蛋白质偶联/失活	甲基汞
		三甲基锡
轴索	轴索病变	
	中枢（机制不明）	氯碘羟喹
	近端（细胞内运输改变）	β，β’-亚氨基二丙腈
	末梢（大分子交联）	丙烯酰胺
		二硫化碳
		正己烷
突触	神经传递改变	
	神经递质释放减少	肉毒毒素
		破伤风痉挛毒素
	神经递质持续存在	选择性5-羟色胺重吸收抑制剂（SSRI）
		圣约翰疣
	神经递质代谢减少	氨基甲酸酯类杀虫剂
		单胺氧化酶抑制剂（MAOI）
		有机磷类杀虫剂
	跨膜离子梯度终止	除虫菊酯杀虫剂
		类除虫菊酯杀虫剂
		河豚毒素

续表

作用部位	神经毒性作用	实例
神经胶质		
神经胶质干细胞	肿瘤形成（DNA 烷基化突变）	丙烯腈
		N- 乙基 -N- 亚硝基脲（ENU）
		环氧乙烷
		N- 甲基 -N- 亚硝基脲（MNU）
星形胶质细胞	肿胀（阿尔茨海默病Ⅱ型细胞）	氨
髓鞘生成细胞	产生异常蛋白－施万细胞	异烟肼
	产生异常蛋白－少突胶质细胞	铅
		三乙基锡
	缺氧（供氧不足）	一氧化碳
	水肿——少突胶质细胞	环己酮二腙
		六氯酚
	膜损伤	铅
		三乙基锡
	代谢紊乱	洪堡鼠李
	解偶联氧化磷酸化	溴鼠胺
		六氯酚
内皮细胞	血－脑屏障成分的物理性通透	砷
（毛细血管）	蛋白激酶功能障碍	铅

引自：Bolon B，Butt MT，Garman RH，et al. Haschek and Rousseaux's Handbook of Toxicologic Pathology. 3rd ed. Amsterdam：Elsevier，2013.

评价药物神经毒性的方法和技术有很多，主要包括神经系统功能检查、生化指标和生物标志物测定、毒代动力学（toxicokinetics，TK）检测、神经组织肉眼及镜下形态学观察、特殊技术检查，以及采用模型系统对神经毒性进行研究。功能检查包括一般临床表现评估、行为学检查和电生理检查；生化和生物标志物检查包括临床病理指标、神经化学指标和毒理基因组学检测；形态学检查为本章重点，涉及脑重量称量、组织学技术，包括组织固定、取材、特殊染色方法和技术及形态测量学，当然最重要的是显微镜下的组织学检查；神经毒性检查的特殊技术包括活体动物的无损伤影像学和立体定位测量学的方法；模型系统则通过体内、外模型及电脑模拟方法进行神经毒性的研究。表11-3罗列了药物非临床安全性评价中毒性神经病理学评估终点的主要内容，供研究者参考。

表11-3　潜在的神经毒性终点

Ⅰ. 组织（结构）特征——适用于成年和发育中的个体
A. 大体变化
1. 大体异常——脑、脊柱、外周神经
2. 重量变化——脑
B. 镜下改变
1. 整体组织结构的变化
2. 病变（特别是实质器官组织细胞或特殊神经元群体的局部损伤）
3. 修复反应［反应性星形胶质细胞和（或）小胶质细胞数量的增加］
4. 分子表达方面的改变（特异性细胞类型和功能性标志物）
Ⅱ. 行为与临床的指标
A. 明显的神经毒性临床表现
B. 下列效应分子终点的变化（增加或减少）
1. 学习、记忆和注意力
2. 运动功能
3. 预控行为（频率或时间模式）
C. 感觉终点——视觉、嗅觉、听觉或味觉的改变
D. 发育缺陷
1. 发育质量的改变
2. 时间变异
a. 标志性发育行为的迟发
b. 衰老相关行为的早发
Ⅲ. 神经化学指标
A. 下列神经传导的改变
1. 神经递质的合成、释放、摄取和（或）降解
2. 信号传导通路（特别是第二信使的生成）
3. 乙酰胆碱酯酶（AChE）或神经病变靶点酯酶（NTE）的突触活动
B. 神经毒性标志物——成年或发育中的个体
1. 神经反应
a. 热休克蛋白（可能因损伤而上调）
b. 神经递质水平
2. 神经胶质反应
a. 星形胶质细胞——胶质纤维酸性蛋白（GFAP）免疫组化
b. 小神经胶质细胞——电离钙结合分子1（Iba1）免疫组化
Ⅳ. 神经生理学指标——在下列情况中的变化
A. 脑电图仪（EEG）状况——模式改变
B. 神经传导——波幅、速度或不应期改变
C. 感觉激发电位——波幅改变或延迟

引自：Bolon B，Butt MT，Garman RH，et al. 2013. Haschek and Rousseaux's Handbook of Toxicologic Pathology，3rd ed. San Diego：Elsevier Inc，20B.

神经组织毒性病理学改变主要通过肉眼、光学显微镜或电学显微镜观察来发现。新药研发实践中对药物神经毒性评价实际应用最为广泛的手段主要是通过大体观察和光学显微镜下的组织学检查来确定神经元及相关组织的毒性损伤，所以HE染色切片的光学显微镜检查是日常研究工作中的常规方式。此外，用于确定神经组织细胞成分或鉴别某些特殊改变的特殊染色乃至免疫组化方法有时也会用到HE染色切片。扫描或透视电学显微镜检查只在特殊情况下偶尔会用到，尤其是在进行机制研究时。由于神经系统是一个错综复杂的三维细胞网络组织结构，在不同区域，甚至紧密相近的区域，其解剖学和化学方面都会存在很大差异[12, 13]。因此，做好药物神经毒性病理诊断的首要基本功，是充分了解脑和脊髓及外周神经的形态学，包括全面掌握基础神经解剖学和神经系统组织学的各个方面，如细胞学、神经化学和神经解剖学，以及不同种属、年龄、性别的动物在神经系统结构和功能上的差异，同时还要了解脑代谢和功能性神经化学的相关知识。CNS由数百个不同的神经解剖区域构成，在常规取材用于光学显微镜检查时，很多神经核团通常未能包括在所取的组织标本之中。充分了解不同神经核团的多样性，熟悉基本的神经解剖标志，以及鉴别这些不同脑区对兴奋性神经毒和理化损伤敏感性的差异，应成为药物神经毒性病理诊断的基本功之一。同样重要的是要有鉴别动物的自发病变、神经组织切片的人工改变和真正的毒性神经病理改变的能力。虽然本书的重点是描述和讨论毒性病理的形态学诊断，但神经递质和受体的改变通常是神经系统疾病或药物作用的结果，故本章首先将简要介绍神经化学基础知识的核心——神经递质，之后介绍神经系统的大体解剖、细胞学和组织病理学改变，并对常见的组织学人工改变和动物自发性病变予以重点描述，以帮助本书使用者诊断和鉴别神经组织的形态结构改变，并能对其毒理学意义予以解释。本章最后的附录将对退化神经元的两种特殊染色方法及神经病理组织学技术，包括取材、固定、脱水、包埋、染色及如何克服或减少人工改变予以专门介绍。

第二节　神经递质和兴奋性神经毒性

毒性神经病理学家有必要了解下述有关神经递质的基本知识：①神经递质或受体活性水平对大脑功能会产生重大影响；②神经系统药物，如麻醉药、神经保护剂、情绪改善药和认知功能治疗药物，能够显著影响神经递质水平并可导致神经递质紊乱；③兴奋性神经毒性的过度刺激或选择性神经细胞群的刺激不足可导致神经元坏死；④某些神经递质的产生是高度局灶性的，即由某群神经元在局部生成，了解这些神经递质的分布对于进行充分的组织病理学检查非常重要。

脑内共有100多种内源性神经递质，氨基酸、单胺类、气体、核苷酸和多肽，其中有50多种为多肽类递质。从活性来说神经递质可以是兴奋性的，也可以是抑制性的或调节性的，其所发挥的生理作用主要取决于所作用的受体类型而不是神经递质本身。神经递质有许多独特特征，首先它是由突触前神经元所产生，在去极化期间从突触前神经元释放。该化学物质在作用于突触后神经元时与其刺激突触前神经元所发生的生理反应是一致的。由于精密微细的生理调节功能，在突触所产生的神经递质失活作用是有机制可以解释的。外源性药物可通过增强或抑制相应神经递质的功能而发挥药效作用，因而也需密切关注由此所产生的神经毒性。

一、神经递质

（一）分类

按目前习惯分类，CNS内主要的神经递质可分为4类，分别是乙酰胆碱、单胺类、氨基酸类和神经肽类[12]。

1.乙酰胆碱（acetylcholine）　是一种十分重要的中枢递质，广泛参与机体的感觉与运动功能及内脏活动的调节，与觉醒、学习记忆和运动调节有关。脑内许多部位存在乙酰胆碱递质系统。由于脊髓前角运动神经元支配骨骼肌接头处的递质是乙酰胆碱，因此其分支与闰绍细胞（Ranshaw cell）形成的突触联系的递质也是乙酰胆碱。闰绍细胞是脊髓前角内的一种抑制性中间神经元。它接受前角运动神经元轴突侧支的支配，当前角运动神经元兴奋时，一方面直接传出，引起骨骼肌收缩，另一方面经过侧支兴奋闰绍细胞，其活动经轴突回返作用于脊髓前角运动神经元，反馈地抑制原先发动兴奋的神经元和其他神经元，从而使骨骼肌的收缩能及时终止。在特异感觉传入途径中，丘脑后外侧核的神经元与大脑皮质感觉区之间、脑干网状结构中的某些神经元之间、边缘系统的海马及大脑皮质内部均有乙酰胆碱突触传递。乙酰胆碱在这些部位的作用主要是兴奋神经元的活动，传递特异感觉，提高大脑皮质的觉醒状态，以及促进学习与记忆等活动。纹状体内也有乙酰胆碱系统。尾核内有丰富的乙酰胆碱，同时在尾核、壳核和苍白球内有许多对乙酰胆碱敏感的神经元。纹状体内的乙酰胆碱递质系统主要参与锥体外系运动功能的调节。

2.单胺类（amine） 包括多巴胺（dopamine）、去甲肾上腺素和5-羟色胺（5-HT）。多巴胺主要由中脑黑质的神经元合成，沿黑质-纹状体纤维上行至纹状体，调节躯体运动功能。去甲肾上腺素能神经元主要位于脑桥的蓝斑及延髓网状结构的腹外侧。它的上行纤维投射到大脑皮质等部位，对大脑皮质的神经元起兴奋作用，维持皮质的觉醒状态。5-羟色胺的神经元位于中缝核内，其上行纤维投射到边缘前脑、大脑皮质等部位；它的功能与情绪、生理反应、睡眠的发生有关。

3.氨基酸（amino acid） 主要有谷氨酸（glutamic acid）、甘氨酸（glycine）及γ-氨基丁酸（GABA）等。谷氨酸在大脑皮质和脊髓背侧部分含量较高。它可使突触后膜产生兴奋性突触后电位，因此氨基酸是CNS内主要的兴奋性递质。脑内50%以上的突触是以谷氨酸为递质的兴奋性突触，参与快速的兴奋性突触传导，在学习、记忆、神经元的可塑性、神经系统发育及一些疾病如缺血性脑病、低血糖脑损害、中枢退行性疾病等的发病机制中发挥重要作用。甘氨酸是促离子型受体，控制氯离子通道，可使突触后膜产生抑制性突触后电位，因此是抑制性递质。脊髓前角内闰绍细胞的轴突末梢可能就是通过释放甘氨酸从而对前角运动神经元起抑制作用的。γ-氨基丁酸也是抑制性递质，主要分布在大脑皮质、海马和小脑，含量浓度最高的区域是大脑中的黑质。γ-氨基丁酸属强神经抑制性氨基酸，具有镇静、催眠、抗惊厥、降血压的生理作用，参与疼痛、内分泌等的调节。GABA过量表达可致认知衰退。而纹状体-黑质的投射纤维也可释放γ-氨基丁酸。

4.肽类（peptide） 早已知道神经元能分泌肽类物质，如升压素、缩宫素、调节腺垂体活动的几十种神经肽。这些肽类物质分泌后，要通过血液循环才作用于效应细胞，因此称为神经激素，且已知其在神经系统内也能作为递质而发挥生理作用。脑内还有吗啡样活性的多肽，称为阿片样肽。阿片样肽包括β-内啡肽、脑啡肽和强啡肽3类。脑内还有胃肠肽存在，如胆囊收缩素、促胰液素、胃泌素等，它们也可能具有递质的作用。此外，P物质是十一肽，可能是背根传入纤维释放的兴奋性递质。

（二）非经典神经递质

还有其他一些非经典神经递质，如脂类的大麻脂（tetrahydrocannabinol，THC），具有镇痛、镇吐、增强食欲、干扰注意力和思维视听觉等作用；核苷类（nucleotides）有对行为的普遍抑制作用并参与睡眠控制。可溶性气体如一氧化氮（nitric oxide，NO）和一氧化碳（carbon monoxide，CO）属神经终端的介质。

了解神经递质的意义在于，毒性物质暴露可通过不同方式干扰神经递质浓度水平而导致神经毒性。例如，化学物质或药物可能影响突触部位存在的神经递质及其受体的水平；阻断载有神经递质的囊泡与突触前终端膜的融合；阻断神经递质与其相应受体在突触后终端的相互反应，从而阻断神经冲动的发动。也有些外源性物质可能阻碍突触处神经递质的转运，从而使效应细胞的活动延长乃至最终耗竭。在药物导致各类神经递质转运或代谢障碍的病理生理过程中，尤为重要的应属兴奋性神经毒性导致的病变，这是由于兴奋性神经递质如谷氨酸和类似物质过量而刺激神经细胞损伤或导致其死亡。许多教科书也通常以谷氨酸为例说明兴奋性神经毒性的病理生理学过程。

谷氨酸对CNS的有害作用是由日本科学家T. Hayashi在1954年最早观察到的。他发现将谷氨酸直接用于CNS会导致癫痫发作，但其后若干年都未能引起人们的关注。直到1957年，Lucas和Newhouse发现了用谷氨酸钠（monosodium glutamate，MSG）喂饲新生小鼠导致视网膜内层神经元的破坏[14]。1969年，John Olney发现，这种现象并不局限于视网膜神经元，而是影响到整个脑部，并将其命名为兴奋性毒性（excitotoxicity）；他还观察到细胞死亡主要局限于突触后神经元，得出结论："谷氨酸激活剂与激活谷氨酸受体同样具有神经毒性，而谷氨酸拮抗剂可能阻断兴奋性神经毒性"[15]。Mark Mattson的后续研究证明，兴奋性毒性与阿尔茨海默病和其他涉及应激和细胞能量缺乏的年龄相关的神经变性疾病都有关系。

二、兴奋性神经毒素

N-甲基-D-天冬氨酸（N-methyl-D-aspartate，NMDA）是动物机体中天然存在的一种氨基酸衍生物，为哺乳动物CNS中重要的兴奋性神经递质L-谷氨酸的同系物，广泛应用于神经科学实验研究。NMDA一般仅存在于人和动物的神经和内分泌组织中，主要参与下丘脑-垂体-生长轴的调控分泌作用。适量浓度的NMDA可显著促进下丘脑神经细胞生长抑素的分泌及其mRNA的表达，显著促进动物机体生长激素的分泌，提高血液中GH的水平，促进动物腺垂体中GH、垂体生成素、促性腺激素的释放，以及泌乳素的分泌。NMDA受体是兴奋性谷氨酸受体的一种亚型，是学习记忆中的关键物质。在癫痫发作后可观察到NMDA受体的过度激活，引起细胞膜内外离子失衡，激活神经毒性信号转导途径，引起突触后膜上受体的兴奋和极化而导致神经元损伤或死亡，从而造成一系列神经元功能障碍，最终导致认知功能受损。实验室研究观察到，NMDA和红藻氨酸（kainic acid）可与兴奋性神经递质受体结合，产生高水平的谷氨酸，通过允许高水平的钙离子内流进入细胞并激活细胞内许多酶类而损伤细胞结构，如细胞骨架、膜结构和DNA组分。NMDA受体阻断剂在临床上有广泛的用途，如麻醉、治疗神经痛及保护神经，其主要机制是减低突触活动，降低神经兴奋性。

兴奋性毒性可能与一系列疾病相关，如脊髓损伤、脑卒中、创伤性脑损伤、听力丧失（通过噪声过度暴露或耳毒性），以及神经变性疾病如多发性硬化（multiple sclerosis，MS）、阿尔茨海默病（Alzheimer's disease，AD）、肌萎缩侧索硬化（amyotrophic lateral sclerosis，ALS）、帕金森病（Parkinson's disease，PD）、酒精中毒或戒断（尤其是过快的苯二氮䓬类戒断）及亨廷顿舞蹈病（Huntington's chorea）[16，17]。

尽管对许多神经毒性机制尚不十分清楚，但共同的最终途径可能是细胞内能量耗竭导致自由基形成和兴奋毒性。因此，具有最大程度的代谢活动和（或）谷氨酸能神经支配的那些脑区域可能最容易受损。与身体的大多数其他组织器官不同，神经系统发育成服务于特定神经生理功能的专门区域。因此，CNS内较小区域的化学毒性损伤可能导致与病变大小不成比例的功能效应，以及影响远离主要毒性靶点的大脑区域。

第三节　神经系统功能解剖学

一、解剖学

如前所述，肉眼水平上人和哺乳类动物神经系统解剖学可简要地分为CNS和PNS两个主要部分，CNS包括脑和脊髓，PNS包括脑神经、脊神经及其外周分支。脑可宽泛地分为3个部分：前脑（包括成对的大脑半球和间脑）、中脑（包括黑质、听觉及视觉系统的中枢）和后脑（包括小脑、脑桥和延髓）。而经常提及的"脑干"是由中脑和后脑腹侧（即脑桥和延髓）组成。脊髓则可分为颈髓、胸髓、腰髓、骶髓4段。

（一）中枢神经功能

按照Amaral和Kandel的描述[18, 19]，CNS可细分为7个主要解剖部位，由尾端向口端，依次为脊髓、延髓、小脑、脑桥、中脑、间脑和大脑半球，其结构和功能分别描述如下。

1.脊髓（spinal cord）　其形状及长度在不同节段有所不同，颈段和腰段膨大，因其含有更多支配和管控四肢的神经元，而其主干其他节段含有较少神经元而略细。横断面上，脊髓由周围部分的白质和位于中央部呈蝴蝶形状的灰质构成。灰质中的运动神经元负责自主运动及反射运动，而中间神经元（interneuron）则负责反射弧的协调。灰质后角（posterior horn）中的神经元接受传入纤维的感觉信号；灰质前角（anterior horn）神经元则负责传出纤维的神经冲动。由于颈髓含有既支配前肢也支配后肢的神经束，因而在横切面上比只含有支配后肢神经束的腰段要粗大得多。在镜下，脊髓中央的灰质中含有神经元、轴突、树突、胶质细胞和血管。脊髓白质主要由大量双侧对称分布的纤维束构成，其中包括上行和下行的有髓轴突纤维（轴索），依据分布部位而称为背索、侧索和前索。

2.延髓（medulla oblongata）　是口端颈髓向前方的直接延伸并形成脑干尾部。该区包含管控呼吸、心率和消化等器官重要自主功能的神经组织。

3.小脑（cerebellum）　主要调节机体运动的范围和力度，以及学习与运动相关技能的能力。小脑通过含有若干主要纤维束的小脑脚与脑干的头和尾相连。

4.脑桥（pons）　居于脑干中部小脑腹侧，也有学者将延髓、脑桥和中脑归在一起统称为脑干。脑桥中主含脑桥核，它能将来自大脑皮质有关运动和感觉的信息传递给小脑，并含有主管呼吸、睡眠和味觉的中枢。

5.中脑（midbrain）　是脑干最头端、体积最小的部分，位于脑桥尾和间脑头之间，含有许多体积虽小却十分重要的核团。一个具有十分重要临床意义的中脑神经核是黑质（substantia nigra），它向基底神经节（特别是尾状核和壳核）提供信息以管控机体的非自主运动，黑质内多巴胺能神经元减少是导致人类帕金森病的特征性神经病变。某些种属动物是否会自然发生帕金森病目前还不清楚，尽管已有该病动物模型用于实验研究的报道[20, 21]。

6.间脑（diencephalon）　主要由位于其背侧的丘脑和腹侧的下丘脑构成。丘脑起到门控作用，主要功能是调节由CNS其他区域到达大脑皮质的感觉和运动信息，而位于下丘脑的许多神经核则负责调节自主神经功能、内分泌和内脏功能。

7.大脑（cerebrum）　由左右两半球构成，由胼胝体将其联系在一起，是哺乳类动物CNS结构的主体部分。肉眼观察可见表面的脑沟和脑回结构，剖开后可见表面的大脑皮质及其下方（内部）的白质。镜下也可根据细胞架构而分成不同的层次或区域，大脑和脊髓的外表面覆盖着一个由3层结构形成的脑膜。大脑内的脑室系统是一个相互连接的并与脊髓中央管相沟通的充满液体的储存器。

（二）脑和脊髓生理功能亚区

PNS可依照解剖学和功能而分为负责传递感觉和运动信号的躯体神经（somatic nerve）系统和负责调节体内稳态的自主神经（autonomic nerve）系统两大部分。CNS和PNS之间的协调和联络则主要依靠脑神经和脊神经中的神经节来完成。根据自主神经系统特定节段的节前神经元所处位置，依其功能又可分成副交感神经和交感神经两部分。在对脑组织的神经毒性进行检查时，必须清楚的是不同种属的脊椎动物（禽鸟类、啮齿类、犬、小型猪、非人灵长类动物等）的脑组织在大小和形态上有着显著差异，且随机体成长脑重量也迅速增加。成年人脑重为1300～1400g（为体重的1.5%～2%），大鼠脑重仅为1.5～2g（约占体重0.8%）。从大体形态上看，不同种属动物的脑表外观也有明显差异，如禽鸟类和啮齿类动物的脑表面比较平滑，缺乏复杂的脑沟和脑回，因而相较于人类更容易受局部缺血和缺氧的影响。犬和非人灵长类动物脑表面则相对复杂，沟回明显，且脑沟与脑回的排列也因年龄和种属而有所差异，即使是在同一种属，大脑左右两半球的沟回也不一定是对称的。另外，不同种属动物大脑皮质不同区域的厚度、结构、功能及某些脊髓束的大小和分布都可能有显著差异。哺乳类动物的脊髓背索（dorsal funiculus，负责传导绝大多数触觉和本体感觉冲动的主要通路）和主导大脑皮质并调控自主运动功能的皮质脊髓束中的白质束大小差异甚大，非人灵长类动物白质束最大，而犬的白质束大小居中，啮齿类动物则最小[22]。神经系统内具有相似功能的神经元通常有定型定区的排列分布方式，负责运动、感觉、语言、听觉和视觉的各类神经元都有各自特定的区域性分布特点。脊髓则显示了相近功能的特征性分布，如感觉信息集中于背区，而运动功能的协调则位于中间外侧（管控自主活动）和腹侧灰质（管理躯干运动）。

二、主要脑区功能组织学

毒性病理学家需将神经组织的病理改变与实验动物生前的临床表现相联系并对所观察到的形态学改变给予科学的解释，故需全面了解神经系统的区域功能组织学，尤其是大脑皮质、丘脑、基底节、小脑、下丘脑及大脑边缘系统。限于篇幅，本节仅对大脑半球、小脑皮质、脊髓灰质、神经节及日常诊断工作中易被忽略的脑室周结构的功能组织学略做介绍，更多CNS相关区域功能组织学内容请参阅李宪堂博士主编的《实验动物功能性组织学图谱》[23]，本节不予以赘述。

（一）大脑半球

1.灰质　覆盖在大脑半球（cerebral hemisphere）表面的一层灰质也称大脑皮质，是神经元胞体集中的地方。这些神经元在皮质中的分布具有严格的层次，大脑半球内侧面的原皮质分化较简单，一般只有3层，即分子层、锥体细胞层和多形细胞层。但在大脑半球外侧面的新皮质则分化程度较高，共有6层，如图11-1所示。需注意的是，分辨细胞层次的清晰程度可能因动物种属及所取脑区标本的部位不同而异[24]。

大脑皮质的6层结构因不同脑区而有差异。例如，中央前回（运动回）的第4层不明显，第5层较发达，有巨大锥体细胞；视皮质则第4层特别发达，第5层的细胞较小。

大脑皮质的神经元都是多极神经元，按其细胞的形态分为锥体细胞、颗粒细胞和梭形细胞三大类。其特点如下。

（1）锥体细胞（pyramidal cell）：数量较多，可分为大、中、小三型。胞体形似锥形，尖端发出一条较粗的主树突，伸向皮质表面，沿途发出许多小分支，胞体还向四周发出一些水平走向的树突。轴突自胞体底部发出，长短不一，短者不越出所在皮质范围，长者离开皮质，进入髓质（白质），组成投射纤维（下行至脑干或脊髓）或联合纤维（到同侧或对侧的另一皮质区）。因此，锥体细胞是大脑皮质的主要投射（传出）神经元。

（2）颗粒细胞（granule cell）：数目最多。胞体较小，呈颗粒状，包括星状细胞（stellate cell）、水平细胞（horizontal cell）和篮状细胞（basket cell）等几种。以星状细胞最多，它们的轴突多数很短，终止于附近的锥体细胞或梭形细胞。有些星状细胞的轴突较长，上行走至皮质表面，与锥体细胞顶树突或水平细胞相联系。水平细胞的树突和轴突与皮质表面平行分布，与锥体细胞顶树突联系。所以，颗粒细胞是大脑皮质区的局部（中间）神经元，构成皮质内信息传递的复杂微环路。

（3）梭形细胞（fusiform cell）：数量较少，大小不一。大梭形细胞也属投射神经元，主要分布在皮质深层，胞体呈梭形，树突自细胞的上、下两端发出，上端树突多达皮质表面。轴突自下端树突的主干发出，进入髓质，组成投射纤维或联合纤维。

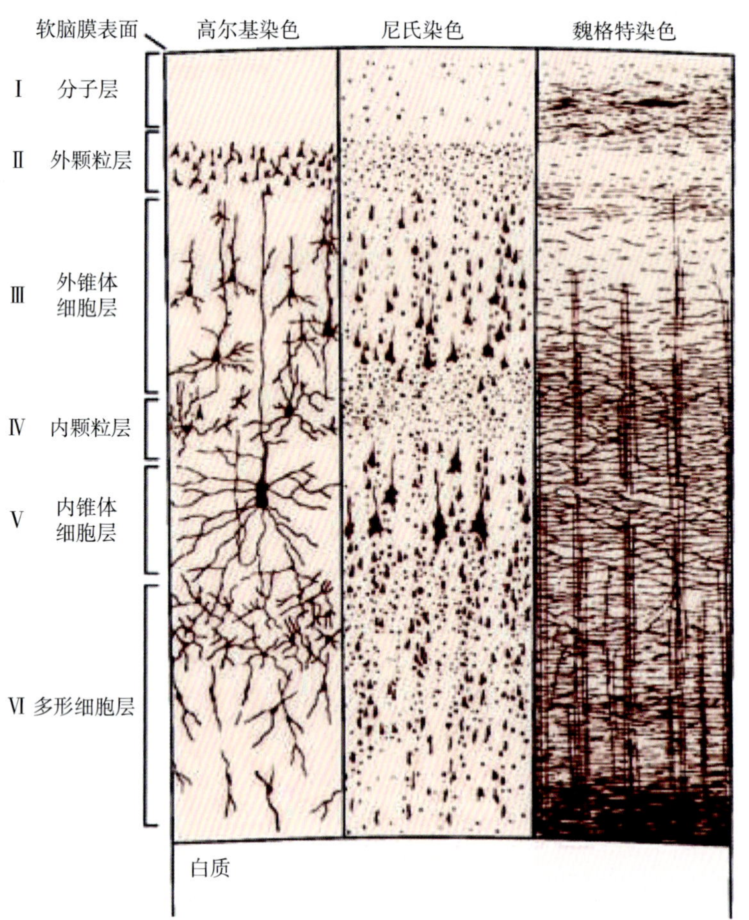

图11-1　3种不同染色方法显示的大脑皮质典型的6层细胞及神经纤维结构

Ⅰ.分子层（又称带状层）：神经元小而少，主要是水平细胞和星形胶质细胞，还有许多与皮质表面平行的神经纤维

Ⅱ.外颗粒层：主要由许多星形胶质细胞和少量小型锥体细胞构成

Ⅲ.外锥体细胞层：此层较厚，由许多中、小型锥体细胞和星状细胞组成

Ⅳ.内颗粒层：细胞密集，多数是星状细胞

Ⅴ.内锥体细胞层（又称节细胞层）：主要由中型和大型锥体细胞组成。在中央前回运动区，此层有巨大锥体细胞，胞体高120μm，宽80μm，其顶树突延伸至分子层，轴突下行至脑干和脊髓

Ⅵ.多形细胞层：以梭形细胞为主，还有锥体细胞和颗粒细胞

采用三种不同的神经染色方法显示皮层的神经元及其纤维结构。左：Golgi染色，显示神经元胞体和分支的树突。中：Nissl染色显示细胞体和近端树突。右：显示有髓纤维的Weigert髓鞘染色则揭示了轴突分布的模式

（引自：Kandel ER，Schwartz JH，Jessel TM. Principles of Neural Science. 4th ed. New York： McGraw Hill, 2000）

2.白质内神经核团　大脑半球的白质内有4对核团位于脑底部，故称基底神经节（核），包括尾状核、豆状核、杏仁核和屏状核。尾状核与豆状核又合称纹状体。纹状体的主要功能是使肌肉的运动协调，维持躯体一定的姿势。在人类，纹状体损伤会产生舞蹈症（肌张力下降、运动过多过快）、震颤麻痹（当中脑黑质发生病变时）、全身肌张力增高及运动迟缓等。

大脑的运动系统负责产生和控制运动。产生的运动从大脑通过神经传递到身体运动神经元，达到控制肌肉的作用。皮质脊髓束将运动信息从大脑通过脊髓传递至躯干和四肢。脑神经将运动信息传递至眼、口和面部。小脑和基底神经节在精细、复杂和协调的肌肉运动中发挥作用，皮质和基底神经节之间的连接控制肌张力、姿势和运动起始。

（二）小脑皮质

小脑表面有许多平行走向的脑沟，把小脑分隔成许多小叶片。每一叶片表面是一层灰质，即小脑皮质（cerebellar cortex），皮质下为白质（髓质）。小脑皮质从外到内明显地分为3层。皮质内的神经元有星状细胞、篮状细胞、浦肯野细胞（Purkinje cell，或称梨状细胞）、颗粒细胞和高尔基细胞（Golgi cell）5种。

1.分子层　此层较厚，神经元较少，主要有两种。一种是小型多突的星状细胞，轴突较短，分布于浅层。另一种是篮状细胞，胞体较大，分布于深层，其轴突较长，与小脑叶片长轴成直角并平行于小脑表面走行，沿途发出许多侧支，其末端呈篮状分支包绕浦肯野细胞的胞体并与之形成突触。

2.浦肯野细胞层　由一层浦肯野细胞胞体组成。此种细胞是小脑皮质中最大的神经元，胞体呈梨形，从顶端发出2～3条粗的主树突伸向分子层，树突的分支繁多，形如侧柏叶状或扇形，铺展在与小脑叶片长轴垂直的平面上。轴突自胞体底部发出，离开皮质进入髓质，终止于小脑内部的核群。

3.颗粒层　由密集的颗粒细胞和一些高尔基细胞组成。颗粒细胞很小，胞体直径与淋巴细胞近似，有4～5个短树突，树突末端分支如爪状。轴突上行进入分子层呈“T”形分支，与小脑叶片长轴平行，称平行纤维（parallel fiber）。平行纤维穿过浦肯野细胞的扇形树突，与其树突棘形成突触。一条平行纤维可与400多个浦肯野细胞建立突触，每个浦肯野细胞与一条平行纤维之间只有一个突触连接，但一个浦肯野细胞的扇形树突有20万～30万条平行纤维通过，故一个浦肯野细胞的树突上共有20万～30万个突触。高尔基细胞的胞体较大，树突分支较多，大部分伸入分子层与平行纤维接触，轴突在颗粒层内呈丛密分支，与颗粒细胞的树突形成突触。

在小脑的5种神经元中，浦肯野细胞是唯一的传出神经元。颗粒细胞是谷氨酸能的兴奋性神经元，其他中间神经元都是γ-氨基丁酸能的抑制性神经元。

（三）脊髓灰质

脊髓灰质（gray matter of spinal cord）位于脊髓中央，在横切面上呈蝴蝶形，分前角、后角和侧角（侧角主要位于胸腰段脊髓）。神经元都是多极型。前角内大多是躯体运动神经元，胞体大小不等。大者称α神经元，其轴突较粗，分布到骨骼肌（梭外肌）；小者称γ神经元，其轴突较细，支配肌梭的梭内肌纤维。还有一种短轴突的小神经元，称闰绍细胞，其轴突与α神经元的胞体形成突触，可通过释放甘氨酸，抑制α神经元的活动。侧角内的神经元是交感神经系统的节前神经元，胞体中等大小，其轴突（节前纤维）终止于交感神经节，与节细胞建立突触。前角的躯体运动神经元和侧角的内脏运动神经元都是乙酰胆碱能神经元。后角内的神经元组成较复杂，细胞一般较小，它们主要接受后根纤维（感觉神经元的中枢突）传入的神经冲动，其轴突在白质内形成各种上行纤维束到脑干、小脑和丘脑，所以这类神经元又称束细胞（tract cell）。此外，脊髓灰质内还遍布许多中间神经元，它们的轴突长短不一，但都离不开脊髓，短轴突与同节段的束细胞和运动神经元联系，长轴突在白质上下穿行至相邻或较远的脊髓节段，终止于同侧或对侧的神经元。

（四）神经节

神经节（ganglion）包括脑脊神经节（cerebrospinal ganglion）和自主神经节（autonomic ganglion）两大类。脑脊神经节位于脊神经后根和某些脑神经干，自主神经节包括交感神经节和副交感神经节。交感神经节位于脊柱两旁及前方，副交感神经节则位于器官附近或器官内。神经节一般为卵圆形，与周围神经相连，外包结缔组织被膜。节内的神经细胞称节细胞，细胞的胞体被一层扁平的卫星细胞包裹，卫星细胞外还有一层基膜。除节细胞外，节内还有大量神经纤维及少量结缔组织和血管。

1.脑脊神经节　属感觉神经节。节细胞是假单极神经元，胞体圆或卵圆形，大小不等，大者直径在100μm以上，小者仅15μm。细胞核呈圆形，位于胞体中央，核仁明显。胞质内的尼氏体细小分散。从胞体发出一个凸起，在胞体附近盘曲，然后呈“T”形分支，一支走向中枢（中枢突），另一支（周围突）经脑脊神经分布到外周组织，其末梢形成感受器。卫星细胞包裹着节细胞胞体及其盘曲的凸起，在“T”形分支处与施万细胞鞘相连续。节细胞的胞体大多集中在神经节的周缘，并被神经纤维束分隔成群。脑脊神经节内的神经纤维大部分是有髓神经纤维。

2.自主神经节　其中的节细胞是自主神经系统的节后神经元，属多极的运动神经元，胞体一般较感觉神经节的细胞小，散在分布。细胞核常位于细胞的一侧，部分细胞有双极，胞质内尼氏体呈颗粒状，均匀分布。卫星细胞数量较少，不完全地包裹节细胞胞体。节内的神经纤维多为髓神经纤维，较分散，其中有节前纤维和节后纤维。节前纤维与节细胞的树突和胞体建立突触，节后纤维离开神经节，其末梢分布至内脏及心血管的平滑肌、心肌和腺上皮细胞，即内脏运动神经末梢。

交感神经节的节细胞有两种。一种是体积略大的主节细胞（principal ganglion cell），占大多数。大部分主节细胞为肾上腺素能神经元，少数为胆碱能神经元。另一种节细胞数量少，体积也小，常聚集成小群，荧光组织化学染色呈强荧光，故称小强荧光（small intensely fluorescent，SIF）细胞。SIF细胞释放神经递质多巴胺，它可能是一种中间神经元，其轴突终末与主节细胞建立突触。副交感神经节的节细胞一般为胆碱能神经元。近年来认为，自主神经节除含肾上腺素能和胆碱能神经元外，还存在释放肽类神经递质的肽能神经元。

（五）环脑室器官

在脑室中线分布着一些特化的组织学结构，称为环脑室器官（circumventricular organ，CVO）或脑室周结构。一般来说，在哺乳类动物中有7种CVO已被确认，其中连合下结构（subcommissural organ）在成年人脑中尚有残留。表11-4为大鼠CVO的名称及其位置（脑矢状切面，LFB+结晶紫染色）。除部分脉络丛外，这些CVO都位于大脑中线。对于毒性病理学家来说，了解这个组织学特点，熟悉这些CVO的位置和形态很重要，因为在标准或常规的大脑冠状切片内有时见不到它们，而一旦看到有时会被误认为是病变甚至肿瘤。除了都分布于脑室周围外，CVO有一个共同点是这些部位的血管内皮为有孔内皮，缺乏正常的血-脑屏障（blood-brain barrier，BBB）结构，特别容易受到某些药物和有毒化合物的影响，而这些化合物通常无法穿透有效血-脑屏障，同时这些部位也是肿瘤容易侵入脑内的门户。由于CVO缺乏血-脑屏障，其脆弱性使得它们在毒性研究中的评估尤为重要。图11-2为大鼠的脑室周结构，显示了大脑有6个形态特征各异、血-脑屏障不完整的区域。CVO是神经监测和系统调节的重要部位，其通过将血浆激素信号转导为电子信息而起作用。它们也是各种神经递质、细胞因子和激素的来源，主要与涉及液体组成、体积和重量摩尔渗透压浓度的稳态功能有关[25]。

表11-4　大鼠CVO的名称及其位置（大鼠脑矢状切面，LFB+结晶紫染色）

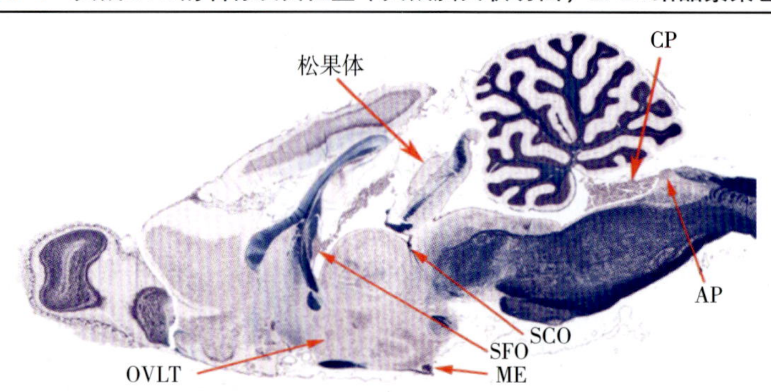

CVO名称	分布部位
脉管结构（OVLT）	位于第三脑室腹侧前极视交叉上方
穹窿下结构（SFO）	位于海马穹窿下（下行进入第三脑室前背侧）

续表

CVO名称	分布部位
正中隆起（ME）	位于第三脑室腹板部
连合下结构（SCO）	位于后连合下方，靠近中脑导水管开口处
松果体（pineal body）	位于第三脑室顶和尾部（后丘脑或中脑上部）
后极区（AP）	位于第四脑室后唇，邻近椎管开口
脉络丛（CP）	脑室内多处分布

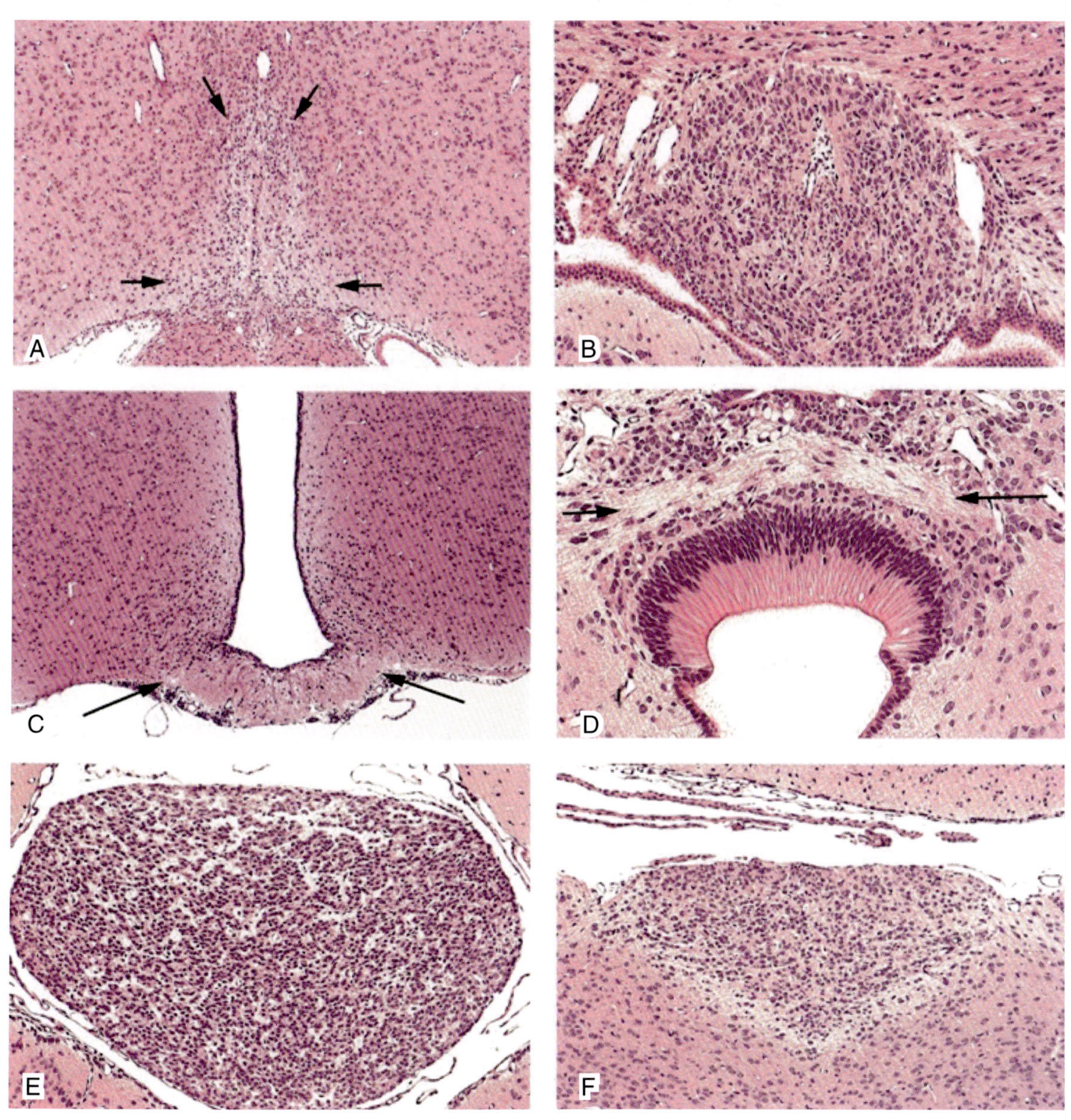

图11-2 3周龄大鼠的脑室周结构

A～F分别为大脑6个形态特征各异、血脑屏障不完整的区域，分别为脉管结构（A，箭头所指处）、穹窿下结构（B）、正中隆起（C，箭头所指处）、连合下结构（D）、松果体（E）及后极区（F）。其中只有脉管结构、穹窿下结构和后极区中的CVO包含神经元。穹窿下结构偶尔会被误认为是病变（如误诊为室管膜下肉芽肿）。D可见髓鞘（箭头所指处），这是由于该图片的组织从出生后第21天（髓鞘形成尚未完成的年龄）的大鼠幼仔大脑中取出的。A～F均为HE染色［引自：Garman RH. Histology of the Central Nervous System. Toxicologic Pathology，2011，39（1）：22-35.］

表11-4仅列举了大鼠CVO的解剖位置，建议读者最好参照相关动物种属标准的脑神经解剖图谱，以确认这些特殊位置的神经解剖定位。

上述所有CVO中只有3个结构有神经元存在，它们是脉管结构、穹窿下结构和后极区。松果体由神经胶质和松果体细胞组成，但不含真正的神经元（松果体细胞从5-羟色胺合成褪黑激素，并含有去甲肾上腺素和促甲状腺素释放激素）。连合下结构全部是特化的室管膜细胞，正中隆起细胞成分很少，在这里来自下丘脑各神经核的神经激素被释放到下丘脑垂体的血管网。目前已知，CVO主要功能为调节生物节律（松果体）、血压和机体水平衡（脉管结构、穹窿下结构和后极区）、厌食反应（后极区）和体内稳态（正中隆起和松果体）。目前对连合下结构的功能知之甚少，但已知这个结构会将各种糖蛋白分泌到脑脊液中，该结构的某些成分汇聚成Reissner纤维，通过导水管和椎管向尾端延伸[26]。正是由于这些CVO缺少血-脑屏障，从而使血液中的化学物质或药物得以进入大脑，换言之，这些CVO便是血液内物质进入脑组织的重要门户。因此，当进行基于组织学的示踪研究以显示药物或化学物质在脑内分布时，在CVO部位取材则至关重要。当然，脑内某些其他部位的血管也缺乏血脑屏障，如恰位于正中隆起头端的弓状核及紧邻最后区的孤束核，它们对食物摄取有重要的调节作用。因此有学者建议，当追踪化学物质进入大脑路径时，这些区域的组织也应取材。后极区是一种伸入第四脑室腔内的海绵状血管性组织，是化学感受器构成的催吐触发区。该区域对一些物质，如阿扑吗啡、吗啡、强心苷类、尼古丁和左旋多巴很敏感，这可能是癌症化疗导致患者呕吐一个特殊靶点[27]。另一个解剖结构有时也被认为是CVO的是神经垂体，其功能是分泌催产素和升压素入血。

在讨论实验动物神经系统解剖学时，需要说明的是，不同种属动物的神经解剖结构及代谢特征与人类有所不同。例如，啮齿类动物的大脑半球缺乏复杂的脑沟和脑回，因而相比于人类，更容易受局部缺血和缺氧的影响。不同种属动物的脑裂结构会有显著差异。当然在不同种属、性别和品系间动物之间的组织结构也存在一些差异。在代谢方面，神经黑色素的缺乏则使大鼠脑黑质不如人脑对MPTP（1-甲基-4苯-1，2，3，6-四氧吡啶）的损伤敏感[28]。动物脑组织解剖学的最显著差异位于大脑裂隙中的发散结构，此外，还存在实验动物不同种属、不同性别和品系间，以及年龄的许多组织结构差异。

三、不同种属、性别和年龄的实验动物在神经系统结构和功能的差异

从神经解剖学、神经化学和功能方面来说，所有种属的脊椎动物都有很大的相似性。具体某个种属和品系时，单就年龄、性别和脑组织大小方面的差异来看，在该种属或品系所有个体之间基本上是一致的。正因如此，立体定位结构解剖图谱才能够得以应用，从而为脑内结构的定位提供了精细和标准化的参照系统。然而，即使在年龄、性别和体重都很相似的个体之间，细微的差异仍然存在。就大脑皮质来说，尽管所有脊椎动物脑重量与体重之间都有相关性，但大脑表面积与脑的大小不一定成比例。皮质表面积是按平方函数增加的，灰质的量也是按平方函数成长，而白质的量则是按立方函数增加的。所以，拥有较大容积大脑和较多沟回脑表的动物，尤其是灵长类动物，白质的量就相对较多。尽管不同种属脊椎动物的脑组织基本特征相似，但其大脑皮质仍可见到某些结构上的差异，最典型的例子是主要脑区之间边界的不同形态。在啮齿类动物中，位于小脑枕叶皮质和颅叶之间的中脑尾端最显而易见，而在犬和灵长类动物中，中脑则被大脑皮质覆盖。啮齿类和犬的嗅脑（即嗅球及与其相连的嗅束和皮质）结构要比灵长类动物的大脑更为明显，这是由于啮齿类和犬的嗅觉应用远比灵长类动物更重要和突出。犬和人类的额叶皮质表面很相似，都是从大脑口端边缘延伸至顶叶区中部，但按比例来说，人类的大脑比犬拥有更大的顶叶皮质，以及较小的枕叶和颞叶皮质，这是由于人类需要更多的大脑实质，尤其是顶叶部分，通过手指、足趾来管控精细运动和感觉功能，而位于颞叶的区分接收精细听觉信号的功能或位于枕叶的识别视觉信号的功能则不需要太大量的脑实质[29]。

所有种属的脊椎动物大脑皮质各功能区的定位都很相近，但皮质脑组织的总量相差甚远。例如，犬的嗅神经、运动神经和感觉神经的皮质总面积约占脑表总面积的80%，而灵长类动物还不到总面积的20%。然而，这两个种属邻近新皮质投射区相关区域的皮质脑组织量的比例在犬和灵长类动物则与前述正好相反。这种差异可能恰好说明了灵长类动物神经元之间联系的高度重要性，尤其是在它们的躯体运动和感觉神经区域。

不同种属动物之间神经解剖学另一个差别是大脑皮质皱褶的数量，小脑皮质表面皱褶的数量差异次之。每一种属动物大脑皮质都有各自特殊的沟回形态，而两侧半球的沟回形态也不同。例如，成年啮齿类及较大的哺乳类动物胚胎期的沟回皆不明显，但犬尤其是灵长类动物胎仔发育后期乃至成年期的脑沟回则十分明显，且数量较多。在进行神经毒性研究时应了解这些解剖结构上的差异，新世界猴（如狨猴和松鼠猴）比旧世界猴（狒狒、食蟹猴和恒河猴）和人类拥有更小的大脑和少而浅的脑沟。

在神经系统解剖结构与功能方面，两性之间也有许多差异。例如，在结构上，两性不同脑区的大小不同，雄性的杏仁核和下丘脑比雌性的大，许多种属包括人类都是如此。某些种类细胞的密度不同，如雄性大鼠胼胝体和脊髓白质中的少突胶质细胞数量较多，雄性的白质束较大等。哺乳类动物与性有关的神经化学方面的差异通常和某些特定区域产生的神经递质和激素有关，其水平在日间会有波动，这与性腺激发的性激素的量和周期相关。

至于神经解剖、化学和功能方面随年龄变化而产生的差异更是毋庸置疑，所有这些方面在妊娠阶段，以及出生后数日（啮齿类和兔）、数月（犬）或数年（灵长类动物）都会发生广泛而显著的变化。所有哺乳类动物神经组织都会发生生长陡增（growth spurt），生成大量的神经元和胶质细胞，白质束会有髓鞘逐渐包绕。这些成分的生长高峰时间不同，比较早熟的豚鼠出生前是高峰期，犬和灵长类动物是在接近出生时，啮齿类动物则是在出生后即达高峰。发育阶段动物的血-脑屏障尚未完全形成，而神经递质及其受体和合成的酶则随时间推移而逐渐增加。发育期动物的解毒能力很弱，因而对外源性神经毒素的易感性较强。老年动物在其脑解剖、化学乃至功能方面会显示年龄性变化，对毒性神经病理学研究有意义的变化包括寿命较长种属动物的进行性大脑皮质萎缩，此乃神经元丧失的结果。与成年未老动物相比，老年动物的血-脑屏障通透性会更大些。

第四节　神经系统细胞学

神经系统的各类毒性损伤主要表现在特定类型的神经细胞及其相关神经组织成分在特定部位的形态学改变，故需对毒靶细胞和毒靶部位予以确定。当然，某些药品或化学剂也可产生脱靶毒性，但多数仍然表现在神经组织和细胞的形态学改变上。因此，作为诊断毒性病理学家，首先必须熟知神经元、神经胶质细胞和其他神经成分的形态特征，以及它们之间的相互关联及在神经系统不同区域其形态和大小的变异情况。

一、神经元和神经胶质细胞

中枢和周围神经系统中的两大主要功能性细胞成分是神经元和神经胶质细胞[30]。根据胚胎发生来源不同，神经组织的细胞成分又可分为两大类：一类是神经外胚层来源的细胞成分，包括神经元、星形胶质细胞、少突胶质细胞和室管膜细胞；还有一类是间充质来源的细胞成分，包括脑膜、脊髓膜、血管、脂肪组织和小胶质细胞。基于组织学诊断的需要，本节将重点介绍神经元及其凸起（树突和轴突）、星形胶质细胞、少突胶质细胞和小胶质细胞，以及脑膜（meninge）、室管膜和脉络丛。

（一）神经元

神经元（neuron）是CNS中的主要功能细胞，而PNS中的主要功能细胞也是神经节中的神经元，神经元所发出的轴索则构成PNS中关键的功能组织成分。据报道，成年人大脑约有1300亿个神经元，并形成150万亿个突触及更多数量的胶质细胞[31]，尽管目前尚无客观证据支持这些数字。关于各种属实验动物大脑神经元及突触数量目前尚缺乏统计资料。

典型的神经元由独特的四部分构成，分别为胞体（soma，也称核周体）、多发的较短的树突（dendrite，接收外来信号）、单个的较长的轴突（neurite，携带外送信号）及突触前终端（presynaptic terminal，构成突触的一部分）。神经元彼此之间的关系是胞膜的接触却没有胞质的连接，电信号冲动是通过接触处即突触来传递的。不同类型神经元的尺寸和形状差异甚大，故有学者说事实上不存在“典型的”神经细胞。无论是感觉神经元、自主运动神经节细胞、运动神经元、浦肯野细胞，还是大脑皮质的中间神经元或锥体细胞等，其大者直径可达125μm，如脊髓前角的运动神经元；而最小的神经元直径仅4μm，如小脑皮质的颗粒细胞。令人惊讶的是，无论神经元的形状和大小有多么巨大的差异，其存在意义都是为了同一个目的，即接收、处理和传导由生物电信号携带的信息。神经细胞与其他体细胞一样具有基本的代谢能力、细胞骨架、细胞器和功能细胞生物学，如拥有含有1个或2个核仁的球形胞核、线粒体、溶酶体、高尔基体及通称为尼氏体的粗面内质网[32]。有的神经元胞体可发出广泛而丰富的类似树枝状的“树突树”，如小脑的浦肯野细胞；而有的却只有很少的树突，如脊髓背根神经节的神经元。神经元胞体形状可为锥体形、烧瓶形或星状。应用特殊染色显示其胞质凸起时，尺寸和形状的差异会显示得更为清楚[33]。根据神经元大小可以笼统地分为“大神经元”或“小神经元”，每一类神经元又可按解剖学亚型予以分类。同时，也可根据其所释放的不同神经递质而分为胆碱能（cholinergic）、谷氨酸能（glutamatergic）或γ-氨基丁酸能（GABA Ergic）神经元；或依其功能分为将信息由中枢传递到全身效应器的运动神经元［motor neuron，也称传出神经元（efferent neuron）］和把周围器官组织的信息传输给中枢的感觉神经元［sensory neuron，也称传入神经元（afferent neuron）］。神经元所产生的冲动电信号由其凸起所传输（树突负责接收，而轴突负责传导），相邻神经元凸起之间的电信号传递则是经由跨越凸起之间的突触结构来完成的。

在多数组织学书籍中，通常依据形态学上神经元胞突的多少将其分为多极（multipolar）、双极（bipolar）或单极/假单极（unipolar /pseudo-unipolar）神经元三大类。多极神经元是从一个胞体伸出多个突起，其中一个是轴索，它可以很长，上始于大脑皮质，下延至脊髓下端，或始于脊髓前角的运动神经元并延至下肢端；其他凸起是胞体原浆的外延，即树突，它们重复分支，通常止于胞体附近，从而极大扩展了胞体的接受表面（receptive surface）。中枢神经系和交感神经系中的神经元大部分是多极的。多极神经元的形态变化较大，多为带有多数凸起的多角形胞体，多存在于自主神经节和CNS。

双极神经元多为纺锤形，从胞体的两端各伸出一个突起，多见于周围神经节，如听神经的螺旋神经节、前庭神经节的细胞、视网膜的双极细胞及鼻黏膜的嗅细胞。

单极/假单极神经元多为球形胞体且只有一个凸起，其轴索可延伸至远离胞体的位置再出现分支，此类神经元分布于脊髓背根神经节。

以下将对神经元胞体、轴索和树突的细胞形态学分别予以介绍。

1.神经元胞体　胞体包括胞核和胞质内大量的细胞器。光镜下，胞核多位于中央，一般为圆形，但脊髓背核和三叉神经的中脑核内的神经细胞例外，它们的胞核通常偏居一侧。胞核四周为胞质，胞核外层有清楚的核膜，核着色浅淡，呈细网状，实为分散的DNA或活跃的常染色质形式。胞核中通常有一个粗大深染含有RNA的核仁。胞质中充斥各类细胞器和包含物（inclusion），最显而易见的细胞器为一些嗜染性物质或称尼氏体或尼氏物质（Nissl substance）的大型颗粒或片块，又称“虎斑”，多见于较大的神经元胞体和树突中，偶可在轴丘内见到，而在小神经元胞核中尼氏体不很明显。大神经元胞体、胞核较大，核仁明显；而小神经元，如大量分布于小脑皮质的颗粒神经细胞及少数其他脑区如嗅球和蜗神经核的神经元，上述特点则不明显。因此若将小神经元与胶质细胞相区别，有时可能要根据细胞所在区域而定。还有一类中间神经元，即轴突仅局限于特定的解剖区域，其胞体通常要比轴突及其他脑区相联系的投射神经元（projection neuron）小，但纹状体（尾状核和壳核）神经元例外，其胆碱能神经元要比棘状投射神经元大。了解这些脑区神经元的特征对识别那些执行特殊功能或代表某个特殊神经通路成分的神经元集群的脑神经核会有所帮助。识别特定的神经解剖区域，进而了解这些区域上行和下行纤维连接将进一步帮助病理学家了解和认识CNS内的病理生理发生机制，增加研究神经病理学的趣味。例如，如果海马区发生神经元变性，病理学家应检查主要向海马传导的内嗅皮质神经元是否也有变性改变，并进一步追踪接受传导来自海马的那些脑区，如大脑脚、嗅皮质、前额叶、横膈区、乳头体和杏仁核。

对于经验不足的毒性病理学家，细胞大小和形态的巨大差异使其对细胞定性可能产生困惑，解决之道是一方面可根据不同解剖部位神经元的形态学差异来区分，另一方面还可应用神经元免疫组化标志物予以协助。这些标志物包括突触小泡蛋白（synaptophysin）、Neu N（一种神经元核抗原）、神经丝蛋白（neurofilament protein）、神经元特异性烯醇酶（neuron-specific enolase，并非完全特异）及微管相关蛋白（microtubule-associated protein，MAP2）等；此外，钙结合蛋白（calcium-binding protein）染色对鉴别某些神经元亚型也会有帮助。某些蛋白质的免疫组化染色对于检测和鉴别人类的各种变性疾病很有用处，如β淀粉样蛋白（阿尔茨海默病）、α-synuclein（帕金森病）、tau蛋白（许多神经变性疾病）及prion蛋白（海绵样白质脑病）等。图11-3和图11-4显示了来自不同神经元群体的各种神经元的镜下形态及单细胞分离后的形态。

胞质内的大颗粒状尼氏体是附有游离核糖体的粗面内质网（rough endoplasmic reticulum，RER），因富含RNA而嗜碱蓝染，是蛋白质合成的场所[34]。躯体运动神经元中的尼氏体最为丰富，如位于脊髓前角和某些颅内运动神经核的神经元[35]。在不同生理和病理情况下，如神经细胞受损后细胞内丧失大量蛋白质和核糖核酸，会出现尼氏体部分溶解现象。动物实验证明，尼氏体来自胞核，刺激神经或切断神经纤维后，该神经元内的尼氏体消失；而在恢复过程中，核仁周围的核蛋白增加，后者逐渐移向核周，再到核外，继而在核周围出现尼氏体粒，最后再遍及全胞质内。因此，目前认为尼氏体来自核内的核糖核酸。尼氏体可以通过尼氏染色来证明，该方法使用苯胺染料标记核外RNA颗粒，以发明这种选择性染色方法的德国神经病理学家Franz Nissl的名字命名。这种染色方法可用于定位细胞体，因为它可以在神经元胞体及其树突中看到，尽管在轴突或轴丘中不存在[36]。

线粒体（mitochondrion）散在分布于神经细胞的胞质内，在神经元代谢活动中起着至关重要的作用。高尔基体（Golgi apparatus）最初是从神经元中发现的，结构与功能发育很成熟，由许多扁平、卵圆和圆形不带颗粒的小管所构成。神经元中的糖类与蛋白质在高尔基体部位相链接进而合成糖蛋白。存在于轴索终末的突触小泡可能就来自高尔基体的小管。

所有神经细胞内都含有神经原纤维（neurofibril）并延伸至所有突起中，在胞体和突起中纵横交错，形成网状；在突起中它们并行而聚合形成索状。神经原纤维由厚度约为10nm的神经丝（neurofilament）构成，因其超越了光镜解像度的限度而无法在光镜下观察。在电镜下，神经原纤维为不规则、疏松而光滑均匀的细丝。在轴索中的神经原纤维数目不等，少则一个，多则数百个，在周缘部较密。除神经丝外，神经元胞质还含有外径约为25μm与其他类型细胞中见到的相类似的微管（microtubule）。轴突中含有的大量神经丝和微管的结构成分，对维持细胞的完整性十分重要，而微管还要参与轴索和树突中各类分子的快速转运。大多数神经细胞内含有脂质色素颗粒（lipochrome pigment granule），有可能是随着机体年龄增长，此类物质蓄积所致。此外，某些特殊部位的神经细胞含有黑色素颗粒（melanin granule）。神经元核周（neuronal perikaryon）是其营养中心，突起一旦脱离核周将导致突起的死亡。

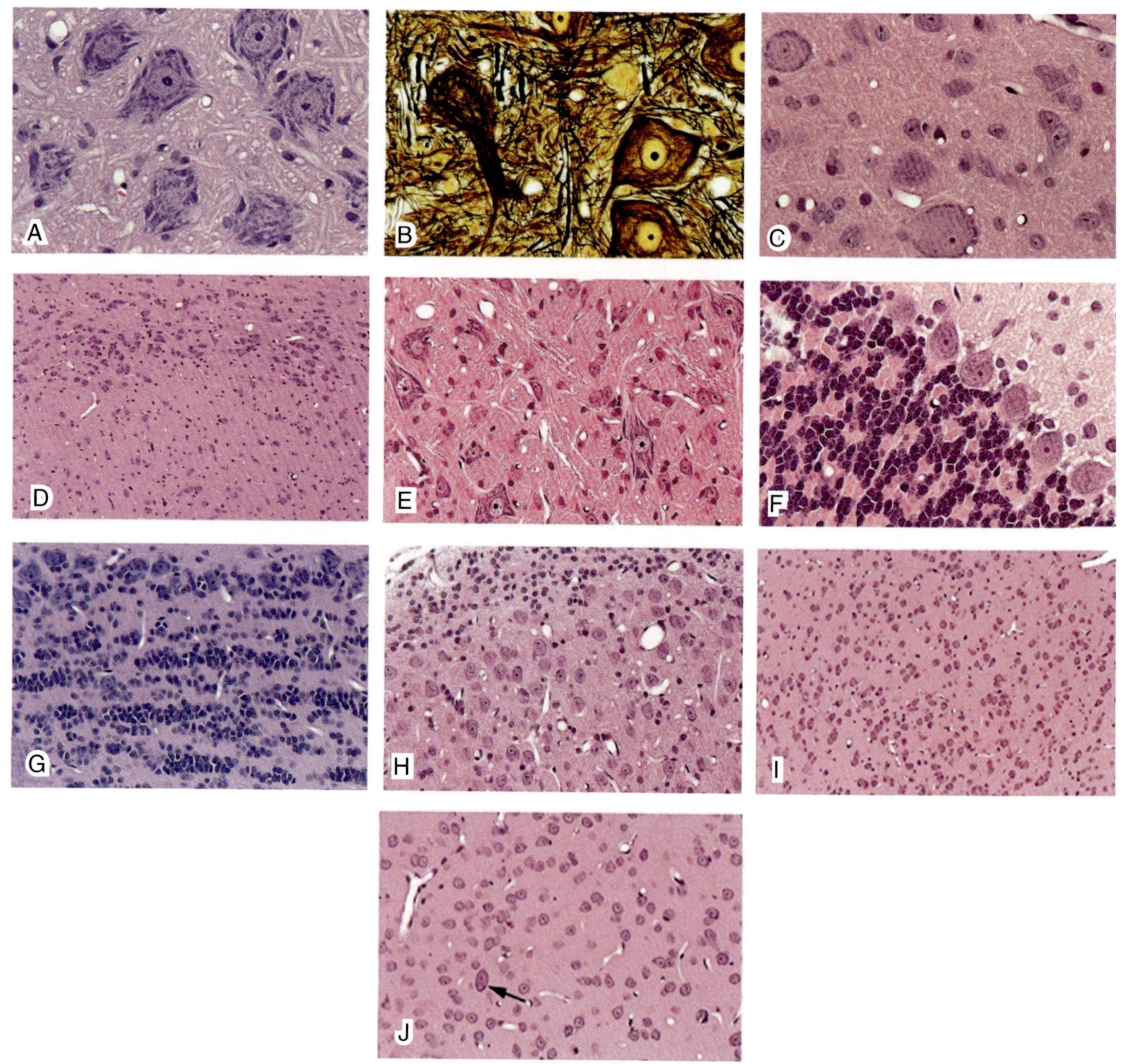

图11-3　脑内各种不同神经元群体的形态及其差异性

A.来自大鼠脑干的运动神经元（HE染色）。与感觉神经元不同，运动神经元的形状通常呈棱角形。B.采用银染色，如Bodian's或Bielschowsky's银染，有助于显示神经元突起和细胞质内的结构。与运动神经元相反，大鼠脑中的黑质的特征是密集神经元区域（pars compacta），该区域位于较宽的神经元区域（pars reticulata）的表面。C.与运动神经元相比，图中这些较大的感觉神经节神经元外形不呈棱角形，并可见到位于细胞周边部的尼氏物质。D.大鼠脑黑质，其特征是有一密集且较窄的神经元（颗粒细胞）区域（致密部），位于较宽区域的中等大小的神经元（网状部）的表面。E.大鼠大脑的网状结构，其中混杂着含有尼氏物质的中型到大型神经元。相反，大鼠小脑和嗅球则由单层较大的投射神经元组成（小脑浦肯野神经元很易识别）。F.大鼠小脑。G.大鼠嗅球，由单层或窄带状较大的投射神经元组成，其他为大量的统称为“颗粒细胞”的较小中间神经元。H.相比之下，蜗神经核主要包含中型至大型神经元，以及呈“帽”状覆于表面的颗粒细胞层。I.某些大脑区域如杏仁核主要是由形态相对单一的中型神经元组成。J.纹状体（尾状核加壳核）主要由中型的棘状神经元构成，其间可见少数散在的大型胆碱能中间神经元，可产生乙酰胆碱酯酶（箭头）。纹状体是脑内唯一拥有比投射神经元要大些的中间神经元的区域（图片由Dr.Rober H. Garman提供）

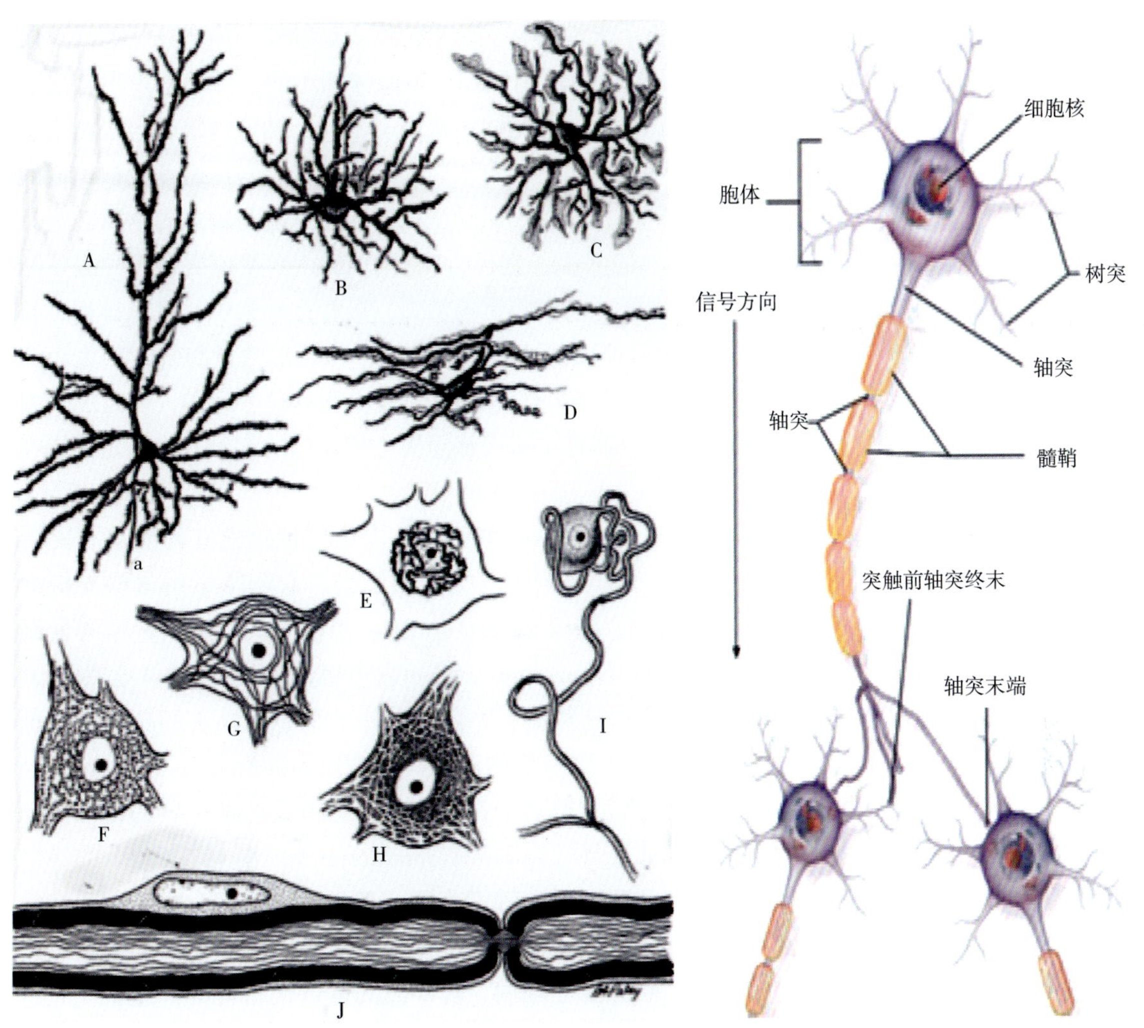

图11-4 光镜下各类神经组织细胞的基本形态

A.视皮层的小锥体细胞，Golgi染色，a代表由胞体向下发出的一支轴突；B.小脑齿状核的小神经元，Golgi染色，a代表胞体起始部的一段轴突。C.灰质中的原浆性星状细胞，Golgi染色。D.白质中的少突胶质细胞，Golgi染色。E.脊髓中的运动神经元，四氧化锇染色。F.外展核的运动神经元，显示线粒体的分布特点，Altmann-Kull染色。G.脊髓的运动神经元，显示胞质内神经丝的分布特点，Cajal's银染色。H.外展核的运动神经元，显示胞质内Nissl体分布，硫堇染色。I.背根神经节细胞，显示神经元周围盘曲的轴突并分别向中枢和周围分叉。J.有髓周围神经纤维，显示郎飞结，Schmidt-Lanterman裂，施万细胞核及轴索中的神经丝（左图由Dr.Henry deF. Webster提供）。右图轴突、树突及其与神经元的关系。树突具有渐缩的末端，轴突很长，外复髓鞘，而树突则是由胞体向外突出的短支，且没有髓鞘（引自：Lakna. Difference Between Axon and Dendrite，2007. https：//pediaa.com/difference-between-axon-and-dendrite/September 20.）

超过10%的脑内总蛋白是由微管的微管蛋白构成，正是这些微管负责“缓慢”和“快速”轴突转运。缓慢转运总是由神经元胞体远端流向胞体，并有细胞骨架蛋白、神经丝和微管蛋白参与。而快速转运则由负责不同方向的分子泵管控着顺行和逆行转运。快速轴突转运因膜囊泡及其内容物长距离快速移动所致。线粒体等细胞器的顺行方式移动也是经由快速微管轴突转运机制而实现的。逆行转运对于回收在轴突终末局部无法回收的膜成分十分重要。促神经因子等外源性物质（如NGF）及病毒颗粒也是通过逆行转运而运送至神经元胞体。因此，除相关的临床意义外，在实验研究中病毒的逆向轴突转运还可用来进行标记神经通路。影响轴突转运的化学物质可导致光镜下可见的轴索肿胀和变性。

2.轴索　始自胞体的轴丘（axon hillock），呈细长索状，长度不一，如前所述轴索可达很长的长度。轴丘内有汇聚的微管，显示为簇状交联在一起。核周、轴丘和轴索的连接处称为起始段（initial segment），该段短窄，不含髓磷脂，是产生神经冲动的部位。紧靠轴丘处即开始变成含有髓磷脂的轴索，其直径显著变粗，并维持该直径直至终止于末端器官。轴索内有少量轴浆，内含杆状的线粒体、微管、微丝（microfilament）、神经丝、神经小管、平滑内质网、溶酶体和小泡；但轴索内不含尼氏体，轴索的末端分出许多小枝称终树突（telodendrion）。与胞体（核周）不同，轴索内缺乏与蛋白质合成或组装相关的任何结构，如核糖体、粗面内质网和高尔基体。轴浆中最小的成分是由肌动蛋白构成的双股螺旋链结构的微丝，通常位于靠近轴膜的皮质区，其收缩肌动蛋白的功能可能与轴索内物质转运有关。神经丝较大些，存在于轴浆内其他细胞器缺如的部位，直径为7.5～10μm，数量也更多。神经丝易被内源存在的蛋白酶所消化，因此一旦轴索受到损伤，它们将迅速消失。微管在轴索中呈纵行排列，长度不等，为直径23～25μm的中空管状，由微管蛋白组成的亚单位所构成。微管的数量与轴索的大小和神经种类直接相关，在无髓鞘轴索中微管数量更多。轴索的直径在其走行全程都是一致的，邻近的轴索可有相连的侧支。轴索在被与其他神经元胞体或效应器官（肌肉和腺体）相连接的突触所终结之前，在其终树突处会出现广泛分支（图11-4）。

轴索可分有髓（myelinated）和无髓（unmyelinated）两种，无论何种轴索其外面都有支持细胞所包绕，PNS为施万细胞（Schwann cell），而CNS则为少突胶质细胞。有髓轴索由这些支持细胞的细胞膜在其外部多层缠绕，称为髓鞘，髓鞘内含髓磷脂（myelin）。经锇酸固定和染色后可使髓鞘呈黑色，其纵切面上不着色的漏斗形斜裂称为Schmidt-Lantermann裂（也称施-兰切迹），为施万细胞内、外侧胞质交流的通道。周围神经的髓鞘不是连续的，每隔一定距离便有间断，间断的无髓部位称为郎飞结（the node of Ranvier），是以首次描述该结构的法国科学家Louis-Antoine Ranvier的姓氏命名的。郎飞结是门控电压钠通道和传导冲动的离子运动所在部位，沿着神经纤维传导的神经冲动电流由一个郎飞结而跳到下一个，即所谓的跳跃式传导（saltatory conduction）。髓鞘在每2个郎飞结之间起轴索绝缘的作用。有髓轴索直径为1～20μm，而无髓轴索直径一般不超过2μm，冲动在神经纤维上的传导速度与有无髓鞘相关，有髓神经纤维要比无髓神经纤维传导速度更快，而直径越大的有髓神经纤维其传导神经冲动的速度越快。轴索的主要功能是运输、传导波的去极化和突触传递。

3.树突　虽然神经元只发出一个轴突，但通常却拥有不止1个树突。作为神经元胞体的一部分，每个树突又分出大量的分支，越到远端分支越多而形成锥形，因此极大增加了神经元的表面积。不同神经元树突的数目差异很大，如脊髓前角神经细胞的树突最多可达30个。树突外面通常被大量的体刺（或称棘突，armature）或芽球（gemmule）所覆盖，这些结构是突触部位的一些小凸起。由于树突是胞质的延续，因此其内容结构与胞质相同，但不含有高尔基体，且没有髓鞘。

（二）神经胶质

神经胶质（neuroglia）为CNS的支撑细胞，并在生理和病理情况下各自或协同行使多种复杂的功能。神经胶质包括下列几种细胞成分：星形胶质细胞，包括纤维型和原浆型星形胶质细胞，以及少突胶质细胞（oligodendrocyte）、室管膜细胞（ependymal cell）、小胶质细胞（microglia）。

1.星形胶质细胞　是神经胶质中的主要细胞类型，数量最多，约占多数成年哺乳类动物脑内所有胶质细胞的50%。在大鼠脑内星形胶质细胞与神经元的比例为60：40，据说在那些认知能力更高的种属的大脑中，这个比例可能会更高，在人脑中为100：10[37]。

星形胶质细胞是神经胶质中最大的细胞，因其胞体伸出放射状凸起呈星状而得名，其胞核为卵圆形，居中，极少异染色质，因而染色浅淡，无核仁。其胞质内含有小的圆形颗粒，实为其特有的骨架蛋白——胶质纤维酸性蛋白（glial fibrillary acidic protein，GFAP），并成为星形胶质细胞，尤其是那些有活跃反应的星形胶质细胞的标志物。为行使其各种重要功能，星形胶质细胞细胞质的星状凸起贴附于神经元的多个解剖部位，包括胞体、轴索、树突和突触，并延伸至软脑膜表面而形成胶质界膜（glial limitants）。其胶质界膜密封了脑表面，并沿菲尔绍罗宾间隙（Virchow-Robin space）深入到脑组织中，起到部分血-脑屏障作用。星形胶质细胞的足突也紧密包绕脑毛细血管，称为血管周足或足板。普通HE染色下，星形胶质细胞细胞质和胞突都不着色，只有用特殊染色如镀银或GFAP免疫组化方法方可显示其胞质和星形凸起（图11-5）。

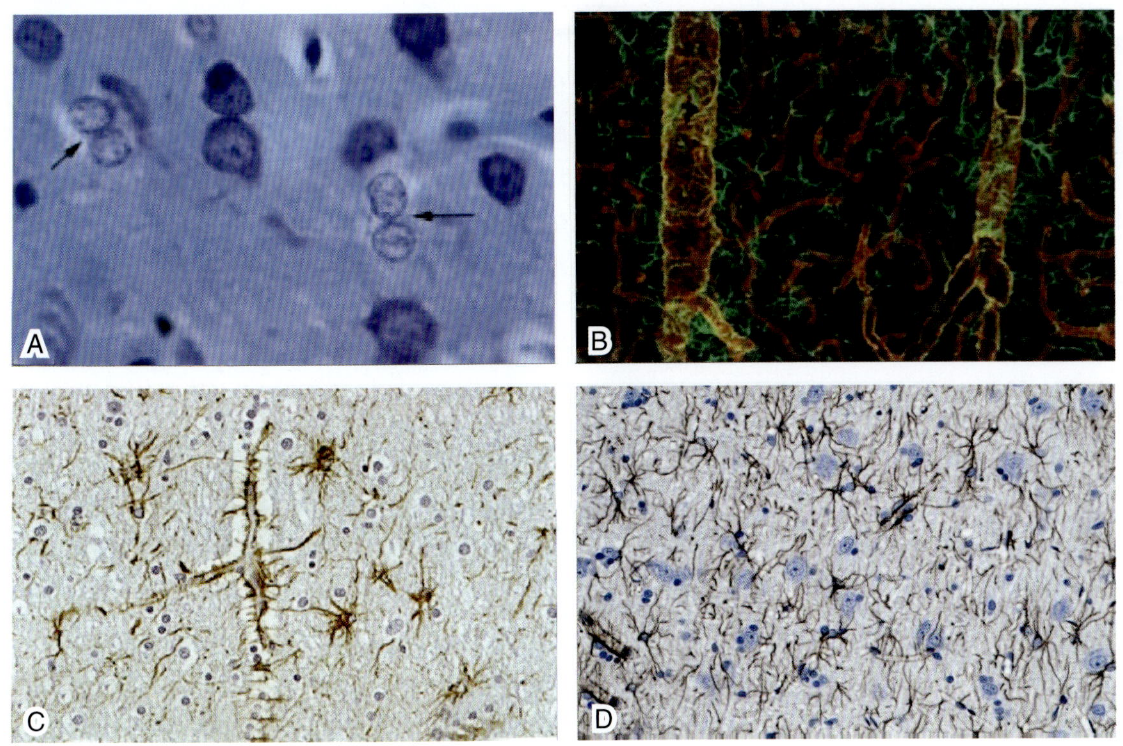

图11-5　星形细胞形态

A.大鼠大脑皮质镜下照片，箭头所指为两对正常出现的星形胶质细胞。与少突胶质和小胶质细胞相比，星形胶质细胞的核较大，呈浅淡水泡样染色质，其核仁很小或不突出，通常会成对儿出现（结晶紫染色）。B.大鼠大脑白质中正常的星形胶质细胞，抗GFAP免疫组化染色（背景为苏木精复染），注意其突起与小血管外膜的紧密关系。C.未成年SD大鼠大脑皮质标本组织培养后切片，Aquaporin-4（AQP-4，红色，显示血管）和GFAP（绿色，显示星形胶质细胞）的双标记免疫组化染色。AQP-4阳性的整个血管网络（包括毛细血管）都被GFAP阳性的星形胶质细胞及其突起所包被和覆盖［引自：Simard M，Arcuino G，Takano T，et al. Signaling at the gliovascular interface. Journal of Neuroscience，2003，23（27）：9254-9262.］。D.犬大脑皮质切片，GFAP免疫组化（苏木精复染）阳性的星形胶质细胞，该切片显示多为原浆型星形胶质细胞（图片A、B、D由Dr.Robert H Garman提供）

星形胶质细胞有两种形态，即纤维型星形胶质细胞（fibrous astrocyte，也称Ⅰ型）和原浆型（protoplasmic asytrocyte，也称Ⅱ型）。纤维型星形胶质细胞又称蜘蛛细胞（spider cell），形体较小，凸起细长且凸起数目和分支也较少，胞质中含大量胶质细丝及细胞器。自其胞体放射状发出的细长凸起在远端形成粗大凸起或足板与血管壁相贴，足突形成围绕血管壁的连续胶质鞘，即血管周界膜。它们主要分布于白质内，与代谢物转运和神经组织的损伤修复有关。原浆型星形胶质细胞的胞突分支比纤维型多而粗大，胞质内胶质细丝较少。它们与神经元联系紧密，并可部分包绕神经元，故认为它们是神经元的卫星细胞，主要分布于脑灰质和脊髓，与调节神经细胞代谢相关。正常情况下原浆型星形胶质细胞在数量上占优势，但在发生各种形式的神经组织损伤时，纤维型星型胶质细胞会产生活跃的应答反应，表现为增生、肥大，称为反应性星形胶质细胞增生，并通过自身细胞结构和产生的生物因子来修复损伤的神经组织[38-40]。例如，星形胶质细胞通过吞噬细胞和填充成分（即形成瘢痕）来修复神经损伤，通过调节突触内的神经递质水平来促进信号传递，通过生长因子的产生促进神经元存活和修复，通过它们在血-脑屏障中的作用来控制神经微环境。硬膜衍生的胶质细胞膜，维持脑神经发生，并为神经纤维提供结构基础。此外，星形胶质细胞功能有利有害，它参与解毒（如谷氨酸代谢），也能转化为毒素［如将1-甲基-4-苯基-1，2，3，6-四氢吡啶（MPTP）转化为神经毒性代谢物MPP+］，还有专门的放射性胶质细胞充当神经元迁移的导管，并引导发育过程中的轴突延伸。星型胶质细胞在神经组织修复的过程已成为CNS组织学病变的诊断标志[41]。

近些年来，在广泛深入研究的基础上，对脑内星形胶质细胞的生理和病理学有了更加深入地了解和认识，其生理功能的多样性、复杂性和病理条件下的反应，远超出人们原先的认识水平和范围，几乎囊括了胶质细胞的所有功能。星形胶质细胞比脑内其他任何类型的细胞都具有更广泛的连接，尤其是它与血管、神经元、突触及其他神经组织成分的广泛、紧密接触，使得星形胶质细胞类似于合胞体样结构（图11-5）。星形胶质细胞在CNS正常生理活动和病理学过程中担负着多种极其重要的功能，如在胚胎发育期间，由特殊的放射状星形胶质细胞形成导管，以引导神经元迁徙、定位及轴突的延伸[42]。它们几乎包绕所有的突触，因而通过调控突触上的活性分子，如谷氨酰胺、嘌呤（ATP和腺苷）、GABA和丝氨酸等，来调节突触间质液体、离子浓度、PH和神经递质水平，进而维持对健康至关重要的突触内环境稳定。星形胶质细胞间散布着易受损伤的神经元和神经纤维，行使支持、修复与再生、吞噬与保护、运输营养、参与构成血-脑屏障并维持其完整性和稳定性，以及摄取化学递质和分泌功能等。

百年前人们就已认识到大脑灰质中的原浆型星形胶质细胞和白质中的纤维型星形胶质细胞在解剖学上的差异，但对此认识不足甚至忽略了它们。同时对存在于其他部位的星形胶质细胞家族的延伸成分，如视网膜中的放射状胶质细胞、小脑勃格曼神经胶质细胞（Bergmann glial cell），第三脑室底的脑室膜细胞、神经垂体的垂体细胞与脑内星形胶质细胞相似，能够分泌与星形胶质细胞相关的分子，如GFAP、S100β、谷氨酰胺合成酶等，并针对其各自所在位置发挥与星形胶质细胞相似的功能。此外，这些不同类型的星形胶质细胞有着与原浆型和纤维型星形胶质细胞对CNS损伤的相应的反应能力。

值得一提的是，在CNS之外的神经组织和非神经组织中，还有许多与星形胶质细胞在形态和功能上具有相似性的细胞，如外周神经节中有能够表达GFAP并包绕神经元的卫星神经胶质细胞。周围神经中含有能够表达GFAP并包绕着无髓轴突的不形成髓磷脂的施万细胞。肠道内神经组织含有大量能够表达GFAP的肠道胶质细胞，这些细胞遍布肠道内不同的神经丛，它们环绕神经元胞体和轴突，并与血管及其内皮细胞相连接，很可能以类似于星形胶质细胞的方式参与肠道功能[43]。

2.少突胶质细胞　早在1921年，del Rio Hortega最早描述并命名了少突胶质细胞，该细胞因特殊染色显示其胞体凸起分支较少而得名。少突胶质细胞体积很小，核呈圆形，染色质致密深染，与星形胶质细胞相比，其胞质少而致密，内含线粒体、微管和核糖体，但不含神经丝。HE染色光镜下只能看到其胞核，不见胞质及凸起（图11-6A、B）。镀银染色显示其胞质很少，从胞体发出的凸起少而短。少突胶质细胞的重要功能是生成并维持CNS的髓鞘并营养神经细胞，而这一功能在周围神经则主要由施万细胞来完成。少突胶质细胞主要存在于下列部位。

（1）在白质中，于轴索神经纤维之间排列成行或成串，被称为束间少突胶质细胞（图11-6C）。

（2）在灰质中，少突胶质细胞与多组有髓神经纤维相联系。

（3）在灰质中，它们有时以神经元的卫星细胞的形式出现，多见于脑皮质中的中型锥体细胞和基底核中大型神经细胞周围；通常在浦肯野细胞周围未见，也很少见于脊髓前角运动细胞周围。需要指出的是，星形胶质细胞和小胶质细胞虽可以类似神经元卫星细胞的方式分布，但远不如少突胶质在神经元周围所形成的卫星细胞那样明显或易见。少突胶质细胞在白质的轴索神经纤维之间常排列成行。电镜下证实轴索外周的髓鞘是由少突胶质细胞形成[44]，这是目前已经明确的结论。

3.室管膜细胞 是贴衬在脑室和脊髓中央管内壁的内衬上皮细胞，组织学上归类于神经胶质细胞，呈单层立方状或低柱状外观，排列紧密。细胞形态因所在部位略有差异。通常游离面有数量不等的纤毛和大量短而纤细的微绒毛，侧面有连接复合体。长突状细胞以第三脑室底等部位的室管膜细胞为主，其基底面有细长凸起，伸向室管膜的深部，称伸长细胞。研究发现，伸长细胞具有促进中枢神经元轴突再生的功能，并有望成为继嗅球成鞘细胞之后又一种用于脊髓损伤修复的移植细胞。室管膜上皮的胞核为圆形或卵圆形，位于细胞中央或偏居一侧，细胞质内含线粒体、高尔基体和小的颗粒。在成年小鼠中，其侧脑室前角前端室管膜细胞呈高柱状，而附着于白质部的细胞则变扁平。室管膜细胞不仅对脑室和脊髓中央管组织有支持作用，更重要的是它们有特化的分泌功能，且与脑脊液的形成相关。集结成丛状的室管膜上皮和软脑膜及其所附着的反复分支的血管共同构成脉络状结构的组织，即脉络丛。

4.小胶质细胞 与神经细胞和其他类型胶质不同，对小胶质细胞的起源，学者们一直有争议，但确定的是它属于单核吞噬细胞系统。目前一种观点是它起源于中胚层，包括起源于脑膜中胚层，毛细血管壁的周细胞（pericyte）或血循环中的单核细胞；另一种观点是它起源于外胚层，认为脑室室管膜附近有一些幼稚且具有变形运动能力的细胞，称阿米巴状小胶质细胞（Ameboid microglial cell），是小胶质细胞的前身。小胶质细胞占脑中胶质细胞总数的5%～20%，其形体在胶质细胞中最小，HE染色中只能见其胞核，偶可见其胞核周围有一圈少量浅染的胞质。小胶质细胞是定居在脑内的吞噬细胞，在炎症刺激下，其抗原性增强，形态伸展，功能活跃。小胶质细胞在脑内各部分均有分布，在灰质中的数量比在白质中的多5倍，主要位于海马、嗅球、基底神经节和黑质，丘脑和下丘脑中较少，而脑干与小脑中最少。小胶质细胞体积小，在胶质细胞中胞核也最小，其形态多不规则或为杆状，染色最深（图11-6D）。静息状态下，小胶质细胞胞体呈圆形和卵圆形，凸起细长并分支。由于其形态小，在HE染色切片上不易被辨认，有时甚至会被误认为是血管内皮细胞。在其为数不多的凸起上可分出许多小的脊刺。用传统的银浸染色或更灵敏些的免疫组织化学方法能更好地显示小胶质细胞的凸起和细胞轮廓，以及与神经元的关系（图11-6E、F）。关于小胶质细胞的功能，目前已公认它相当于其他器官系统中的单核巨噬细胞系统的地位或称为CNS中的巨噬细胞前体（macrophage precursor），其主要功能是通过免疫监视和吞噬作用来保护CNS组织，但它们也会在血-脑屏障（BBB）功能损伤中起到反面作用[45]。一旦中枢神经组织受到损伤（包括毒性损伤）或免疫激活后，静息的小胶质细胞变得活跃，迁徙到损伤部位进行增殖或吞噬，并通过形成小胶质结节（microglial nodule）或弥漫性小胶质细胞增生（diffuse microgliosis）来行使其防御或组织修复功能，故又被称为CNS中的清道夫细胞（scavenger cell）。小胶质细胞也在神经发育过程中发挥作用，可去除经历程序性细胞死亡过程中不健康的和过量的神经元和胶质细胞。

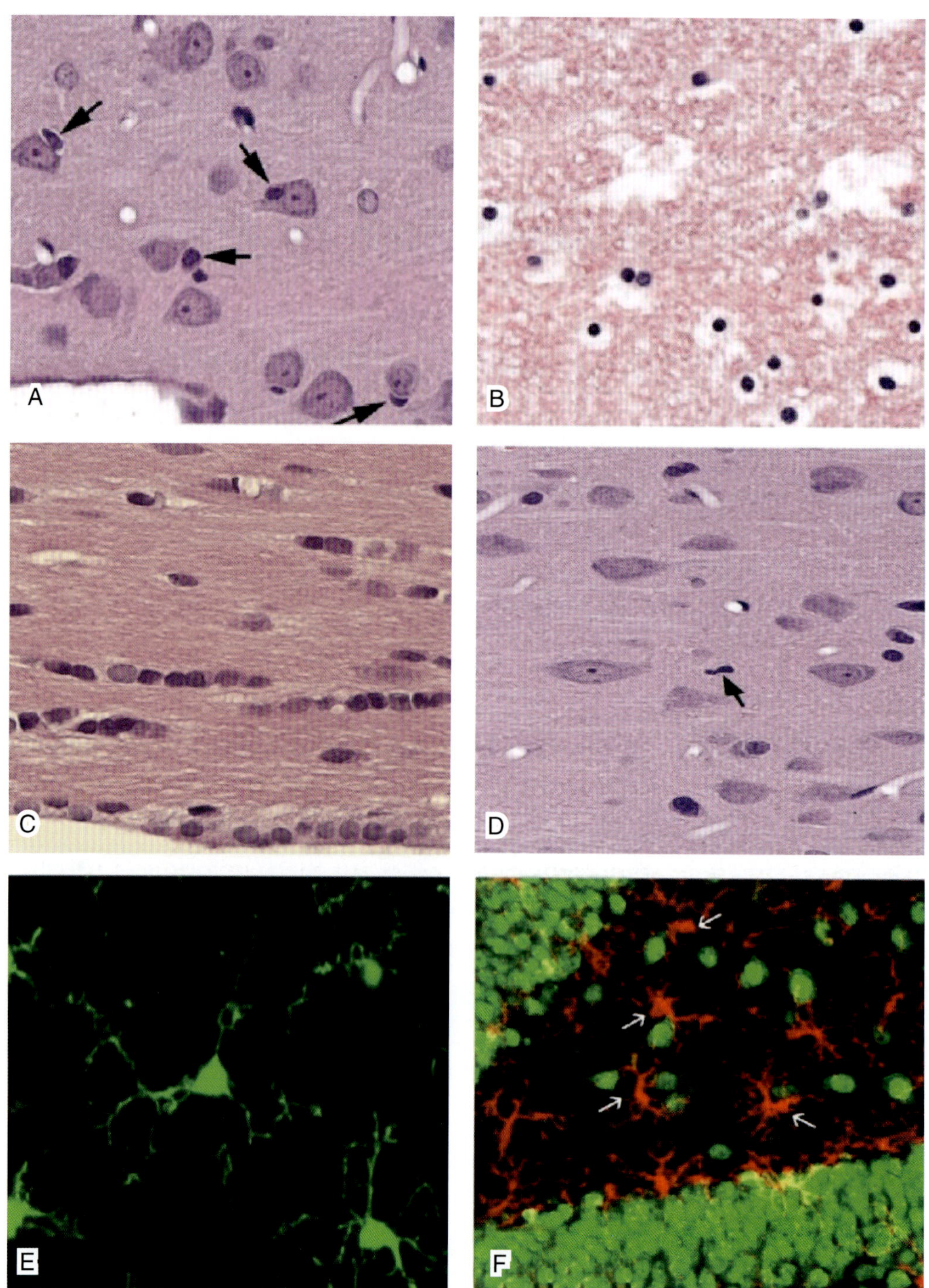

图11-6 少突胶质细胞与小胶质细胞形态

A.成年大鼠大脑皮质，箭头所指为4个少突胶质细胞。这些细胞具有较小、为圆形并相对深染的核，在大脑的灰质区域内通常紧邻神经元（因此也被称为卫星细胞）。B.犬脑正常的少突胶质细胞及明显的核周晕，这是在浸泡固定标本中通常能见到的典型“煎蛋”外观的少突胶质细胞，但在灌流固定标本中则见不到这种核周晕。C.三叉神经，白质有髓纤维之间显示成串排列的少突胶质细胞。D.正常大鼠神经组织所见的小胶质细胞形态，小胶质细胞数量相对较少（箭头），胞核通常呈棒状或扭曲，轮廓通常不规则。E.离子化钙结合链接分子1（Iba1）免疫荧光染色的切片，可清楚看到小胶质细胞及其清晰的胞质凸起。F.小胶质细胞与神经元的相互关系。在冈恩大鼠（Gunn rat）脑组织采用Iba1标记小胶质细胞（红色）和Neun标记神经元（绿色），共聚焦显微镜下，可见这些红色荧光的Iba1阳性细胞表现出活化的形态，其凸起试图包裹神经元细胞体（图A～D由Dr.Robert H Garman提供）

二、脑脊髓膜和脉络丛

脑膜为包裹在脑组织最外层的纤维结缔组织被膜，对娇嫩的脑组织起重要的保护功能。它由3层结构组成，最外层是硬脑膜（cerebral dura matter），它附着于颅骨内板，能限制脑组织在颅腔中的活动度以防止脑组织移位。硬脑膜延伸至脊髓部分则成为硬脊膜，不同的是硬脊膜不像硬脑膜那样附着于椎管内面，而是直接贴附于脊髓表面。硬脑膜（及硬脊膜）下为蛛网膜（arachnoid mater），是3层脑膜中间的一层很薄且极少血管的半透明结缔组织薄膜。最内层为软膜（pia mater），富含血管并紧紧贴附于其下方的神经组织。蛛网膜与软膜之间有明显的空隙，即蛛网膜下腔，内含脑脊液。肉眼看上去厚实而坚韧的硬脑膜似乎是不易通透的保护层，其实不然，蛛网膜层及脑内血管内皮细胞的紧密连接才是阻挡血液中外来物质包括毒性物质渗透进入神经组织的难以逾越的屏障。血管内皮细胞、其基底膜和星形胶质细胞的足突三者共同构成血-脑屏障，起免疫作用，能阻止有害物质进入脑内，但允许营养物质通过，管控代谢物转运，保持CNS内环境的稳定，对维持CNS正常生理状态具有重要的生物学意义。由脑脊髓膜的3层结构形成的脑膜对外来毒性物质也起重要的抵抗和防御作用。

脉络丛（choroid plexus）是存在于4个主要脑室腔中的绒毛样结构，是加工和产生脑脊液的主要部位。由于有了脑脊液，使得紧密固定于颅腔和椎管内的脑和脊髓组织在遭受外力机械创伤时得以缓冲和保护。脉络丛是由软脑膜及其上的反复分支的血管和室管膜上皮共同构成的丛状或脉络状结构的组织，由小动脉和薄壁毛细血管混杂构成并突向4个脑室腔内。脉络丛含3种成分，以丰富的毛细血管网或血管丛为中心，周围布有软膜结缔组织，其外被覆室管膜上皮即脉络丛上皮。镜下脉络丛上皮由单层立方上皮构成，为矮柱状或立方状细胞，覆盖在嵌入疏松结缔组织间质的毛细血管袢上（图11-7）。上皮细胞游离面具有许多微绒毛，基底内褶和表面微绒毛极大增加了上皮表面积。相邻细胞顶部侧面有闭锁小带和黏着小带，是血-脑脊液屏障的形态学基础，能阻止血管渗出大分子物质。对脑而言，这些毛细血管丛有着类似肾的功能，是产生脑脊液的主要部位，对调节脑脊液量使其保持动态平衡起到重要的作用。除产生脑脊液的功能之外，脉络丛是一个重要的过滤系统，为许多化学物质提供了循环通道，包括脑内产生的激素和代谢产物，并有助于平衡组织的酸碱度。血液循环和脑脊液之间多种物质交换的过程都是通过脑脊液完成的，从脑脊液中移除代谢废物、异物和过多的神经递质，借以维护大脑正常功能所需要的微妙的细胞外环境，即所谓的血-脑脊液屏障。脉络丛血管内皮的紧密连接会阻止血循环中的物质向脑脊液渗透，是极为重要的屏障结构之一。当然异常物质也会在此集聚而在镜下有所发现。脉络丛也被认为在大脑药物输送中起到重要作用。在大鼠和小鼠第四脑室的脉络丛中，聚集着含有浅淡染色颗粒胞质的较大的细胞团，这些细胞有时含有糖原，周围围绕着上皮细胞（脉络丛细胞）是正常现象，不要误判为病变。

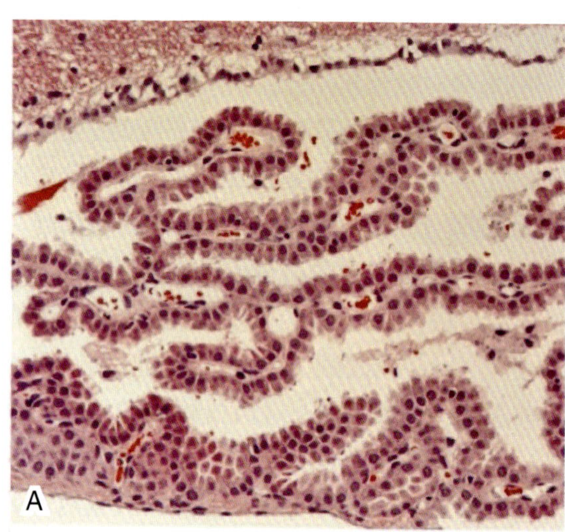
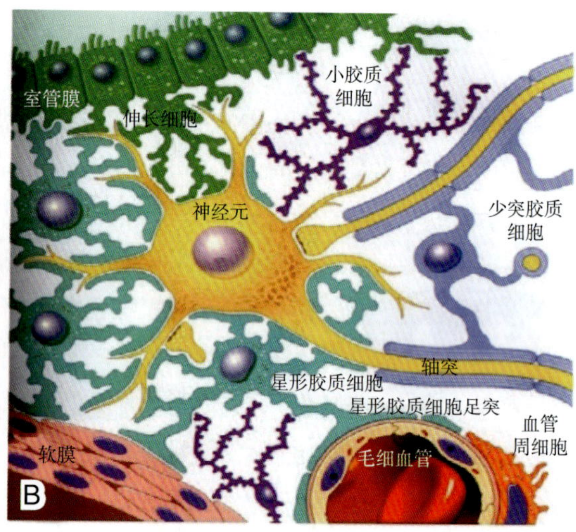

图11-7　脉络丛及室管膜上皮与其他神经组织成分的关系

A.食蟹猴正常脉络丛（昭衍实验室资料）；B.大脑神经元及其树突和轴突（黄色）与星形胶质细胞（淡绿）、少突胶质细胞及髓鞘（蓝色）、小胶质细胞（紫色）、室管膜上皮细胞（深绿）、软脑膜（淡粉）及毛细血管的关联性网络结构

第五节　神经组织毒性损伤病理形态学

与普通病理学研究范畴类似，神经系统疾病也包括创伤、炎症、肿瘤、营养代谢障碍和先天畸形等几大类，以研究和阐明各种病理状态下局部血循环障碍、细胞和组织的形态改变、损伤与修复、代偿与适应、炎症反应和转归及肿瘤等的基本病理变化。但与一般神经病理学的病变分类和描述不同，毒性导致的神经组织损伤则是要重点发现和定位CNS/PNS细胞和组织的变性、坏死、炎症，以及有时可能见到的再生改变。根据毒性病理学命名国际协调组织（INHAND）的建议，目前对于大、小鼠中累及多数神经组织成分的非肿瘤性病变，统称为非增生性病变（nonproliferative lesion）。对于形态学评估、分类和命名，传统上通常有两种方式，一种是根据Schaumberg和Spencer提出的神经毒性损伤的分类方法[46]，即对毒性损伤所针对的特定细胞种类或胞体的某部分发生的形态改变，如神经元胞体、轴索、髓鞘、神经胶质细胞、血管内皮细胞、脑膜及脉络丛等，即毒性损伤的主要毒靶细胞（或称毒性靶点），进行分类及评估。另一种是基于病变类别进行诊断，如变性、炎症、增生等。按照Haschek和Rousseaux的《毒性病理学手册》中的命名方法，通常在受累细胞或细胞成分后面加一个“病”字（–opathy），如神经元病（neuronopathy）、轴突病（axonopathy）、突触病（synaptopath）、髓磷脂病（myelinopathy）或胶质病（gliopath）。“病”字本身更多时候意指神经系统受累细胞或组织的功能损伤，又或形态学变性改变，如周围神经病（peripheral neuropathy），以区别“炎症”性疾病，如神经炎（neuritis）[47]。然而，后面这种单纯的分类和命名方式势必会遗漏毒性神经病理学的某些其他病变，如神经组织间质的病变（血管、结缔组织等）、各类炎症反应及增生性病变，尽管这些改变有可能是毒性损伤后的继发性病变。故本节按照Haschek和Rousseaux分类方法，首先描述具体神经组织和细胞类别的毒性损伤病变，之后将室管膜和脉络丛、血管及血液循环、脑脊膜、脑室等毒性改变列为非增生性病变，并予以叙述。对病变的形态学命名术语基本遵循INHAND国际协调组织的建议和命名方式。

本节首先介绍神经组织的肉眼大体观察方法，之后对显微镜下受损神经组织按细胞类别如神经元变性、坏死，靶点性损伤如轴突、突触、髓鞘和神经胶质细胞病变，以及神经组织其他病变的组织形态学特征及鉴别诊断予以介绍，间以若干实例介绍药物或化学品导致的神经元和其他神经组织细胞成分的病理损伤。

尽管常规神经病理学检查是判断药物或其他外来物质神经毒性的“金标准”，但随着组织学方法和技术的进步，许多新的实验技术可以极大加快对受损组织结构或细胞类型的判断（表11-5）。

表11-5 常规非临床毒性研究中神经病理学终点流程图

Ⅰ. 大体检查——一般毒性试验的大体检查（初步“筛选”）和专门的神经毒性研究（深层次检查）
  外表检查——脑、脊髓（有时不检查）、外周神经
  器官重量——脑
  内部检查——脑（冠状切面，厚 0.5 ～ 2cm，具体厚度由脑的大小决定）
Ⅱ. 光学显微镜检查
 A.CNS
  1. 组织学技术
   a. 福尔马林溶液固定——10% 中性缓冲液（3.7% 甲醛，pH 约 7.4）
    i. 用于一般毒性试验——浸泡固定（普通检查）
    ii. 专门的神经毒性研究——血管内灌注固定（精细检查）
   b. 石蜡包埋——切成 4 ～ 8μm 切片
   c. 常规染色
    i. 总体结构——HE 染色
    ii. 神经元形态——结晶紫染色
    iii. 轴突完整性——银染色
    iv. 髓鞘完整性——LFB 染色（卢克索快蓝）
   d. 特殊染色
    i. 神经元变性——氨基铜银染色（需冷冻切片）或 Fluoro-Jade 染色（FJ）
    ii. 神经胶质增生
     - 星形胶质细胞反应——胶质纤维酸性蛋白（GFAP）免疫组化染色
     - 小胶质细胞反应——离子钙结合蛋白 1（Iba1）免疫组化染色
  2. 常规取材部位
   a. 前脑——大脑皮质、基底核、胼胝体、嗅球（仅针对啮齿类动物）
   b. 间脑——海马、内囊、丘脑、下丘脑
   c. 中脑——红核、黑质、喙丘和尾丘（顶盖）、被盖
   d. 后脑——小脑、脑桥、延髓
   e. 脊髓——颈、胸、腰髓（膨大部位取材，横切与纵切）
 B.PNS
  1. 组织学技术
   a. 固定
    i. 福尔马林溶液——初固定
    ii.1% 四氧化锇（OsO_4）溶液——后固定（用于稳定髓磷脂鞘，使其在处理过程中得以保存）
   b. 包埋
    i. 石蜡——4μm 切片（用于初筛）
    ii. 塑料——1μm 切片（用于特殊要求时的详细检查）
   c. 常规染色——HE（石蜡切片）或甲苯胺蓝（塑料切片）
   d. 取材方向——横切和纵切
  2. 取材部位
   a. 坐骨神经（近端神经干）
   b. 胫、腓神经或腓肠神经（远支）
   c. 背根神经节（特别是供应坐骨神经的神经节）
   d. 脑神经（有神经系统发现时）
   e. 自主神经和神经节（有神经系统发现时）

续表

Ⅲ. 特殊检查——一般用于特定的神经毒性检查
A. 超微结构检查——需要特殊研究时
1. 技术考虑
a. 固定——10% 中性福尔马林缓冲液（3.7% 甲醛，pH 约为 7.4）
i. 首选血管内灌注
ii. 灌注液应含有 1% ~ 4% 的戊二醛
b. 包埋——硬树脂包埋，以便薄切（<1 mm）
c. 染色
i. 乙酸双氧铀
ii. 醋酸铅
2. 取材部位——基于光镜结果
B. 其他标志物的免疫组化染色
1. 神经元
a.tau 蛋白
b. 特殊细胞类型标志物（如神经递质）
c. 功能性标记（如用酪氨酸羟化酶 TH 以标记合成儿茶酚胺的神经元）
2. 神经胶质
a. 少突胶质细胞——髓磷脂碱性蛋白（MBP）
b. 施万细胞——S100
c. 小胶质细胞——植物血凝素组化标记同工凝集素 B4
3. 血管
a. 证实血管——血管内皮标志物（如因子Ⅷ相关抗原）
b. 通透性——检测辣根过氧化物酶（HRP）或免疫球蛋白（Ig）的渗出
4. 其他
a. 白细胞标志物
b. 退化的细胞（凋亡）——抗半胱天冬酶 3 免疫组化，或其同等标志物
c. 增殖细胞——抗溴脱氧尿嘧啶（BrdU）免疫组化，或其同等标志物
C. 酶组织化学
1. 细胞色素氧化酶——神经元中的能量代谢
2. 报告基因——lacZ（细菌 β-半乳糖），或在基因工程表达部位的同等标志物
D. 定量方法
1. 形态测量法——线性或二维面积测量
2. 体视学——三维体积测量或目标细胞成分的计数

（引自：Bolon B，Butt MT，Garman RH，et al. Haschek and Rousseaux's Handbook of Toxicologic Pathology. 3rd ed. San Diego：Elsevier，2013：2038-2039.）

一、脑和脊髓大体标本的肉眼观察

脑和脊髓大体标本的观察要点与普通神经病理学的原则相似，如从表面（包括脑表、脑底和脊髓）观察软脑膜血管有无充血，蛛网膜下腔有无出血、积液或渗出物，两侧大脑半球是否对称，脑回有无增宽或变窄，脑沟有无变浅或变深，颅底可见的动脉有无粥样硬化，小脑及海马沟回处有无压迹。如无特殊要求，切面通常为冠状切面，观察脑实质有无出血灶，侧脑室有无扩张，脑室腔面是否光滑，有无软化灶、局限性病灶或结节性病灶。进一步观察病灶大小、形状、颜色、质地及与周围脑组织界线等。脑表的大体观察可在解剖取出脑和脊髓后即时进行，切面则需在福尔马林溶液充分固定后再行检查。CNS 肉眼观察的另一个重要指标是脑重量，称重应在解剖取脑后立即进行（也有学者在固定后称重）。就神

经毒性评价来说，脑绝对重量降低时多数情况下应考虑神经毒性的可能性。与神经毒性暴露相关的肉眼改变还包括特殊病变，如脑表或切面上肉眼可见的变性区域、肿瘤或特殊脑区（或神经核团）的大小变化。技术人员和毒性病理学家应对不同种属动物的脑标本的大体形态有充分了解（图11–8）。

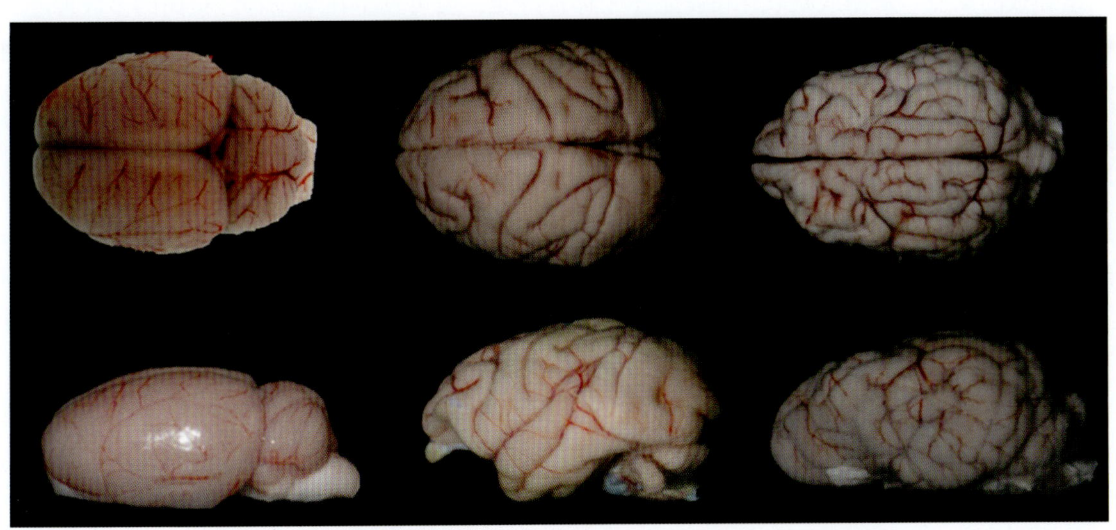

图11–8　3个种属动物新鲜解剖脑组织的大体标本（非比例显示）

由左至右依次为SD大鼠、食蟹猴和比格犬。上排为顶面观，下排为侧面观（昭衍实验室材料杜牧提供）

二、神经组织毒性损伤及组织病理学

作为神经系统最重要的实质细胞成分，神经元的毒性损伤是最受关注的，也称为神经元病。与机体其他器官实质细胞损伤的形态特征相类似，受损神经元可呈现变性性组织病理学改变，如细胞肿胀、胞质内空泡、伴随特征性尼氏体消失遗留的暗斑，或胞质嗜伊红染色、浓缩、核固缩等（图11–9）。受损神经元胞体周围通常会出现胶质细胞增生聚集，形成所谓的卫星现象（satellitosis），该现象有时也可在CNS血管周围出现。通过特异性抗体的免疫组化染色，可鉴别“卫星”细胞主要包括哪类细胞成分，如星形胶质细胞、小胶质细胞或少突胶质细胞，单靠HE染色有时不易区分。神经胶质细胞反应是神经元损伤的重要标志之一，它代表了神经组织本身对神经元遭受损伤时的病理生理反应。不同病因和损伤出现的卫星细胞种类会有差异，如病毒感染引起的脑炎通常在神经元周围出现噬神经现象，此时多为小胶质细胞吞噬受损的神经元，此为诊断标志之一。神经元死亡是其最严重的后果。从毒性病理学角度来讲，引起神经元损伤的原因不外乎药物或毒素，如由化疗药或其他药物所致，或由重金属和工业毒物所致。

根据病理学分类，神经病变可以进一步细分为两大类，即神经元病和周围神经病。神经胶质细胞对神经损伤的反应也在本节一并描述。

（一）神经元病变（纯感觉或纯运动神经元）

对特定区域神经元的特异性毒性损伤通常首先发生神经化学或功能性改变，并非首先观察到的组织形态学改变。一旦观察到形态学改变，则说明毒性作用已产生了器质性损害，故诊断神经元毒性损伤时需格外慎重，尤其是要与组织学人工改变（最为典型且通常容易被误诊为神经元变性者当属所谓的“暗神经元”）或自发性变化相鉴别。伴有神经元损伤的基本病理改变通常取决于神经毒性物质作用时间的长短和剂量的大小。神经元变性（neuronal degeneration）改变通常代表较为急性的损伤，尽管受累神经元在亚细胞结构上可以出现从轻微直至显著的进行性异常，光学显微镜下形态学上的变性改变仍然是细胞受损的主要特征。一般来说，神经细胞的形态改变并非特异性的，所以很难根据神经元的形态变化来判断毒性损伤的种类和来源。

毒性病理学家需要了解与神经元损伤相关的各种形式的早期微妙变化及病变神经元所处的解剖学部位。不同类型的神经元变性改变可发生于接受神经毒性供试品的动物，也可由其他因素引起，如药物或其他因素导致的缺血、缺糖或缺氧；可发生于个体神经元，也可发生在某个神经核团的多数神经元中。直接神经元损伤可能导致膜和离子及液体转移障碍，在这种情况下，颗粒空泡变可能在核周表现明显。而损伤涉及代谢过程时，特别是对神经元能量代谢产生干扰情况下，细胞死亡的发生特征为中央染色质溶解、神经元坏死和最终细胞溶解消失。

神经元病变可以是致死性（lethal），也可以是渐进性（progressive），有时也是可逆性的细胞形态学改变。致死性损伤包括神经元丧失或萎缩和嗜酸性坏死两大形态特征，而进行性损伤则可表现为各种不同的形态学变化。严格来说，除了特异性神经元变性性疾病（如阿尔茨海默病）外，药物毒性损伤导致的神经元变性改变多为非特异的，且多为动态过程。现将常见的神经元损伤导致的神经元胞体病变形态列举如下（图11–9，图11–10）。

1.急性神经元肿胀（acute swollen neuron） 是形态学相近的一类神经元改变，可由多种原因引起，毒性损伤导致的改变通常显示神经元胞体轻度肿胀，多为细胞内离子流动失衡，如过多的钠离子进入胞体而导致水肿，核周尼氏体减少或消失，着色浅淡；之后胞质其他部位尼氏体也变得细小或溶解。胞核略肿大并偏于一侧，核仁无变化，神经元纤维也无明显改变。这类变化多见于大脑皮质的锥体细胞，有时也见于小脑浦肯野细胞。此类变化是可逆性的，但进一步发展也可引起细胞坏死。除毒性损伤外，有的学者根据致病因素不同对神经元肿胀又进行了更为详细的分类，列举如下。

（1）神经元气球样变及无染色性：作为独立的神经元毒性损伤性表现并不常见，主要见于糙皮病、皮克病、克罗伊茨费尔特–雅各布病、皮质基底节变性（corticobasal degeneration，CBD）和进行性核上性麻痹（progressive supranuclear palsy，PSP）时的中枢神经组织，但此类神经元气球样变在这些疾病中是否由相同的机制和细胞内代谢变化造成仍不清楚[48]。由于这些神经元明显肿大膨胀，故被称为气球样神经元。有些神经元中缺乏尼氏体，故称为无染色性。在人类CBD病例的大脑皮质神经元常见无染色性，同时可见神经元肿胀，在病理诊断时很有意义。

（2）轴突损伤导致的神经元肿胀：轴突损伤可导致所属神经元胞体的逆行性损伤，从而发生胞体肿胀。发生这种情况时，通常是细胞中央的尼氏体先发生溶解，即所谓的中央染色质溶解，胞核偏于胞体周边。基于这种变性的发生机制而不是单纯描述形态学特征，故也称为轴突反应，是神经元对于由变性性疾病、创伤和其他原因所致的继发性轴突损伤的反应。

（3）代谢性疾病时由于异常代谢产物蓄积引起的神经元肿胀：多种疾病时通常导致异常代谢产物在细胞中蓄积，因而造成神经元肿胀。组织化学染色可以鉴别所蓄积代谢产物的成分。此外，在一些退行性疾病中，异常tau蛋白和突触核蛋白之类细胞骨架成分的积累亦可导致胞体肿胀。例如，阿尔茨海默病神经元内的神经原纤维缠结（neurofibrillary tangle，NFT）和路易体（Lewy body）形成可引起细胞肿胀。

2.急性嗜酸性神经元变性（acute eosinophilic neuron degeneration） 是最为常见的典型的神经元变性改变。急性毒性损伤时，如缺血或受到任何损害神经元能量代谢因素的影响时，由于胞质内核酸的丧失和蛋白质的变性而导致胞质浓缩，光镜下显示胞质强烈嗜伊红深染，胞核染色质亦浓密深染（核固缩，pyknosis），最终可能碎裂（核碎裂，karyorrhexis，图11–9），故也有学者称此阶段为神经元坏死。进一步发展通常伴随神经元胞核形态模糊或核固缩，故称为急性嗜酸性神经元变性、退化神经元，或更通俗地称为红死神经元（red dead neuron）。该变化也被称为急性代谢停滞、急性缺血性改变。需要与其严格鉴别的是组织学人工改变导致的所谓暗神经元。

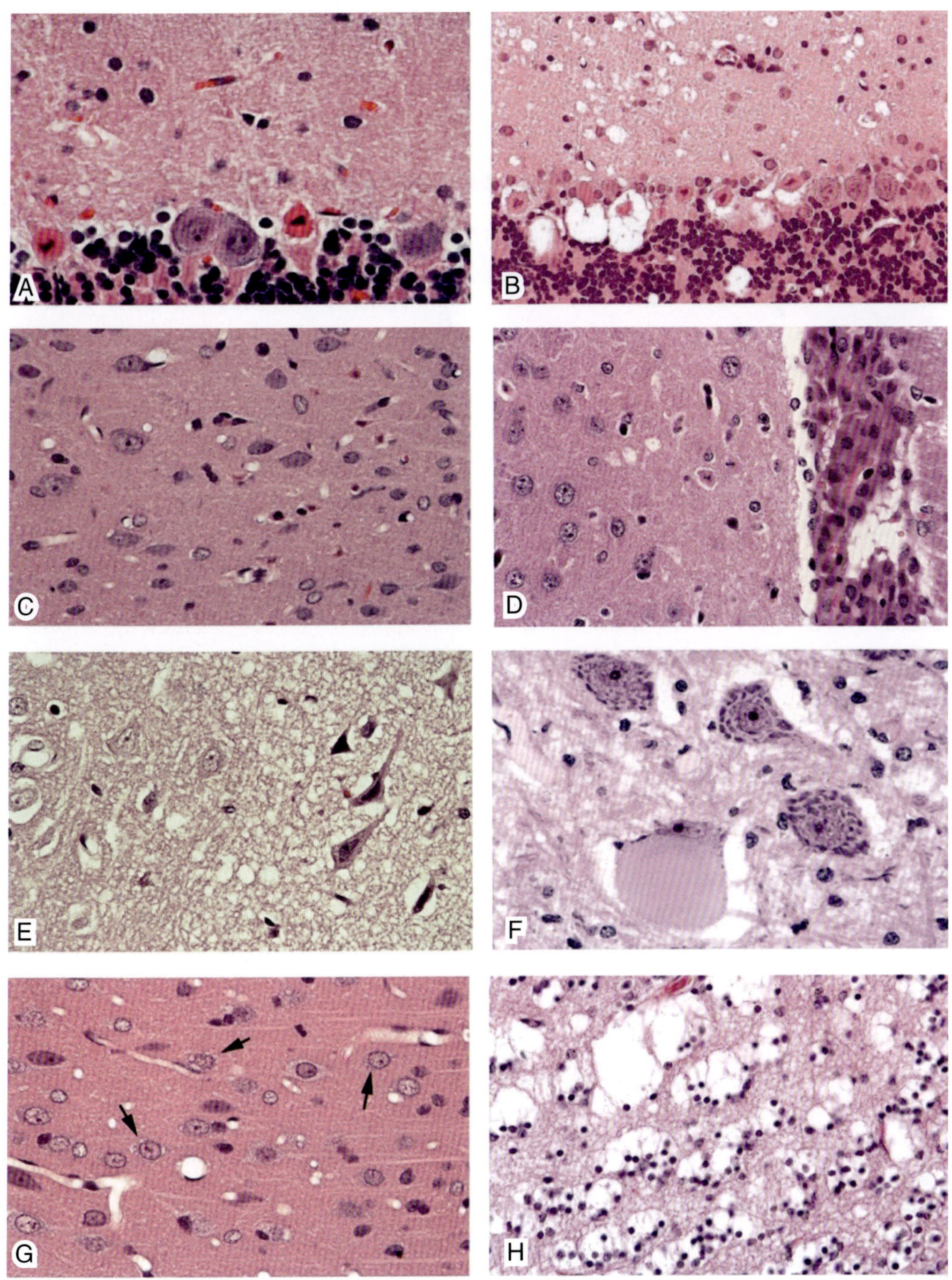

图11-9 各种类型的神经元变性、坏死

A.犬小脑切片，显示3个正常的浦肯野神经元和2个已经死亡的“红死”神经元，后者特征是固缩的核和嗜伊红深染的细胞质。B.大鼠小脑，一种AMPA受体过度刺激后继发的浦肯野神经元嗜酸性坏死。C.大鼠注射N-甲基-D-天冬氨酸（NMDA）受体拮抗剂MK-801 48小时后，扣带后回皮质中出现散在的嗜酸性变神经元。这些垂死的神经元体积很小，具有嗜酸性细胞质和致密浓染的细胞核，经验不足的病理学家较难识别。D.外侧隔核高倍镜下，视野中央有几个退变的神经元伴核碎裂。E.不同变性阶段的嗜酸性神经元。该显微视野的右侧有4个神经元处于不同变性阶段，其中一个较大者具有完整的核和核仁，但胞质的特征是嗜伊红染色增强；其他3个退化的神经元则显示出不同程度的核固缩。F.典型的中央染色质溶解（HE染色）。大型神经元的尼氏体在HE染色很容易看到。轴突被横断损伤后，粗面内质网解离，神经元胞体呈球状，细胞核移向外围，胞质内光滑，核周尼氏体消失，即为中央染色质溶解（左下神经元）。G.大鼠扣带后回皮质神经元Olney病变（HE染色）。注射N-甲基-D-天冬氨酸（NMDA）受体拮抗剂MK-801 6小时后杀死大鼠，扣带后回皮质神经元胞质出现细微空泡（箭头所示）。H.一项慢性毒性实验的雌性B6C3F1小鼠嗅球，其内颗粒细胞层显示显著的神经元空泡化和变性（A～G由Dr.Robert H Garman提供）

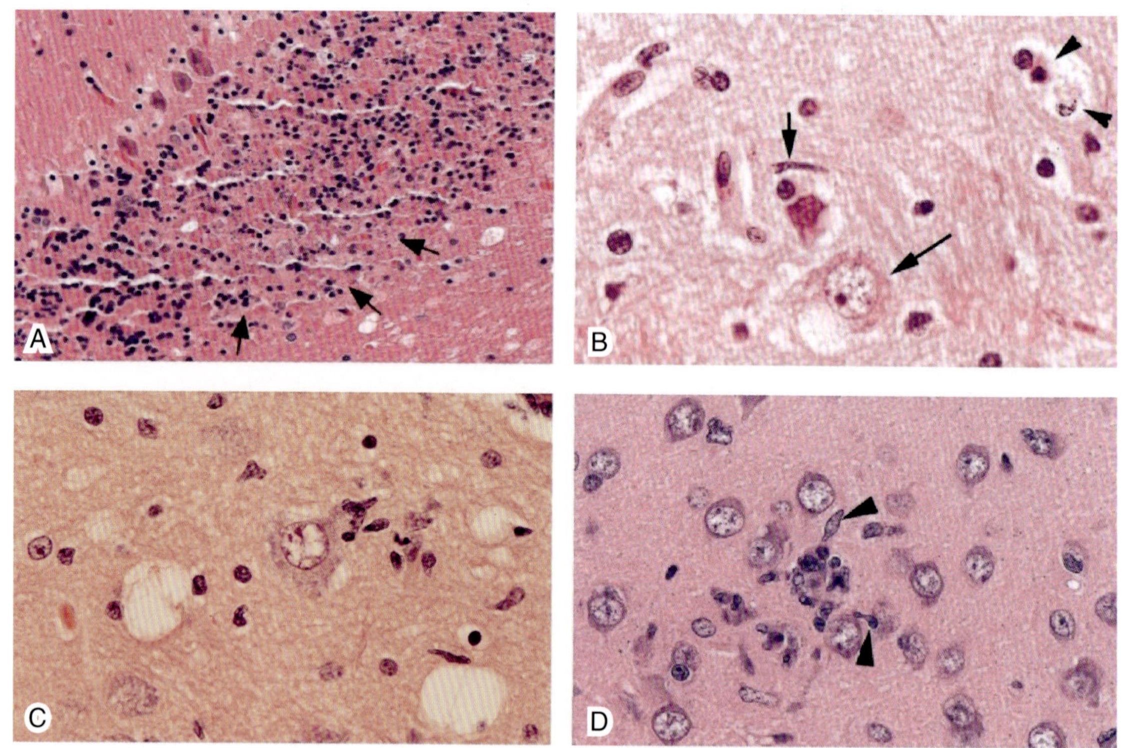

图11-10　神经元变性坏死及小胶质细胞反应

A.Wistar大鼠小脑，颗粒细胞层神经元丧失。箭头所指区域颗粒神经元显著减少，剩余的颗粒神经元细胞核皱缩深染或破碎、坏死。B.多种形态的神经元退行性变，如神经元胞体肿胀和空泡变（长箭头），变性神经元旁细胞核狭长的活化小胶质细胞（短箭头），以及神经元的核固缩或核碎裂（裸箭头）。C.活化的小胶质细胞吞噬神经元。显示活跃的带有长杆状核的小胶质细胞开始吞噬略有肿胀但没有其他退行性变的神经元。D.实验性感染黄病毒的小鼠颞叶皮质，多个具有细长和不规则形胞核的小胶质细胞（裸箭头），围绕一起形成小胶质结节。由于属晚期噬神经元阶段，变性神经元已不复可见（A～D均由Dr. Rober H. Garman提供）

3.神经元颗粒空泡变性（neuronal granule vacuolar degeneration）　为一种易被忽略的神经元损伤早期的细微变化，多见于海马CA1区的锥体细胞细胞质内。之所以称为“颗粒空泡变”，是因为核周略有肿胀，出现数量很少的空泡（可以是一个或几个），空泡中含有嗜碱蓝染的一个小点或小的微细颗粒，表明有膜损伤及内质网和线粒体等细胞器肿胀。人类中，该变化可见于非痴呆的老龄人群，作为老化的指征，但更多见于阿尔茨海默病的海马和嗅球神经元[49-52]。有学者对多种人类疾病脑组织神经元颗粒空泡变性进行了研究，包括老龄个体，以及患有阿尔茨海默病（AD）、进行性核上性麻痹（PSP）、皮克病、散发性帕金森病（PD）和关岛病的患者，结果显示神经元颗粒空泡变性在脑内的区域分布局限于涉及慢性应激反应的区域，它们首见于海马CA1、CA2区和下丘脑，之后见于内嗅皮质和CA4神经元，其他神经元则见于颞叶新皮质，而杏仁核和（或）下丘脑及扣带皮质最后见到，表明神经元颗粒空泡变性与长期压力影响之间存在联系，此类神经元变性和AD发病机制中对慢性应激反应可能相关[53]。

单纯的神经元或其凸起的空泡变有时也可见到，主要是由于液体或代谢产物在亚细胞结构中蓄积，细胞器膜结构扩张而造成。光镜下的特点是在CNS灰质中神经元或PNS神经节细胞质内出现透明或浅淡略嗜酸的空泡。除单纯的变性外，神经元空泡变可由蓄积性疾病如磷脂病引起，可通过特殊染色法如LFB（Luxol Fast Blue）、过碘酸雪夫或苏丹黑染色，来鉴定空泡内的特定化学成分。有时剖检后脑组织固定不及时而死后自溶，或者在乙醇溶液中脱水时间过长，也可造成此类人工假象的空泡样变。因此，必须在排除组织学人工改变前提下做出正确诊断。

神经元空泡变性是人类海绵状白质脑病（如克罗伊茨费尔特–雅各布病）的特征性病变，家畜中自然发生的类似情况也有许多报道，但在啮齿动物中尚未见到[54]。神经纤维空泡变也可见于神经元的树突和轴突中。

4.神经元染色质溶解　即神经元胞质内的尼氏体溶解，多见于轴突损伤后神经元核周体受损的继发反应，主要发生在中到大型神经元的核周染色质，也可在多种疾病或损伤中出现，如糙皮病、紫质症[55]或中毒损伤（如三甲基锡，trimethyltin）等直接伤害神经元胞体的因素[56]。染色质溶解多见于神经元损伤早期，为可逆性或称亚致死性（sublethal）变化，经典的染色质溶解通常发生在脊髓前角运动神经元或脑干运动核中大型运动神经元，当距离其胞体较近的轴索损伤（如切断）后而出现，因此又名轴索反应[57]。当神经元核周正常聚集的粗面内质网和相关核糖体（即尼氏体）作为对损伤的反应而离散时，便发生中央染色质溶解（central chromatolysis），形态上表现为神经细胞肿胀，略呈圆形，胞核也肿胀，胞核周围尼氏体变小，呈粉末状，最后消失，核偏位，有时可见清晰的核仁。

如果变性神经元得以存活，在神经元损伤恢复期间，尼氏物质可以重新聚集，通常从中心（核周）开始重新聚集，因而外围细胞质看上去比较清晰，这种变化被称为外周染色质溶解，被认为是早期神经元恢复的微观指征。特别是在神经元再生后期阶段，由于核内蛋白质生成量下降而容许构成尼氏体的核糖体开始反馈性储积[58]。但也有学者认为，周围染色质溶解主要见于进行性肌麻痹时的脊髓前角运动细胞，是神经元变性的一个阶段性表现[59]。慢性染色质溶解可伴有轴突萎缩，特别是如果受影响的轴突局限于CNS内，其修复可能会有障碍，故常伴有神经胶质增生，即通过星形胶质细胞或小胶质细胞增生完成修复。国内曾有神经病理学家认为，如果周边染色质溶解见于早期中毒反应，则常是细胞死亡的前奏；若见于中毒晚期，则是细胞恢复的象征，它代表胞核内积极产生尼氏体的结果[60]。

5.神经元核固缩　为神经元由变性走向坏死的标志，多从前述的急性嗜酸性神经元变性进展而来，在中毒、缺氧、缺糖等情况下易于发生，尤其是某些动物如大鼠，其海马回CA1区的大型锥体细胞非常敏感。有学者试验阻断血供仅仅几分钟后，海马回和Sommer区的锥体细胞即可出现核固缩[61]。神经元胞体收缩，染色比正常深，尼氏体间的胞质也呈嗜碱性深染。细胞多呈三角形，胞核也深染收缩并呈三角形，核仁已不明显，有时胞核与深染的胞质不易区分界线。进一步发展胞质和胞核凝为蓝色质块，甚或表面有钙质沉积。神经元核固缩见于急、慢性缺血，或长期低氧状态的大脑皮质深层的大型神经细胞。在普通神经病理学中，则多见于老化和痴呆的大脑皮质神经元[62]。

已知许多工业和环境化学品可以直接破坏CNS神经元，但在啮齿类动物非临床毒理研究中得以证实的实例很少[63]。例如，Bendel等采用大鼠颈动脉结扎[64]，还有学者给予大鼠三甲基锡[65]或应用兴奋性氨基酸的神经毒性类似物来激活离子型谷氨酸受体，如红藻氨酸[66]，从而导致大鼠的神经元丧失。一种可引起人类亚急性脊髓视神经病的抗阿米巴药氯碘羟喹（Clioquinol），能够诱发小鼠海马中的神经元中度丧失。

6.神经元坏死（neuronal necrosis）　从理论上说，如果毒性暴露能够及时终止或剂量未达致死水平，变性改变或许是可逆的。然而，实际工作中我们经常看到的是，损伤的神经元常进展到不可逆的坏死阶段，实为对不可逆损伤的终末反应，如所谓的急性嗜酸性坏死、急性代谢停滞、急性缺血性改变、红死神经元（图11–9）。缺血、代谢功能障碍或接触某些有毒物质（化学品、药物或重金属）等多种因素均可导致神经元坏死。许多不同的损伤机制可以启动细胞内生化变化导致神经元结构破坏。与细胞凋亡不同，用于神经病理学中的诊断术语“神经元坏死”是指由于外部刺激如毒性物质作用，导致液体积聚在细胞器内造成细胞能量系统破坏，尤其是膜结构细胞器的通透性改变、液体蓄积，并最终使整个胞体水肿、肿胀，进而成为不可逆的细胞死亡[67]。神经元坏死的形态改变是在细胞超微结构改变的基础上发生的，如核蛋白体崩解、细胞骨架解离及发生蛋白合成障碍等生化学改变。毒性损伤所致的神经元坏死，其光镜下标志性的特征是细胞皱缩，从而导致细胞周边出现一透明晕环，坏死具体表现在胞核和胞质两方面：胞核溶解、核固缩及核碎裂；胞质强嗜伊红深染、结构丧失和碎片化。坏死晚期有时会有明显的矿化。这些形态变化并非神经元坏死的特异性改变，它们也见于细胞凋亡时，不同的是凋亡的细胞常单个发生，而坏死则很少是孤立的细胞[68]，如缺血或中毒时，神经元常呈病灶性出现。需要强调的是，通过仔细观察神经元坏死的各个阶段，以及坏死神经元附近是否伴随有炎症细胞反应、神经纤维水肿或空泡化，或胶质细胞在该区域的反应性增生（星形胶质细胞或小胶质细胞或两者皆有），或其他病变所致的组织反应的存在，可作为判断神经元坏死前期改变的非特异性指标。最为重要的是，要将神经元坏死与组织学人工改变出现的“暗神经元”相鉴别。

到了坏死后期需注意的是，有些坏死神经元染色性明显减退，神经元胞质的嗜酸性红染和细胞核的嗜碱性蓝染均明显消退。褪色后可见神经元一个模糊轮廓，俗称为“鬼影”细胞（“ghost” cell），随后任何可见的细胞内结构丧失。如果相邻区域中有更多正常神经元存在，则有助于识别这些形式的坏死细胞，从而区别于组织自溶变化。根据神经毒性作用后的观察时间，退行性神经元形态变化会有时间连续性，如急性嗜酸性坏死很容易被发现，需要注意是容易忽略的晚期坏死现象。

当常规HE染色不易或无法识别神经元变性坏死时，采用Fluoro-Jade荧光染色法可帮助鉴别诊断[69]。即使在低放大倍数下，使用Fluoro-Jade染色法对于快速识别数量较少的退行性神经元也是很有价值的。最新改良的Fluoro-Jade C染色法，无论细胞死亡的具体损伤和机制如何，均可染色所有的退化神经元。

神经病理学上将神经元坏死分为选择性神经元坏死（selective neuronal necrosis）和全盘坏死（pan-necrosis），后者即缺血所致的梗死（infarction），包括受累脑区的神经元、胶质细胞及血管等所有细胞组织成分全部发生坏死。作为一种现象的存在，仅有神经元发生坏死的选择性坏死可能在某种程度上要归咎于神经元所拥有的兴奋性神经递质谷氨酸受体[70]。相比之下，梗死的发生原因则归因于缺血局部受累神经元和胶质细胞在快速下降的酸性pH环境中，无论是乳酸还是盐酸，都会快速通透细胞内部所致[71，72]。缺血引起的大面积梗死灶可见到弥漫性神经元坏死，由于神经元对缺血更为敏感，故在时间顺序上神经元的坏死改变会早于其他细胞成分；而选择性神经元坏死时，坏死神经元可散在分布于正常的神经组织和细胞之间。

7.神经元储积病（neuronal storage diseases）　主要是受累神经元内产生无法代谢清除的物质蓄积所致。许多神经元储积病通常都是先天遗传缺陷，缺乏正常代谢所需要的酶或酶生成障碍所致。由于功能酶的不足而使其底物沉积在胞质的细胞器如高尔基体和溶酶体中。神经元内发生蓄积的物质的种类有很多，但药物或化学物质毒性引起的神经元储积病的种类并不多。阳离子两亲性药物如氯喹、三环类抗抑郁药、对氯苯丁胺及三苯氯胺，可引起神经细胞溶酶体内磷脂和极性脂质的聚积，导致神经元磷脂蓄积病（phospholipidosis）。在大脑、小脑、脊髓、背根神经节、下丘脑神经分泌细胞及视网膜神经节细胞中均可观察到磷脂。神经细胞中的磷脂质包涵体与位于其他器官中的相似。石蜡切片HE染色中很难观察到磷脂质，但在甲苯胺蓝（toluidine blue）染色的半薄切片中则较易识别。电镜下磷脂蓄积的神经元胞体内可见大量胞质晶体和板层状包涵体。致密的多形性自嗜细胞包涵体可在轴索和轴索终端聚积。这些细胞自噬空泡可以是大块的，也可能含有线粒体和神经分泌颗粒。研究表明，由于神经细胞体的磷脂病使轴突的功能性溶酶体水解酶供应减少，从而造成了细胞自噬体的聚积[73]。

神经毒性导致的轻症急性神经元储积病变在毒性暴露终止后，或可逆转并恢复正常，但严重的慢性病变则常进展为神经细胞暴涨直至最终变性和坏死。在许多病理情况下可出现神经元胞质或核内包涵体，故有学者也将其统归为细胞内储积，包括各类病毒感染时出现的病毒包涵体，以及代谢和变性疾病时所见到的包涵体，由于这些包涵体可作为某些疾病诊断时的标志物，因而存在不同的命名，如狂犬病（Negri body）、帕金森病（Lewy body）、Lafora病（Lafora body）、平野小体（Hirano body，见于阿尔茨海默病即老龄大脑）等[74]。这些神经元储积与毒性损伤关系不大，不再赘述。

8.神经元空泡变（neuronal vacuolation） 是CNS组织中经常观察到的改变之一，其主要形态特点是神经元胞质出现空泡，多在CNS灰质中神经元或PNS的神经节细胞中出现，表现为胞质内透明或弱嗜伊红的空泡。但关键是有时不易区分这类空泡是病理性改变还是自发性或人工改变。自发性神经元空泡多见于老龄动物，是非特异性改变，与毒性无关。人工变化多为死后自溶性改变或源于收集、处理标本不当（如适逢周末，置于乙醇溶液中组织脱水时间过长）。人工改变导致的神经元空泡变不应记录在病理结果数据中。

病理性神经元空泡变是在神经元亚细胞结构中有液体或代谢副产物蓄积所致，此时通常会在其周围组织发现某些伴发改变，如反应性神经胶质增生或细胞碎片等。神经元细胞体和神经纤维内的空泡变也是海绵状脑病的特征性病变，如发生在人类和许多家养动物中的克罗伊茨费尔特–雅各布病，但在啮齿动物中不存在此病。Krinke在采用极高剂量维生素B_6（Vitamin B_6）进行的毒性研究中证明，可以很容易地通过实验产生胞质液泡，并认为是神经元死亡的先兆。在对“疯牛病”或牛海绵状脑病的研究中，欧洲病理学家重点关注了牛脑中神经元空泡变的发生。对378头牛脑的检查发现，11.5%的动物中脑干中有大的神经元液泡，特别是在红核，认为是非特异的和自发性的[75]。

9.神经元丧失（neuronal cell loss） 主要由细胞坏死或凋亡后导致的局部区域神经元消失（理论上也包括发育过程中比较少见的某些神经元核团细胞的部分或完全不能形成，但此种情况应称为神经元缺失）。形态学上通常表现为病变区域存活神经元数目减少。在相对急性的病变中，偶有残留的细胞碎片或濒死的神经元，以及活化的反应性巨噬细胞的吞噬现象；在慢性病变中，活化的星形胶质细胞或其他胶质细胞在神经元受损部位可能出现增生反应，以填补丧失神经元的空间，但死亡神经元碎屑已被清除。在缺乏伴随病变时，神经元丧失不易诊断，尤其是少量神经元丧失时。有的区域神经元数量本来就相对较少，对这种属正常范围的区域特异性变异应有充分了解。而神经元发育不全时，细胞数量减少，但不伴有胶质细胞等其他成分的继发性反应。应注意的是，有明显形态学证据的神经元死亡应该以特定术语如“坏死”来描述，而不称为神经元丧失。特征性神经元丧失速度非常缓慢，如老年痴呆患者的大脑神经元丧失，而判断此类神经元丧失最为精确的方法是采用形态学立体计量分析。

Rogers等报道了在大鼠中与年龄相关的自发性神经元丧失，主要发生在小脑浦肯野细胞[76]、视上核的神经元[77]和皮质下神经元[78]。小鼠发生CNS自发性神经元丧失的情况与大鼠类似[79]。

10.噬神经元（neuronophagia） 从本质上说，噬神经元现象是小胶质细胞活化成为吞噬细胞，吞噬清除破坏或死亡的神经细胞的现象和过程。在任何以神经元死亡为特征的病变中都可能出现噬神经元现象，最常见的是发生在神经元嗜酸性变性和坏死这类形态改变时[80]。而导致神经元嗜酸性变性的原因以感染或中毒性病变最为突出和常见，其次可见于缺血损伤的病变中。目前认为，脑内含有两种单核巨噬细胞，即脑实质中的小胶质细胞和部分血源性单核细胞。小胶质细胞具有能够感知受损组织并识别病毒、环境和内源性毒素，以及其他病原体的受体，这种识别能力可导致小胶质细胞的活化。

活化的小胶质细胞具有较大的杆状核和分支的胞质凸起。光镜下，活化初期的小胶质细胞核呈苍白、细长或不规则轮廓，而完全活化的细胞核较大，深染，轮廓更圆滑，可呈杆状或扭曲状；不经特殊染色，活化早期小胶质细胞的胞质突起通常很难识别，但是在较旧的病灶中，细胞则变得类似于巨噬细胞，细胞质内充满碎屑。受其吞噬的神经元通常具有明显的变性特征。坏死的神经元胞体及其凸起是活化小胶质细胞的靶标，它们围绕在这些退化和即将坏死的神经元（神经嗜酸性）周围或成簇包绕坏死的脑组织小灶（小胶质细胞结节）。它们可有核分裂象，并可以转化为脑巨噬细胞。同时，活化的小胶质细胞产生对神经元恢复很重要的营养因子，但也会产生细胞因子和神经毒素，如一氧化氮和谷氨酸，它们介导神经炎症并可以杀死神经元。小胶质细胞对于监测CNS环境和恢复CNS损伤后的体内平衡很重要。然而，小胶质细胞的持续活化具有破坏作用，并且被认为可促进人类阿尔茨海默病、帕金森病、HIV脑病和其他病症中发生的神经变性。在缺乏刺激的情况下，小胶质细胞也可随着个体年龄的增长进行性地发生激活。血源性单核细胞位于血管周围空间，软脑膜和脉络丛中。这些细胞中最重要的是位于血管基底膜外的血管周围单核细胞。这些细胞是CNS的主要抗原呈递细胞，在涉及脑的免疫反应中起重要作用。血管周围单核细胞也可以转化为巨噬细胞。脑损伤后最早出现的巨噬细胞是来自脑实质的小胶质细胞。几天后，大多数巨噬细胞则来自血管周围的单核细胞。巨噬细胞都是大型的变形细胞，具有泡沫状或颗粒状的细胞质，富含脂质和其他摄入的物质[81]。

11.神经元异位（neuronal heterotopia或ectopia） 严格意义上说，神经元异位不属于毒性损伤性病变，而是胚胎发育早期神经元迁徙过程中的畸变或晚期分化异常所致。由于有时可被误诊为病变，故简述于此。典型的神经元异位可见一群或一堆神经元出现在它们不该出现的解剖部位，使该处神经元的正常解剖结构被扰乱（图11-10）。神经元异位的主要特点是神经元失去了在大脑皮质的正常层状排列秩序，但通常显示为其应存在的正常脑区神经元的细胞形态，在病理诊断过程中，切勿误诊为肿瘤。最常发生异位的部位为大脑皮质、海马和小脑。人类有时可见此类改变，尤其是单一的灰质块异位，并引起相应的临床症状，包括癫痫或复发性癫痫，并影响正常脑功能。但在实验动物中，目前尚缺乏与人脑神经元异位相似的资料。在动物中，轻度的神经元异位在肉眼未见异常的脑组织中有时可以意外看到，尤其是仅有少量孤立的若干个神经细胞时。而规模较大的神经元异位则通常伴有其他脑发育异常，如小头畸形和脑积水等。神经元异位的解剖变异并非都伴有功能改变，除非异位的细胞数量巨大或部位特殊，则需考虑是否为神经毒性所致且不可逆转。有学者认为，醇类化学物质，如乙醇、甲醇和甲基偶氮亏可能会潜在影响正常的神经细胞迁徙。在人类，伴有神经行为缺陷的多种类型的神经元移位，可能是胎儿酒精综合征（FAS）的特征。在小鼠和大鼠FAS模型中所观察到的行为缺陷表现出与人类FAS的高度一致性。在大鼠发育神经毒性研究中，给予母鼠单次高剂量抗有丝分裂剂［如发育毒理研究常用的阳性对照剂甲基氧化偶氮氧基甲醇（methyl azoxy methanol，MAM）］，观察到较多的神经元异位。子代中见到的神经元异位的类型因母鼠妊娠期接受MAM的日期而异。Kaufmann和Groters在大鼠的实验性神经元异位症就是采用MAM的高兴奋性毒性所诱导的。实验动物轻度的自发性神经元异位有时可以看到，随时间推移有时可逆，且没有临床意义。因此，在常规的啮齿类动物研究中，毒性病理学家对神经元异位的诊断不是特别关注，目前文献上也缺乏发生率的报道，INHAND项目工作小组认为其发生率很低。

（二）外周神经元病

某些药物可引起脑和脊髓血-脑屏障以外的神经元损伤，即外周神经元病（peripheral neuronopathy）。这类损伤导致的周围神经元变性和坏死改变，与脑和脊髓的中枢神经元类似，故形态学特点不再赘述。以下仅列举目前已知导致外周神经元损伤的某些药物或化学剂的典型实例。

有报道，给予实验动物高剂量多柔比星（Doxorubicin）可使其背根神经节、三叉神经节和交感神经元产生病变[82]。病变包括神经细胞核淡染、染色质减少和之后的尼氏体缺失。同时脊神经背根、后柱和周围神经的感觉神经元也可产生相应病变，如神经纤维丝数量增加、胞质空泡形成及伴有Wallerian变性的神经元缺失。该毒性反应在人类实验中尚无报道，故种属间差异的原因尚不清楚。

2000年美国FDA批准上市的噁唑烷酮类抗菌药利奈唑胺（Linezolid）从2007年起在我国广泛使用，主要用于治疗社区或医院内传播的肺炎、皮肤和软组织感染、耐甲氧西林金黄色葡萄球菌（MRSA）和耐万古霉素肠球菌引起的感染等。临床观察中除其他不良反应外，长期应用利奈唑胺对神经系统和眼有很强的渗透性，可通过线粒体损伤导致周围神经和视神经病变[83]。在欧美国家也发现，周围神经病变是长期应用利奈唑胺治疗的常见副作用。有学者用利奈唑胺或空白对照剂给予C57BL/6小鼠，总共4周，旨在探讨利奈唑胺对周围神经系统细胞的有害作用，并建立了利奈唑胺诱导周围神经病变的体内和体外模型。该研究评估了神经病变、坐骨神经的形态计量测定和皮肤切片中的表皮神经纤维密度，并将动物感觉神经元和施万细胞培养物在体外暴露于利奈唑胺并评估线粒体功能障碍，结果发现利奈唑胺长期治疗在体内诱导了轻微的、小的感觉纤维神经病变。施万细胞和感觉神经元体外暴露于利奈唑胺，引起线粒体功能障碍。在神经元中尤其是在施万细胞中不那么显著，结论是利奈唑胺诱导的周围神经病变的临床和病理特征可以复制体内和体外模型。线粒体功能障碍可能是利奈唑胺暴露后对感觉神经元的轴突损伤所致[84]。

维生素B_6又称吡哆素，其包括吡哆醇、吡哆醛及吡哆胺，是一种水溶性维生素，是生物反应中的辅酶。动物实验证明，在每日摄入量很高的情况下，吡哆醇会对外周神经元造成不可逆性损害。吡哆醇导致的周围神经病变主要是背根神经节坏死，且与摄入持续时间和剂量相关，尤其会伤害有最大代谢需求且体型较大的神经元。国外报道，有人每天饮用6听、每听含300%每天容许量维生素B_6的一种名为NOS的能量饮料，导致了严重的外周神经元损伤[85]。此外，舒拉明（Tolazoline）和顺铂（Cisplatin）都被报道可对背根神经节细胞产生伤害。

（三）导致神经元损伤的药物和化学剂

除药物毒性损伤可导致神经元的各类变性坏死改变外，许多人类特定的神经变性疾病，包括肌萎缩侧索硬化症、帕金森病、阿尔茨海默病、糙皮病和亨廷顿病也都是神经元变性病理过程的结果。由于目前这些疾病尚无法治愈，从而导致神经细胞发生进行性变性和死亡。已经证实，在新药开发过程中或已上市的若干药物乃至日用及工业用化学品具有潜在的神经毒性，并引起某些特定类型神经元的靶性损伤，了解这些背景知识，在神经系统药物研发实践中，尤其是对动物模型的验证及药效学和毒理学的评估很有意义，以下简要介绍几个实例。

应用MK-801诱导的变性性神经疾病模型目前成为神经药理学界广泛采用的疾病动物模型之一。MK-801即马来酸地草西平（dizocilpine maleate），是N-甲基-D-天冬氨酸受体拮抗剂，利用其抑制兴奋性神经毒性的作用，进而开发了其作为神经保护剂的用途。最初发现作为一种抗抑郁药，在抑郁症的动物模型中发现了阳性结果，阻止了癫痫发作和进展[86]，在帕金森病啮齿动物模型中增强了左旋多巴改善运动不能和肌肉僵硬的能力[87]，并可改善创伤性脊髓损伤的恢复[88]。作为一种神经保护剂，它似乎具有广阔的前景。然而，该药特别容易产生由NMDA受体阻断引起的拟精神病副作用（如幻觉），甚至观察到实验室大鼠的某些大脑区域出现神经毒性效应，即所谓的Olney’s病变[89]，因而默克公司迅速放弃了对地草西平的开发。在此基础上，人们利用其不良反应开发了MK-801诱导的神经损伤动物模型。

将MK-801给予大鼠后数小时内即可导致急性大脑扣带后回皮质颗粒神经元胞质内细小空泡形成，这是个公认的兴奋性毒性导致神经元损伤的动物模型，即在“神经递质和兴奋性神经毒性”一节曾提及的Olney’s病变，但其胞核和细胞膜通常仍是完整的。病变中神经元空泡形成乃是毒性引起的水分或代谢物蓄积从而导致胞质内膜结构细胞器的扩张所致。由于在啮齿类动物观察到神经元胞质形成大量空泡，因此，NMDA受体拮抗剂曾被认为是兴奋性神经毒性导致了人类的Olney’s病变[90]，但最近很多研究表明，NMDA受体拮抗剂的神经毒性模型并不适用于人类，即使在非人灵长类中也必须长期并大量给药后方能观察到神经毒性[91，92]。

有文献介绍地草西平可用于建立精神分裂症动物模型的研究。与仅模仿精神分裂症阳性症状的多巴胺能激动剂不同，单次注射地草西平成功地模拟了精神分裂症的阳性和阴性症状[93]。另一项研究发现，尽管重复低剂量的地草西平仅能成功模拟行为学改变，如轻度过度运动和减少前脉冲抑制，但重复给予更高剂量的地草西平，则可模拟上述变化及首次发作时发现的神经化学改变[94]，而且实验动物慢性给药会导致与精神分裂症相似的神经病理学改变[95]。

药物或化学品毒性造成特定的神经核团神经元的损伤，在啮齿类动物中已被证实。比较典型的一个例子是用于治疗肿瘤的抗代谢药3-乙酰吡啶（3-acetylpyridine），该药的化学结构类似烟碱，能够抑制磷酸戊糖旁路反应酶，从而产生急性神经损伤，主要损毁小鼠和大鼠的下橄榄核（the inferior olivery nucler），临床上可导致小脑共济失调。受损神经元表现为细胞皱缩、嗜伊红染及核固缩，在fluoro-jade染色下呈亮黄色荧光，这种改变在下橄榄核和其他脑组织中都可见到[96]。

1-甲基-4-苯基-1，2，3，6-四氢吡啶（1-methyl-4-phynyl-1，2，3，6-tetrahydropyridine，MPTP），是神经毒素1-甲基-4-苯基吡啶（MPP+）的前体，可通过破坏大脑黑质中的多巴胺能神经元，导致永久性的帕金森病症状。其实MPTP本身没有毒性，也没有精神作用，作为亲脂性化合物，它可以穿过血-脑屏障。但在制造一种类似吗啡和哌替啶（pethidine）的合成阿片类药物（1-甲基-4-苯基-4-丙基哌啶，MPPP）期间意外被污染而产生了MPTP，脑内MPTP通过胶质细胞的单胺氧化酶（monoamine oxidase，MAO-B）代谢形成毒性阳离子MPP+。MPP+主要杀死大脑黑质中产生多巴胺的神经元。由于摄入了污染的MPPP，从而首次意外发现了MPTP诱导帕金森病的作用，目前MPTP已被广泛应用于研究各种实验动物中的帕金森病模型，但相比之下人类多巴胺神经元对MPTP比动物更加敏感[97]。典型实例是应用多巴胺受体激动剂四氢吡啶治疗精神性疾病的一个早期毒理实验，总共给药29天，受试恒河猴表现出少动、僵直、震颤及姿势异常等临床症状。大脑肉眼检查显示不同形式的弥漫性皮质萎缩，主要位于枕叶和顶叶，组织学改变主要为累及大脑皮质、黑质区和纹状体的弥漫性神经损伤，镜下病变主要表现为细胞水肿、胞质空泡及尼氏体丧失、细胞皱缩及核固缩[98]，由于与人类帕金森病的症状和使用含有MPTP的非法麻醉药造成猴脑损伤的症状相似[99]，因而该药物最终未能开发用于人类。

以青蒿素（artemisinin）为基础研发的药物，在我国科学家屠呦呦获得2015年诺贝尔生理学或医学奖后受到更广泛关注。青蒿素是中医治疗疟疾处方中的主要活性成分，对有多重耐药性的恶性疟疾有疗效。青蒿素及其衍生物是目前可有效治疗疟疾的药物中效用最快的一类。同时国际上对其药物安全性一直以来都有广泛而深入的研究。青蒿素对实验动物脑内神经元造成损伤已被证实，但其毒性剂量要远高于治疗剂量。目前对实验动物能产生神经损伤的高剂量青蒿素衍生物有青蒿素甲醚、青蒿乙醚及青蒿素丁二酸酯钠。注射高剂量的青蒿素对小鼠、大鼠、犬和灵长类动物的脑干核团特定区域可产生选择性损伤。给犬肌内注射青蒿素产生的神经元损伤和继发的轴索损伤主要发生在小脑顶部、脑桥与前庭神经核，以及中缝核或丘系旁区域。典型的神经元损伤特征为尼氏体丧失、胞质嗜伊红、胞核皱缩并最终被小胶质细胞清除。据报道，其他同类型药物经注射途径给药时也会产生类似的毒性改变，但实验动物口服给药时，因其全身的药物暴露量较小，不会产生类似的毒性影响。事实上，临床上患者使用的药物剂量比上述动物实验中产生毒性的剂量要小得多。然而，青蒿素潜在神经毒性的评价并不容易，原因是严重患者通常表现为脑型疟疾并出现昏迷。然而已有超过200万的疟疾患者使用了青蒿素，还没有证据显示临床相关的神经毒性作用或不可逆性的神经损害[100]。

据报道，生活在太平洋关岛上的卡莫族人所患的肌萎缩侧索硬化症合并帕金森综合征（ALS-PDC）可能与摄入了一系列神经毒素有关，导致该综合征最重要的毒素可能是寄生于苏铁树上的蓝藻菌的产物，即β-甲氨基-L-丙氨酸（β-methyamino-L-alanine，BMAA），污染了当地人食用的苏铁树种子做成的面粉所致。其多种混合毒素的不同组分可能分别作用于大脑皮质、黑质和脊髓内的毒靶神经元[101]。

甲硝唑（metronidazole），俗称灭滴灵，是临床上治疗某些原虫及厌氧菌感染的常用药，在高剂量时会引起动物的神经组织损伤。毒性实验中大鼠高剂量给药3个月即可出现剂量相关性神经症状，脑组织的病理变化包括前庭、耳蜗及橄榄核脑区的神经元丧失和胶质细胞增生。类似的毒性病理变化也可见于几类结构相似的药物，如放射致敏剂米索硝唑（misonidazole）及化工中间产物m-硝基苯（m-nitrobenzene），均可导致维生素B_1缺乏小鼠的急性神经损伤。研究表明该类病变主要出现于胶质细胞和脉管系统。尽管已有高剂量甲硝唑存在神经毒性副作用的报道，但多年以来其一直被安全地用于治疗多种人类感染性疾病。不过相较于那些会引起啮齿类动物神经毒性的药物，甲硝唑的治疗剂量较低而且使用周期也较短。

降压药胍乙啶（guanethidine）能进入交感神经末梢囊泡而缓慢取代去甲肾上腺素，将其释放并阻止再吸收，进而减低心排血量及末梢血管阻力而导致血压下降[102]。Heath和Burnstock报道，长期给予大鼠胍乙啶，可对颈上神经节和盆神经丛交感神经元产生广泛的损伤，在20只大鼠的颈上神经节切片中仅有6个神经细胞体未见退行性变。然而，并未见到睫状神经节和盆神经丛胆碱能副交感神经元超微结构的损伤，以及结状神经节和背根神经节的感觉神经元损伤。Health JW等分析如果不是早先基于乙酰胆碱酯酶染色估计的正常颈上胆碱能神经元数量（5%）过高，就是胍乙啶长期给药只损害胆碱能交感神经元而不损伤副交感神经元[103]。需要指出的是，有时药物的神经毒性不一定表现出神经元或其他神经组织成分的病理形态学改变，如赛诺菲（Sanofi）公司研发并在欧洲上市后又撤市的利莫那班（Rimonabant）。利莫那班是全球首个1型大麻素受体（cannabinoid receptor 1，CB1）抑制剂类减肥药，具有很好的减肥效果，并具有胰岛素增敏和改善脂代谢紊乱的作用，同时具有一定的辅助戒烟效果，2006年6月被欧盟批准作为处方药上市。然而2007年在美国申请NDA时，基于其临床上出现的患者抑郁与自杀倾向的风险及实例，遭到FDA的拒绝。继而，欧盟医药监管机构于2008年10月根据该药临床风险大于获益的评估结论决定将该药撤市[104]。根据实验动物数据，该药临床应用剂量（20mg）和引起动物癫痫发作的剂量几乎相当，治疗窗口几乎不存在，且对CNS的毒性，特别是癫痫发作存在剂量相关性。该药的临床前安全性评价资料显示，在啮齿类和非啮齿类两个种属的毒理研究中，无论是CNS安全药理试验还是反复给药的亚慢性和慢性毒性实验，均未观察到神经系统的毒性表现；CNS组织病理学也未见到神经元或其他神经组织的形态学改变。唯一可解释导致此类神经精神毒性的证据是，实验动物中的组织分布研究显示，该药可透过血-脑屏障并在脑组织内达到较高的药物浓度。这也印证了欧洲医学会（EMA）评估上市后调查资料得出的结论，即服用该药者患精神疾病的风险增加了1倍。

（四）神经纤维病变

神经纤维病变主要包括髓鞘神经病（myelinopathy）和轴突病。

1.轴突病　有些神经毒性物质并不直接攻击神经元，但却损伤神经元的凸起而导致轴突病变，也称轴索病。在人类中，很多情况下是职业性接触某些神经毒性物质后所发生的轴索病变[105]。需要指出的是，轴突病并非单一疾病的用语，它是包括了一大类在脑、脊髓和周围神经轴突发生的各种病变的统称。另外，切勿将轴索肿胀、碎裂和丧失等轴索病变的典型特征误认为组织学人工改变的空泡形成，尤其是在低倍镜下观察时。其病变分布的典型特征是主要累及脑和脊髓的限定区域，多数情况下是对称分布的。对疑似动物标本进行检查时，需仔细彻底检查白质和其他神经组织，以免遗漏病变。年龄相关的自发性轴索病变通常发生在马尾、腹侧脊神经根、脊髓腹侧和侧索白质、坐骨神经和臂神经及脑干下部。应注意观察并合理解释老龄大鼠的脊髓及其神经根的轴索病变，因为它有可能是老化的结果，这种退行性变化在24个月或更长月龄的大鼠中有75%～90%的发生率。在专业毒性神经病理学研究中，使用特异性轴索染色如Bielschowsky银浸法和de Olmos氨基铜银染色来分别显示正常轴突和病变轴突，可能有助于发现这些微小病变的分布并确定其严重程度[106]。关于轴索病的分类，有学者将其分为以轴索本身为主要损伤部位的原发性轴索病，由于神经元胞体转运功能下降无法提供其轴索或神经终端所需物质的继发性轴索病，以及神经轴索营养障碍性轴索病3类。严格地说，神经轴索营养障碍所致的轴索病常见于人类和动物遗传性或后天性神经变性疾病，与药物或化学物质的神经毒性关系不大。

轴索病或原发性轴索损伤通常明显发生在神经纤维的远端，已报道多种药物可导致轴索远端节段的损害，是药物或化学品引起的神经系统不良反应中最常见的形式之一，在人体临床上可以产生一种纯感觉性或混合性感觉运动神经病。据报道，许多药物可产生周围神经病变，其中一些就与中枢轴索损伤有关，如抗生素、抗肿瘤药、心血管药物（哌克昔林及肼屈嗪）、催眠药、精神药物和抗惊厥剂、金盐类、吲哚美辛和反转录酶抑制剂。其中抗生素包括异烟肼、乙胺丁醇、乙硫异烟胺、呋喃妥因、甲硝唑、苏拉明等；抗肿瘤药包括长春花生物碱、铂化合物、紫杉烷类等。尽管外源性物质可使中枢和周围神经系统产生轴索病变，但一般只影响某一个区域。

癌症化疗中使用的铂化合物、紫杉烷类、埃博霉素和蛋白酶抑制剂可引起患者周围神经病变，是治疗方案修改的主要原因。多种抗癌药物对实验动物神经系统影响的研究表明，这些药物特别是紫杉烷和铂化合物可产生不同程度的有髓神经纤维尤其是坐骨神经的轴索变性。并不是人类所有轴索病变的病例都可以在实验动物中得到可靠复制。例如，当试图在啮齿类动物再现顺铂的神经毒性时，肾毒性和肾衰竭的剂量限制性毒性会出现在神经毒性之前而导致模型无法成功[107]。

由此而论，犬给予高剂量的5-氯-7-碘-8-羟基喹啉后出现CNS内的远端轴索变性就可以解释了。这种药物最初是作为局部消毒剂使用，但后来被广泛用作口服抗寄生虫药。在日本有报道称该药物与中毒性脑病和亚急性视神经脊髓病相关。亚急性视神经脊髓病的病理检查可见轴索变性及继发远侧股薄肌神经束和皮质脊髓束髓鞘的变化。氯碘羟喹的毒性作用已在犬和猴上复制，而小鼠则不能。组织学检查表明轴索肿胀和髓鞘破坏。髓鞘的巨噬细胞聚集和星形胶质细胞的激活发生在脊髓和视神经的背腹内侧和外侧柱，但也可散发于外周神经、脊髓及自主神经节。

轴索变性时，通过银浸渍技术如Bodian染色可显示轴突的断裂伴有局灶性嗜银性增加。当累及有髓鞘的轴索时，轴索变性通常伴有继发的脱髓鞘。以苏拉明为例，轴索变性会伴随着糖胺聚糖和神经鞘脂在神经细胞和神经纤维内的聚集。PNS的轴索损伤在局部坏死清除后，由施万细胞增生形成引导性管道，轴索即可由轴索近端向远端生长，从而实现再生修复，实质上是神经元胞体内加速合成蛋白质并形成轴索的过程。但CNS内的轴突再生则比较困难或基本上不大可能[108]。

2.突触病　神经系统拥有万亿个突触，每个神经元都通过它自身所拥有的成千上万的突触与其他神经元相联系，行使传递冲动和神经递质的功能。突触体积甚微故无法在普通光镜下见到，但某些神经毒性物质导致的突触超微结构病变在电镜下是可以观察到的。“突触病”的本质是与突触功能障碍有关的脑、脊髓或外周神经系统疾病。它可能是编码突触蛋白的基因突变引起，如离子通道、神经递质受体或参与神经递质释放的蛋白质；也可能是由于靶向突触蛋白的自身抗体而产生的。由离子通道突变引起的突触病也称为突触通道病，典型例子是发作性共济失调。重症肌无力也是自身免疫性突触病之一。此外，一些毒素也会影响突触功能，破伤风毒素和肉毒杆菌毒素影响神经递质释放，破伤风毒素可以通过伤口进入体内致病，而肉毒杆菌毒素则可以被意外摄入或用于治疗和减轻肌张力障碍或用于美容。突触病的另一个例子发生在听觉系统中。将灵长类动物和非灵长类动物长时间暴露于噪声中，可发现动物发生耳蜗突触病[109]，并导致神经元坏死。这种神经元坏死可能由2个原因所致：一是谷氨酸介导的突触后末端的兴奋性毒性；二是通过未知机制发生的突触前带状损伤[110]。

通过某些化学品改变轴索末端膜结构稳定性的神经毒性实验，可以诱导出突触病，包括氯霉素（chloromycetin，可损伤大脑皮质运动神经元）、苯妥英（DPH，可损伤小脑神经元）及3，4-亚甲基二氧基苯丙胺（一种人工合成的毒品，可改变纹状体的单胺能神经元）。所产生的主要病变可累及突触前和突触后结构，导致突触膜增厚或在轴索终末形成膜包涵体。无论哪种化学品导致的突触病变，其基本发病机制都是由于轴索终末的膜损伤所致。在发生突触变性之前即可出现突触超微结构的改变，如在某少年病例中观察到，暴露于三邻甲苯基磷酸酯（tri-ortho-cresyl phosphate，TOCP）1天之后即可见到脊髓前角灰质中轴索终末突触小泡的广泛性肿胀[111]。

突触病之所以越来越受到重视，是因为它提供了了解突触传递基本机制的途径，深入理解疾病机制可有助于研发新的治疗方法。目前已知一些过去病因不明的疾病是突触病，包括自闭症谱系障碍（autism spectrum disorder）和精神分裂症。突触功能障碍也可发生在神经退行性疾病中，如阿尔茨海默病。增加对这些疾病遗传基础的了解使得人们将蛋白质与突触的功能联系起来。年龄相关的耳蜗突触和神经变性也已在小鼠中得到证实[112]。

3.髓磷脂病变、脱髓鞘及髓鞘内水肿（intramyelin edema）、髓鞘再生（remyelination） CNS和PNS均可发生髓磷脂的毒性损伤而导致髓鞘脱失，即脱髓鞘（图11-11）。脱髓鞘是指在任何情况下或任何病因所导致的神经元轴突等突起外面包绕的髓磷脂鞘损伤的一大类疾病状态。髓磷脂病的损伤部位的定位主要是由受损细胞种类所决定，如果损伤了少突胶质细胞，髓磷脂病变会发生在CNS，在人类CNS最常见的受累部位是脑、脊髓和视神经，如人类常见的多发性硬化；如果包绕周围神经纤维的施万细胞损伤则会导致PNS的髓磷脂病变，如人类的吉兰-巴雷综合征（Guillain-Barre syndrome）、慢性炎性脱髓鞘性多发性神经病（chronic inflammatory demyelinating polyneuropathy）及其他周围神经的神经病。髓鞘脱失后会损伤受累神经中的信号传导，而信号传导能力的降低则导致感觉、运动、认知或其他功能的障碍[113]。具体的临床表现取决于涉及哪些神经受到损伤。

病理学上脱髓鞘（demyelination）分为两类：一是直接以髓磷脂为靶点的损伤导致的原发性脱髓鞘（primary demyelination），此时轴索保持完整，崩解的髓磷脂碎屑则随后由巨噬细胞吞噬清除，常伴局部炎症反应；二是神经元或轴索损伤在先，然后发生髓鞘的断裂和崩解，进而导致髓鞘破坏并被清除的继发性脱髓鞘（secondary demyelination），其中也包括广为人知的华沃变性（Wallerian degeneration），即神经元胞体坏死或局部神经纤维被切断或挤压，切断了锥体细胞与轴突的联系，锥体束失去了营养来源而引起损伤部位远端（即神经元胞体远端）轴索发生变性的继发性髓鞘损伤[114]。继发性脱髓鞘病变表现多种多样，从白质的单纯髓鞘脱失到细胞和组织坏死皆可见到。

原发性脱髓鞘确切病因至今尚未明了，如人类的多发性硬化症，由于多发于病毒感染或病毒疫苗接种后，故疑似与自身免疫机制相关。而继发性脱髓鞘病因也具有多样性，如感染或疫苗接种后、缺血、营养及维生素缺乏、化学药物毒性、遗传和血管损伤等[115]，可见原发性与继发性脱髓鞘病的病因有许多重合。实验动物自发性或疾病实验模型中，许多因素可以导致CNS白质髓鞘损伤而非轴突损坏，可归类于原发性脱髓鞘，包括病毒感染、遗传因素、自身免疫、营养代谢、物理因素等。但从药物毒性病理学的角度，能够导致动物脱髓鞘的毒性化合物有很多种，如三乙基锡（triethyltin）、六氯酚（hexachlorophene）、Cuprizon、6-氨基尼克酰胺（6-amino nicotinamide）、氰化物、幼龄动物AY9944（一种胆固醇生物合成抑制剂）中毒、曲霉菌素CNS肌内注射等[116]。有的研究也发现，在老龄大鼠脊髓可发生自发性原发性脱髓鞘，尤其在腰髓腹侧神经根[117]。

在神经系统药物研发领域，针对人类常见的脱髓鞘疾病——多发性硬化症，国际上最早广泛采用的是传统的髓磷脂碱性蛋白（myelin basic protein，MBP）诱导的原发性脱髓鞘动物模型，即实验性变态反应性脑脊髓膜炎[118-121]。这是一种采用动物（多用豚鼠）髓鞘成分的匀浆或纯化的髓鞘成分加入适当的佐剂，动物（Lewis大鼠最为常用）注射后使T淋巴细胞对髓磷脂成分致敏，由于自身免疫机制致敏的T淋巴细胞识别自身CNS中髓鞘的髓磷脂成分，进而对其攻击导致的急性炎症性脱髓鞘病变；

或通过髓磷脂抗原致敏T细胞的被动转移法（passive transfer）制作类似的动物模型。这种局灶性或多灶性炎性病变与MS的脱髓鞘病变有很多相似之处。目前，实验性变态反应性脑脊髓炎（experimentally allergic encephalomyelitis，EAE）动物模型制作又有许多新方法出现，如使用髓磷脂少突胶质细胞糖蛋白（myelineolgodendrocyteglyco-protein）MOG35-55免疫C57BL/6小鼠诱导的EAE模型，具有慢性进展性起病、炎症反应不明显、脱髓鞘及轴突损伤较重等病理特点，这些与人类MS的临床表现、病理组织学改变及免疫学特点极为相似，因此，C57BL/6小鼠的改进模型被认为是目前最理想的EAE模型[122]。对该模型争议的焦点是，Slavin等认为用MOG35-55在C57BL/6小鼠诱导的模型具有急性起病、慢性迁延的特点，但不具备MS患者的复发-缓解的特点[123]；而吴志英等发现该模型也具备复发的现象，只不过复发率较低[124]。笔者担心的是该模型的轴突损伤较重，这一点与人类MS病变是有差异的。

（1）原发性脱髓鞘：传统应用的诱发原发性脱髓鞘的化学品是碲（tellurium），所造成的损害局限于轴索外的髓鞘，而轴索本身仍完整无损。以有机磷为主要成分的一些化学剂，如国外某种牲畜洗浴用的消毒液、除草剂及灭跳蚤剂，也能导致脱髓鞘。精神抑制剂如安定类药物也可引起脱髓鞘[125]。镜下的典型表现是，受累白质神经束的神经鞘节段发生肿胀，伴有髓磷脂空泡形成，或称髓磷脂球。与轴索病时的轴索损伤不同，脱髓鞘的髓磷脂球或空泡存在于未受损伤的轴索之间或分布于完整连续的轴索外围，尽管皱缩的轴索与髓磷脂屑和吞噬细胞看上去联系很紧密。Yao等曾采用抗神经丝蛋白（anti-neurofilament protein）免疫组化加LFB复染的方法观察CNS和PNS脱髓鞘病变中髓鞘脱失而轴索完好的证据，认为所见到的髓磷脂空泡应为崩解的髓磷脂成分[126]，并非如INHAND引用该文时所说的人工改变。

原发性脱髓鞘常在受累白质产生弥漫的病灶分布，在HE染色的普通石蜡切片上容易识别[127]，脱髓鞘处白质染色变淡（图11-11）；LFB/PAS特殊染色或免疫组化染色（anti-MBP、anti-MOG和anti-PLP）有助于识别脱髓鞘病变和髓磷脂崩解。活动性原发性脱髓鞘病灶除可见髓鞘脱失的苍白区域外（HE和LFB染色皆可见到），常伴有吞噬磷脂的巨噬细胞浸润，同时伴有反应性星型细胞增生和肥大。脱髓鞘的另一种病变形式是髓磷脂水肿，在CNS和PNS皆可发生，可能是化学物质直接损伤了少突胶质细胞或施万细胞的毒性作用[128]，导致这些髓鞘生成细胞的突起水肿，液体积聚于髓鞘内所致。皮肤消毒药六氯酚（hexachlorophene）和三乙基锡等亲脂性化合物即可导致此类病变，通常发生于富含髓磷脂的白质区域，表现为白质内空泡形成但并无髓磷脂的变性崩解。如果病变程度较轻，可能恢复正常，但较重或慢性病变则可导致继发性脱髓鞘。

关于脱髓鞘病变的动物模型，20世纪70年代就有神经科学家采用铜离子螯合剂环己铜二腙掺入饲料喂饲Swiss-Webster小鼠，诱导动物产生CNS的实验性脱髓鞘病变。该模型的机制似乎是首先造成CNS少突胶质细胞损伤、变性，进而导致髓鞘损毁脱失，使之成为除细胞介导的EAE脱髓鞘模型之外神经科学脱髓鞘病研究领域模拟人类脱髓鞘疾病的重要动物模型之一。这个结果从另一个角度阐明，在脱髓鞘病发病机制中，除公认并被普遍应用的由T细胞介导对髓磷脂碱性蛋白产生自身免疫攻击的传统EAE免疫损伤学说之外，外源性化学物质也会造成髓鞘生成细胞和髓鞘成分的损伤而导致髓鞘病变和脱髓鞘[129]。当外源性化学物质损伤了外周神经的施万细胞和髓鞘的紧密结合时，则可导致周围神经的脱髓鞘病变，如六氯酚和碲（tellurium）的毒性作用。

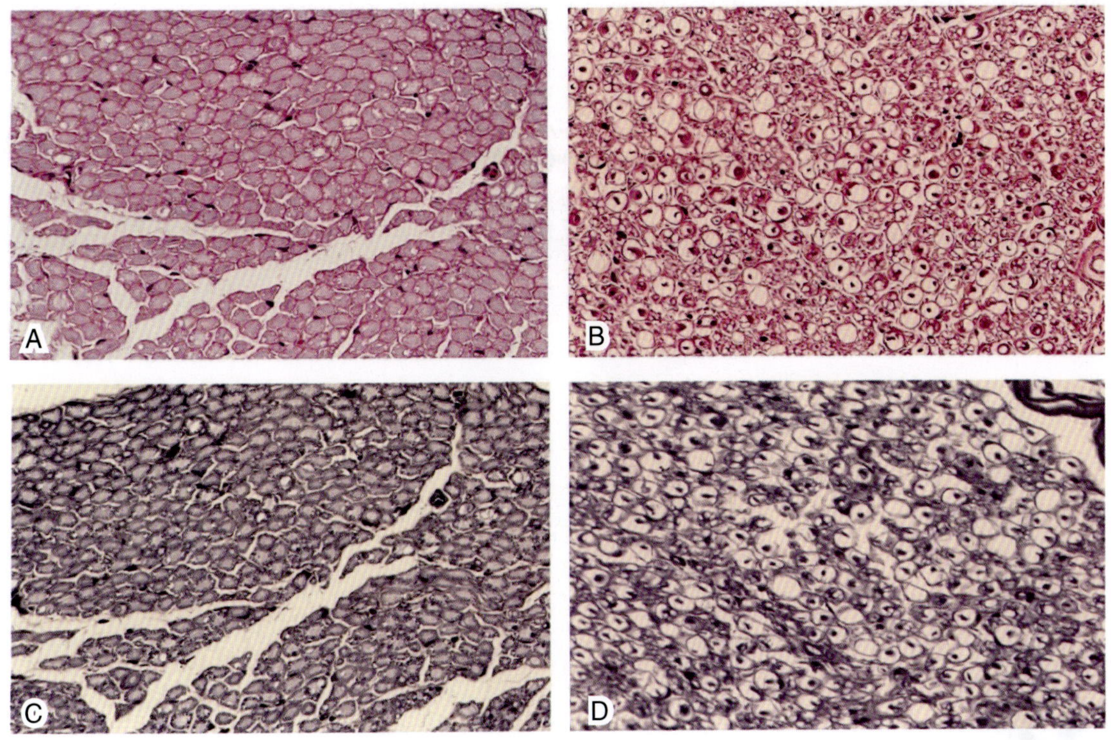

图11-11 正常及脱髓鞘的周围神经

A、C.比格犬正常坐骨神经。B、D.原发性脱髓鞘坐骨神经。A、B. HE染色；C和D.髓鞘染色（选自昭衍病理数据库）

（2）继发性脱髓鞘：代表一系列白质疾病，其特征在于神经元或轴突损伤在前，在神经元或轴索丧失后继而导致髓鞘的崩解。在继发性脱髓鞘疾病中能看到的病理变化是多种多样的，从单纯脱髓鞘到坏死，随后髓鞘成分崩解。镜下特点是在轴索消失后出现髓鞘的崩解，显示为髓磷脂空泡，之后彻底崩解，脂质被清除。继发性脱髓鞘与多种病症有关，包括感染、疫苗接种（如20世纪七八十年代国内曾发生多例狂犬疫苗注射后导致的急性播散性脑脊髓炎病例，就是以CNS多灶性炎性脱髓鞘为主要病变）、营养/维生素缺乏、化学试剂、遗传因素和血管损伤。药物致脱髓鞘的另一个典型例子是抗真菌药两性霉素B甲酯（amphotericin B methyl ester）。给犬静脉注射该药12周，出现严重的临床症状和组织病理学改变，检查显示广泛髓鞘缺失，尤其是皮质下大脑白质、卵圆锥体、额叶、脑室周围、胼胝体、小脑和脑干。少突胶质细胞数量减少，出现反应性星形胶质细胞增生和肥大，球状胞质体，嗜苏丹染色的间质碎片和载脂巨噬细胞都标志着髓鞘损伤。尽管这些变化的机制尚不明确，但推测与两性霉素的特性和相关多烯大环内酯类抗生素通过与细胞膜固醇作用改变髓鞘膜渗透性导致其破坏有关。类似情况在人类长期静脉或鞘内使用高剂量的该药物也有报道。因此，在安全性评价中需要仔细考虑使用剂量、途径和暴露量等。现已研发出两性霉素B脂质体剂型以减少此类毒性[130]。

（3）髓鞘内水肿或空泡变：又称“白质脑病”“髓鞘水肿”“髓鞘空泡形成”，通常是药物毒性损伤导致轴突周围的髓鞘板层周期内线（intraperiod line）破坏，液体流入髓鞘板层内所致的后果。光镜下髓鞘内水肿或空泡变的特点是环绕轴索的髓鞘破损，其间可见小的或大的空泡，空泡可能是中空的或含有少量膜状物质；但电镜下则要证明沿着间期线是否有板层分离或少突胶质细胞细胞质有无水肿（PNS则是施万细胞）[131]。形态表现和病变部位分布则取决于损伤机制和致病因子；在长期髓鞘内水肿的后期阶段，可能会进展为髓鞘和轴突的继发性变性。

髓鞘内水肿或空泡变可能起因于化学物质对髓鞘的直接影响，或由于髓鞘生成细胞，即CNS的少突胶质细胞或PNS中的施万细胞受到毒性损伤。少突胶质细胞或施万细胞受损伤后，除髓鞘板层分离外，还可能出现胞质突起肿胀。已知髓鞘内水肿通常与亲脂性化合物（如六氯酚、三乙基锡）暴露有关，这些亲脂性化合物快速渗透BBB，并对髓磷脂具有亲和力[132, 133]。由这类亲脂性化合物导致的髓鞘内水肿的分布，即在大脑和脊髓有髓鞘区出现明显广泛分布的空泡形成（图11-12），与高剂量氨己烯酸（vigabatrin）治疗出现的选择性神经解剖区域神经纤维空泡化完全不同[134]。尽管如此，形态学上这两种空泡形成仍很难区分。髓鞘内水肿的早期阶段可能与髓鞘或轴突变性无关，因此可能完全可逆，但长时间的水肿却会导致髓鞘或轴突的继发性变性。例如，电镜观察证实，用三乙基锡治疗的兔长期暴露于六氯酚可产生轴突变性和噬髓鞘现象。

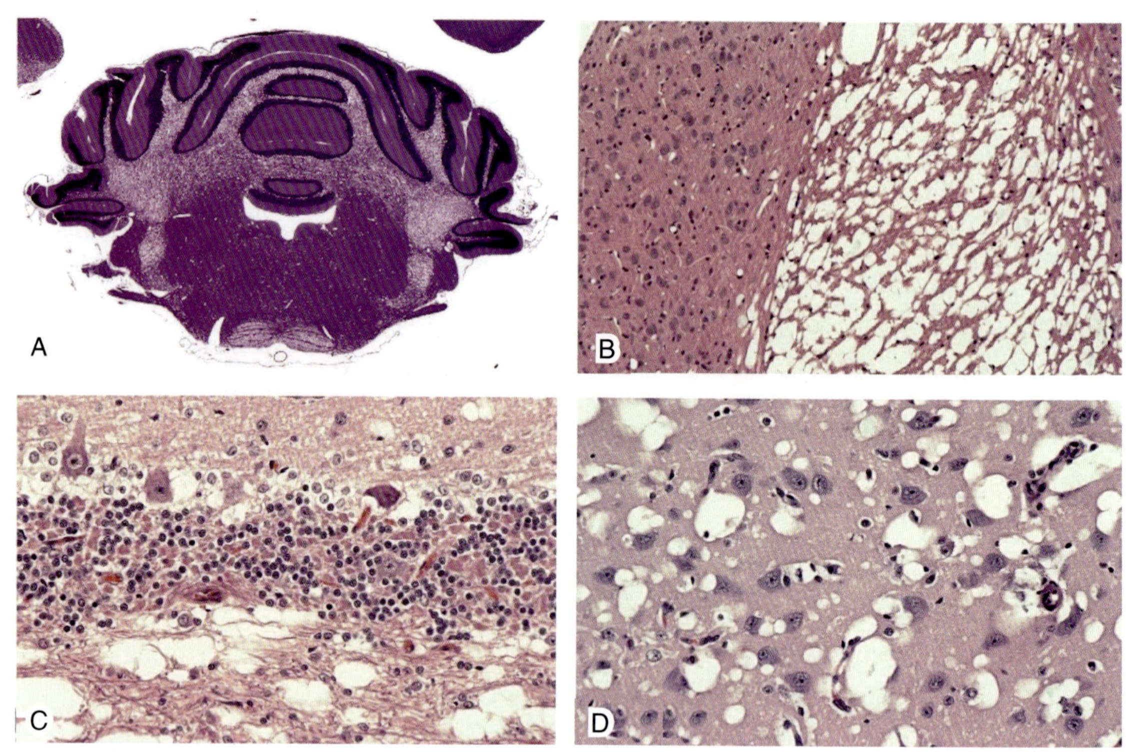

图11-12　**髓质区水肿**

A.大鼠小脑，三乙基锡（TET）引起的髓鞘内水肿。该病变与髓磷脂空泡化时较集中分布的特征不同，髓鞘内水肿多弥漫性地广泛分布于白质中；B.为图A髓鞘内水肿的高倍图像，暴露三乙基锡后毒性作用所致小脑深部白质的髓磷脂内水肿；C、D.幼龄DSH猫的瓜氨酸血症（citrullinemia），属于尿素循环障碍疾病。该动物两个不同脑区均可见病变。与髓鞘内水肿的主要区别是，本病的白质和灰质均受累，空泡主要定位于星形胶质细胞细胞质内（由Dr. Robert H. Garman提供）

另一个使啮齿类动物和人脑白质都会产生空泡的广泛使用的药物是重要的抗结核药异烟肼[130]。使用该药物对人CNS和眼具有显著的不良反应。异烟肼在人体内主要通过乙酰化的途径进行代谢，乙酰化能力降低的个体可发展成周围神经病变。病理变化包括有髓和无髓周围运动神经的Wallerian变性，并发生骨骼肌的失神经性萎缩。由于缺失乙酰化作用的酶，犬似乎对异烟肼更敏感。病变恢复期犬脑白质广泛空泡化，其中丘脑、中脑、延髓、小脑、皮质下层和海马白质最明显。空泡是与少突胶质细胞肿胀和核固缩相关的髓鞘周期间线分离所导致的。必须注意的是，有时镜下见到的脑或脊髓白质的空泡变并非真正的病变或毒性损伤，很可能是组织学处理导致的人工改变（见“常见组织学人工改变及自发或偶发背景病变”），需仔细加以鉴别。

（4）髓鞘再生：是由少突胶质细胞前体细胞增生并形成少突胶质细胞，从而在CNS中的脱髓鞘轴索上产生新的髓鞘的过程。在PNS的脱髓鞘病变中，则是由施万细胞增生并产生菲薄的髓鞘膜包被脱髓鞘的神经轴索来实现髓鞘再生。髓鞘再生有助于保护轴索免受进一步损伤并恢复电信号和神经递质的传递功能。

在过去几十年中，脱髓鞘疾病，如多发性硬化症（MS），一直是药物研发的热点。虽然目前尚无可以预防此类疾病的方法，对促进慢性脱髓鞘病变的髓鞘再生也未能成功，但未来的研究有可能解决这个关键问题。髓鞘再生对于多种CNS疾病，如多发性硬化症和脊髓损伤的患者都是治疗和康复的关键，因为它不仅对于恢复神经生理学功能是必需的，还保护裸露的轴突以免发生继发性变性。了解髓鞘再生的细胞和分子机制对于髓鞘再生特异性治疗方法的发展至关重要。这里描述它的意义在于观察药效学研究时，以能否见到髓鞘再生或其再生程度为主，了解药物对髓鞘修复有无促进作用。

近来有研究者研发人类抗Nogo受体相互作用蛋白-1（LINGO-1）单克隆抗体用于治疗MS患者，目前正在临床试验中[135]。关于髓鞘再生，有学者认为主要限于PNS，且十分迅速，尤其是在脱髓鞘病变部位存在施万细胞前体细胞时。但事实上，CNS脱髓鞘病变区的髓鞘再生已被很多研究所证实。多年前笔者和美国NIH的同事在美国科学院学报（PNAS）发表研究报道，在给予Lewis大鼠脚掌皮内注射含有豚鼠脊髓（髓磷脂碱性蛋白MBP）和弗氏完全佐剂的匀浆后，造成了类似多发性硬化患者的脊髓急性脱髓鞘病变及相应的临床体征，同时静脉给予能够刺激少突胶质细胞增生，进而促进脱髓病变髓鞘再生的外源性药物胰岛素样生长因子1，显著改善了给药组动物的临床指标。光镜下，在树脂包埋TB染色的半薄切片观察到，给药组脊髓脱髓鞘病灶内许多髓鞘脱失的轴索发生了髓鞘再生（图11-13）。在anti-MBP免疫组化染色的相应区域，发生髓鞘脱失和MBP大量丧失的病灶内，随着髓鞘再生的发生，MBP的量显著增加。表明脊髓炎性脱髓鞘病变的髓鞘再生是可能的。该组织学方法或可供从事实验动物脱髓鞘病研究的同道参考。同时，了解髓鞘再生的组织学评价，对评估相应治疗药物的疗效也会有所帮助[136, 137]。

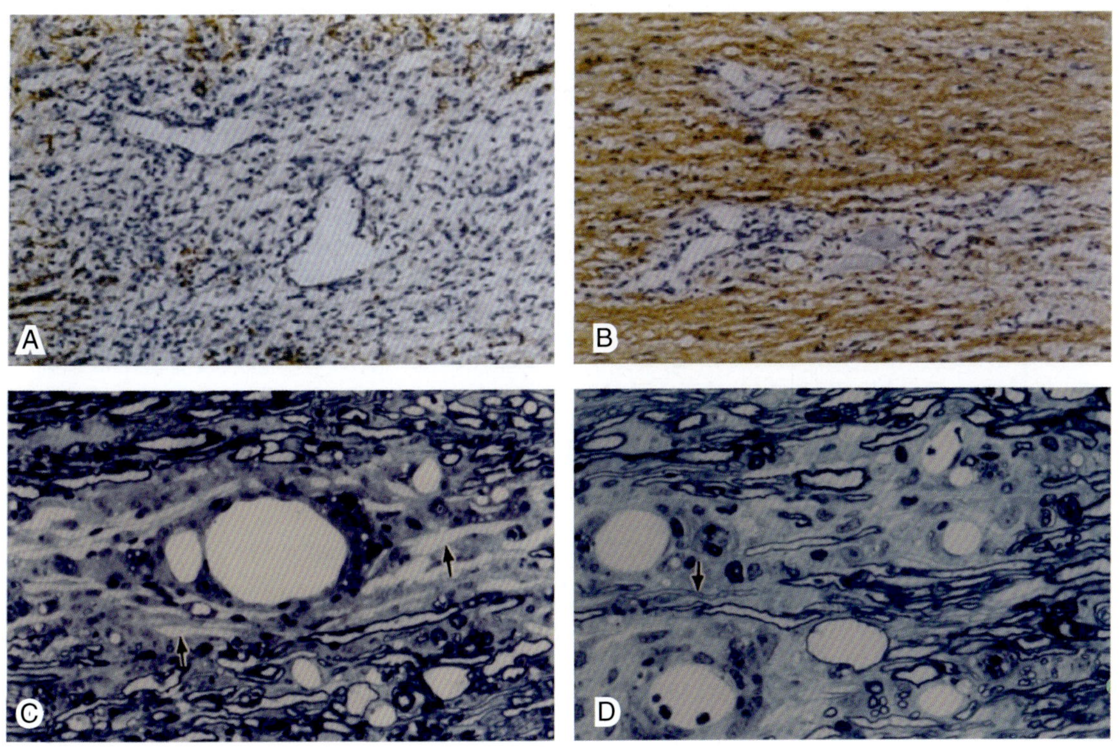

图11-13 大鼠EAE的脱髓鞘病变与髓鞘再生

应用胰岛素样生长因子1（IGF-1）治疗大鼠EAE的实验研究。安慰剂对照组（图A、C）与IGF-1治疗组（图B、D）相对比，给予安慰剂的大鼠脊髓切片具有更大的脱髓鞘区域，显著的炎症（图A）和更多的脱髓鞘轴突（图C中的箭头，空白裂隙状）；而IGF-1治疗组炎性脱髓灶显著缩小，仅轻度水肿和少量炎细胞，病灶周围MBP阳性髓磷脂成分显著增多（图B），图D可见若干细微的再生髓磷脂节段包绕轴突（箭头所指处）。A、B. anti-MBP免疫组化+苏木精复染；C、D.树脂包埋甲苯胺蓝染色的半薄切片

（五）神经胶质细胞对神经组织损伤的反应

普遍认为，除能够产生髓磷脂的少突胶质细胞外，其他两类胶质细胞对神经毒性损伤都有较强的耐受能力。胶质细胞针对神经损伤的典型反应主要为肥大和增生，以在功能上对损伤进行修复。英文中常见的术语“gliosis”是指常见的非特异性CNS神经胶质细胞的应答性反应，主要发生于星形胶质细胞和小胶质细胞，而不是少突胶质细胞。但在可能的情况下，最好使用更具体的诊断术语，如星形胶质细胞增生（astrogliosis）、小胶质细胞增生（microgliosis）或卫星现象；对于PNS的胶质细胞反应，则称为施万细胞增生（Schwann cell proliferation）。通过研究胶质细胞对一系列刺激的反应，发现小胶质细胞的增生能力和形态改变比星形胶质细胞更具特征性，而且这种增生性反应可能发生在多种形式的CNS损伤后，包括炎症和药物神经毒性，如甲基汞中毒[138]。

1.反应性星形胶质细胞增生（reactive astrogliosis）　在CNS的胶质细胞中，星形胶质细胞数量最多，分布最广，存在于脑内所有区域，几乎是神经元数量的5倍，其功能复杂多样，几乎囊括了除生成髓鞘外的其他胶质细胞所具有的所有功能。星形胶质细胞在病理条件下易被激活，包括当神经系统遭受毒性损伤时，此时称为反应性或活化性星形胶质细胞（reactive or activated astrocyte）。事实上，CNS和PNS的任何组织损伤都会导致星形胶质细胞的活化反应，包括在实验性变态反应性脑脊髓炎的脱髓鞘病灶（EAE）、物理损伤（如脊髓的冷冻损伤模型[139]）、实验性自身免疫性神经炎[140]及在任何病理状态，如缺氧、出血、梗死、炎症等情况下。已知反应性星形胶质细胞能产生和释放多种神经递质、神经生长因子和毒性代谢产物，对神经元既有保护作用，也有毒性作用。在诸多神经系统疾病中，如创伤、卒中与脑血管病、感染、癫痫、多发性硬化症，以及自身免疫性炎性疾病、水肿、血-脑屏障破坏、肝性脑病、代谢病、白质营养不良性脑病、青光眼、偏头痛、阿尔茨海默病、帕金森病、肌萎缩侧索硬化症，亨廷顿病、精神性疾病及脑肿瘤等，星形胶质细胞都参与其中并在这些疾病的发生发展过程中起着重要作用[141]。

尽管反应性星形胶质细胞增生作为受损CNS组织的病理形态学标志已被广泛接受，但不同学者对反应性星形胶质细胞增生症的定义差异很大，对其反应强度和严重程度尚无统一标准。基于大量的动物实验观察结果，近年来学者提出了包括下列四方面特征的反应性星形胶质细胞增生症的定义：①反应性星形胶质细胞增生代表了星形胶质细胞对各种形式和不同严重程度的CNS损伤与疾病发生反应时，在其分子、细胞及功能等方面的变化，包括对轻微损伤的反应；②依据损伤严重程度，星形胶质细胞所发生的反应会因其程度范围不同而出现分子表达、渐进性细胞肥大等进行性改变，严重时会出现高度增生甚至瘢痕形成；③反应性星形胶质细胞增生的改变是由细胞内和细胞间信号分子的环境特异性方式所调控的；④反应性星形胶质细胞增生时所发生的改变有可能通过增强和削弱其功能来改变星形胶质细胞的活性，从而使其周边的神经或非神经细胞受益或受损[142]。

关于病理形态学改变，Sofroniew和Vinters近年来对星形胶质细胞的生物学和病理学做了深入研究，他们将反应性星形胶质细胞增生的病变描述划分为以下3个级别。

（1）轻至中度反应性星形胶质细胞增生症（mild to severe reactive astrogliosis）：GFAP和其他基因表达增强，个体星形胶质细胞胞体和凸起可发生肥大并仍保持个体形态，但并不与相邻的其他星形胶质细胞凸起重叠交集或融合。星形胶质细胞无增生或增生程度很轻，在健康组织中通常不表达GFAP但此时有增高表达的染色或可被误为星形胶质细胞增生（假阳性）。

（2）重度弥漫性反应性星形胶质细胞增生（severe diffuse reactive astrogliosis）：GFAP和其他基因表达明显增强，胞体和凸起显著肥大，细胞增生，导致个体星形胶质细胞轮廓不易辨认，相邻星形胶质细胞的突起和胞体出现混合重叠。这些变化可持续存在而导致组织结构重组。

（3）伴有致密胶质瘢痕形成的重度反应性星形胶质细胞增生（severe reactive astrogliosis）：GFAP和其他基因表达高度增强，胞体和突起高度肥大。此外，由于反应性星形胶质细胞凸起的高度重叠融合导致个体星形胶质细胞失去了各自的轮廓，星形胶质细胞显著增生，形成致密并狭窄的胶质瘢痕。近期实验证实，这些星形胶质细胞瘢痕起到了神经保护的屏障作用，阻止炎症细胞和毒性物质的侵入，并在神经损伤坏死边缘形成保护性边界。

星形胶质细胞要比神经元和能够生成髓鞘的少突胶质细胞及施万细胞对神经毒性物质有更强的抵抗能力，所以星形胶质细胞在毒性环境中发生严重变性、坏死或丧失的情况相对较为少见，故称为胶质细胞病（gliopathy）。在形态学上主要表现为反应性星形胶质细胞增生。多数情况下毒性表现为细胞肥大肿胀，而且在毒性损害终止后，肿胀的细胞可以完全恢复。形态学上除了上述不同程度的形态变化外，星形胶质细胞毒性反应主要表现为细胞体积增大或胞质内空泡形成，这是水分或某些物质在膜结构的细胞器内蓄积所致。此种变化在脑内较为常见，尤其是脑灰质中。镜下受累区域脑实质呈现大量小孔状，邻近小孔区域的神经元可能显示受压状态。病变分布通常两侧对称。

未激活（非反应性）星形胶质细胞的突起甚至胞质在HE染色切片时是看不到的，所以显示的只是些染色浅淡的“裸核”，常成对出现。但多种因素均可引起反应性星形胶质细胞增生和肥大，显示为细胞肿胀，细胞突起明显且变得粗大，尤其在神经元脱失或炎症及损伤区域，甚至可形成拥有大量胞质的肥大星形胶质细胞（gemistocye），其胞核也发生肿胀（图11-14A）。GFAP免疫组化染色可见激活的星形胶质细胞拥有阳性染色的肥大的胞质和突起（图11-14B、C）。免疫荧光双标记染色可见局部活化肥大的星形胶质细胞与残存的神经纤维共存，如图11-14B显示的脊髓冷冻损伤模型中大鼠脊髓坏死区域增生肥大的星形胶质细胞。

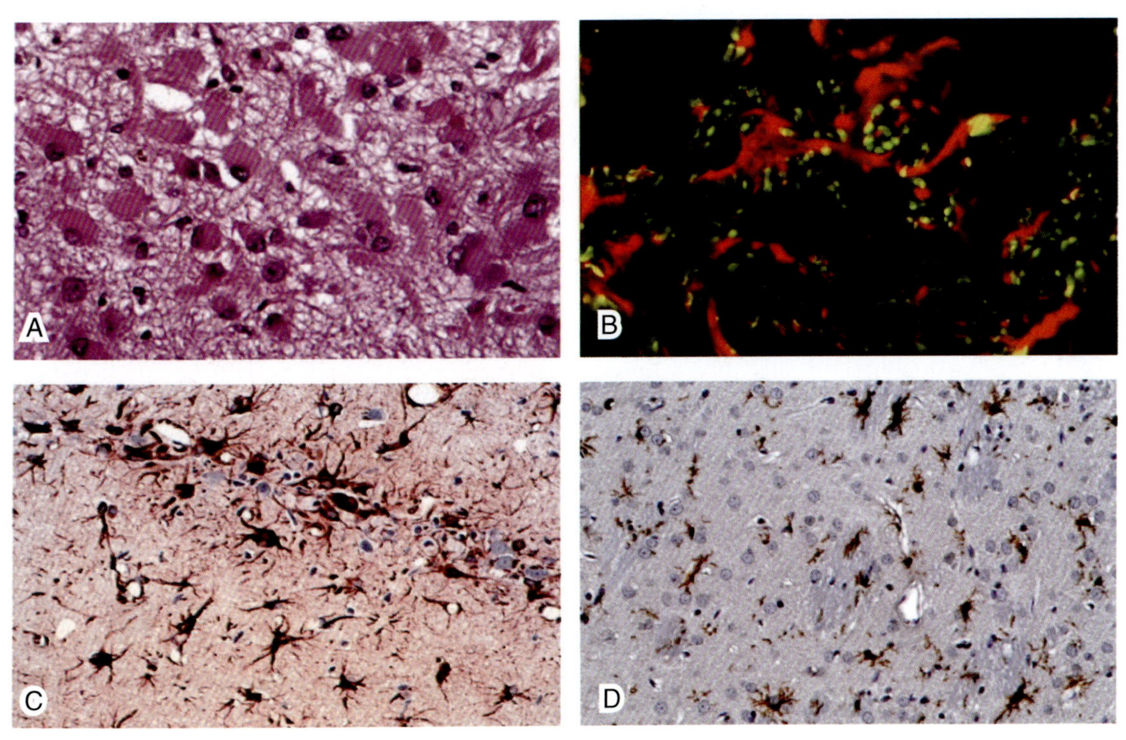

图11-14 星形细胞及小胶质细胞反应性增生和肥大

A.脑梗死灶周围的反应性肥大星形胶质细胞（俗称“格子细胞”），之后该部脑组织将由这些细胞形成瘢痕组织所修复。B.anti-GFAP（星形胶质细胞）与anti-neurofilament（神经轴突）免疫荧光双标记法的SD大鼠实验性脊髓冷冻损伤病灶。胸髓T_7后柱局部液氮冷冻坏死灶附近大量反应性活化增生、肥大的星形胶质细胞（红色荧光），胞质肥大，凸起显著增粗。绿色荧光为神经丝蛋白标记的病灶内残存的轴索。C.大鼠海马硬化，CA1区锥体细胞层，GFAP免疫组化染色显示活化的反应性增生的星形胶质细胞，胞质变得肥大，其近端突起也肥大增粗。D.小胶质细胞反应性增生、肥大。标本为心脏搏停后3天导致该区域神经元变性的大鼠纹状体，离子钙结合分子1（Iba1）免疫组化染色（图A引自：Aganaolis DP, Apllied Neucytoloogy and Basic Beachons. http：//neuropathology-web.org/chapter1/chapter1bAstrocytes.html.；图C、D由Dr.Robert H Garman提供）

总之，反应性星形胶质细胞增生是基因表达和细胞改变这个渐进性变化过程中具有精细程度分级的生物学反应过程，它反映出星形胶质细胞作为神经胶质家族最大群体细胞对毒性损伤改变的应答。当然，在毒性病理诊断工作中，我们仍然只能按照常规的病变分级予以评价，包括细胞变性、增生与肥大的改变，必要时借助GFAP免疫组化检查。

2.小胶质细胞增生（microgliosis） 作为脑、脊髓实质内固有的免疫细胞，小胶质细胞从数量上仅次于星形胶质细胞和少突胶质细胞，占大脑神经胶质细胞总数的5%～20%。从分布上它在脑和脊髓中无处不在，其功能基本相当于机体的单核巨噬细胞系统，由它构成CNS的网状内皮系统，不停地清除CNS中损坏的神经、斑块、坏死及感染性物质。小胶质细胞既十分活跃又非常敏感，在神经组织病理状态下，包括周围神经损伤、创伤、卒中、脑肿瘤、炎症性疾病及神经毒性诱导的神经变性，都会发生活化。在正常大脑区域的HE染色切片中，通常仅能识别出少量的小胶质细胞。静息的小胶质细胞核呈细长形或扭曲杆状，染色较深，因此看上去不太活跃，其细胞核有时会被误认为是内皮细胞核；或在从灌注固定的大脑切片中观察到毛细管壁的横切面时，内皮细胞核可能会被误认为是小胶质细胞。非活性小胶质细胞质很难用常规HE染色观察。但通过特殊染色，可以观察到小胶质细胞及其广泛的突起（图11-6E）。例如，采用标记的钙离子结合蛋白I（ionized calcium-binding adaptor I）免疫组化方法或生物素（biotin）组化方法，则易于识别其细胞形态，可见到从其胞体发出细长而有分支的突起，表面有许多小棘突（图11-14D）。而CD68（ED1）染色有助于揭示巨噬细胞并与小胶质细胞相鉴别。

小胶质细胞被激活后可行使双重功能，既可以作为抗原呈递细胞承担监督职能（surveillance），又可以担当效应细胞（effector cell），即行使吞噬功能。活化后的小胶质细胞增生源自它对CNS实质损伤的应答反应，特点是在CNS发生损伤之后出现增生和聚集，最常见的是在局部损伤的神经元或其他神经组织损伤后发生的局灶性增生[143]，但在病毒感染的CNS组织中，小胶质细胞可能会出现在相对正常的神经元周围。

近年来积累的研究结果进一步揭示了它的特殊性，即小胶质细胞除了作为机体免疫防御功能细胞外，还有负面作用。持续激活的小胶质细胞可以释放多种神经毒性因子从而诱发神经元的进行性损伤，这些已知的毒性因子包括肿瘤坏死因子-α（TNF-α）、一氧化氮（NO）、白介素-1β（IL-1β）和活性氧（ROS）。某些单一刺激因素如脂多糖（lipopolysaccharide）或单纯神经元损伤可导致慢性过程的小胶质细胞激活，同时多种刺激因素随时间推移也可造成累积性神经元丧失，导致这些现象的机制目前还不完全清楚。小胶质细胞对神经元损伤的应答反应，即反应性小胶质细胞增生和活性氧被认为是慢性神经毒性小胶质细胞活化的关键机制，无数临床上还是神经病理学研究，都表明激活的小胶质细胞在神经退行性疾病的发病机制中起十分重要的作用，如帕金森病、多发性硬化和阿尔茨海默病等[144-146]。

活化的小胶质细胞在常规HE染色时显示为细胞体积较小，核略呈长形杆状、扭曲或呈三角形，染色较深，胞体和凸起不易见到，通常位于受损神经元附近的神经纤维网。发生嗜酸性退变神经元周围可有小胶质细胞出现，但在CNS病毒感染时，小胶质细胞也可围绕在相对正常的神经元周围。

3.少突胶质细胞增生（oligodendrocyte hyperplosia） CNS中的少突胶质细胞负责产生神经元轴突髓鞘的髓磷脂并维护其完整性，以保证神经冲动信号的快速传递。但与星形胶质细胞和小胶质细胞不同，少突胶质细胞对损伤的反应相对有限[147]，损伤后它们承受损伤刺激的易感性与受伤神经元很相似，少有主动反应[148]。少突胶质细胞损伤通常表现出几乎无例外的结局，即髓鞘的变性[149]。损伤机制不同，所导致的少突胶质细胞病变和反应也不同，可出现少突胶质细胞丧失、坏死或凋亡，幸存者或可与髓鞘崩解后的髓磷脂碎屑一同形成胶质瘢痕的一部分。此外，CNS损伤时，少突胶质前体细胞（oligodendrocyte precursor cell）也受影响，并在损伤发生后数日即可出现在脱髓鞘区域，其中某些细胞在接触活化的小胶质细胞和星形胶质细胞发出的信息后有能力产生新的髓磷脂，起到修复作用[150]。

典型的少突胶质细胞增生常见于神经元受损后围绕变性坏死神经元所形成的“卫星现象”（satellitosis）。“卫星现象”是指在某些病理状态下，神经胶质细胞在CNS的神经元或血管周围聚集为特征的病理变化。尽管卫星细胞以少突胶质细胞和小胶质细胞最为常见，但事实上在任何CNS局部损伤组织的病灶中，包括炎症，神经元周围的星形胶质细胞活化并包绕受损神经元的卫星现象也十分常见。正常情况下灰质中通常只有1～2个少突胶质细胞分布于单个神经元周围。如果一个神经元由5个或5个以上少突胶质细胞环绕则称为卫星现象，呈环形或半环形或成簇围绕受损的神经元，对支撑神经元存活和帮助轴突髓鞘髓磷脂再生有很大意义[151]。但也有学者认为此现象与神经元损害程度和时间无明确关系，意义不明，可能与神经营养有关。有学者认为，需要将少突胶质细胞的卫星现象与活化的小胶质细胞的噬神经元现象及淋巴瘤时的神经元周围瘤细胞浸润相鉴别。必要时可用细胞髓鞘蛋白特异性标志物的免疫组化方法，如2'3'-环核苷酸3'-磷酸二酯酶（CNP）[152]、髓鞘少突胶质细胞糖蛋白（MOG）和Nogo-A（用于标记成熟细胞）[153]。至于以星形胶质细胞为主的卫星现象，其病理生理学意义更加复杂。

（六）脑室系统与脉络丛病变

1.脑积水（hydrocephalus） 可由多种原因引起，是结局基本相似的一个慢性疾病过程，以脑室系统内脑脊液循环障碍所致的局部液体聚积为特点，最多见于侧脑室。由于病因不同，脑积水可分为几种不同类型。由于病变或局部狭窄使得由侧脑室至蛛网膜下腔脑脊液通路受阻，进而引起阻塞部位近端扩张，主要发生于脑脊液通路的管峡部位，如第三脑室前角或后部、中脑导水管、第四脑室内或第四脑室正中孔（马让迪孔）和外侧孔（卢施卡）出口处，这种脑积水被称为阻塞性或称非交通性脑积水。交通性脑积水（communicating hydrocephalus）则是指脑室系统内至蛛网膜下腔脑脊液通路仍开放，但在侧脑室和第三、第四脑室膨大处吸收发生障碍，故又称吸收异常性脑积水（absorbtive hydrocephalus）。真空性脑积水（vacuum hydrocephalus）有时也称为萎缩性或代偿性脑积水，是大脑的白质丧失和脑室系统扩大所致，其实是脑萎缩的后果[154]。与药物或化学品毒性相关的脑积水在实际工作中并不多见，多发生于未成年动物，由于毒性损伤造成大脑神经元或胶质细胞数量减少，脑实质萎缩变薄，脑脊液充填了脑室的空间，因而形成脑积水，事实上这也是一种代偿性脑积水，而并非由脑脊液循环通路障碍所致。有报道称，在成年动物中，由于炎性占位病变（如脓肿）、免疫抑制剂治疗或生物制剂的鞘内（intrathecal）导管给药造成中脑导水管阻塞，因而形成脑积水。在啮齿类动物的长期致癌实验研究中也有观察到同样机制的阻塞性脑积水，是老年动物发生脑内肿瘤（如胶质瘤、松果腺肿瘤或脑垂体肿瘤）或炎症性病变压迫阻塞脑脊液回流通路所致[155]。也有先天导水管狭窄导致的先天性脑积水的报道，但这类脑积水一般非常罕见，在多数大鼠品系中发病率低于1%。实验动物，包括犬、猫、大鼠和小鼠中自发性脑积水也有很多报道。此外，为研究目的开发的脑积水动物模型也可用多种方法复制[156]。笔者曾采用上文脱髓鞘一节提及的铜离子螯合剂Cuprizone拌食喂饲Swiss-Webster小鼠，结果不仅诱导动物产生了CNS的实验性脱髓鞘病变，而且发生了显著的双侧脑室积水。一方面是由于脑实质细胞（主要是少突胶质细胞）大量丧失，同时也有积水增多的压迫作用所致（未发表资料）。无论何种原因的脑积水，肉眼观察都有相近特点，脑室腔扩大，甚至形成巨大空腔，充满脑脊液，脑实质变薄萎缩；镜下可见脑实质萎缩，灰质、白质皆有萎缩，但白质尤甚。神经元及各类胶质细胞数量都显著减少。

2.脉络丛上皮空泡变（plexus choroid vacuolation） 偶尔可见于正常动物脑组织，如在大鼠和小鼠第四脑室的脉络丛可见到较大的含有淡染颗粒胞质的细胞聚集，胞质中含有类似糖原的空泡，周围有上皮细胞（脉络丛细胞）围绕，此为正常细胞，切勿判断为脉络丛上皮空泡化[157]。但在更多情况下脉络丛上皮细胞空泡形成是液体、代谢产物或外源性不溶性物质在细胞内存积所致。其基本形态为出现在脉络丛上皮细胞内大小不等的透明、圆形胞质性空泡，或可扩张成较大的空泡；在胞质内通常为多数性空泡或呈弥漫性分布。老年动物的脉络丛上皮有时会见到空泡改变，实为老化改变。

脉络丛是加工和产生脑脊液的主要部位，尤为重要的是，脉络丛通过严格限制某些物质从血液进入到脑脊液，同时向CNS组织输送它所合成分泌的多种分子，并通过在血液和脑脊液之间双向运输物质来调节脑室的化学组成，从而构成血-脑脊液屏障。该屏障的结构和功能完整性对于CNS内部环境的稳态至关重要。已发现这种屏障的损伤与某些临床脑病的发生有关。由于脉络丛参与了血液循环和脑脊液之间多种物质交换过程，其毛细血管内皮的紧密连接会阻止物质向脑脊液渗透，因而异常物质易在此积聚，如黏多糖可积聚在脉络丛的基质，从而引发人类的黏多糖贮积症，脉络丛出现透明的空泡化细胞。大鼠连续30天腹腔内给予甲基纤维素可导致脉络丛基质泡沫细胞蓄积[158]。由于其在血液和脑室之间的独特位置，脉络丛也注定成为毒性化学物质的目标。某些重金属和类金属，如铅、汞、镉和砷，易于积聚在脉络丛中，其浓度远大于脑脊液和脑组织其他部位，其机制尚不明确。这些金属可能会对屏障的结构造成形态上的损害或引起屏障功能的微妙变化。尽管如此，长期以来脉络丛的功能障碍是否及如何最终导致神经和神经行为障碍几乎没有受到关注[159]。

近年来，关于药物导致脉络丛上皮细胞发生形态学变化的报道有不少。在毒理学研究中给予高剂量的某些药物可引发各种各样的空泡形成和磷脂沉积。在给予大鼠、犬和食蟹猴口服地索布胺（disobutamide，一种哌啶环抗心律失常药物）的亚慢性毒性实验中，在许多器官，如肝、肾、心脏、肺、脾、胸腺、胃和脉络丛的上皮细胞中观察到许多空泡，电镜下这些空泡为典型的磷脂板层状包涵体，显示可能为已报道的药物诱导的磷脂质过多的形态学特征。在这个实验中，脉络丛上皮在大鼠和猴中显示出有严重的空泡形成，而犬没有。通过血药浓度检测结果分析，药物渗透到脑脊液中的量及脉络丛上皮对药物的摄取量的不同可能是导致不同动物种属中脉络丛上皮空泡化差异的原因[160]。一些哌嗪和吡啶类免疫调节复合物可在大鼠近端肾小管和脾红髓产生水样空泡，同时在脉络丛上皮细胞产生类似的空泡。大鼠给予高剂量的杀锥虫药物舒拉明，可诱发外周神经和其他器官，以及脉络丛黏多糖蓄积。在对14C标记大鼠的研究中，常规切片上即可清楚地观察到脉络丛上皮细胞胞质的透明空泡。Shibata等给大鼠反复口服环氧树脂的胺固化剂双4-氨基-3-甲基环己基甲烷，大鼠脑脉络丛出现严重损伤。损伤的上皮细胞在光镜下呈现不同程度的肿胀和水性空泡形成，并在透射电镜上呈现不同数量的液泡和具有层状结构的包涵体。脉络丛的电镜扫描显示上皮细胞大小不规则，偶有微绒毛丧失。脉络丛中的这些变化与所用药物剂量和给药时间密切相关。不过，尽管脉络丛形态学发生严重变化，但在实验期间并未观察到动物神经系统的异常表现[161]。

由于血-脑屏障和血-脑脊液屏障在结构和功能上的完整性对维持脑化学稳定性必不可少，故脉络丛在金属诱导的神经毒性中的作用成为神经毒理学中一个重要但尚未被充分研究的领域。大量实验证据表明，脉络丛具有一定的螯合有毒重金属和类金属离子的能力。作用于脉络丛的金属化合物可分为三大类。一般的脉络丛毒物可直接损伤脉络丛结构，如汞和镉。选择性脉络丛毒物可能损害对大脑发育和功能至关重要的特定神经丛调节通路，而并非产生大量的病理改变。该类别中的典型实例包括铅诱导的转甲状腺素蛋白产生和分泌的改变及铁和锰在脉络丛中的相互作用。此外，螯合的脉络丛毒物，如铁、银或金，可被脉络丛隔离，从而行使了CNS的天然防御机制。这些发现表明脉络丛在某些CNS疾病发病机制中的作用比以前设想的可能更加重要。

在新药研发领域，近年来见到的PEG化（PEGylation）化合物（一种或多种聚乙二醇分子与大分子药物的共价结合）日益增多。作为化学修饰剂，聚乙二醇类物质（PEG）正在广泛地应用于生物技术药物中，通过减少药物的肾清除率进而显著增加其半衰期，降低PEG化蛋白质给药频率，改善药物应用的临床顺应性。越来越多的报道显示，通过非胃肠道途径重复给予动物时，PEG化蛋白质能够引起巨噬细胞活化，导致多个器官组织细胞包括肾小管上皮细胞的空泡化。近年来，业界对许多分子量大于40kDa的PEG化蛋白质进行重复给药毒性研究中，观察到脉络丛上皮细胞空泡化。免疫组化证实细胞质的空泡中含有PEG。文献资料显示，重复给予PEG化蛋白质会导致广泛的细胞空泡化，空泡会压迫细胞核，进而有可能影响细胞的功能[162]。而对脉络丛而言，则可能会减少脑脊液的生成。与肾功能的可监测性不同，目前尚无可监测脉络丛功能的临床指标。此外，许多正在研发的PEG化药品都是针对儿童的，目前尚不清楚对于成年人，其脉络丛是否更易受到药物的影响。如果拟长期用药的药物在临床前研究中观察到室管膜细胞的空泡化，那么只有当在能模拟儿科用药人群的动物中进行的长期毒理学研究中已确立了足够大的安全范围，且观察到的空泡化现象被证实是可逆的情况下，才能拓展儿科的适应证。如果可行，PEG空泡化对脉络丛室管膜细胞存活率和细胞功能影响的离体/体外实验可能有助于评估“PEG空泡化”风险[163，164]。

细胞和组织中空泡化的出现和分布取决于许多因素，包括药物的药理活性、组织分布、内吞摄取量与受体/靶介导的摄取量、潜在的免疫原性、PEG化生物药的总分子量，以及PEG自身的分子量、PEG化药物或单纯PEG清除机制的类型、剂量、给药频率和治疗持续时间。其他可能影响PEG化生物药分布的因素，包括通过蛋白质清除剂受体清除PEG化生物药及细胞对PEG的内吞、吞噬和代谢能力差异等[165，166]。通过精心设计的毒理学研究应能达到确定PEG化生物药的风险/益处评估的目的。必要时可以通过其他的支持数据按照个案处理原则支持PEG化生物药的风险/益处评估，尤其是当这类生物药用于慢性适应证或儿科患者的治疗时。

Ivens等对已批准上市的PEG化药物进行了综合分析，讨论了毒理学研究中观察到的与PEG相关的细胞空泡化对药物风险评估的影响。在2013年的行业调查中，11个已获批准上市和17个研发阶段聚乙二醇化生物药中的5个，在某些器官和组织的毒理学研究中观察到细胞空泡化，但没有空泡形成单纯是由于PEG影响的报道。重要的是，这些毒理学研究中观察到的主要发生在吞噬细胞中的空泡化并未影响器官功能。有迹象表明，在一定的PEG剂量下（每月0.4μmol/kg）不存在组织学上可见的PEG相关的细胞空泡化。观察发现，空泡化随着PEG剂量和给药时间的增加而增加。当观察到PEG诱导的脉络丛上皮空泡化时，应注意观察空泡发生的部位、毒理学实验的剂量和给药持续时间、空泡化的严重性、CNS功能改变及空泡是否可恢复等，并确定与适应证相关的风险-获益比。鉴于市场上销售的聚乙二醇化生物药和新的聚乙二醇化候选药物在开发中的多样性，详尽的风险评估非常重要[167]。

根据目前已有文献数据，包括BioSafe调查提供的所有公开信息得出的结论是，当吞噬细胞（包括脉络丛上皮细胞）中出现空泡时，只要没有破坏周围正常组织结构，这种空泡化可能并非不良反应，因为目前没有证据表明组织功能受损，且损伤性生物标志物也没有变化。Peter的综述也讨论了类似的情况和结论，认为PEG化技术很有价值，PEG化生物药已经安全有效地使用了20多年，并已有10多种市售产品。目前，该技术已被业界积极广泛地采用。

近年来，昭衍实验室为国内某委托方采用幼龄灵长类动物进行了其PEG化药物（儿童适应证）的慢性毒性研究，重复给药1年，并在停药后给予不同恢复期，重点观察长期用药后脉络丛上皮空泡变的严重程度及其是否可逆并恢复。通过光镜和透射电镜的形态学综合评估，并采用影像记录动态观察分析PEG化药物对动物神经行为学和精神认知方面的影响。连续给药12个月后进行剖检，观察到脑室脉络丛上皮细胞发生明显的空泡变；在不同阶段（停药后6个月、12个月、24个月和36个月）处死动物，观察空泡变有无恢复和逆转。截至本章写作时，该研究仍在进行中，目前已有停药后36个月的资料和数据，已经观察到空泡变的明显恢复和逆转，进一步结论要待电镜等深入观察后取得（表11-6，图11-15）。

表11-6 已上市的PEG化药物汇总

原研药名/仿药名	药物分子量（kDa）	PEG 大小（kDa）［每个药物分子PEG的数量］	患者剂量	适应证（批准年份）	人体给药途径和治疗时长
Adagen®, Pegadamase	96～126	5 [11～17]	因人而异（约为每周15U/kg）	重症联合免疫缺陷（1990US）	IM/慢性用药
Oncaspar®, Pegaspargase	483～548	5 [69～82]	2500U/M^2	Baixueb （1994US）	IV 或 IM
Somavert®, Pegvisomant	42～52	5 [4～6]	每日最大 SC 剂量 30 mg；不可给予儿童患者	肢端肥大症（2002 EU, 2003US）	SC/慢性用药
Krystexxa®, Pegloticase	540	10 ［每个同源四聚体（4）9 个 PEG]	每 2 周 8mg	慢性痛风（2010 US, 2013 EU）	IV 滴注 / 每 2 周 1 次
Peg-Intron®, PEGinterferon alpha 2b	31	12 [1]	0.5～1.0 mg/kg SC，1 次 / 周（1.5 mg/kg SC 1 次 / 周联合应用利巴韦林）	丙型肝炎（2001 US，2000EU）	SC/每 6 个月或 1 年
Neulasta®, Pegfilgrastim	39	20 [1]	6 mg/每 3 周	白细胞减少症（2002 US, EU）	SC
Omontys®, Voluntary recall reported 2/24/2013	45	40 [1 个分支状]	0.04 mg/kg, 每月 1 次	ESA：贫血 / 慢性肾衰竭（已主动召回）	IV 或 SC
Macugen®, Pegaptanib	50	40 [1 个分支状]	玻璃体内注射 1.6 mg	湿性黄斑变性（2004 US, 2006 EU）	玻璃体内 / 反复给药
PEGASYS®, PEG-interferon alpha 2a	60	40 [1 个分支状]	每周 2.7 and 3.6mg/kg，共重复 48 次	慢性丙型、乙型肝炎（2002US, EU）	SC/慢性用药
Cimzia®, Certolizumab Pegol	91	40 [1 个分支状]	400mg，每个月 1 次（负荷剂量后）	慢性中、重症风湿性关节炎，克罗恩病，轴向脊柱关节炎和银屑病关节炎（2008/2009 US, 2008 EU）	IV 和 SC/慢性用药
Plegridy®, Peginterferon beta-1	44	20 [1]	每 2 周 125mg/（负荷剂量后）	复发型多发性硬化症（2014 US, EU）	SC

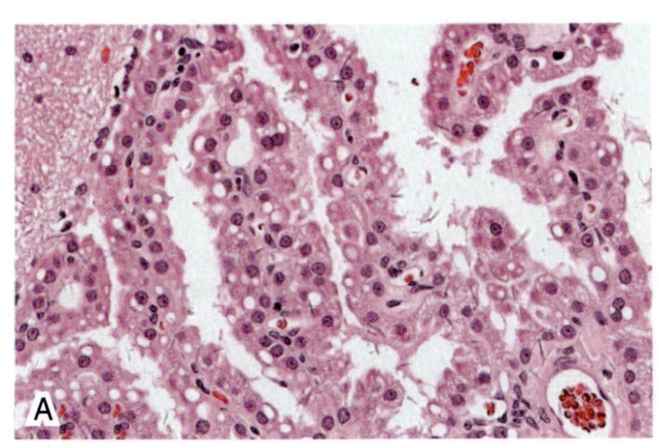

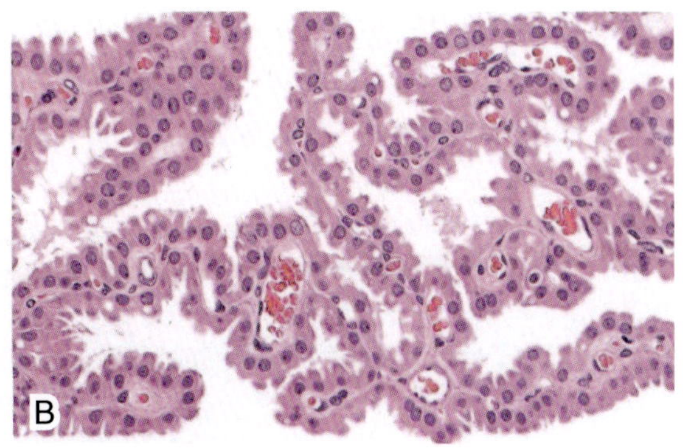

图11–15 脉络膜上皮细胞空泡变性

A.幼龄食蟹猴（1岁）给予某PEG化生物制剂静脉注射，每月1次，共12次，2岁时剖检可见脉络丛上皮细胞质内出现大量空泡；B.停药恢复24个月后，仅有少量脉络丛上皮细胞内可见空泡，其余大部消失（选自昭衍病理数据库）

（七）毒性相关的脑血管损伤

能够引起脑血管损伤的药物或化学物质范围很广，其中大多数药物引起的脑血管并发症并非药物对脑血管的直接影响，更可能是由于其心血管效应。有些机制不难理解，如抗高血压药和致心律失常药可引起脑局灶性缺血；有的脑出血是抗凝血剂和血栓溶解疗法的并发症及药物滥用引起的卒中，但其他血管损伤与药物的联系和损伤机制尚未得到充分认识[168]。这些联系中最有代表性也最具争议的是出血性和血栓栓塞性并发症。当停止使用此类药物后，大多数药物引起的血管炎和血管痉挛都会消退。

与抗肿瘤药相关的血管并发症，从无症状的动脉病变到致命的血栓性微血管病综合征，发生率越来越高。丝裂霉素最常见的毒性是血栓性微血管病综合征，而博来霉素单独或与长春花生物碱或顺铂联合使用似乎是雷诺现象的重要原因。基于顺铂的联合化疗后最常发生的是急性动脉缺血事件，即心肌梗死和脑血管意外。据推测这种毒性的机制包括药物诱导的血管内皮损伤、凝血系统功能障碍、血小板活化、血栓素及前列环素体内平衡异常、自主神经功能障碍、血管炎和成纤维细胞的刺激等[169]。抗癌药尤其是化疗药还可引起血栓栓塞、出血、血管痉挛或血管炎，这可能是由于肿瘤或肿瘤溶解产物分泌的某些因子的协同作用。

已有报道使用雌激素和（或）孕激素治疗导致深静脉血栓形成、肺栓塞、心肌梗死和卒中。目前虽然更年期妇女不再常规使用激素替代疗法，但采用注射激素疗法或口服避孕药的妇女仍需考虑到神经副作用的风险[170]。

抗精神病药物可引起脑血管和其他血管损伤。有临床资料表明73岁以上患有痴呆相关精神病的患者与安慰剂组相比，短暂性脑缺血发作（TIA）、脑缺血、未明确的脑血管疾病和卒中的发生率显著增加。与痴呆症相关的老年精神病患者接受抗精神病药物治疗后继发卒中和其他脑血管并发症的风险增加[171]。

虽然目前缺乏药物诱导的实验动物脑血管损伤全面系统的报道，但临床上有研究者根据疾病类型和病理机制，将药物诱导的人类血管损伤（包括脑血管）进行了分类，分别为继发于药物引起的疾病（心律失常、高血压、低血压）、药物引起的脑血流减少（脑缺血）、药物引起的血液流变学紊乱、药物引起的宫内和围生期脑出血、药物引起的血管痉挛、药物引起的脑血管炎、药物引起的血栓栓塞性疾病、药物引起的脑出血。

药物引起的脑血管病变与其他原因导致的脑血管疾病在病理形态学上没有差别。出血、血栓栓塞、缺血性梗死及动脉炎等疾病，除了与疑似药物/化学品有所联系及能够观察到的可能由该药物引起的全身性不良反应外，其病理形态学鲜有特殊性。

以下介绍与毒性病理诊断关系比较密切的几类血管损伤性病变。

1.脑出血（cerebral hemorrhage） 主要指颅内出血。根据出血部位不同可分为硬脑膜外出血、硬脑膜下出血、蛛网膜下腔出血、脑室内出血及脑实质内出血。新药研发过程中与药物毒性相关的实验动物脑出血并不多见，多为脑实质内或脑膜出血（特殊目的的实验性脑出血例外，如实验性高血压、创伤等），当然也可由脑内造模注射或给药引起局部出血。拟交感神经药如可卡因和甲基苯丙胺可能通过诱导高血压增加脑实质内出血概率，抗凝血药有时也可诱发脑出血。毒性病理研究工作中常见的脑实质内出血多为分散的点状出血或融汇成较大的出血灶，可单一也可多发。弥漫性分布的出血灶可能出现在远离受损血管的神经纤维中；点状或小灶状出血通常靠近毛细血管；出血灶周边可能出现炎细胞浸润，尤其是出血略久的病灶。如果是脑室周围较大的新鲜出血灶或血肿，可见一个边界清晰的“血液池”，红细胞从血肿中向邻近脑组织扩展。血肿周围的神经元和神经胶质在出血第1天即发生坏死并且水肿严重，继而伴随星形胶质细胞反应性增生和（或）肥大。周围组织中的炎症反应基本上类似于梗死灶中的炎症反应，有时可出现脑积水和血性脑脊液。此外，慢性陈旧性出血灶内可见大量吞噬含铁血黄素的巨噬细胞（图11–16），有时或可见胆固醇结晶裂隙，而非泡沫细胞；星形胶质细胞细胞质内也可以看到血液来源的色素[172]。无血肿形成的脑实质内出血，镜下也很容易辨识，即出血灶血管外有红细胞聚集（图11–16）。需要注意的是，有时血管壁完整性并未破坏，但可以发生渗出性出血，尤其在多种原因导致的猝死时，很类似剖检时神经组织损伤的死后改变。病理情况下，此种渗出性出血点可能与缺氧、弥散性血管内凝血或全身感染相关[173]。

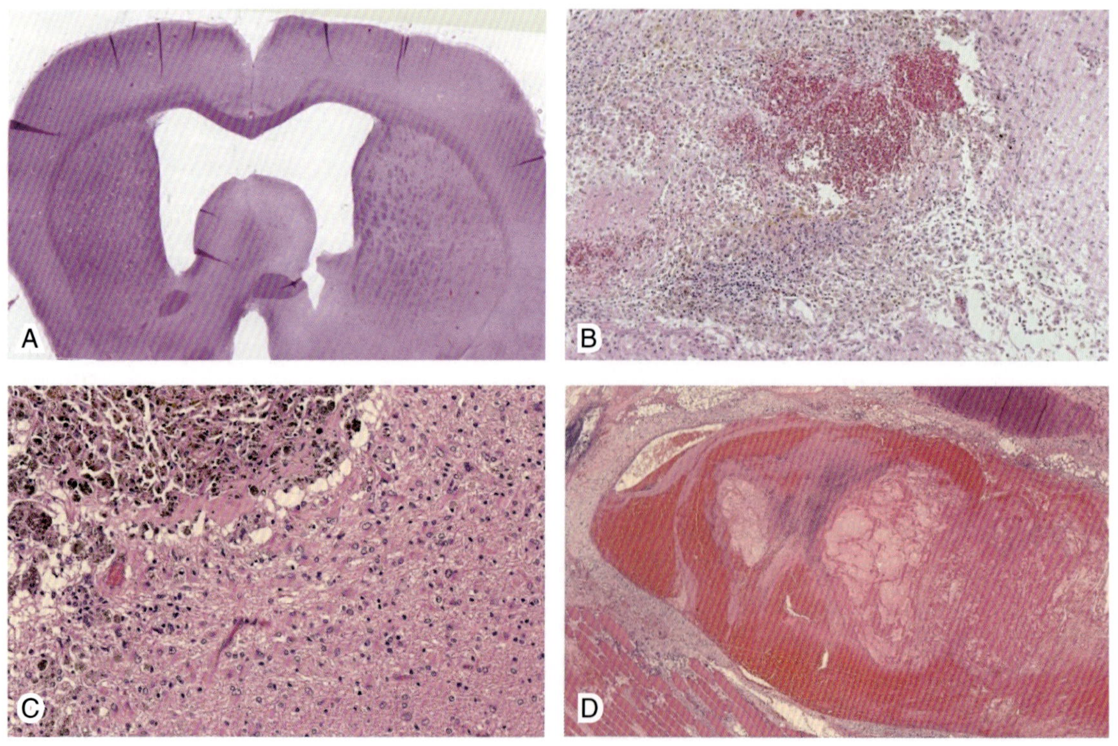

图11–16 脑积水、脑出血和脑血栓形成

A.Cuprizone拌食长期喂饲Swiss–Webster小鼠引起的自发性脑积水，双侧脑室明显扩大、积水，脑实质包括皮质和髓质轻度变薄萎缩（大鼠脑标本整体切片，HE染色）；B.食蟹猴丘脑内小灶状出血，出血灶周边星形胶质细胞大量增生、肥大，吞噬含铁血黄素；C.食蟹猴大脑陈旧性出血灶，图左上角为陈旧出血灶，显示大量含铁血黄素的吞噬细胞，其周围胶质细胞反应性增生、活化，多为肥大的星形胶质细胞（格子细胞）及小胶质细胞；D.大鼠下腔静脉结扎（造模）所致血栓形成，静脉血栓显示大量凝固呈网络状的纤维蛋白与沉积的白细胞和红细胞成分共同构成的血栓头，所附血管壁示炎症及增生反应（图A为笔者个人资料；B～D为昭衍实验室资料）

蛛网膜下腔出血常是大血管破裂的结果，可出现血肿并压迫邻近脑组织。血肿的继发改变包括广泛的脑水肿、受累神经组织区域缺血、脑疝和（或）致死性脑干受压。较小的出血灶可为星形胶质细胞瘢痕取代，而较大血肿则液化并形成内衬含有含铁血黄素的巨噬细胞的囊肿[174]。有些脑内肿瘤，如单核细胞白血病颅内浸润、垂体腺瘤等，可能导致大鼠血管系统的破坏出现严重的病灶周围出血、水肿和坏死[175]。

在疾病动物模型研究中，阿尔茨海默病转基因小鼠模型的血管周围微出血是脑淀粉样变血管病的继发后果和常见现象[176]。而啮齿类动物自发性高血压模型的CNS出血则是动物卒中发病的重要前兆[177]。脑动脉粥样硬化模型的血管壁损伤也可导致出血[178]。探讨CNS出血的起因和演变过程时，发现某些以脑血管为靶标的化合物也可引起脑出血[179]。

有时需要鉴别脑内出血是否为动物的临终或人工改变，尤其是剖检时见到新鲜脑组织切面上针尖大的点状出血，通常是由于动物临终时脑内毛细血管淤血处切开所致，此类出血周围通常不会有组织反应。

2.血栓形成与血栓（thrombosis and thrombus） 从概念来讲，血液成分在血管内形成凝块并导致血管腔狭窄或堵塞，即为血栓形成，所形成的物体（主要由血小板、血浆纤维蛋白和红白细胞构成）称为血栓，而一旦血栓从附壁处脱落随血流流动而阻塞相应的血管，则称为栓塞。近年来，人们越来越意识到药物引起的血栓所造成的危险性，因而需要改进研究方法，尤其是毒理学评估方法。例如，有报道表明环氧化酶-2（COX-2）的某些选择性抑制剂增加了心肌梗死和动脉粥样硬化血栓形成事件的风险，导致罗非昔布（Rofecoxib，商品名“万洛”，Vioxx）从全球市场撤市，并发布了关于使用其他COX-2抑制剂的警告。药物可通过多种机制发挥促血栓形成的作用，如影响血管壁结构、血流速度和（或）不同血液成分。Ramot和Nyska在Gerhard Zbinden于1976年发表的文章基础上，介绍了他们最新获得的数据，这些数据更充分地阐明了某些药物被认为可诱发血栓形成及其不同的作用机制，并讨论了用于检测这些药物并重视传统病理学的新方法。通过提供血栓形成的实验结果并分析与临床数据之间的相关性，进而得出结论。由于药物可能通过多种机制诱导并促进血栓形成，因此一定要选择适当的实验方法和动物模型对其进行研究[180]。

药物可以通过各种作用机制诱导病理性高凝状态，已知有许多能够诱导血栓形成状态的药物。血栓形成可以由血流改变（多为减缓）、血管内皮损伤和血液成分本身（如凝血因子和血小板）等多因素引起。需要注意的是，具有抗血栓形成作用的药物还可以通过不同的机制矛盾地诱导促血栓形成，典型例子是组织纤维溶酶原激活物（t-PA）和肝素；两者都是通过影响凝血系统来抵消血栓形成，但不良反应是可以通过血小板黏附和活化来激活血栓形成过程。为了研究药物可能出现的致血栓性副作用，在实验设计中包含所有已知的血栓形成的发病机制至关重要。研究工作应采用合适的实验系统（体外系统或动物），通过如诱导血管损伤或施用二磷酸腺苷以检查血小板对黏附和聚集的敏感性增加与否来揭示药物潜在的促血栓形成特性。在采用适当的体内和体外动物模型进行研究时，应侧重检查和发现血栓形成的机制。这些综合的研究方法将降低使用有可能诱导血栓形成药物的相关风险。

尽管药物诱导的血栓通常发生在静脉，但药物造成的动脉血栓也受到学者们的关注。药物可直接引起内皮损伤并暴露内皮下组织，从而导致血小板黏附和随后的血栓形成。通过给予造影剂和细胞毒性化疗药物即可看到这种作用。药物还可通过内皮细胞减弱促凝血和抗凝血介质的分泌，并可通过增加血小板黏附和聚集性而促进血栓形成，如在免疫介导机制研究中给予肝素后所观察到的此类改变。一些药物，例如口服避孕药，可以通过改变不同凝血因子之间的平衡来促进血栓形成。还有许多药物可以通过增加血液黏度导致血流减少，如静脉给予免疫球蛋白之后所见的情形。更好地理解药物诱发血栓形成的机制有助于患者的安全用药[181]。动脉和静脉血栓的发生部位、发生机制和形态都有差异，总的来说，血栓是由纤维蛋白、血小板和红细胞组成，有时夹杂有炎细胞；心脏或主动脉内形成的血栓肉眼或镜下通常可见由上述几种血液成分分层所形成的Zahn线，而静脉血栓通常发生在血流淤滞的部位。两者均可能脱落形成栓子而导致栓塞。曾有报道，人类滥用俗称“摇头丸”（3，4-亚甲二氧基甲基苯丙胺，MDMA）的合成苯丙胺衍生物安非他命（amphetamine），可诱发脑静脉窦血栓形成并导致抽搐和心源性猝死[182]。

肉眼观察，血栓很容易识别，血管腔内局灶或多灶存在的凝块，不规则形，暗红或红白相间斑驳状（取决于血栓本身的部位），血小板和红细胞包埋于纤维蛋白与血浆之中，经常黏附在血管壁的某些部分，仔细观察会发现可能与梗死区域（局部或远处）有关。弹性蛋白染色可能有助于界定血栓本身与动脉壁内弹力膜的界限。鉴别诊断主要是与死后血管内血凝块相区别，相对于真正血栓的杂色颜色模式，后者颜色比较均匀，主要由纤维蛋白和血小板组成，包埋的血细胞极少，不黏附于血管壁。

在大鼠和小鼠中，血栓形成的可能性更大些，通常是内皮细胞暴露于血管内毒性物质（如细菌内毒素、异生性小分子）而受损所致。除了上文谈到的血栓形成机制外，血管炎也可能是致病因素，但在啮齿类动物中相对少见。在大鼠和小鼠中，除有目的制作的药效学动物模型外，血栓形成和随后的脑梗死比较罕见。在F344大鼠中，它可能与单核细胞白血病有关。由动脉阻塞引起的梗死最初可见为急性坏死改变（特别是神经元），水肿和出血可有可无。随着时间推移，神经纤维可能丧失或被神经胶质细胞和血管增生反应所取代，胶质和血管增生会在坏死神经元崩解后持续存在。

3.脑梗死（cerebral infarction）　临床上脑梗死也称为缺血性脑卒中（ischemic stroke），是指因脑部血液供应障碍，缺血、缺氧所导致的局限性脑组织的坏死或软化，常见类型有脑血栓形成、腔隙性梗死和脑血管栓塞等，但在实验动物中脑梗死并无此类分型。脑梗死多在中、大型动脉或静脉发生，梗死区域为灶状，大小不一（因受阻塞血管支配范围而异），典型病变为脑组织的均一性坏死，尤其是神经元的坏死。由于局部血供的阻断，无论是药理学研究中常用的大脑中动脉结扎、光化学血栓栓塞法还是实验性动脉硬化斑块阻塞，受累动脉所支配区域的神经元、神经纤维及所有的胶质细胞乃至血管和结缔组织等，均发生坏死、红染。梗死早期尚可见细胞缺血性改变，如神经元嗜酸性坏死及胞核的改变，细胞或组织轮廓尚可见，晚期则变成均质红染。经历一段时间后，坏死与正常组织交界处很快可发生不同程度的组织反应（即所谓“组织反应带”），淤血及或多或少的出血，许多活化的小胶质细胞和吞噬了脂质的巨噬细胞即所谓格子细胞（gitter cell）会出现在梗死灶，以清除坏死的细胞和组织碎片，同时可见大量神经胶质细胞（主要是反应性星形胶质细胞）在梗死灶周边脑组织中活化和增生（图11-17，图11-18）。终末期梗死灶可发生囊性变，坏死组织清除后可产生较大的充满液体的无内衬上皮的空腔，腔壁由密集增生的混合性胶质细胞（星形胶质细胞和小胶质细胞）和新生的毛细血管所构成[183]。

4.动脉炎（arteritis）　又称为结节性动脉炎、动脉周围炎、多动脉炎、结节性多动脉炎（polyarteritis nodosa）。动脉炎是一种慢性进行性退行性疾病，最常见于衰老的雄性大鼠。以炎症和纤维蛋白性动脉壁坏死为特点的病变通常始于内皮和内膜或起始于小动脉外膜及滋养层周围组织。INHAND则提到病变早期主要是小动脉中膜的急性炎症反应，有嗜酸性粒细胞浸润和纤维蛋白样渗出和坏死；后期则表现为退行性改变和慢性炎症，单核细胞浸润、小动脉壁可有纤维化、内膜增生增厚伴有血栓形成或管腔闭塞，血管周围结缔组织增生扩大伴有单核细胞浸润和纤维化。动脉炎是一种在Sprague-Dawley大鼠和自发性高血压大鼠中常见的自发性病变；此外，在患有晚期慢性进行性肾病大鼠中也很常见[184]。尽管J.H.Cutts提到动脉炎在多种属动物包括鹿、牛、犬、家兔、大鼠、小鼠中也均有报道，但一般来说，老年大鼠中最为常见，而在神经组织的血管系统并不易发现此类自发病变[185]，这一特征可与药物引起的脑内小动脉炎相鉴别。与原发性血管炎相反，药物引起的脑血管炎多累及小动脉，常伴多形核白细胞浸润、显著的坏死和明显的小动脉内膜受损，但缺乏巨细胞或肉芽肿形成。

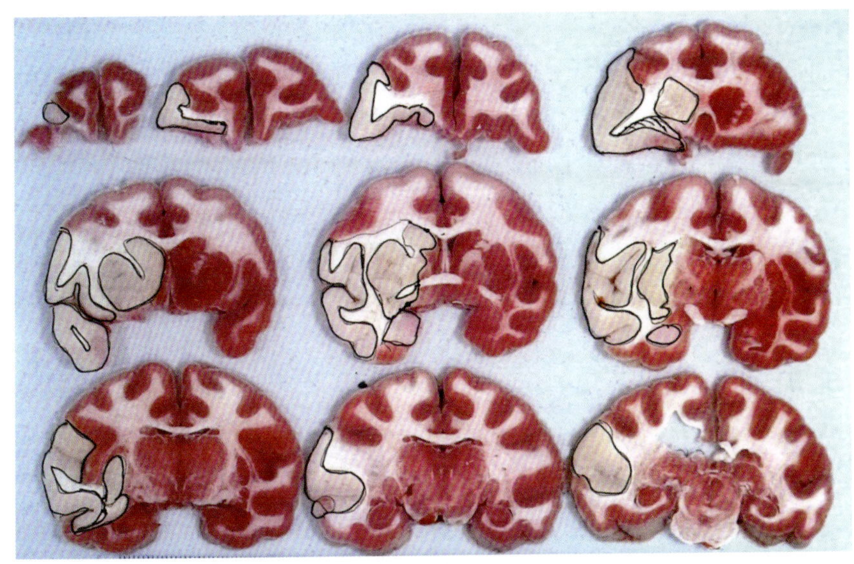

图11-17　食蟹猴左侧大脑中动脉阻塞（MCAO）所致大面积脑梗死模型

全脑序列冠状切面。通过视神经孔钻孔暴露MCA，光化学法（PIT）造血栓或机械阻塞，阻塞后24小时左右处死动物，开颅后取完整大脑置入大脑切片模具中，从前额部到后枕部每隔4 mm冠状切取10～15片，进行TTC（2，3，5-triphenyltetrazolium chloride）染色。正常灰质染成红色，正常白质为亮白色，灰白色区域为梗死区，无法被TTC染色。梗死以皮质和基底节的核团为著（黑线勾画区），MCA供血阻断区域白质也发生梗死，但大体形态上不如灰质明显（选自昭衍病理数据库）

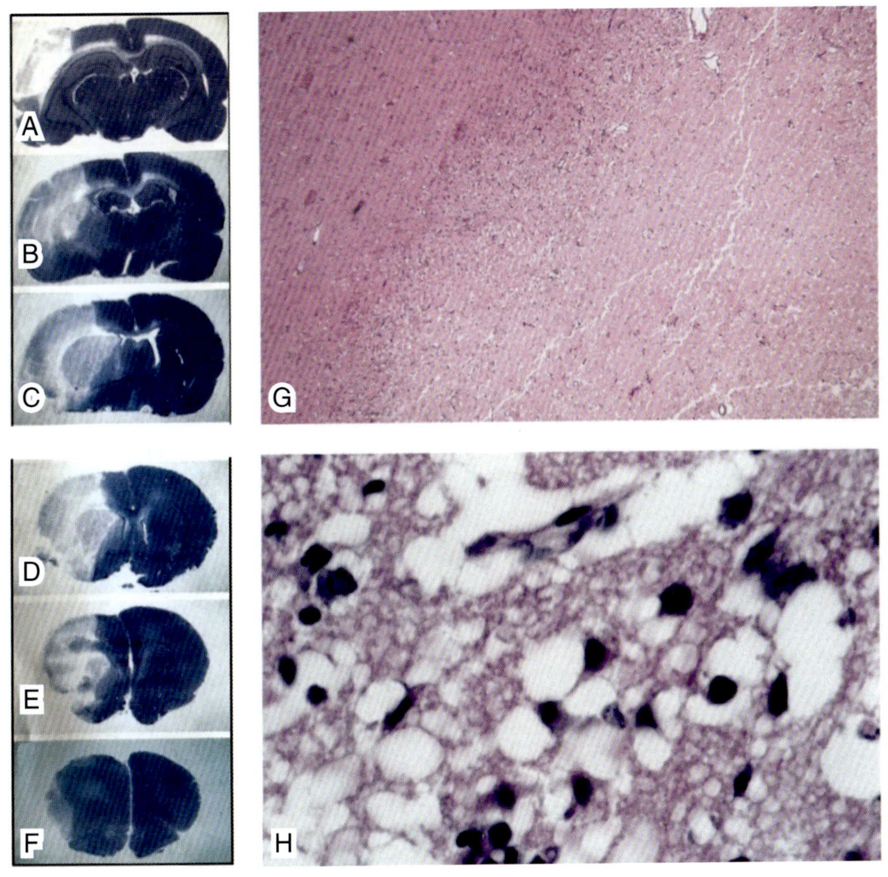

图11-18　SD大鼠脑梗死模型

使用传统开颅电烧灼法闭塞左侧大脑MCA所致大鼠脑梗死的连贯切片显微镜下图片。A～F.由尾端至额叶冠状切面脑标本，结晶紫染色，梗死灶极易被识别[125]。梗死灶波及广泛，基底节及大脑皮质均发生坏死；G.梗死灶镜下观察，视野右侧为大面积粉染无结构坏死组织，偏左侧可见斜向的梗死灶边缘带，其中有大量反应性增生活化的胶质细胞，左上角显示梗死灶边缘的淤血及出血改变；H：梗死灶边缘带的高倍镜下图像，反应性胶质增生多为肥大并吞噬脂质的“格子细胞”（核较大，胞质空泡为脂质，经组织处理后仅余空泡）及许多小胶质细胞（核小，不规则形）

5.脑水肿（cerebral edema） 是指脑内水分增加，导致脑容积增大的病理现象，是脑组织对各种致病因素的反应。早在20世纪60年代，Klatzo就把脑水肿分为两个主要类型[186]，一是最为常见的血管源性脑水肿（vasogenic cerebral edema），发生机制为血–脑屏障损伤，见于脑外伤、肿瘤、出血、梗死、脓肿、化脓性脑膜炎、铅中毒脑病及实验性脑冻伤等，其主要特点是脑白质的细胞间隙扩大，且有大量液体积聚，富含蛋白质，而灰质无此变化，灰质主要出现血管和神经元周围胶质成分的肿胀（胶质细胞水肿）。二是细胞毒性脑水肿（cytotoxic cerebral edema），发生机制为细胞膜钠–钾泵损伤，如多种原因引起的急性缺氧，如心搏骤停、窒息、脑血循环中断（缺血）等，均可引起细胞中毒性脑水肿。有报道在动物实验中局部涂搽毒毛花苷（G–strophanthin），或用二硝基酚、三乙基锡或3–乙酰吡啶等代谢抑制物注射或涂擦，可引起此类型水肿。此型脑水肿的主要特点是水肿液主要分布于细胞内，包括神经细胞、神经胶质细胞和血管内皮细胞等，镜下细胞外间隙不但不扩大，反而缩小。灰质虽有弥漫性病变分布，但主要变化见于白质。除上述两大类之外，Fishman又提出第三类脑水肿，称间质性脑水肿（interstitial cerebral edema），主要发生于阻塞性脑室积水时。当肿瘤、炎症或胶质增生堵塞了导水管或脑室孔道时，便可引起脑积水和相应脑室周围白质的间质性水肿。

剖检时的大体观察对脑水肿的诊断极为重要。动物剖检时脑水肿肉眼观察特点是硬脑膜紧张度增加，脑部张力增高，脑表面静脉淤血，软脑膜充血，脑组织呈黄白色，大脑变得柔软和光滑，脑组织膨隆并过度填充颅穹窿，脑回变宽变平，脑沟变浅或不明显。以细胞外水肿为主者，脑组织较软较湿润；而以细胞内水肿为主者，脑组织较实韧。在大体标本上，可判断为局限性或全脑性水肿。局限性水肿一侧大脑半球水肿较重，同侧侧脑室受压，第三脑室向对侧移位，严重者同侧可见颞叶钩回疝、小脑扁桃体疝。光镜检查时，细胞外水肿表现为：①脑组织疏松，血管周围和细胞周围间隙变大，有时在菲尔绍罗宾间隙可见絮状物，为水肿液中蛋白物质凝固、染色所致；②星形胶质细胞肿胀、变形，少突胶质细胞肿胀、增生；③稍后则可出现神经轴索解离、退变、弯曲，呈念珠状，最后破碎；④早期见髓鞘肿胀，以后变细、碎裂；⑤神经细胞可以有肿胀及缺血性改变，细胞核固缩，细胞间境界不清，有时可见格子细胞；⑥白质比灰质改变更明显，早期呈稀疏海绵状，晚期萎缩。放射损伤性脑水肿时，神经细胞质内空泡增多，血管内皮细胞肿胀，胶质细胞自基底膜分离，血脑屏障受损（图11–19）。

（八）神经系统其他非增生性病变

炎症性病变可能是CNS非增生性病变中最常见的改变。CNS炎性疾病的病因多种多样，简单地说，可以归类为病原性和非病原性，后者可能与免疫系统功能障碍有关；病原性感染可以来自各类病原生物，如病毒、细菌、立克次体或真菌等。从疾病角度谈及CNS炎症，其主要组织学标志是血管扩张充血、水肿、白细胞浸润到脑、脊髓实质内或脑膜，故存在由各类病原生物导致的各种类型的脑炎、脑膜炎或脑脊髓膜炎（细菌或真菌感染引起脑膜炎为主，或脑内脓肿；而病毒感染则以脑实质受累的脑炎为主）。CNS炎症通常伴有神经组织损伤的其他表现，如神经胶质增生、出血、纤维化、神经细胞变性坏死等。炎性浸润的白细胞可以是同质的单细胞谱系或多种炎症细胞类型，但所有细胞分化良好。粒细胞（主要是中性粒细胞）为主的炎症可能伴有渗出和组织坏死而衍化为化脓性炎症。其他炎细胞可包括淋巴细胞、巨噬细胞和浆细胞，目前常被描述为“单个核细胞”浸润。以巨噬细胞为主时，可能包括多核巨细胞，有时会形成肉芽肿性炎。轴突碎裂和（或）髓鞘变性通常是CNS炎症时的伴随性特征。

实验动物神经系统有时可见其他非增生性病变，如脂褐素沉积、矿化、囊肿、神经元异位等，虽属少见或罕见，且多无毒理学意义，但应予以识别。

1.非特异性炎症与炎细胞浸润（nonspecific inflammation and inflammatory cell infiltrate） 实验动物中常见的特发性CNS炎症性疾病包括嗜酸性粒细胞脑膜脑炎、猫脊髓灰质炎、肉芽肿性脑膜脑炎、脑膜炎（类固醇反应性脑膜炎和动脉炎）、京巴犬脑炎、化脓性肉芽肿性脑膜脑炎等。本段仅简要讨论常规毒性病理诊断工作中有时偶尔遇到的实验动物CNS的一般性炎症反应。动物脑组织中有时可见从轻微到显著的局限性或多灶的单个核细胞聚集，多见于灰质、脉络丛或脑膜的血管附近，无明显水肿、出血、坏死、纤维化或胶质细胞增生，也不累及轴突或髓鞘，此时一般诊断为偶发性炎细胞浸润，发生机制不清，可能为CNS的某种自限性免疫反应，以监测和修复轻微的组织损伤，或是损伤神经细胞的应答性反应，或是在某些种属动物中比较少见的CNS自发性炎症病变。在以神经元变性为特征的病变中，针对神经元损伤，作为神经组织内“原住民”的单核吞噬细胞，小胶质细胞通常会在退化的神经元附近活化聚集，形成类似炎症浸润的病灶。损伤更严重的情况下，会导致小胶质细胞密集浸润，其中有些细胞会转化为类似组织细胞的形态，甚至因而形成肉芽肿样炎症。除小胶质细胞外，其他细胞成分如星形胶质细胞有时也会发生一定程度的活化和增生反应，在此种情况下，勿将神经毒性损伤的本质误认为是炎症性疾病，尽管其病变性质属于细胞对损伤的炎性反应。

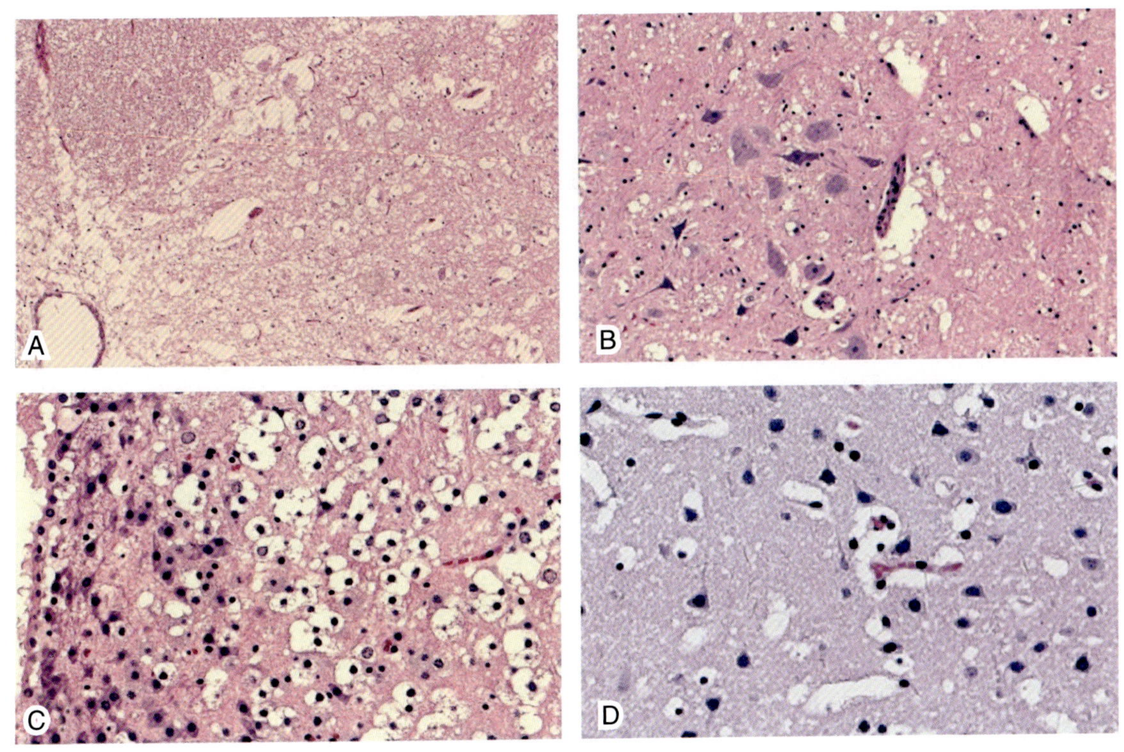

图11-19 神经组织水肿

A.大鼠脊髓灰质水肿低倍镜观察，属少见的自发病变，组织疏松，细胞周围间隙扩大，神经细胞边界模糊。B.大鼠小脑齿状核神经元肿胀，细胞轮廓模糊，伴有多个嗜酸性退化坏死神经元。小血管周围间隙水肿扩大，间质轻度疏松水肿，该区域星形胶质细胞明显增生（其核周晕为人工改变）。C.穹窿下结构（SFO）水肿，细胞周围间隙显著扩大，该区域为中央区，含大量神经元和胶质细胞。D.比格犬胰岛素昏迷造模实验，高剂量组动物弥漫性脑水肿并死亡（A～D为HE染色，均选自昭衍病理数据库）

有报道在食蟹猴中常发现自发性炎症现象和其他偶发病变，尤其是局灶性淋巴细胞、浆细胞浸润（其他器官内更为常见），见于脑实质、脑膜或脉络丛，为局灶性到多灶性血管周围单个核细胞浸润。这些病变的发生率和严重程度可能与对免疫系统有影响的药物作用有关，但也有很多例子表明其发病原因不明。而其他非增生性非典型的炎性偶发病变亦可见于猴的多数器官，如心脏[187]。与其他器官的自发性病变相比，无论是啮齿类还是非啮齿类动物，CNS组织中自发性炎症病变相对少见。值得一提的是，有时会将脑室周或称环脑室结构的某些组织学特征误认为是炎症甚或肿瘤，值得在实际工作中警惕。回顾昭衍实验室近十几年来的大量药物毒性病理研究报道，CNS中出现炎症性病变者为数不多（造模例外）。

2.特异性炎症（specific inflammation） 针对实验动物CNS各类炎症疾病谱，此处仅重点关注与药物研发相关的一些炎症表现。药物研发采用的CNS特殊疾病动物模型中，常见到特征性炎症表现，如EAE时的多灶性、围血管性淋巴细胞浸润、星形胶质细胞反应性增生，以及病灶和相邻部位的髓鞘损伤；使用病原菌染毒后可造成脑内特异性炎症模型，如炭疽。脑内炎症反应程度取决于刺激因素的性质和强度，制作疾病模型时采用特异病原生物激发的炎症可伴有组织损伤反应，如血管充血、出血、水肿、胶质细胞增生、纤维化，严重时可有纤维蛋白渗出和组织坏死等（图11-20）[188]。

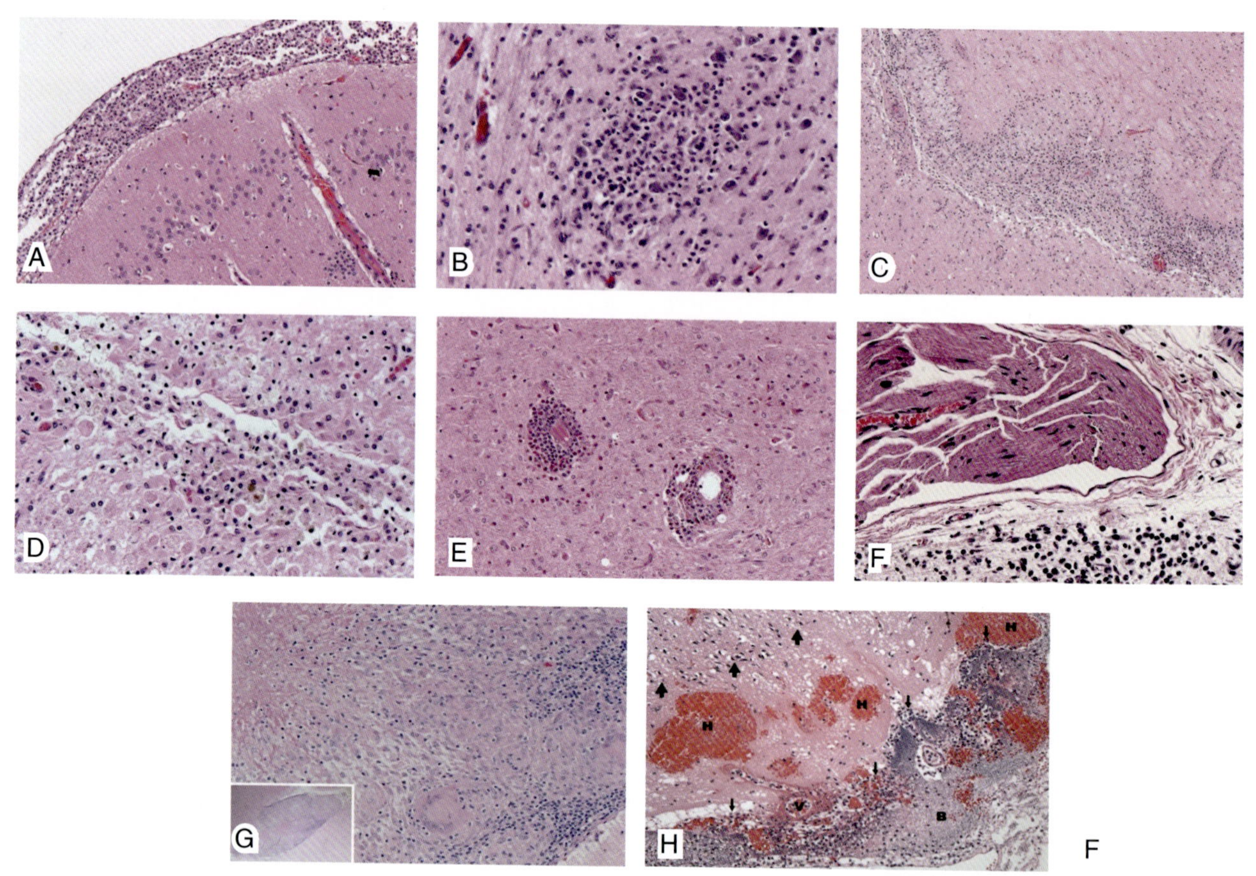

图11-20　神经组织各类炎症

A.大鼠自发性急性化脓性脑膜炎，蛛网膜下腔充血水肿，充满中性粒细胞为主的急性炎性渗出物，软膜下皮质充血、轻度水肿及血管周围炎细胞浸润。B.病毒性脑炎，噬神经元及小胶质细胞增生，形成小胶质结节。C.食蟹猴丘脑内注射，导致感染性肉芽肿，慢性炎细胞浸润及大量胶质细胞反应性增生。D.为图C的局部高倍镜下观察，胶质细胞反应活跃，大量吞噬脂质和含铁血黄素的格子细胞及活跃的小胶质细胞。E.食蟹猴丘脑内病毒注射，脑内炎症反应，淋巴细胞“血管套”形成，星形胶质细胞反应活跃。F.SD大鼠，疫苗肌内注射，坐骨神经周围炎，主要为淋巴和单核细胞浸润；注意神经束内并无明显炎症改变。G.食蟹猴脑膜结核，显示蛛网膜下腔的结核结节（左下角嵌入图）由多个小结节融合而成，中央粉染处为干酪样坏死。放大可见结节由大量的类上皮细胞围绕而成，可见多核的朗格汉斯巨细胞，结节中有成片及散在的淋巴细胞浸润，图左上角是结节中心，为无结构的干酪样坏死组织。H.家兔炭疽性脑膜炎（吸入染毒），蛛网膜下腔充塞大量炭疽杆菌（B，蓝染颗粒）、出血（H）及水肿液和浸润的炎细胞（细箭头），小血管纤维素样坏死（V），皮质浅层血管扩张及出血，水肿及胶质细胞反应性增生（粗箭头）（图A～G均选自昭衍病理数据库；图片H为笔者个人资料）

神经系统所能见到的特异性炎症通常是全身性感染的一部分，是病原因子穿透血-脑屏障而引起的。在新药研发过程中，更多见的是为观察药效目的而制作的疾病模型或作为药物毒性损伤的并发疾病。前者如研发抗炭疽或抗鼠疫药物时在动物CNS诱发的炭疽和鼠疫；后者如某些强力免疫抑制剂在毒性研究中，因动物机体免疫功能过度抑制而使原有的潜在感染发病，如我们曾遇到的1例具有强力免疫抑制作用的某单克隆抗体在食蟹猴诱发的全身血行播散性结核时所见到的脑膜结核。

第六节　组织学人工改变及自发或偶发背景病变

在毒性病理诊断工作中，不可忽视的一个重要问题是如何正确及准确地识别组织处理过程造成的人工形态改变（人工伪像）及实验动物中客观存在的自发或偶发性背景病变[189]。与其他器官系统相比，CNS和PNS的自发或偶发背景病变相对较少，而组织技术处理不当导致的人工改变则较多，正确识别它们非常重要。人工改变的典型例子当属“暗神经元”，相信无论是国内还是国外，过去还是现在，都有过许许多多将其误诊为神经元变性或坏死的案例。此外，白质空泡变也属较易发生和常见的人工改变。背景病变属病理形态学发现，通常被认为是特定种属或品系动物正常组织学变化范围之外的形态变化。它可以是先天性或遗传性的，自发或偶发；可以是某个种属特有的；也可能与创伤、正常老化，以及生理或激素变化有关。这些病变有时可能被忽略，而多数情况下又会被误诊为真性病变而将其结论为与供试品相关的发现。其实，在常用的实验动物中，无论是小鼠、大鼠、比格犬、家兔、小型猪，还是非人灵长类动物，每个种属都有其特有的自发或偶发病变。而随着动物年龄的增长，各类自发偶发病变的种类和发生率也随之增加，尤其是在慢性毒性实验（包括长达2年的啮齿类动物致癌实验）中更为常见。McInnes对此专题曾做过深入研究，在其专著中系统总结了各类动物各个系统的常见背景病变，包括CNS和PNS，并对这些病变与供试品是否存在相关性进行了探讨，很有参考价值[190]。另外，在INHAND的《Proliferative and Nonproliferative Lesions of the Rat and Mouse Central and Peripheral Nervous Systems》一文中，Kauafmann等对大鼠和小鼠CNS和PNS的常见偶发或自发病变及人工改变也做了简要总结，并对每种病变的成因、生物学意义、鉴别诊断等做了详细描述。此外，CNS中的偶发性炎细胞浸润也不少见，尤其在非人灵长类动物[191]。

一、暗神经元

暗神经元（dark neuron）是最常见且易被误诊为神经元变性的组织学人工改变（histology procedural artifact），是神经系统一种常见的组织学人工假象，尤其易被缺乏经验的病理学家解释为变性或坏死的细胞。Jortner在题为《暗神经元回归》一文中仔细分析了若干篇当年近期发表的采用几种常用杀虫剂，包括N，N-二乙基对甲苯甲酰胺（N，N-diethyl m-toluamide，DEET）、马拉硫磷（malathion）、戊唑醇（Tebuconazole）、氯菊酯（Permethrin）、溴化吡斯的明（pyridostigmine bromide）和有机磷神经毒剂沙林（sarin）等所做的大鼠神经毒理学实验研究报道，他指出，这些学者提出的这些受试药物导致变性或濒死神经元（degenerating or dying neuron）其实都是错误的结论，是将脑组织切片上因组织学技术操作过程导致的神经元人工改变误诊为毒性损伤所致的神经元变性或坏死。他还指出，文献上常看到一些神经病理经验不足的神经科学家和毒理学家发表的文章，其显微镜照片中许多被称为坏死或凋亡的神经细胞实为人工改变的嗜碱性神经元，即暗神经元，实因误解而造成错误诊断。同时他还指出，在光镜水平采用常规组织学染色的神经组织病理检查时，“凋亡”一词是不宜使用的。早在1903年，Turner就通过解剖时外力按压正常犬和猫的脊神经节组织造成了这种人工改变的暗神经元。其后Scharrer（1938年）又通过解剖时按压刚从颅腔取出未经固定的大鼠和负鼠（opossum）大脑表面，验证了对新鲜组织施加一定压力可造成深蓝染的神经元。20世纪六七十年代，Cammermeyer进一步做了大量实验，先后在鸽子、小鼠、大鼠、豚鼠、松鼠、兔子、猫、犬和猴子等多种动物身上，通过对未固定新鲜的或虽经灌注但固定不够充分的脑组织给予压力损伤，全部复制出了暗神经元这种人工改变。至于暗神经元的发生机制，显然是外力对受累神经元的牵拉作用致细胞收缩[192]，但有关生物化学方面的机制尚未明了。此类暗神经元在人类大脑皮质活检标本中也能见到，也是手术过程中组织牵拉所致[193]。目前基本倾向统一使用“暗神经元”一词取代以前所称的“嗜碱性神经元”。

暗神经元通常多见于大脑皮质、海马、小脑皮质和脑干胞质丰富的大型神经元。HE染色切片光镜下观察，暗神经元最典型的特征是呈现单一色调染色的外观，胞体与胞核均致密深染，因而得其名。胞核和胞质收缩，胞体也挛缩，有时与周边神经纤维网之间形成清晰透明或呈多边形的空隙。细胞多数情况下嗜碱性深蓝染，核周体暗蓝，近乎同样染色的树突及细胞质易见。有时细胞嗜伊红着色和嗜碱苏木精蓝染重合而显示暗紫红色。大脑皮质暗神经元的突起有时呈不规则形及类似开酒器的螺旋状（图11-21）。由于胞核与浓密的胞质似乎融合在一起，故细胞内浓缩深染的胞核与胞质界线通常较模糊，尼氏体不清晰或不可见。同类神经元中暗神经元通常散在分布，故胞体与其邻近的神经纤维网是分离的（图11-22）。所有受累暗神经元的形态有很大相似性。

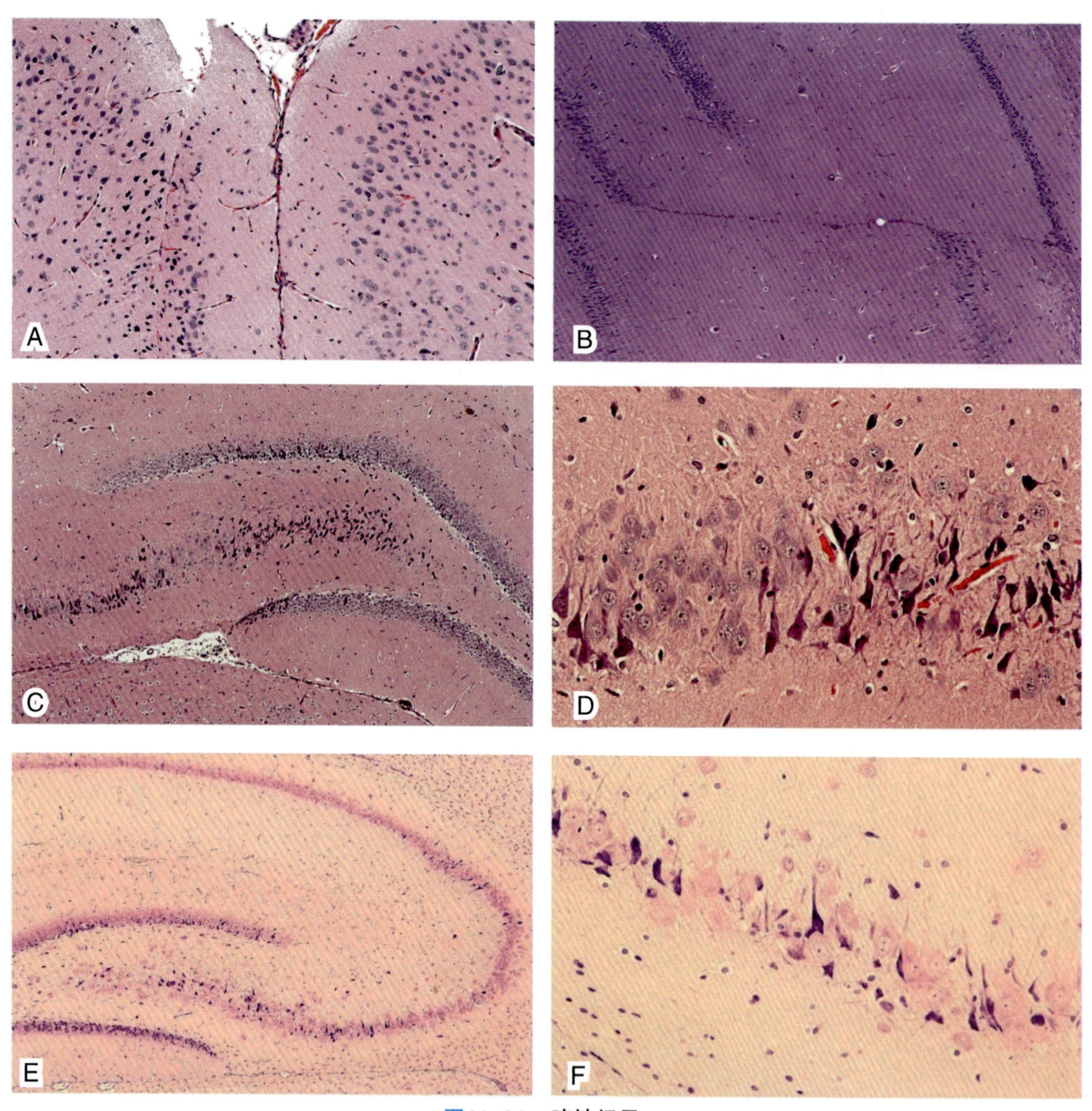

图11-21　暗神经元

A.剖检时按压新鲜脑组织表面（左侧），该处大脑皮质多层神经元显示为暗神经元（组织裂痕下方），相比之下，右侧皮质神经元则完全正常；B.与图A类似的大脑皮质表面人工压迫试验，导致海马多层锥体细胞出现暗神经元（选自网络）；C.多层海马锥体细胞显示暗神经元改变，证明这些神经元的变化为施加在大脑表面压力的人工改变；D.图C的高倍镜下观，显示深染的神经元胞核与胞质界线不清，尽管有时可见核仁，但细胞基本呈挛缩状态；E.另一大鼠的海马锥体细胞层暗神经元；F.为图E的局部高倍镜下观，除核、浆界线不清和一致性深染，并可见延长的轴突外，注意该处缺乏任何组织反应（无反应性胶质细胞出现），应为诊断暗神经元的另一佐证。A～D为HE染色；E、F为结晶紫染色（除图B外，均由Dr. Robert H. Garman提供）

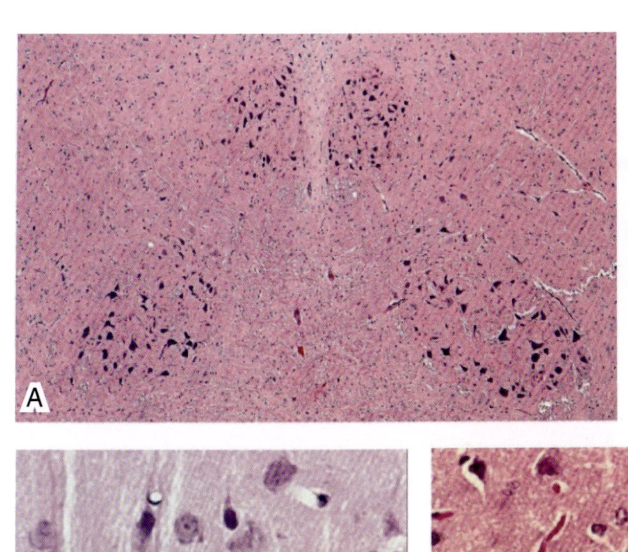

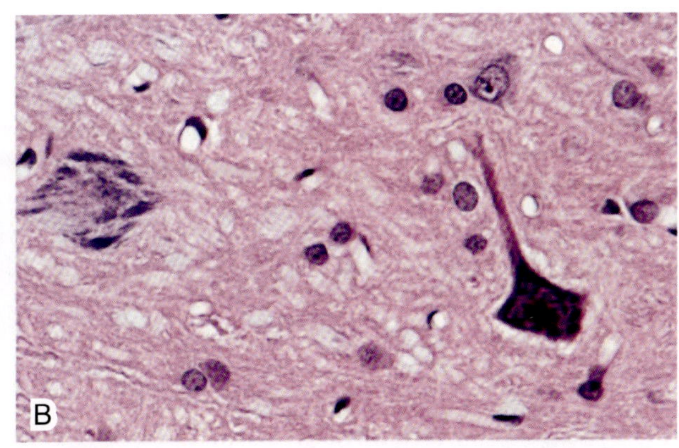

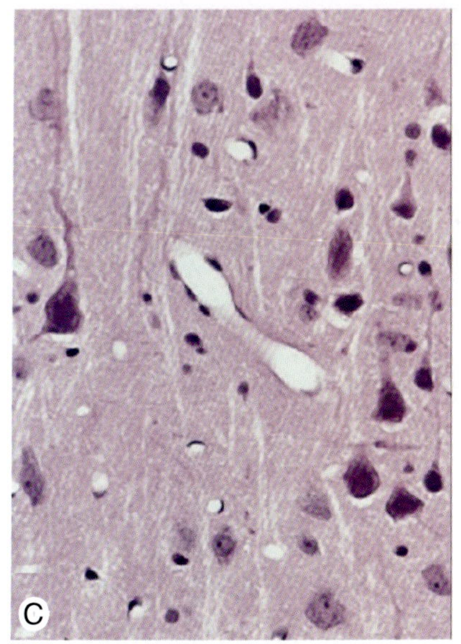

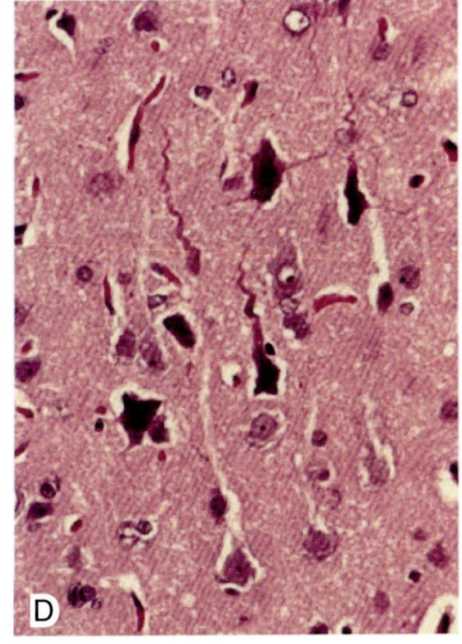

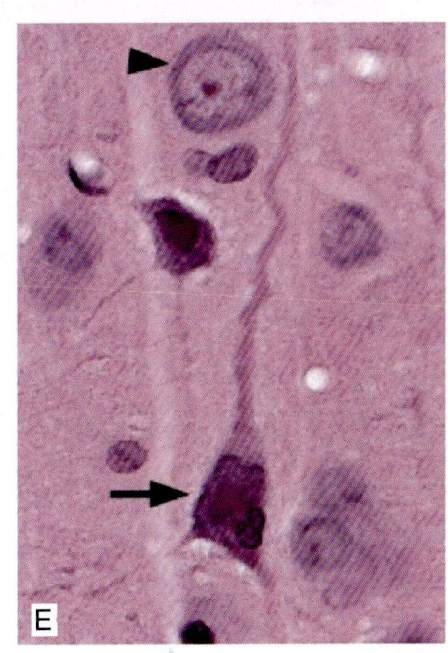

图11-22 暗神经元的各种形态特征

A.暗神经元人工伪像在一些较大型、胞质丰富的神经元中（如在这几个脑干核团中）最为明显。图示大鼠大脑双侧2个主要中脑核的暗神经元（上方略小的核团为动眼神经核，下方较大者为红核）。B.该显微照片中暗神经元的颜色为两亲性至嗜碱性深染，代表了一种典型的人工伪像，很可能是这种细胞受人工外力影响而快速失水所致。注意该视野左侧的大型神经元外观基本正常。C.经过灌注固定的大脑暗神经元。说明即使在灌注固定的情况下，如果灌注完成后过早移动或抚弄大脑组织，也会形成深染的暗神经元人工伪像。D.在浸泡固定的正常大鼠大脑标本，大脑皮质中出现多个暗神经元，这些神经元是在从颅腔内取出脑组织的过程中诱发的。细胞特征是胞体皱缩，染色质丰富而深染，核周嗜碱，受累胞体的长树突形成典型的开瓶器的螺旋状，与相邻的脑实质（神经纤维）分开形成空隙。E.灌注固定的正常大鼠，大脑皮质中可见2个典型的暗神经元，其中一个富含染色质，胞体浓缩并形成开瓶器样的长树突（全箭头）；另一个胞核胞质亦嗜碱深染并有胞体周围空隙。这种暗神经元的细胞形态与正常神经元（裸箭头）形成鲜明对比，极易区别。A～E均为HE染色（由Dr.Robert H. Garman提供）

实际工作中最常遇到的情况是如何将暗神经元与真性神经元变性坏死相鉴别。坏死的神经元通常具有较明亮嗜伊红染色的嗜酸性细胞质（也称“红死”神经元），并显示染色质凝聚深染的细胞核（图11-23）。在病变急性期，缺血性神经元的形态与嗜碱性染色的暗神经元不易区别[194]，但在这种早期病变时，与只有若干个单一形态的暗神经元出现的组织学特征相反，变性改变的神经元周围通常会伴有不同阶段变性改变的其他神经元的存在。同时，变性坏死持续一段时间后，周围会有相应的神经胶质的改变，如出现反应性胶质细胞和（或）活化的小胶质细胞。因此，在判断是否是真正的神经元变性坏死时，除了观察神经元的形态特征外，还应注意病灶内能否看到有不同阶段变性或坏死的神经细胞存在及周围的组织反应，如从急性损伤的空泡变性、胞质嗜酸性变直至神经元坏死或崩解，或者神经纤维网空泡形成。随着时间推移，坏死神经元周围会有增生的小胶质细胞出现，围绕在坏死神经元周围，通过吞噬活动清除坏死组织或细胞碎屑，即前述的噬神经元（neuronophagia）现象，有时可见神经元外周突触小结的钙化。受损区域广泛性神经元坏死的结局即为神经元耗竭（neuronal depletion）。

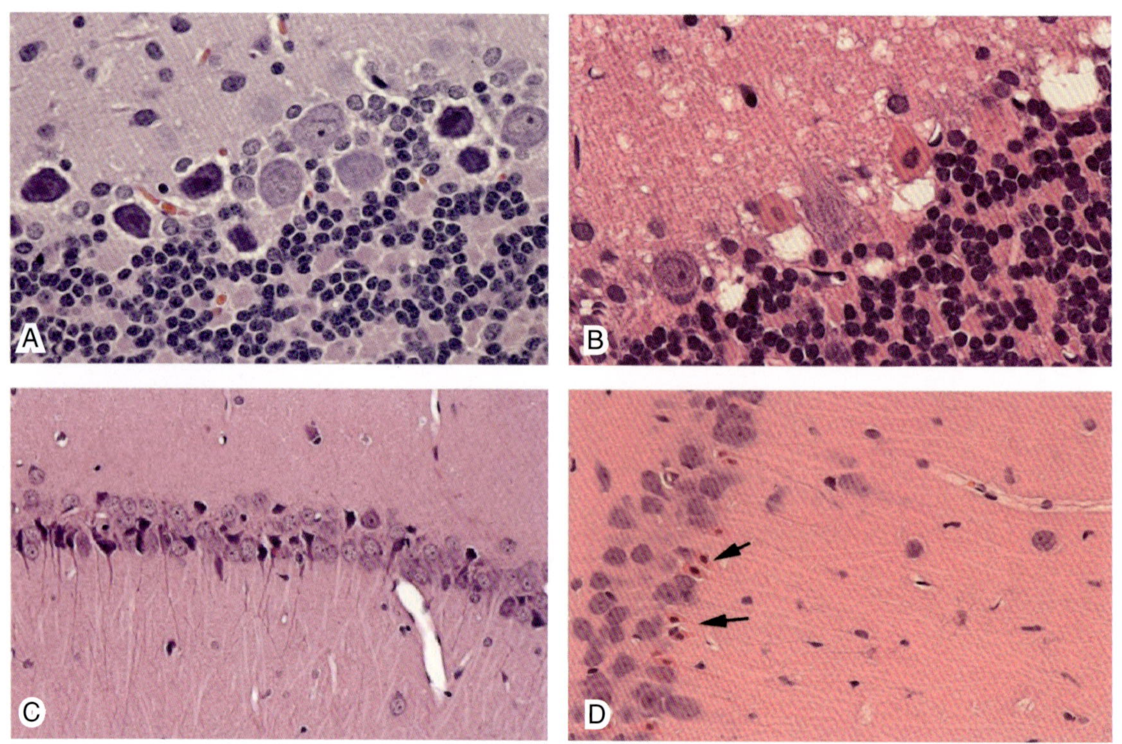

图11-23　暗神经元与变性神经的形态对比

A.人工改变的小脑浦肯野暗神经元。B.嗜酸性坏死浦肯野神经元。注意：深染的暗神经元可以出现在外观正常的神经元附近或其间，令缺乏经验的病理学家感到困惑。图B为小脑浦肯野神经元的急性嗜酸性神经元变性，濒死的神经元显示嗜酸性红染的细胞质。虽然这种强嗜酸性染色细胞质的是神经元变性死亡的经典标志，但在细胞质很少的小型神经元中可能不太明显或很难见到。C、D. 为海马锥体层嗜碱性深染的人工改变的暗神经元（C）。与混杂其间相邻的正常锥体细胞相比，其长长的细胞突起清晰易见。这些暗神经元与图D中海马锥体层内的濒死神经元对比，可见后者具有明亮的嗜酸性细胞质，细胞核与细胞质界线清晰可见（由Dr.Robert H. Garman 提供）

在单纯HE染色无法确定是神经元坏死还是人工改变的暗神经元时，比较可靠的鉴定方法是应用之后专门介绍的Floro-Jade染色的石蜡切片或氨基铜银（amino-cupric silver）染色的冷冻切片进行观察。另外，暗神经元最常见于固定液中浸渍固定的组织中，甚至在充分灌注的组织中有时也可见到。通过实验不同的组织固定方式发现，为避免暗神经元人工伪像的出现，至少可通过CNS组织灌注固定的方法，然后原位放置几个小时再移动标本。

误判神经组织的人工改变有时会产生严重后果，最重要的是在药物的神经毒性评价中对病变的判断，无论是假阳性还是假阴性。假阳性会将人工改变误判为供试品相关性病变，而假阴性则使真正的毒性病变被掩盖。

二、白质空泡变

白质空泡变（white matter vacuolation）属于组织学处理过程中产生的人工改变。其形成机制是由于脑组织富含脂质，在制作石蜡切片的固定或脱水过程中，脑标本浸泡于70%乙醇溶液中时间过长（如脱水恰逢周末时），导致白质的脂质被溶出而形成空泡，尤其是在封闭的自动组织处理机中更易造成此类改变。白质空泡变在小牛脑中常见，但在猪脑中少见，显示该人工改变略有种属特异性[195]。此外，除了长时间浸入70%乙醇溶液外，空泡的严重程度还取决于其他尚不确定的组织处理过程的因素。解决方法是通过将组织置于其他常规固定液而非有机溶剂中。

白质空泡通常广泛分布于致密的有髓神经纤维区域，主要见于大脑放射冠、胼胝体、内囊、小脑深部白质和脑干，且多数情况下呈双侧对称分布。在发生标本自溶的脑组织中，空泡化会加重，可能同时伴有轻度的星形胶质细胞肿胀、胞核致密及灰质神经纤维的轻度空泡化。白质中的空泡病灶分布十分广泛，空泡可能细小，也可能较大，其轮廓圆滑，通常为中空状（图11-24）。

在确认为组织学人工改变的白质空泡前，应与几种情况相鉴别，包括极老龄小鼠（尤其雌鼠）、星形胶质细胞肿胀及胞质内空泡形成（空泡很小且发生在细胞内），以及髓鞘内水肿等（轴突周围髓鞘被或大或小的空泡破坏，空泡可能是空的或含少量膜状物，后期可发生髓磷脂和轴突继发性变性），尤其重要的是要与海绵状白质脑病相鉴别（空泡主要发生在神经元胞质及其突起内）。

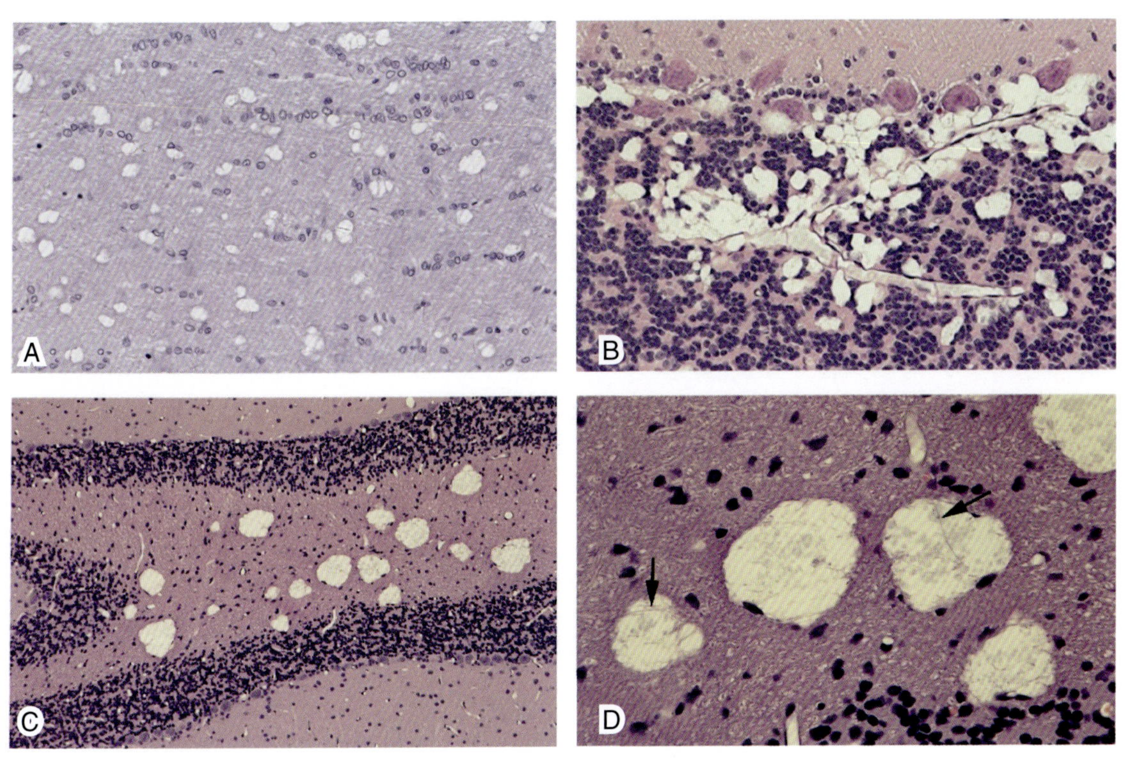

图11-24 **白质人工改变——空泡变**

A.大鼠视神经内空泡变（固定不当所致）。B.猴小脑Bergmann胶质层内形成空泡，为死后人工改变，应注意空泡的位置及形态模式，与神经元和血管相邻，但并不在神经元内。C.小脑白质中髓磷脂的非病变人工产物，即所谓Buscaino小体（黏液细胞）。Buscaino体常是由于CNS组织固定早期阶段处理不当（如在灌注固定后不久，醛类固定剂尚未完成蛋白质的分子交联之前即处理这些组织）。D.为图C的高倍镜下观察，这些液泡可以是空的，也可以包含某些絮凝物质，即有时可以看到细长的轴突横穿液泡（箭头所指处）（图A选自昭衍病理数据库；图B～D由Dr. Rober H. Garman提供）

三、偶发性炎细胞浸润

在毒性病理标本中，啮齿类CNS中的炎细胞浸润并不多见，因此在动物生前不存在任何明显的CNS感染的情况下，神经组织中见到炎细胞浸润的毒理学意义不大，多属偶发性背景病变或至多有可能为自限性病变，如机体针对外界刺激的轻度免疫应答反应或对轻度组织损伤修复活动的反应。浸润的炎细胞多来自局部组织或血循环中的各类白细胞。镜下炎细胞浸润病灶通常很小，局限性或为数不多的小灶性白细胞聚集，单个核细胞居多，主要发生在CNS实质组织（多见于灰质）、脉络丛或脑膜。出现的炎细胞多位于血管周围（图11-25）。不存在活跃的或正在消散的炎症过程中典型的组织反应特征，如血管充血水肿、纤维化、神经胶质增生、出血、神经元或胶质细胞变性坏死等，也不存在轴突断裂和（或）髓磷脂变性等改变。

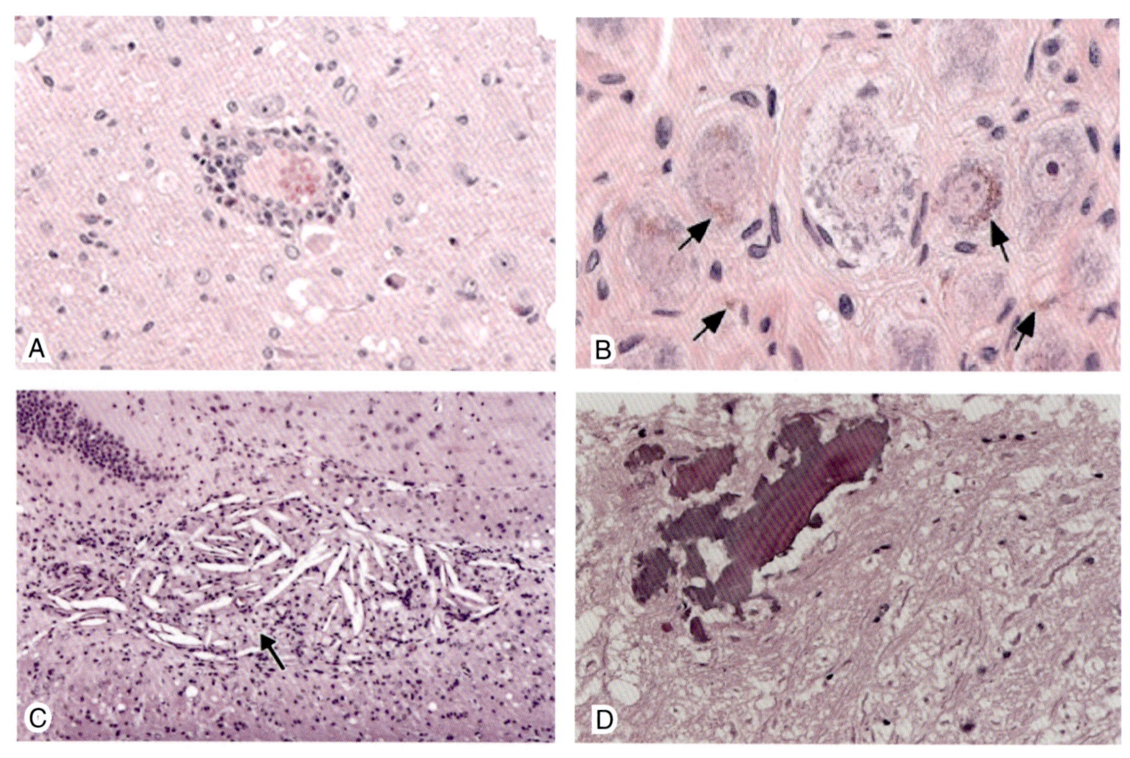

图11-25　脑内偶发炎细胞浸润、脂褐素沉积胆固醇结晶及矿化

A.蟹猴脑内围血管炎细胞浸润，主为淋巴细胞，少数嗜酸性粒细胞，为偶发病变。B.大鼠神经元内脂褐素积聚，神经部位未定，细胞质包含许多细微的棕色颗粒（箭头所指处），HE染色。C.CD-1小鼠脑内胆固醇裂隙，狭窄的细长裂隙与吞噬脂质的泡沫巨噬细胞并存（箭头所指处），为自发性病变。D.食蟹猴脑白质内矿化灶，周围无明显细胞及组织反应，为自发性病变［图A、C、D选自昭衍病理数据库；图B引自Kaufmann W，Bolon B，Bradley A，et al. Proliferative and nonproliferative lesions of the rat and mouse central and peripheral nervous systems. Toxicologic Pathology，2012，40（4 Suppl）：87S-157S.］

为了更好地了解非人灵长类动物自发性背景病变，Butt等回顾性评估了用于毒理学研究的对照组食蟹猴的大脑切片，对9个研究课题中的76只动物（38只雄性和38只雌性）的脑、脊髓HE染色切片进行了检查。其中在11只动物（雄性9只，雌性2只）大脑切片中观察到每只各有1～3个发现，共19项发现。脊髓中未见任何背景病变。最常见的发现是局灶性到多灶性血管周围单核细胞浸润，见于脑实质、脑膜或脉络丛。此外，在6只动物中观察到局灶性胶质增生，在1只动物中发现了含铁血黄素沉积病灶，且巧合地与局灶性神经胶质增生和单核细胞浸润同时发生。多数神经胶质增生病灶是由小胶质细胞组成，偶有淋巴细胞参与。所有病变程度均为轻度（slight）或轻微（minimal）。这些病变均缺乏明显的原因，故被认为是偶发，生物学意义可以忽略不计。因此在猴脑组织中观察到这些变化时，应考虑为自发性的背景发现，与药物毒性相关的作用没有关联。

需要与偶发性炎细胞浸润（incidental inflammatory cell infiltrate）鉴别的是真性的炎症反应。这里讨论的炎细胞浸润意味着偶然发生的背景组织病理学变化，出现的白细胞量少且为局灶性，或有时为多灶性，但病灶较小。有时是对某种异种生物诱导的组织反应的表现，相当于有限的继发性炎细胞浸润，与药物或化学品毒性损伤无关。相反，CNS炎症则意味着浸润的白细胞在神经组织损伤中起主要作用，并伴有大量相关的破坏性变化（如血管充血水肿、纤维化、神经胶质增生、出血和坏死等）。

四、脂褐素沉积

脂褐素是脂质和蛋白质组成的磷脂聚合物，为自噬体溶酶体的残余物。脂褐素沉积的实质是年龄相关的细胞代谢降解产物在细胞内的蓄积。在大、小鼠神经细胞内脂褐素沉积比较少见，一般认为是伴随动物老龄化，神经细胞自噬能力（autophage）减弱导致清除降解产物的效能降低所致[196]。光镜下，可见神经元胞体内积聚棕色色素颗粒，主要见于中等到较大的神经细胞，色素颗粒的颜色从淡黄到深棕不等，有时呈嗜酸性蜡样颗粒。

据文献报道，在老年大鼠海马的锥体神经元和小脑浦肯野细胞中脂褐素沉积最为显著。通过在细胞膜的脂质过氧化，脂褐素存在于神经元、星形胶质细胞和少突胶质细胞胞体中。有报道称，脂褐素也出现于老年猴的血管内皮和血管周细胞中，但不存在于大鼠和小鼠的这些细胞中。细胞内的脂褐素沉积似乎对细胞和功能并无有害影响。

五、胆固醇结晶沉积

脑或脊髓组织内偶可见到胆固醇结晶（cholesterol crystal）病灶，表现为局灶性聚集的胆固醇结晶。镜下显示为成熟的退行性病灶，最显著的特征是由结晶体状的胆固醇裂隙组成病灶主体。胆固醇结晶可多可少，呈针状或空白的细长裂隙。由于制片过程用有机溶剂进行组织处理，已除去胆固醇而仅残留裂隙，病灶周围常伴有胶质增生和巨噬细胞浸润，有时神经胶质细胞和巨噬细胞或与胆固醇裂隙混合在一起。

这种类型的病变通常是大脑坏死伴有髓磷脂蛋白复合物释放的结果，或者由于慢性炎症过程中渗出的血液或降解细胞的吞噬作用。来自裂解细胞膜的降解脂质导致游离胆固醇和三酰基甘油及其他化合物在细胞内积累。当巨噬细胞吞噬了这些后化合物，导致巨噬细胞破裂死亡，而防止过量的游离胆固醇蓄积的常规细胞安全机制即宣告失效。巨噬细胞释放的游离胆固醇即以晶体的形式在相邻组织中沉淀。这些胆固醇结晶通常会长期（终身）保留在组织中。所以在见到CNS中的胆固醇沉积病灶时，应意识到这种病灶最大可能是先前存在的脑组织坏死、慢性炎症或出血反应后果的一部分。多数情况下可追踪到局部原有的或轻或重的肉芽肿性炎症的存在[197]。因此，在急性或慢性毒性实验中，如果见到此类病变，且不存在供试品有导致出血、坏死、炎症等原发病变的可能性时，首先应考虑其为受试动物原先既有的潜在病灶，应与供试品无关。另外，根据病灶的大小和位置，可以判断属偶发性病灶或是可能会阻塞脑脊液循环或压迫邻近脑实质的一个占位性结节。

六、矿化

实验动物CNS组织的矿化病变较少见，有的可能是继发于组织损伤后的修复，如原有血管壁病变或局部神经组织坏死，但在某些品系的小鼠确有很高的发生率。偶尔可见动物的自发性血管矿化，且无血管损伤的证据。Brown等认为，某些影响钙、磷代谢平衡的化合物导致全身其他组织器官矿化改变的，同时也可引起脑内的矿化。在HE染色切片上，CNS矿化灶特点是可见到大小不等、不规则、无定形的蓝色或紫蓝色的板层样物质，有时可累及血管壁，尤其是血管中膜，具有折光性是其典型特征。CNS矿化灶中沉积的钙盐主要是碳酸钙和磷酸钙。

老年B6C3F1小鼠和某些品系大鼠的丘脑可见无定形不规则的嗜碱性板层体，尤其在缺乏维生素D受体的老龄小鼠中较多见，类似的病灶偶见于大鼠小脑。

七、表皮囊肿

表皮囊肿也称鳞状上皮囊肿（squamous epithelial cyst），动物CNS组织中偶可见到，其实质是个良性错构瘤的结构，通常位于大脑中线，尤其靠近第四脑室处，并随年龄增长而增大，在脊髓腰骶段软膜下也常能见到。从其位置和大小来看，对相邻CNS组织可造成压迫，干扰正常的神经功能，但通常在临床上动物不出现任何神经系统症状，因为囊肿增长十分缓慢，因而允许神经系统适应并补偿其占位性肿块的存在。发育不良的表皮样囊肿位于前额背中线背面的皮质扣带回中。学者们认为这种表皮样囊肿是由表皮组织的胚胎残余产生的，即由胚胎发育异常所致，即在与上覆的神经板分离时，它们与折叠的神经管保持了紧密联系而未能分离。形成的囊肿压迫皮质并具有较薄的复层鳞状上皮衬里。镜下，囊肿通常由复层鳞状上皮衬于内壁，并显示类似于表皮的4层细胞结构，包括颗粒细胞层，囊内充盈同心层状或无定形角质碎屑（图11-26）。在囊肿内或囊肿破裂处附近有时可见到角蛋白引起的肉芽肿性炎症。

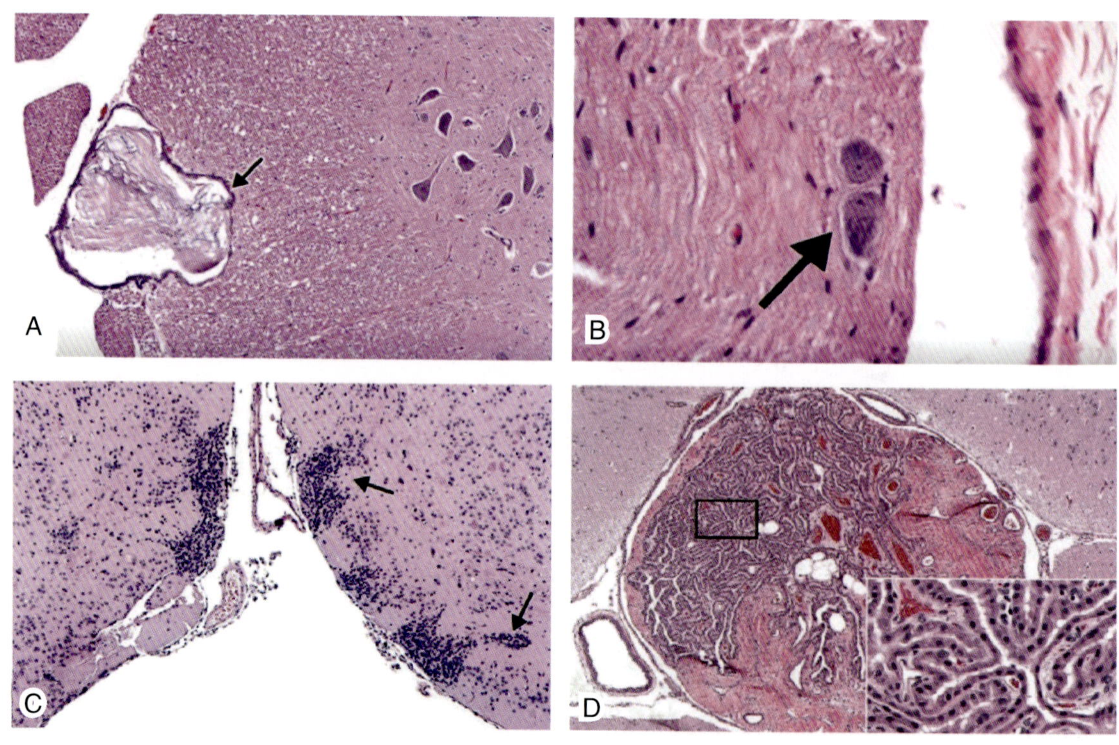

图11-26　偶发病变及神经组织异位

A.雄性大鼠腰段脊髓偶发的表皮样囊肿，与供试品无关。囊肿外侧面为脊神经根，内侧为脊髓灰质柱。箭头所指处显示囊肿对脊髓的索带状静力性压迫，但该动物未检出任何临床体征。B.30周大剂量辐射暴露实验中，1只雄性SD大鼠坐骨神经中偶然发现的异位神经元（箭头指所处）。尼氏体显而易见，胞核偏心位，核仁明显。C. Calleja岛，雄性B6C3F1小鼠，箭头所指处为典型的Calleja岛的定位和形态。D.异位脉络丛位于胼胝体上方，由立方或柱状室管膜上皮组成，形成管状结构，周围与不等量的纤维血管和脂肪结缔组织包绕，似乎内陷入脑组织中，实属神经组织发育异常，不要误为肿瘤（引自：NTP，Nonneoplastic Lesion Atlas，a guide for standardizing terminology in toxicologic pathology for rodents–Brain. https://ntp.niehs.nih.gov/nnl/nervous/brain/index.html）

八、脊髓空洞和脊髓积液

脊髓空洞即脊髓实质内出现的空腔，脊髓积液即中央管扩张积液，两者通常都是沿脊髓长轴发生，常影响不止一个脊髓节段而成串出现。在多数情况下，很难辨别扩张的空腔和与之沟通的中央管连接处的具体位置，甚至在解剖时也很难区分是脊髓空洞还是脊髓积水。形态学上空洞周围通常为受损的脊髓薄壁组织，有或无室管膜上皮。如果周围没有神经胶质反应，标志着急性病变，而有明显的神经胶质反应则认为是慢性病变的指征。

脊髓空洞和积水两者的发生多是先天发育畸形所致，偶可继发于原发性水肿和感染、炎症、肿瘤，或是由毒性物质所致，如使君子酸（quisqualic acid）。后天性空洞或积水的基本发病机制是炎症或肿瘤阻塞或压迫脑脊液循环通路所致。故有学者采用使君子酸（兴奋性氨基酸受体的强效激动剂）在大鼠脊髓中产生颅外囊肿成功制作了创伤后脊髓空洞症，并用之于药效学研究。

九、神经组织成分异位（神经元、脉络丛）

神经组织切片中有时会发现由于胚胎发育异常而导致的组织成分异位（ectopic tissue composition），其中神经元异位是较常见的一种（图11-26）。尽管在一般药物毒性研究中不会将其视为与供试品相关，但在生育科学领域的很多研究认为需要充分认识这类神经发育畸形。经大剂量辐射暴露的胚胎可能导致大量神经元异位，这可能与影响细胞骨架完整性的轻度神经元损伤有关，从而影响了细胞核的位置。单个或少数神经元异位更常见于小脑，浦肯野细胞可能异位于颗粒细胞层内或其他部位。但应将这些神经元与颗粒细胞层存在的高尔基中间神经元区分开来，后者有时会被误认为是异位的浦肯野细胞[198]。Clark和Cowan在鸡胚和雏鸡视网膜发育过程的实验研究中发现，大量神经元在从产生它们的神经上皮迁移过程中被错误地引导到不该存在的部位，从而导致神经元异位[199]。Helen Scharfman等也曾报道哺乳动物齿状回颗粒细胞层内的神经元异位，异位的颗粒细胞与该处正常颗粒细胞很相似，但并不常见[200]。在啮齿类动物中，此类神经元异位与临床神经系统疾病之间没有相关性。

有时会见到异位的许多神经元呈簇状或岛状分布，如额顶叶皮质中有时见到的卡莱哈岛（island of Calleja），这是由神经科学家Calleja在1893年首次描述的一些神经元在嗅结节中的聚集。已知它们是由原始神经细胞组成，在多数种属动物中，这些细胞岛位于嗅结节之内。但在灵长类动物中，这些岛则位于伏核内，因为嗅结节实际上已在灵长类动物的大脑中消失了。这些神经细胞具有向神经胶质和神经元分化的潜能。当见到此类细胞岛时，不要误为肿瘤或异常。

Pardo等报道了犬的脉络丛异位。在4个不同的一般毒理研究项目中对成年比格犬的大脑进行显微镜检查后发现，共有6只犬（4雌，2雄）脑内见到异位脉络丛组织，年龄在12～18个月。在每只犬中，异位脉络丛的大体检查特征是包绕在胼胝体上方的界线分明的肿块，并没有任何邻近脑组织的明显受压现象。肿块镜下由柱状上皮细胞组成的腺管状结构构成，其周围有数量不等的纤维血管结缔组织包围，其成因考虑是神经发育过程中有少量室管膜细胞残留并由软脑膜穿入其中。尽管如此，动物并没有相关的临床体征出现。Pardo将这些标本诊断为自发性异位脉络丛并发继发性硬化（指腺体周围的纤维结缔组织等形成的硬结）。在比格犬中以前尚无异位脉络膜丛的报道，在人和马中较罕见[201]。

十、PNS常见自发偶发的背景病变

由于在常规药物毒理研究中PNS标本取材有限，自发或偶发的背景病变（spontaneous background lesion in PNS）不多。为了准确鉴别PNS的正常组织结构、自发背景病变及判断与供试品的相关性，Ingrid Pardo等进行了大量细致的研究工作，在常规毒理实验常用的多个动物种属中，对对照组动物采用常规组织学方法，即10%中性福尔马林溶液浸泡固定、石蜡包埋、5μm切片、HE染色的PNS组织进行观察。其研究获得了PSN中大量的人工改变和自发背景病变的资料，并集结成实验动物周围神经系统正常显微解剖、人工改变、常见背景病变及神经毒性病变图谱[202]。

Pardo等的研究表明，与其他器官相比，PNS的自发背景病变并不少见，可经常在对照组动物中发现，简要介绍如下（图11–27）。

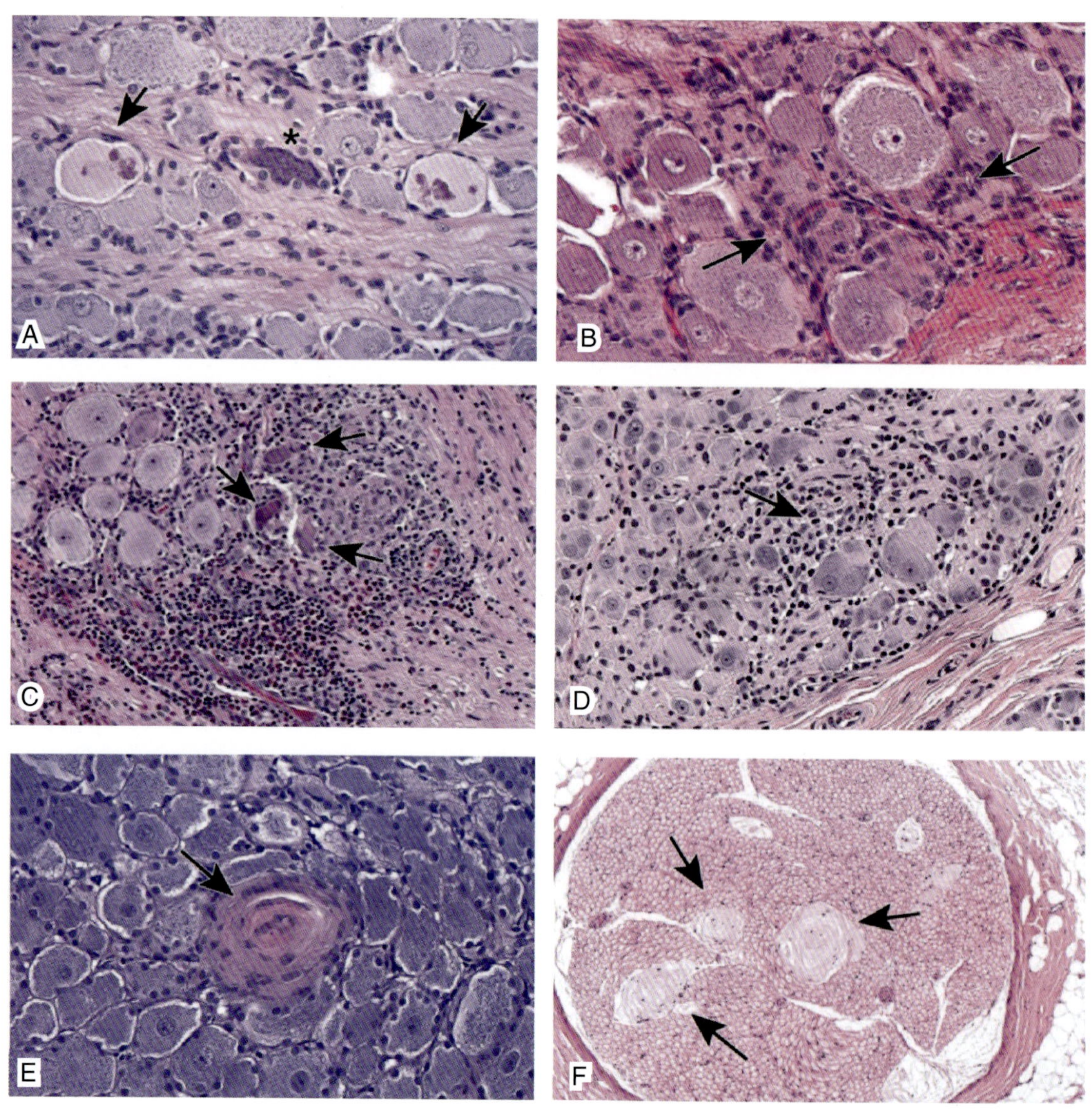

图11–27　PNS的自发背景病变示例

A.对照组食蟹猴背根神经节感觉神经元自噬（箭头所指处），特征是明显失去了细胞核，染色质凝结浓缩成不规则的嗜酸性团块或颗粒状，并含有嗜伊红淡染细胞质。图中星号处是一个暗神经元，胞核与胞质均嗜碱深染。B.成年比格犬背根神经节（箭头所指处）中的卫星神经胶质细胞增生，局部细胞数量增多，增生的胶质细胞呈圆或椭圆形，胞核淡蓝染，其间的神经元形态正常。C.成年雌性食蟹猴三叉神经节混合细胞炎症和神经元坏死。基于浸润的白细胞与炎性神经元坏死而诊断为炎症伴有神经元坏死（箭头所指处为“红死”神经元）。混合细胞病灶内包括淋巴细胞、巨噬细胞和粒细胞（中性和嗜酸性粒细胞），并伴有卫星神经胶质细胞增生。此类病变可能是由自然病毒感染或某些病毒基因治疗载体引起的，如果同时应用免疫抑制剂则可能会加剧这种病变。D.成年雄性食蟹猴，精囊的副交感神经节中由于单核细胞浸润和一些卫星神经胶质细胞增生而导致细胞数增多（箭头所指处）。单纯的白细胞浸润，对组织未造成实质性损害。病灶中主为单个核细胞，主要是淋巴细胞（体小、嗜碱蓝染、核圆形）和一些巨噬细胞（较大、弱嗜碱淡蓝染、胞质淡染、核呈椭圆形），在高倍镜下可与卫星神经胶质细胞（较小的、弱嗜碱淡染、核呈圆形）区分开。E.食蟹猴，脊髓L_5背根神经节板层小体（箭头所指处）。中央为神经胶质细胞，周围为含有成纤维细胞的纤维结缔组织和髓磷脂包绕成同心层状。偶发病变，无病理意义。F.成年比格犬坐骨神经，位于神经束内的雷诺小体（箭头所指处），由疏松、富含黏蛋白及少细胞的狭长形结缔组织沉积构成，通常在感觉运动神经束中出现，可能为神经压迫的潜在后果（由Dr.Ingrid Pardo提供）

1.神经节内单个神经元坏死　这种单个细胞坏死属于偶发。死亡的神经元胞体收缩，带有浓缩深染有时是碎裂的嗜碱性细胞核和嗜酸性的细胞质（即所谓“红色神经元”）。

2.感觉神经元自噬　常见于背根神经节，明显特征是神经节内神经元细胞核丧失，染色质凝结成不规则的强伊红小球或团块，胞质变浅，含有大量轻度嗜酸性颗粒，有时伴有“暗神经元”出现。

3.神经元矿化　神经节内神经元可发生矿化，为自发性，可见于脊髓以外的周围神经组织，如空肠肠系膜神经丛内的神经元。

4.神经元内黑色素沉积　神经元内可见细斑点状棕色色素颗粒，目前尚未发现任何病理学意义。

5.由不同细胞成分局部增生导致的神经节内细胞数增多　各种细胞成分的局部增生，如卫星胶质细胞、施万细胞或单核细胞出现在神经元周围，使得神经节内局部细胞目数目明显增加，属于偶发病变，实际上并无病理学意义。

6.混合细胞性炎症和神经元坏死　混合细胞病变包括淋巴细胞、巨噬细胞和粒细胞［中性粒细胞和（或）嗜酸性粒细胞］，通常伴有卫星神经胶质细胞增生。这种病变可能是因动物意外发生病毒感染（如巨细胞病毒、疱疹B病毒）或由某些病毒基因治疗载体引起，如果同时有免疫抑制治疗可能会加剧此类病变。除此类情况之外，应与检测的供试品关系不大，属背景病变。

7.脊髓背根神经节内板层小体　神经节内有时可见板层小体，其特征是围绕着中央的卫星胶质细胞由包括成纤维细胞在内的纤维结缔组织和髓磷脂所构成的同心圆样小体，并无实质性病理学意义。

8.神经纤维变性　自发性神经纤维变性是最常见的自发病变，可发生在任何部位的PNS神经纤维，可在未给药或溶媒对照组动物中见到，常累及1～3根神经纤维。其发生率在1%～20%，且随年龄增长而增加。啮齿类动物比非啮齿类动物更多见，甚至年轻的成年大鼠也可能表现出很高的自发发生率。在犬和猴子中，该背景变化的发生率很低。

9.神经纤维内单个核细胞浸润　偶尔在有髓神经中可发现单个核细胞浸润的小病灶，包括淋巴细胞，有时还有巨噬细胞，通常围绕一个小动脉或毛细血管分布，这类小病灶对邻近神经纤维并无损伤。非人灵长类动物的发生率高于啮齿类动物。

10.脊神经根内基质沉积　偶可见于任何神经组织中，但多常见于背根神经节附近或附近的神经束中。主要表现为含细胞成分很少或仅有少数肥大梭形细胞的一些基质物质的沉积，切片HE染色呈蓝色或略蓝粉色。这些基质物质可能是正常的结缔组织，但这种偶发病变的意义尚不清楚。

11.雷诺小体（Renaut bodies）　是一种富含黏蛋白、细胞成分很少的无定形结缔组织形成的类似同心层状的细长结构，这些结构多见于周围神经束内，即多在感觉运动神经中出现，但在自主神经中也可能发生。雷诺小体可能在某些神经受压区域形成。某些毒性研究中对照组的许多动物中可出现此类背景病变。需要了解的是，如果毒理实验中给药组动物有长期病卧情况发生，作为间接影响，其发生率和严重程度都可能增加。

12.神经元异位　与前述的中枢神经内异位神经元的情况类似，孤立的神经元或小的神经元簇有时可在神经节附近的许多神经中观察到。这些细胞实际上就是异位的神经节神经元或自主神经元。目前已知这些异位神经元的存在对PNS功能并无不利影响。

第七节　神经系统常见自发性肿瘤

神经组织肿瘤的形态取决于不同种类细胞的自身功能与特性、肿瘤与周围正常组织的相互影响及有无退行性改变。神经系统自发性肿瘤的发生率因性别、发生部位及肿瘤发生时的动物年龄而异。无论是自发还是药物诱发，与其他器官系统相比，啮齿类动物的CNS肿瘤发生频率都相对较低，而PNS的自发性肿瘤发生率则更低。因此，在致癌性实验中，当给药组动物肿瘤发生率比辅料对照组略高时，在判断和解释是否与药物相关会比较困难。同时，与其他器官相似，啮齿类动物脑肿瘤发生率也随年龄增长而增长。转移性肿瘤除外，神经组织原发性肿瘤的种类并不复杂（表11–7）。本节仅就CNS自发肿瘤与种属、品系、发生部位、性别等方面的关系略加探讨，并对致癌实验最常应用的啮齿类动物，CD–1小鼠、SD大鼠、Han Wistar大鼠和Wistar大鼠的CNS常见自发肿瘤及Charles River 实验室所发表的背景数据予以简要介绍（表11–8，表11–9）。

表11–7 神经组织来源肿瘤概览

组织	良性肿瘤	恶性肿瘤
胶质细胞	—	胶质瘤
神经细胞	神经节瘤	神经母细胞瘤 髓母细胞瘤
脑膜	脑膜瘤	脑膜肉瘤
神经鞘	施万细胞瘤 神经纤维瘤	施万细胞瘤 神经纤维肉瘤
神经节	副神经节瘤 嗜铬细胞瘤	副神经节瘤 嗜铬细胞瘤
色素生成细胞	痣	黑色素瘤 无色素性黑色素瘤
神经内分泌细胞	类癌 原始神经外胚层肿瘤	类癌

［引自：Weber K，Garman RH，Germann PG，et al. Classification of neural tumors in laboratory rodents，emphasizing the rat. Toxicologic Pathology，2011，39（1）：129–151.］

表11–8 不同品系小鼠CNS肿瘤发生率

品系	VM（Fraser，1971）		BALB/c（Morgan et al.，1984）		B6C3F1（NTP，2004）		CD1（Harlan，2010）	
性别	M	F	M	F	M	F	M	F
动物总数	10 000	10 000	7427	38 556	1557	1606	500	500
发生率(%)	0.2	0.12	0.03	0.08	0.19	0.25	0	0

［引自：Weber K, Garman RH, Germann PG, et al. Classification of neural tumors in laboratory rodents, emphasizing the rat. Toxicologic Pathology，2011，39（1）: 129–151.］

表11–9 不同品系大鼠CNS肿瘤发生率

品系	F344（NTP，2004）		Crl: Han（WI）（Charles River，2009）		Rcc:Han:WIST（Harlan，2008）	
性别	M	F	M	F	M	F
动物数	1559	1559	555	555	3696	3696
胶质肿瘤（%）						
星形胶质细胞瘤	0.19	0.39	0.36	0	0.35	0.22

续表

品系	F344（NTP，2004）		Crl: Han（WI）（Charles River，2009）		Rcc:Han:WIST（Harlan，2008）	
胶质母细胞瘤	0	0	0	0	0.09	0.05
胶质瘤 *	0.52	0.84	0	0	0.09	0.05
混合型胶质瘤	0	0	0	0	0.08	0.11
少突胶质细胞瘤	0.06	0.19	0.36	0	0.08	0.11
神经鞘肿瘤（%）						
施万细胞瘤	0	0	0	0	0.07	0
神经细胞肿瘤（%）						
髓母细胞瘤	0.06	0	0	0	0.07	0
脑膜肿瘤（%）						
颗粒细胞瘤	0.06	0.06	1.62	0.71	1.54	0.90
脑膜瘤	0.13	0	0	0	0.05	0.04
脑膜肉瘤	0	0.13	0	0	0.03	0
上皮肿瘤（%）						
脉络丛癌	0	0	0	0	0.03	0
室管膜瘤	0	0	0	0	0.05	0
未定来源（%）						
恶性网状细胞增生症	0	0	0	0	0.09	0

*包括所有胶质瘤及未确定类别的胶质瘤［引自：Weber K, Garman RH, Germann PG. et al，Classification of neural tumors in laboratory rodents, emphasizing the rat. Toxicologic Pathology，2011，39（1）: 129–151.］

一、不同种属、品系动物自发肿瘤发生率的差异

首先，不同种属神经系统自发肿瘤的发生率差异极大，其中大鼠是啮齿类动物中神经系统肿瘤发生率相对最高的种属。有实验室报道，大鼠脑肿瘤的发生率甚至超过5%[203]。相反，小鼠和仓鼠CNS自发肿瘤则很少或仅有个案报道。犬的CNS自发肿瘤偶有报道，但除病毒接种引起者外，尚无实验条件下诱导产生的肿瘤；而自发性神经系统肿瘤在非人灵长类动物中则极为罕见。

其次，目前已知不同品系大鼠的CNS肿瘤发生率存在差异。虽然差异并非十分显著，某个品系的确出现了可重复性的少数神经组织肿瘤，如Fisher 344（F344）大鼠。而SD大鼠和Wistar大鼠中最常见的自发肿瘤是源自特殊脑膜细胞的颗粒细胞瘤，在常规2年致癌实验中，雄性发生率为1.5%，雌性为0.7%～0.8%，动物可存活至实验结束。其次是大鼠的胶质瘤，包括星形胶质细胞瘤、少突胶质细胞瘤和无法鉴别时统称的胶质瘤，其发生率在SD大鼠和Wistar大鼠雌雄两性中均小于1%[204，205]（表11–8，表11–9）。

Lise Berstrand等统计了Charles River实验室2002～2013年的致癌实验背景资料，发现了一定程度的种属和品系差异性，神经组织自发肿瘤发生率在Wistar大鼠为2.33%，SD大鼠为2.54%，Han Wistar大鼠为

2.89%，而在CD-1小鼠则非常低，104周实验中发生率为0.42%，而80周实验中仅为0.2%[206]。

二、肿瘤的细胞类型及部位

表11-7大致总结了来自不同神经组织细胞成分的肿瘤。神经系统肿瘤可源于不同的细胞类型，包括来源于胶质细胞的胶质瘤（glioma），来自脑实质神经元的神经节细胞瘤（或称节细胞神经瘤，ganglioneuroma）、髓母细胞瘤（medulloblastoma）、神经母细胞瘤（neuroblastoma），或来自周围神经节的副神经节瘤（paraganglioma）、嗜铬细胞瘤（pheochromocytoma），来自脑膜的脑膜瘤（meningioma）；来自神经鞘的神经纤维瘤（neurofibroma）、神经纤维肉瘤（neurofibrosarcoma）、施万细胞瘤（schwannoma），来自产生色素的神经嵴细胞的黑色素瘤（melanoma）、黑痣（black nevus）；以及神经内分泌肿瘤如类癌（carcinoid）。Han Wistar大鼠的自发脑肿瘤一般来自大脑而非脊髓。Weber总结了致癌实验中的11 705只动物，其大脑肿瘤发生率为2.04%。然而，脊髓的确也可发生肿瘤，发生率占Weber所统计的一项研究中脊髓病变的2.14%，而且变异甚大，同一项研究中就出现了星形胶质细胞瘤、神经纤维瘤、浸润性恶性淋巴瘤及转移性肉瘤。

三、性别与自发性肿瘤的关系

啮齿类动物CNS自发性肿瘤与性别的关系目前尚不明确。Weber等在Han Wistar大鼠的研究表明，神经系统各类肿瘤发生率雄性明显高于雌性，雄性与雌性的发生率之比在颗粒细胞瘤为1.9，在星形胶质细胞瘤（所有此类肿瘤整合计算）为1.9，在少突胶质细胞瘤（所有类型整合）为1.4，在混合型胶质瘤为1.6。Bertrand等在近年来对Charles River实验室2002～2013年致癌实验中辅料对照组动物的一项较大样本研究中发现，在CD-1小鼠，神经系统自发性肿瘤的发生率，雌雄几乎相当；但在大鼠，雄性发生率却高于雌性。Bertrand等曾见到若干报道，并认为大鼠神经系统自发性肿瘤两性别发生率基本相当，但并未见到公开发表的资料。

四、病理检查方法造成的偏差

Weber等的研究显示，在病理检查过程中所检查的每只动物脑切片数量对肿瘤的发生率会产生重大影响。Weber在标准的致癌实验中，选取共800只对照组大鼠（雌雄各400只），每只鼠进行4个冠状切面的脑切片，神经系统肿瘤发生率为1.5%。然而进一步研究，当脑切片数增加至每个大脑30个切面的切片，所发现的肿瘤增加了3倍多，达6.75%。尽管如此，鉴于实际工作中的可行性，目前标准的致癌实验仍采用传统的4切面的脑切片进行检查。

五、致癌实验中动物发生的脑肿瘤与药物相关性的判断

如前所述，由于啮齿类动物的神经系统自发性肿瘤发生率远低于其他器官系统，因此一旦某个肿瘤在给药组中发生率略高于对照组，尤其是略有剂量相关时，常令人难下结论。在缺乏一个判断的“金标准”情况下，业界目前多参照Koestner所提议的几个条件，来判断某个药物是否为神经致癌剂。

1.超过预期对照组数据范围的、确切和一致性的肿瘤发生率增高。

2.发生肿瘤时年龄偏低或生存率降低。

3.存在明确的剂量相关性。

4.肿瘤类型的分化程度趋低，出现癌前病变。

上述几条基本代表了诠释脑肿瘤组间差异最基本的标准。的确，目前还没有药物或化学品被证实与人类脑肿瘤的发生有明确的因果关系。而且，在评估药物CNS致瘤风险的啮齿类致癌实验中，尚未发现具有上述情况的案例[207]。

六、自发性肿瘤

（一）神经胶质来源肿瘤

神经胶质来源肿瘤通常指CNS的原发性肿瘤，可表现为星形胶质细胞分化、少突胶质细胞分化或室管膜分化，有时可见混合分化。由于在啮齿类致癌实验评价中，指导原则建议将肿瘤合并归类为胶质细胞瘤来分析，故诊断为哪种胶质细胞来源的子类型意义不大，无非区分什么细胞起源而已，免疫组化染色对于鉴别子类型似乎意义也不大。与人类脑胶质瘤病理诊断分为1～4级的良、恶性判断不同，在实验动物中一般根据形态学上肿瘤组织和细胞的分化程度，仅大致区分为高分化和低分化两类。

1.星形胶质细胞瘤（astrocytoma） 在大鼠，多发生于大脑两半球的前半部分，尤其邻近脑室的区域，在RccHanWister大鼠，好发部位主要为基底神经节和边缘系统。发病动物通常没有明显症状。肉眼观察，肿瘤为浅灰色肿胀区域，与正常脑组织没有明显边界。镜下诊断的主要特征是没有特殊的结构特点，瘤细胞排列成簇状、涡旋状、串状，偶呈假乳头状结构。也有血管周围套现象或神经元周围肿瘤细胞聚集（卫星）现象和栅栏状坏死。瘤细胞核圆形或椭圆，胞质粉红，细胞边界不清。大鼠星形胶质细胞瘤的一个显著特点是缺乏其来源细胞的标志物胶质纤维酸性蛋白（GFAP），故免疫组化染色对确诊帮助不大。肿瘤的退行性变并不常见，包括出血、囊肿形成、矿化和坏死。与人类星形胶质细胞瘤相比，大鼠肿瘤的分化程度要差得多（图11-28A）。

2.少突胶质细胞瘤（oligodendroglioma） 自发性少突胶质细胞瘤甚为少见。Bertrand等在较大样本的常规致癌实验对照动物中，发现SD大鼠雌雄合并发生率仅为0.15%，Han Wistar大鼠0.13%，而Wistar大鼠中为0，在CD-1小鼠中也仅有0.18%。肿瘤多见于大脑半球，与星形胶质细胞瘤相比，其边界略清晰。低分化者肿瘤呈浸润性生长，侵犯邻近脑实质或侵入脑室。肿瘤细胞很有特点，最典型的特征是在嗜伊红背景物质中呈蜂巢状、短条索状或围绕血管形成假花环样结构的瘤细胞团，瘤体内血管较丰富（图11-28B）。少突胶质细胞瘤通常由形态相对一致的细胞组成，细胞核呈圆形或卵圆形，胞质较透明，细胞边界较清楚，可出现继发性改变，如出血、坏死、矿化和含铁血黄素沉积，偶可见胆固醇结晶沉积。

3.混合型胶质瘤 少见，为星形胶质细胞和少突胶质细胞组成的混合型胶质瘤。肿瘤中每种细胞类型各自占比不少于20%，也有学者认为即使其中一种类型细胞比例低于20%，也不影响混合型胶质瘤的诊断。

4.脉络丛或室管膜瘤 发生于脑室系统内脉络丛上皮或室管膜上皮的肿瘤，在啮齿类动物中偶有报道，尤其是大鼠[208, 209]。与人类不同，文献中尚无实验动物脉络丛乳头状瘤的报道，但曾有2例发生于老年Shoe WIST大鼠脉络丛乳头状瘤的个案报道。肿瘤特征是在脉络丛形成乳头状结构的肿瘤，但脉络丛上皮的形态仍完整保留，未发现核分裂象，肿瘤间质为分支状纤维结缔组织。室管膜瘤则以围绕血管的瘤细胞形成假菊形团为特征（图11-28C）。脉络丛上皮癌则甚为罕见。

室管膜来源的自发性肿瘤罕见，有观点认为所有报道的室管膜瘤均为实验诱导所产生，或为少突胶质细胞瘤的误诊，而非自发性室管膜瘤。肿瘤发生于脑室壁或脑室腔内，偶见于脊髓中央管。瘤细胞形态较一致，核圆形或卵圆形，排列致密，细胞间界线大多不清晰。由于来自室管膜上皮，人类和家畜发生的肿瘤呈典型的玫瑰花环结构（腺管状分化）、周围血管的假花环状和无细胞核区。

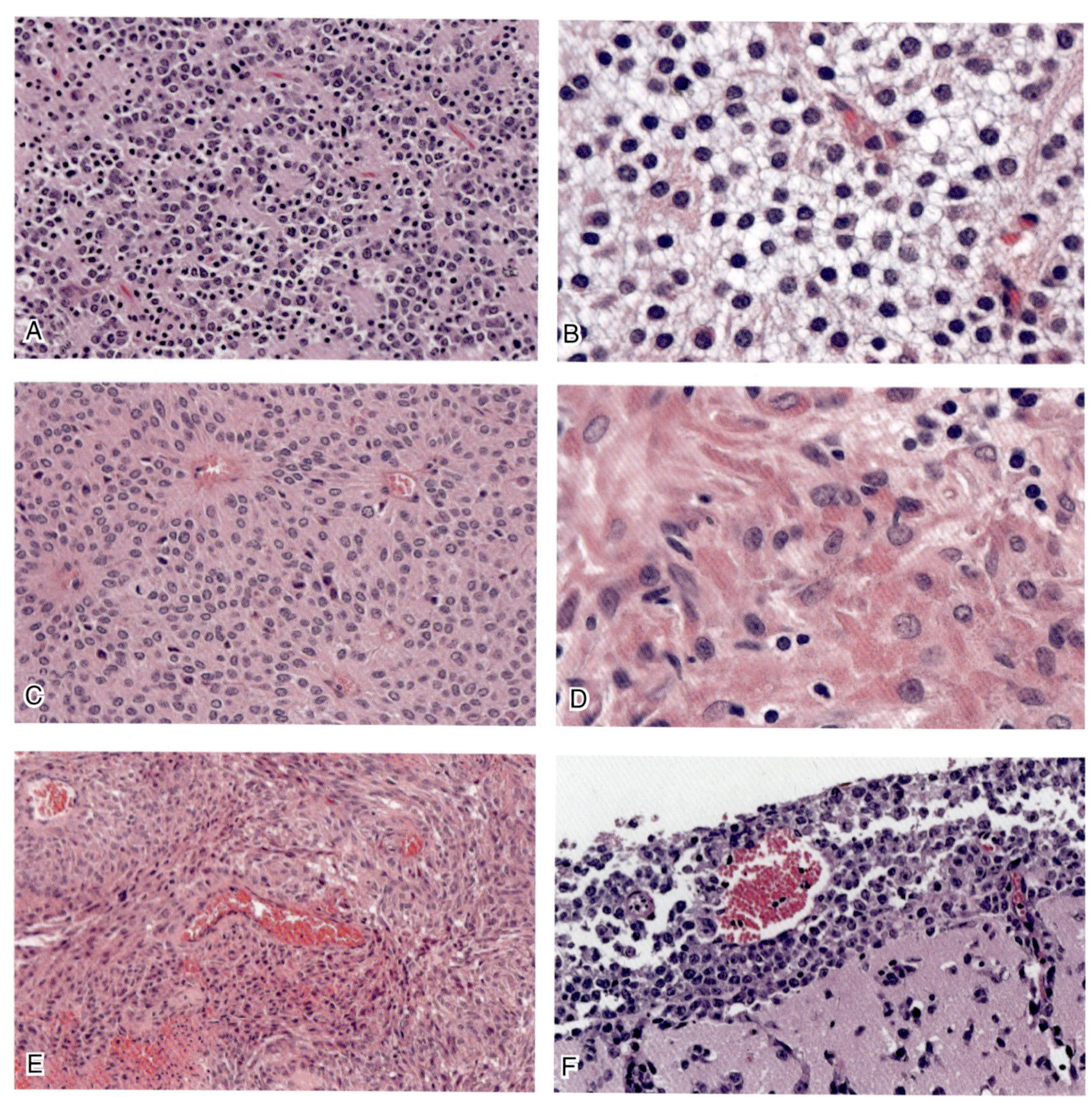

图11-28　CNS肿瘤镜下

A.SD大鼠星形胶质细胞瘤，低度恶性，瘤细胞形态相对一致，分化尚好。B.Wistar 大鼠少突胶质细胞瘤，分化尚好，瘤细胞呈典型的蜂巢状结构。C.Wistar大鼠室管膜瘤，低度恶性，瘤细胞形成典型的假菊形团，细胞呈层状环绕小血管。D.SD大鼠脑膜颗粒细胞瘤，恶性。E.Wistar 大鼠脑膜瘤，恶性，胞质丰富，嗜伊红染色，细胞排列呈小叶状，酷似成纤维细胞状，间隔以纤维间质。F.SD大鼠脑膜转移性淋巴瘤，瘤细胞充塞蛛网膜下腔，大脑皮质浅层血管周围瘤细胞浸润（A、F选自昭衍病理数据库）

（二）PNS自发性肿瘤

施万细胞瘤又称神经鞘瘤，主要发生于周围神经或神经丛附近，形成具有膨胀性和挤压性生长特点的肿瘤，多有完整包膜。通常不出现明显临床症状。发生于脑神经或脊神经者少见，偶尔可在其他非神经器官中的周围神经发生。

镜下，大、小鼠中神经鞘瘤细胞呈致密排列的结构，典型者瘤细胞形成细胞涡旋、“鱼群”或栅栏状排列。小鼠中更常见栅栏状排列的瘤细胞。依据瘤组织形态，可进一步分为安东尼A（Antoni type A）和安东尼B（Antoni type B）两个组织类型，前者瘤细胞排列致密，后者疏松。因此认为，安东尼B型肿瘤可能代表退行性变、出血、水肿及囊性变，细胞分化较差，与A型相比更趋恶性。需与神经纤维肉瘤、平滑肌肉瘤和组织细胞肉瘤进行鉴别。

从本质上讲，啮齿类动物的神经鞘瘤是恶性的，当然也有些肿瘤可能是良性瘤的间变，此时与低分化的肿瘤相区别可能比较困难。

（三）脑膜及相关组织肿瘤

广义的脑膜瘤代表了发生于脑膜但具有不同组织学表现的一组肿瘤，常见的有脑膜瘤、脑膜肉瘤、颗粒细胞瘤等，因而脑膜瘤外观也是多种多样的。各类脑膜瘤多在大脑表面发生，显示为边界清晰的局限性脑膜增厚或斑块状结构，其下方脑组织受压。如果是脑膜肉瘤，则肿瘤边界不清或侵入脑实质。

在大鼠，颗粒细胞瘤为脑膜瘤中最常见的良性肿瘤，也是神经组织中最常见的自发性肿瘤。肉眼所见为孤立脆弱的苍白结节性病灶，圆形或斑块状，多为微结节，与正常脑组织分界明显，显示对大脑无创性压迫。肿瘤多发生于大、小脑半球背部、侧面或腹侧表面。镜下，瘤细胞为形态均匀一致的多边形细胞，核居中或偏位，圆形或椭圆形，胞核较透明（所谓的“泡状核”），核染色质细小而分散，有的胞质呈嗜伊红颗粒状（图11-28D）。瘤细胞排列或紧密，或疏松散在。少数肿瘤细胞核狭长且不规则，颇似小胶质细胞核；或为核致密深染、胞质颗粒浅淡的小圆形细胞。一般见不到核分裂象。瘤细胞PAS染色呈阳性。Weber等报道，在用于致癌实验的SD大鼠和Wistar大鼠中，作为CNS最多见的自发性肿瘤，颗粒细胞瘤的发生率雄性通常为1.5%，而雌性仅为0.7%～0.8%。恶性脑膜瘤则分化较差，可呈上皮样分化，但细胞异型性较大，核嗜碱性深染，胞质丰富嗜伊红，由纤维基质隔开的小叶排列是典型的“成纤维细胞”类型（图11-28E）。

（四）神经系统其他少见肿瘤

一般文献提及的CNS其他自发性肿瘤，在实验动物中都比较罕见，包括颅咽管瘤、恶性组织细胞瘤、血管肉瘤、脊索瘤和垂体瘤等（后者实属内分泌系统肿瘤）。

第八节　神经元特殊染色方法和神经组织制片程序

一、特殊染色方法

神经组织毒性病理诊断中，经常遇到的难题是如何准确区分或鉴别神经元的人工改变（如暗神经元）与毒性损伤导致的退行性变化或坏死。目前常用的特殊染色方法是Fluoro-Jade（“氟化玉”FJ）改良法（FJB和FJC）及氨基铜银染色法。现将这两种鉴别神经元变性的特殊染色方法简要介绍如下。

（一）Fluoro-Jade B和C染色

这是一种用于检测毒性诱导的神经元退变的新型荧光染色，该方法最早由Schmued等发现，并在原创FJ染色基础上进一步开发出FJB法。Fluoro-Jade作为一种阴离子荧光配体染料，对变性的神经元具有高度亲和力，能特异性标记CNS中退变的神经元，近年来其应用日益广泛。改良后的FJB染色法对变性神经元具有更加特异的亲和力。退化神经元细胞成分的显著着染及极低的背景染色，验证了FJB方法的特异度和敏感度（图11-29）。信号噪声比的改善意味着该方法可以更加容易地观察和记录神经元突起的细微形态，包括远端树突、轴突和轴突终末。染色时间也比原方法缩短，且与FJ技术一样快捷、简单而可靠。FJB还可与许多其他标记方法兼容，如免疫荧光和荧光Nissl技术[210]，但遗憾的是脑标本最好使用灌流固定，因为FJB虽可应用石蜡切片，但染色效果仍不如冷冻切片好。

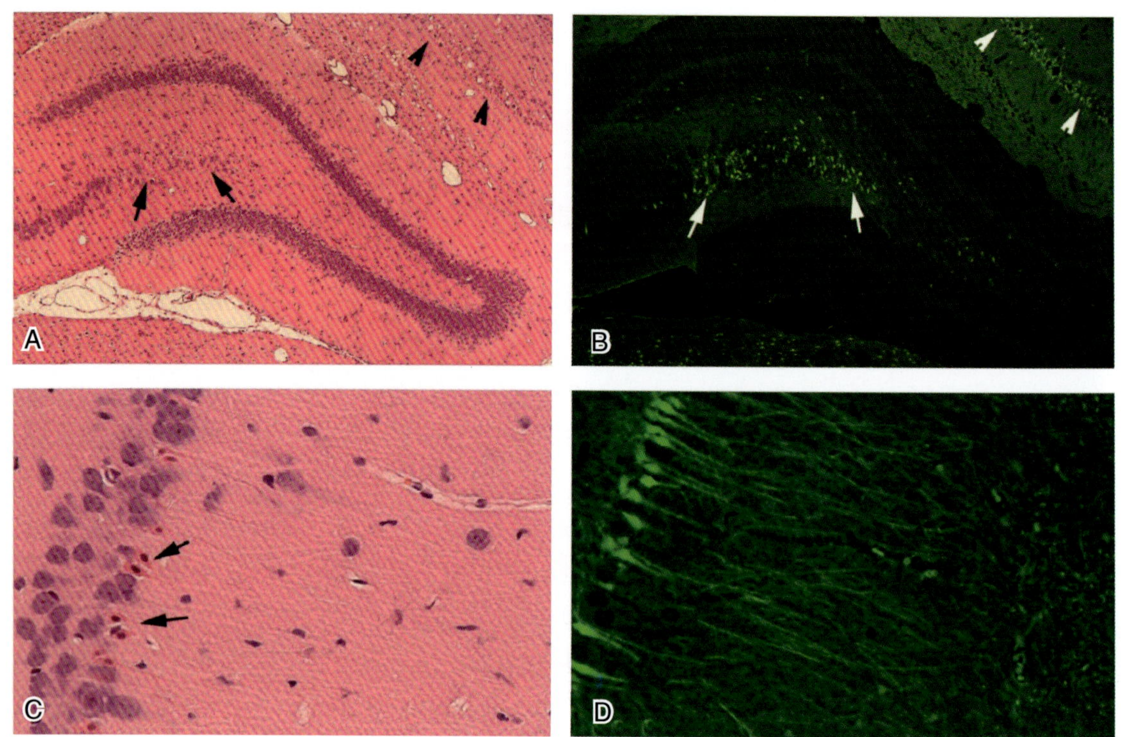

图11-29　退变神经元HE染色和FJB特殊染色对比

A. HE染色，癫痫持续状态发作3小时后剖检的小鼠海马低倍显微照片，很多形似退变的神经元不易明确诊断，即使高倍放大也难以与人工改变的暗神经元相区别；B. FJB染色证实，这些FJB染色呈阳性的神经元皆为退化变性的性质，并非暗神经元，且数量众多（右上角的裸箭头指向齿状回中退化的颗粒神经元；中部全箭头指向CA1和CA3区退化的锥体神经元）；C. HE染色，芬太尼麻醉后24小时，大鼠海马CA1区锥体神经元发生急性坏死，HE染色可见数个嗜酸性变的锥体细胞（全箭头）；D. 应用FJB特殊染色不仅肯定了退化神经元的诊断，而且更多数量的变性神经元清晰可见，同时还显示了这些神经元的突起在纹状体内的走行（由Dr.Robert H. Garman提供）

左夏林等将FJB法结合靶蛋白免疫荧光复染，应用于大鼠大脑中动脉阻塞（middle cerebral artery occlusion，MCAO）的脑标本，先行FJB染色，再做靶蛋白免疫荧光染色，对免疫荧光染色并无不良影响，证实FJB染色可用于变性神经元的探测与定位，同时蛋白免疫荧光复染在探讨靶蛋白与变性神经元之间的相互作用关系上具有一定的应用价值，有利于后续实验的观察[211]。

2005年，Schmued等又进一步改良了FJB法，进而报道了Fluoro-Jade C法（FJC）。像它的原代Fluoro-Jade和FJB一样，发现FJC可以对不同损伤或细胞死亡机制造成的所有退化神经元着染。FJC法采用了3种荧光染料，表现出最大的信号噪声比和最高的分辨率，从而对退行性变的神经元显示了最大的对比度和亲和力，且染色时间短，所用浓度低。这使得它不仅可以定位退化的神经细胞体，还可以定位远端树突、轴突和末端。该染料高度抗褪色，并且几乎与所有组织学处理和染色方法兼容。可通过FJC染退化的神经元，用DAPI（一种能够与DNA强力结合的荧光染料）染细胞核及用GFAP免疫荧光染活化的星形胶质细胞来完成三重标记[212]。由于Fluoro-Jade有时会染出人工假象的轻微嗜碱性神经元，因此在解释染色结果时需要注意。此外，血管中的正常红细胞亦可显示染色阳性。

（二）银染色法［氨基铜银（amino-cupric silver）染色］

银染色在组织学技术中的应用历史悠久，在神经系统组织学中应用尤其广泛。19世纪出现的Golgi染色就是银染色法的经典技术，其后经过不断的探索和改进，银染色被更加广泛地用于确定和鉴别神经组织不同细胞成分的研究中，尤其是对神经元退行性变化的观察[213]。这里主要介绍de Olmos等在1994年描述的他们在传统的神经组织银浸染色法基础上开发的氨基铜银染色法用以检测神经毒物、缺氧和物理创伤导致的早期和亚急性神经元变性[214]。氨基铜银染色法可以在清晰的背景下检测变性神经元的全部结构，包括神经元胞体、树突、轴突及其终末。特别强调了该方法在神经元胞体明显完好的情况下也能鉴别轴突成分的不可逆性退化改变的独特能力。与前述FJ荧光染色相比，另一优点是银染色切片可以在明视野中观察。但该方法局限性也很明显，它只能用于观察急性损伤神经元的退化改变，而且只能应用冷冻切片或震动切片。同时，染色方法也比FJ法更显复杂。

上述针对变性神经元的FJ染色与银染色各有利弊。

1.氨基铜银染色必须应用冷冻切片，而FJ染色采用冷冻或石蜡切片皆可。

2.银染色技术要求相对复杂，且可能会有假阳性出现。

3.银染色标本可以存档，而FJ染色切片需用荧光显微镜观察，尽管可保存相当一段时间，但终将褪色。

4.银染色对神经元突起和终末会显示得更清晰。

二、神经系统的组织固定、取材及切片

在动物剖检时，如果对脑和脊髓标本的采集和固定处理不当，在后续的组织病理学评价中会留下隐患，甚至无法做出正确评价。首先，高质量的组织学评估取决于合适的标本采集，包括快速放血、尽可能减少手与标本接触的时间，避免牵拉、压迫未固定的新鲜脑和脊髓组织，并进行迅速、彻底的浸泡或灌注固定[215]。其次，组织标本取材和切片制作的程序必须一致，即多个脑区和脊髓取块部位的一致及标本切片染色的一致。在一般毒理研究中，通常是将脑和脊髓组织取出后浸入10%中性缓冲福尔马林溶液或类似的固定液中予以固定。这种处理方法相对简单，省时省事，尤其在大样本大规模的实验中已成惯例，但通常会导致组织学的人工改变（如暗神经元），易被某些经验不足的病理学家误诊为神经毒性病变。对于专门的神经毒性研究，通过使用血管内灌注方法原位固定神经组织，可以显著减少或消除此类人工改变[216]。

原则上要求从多处不同冠状切面的脑组织取材，包括前脑的多个切面，横跨中脑和后脑的单个切面，脊髓颈椎、胸椎和腰椎水平横切面，PNS中单个的外周神经（多为坐骨神经，或特殊要求时可取胫、腓神经、视神经等）；有时根据需要还要取单个的神经节。以往文献报道表明，啮齿类动物大脑中的几个区域（大脑皮质、海马结构和小脑）对毒性损伤特别敏感。在啮齿类动物研究中，建议前脑取2个冠状切面，包括大脑半球（额叶、扣带状、顶叶、枕叶、颞叶和梨状皮质）、基底神经节（尾状核和壳状核）、胼胝体（由连接大脑半球两侧对称区域的纤维所形成的桥状结构）及海马。前脑的尾部将包括海马和间脑（丘脑和下丘脑），中脑部分应尽量包括黑质（SN），后脑部分包括小脑和延髓。通常，在常规啮齿动物研究中不检查脑桥[217]。在颈椎和腰椎水平取块时，膨大部分最理想，因其包含运动神经轴突关联的神经元，分别支配前肢和后肢的躯体神经。

Jordan等建议[218]，在一般不涉及特殊神经毒性药物的普通毒理学研究中，采用“四片取材法”（图11-30）。

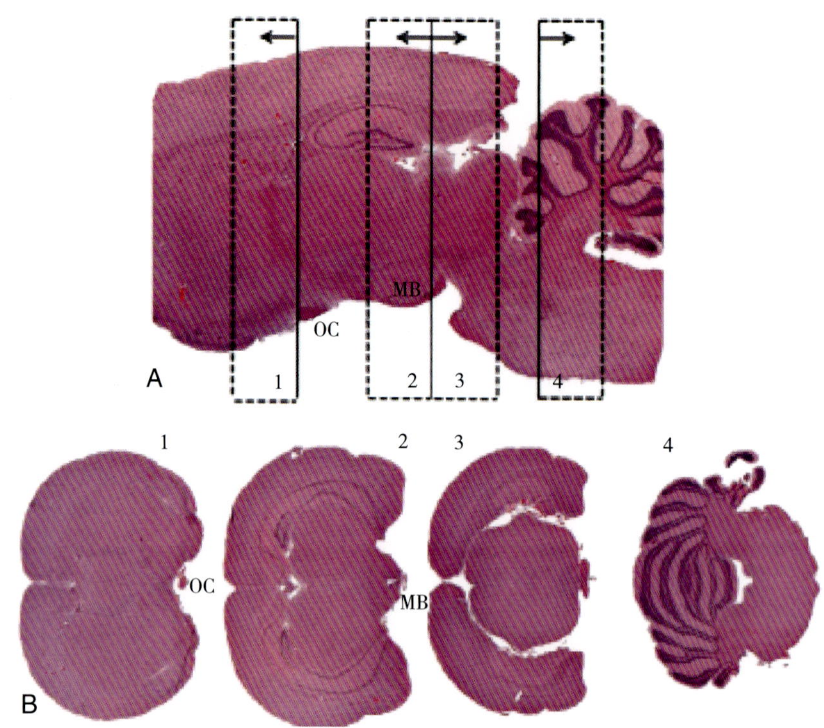

图11-30　大鼠脑标本四片取材

A.矢状切面，显示“三刀四片”的取材法。每个箭头根部将成为包埋平面，即成为蜡块的切削面。注意第2和第3组织块为“面对面”的关系。B.与图A相对应的4片冠状切面。由于大脑组织的大小会随年龄、性别、健康状况等而变化，因此脑腹侧的解剖结构可作为取块的标志物，如视交叉（OC）和乳头体（MB），以便在组织取材和切片过程中获得一致的神经解剖区域

如果对供试品已知或怀疑具有神经毒性，并且具体的神经毒性靶部位尚不确定，则建议增加脑或脊髓取材部位，同时最好采用灌流固定。

美国毒性病理学会（STP）2013年发表了Bolon等资深毒理神经病理学家组成的工作组所撰写的意见书（Position Paper）中“关于非临床一般毒理研究中对神经系统取材、标本处理实际操作的建议”，详细阐述了在符合GLP法规要求的毒理实验中对CNS和PNS标本采集和组织学处理的实验操作方法。核心内容见表11-10[219]。

表11-10　非临床一般毒理研究中对神经器官组织处理及显微镜检查的常规操作

步骤	方　法
固定与组织采集	器官摘除后浸泡固定 18 小时（啮齿类动物）到 48 小时（非啮齿类动物） 脑、脊髓和神经 　10% 中性福尔马林缓冲液（NBF），含或不含稳定剂 　允许对神经组织与其他非神经组织一起进行常规处理 眼球 　推荐的固定液是 Bouin 液、Davidson 液或改良的 Davidson 液 　可接受的眼固定方法 　　玻璃体内注射 10%NBF 或 NBF 戊二醛混合液 　　只有在确保视网膜人工改变最小情况下，可浸入 NBF 中固定
脑重量	新鲜或固定后脑重（同一试验中必须以同样方式称重）

续表

步骤	方　法
组织切块	必须确保以类似方式去除或修剪所有器官（如包括或排除嗅球） 脑 以相对一致的脑表解剖标志来取材，以相对一致的脑内解剖结构标志进行形态学分析 通常选择冠状切面取材，特殊情况下也可按病理学家要求采用其他平面取材 脊髓 颈、胸、腰三个节段水平取材：颈膨大（$C_1 \sim C_2$）、胸段 $T_6 \sim T_8$，腰膨大 $L_4 \sim L_5$。 通常为横切面，有时亦可纵切或斜切 神经 坐骨神经和（或）胫神经干纵切或横切 鼓励双侧取材，但单侧取材也可 眼与视神经 穿过球体中央和神经的轴向切面 建议检查双侧 所选检查方法应在 GLP 实验设施的 SOP 或关于一般毒理研究项目（包括 1、3、6、9、12 个月毒性实验）中要求进行神经系统检查的相关文件予以确定 对于啮齿类动物致癌实验，是否检查脑组织应由委托方决定
组织处理	常规石蜡包埋 常规切片厚度（4 ～ 8μm） 常规 HE 染色 特殊神经组织学处理在下列两种情况下考虑：①病理学家根据 HE 切片检查后镜下病变情况来确定有无必要；②如有预期的证据，如动物存活时的神经系统体征、已知神经组织靶标的分布等预示神经组织可能受损时，神经组织学特殊方法可与 HE 同时进行 接受可用于自动染色机的 13mm×75mm 标准尺寸切片
组织病理学检查	定性分析（非定量分析） 强调整体组织结构的检查，而非单纯找到某个组织的某个切面 在特定实验中所有动物受检组织的切面水平应当基本一致 病理学家应了解动物的剂量组别、存活期间的临床发现等（即进行“非盲法”阅片） 对固定、组织处理、组织学方法及分析方法应有详细说明 使用特定术语界定特定的解剖区域，如用“大脑皮质”而非“前脑” 报告中描述的解剖区域要详细且具体 下列内容可采用简略式报告方式：①所检查脑区可罗列于单独的 SOP 中，不在报告中正规地陈述；②对有疑问种属神经系统取材方法引用文献

虽然病理检查的目的是试图发现任何组织学异常，但对CNS毒性改变主要是重点关注退化性改变（变性、坏死）、炎症及再生改变并确定其部位。尽管没有对常规性病变筛查的明确规定，有些学者对识别和确认CNS这些病变的染色方法还是提出了一些建议，包括对CNS组织全面观察时采用常规HE染色；确认变性改变可采用自发荧光（HE染色切片加FITC滤光片）、FJB或FJC、LFB-Holmes银染色（染髓磷脂成分的髓鞘和轴突）；确认炎性反应采用GFAP染星形胶质细胞、用CD68/ED1染活化的小胶质细胞、Iba1染小胶质细胞；识别再生改变用Timm（海马苔藓纤维）染色。

（姚大林）

参考文献

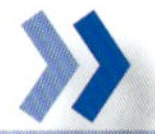

[1] Fix AS. Introduction and commentary, "Toxicologic pathology of the nervous system": 18th international symposium emphasizes current trends in neuropathology and neurotoxicology. Toxicologic Pathology, 2000, 28 (1): 3–5.

[2] Bolon B. Comparative and correlative neuroanatomy for the toxicologic pathologist. Toxicologic Pathology, 2000, 28(1): 6–27.

[3] Bolon B, Butt MT, Garman RH, et al. Haschek and Rousseaux's handbook of toxicologic pathology. 3rd ed. Amsterdam:Elsevier, 2013: 2006.

[4] Rousseaux CG, Bolon B. Haschek and Rousseaux's handbook of toxicologic pathology. 3rd ed. Amsterdam: Elsevier, 2013: 2695.

[5] Minamata disease.https: //en. wikipedia. org/wiki/Minamata_disease.

[6] Campbell IC, Abdulla EM. Issues in vitro neurotoxicity testing. Toxicology In Vitro, 1995, 8(2): 177–186.

[7] Bedrosian K, Charest J, Devault V. Neurotoxic Chemicals in the Environment. https: //web. wpi.edu/Pubs/E–project/Available/E–project–042808–121944/unrestricted/Neurotoxic_Chemicals _in_the_Environment. pdf.

[8] Neurotoxin. https: //en. wikipedia. org/wiki/Neurotoxin.

[9] Olson H, Betton G, Robinson D, et al. Concordance of the toxicity of pharmaceuticals in humans and in animals. Regulatory Toxicology and Pharmacology, 2000, 32(1): 56–67.

[10] Null. XⅧ International symposium of the society of toxicologic pathologists meeting abstracts: "Toxicologic pathology of the nervous system" . Toxicologic Pathology, 1999, 27(6): 690–704.

[11] Greaves P, Williams A, Eve M. First dose of potential new medicines to humans: how animals help. Nature Reviews Drug Discovery, 2004, 3(3): 226–236.

[12] Garman RH. Neurocytology, neuroanatomy and neurochemistry, 2008.

[13] Switzer RC, Lowry–Franssen C, Benkovic SA. Recommended neuroanatomical sampling practices for comprehensive brain evaluation in nonclinical safety studies. Toxicologic Pathology, 2011, 39(1): 73–84.

[14] Lucas DR, Newhouse JP. The toxic effect of sodium L–glutamate on the inner layers of the retina. Archives of Ophthalmology, 1957, 58(2): 193–201.

[15] Olney JW. Brain lesions, obesity, and other disturbances in mice treated with monosodium glutamate. Science, 1969, 164(3880): 719–721.

[16] Kim AH, Kerchner GA, Choi DW. Blocking excitotoxicity or glutamatergic storm. Heidelberg: Springer, 2002: 3–36.

[17] Hughes JR. Alcohol withdrawal seizures. Epilepsy & Behavior, 2009, 15(2): 92–97.

[18] Amaral DG. The anatomical organization of the central nervous system // Kandel ER, Schwartz JH, Jessel TM. Principles of neural Science. 4th ed. New York: McGraw Hill, 2000:317–336.

[19] Kandel ER. The brain and behavior // Kandel ER, Schwartz JH, Jessel TM. Principles of neural science. 4th ed. New York: McGraw Hill, 2001: 5–18.

[20] Langston J, Ballard P, Tetrud J, et al. Chronic Parkinsonism in humans due to a product of meperidine–analog synthesis. Science, 1983, 219(4587): 979–980.

[21] Harvey BK, Wang Y, Hoffer BJ. Transgenic rodent models of Parkinson's disease. Acta Neurochir Suppl, 2008, 101 (101): 89–92.

[22] Bolon B, Butt MT, Garman RH, et al. Haschek and Rousseaux's handbook of toxicologic pathology. 3rd ed. Amsterdam: Elsevier, 2013: 2014–2015.

[23] 李宪堂, Khan KN, Burkhardt JE. 实验动物功能性组织学图谱. 北京: 科学出版社, 2018: 35–44.

[24] Kandel ER. The brain and behavior // Kandel ER, Schwartz JH, Jessel TM. Principles of neural science. 4th ed. New York: McGraw Hill, 2000: 5–18.

[25] Garman RH. Histology of the central nervous system. Toxicologic Pathology, 2011, 39(1): 22–35.

[26] Vio K, Rodríguez S, Yulis CR, et al. The subcommissural organ of the rat secretes Reissner's fiber glycoproteins and CSF–soluble proteins reaching the internal and external CSF compartments. Cerebrospinal Fluid Research, 2008, 5 (1): 3.

[27] Edwards CM. Chemotherapy induced emesis:mechanisms and treatment: a review. J R Soc Med, 1988, 81(11): 658–662.

[28] D'Amato R, Lipman Z, Snyder S. Selectivity of the parkinsonian neurotoxin MPTP: toxic metabolite MPP+ binds to neuromelanin. Science, 1986, 231(4741): 987–989.

[29] Bolon B, Butt MT, Garman RH, et al. Haschek and Rousseaux's handbook of toxicologic pathology. 3rd ed. Amsterdam: Elsevier, 2013: 2035.

[30] Summers BA, Cummings JF, DeLahunta A. Principles of neuropathology // Veterinary Neuropathology.New York: Mosby, 1995: 3–50.

[31] Bolon B, Butt MT, Garman RH, et al. Haschek and Rousseaux's handbook of toxicologic pathology. 3rd ed. Amsterdam: Elsevier, 2013: 2009.

[32] Kreutzber GW, Blakemore WF, Graeber MB. Greenfield's Neuropathology. 6th ed. London: Edward Arnold, 2001: 86.

[33] Bergman RA, Afifi AK, Heidger PM. Histology. Philadelphia: Saunders, 1996: 112.

[34] Byrne JH, Roberts JL. From Molecules to Networks: an introduction to cellular and molecular neuroscience. Manhattan: Academic Press, 2009: 20.

[35] Nissl body. https: //en. wikipedia. org/wiki/Nissl_body.

[36] Kuhnel W. Color atlas of cytology, histology and microscopic anatomy. Germany: Thieme Press, 2003: 182.

[37] Montgomery DL. Astrocytes: form, functions, and roles in disease. Veterinary Pathology, 1994, 31(2): 145–167.

[38] Gehrmann J, Yao DL, Bonetti B, et al. Expression of insulin–like growth factor–I and related peptides during motoneuron regeneration. Experimental Neurology, 1994, 128(2): 202–210.

[39] Yao DL, West NR, Bondy CA, et al. Cryogenic spinal cord injury induces astrocytic gene expression of insulin–like growth factor I and insulin–like growth factor binding protein 2 during myelin regeneration. Journal of Neuroscience Research, 1995, 40(5): 647–659.

[40] Liu X, Yao DL, Bondy CA, et al. Astrocytes express insulin–like growth factor–I (IGF–I) and its binding protein, IGFBP–2, during demyelination induced by experimental autoimmune encephalomyelitis. Molecular and Cellular Neurosciences, 1994, 5(5): 418–430.

[41] Sofroniew MV, Vinters HV. Astrocytes: biology and pathology. Acta Neuropathologica, 2010, 119(1): 7–35.

[42] Kaufmann W, Bolon B, Bradley A, et al. Proliferative and nonproliferative lesions of the rat and mouse central and peripheral nervous systems. Toxicologic Pathology, 2012, 40(4 suppl): 87S–157S.

[43] Bush TG, Savidge TC, Freeman TC, et al. Fulminant jejuno–ileitis following ablation of enteric glia in adult transgenic mice. Cell, 2001, 93(2): 189–201.

[44] Pitters A, Palay SL, HdeF Webster CH. The fine structure of the nervous system. 3rd ed. Oxford: Oxford University Press, 1991: 295.

[45] Sternberg SS. Histology for Pathologists. New York: Raven Press, 1992: 159–161.

[46] Schaumberg HH, Spencer PS. Toxic models of certain disorders of the nervous system–a teaching monograph. Neurotoxicology, 1979, 1(1): 209–220.

[47] Taylor EJ. Dorlands Illustrated Medical Dictionary. 27th ed. Philadelphia: Saunders, 1988: 1131.

[48] Tokyo metropolitan institute of medical science. Neuropathology database. https: //pathologycenter. jp/crrinpa/crrinpa13.htm.

[49] Graham DI, Lantos PI. Greenfield's neuropathology. 6th ed. London: Arnold, 1997: 164–166.

[50] Tomlinson BE, Kitchener D. Granulovacuolar degeneration of hippocampal pyramidal cells. The Journal of Pathology, 1972, 106(3): 165–185.

[51] Ball MJ, Lo P. Granulovacuolar degeneration in the ageing brain and in dementia. Journal of Neuropathology & Experimental Neurology, 1977, 36(3): 474–487.

[52] Esiri MM, Wilcock GK. The olfactory bulbs in Alzheimer's disease. Journal of Neurology, Neurosurgery & Psychiatry, 1984, 47(1): 56–60.

[53] Thal DR, Tredici KD, Ludolph AC, et al. Stages of granulovacuolar degeneration: their relation to Alzheimer's disease and chronic stress response. Acta Neuropathologica, 2011, 122(5): 577–589.

[54] Summers BA, Cummings JF, DeLahunta A. Degenerative disease of the central nervous system // Veterinary Neuropathology.

New York: Mosby, 1995: 208–350.
[55] Graham DI, Lantos PI. Greenfield's Neuropathology. 6th ed. London: Arnold, 1997: 89.
[56] Graham DI, Lantos PI. Greenfield's Neuropathology, 6th ed. London: Arnold, 1997: 770.
[57] Duchen LW. General pathology of neurons and neuroglia // Adams JH, Duchen LW. Greenfield's Neuropathology. 5th ed. New York: Oxford University Press, 1992: 8, 11–14, 22–27.
[58] McMartin DN, O'Donoghue JL, Morrissey R, et al. Non–proliferative lesions of the nervous system in rats // Guides for Toxicologic Pathology, 1997.
[59] Summers BA, Cummings JF, De Lahunta A. Malformations of the central nervous system // Veterinary neuropathology. New York: Mosby, 1995: 68–94.
[60] 臧旭. 实用神经病理学. 呼和浩特: 内蒙古人民出版社, 1979: 9.
[61] Bonde C, Noraberg J, Zimmer J. Nuclear shrinkage and other markers of neuronal cell death after oxygen–glucose deprivation in rat hippocampal slice cultures. Neuroscience Letters, 2002, 327(1): 49–52.
[62] Graham DI, Lantos PI. Greenfield's Neuropathology. 6th ed. London: Arnold, 1997: 157.
[63] Greaves P. Histopathology of preclinical toxicity studies. 3rd ed. Amsterdam: Elsevier, 2007: 861–933.
[64] Bendel O, Alkass K, Bueters T, et al. Reproducible loss of CA1 neurons following carotid artery occlusion combined with halothane–induced hypotension. Brain Research, 2005, 1033(2): 135–142.
[65] Little AR, Benkovic SA, Miller DB, et al. Chemically induced neuronal damage and gliosis: enhanced expression of the proinflammatory chemokine, monocyte chemoattractant protein (MCP)–1, without a corresponding increase in proinflammatory cytokines. Neuroscience, 2002, 115(1): 307–320.
[66] Liang LP, Beaudoin ME, Fritz MJ, et al. Kainate–induced seizures, oxidative stress and neuronal loss in aging rats. Neuroscience, 2007, 147(4): 1114–1118.
[67] Levin S, Bucci TJ, Cohen SM, et al. The nomenclature of cell death: recommendations of an ad hoc committee of the society of toxicologic pathologists. Toxicologic Pathology, 1999, 27(4): 484–490.
[68] Graham DI, Lantos PI. Greenfield's Neuropathology. 6th ed. London: Arnold, 1997: 88.
[69] Schmued LC, Albertson C, Slikker W, Fluoro–Jade: a novel fluorochrome for the sensitive and reliable histochemical localization of neuronal degeneration. Brain Research, 1997, 751(1): 37–46.
[70] Rothman DSM, Olney JW. Glutamate and the pathophysiology of hypoxic: ischemic brain damage. Annals of Neurology, 1986, 19(2): 105–111.
[71] Graham DI, Lantos PI. Greenfield's Neuropathology. 6th ed. London: Arnold, 1997: 277.
[72] Nedergaard M, Goldman S, Desai S, et al. Acid–induced death in neurons and glia. The Journal of Neuroscience, 1991, 11(8): 2489–2497.
[73] Greaves P. 临床前毒性试验的组织病理学: 药物安全性评价中的解释与相关性. 4 版. 王和枚, 吕建军, 乔俊文, 等, 译. 北京: 北京科学技术出版社, 2018: 574–575.
[74] Nelson JS. Anderson's Pathology. 9th ed. Boca Raton: CRC Press, 1990: 2133.
[75] Guarda F, Fatzer R. Investigsations concerning the occurrence of BSE in Italy by means of brains from normally slaughtered cattle with special consideration of non specific neuronal vacuoles. Schweizer Archivf ü rTierheilkunde, 1995, 137 (3): 101–103.
[76] Rogers J, Zornetzer SF, Bloom FE, et al. Senescent microstructural changes in rat cerebellum. Brain Research, 1984, 292(1): 23–32.
[77] Chee CA, Roozendaal B, Swaab DF, et al. Vasoactive intestinal polypeptide neuron changes in the senile rat suprachiasmatic nucleus. Neurobiology of Aging, 1988, 9(3): 307–312.
[78] Sabel BA, Stein DG. Extensive loss of subcortical neurons in the aging rat brain. Experimental Neurology, 1981, 73(2): 507–516.
[79] Sturrock RR. Structural and quantitative changes in the brain during normal aging // Mohr U, Dungworth DL, Capen CC, et al.Pathology of the Aging Mouse. Washington DC: ILSI Press, 1996: 3–38.
[80] Kelley BJ, Lifshitz J, Povlishock JT. Neuroinflammatory responses after experimental diffuse traumatic brain injury. Journal of

Neuropathology & Experimental Neurology, 2007, 66(11): 989–1001.

[81] Block ML, Zecca L, Hong JS. Microglia–mediated neurotoxicity: uncovering the molecular mechanisms. Nature Reviews Neuroscience, 2007, 8(1): 57–69.

[82] Greaves P. 临床前毒性试验的组织病理学: 药物安全性评价中的解释与相关性. 4 版. 王和枚, 吕建军, 乔俊文, 等, 译. 北京: 北京科学技术出版社, 2018:581.

[83] 王博雅, 闫素英. 利奈唑胺的不良反应及合理应用. 药物流行病学杂志, 2011, 20(8): 434–437.

[84] Bobylev I, Maru H, Joshi AR, et al. Toxicity to sensory neurons and Schwann cells in experimental linezolid–induced peripheral neuropathy. The Journal of Antimicrobial Chemotherapy, 2016, 71(3): 685–691.

[85] Blackburn K, Warren K. A case of peripheral neuropathy due to pyridoxine toxicity in association with NOS energy drink consumption. American Academy of Neurology, 2017, 88 (16): 4.

[86] Berk M. Depression therapy: Future prospects. International Journal of Psychiatry in Clinical Practice, 2000, 4(4): 281–286.

[87] Klockgether T, Turski L. NMDA antagonists potentiate antiparkinsonian actions of L– dopa in monoamine–depleted rats. Annals of Neurology, 1990, 28(4): 539–546.

[88] Faden AI, Lemke M, Simon RP, et al. N–methyl–d–aspartate antagonist MK801 improves outcome following traumatic spinal cord injury in rats: behavioral, anatomic, and neurochemical studies. Journal of Neurotrauma, 1988, 5(1): 33–45.

[89] Olney J, Labruyere J, Price M. Pathological changes induced in cerebrocortical neurons by phencyclidine and related drugs. Science, 1989, 244(4910): 1360–1362.

[90] Hargreaves RJ , Hill RG , Iversen LL . Neuroprotective NMDA antagonists: the controversy over their potential for adverse effects on cortical neuronal morphology. Acta Neurochir Suppl, 1994, 60: 15–19.

[91] Sun L, Li Q, Li Q, et al. Chronic ketamine exposure induces permanent impairment of brain functions in adolescent cynomolgus monkeys. Addiction Biology, 2014, 19(2): 185–194.

[92] Slikker W, Zou XJ, Hotchkiss CE, et al. Ketamine–induced neuronal cell death in the perinatal rhesus monkey. Toxicological Sciences, 2007, 98(1): 145–158.

[93] Rung JP, Carlsson A, Ryd é n Markinhuhta K, et al. (+)–MK–801 induced social withdrawal in rats; a model for negative symptoms of schizophrenia. Progress in Neuro–Psychopharmacology and Biological Psychiatry, 2005, 29(5): 827–832.

[94] Eyjolfsson EM, Brenner E, Kondziella D, et al. Repeated injection of MK801: an animal model of schizophrenia?. Neurochemistry International, 2006, 48(6/7): 541–546.

[95] Braun I, Genius J, Grunze H, et al. Alterations of hippocampal and prefrontal GABAergic interneurons in an animal model of psychosis induced by NMDA receptor antagonism. Schizophrenia Research, 2007, 97(1/2/3): 254–263.

[96] Greaves P. 临床前毒性试验的组织病理学: 药物安全性评价中的解释与相关性. 4 版. 王和枚, 吕建军, 乔俊文, 等, 译. 北京: 北京科学技术出版社, 2018: 573.

[97] Langston JW. The impact of MPTP on Parkinson's disease research: past, rresent, and future // Parkinson's Disease Diagnosis and Clinical Management: Demos Medical Publishing. New York: Sheriden Press, 2002.

[98] Barsoum NJ, Gough AW, Sturgess JM, et al. Parkinson–like syndrome in nonhuman primates receiving a tetrahydropyridine derivative. Neurotoxicology, 1986, 7(1): 119–126.

[99] Langston JW, Ballard PA, Parkinson's disease in a chemist working with 1–methyl–4–phenyl–1,2,5,6–tetrahydropyridine. The New England Journal of Medicine. 1983, 309(5): 310.

[100] Greaves P. 临床前毒性试验的组织病理学: 药物安全性评价中的解释与相关性. 4 版. 王和枚, 吕建军, 乔俊文, 等, 译. 北京: 北京科学技术出版社, 2018: 574.

[101] Holtcamp W. The emerging science of BMAA: do cyanobacteria contribute to neurodegenerative disease?. Environmental Health Perspectives, 2012, 120(3): A111–A116.

[102] Guanethidine. https: //en. wikipedia. org/wiki/Guanethidine.

[103] Heath JW, Burnstock G. Selectivity of neuronal degeneration produced by chronic guanethidine treatment. Journal of Neurocytology, 1977, 6(4): 397–405.

[104] Henness S, Robinson DM, Lyseng–Williamson KA, 2006. Rimonabant. Drugs, 66(16): 2109–2119.

[105] Bolon B, Butt MT, Garman RH, et al. Haschek and Rousseaux's handbook of toxicologic pathology. 3rd ed. Amsterdam:

Elsevier, 2013: 2061.

[106] Little P, Rao DB. NTP. nonneoplastic lesion atlas. https: //ntp. niehs. nih. gov/nnl/nervous/ brain /axonopat/index. html.

[107] Greaves P. 临床前毒性试验的组织病理学: 药物安全性评价中的解释与相关性. 4 版. 王和枚, 吕建军, 乔俊文, 等, 译. 北京: 北京科学技术出版社, 2018: 580-582.

[108] Bolon B, Butt MT, Garman RH, et al. Haschek and Rousseaux's handbook of toxicologic pathology. 3rd ed. Amsterdam: Elsevier, 2013: 2064.

[109] Valero MD, Burton JA, Hauser SN, et al. Noise-induced cochlear synaptopathy in rhesus monkeys (Macaca mulatta). Hearing Research, 2017, 353: 213-223.

[110] Pujol R, Puel J. Excitotoxicity, synaptic repair, and functional recovery in the mammalian cochlea: a review of recent findings. Annals of the New York Academy of Sciences, 1999, 884 (1): 249-254.

[111] Bolon B, Butt MT, Garman RH, et al. Haschek and Rousseaux's handbook of toxicologic pathology. 3rd ed. Amsterdam: Elsevier, 2013: 2065.

[112] Sergeyenko Y, Lall K, Liberman MC, et al. Age-related cochlear synaptopathy: an early-onset contributor to auditory functional decline. J Neurosci, 2013, 33(34): 13686-13694.

[113] Michael C, Levin MD. Saskatchewan multiple sclerosis clinical research chair and professor of neurology and anatomycell biology, adjunct professor of neurology, college of medicine, university of saskatchewan; university of tennessee health science center. http: //www. merckmanuals.com/professional/neurologic-disorders/demyelinating-disorders/Overview-ofdem yelinating-disorders.

[114] Mydlarz WK, Boahene KDO. Wallerian degeneration. Heidelberg: Springer, 2013.

[115] Yao DL, Webster HD, Hudson LD, et al. Concentric sclerosis (Bal ó): morphometric and in situ hybridization study of lesions in six patients. Annals of Neurology, 1994, 35(1): 18-30.

[116] Graham DI, Lantos PI. Greenfield's Neuropathology, 6th ed. London: Arnold, 1997: 877.

[117] Krinke G, Spinal radiculoneuropathy in aging rats: Demyelination secondary to neuronal dwindling?. Acta Neuropathologica, 1983, 59(1): 63-69.

[118] Ryffel B, Experimental allergic encephalomyelitis, rat // Nervous System. Heidelberg: Springer, 1988: 6-16.

[119] Lassmann H. Comparative neuropathology of chronic experimental allergic encephalomyelitis and multiple sclerosis. Schriftenreihe Neurologie, 1983, 25: 1-135.

[120] Raine CS. Biology of disease. Analysis of autoimmune demyelination: its impact upon multiple sclerosis. Laboratory Investigation, 1984, 50(6): 608-635.

[121] Li W, Quigley L, Yao DL, et al. Chronic relapsing experimental autoimmune encephalomyelitis: effects of insulin-like growth factor-I treatment on clinical deficits, lesion severity, glial responses, and blood brain barrier defects. Journal of Neuropathology & Experimental Neurology, 1998, 57(5): 426-438.

[122] 唐强, 朱路文, 许秋生. EAE 模型制备的研究进展. 北京: 中国科技论文在线, http: //www. paper. edu. cn/releasepaper/ content/2013, 03-187.

[123] Slavin A, Ewing C, Liu J, et al. Induction of a multiple sclerosis-like disease in mice with an immunodominant epitope of myelin oligodendrocyte glycoprotein. Autoimmunity, 1998, 28(2): 109-120.

[124] 吴志英, 赵振华, 林毅, 等. 实验性自身免疫性脑脊髓炎模型的建立和长期观察研究. 中风与神经疾病杂志, 2009, 26(3): 300-302.

[125] Konopaske GT, Dorph-Petersen KA, Sweet RA, et al. Effect of chronic antipsychotic exposure on astrocyte and oligodendrocyte numbers in macaque monkeys. Biological Psychiatry, 2008, 63(8): 759-765.

[126] Yao DL, Komoly S, Zhang QL, et al. Myelinated axons demonstrated in the CNS and PNS by anti-neurofilament immunoreactivity and luxol fast blue counterstaining. Brain Pathology, 2008, 4(1): 97-100.

[127] Bolon B, Butt MT, Garman RH, et al. Haschek and Rousseaux's handbook of toxicologic pathology. 3rd ed. London: Waltham, 2013.

[128] Bouldin TW. Cuprizone // Spencer PS, Schaumburg HH, Ludolph AC. Experimental and clinical neurotoxicology. 2nd ed. New York: Oxford University Press, 2000: 426-427.

[129] Komoly S, Jeyasingham MD, Pratt OE, et al. Decrease in oligodendrocyte carbonic anhydrase activity preceding myelin degeneration in cuprizone induced demyelination. Journal of the Neurological Sciences, 1987, 79(1/2): 141–148.

[130] Greaves P. 临床前毒性试验的组织病理学: 药物安全性评价中的解释与相关性. 4 版. 王和枚, 吕建军, 乔俊文, 等, 译. 北京: 北京科学技术出版社, 2018:576.

[131] Hirano A, Llena J. Fine structure of neuronal and glial processes in neuropathology. Neuropathology, 2006, 26(1): 1–7.

[132] Krinke G. Triethyltin // Spencer PS, Schaumburg HH, Ludolph AC. Experimental and clinical neurotoxicology. 2nd ed. New York: Oxford University Press, 2000: 1206–1207.

[133] Steinschneider M. Hexachlorophene // Spencer PS, Schaumburg HH, Ludolph AC. Experimental and clinical neurotoxicology. 2nd ed. New York: Oxford University Press, 2000: 630–631.

[134] Schaumburg HH. Vigabatrin // Spencer PS, Schaumburg HH, Ludolph AC. Experimental and clinical neurotoxicology. 2nd ed. New York: Oxford University Press, 2000: 1230–1232.

[135] Pang Y, Bhatt A, Fan L W, 2014. Strategies for myelin regeneration: lessons learned from development. Neural Regen Res, 9(14): 1347–1350.

[136] Yao DL, Liu X, Hudson LD, et al. Insulin–like growth factor I treatment reduces demyelination and up–regulates gene expression of myelin–related proteins in experimental autoimmune encephalomyelitis. Proceedings of the National Academy of Sciences of the United States of America, 1995, 92(13): 6190–6194.

[137] Liu X, Yao DL, Webster H. Insulin–like growth factor I treatment reduces clinical deficits and lesion severity in acute demyelinating experimental autoimmune encephalomyelitis. Multiple Sclerosis(Houndmills, Basingstoke, England), 1995, 1(1): 2–9.

[138] Nagashima, K. Review article: a review of experimental methylmercury toxicity in rats: neuropathology and evidence for apoptosis. Toxicologic Pathology, 1997, 25(6): 624–631.

[139] Yao DL, West NR, Bondy CA, et al. Cryogenic spinal cord injury induces astrocytic gene expression of insulin–like growth factor I and insulin–like growth factor binding protein 2 during myelin regeneration. Journal of Neuroscience Research, 1995, 40(5): 647–659.

[140] Gehrmann J, Yao DL, Bonetti B, et al. Astrocytes upregulate glial fibrillary acidic protein (GFAP), but not insulin–like growth factor–I (IGF–I) during experimental autoimmune neuritis (EAN). Brain Pathology, 1995, 5(1): 1–10.

[141] Sofroniew MV. Molecular dissection of reactive astrogliosis and glial scar formation. Trends in Neurosciences, 2009, 32(12): 638–647.

[142] Null. XⅧ international symposium of the society of toxicologic pathologists meeting abstracts: "toxicologic pathology of the nervous system". Toxicologic Pathology, 1999, 27(6): 704.

[143] Bolon B, Butt MT, Garman RH, et al. Haschek and Rousseaux's handbook of toxicologic pathology. 3rd ed. Amsterdam: Elsevier, 2013: 2069.

[144] Lull ME, Block ML. Microglial activation and chronic neurodegeneration. Neurotherapeutics, 2010, 7(4): 354–365.

[145] Hemmer B, Archelos JJ, Hartung HP. New concepts in the immunopathogenesis of multiple sclerosis. Nature Reviews Neuroscience, 2002, 3(4): 291–301.

[146] Benveniste EN, Nguyen VT, O'Keefe GM, et al. Immunological aspects of microglia: relevance to Alzheimer's disease. Neurochemistry International, 2001, 39(5/6): 381–391.

[147] Rivera–Zengotita M, Yachnis AT. Gliosis versus glioma?. Advances in Anatomic Pathology, 2012, 19(4): 239–249.

[148] Streit WJ, Walter SA, Pennell NA. Reactive microgliosis. Progress in Neurobiology, 1999, 57(6): 563–581.

[149] Fawcett JW, Asher RA. The glial scar and central nervous system repair. Brain Research Bulletin, 1999, 49(6): 377–391.

[150] Bradl M, Lassmann H. Oligodendrocytes: biology and pathology. Acta Neuropathologica, 2010, 119(1): 37–53.

[151] Bolon B, Butt MT, Garman RH, et al. Haschek and Rousseaux's handbook of toxicologic pathology. 3rd ed. Amsterdam: Elsevier, 2013: 2070.

[152] Summers BA, Cummings JF, DeLahunta A. Injuries to the central nervous system // Veterinary neuropathology. New York: Mosby, 1995: 189–193.

[153] Kuhlmann T, Remington L, Maruschak B, et al. Nogo–A is a reliable oligodendroglial marker in adult human and mouse CNS

and in demyelinated lesions. Journal of Neuropathology & Experimental Neurology, 2007, 66(3): 238–246.

[154] Graham DI, Lantos PI. Greenfield's neuropathology. 6th ed. London: Arnold, 1997: 181.

[155] Bolon B, Butt MT, Garman RH, et al. Haschek and Rousseaux's handbook of toxicologic pathology. 3rd ed. Amsterdam: Elsevier, 2013: 2072.

[156] di Curzio DL. Animal models of hydrocephalus. Open Journal of Modern Neurosurgery 2018, 8(1): 57–71.

[157] Levine S, Saltzman A. Choroidal bodies: a new structure in the fourth ventricular choroid plexus of the rat and mouse. Brain Research, 2003, 981(1/2): 210–212.

[158] Greaves P. 临床前毒性试验的组织病理学: 药物安全性评价中的解释与相关性. 4 版. 王和枚, 吕建军, 乔俊文, 等, 译. 北京: 北京科学技术出版社, 2018: 577–578.

[159] Zheng W. Toxicology of choroid plexus: special reference to metal–induced neurotoxicities. Microscopy Research and Technique, 2001, 52(1): 89–103.

[160] Koizumi H, Watanabe M, Numata H, et al. Species differences in vacuolation of the choroid plexus induced by the piperidine–ring drug disobutamide in the rat, dog, and monkey. Toxicology and Applied Pharmacology , 1986, 84(1): 125–148.

[161] Shibata T, Ohshima S, Shimizu Y, et al. Pathomorphological changes in rat brain choroid plexus due to administration of the amine–curing agent, bis (4–amino–3–methylcyclohexyl) methane. Virchows Archiv A, 1990, 417(3): 203–212.

[162] Milhorat TH. Structure and function of the choroid plexus and other sites of cerebrospinal fluid formation. International Review of Cytology, 1976, 47: 225–288.

[163] Ivens IA, Achanzar W, Baumann A, et al. PEGylated biopharmaceuticals: current experience and considerations for nonclinical development. Toxicologic Pathology, 2015, 43(7): 959–983.

[164] European Medicines Agency. CHMP safety working party's response to the PDCO regarding the use of PEGylated drug products in the paediatric population, 2012.

[165] Rudmann DG, Alston JT, Hanson JC, et al. High molecular weight polyethylene glycol cellular distribution and PEG–associated cytoplasmic vacuolation is molecular weight dependent and does not require conjugation to proteins. Toxicologic Pathology, 2013, 41(7): 970–983

[166] Webster R, Didier E, Harris P, et al. PEGylated proteins: evaluation of their safety in the absence of definitive metabolism studies. Drug Metabolism and Disposition, 2006, 35(1): 9–16.

[167] Turecek PL, Bossard MJ, Schoetens F, et al. PEGylation of biopharmaceuticals: a review of chemistry and nonclinical safety information of approved drugs. Journal of Pharmaceutical Sciences, 2016, 105(2): 460–475.

[168] Burns RJ, Schultz DW. Drug–induced neurological disorders. The Medical journal of Australia, 1993, 159(9): 624–626.

[169] Doll DC, Ringenberg QS, Yarbro JW. Vascular toxicity associated with antineoplastic agents. Journal of Clinical Oncology, 1986, 4(9): 1405–1417.

[170] Liaury K, Miyaoka T, Tsumori T, et al. Morphological features of microglial cells in the hippocampal dentate gyrus of Gunn rat: a possible schizophrenia animal model. Journal of neuroinflammation, 2012, 9(1): 56.

[171] Demler TL, BS, PharmD, et al. Drug–induced neurologic conditions. US Pharmacist, 2014, 39(1): 47–51.

[172] Graham DI, Lantos PL. Greenfield's Neuropathology. 6th ed. New York: Renold, 1997: 374.

[173] Jubb KVF, Huxtable CR. The nervous system // Pathology of Domestic Animals. Amsterdam: Elsevier, 1993: 267–439.

[174] Summers BA, Cummings JF, DeLahunta A. Injuries to the central nervous system // Veterinary Neuropathology. New York: Mosby, 1995: 189–193.

[175] Solleveld HA, Boorman GA. Brain // Boorman GA, Eustis SL, Elwell MR, et al. Pathology of the Fischer rat. Reference and Atlas. San Diego: Academic Press, 1990: 155–178.

[176] Wilcock D, Colton C. Immunotherapy, vascular pathology, and microhemorrhages in transgenic mice. CNS & Neurological Disorders Drug Targets, 2009, 8(1): 50–64.

[177] Nagotani S, Hayashi T, Sato K, et al. Reduction of cerebral infarction in stroke–prone spontaneously hypertensive rats by statins associated with amelioration of oxidative stress. Stroke , 2005, 36(3): 670–672.

[178] Shiraya S, Miyake T, Aoki M, et al. Inhibition of development of experimental aortic abdominal aneurysm in rat model by atorvastatin through inhibition of macrophage migration. Atherosclerosis, 2009, 202(1): 34–40.

[179] Sköld MK, Risling M, Holmin S. Inhibition of vascular endothelial growth factor receptor 2 activity in experimental brain contusions aggravates injury outcome and leads to early increased neuronal and glial degeneration. The European Journal of Neuroscience, 2006, 23(1): 21–34.

[180] Ramot Y, Nyska A. Drug-induced thrombosis: experimental, clinical, and mechanistic considerations. Toxicologic Pathology, 2007, 35(2): 208–225.

[181] Ramot Y, Nyska A, Spectre G. Drug-induced thrombosis: an update. Drug Safety, 2013, 36(8): 585–603.

[182] Rothwell PM, Grant R. Cerebral venous sinus thrombosis induced by 'ecstasy'. Journal of Neurology, Neurosurgery, and Psychiatry, 1993, 56(9): 1035.

[183] Yao DL, Masonic K, Petullo D, et al. Pretreatment with intravenous FGF-13 reduces infarct volume and ameliorates neurological deficits following focal cerebral ischemia in rats. Brain Research, 1999, 818(1): 140–146.

[184] Percy DH, Barthold SW. Pathology of laboratory rodents and rabbits. 2nd ed. Ames: Iowa State Press, 2001: 153.

[185] Cutts JH. Vascular lesions resembling polyarteritis nodosa in rats undergoing prolonged stimulation with oestrogen. British Journal of Experimental Pathology, 1966, 47(4): 401–404.

[186] Klatzo I. Neuropathological aspects of brain edema. Journal of Neuropathology & Experimental Neurology, 1967, 26(1): 1–14.

[187] Sato J, Doi T, Kanno T, et al. Histopathology of incidental findings in cynomolgus monkeys (macaca fascicularis) used in toxicity studies. Journal of Toxicologic Pathology, 2012, 25(1): 63–101.

[188] Summers BA, Cummings JF, DeLahunta A. Principles of neuropathology // Veterinary Neuropathology. New York: Mosby, 1995: 3–50.

[189] Garman RH. Artifacts in routinely immersion fixed nervous tissue. Toxicologic Pathology, 1990, 18(1 Pt 2): 149–153.

[190] Mclnnes EF. Background lesions in laboratory animals: a color atlas. Amsterdam: Elsevier, 2012.

[191] Butt MT, Whitney KM, Davis W, et al. Microscopic background changes in brains of cynomolgus monkeys. Toxicologic Pathology, 2015, 43(4): 513–518.

[192] Jortner B. The return of the dark neuron. A histological artifact complicating contemporary neurotoxicologic evaluation. NeuroToxicology, 2006, 27(4): 628–634.

[193] Kepes JJ , Malone DG , Griffin W , et al. Surgical 'touch artefacts' of the cerebral cortex an experimental study with light and electron microscopic analysis. Clinical neuropathology, 1995, 14(2):86–92.

[194] Cammermeyer J. Nonspecific changes of the central nervous system in normal and experimental material // Bourne GH. Structure and Physiology. Amsterdam: Elsevier, 1972: 131–251.

[195] Wells GA, Wells M. Neuropil vacuolation in brain: a reproducible histological processing artefact. Journal of Comparative Pathology, 1989, 101(4): 355–362.

[196] Kreutzberg GW, Blakemore WF, Graeber MB. Cellular pathology of the central nervous system // Graham DI, Lantos PL. Greenfield's Neuropathology. 6th ed. London: Arnold, 1997: 85–140.

[197] Cesta MF, Herbert RA, Brix A, et al. National toxicology program nonneoplastic lesion atlas —A guide for standardizing terminological pathology for rodents, 2014. https: //ntp. niehs. nih. gov/nnl/nervous/brain/chclefts/index. html.

[198] Cesta MF, Herbert RA, Brix A, et al. National toxicology program nonneoplastic lesion atlas —A guide for standardizing terminology in toxicologic pathology for rodents–Nerve: ectopic neuron, 2014. https: //ntp. niehs. nih. gov/nnl/nervous/nerve/ectopic/index. html.

[199] Clarke PG, Cowan WM. Ectopic neurons and aberrant connections during neural development. PNAS, 1975, 72(11): 4455–4458.

[200] Scharfman H, Goodman J, McCloskey D. Ectopic granule cells of the rat dentate gyrus. Developmental Neuroscience, 2007,29(1/2): 14–27.

[201] Pardo ID, Shoieb AM, Garman R, et al. Spontaneous ectopic choroid plexus with sclerosis in adult beagle dogs. Toxicologic Pathology, 2018, 46(5): 608–609.

[202] Pardo ID, Weber K, Cramer S, et al. Atlas of normal microanatomy, procedural and processing artifacts, common background findings, and neurotoxic lesions in the peripheral nervous system of laboratory animals. Toxicologic Pathology, 2019, 48(1), 105–131.

[203] Sumi N, Stavrou D, Frohberg H, et al. The incidence of spontaneous tumors of the central nervous system of Wistar rats. Archives of Toxicology, 1976, 35(1): 1-13.

[204] Weber K, Garman RH, Germann PG, et al. Classification of neural tumors in laboratory rodents, emphasizing the rat. Toxicologic Pathology, 2011, 39(1): 129-151.

[205] Krinke G, Kaufmann W, Mahrous AT, et al. Morphologic characterization of spontaneous nervous system tumors in mice and rats. Toxicologic Pathology, 2000, 28(1): 178-192.

[206] Bertrand L, Mukaratirwa S, Bradley A. Incidence of spontaneous central nervous system tumors in CD-1 mice and Spraguedawley, Han-Wistar, and Wistar rats used in carcinogenicity studies. Toxicologic Pathology, 2014, 42(8): 1168-1173.

[207] Davis TS, Monro A. Marketed human pharmaceuticals reported to be tumorigenic in rodents. Journal of the American College of Toxicology, 1995, 14(2): 90-107.

[208] Dagle GE, Zwicker GM, Renne RA. Morphology of spontaneous brain tumors in the rat. Veterinary Pathology, 1979, 16(3):318-324.

[209] Krinke G, Naylor DC, Schmid S, et al. The incidence of naturally-occurring primary brain tumours in the laboratory rat. Journal of Comparative Pathology, 1985, 95(2): 175-192.

[210] Schmued LC, Hopkins KJ. Fluoro-Jade B: a high affinity fluorescent marker for the localization of neuronal degeneration. Brain Research, 2000, 874(2): 123-130.

[211] 左夏林, 金吉子, 刘丹丹, 等. Fluoro-Jade B染色与蛋白免疫荧光多标的染色方法. 南方医科大学学报, 2016, 36(5): 671-674.

[212] Schmued LC, Stowers CC, Scallet AC, et al. Fluoro-Jade C results in ultra high resolution and contrast labeling of degenerating neurons. Brain Research, 2005, 1035(1): 24-31.

[213] 顾兵, 金建波, 李华南, 等. 神经组织染色方法的研究概况. 中国药理学通报, 2011, 27(10): 1472-1475.

[214] de Olmos JS, Beltramino CA, de Olmos de Lorenzo S. Use of an amino-cupric-silver technique for the detection of early and semiacute neuronal degeneration caused by neurotoxicants, hypoxia, and physical trauma. Neurotoxicology and Teratology, 1994, 16(6): 545-561.

[215] Fix AS, Garman RH. Practical aspects of neuropathology: a technical guide for working with the nervous system. Toxicologic pathology, 2000, 28(1): 122-131.

[216] Bolon B, Garman R, Jensen K, et al. A 'best practices' approach to neuropathologic assessment in developmental neurotoxicity testing: for today. Toxicologic Pathology, 2006, 34(3): 296-313.

[217] Solleveld HA, Boorman GA. Brain // Boorman GA, Eustis SC, Elwell MR, et al. Pathology of the fischer rat. San Diego: Academic Press, 1990: 155-177.

[218] Jordan WH, Young JK, Hyten MJ, et al. Preparation and analysis of the central nervous system. Toxicologic Pathology, 2011, 39(1): 58-65.

[219] Bolon B, Garman RH, Pardo ID, et al. STP position paper: Recommended practices for sampling and processing the nervous system (brain, spinal cord, nerve, and eye) during nonclinical general toxicity studies. Toxicologic Pathology, 2013, 41(7): 1028-1048

第十二章 皮肤及附属器

皮肤是人类和动物最大的器官，是机体抵御损害的屏障，具有保护体内器官、抵抗病原体侵入、防止体液流失、调节体温、感受外界刺激及参与免疫应答等功能。在不同动物的某些部位，皮肤演变成特殊的结构，如毛、羽、蹄、枕角、喙、冠、鳞片，以及汗腺、皮脂腺、乳腺、尾质腺等，统称为皮肤的衍生物或附属器。人类对皮肤疾病的研究和治疗方面已经非常先进，对于动物而言，由于动物的种类繁多和野外生存的客观条件的限制，除大牲畜的马、牛、骡、驴外，人类对动物皮肤和疾病的研究资料依然非常欠缺。为了人类健康和生命，近代医学利用动物进行实验医学研究，涉及大量的动物，如灵长类动物、犬、猪、猫、兔，以及啮齿类动物如豚鼠、大鼠、小鼠、仓鼠等，通过对这些动物的饲养管理和各种实验研究，发现了大量的自发性和药物毒性的皮肤病变。本章从诊断和鉴别诊断角度讲述皮肤及附属器、皮下软组织的自发性和药物和化学物质诱发性病变。

第一节　皮肤解剖组织学

皮肤属膜性器官，由表皮和真皮组成，借皮下组织与深部的组织相连。皮肤的薄厚随动物种类、年龄、性别及分布部位的不同而异。如牛的皮肤较厚，羊的皮肤较薄，无毛的部位皮肤较厚，有毛的部位皮肤较薄，枕部、背部和四肢外侧皮肤较厚，腹部和四肢内侧皮肤较薄。实验室常用的实验动物有大鼠、小鼠、比格犬、食蟹猴、小型猪等，虽然实验动物的种属不同，但皮肤的解剖结构基本相同，不同种属的皮肤均包含表皮（epidermis）、真皮（dermis）、皮下组织（subcutaneous tissue），其下以筋膜为界为深层组织[1, 2]。

一、表皮

表皮位于皮肤最表层，由角化的复层扁平上皮构成。动物各部位的表皮薄厚不等，长期受摩擦和压力的部位表皮较厚，角化明显。表皮由两类不同的细胞组成，一类是角质形成细胞（keratinocyte），是构成表皮的主要细胞成分，细胞在分化过程中逐步合成大量角蛋白，角化并脱落；另一类是非角质形成细胞（non-keratinocyte），数量少，散在分布在角质形成细胞之间，包括黑色素细胞、朗格汉斯细胞和梅克尔细胞，此类细胞各有其特殊功能（图12-1），啮齿类动物表皮很薄，HE切片上只能看到2～4层细胞。

（一）角质形成细胞

1\. 基底细胞层（stratum basale）　基底细胞附着于基膜上，由一层低柱状或立方形细胞构成，细胞核较大，呈圆形或卵圆形，胞质嗜碱性，染色较深。细胞间以桥粒相连，细胞的基底面借半桥粒与基膜相连。基底细胞是幼稚细胞，能够不断地分裂增殖形成新生细胞，并向浅层推移，逐渐分化成表皮的各层细胞。

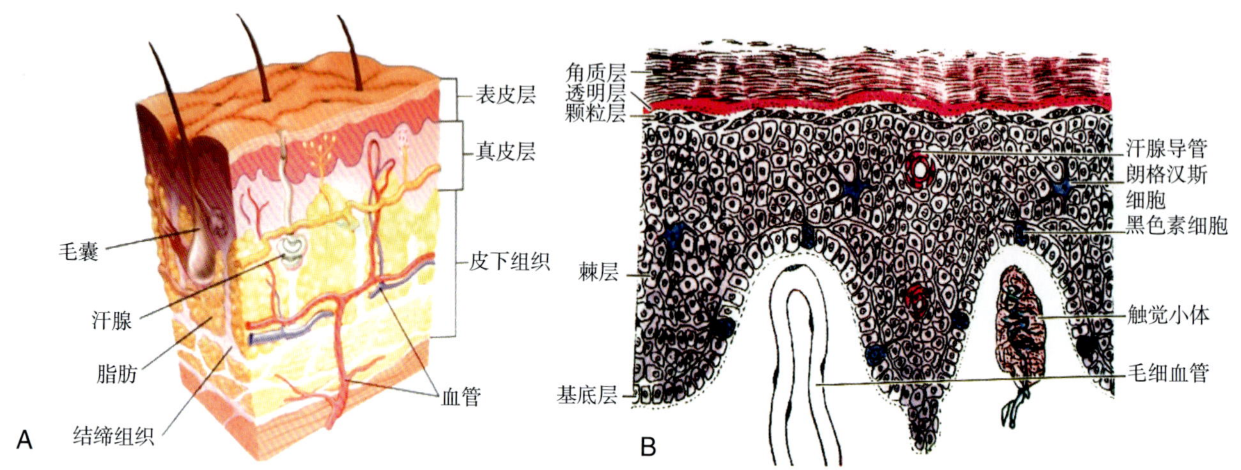

图12-1 **皮肤分层模式图和表皮分层及细胞组成**

A.皮肤分层模式图，分为表皮、真皮和皮下组织（选自百度数据库）；B.表皮分层及细胞组成，从下至上分为基底层、棘层、颗粒层、透明层、角质层（引自：王晓冬，徐邦生.组织学与胚胎学.北京：科学出版社，2010.）

2.棘细胞层（stratum spinsum） 位于基底层上方，由基底细胞分裂而来的数层细胞构成。细胞体积较大呈多边形，胞核呈圆形，为弱嗜碱性，细胞向四周伸出很多短而细的凸起，故名棘细胞（princkle cell），相邻的细胞借桥粒相连，越向浅层细胞逐渐变得扁平。

3.颗粒层（stratum granulosum） 位于棘层上方，由几层长梭形细胞组成，细胞的主要特点是胞质内含有许多透明角质颗粒，染色呈强嗜碱性。

4.透明层（stratum lucidum） 位于颗粒层上方，在无毛且较厚的表皮中明显易见。此层由更扁的梭形细胞组成，HE染色呈透明均质状，细胞界线不清。

5.角质层（stratum corneum） 由多层扁平角质细胞组成，角质细胞是干硬的死细胞，轮廓不清，无核无细胞器，HE染色呈粉红均质状。表皮由基底细胞层到角质层的结构变化，反映了角蛋白形成细胞增殖、分化、推移和脱落的动态变化过程。

（二）非角质形成细胞

包括黑色素细胞、朗格汉斯细胞和梅克尔细胞（图12-2）。

1.黑色素细胞（melanocyte） 是生成黑色素（melanin）的细胞，起源于胚胎早期的神经嵴，HE染色细胞着色较浅不易分辨，特殊染色可见细胞体积较大，有分支凸起，位于基底细胞之间。黑色素为棕色颗粒，是决定皮肤颜色的重要成分。黑色素能吸收和散射紫外线，保护深层组织免受辐射损伤。

2.朗格汉斯细胞（Langerhans cell） 最初由胚胎时期骨髓发生迁移到皮肤后，散在分布于表皮的棘细胞之间。细胞有多个凸起，HE染色不易辨认，用氯化金或ATP酶特殊染色可见细胞向周围伸出几个较粗的凸起及其分支凸起，穿插在棘细胞之间。朗格汉斯细胞由单核细胞发生，其表面标志和功能与巨噬细胞很相似，能识别、结合和处理侵入皮肤的抗原，并把抗原传递给T细胞，是皮肤内的抗原呈递细胞，在抗病毒感染、排斥移植异体组织及对表皮癌变细胞的免疫监视等方面具有重要作用。

3.梅克尔细胞（Merkel cell） 是一种具有短指状凸起的细胞，数量很少，大多存在于毛囊附近的基底细胞之间，在HE染色上不易辨认。梅克尔细胞的功能尚不清楚，根据其结构特点推测其和神经末梢触觉有关，还有学者提出这个细胞可能属于APUD 细胞。所谓APUD细胞系统，即指能进行胺前体摄取和进行脱羧（amine precursor uptake and decarboxylation）的一类细胞，是源于神经嵴的一系列内分泌细胞，弥散在许多器官及内分泌腺体内，能够从细胞外摄取胺的前体，并通过细胞内氨基脱羧酶的作用，使胺前体形成相应的胺（如多巴胺、5-羟色胺等）和多肽激素的内分泌细胞。

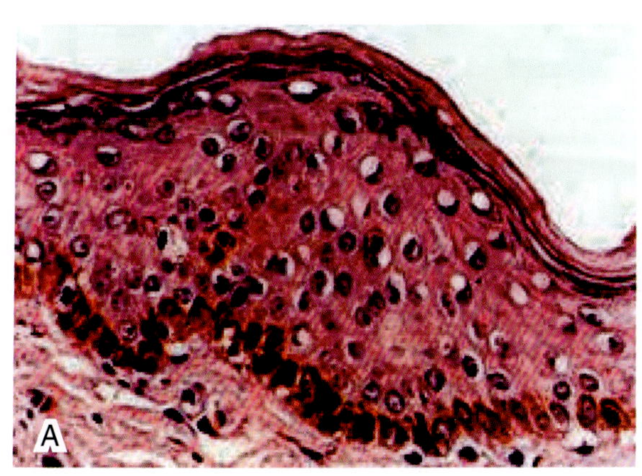
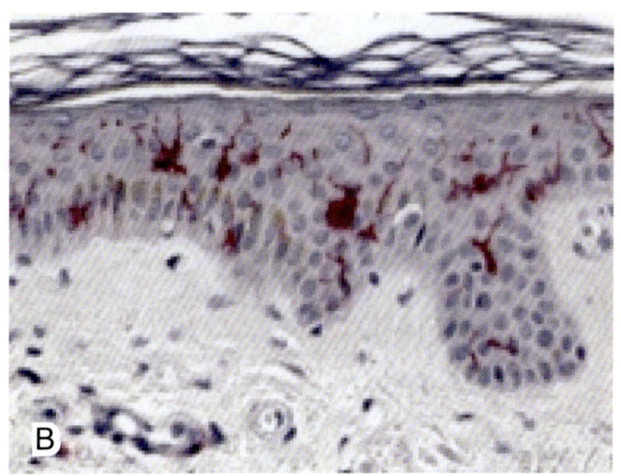

图12-2 表皮非角质细胞

A.黑色素细胞，位于基底层细胞之间，胞质中含有黑色素颗粒（HE染色）；B.朗格汉斯细胞，散在分布于表皮的棘细胞之间，细胞有多个凸起（免疫组化染色）

二、真皮

真皮位于表皮下面，由致密的结缔组织组成，深部与皮下组织连接。真皮有较强的韧性和弹性。在真皮内除了有血管、淋巴管和神经外，还有毛囊、汗腺、皮脂腺管等附属器。真皮可分为浅层的乳头层和深层的网状层。

（一）乳头层

乳头层（papillary layer）紧邻表皮，其中胶原纤维和弹性纤维致密。乳头层的结缔组织向表皮底部突出，伸出许多嵴状或乳头状凸起称真皮乳头。真皮乳头内含毛细血管或神经末梢和触觉小体。

（二）网状层

网状层（reticular layer）位于乳头层下方，较厚，与乳头层无明显分界，由致密结缔组织组成，粗大的胶原纤维束交织成网，其间有弹性纤维，因而皮肤有较大的弹性。网状层内有较大的血管、淋巴管、神经、环层小体、毛囊、皮脂腺和汗腺。常见各种实验动物正常的表皮和真皮的组织学图片见图12-3。

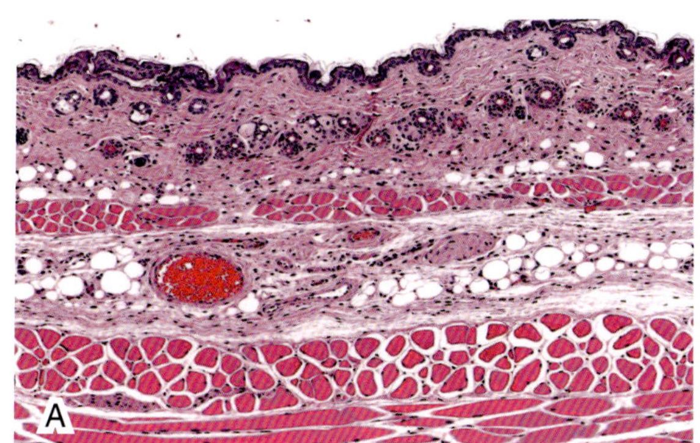
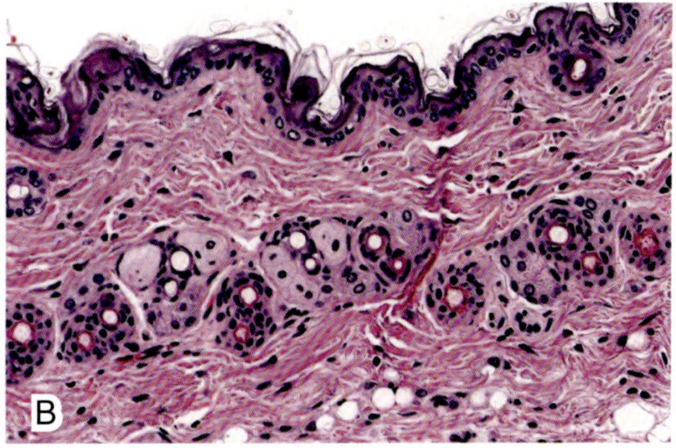

图12-3 大鼠皮肤

A.低倍镜观察从上到下可见表皮、真皮、皮肌、皮下组织和肌肉；B.高倍镜观察可见表皮各层、真皮乳头层和网状层及毛根和皮脂腺（选自昭衍病理数据库）

三、皮下组织

皮下组织位于真皮下方，由疏松结缔组织和脂肪组织组成。皮下组织将皮肤与深部的组织连接在一起，分布到皮肤的血管和神经从此层通过，毛囊和汗腺也常延伸至此。

四、皮肤的衍生物

（一）毛

毛（hair）是一种角化的丝状物，具有保持体温、防御季节性损伤等作用。毛由毛干、毛根和毛球构成。露在皮肤外面的部分称毛干（hair shaft），埋在皮肤内的部分为毛根（hair root），包在毛根外的上皮和结缔组织构成的鞘为毛囊（hair follicle），毛根和毛囊下端合为一体成为膨大的毛球（hair bulb）。毛球底部向内凹陷，结缔组织、血管和神经纤维深入凹内形成毛乳头（hair papilla）。毛球是毛的生长点，毛乳头对毛的生长起诱导作用并维持其营养需求。皮脂腺下方可见一束立毛肌（arrector pilli muscle）附着。立毛肌受交感神经支配，收缩时使毛竖立，表明动物恐惧并准备攻击。立毛肌有助于皮脂腺的分泌。

1.毛干　由角化上皮细胞有规则的排列构成，中央为髓质，由数行排列松散的扁平或立方形角化上皮细胞构成，外周为皮质，由数行排列紧密的多边形或梭形角化细胞构成，细胞内含有色素，决定毛的颜色。毛的最外层为毛小皮（hair cuticle），由一层扁平的角化细胞构成，细胞呈覆瓦状排列，游离缘向上呈锯齿状。

2.毛囊　分为内外两层，内层紧包毛根，称毛根鞘，为上皮根鞘，结构与表皮相似。外层为结缔组织鞘，由致密结缔组织构成，与真皮组织无明显分界。

3.毛根　包裹在毛囊里，其髓质细胞角化程度较低，皮质细胞排列紧密。毛球的上皮细胞是较幼稚的细胞，称为毛母质（hair matrix），此类细胞不断增殖分化，向上推移形成毛根和上皮根鞘的细胞（图12-4）。

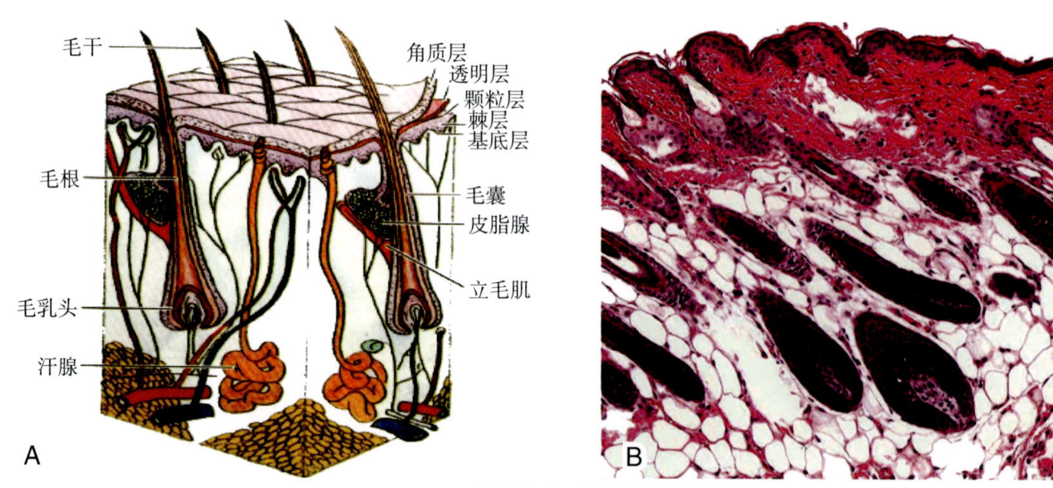

图12-4　毛的模式图和组织

A.毛的模式图；B.大鼠的皮肤，可见表皮、真皮、皮脂腺、毛根、毛球、毛乳头、脂肪和肌肉组织（选自昭衍病理数据库）

（二）皮脂腺

皮脂腺（sebaceous gland）一般位于毛囊和立毛肌之间，为分支泡状腺或复泡状腺，由分泌部和导管构成。导管是分支扁平上皮，大多开口于毛囊上段，无毛皮肤则直接开口于皮肤表面。分泌部几乎无腺腔，腺泡周边是一层较小的幼稚细胞，由活跃的分裂能力，不断生成新的腺细胞。新生腺细胞体积增大，向腺泡中央移动，胞质中脂滴不断增多，最后腺细胞解体，细胞碎片连同脂滴一起排出，即为皮质（sebum）。皮质是几种脂类的混合物，有润滑皮肤保护毛发和抑制细菌的作用。

（三）汗腺

汗腺（sweat gland）是单管状腺，导管细而直，由2层染色较深的立方形细胞构成，由真皮深部上行，穿过表皮，开口于毛囊或直接开口于皮肤表面。分泌部腺体盘曲成团位于真皮深层和皮下组织中，腺细胞单层或低柱状。腺细胞与基膜之间有一层梭形的肌上皮细胞（myoepithelial cell），细胞收缩有助于汗液的排出。汗液的主要成分是水，还含有钠、钾、氯、乳酸盐和尿素等。在高温条件下，汗腺分泌旺盛，对调节体温、排泄代谢产物起重要作用。

第二节　自发性或毒性损伤性病变

皮肤是人类和各种实验动物抵御外来损害的第一道屏障。在人工饲养条件下的各种实验动物，由于营养条件、搔抓和撕咬经常发生等，也会经常有自发性的各种损伤。在药物安全评价中，皮肤的病变最常见于皮肤给药实验，如小型猪的皮肤涂抹实验、给药方式为皮下注射和静脉输注的各种实验、新西兰兔的血管刺激实验等。当然，给药途径可能会造成一定程度的与操作相关的机械性损伤，这应该与供试品相关的病变明确区分。皮肤对损伤的反应多种多样，最常见的组织学改变包括水肿、出血、炎症、糜烂、溃疡、坏死及萎缩和增生。可能发生的增生性病变包括表皮增生和附属器增生。表皮和皮肤附属器增生可能是再生性的，继发于炎症或退行性过程，或是由引起上皮细胞复制增加的供试品诱导，如表皮生长因子的直接反应。

一、炎症、渗出、结痂、糜烂、坏死、溃疡

这是一组关联密切的、最多发生的皮肤病变，可以是皮肤外伤引起的继发病变、接触性过敏性皮肤损害、光线照射性损伤和其他特异性皮性疾病的病理改变及可以是与用药相关的毒性皮肤病理改变，如皮肤的刺激实验、皮肤的致癌实验对皮肤的炎症、结痂、糜烂、坏死、溃疡等的诊断并不困难，但必须对上述原因做出相关性分析。如果对照组动物正常，病变发生在用药组且为多数动物发生，则很容易定为是与供试品相关的改变，如果也有对照组的偶有动物发病，则需要看两组动物临床实验观察记录，看用药前有否自发损伤或感染病变，是否发病部位进行过静脉采血或静脉注射，因为某些化合物的应用能够加重创伤部位的溃疡和糜烂[3, 4]。对于局部用药引起的病变，还应该联系所用的供试品属于那些种类的化合物及相关的病变特点进行分析。对于那些人类发生或也在实验动物偶发的皮肤疾病，以及针对该疾病的动物模型，需要认真的查找研究资料，仔细分析，做出正确的相应的诊断。本节介绍某些自发和药物诱发的皮肤发生的结痂、糜烂、炎症、坏死、溃疡的案例和照片（图12-5～图12-10）。

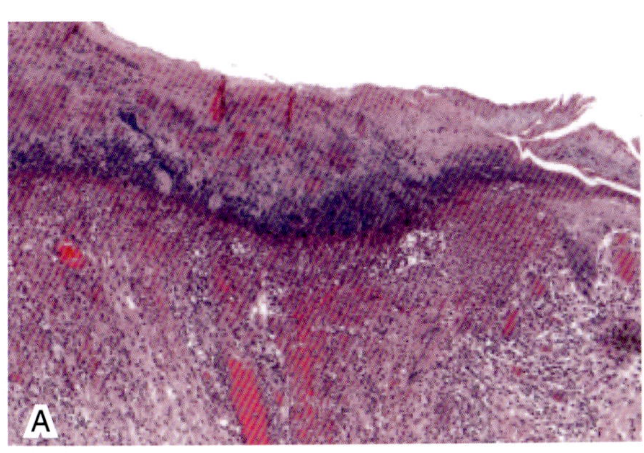

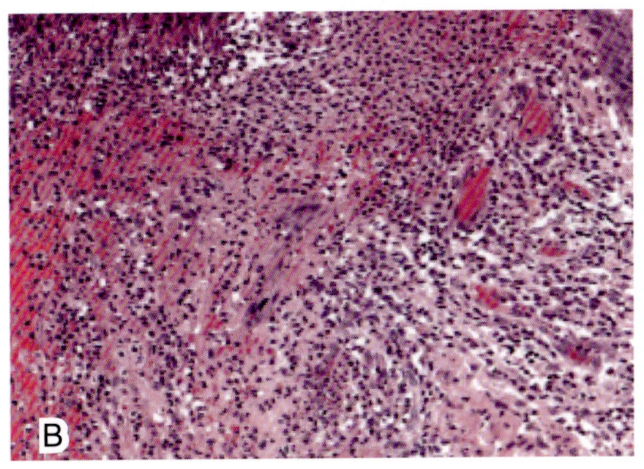

图12-5　**食蟹猴手指皮肤的感染**

A.食蟹猴手指破溃感染，表面结痂，表皮脱落，溃疡及肉芽组织形成；B.溃疡底肉芽组织伴发感染（选自昭衍病理数据库）

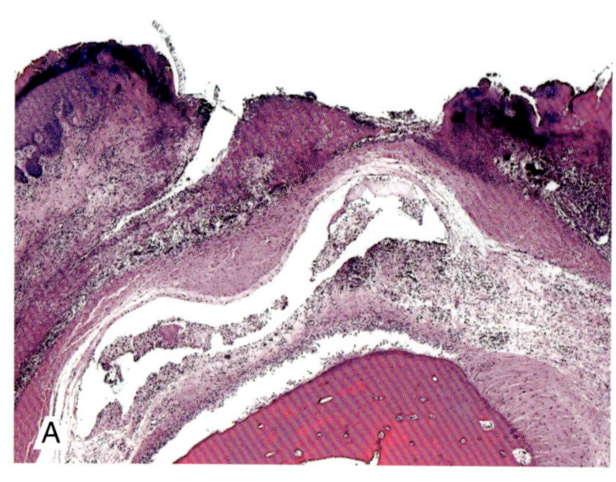

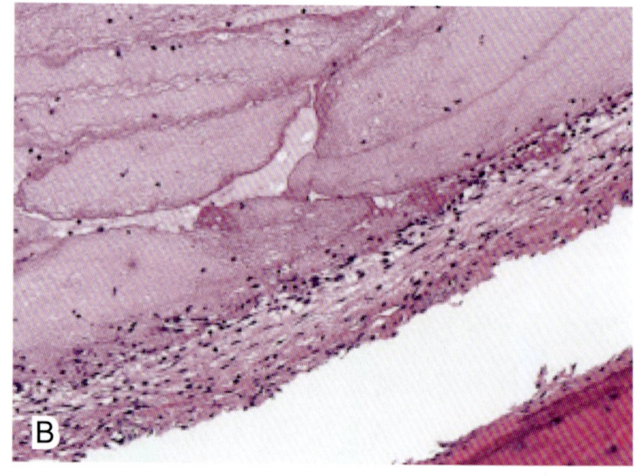

图12-6　比格犬腿部自发皮肤溃疡

A.食蟹猴腿部深度溃疡，表面痂皮脱落，糜烂，皮下炎症蔓延至关节腔到达骨组织；B.关节腔和滑膜组织的炎症，大量纤维素渗出（选自昭衍病理数据库）

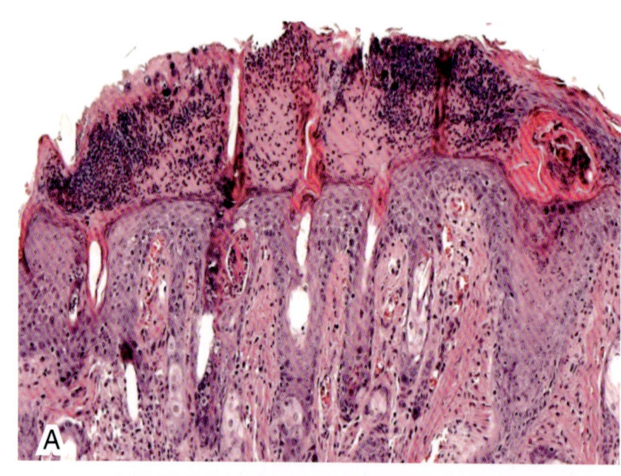

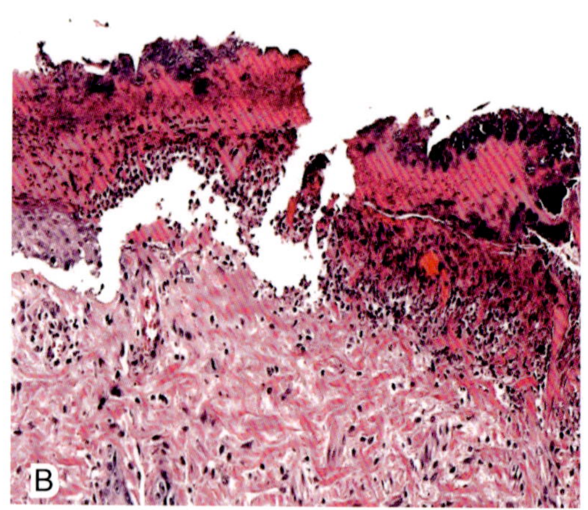

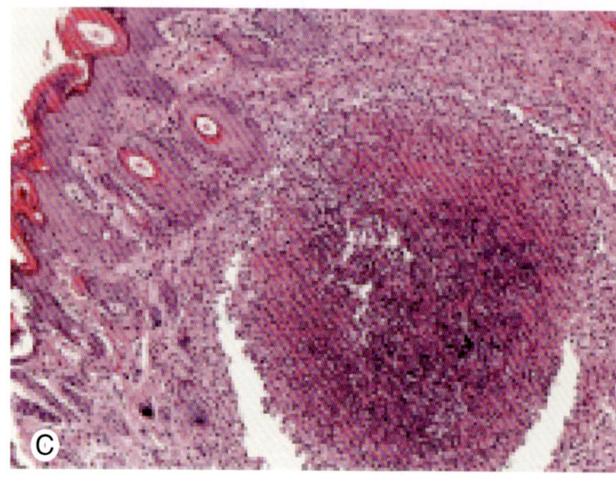

图12-7　大鼠皮肤药物性损伤病变（某酪氨酸酶抑制剂抗癌药灌胃）

A.用药后供试品组动物皮肤发生的损伤，皮肤表层结痂，表皮增生；B. 痂皮内含渗出液，白细胞、细菌团和坏死的细胞，痂皮下感染，炎细胞浸润；C.皮下感染，脓肿形成（选自昭衍病理数据库）

二、肉芽肿性炎

肉芽肿性炎是炎症局部以巨噬细胞及其衍生细胞增生形成境界清楚的结节状病灶，是一种特殊类型的增生性炎，肉芽肿中巨噬细胞源于血液的单核细胞和局部增生的组织细胞，巨噬细胞可转化为特殊形态的上皮样细胞和多核巨细胞等。肉芽肿性炎分为两类，一类是感染性肉芽肿，由生物病原体如结核杆菌、伤寒杆菌、麻风杆菌、梅毒螺旋体、真菌和寄生虫等引起；另一类是异物进入体内形成的异物肉芽肿。皮肤肉芽肿性炎也是实验动物常见的自发或药物引起的炎性病变，如含铝佐剂导致的皮下或肌肉的炎症常表现为肉芽肿的形成[5]，实验动物接种的疫苗中常含有铝佐剂，也引起肉芽肿性炎，被称为铝肉芽肿[6, 7]。还有皮肤局部注射油脂溶媒、橄榄油等引发肉芽肿炎的报道[8]。昭衍实验室也做过很多这方面的实验（图12-11，图12-12）。

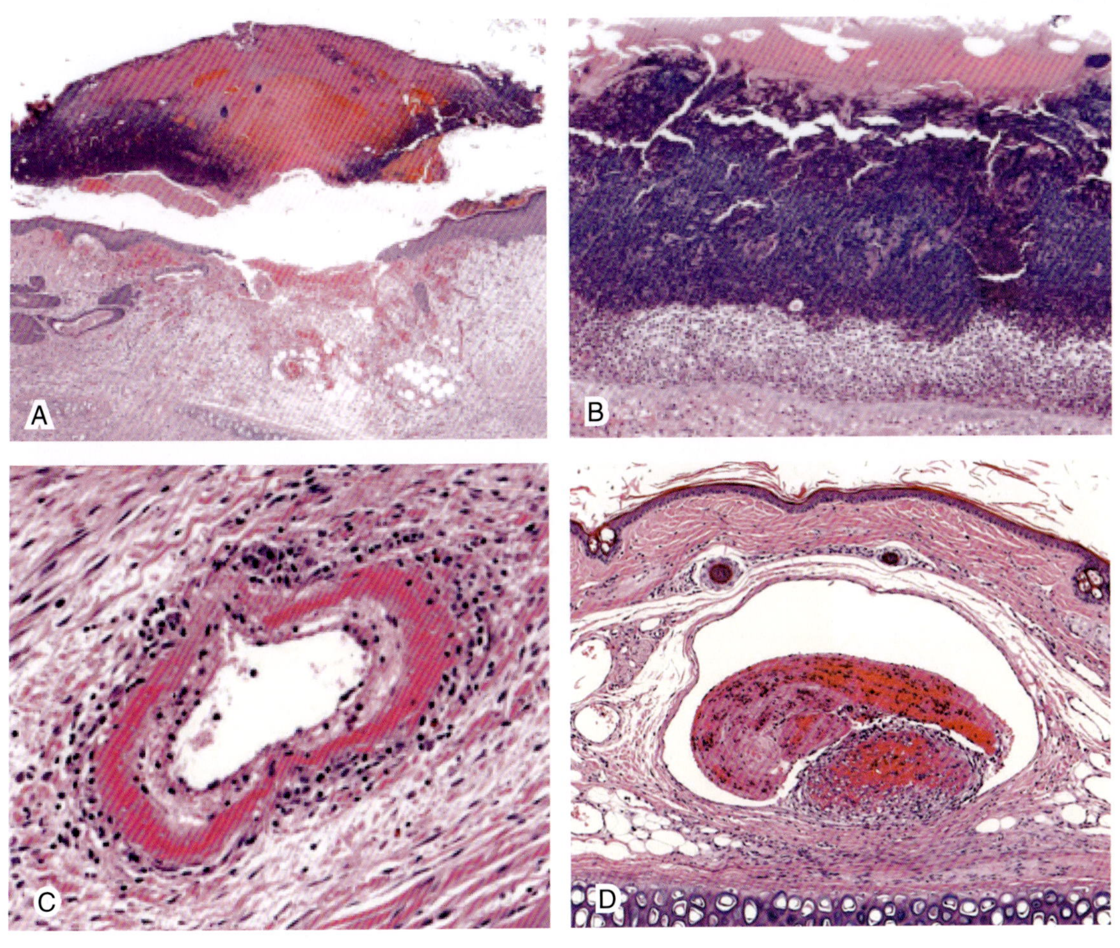

图12-8　新西兰兔耳刺激实验诱发的变性

A.新西兰兔耳刺激实验（某治疗药静脉输注7天）后，局部皮肤产生药物刺激性病变包括结痂、出血，表皮剥脱等改变；B.痂下感染灶；C.局部静脉壁纤维素坏死及周围炎症；D.刺激用药局部静脉血栓形成（选自昭衍病理数据库）

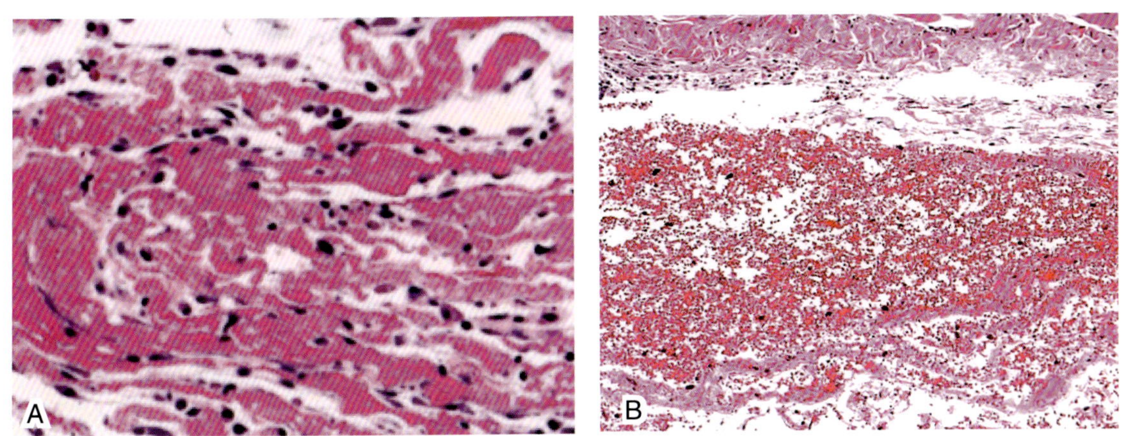

图12-9　新西兰兔耳刺激实验皮下纤维素渗出和出血

A.皮下组织内大量纤维素渗出（人粒细胞刺激因子皮下注射刺激性试验）；B.皮下组织大片出血（选自昭衍病理数据库）

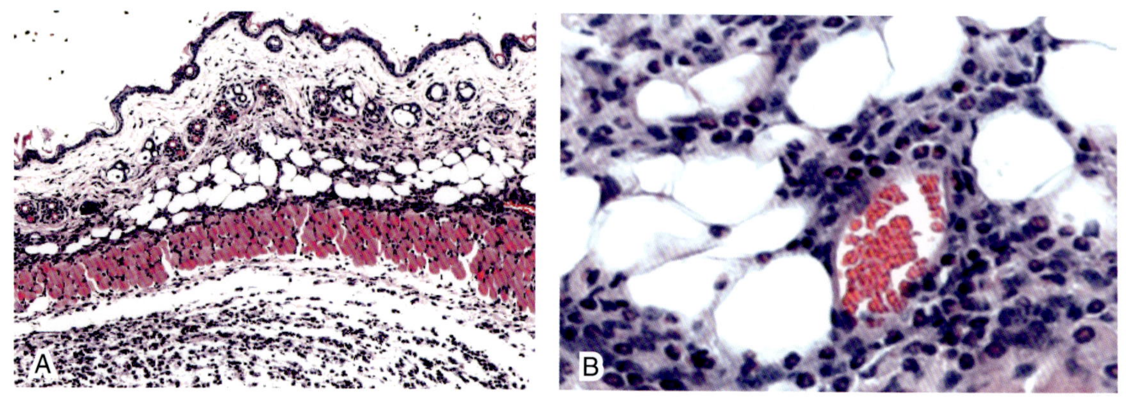

图12-10 小鼠皮下过敏性炎症

A. C57小鼠皮下注射卵清蛋白+铝粉致过敏性炎，黏膜下水肿、渗出；B.黏膜下嗜酸性粒细胞浸润（选自昭衍病理数据库）

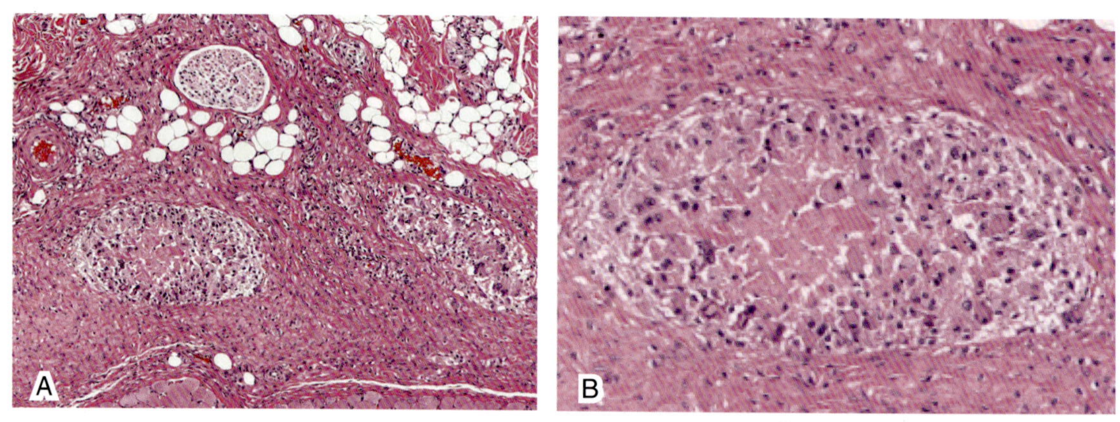

图12-11 食蟹猴皮下药物性肉芽肿性炎

A.食蟹猴皮下组织异物肉芽肿形成，可见2个肉芽肿结节（注射某利鲁拉肽制剂）；B.高倍镜观察肉芽肿中心可见坏死，周围有巨噬细胞和多核巨细胞（选自昭衍病理数据库）

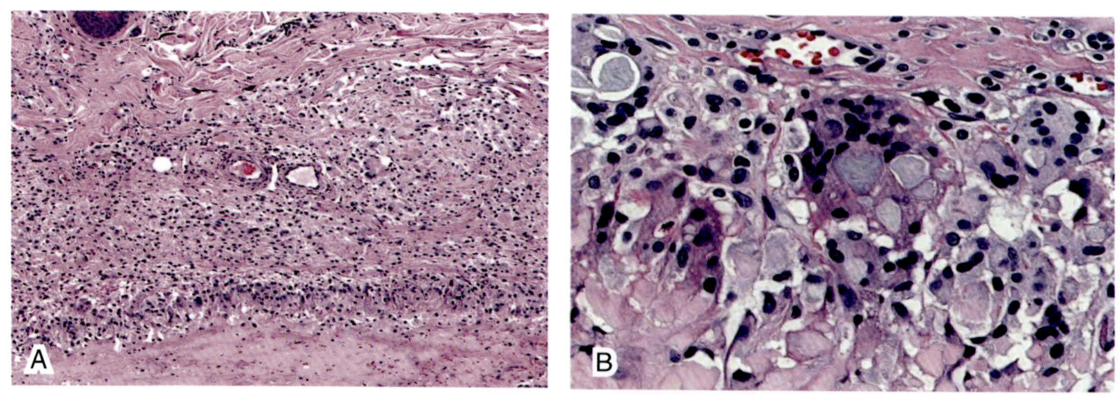

图12-12 食蟹猴皮肤药物性肉芽肿性炎

A.食蟹猴皮肤注射供试品后诱发的炎症，有肉芽肿形成（某利拉鲁肽类药物皮下注射）；B.高倍镜观察肉芽肿中心可见大量异物及多核异物巨细胞（选自昭衍病理数据库）

三、皮肤萎缩

皮肤萎缩是指表皮层和真皮层的厚度减小，表皮与真皮交界处扁平化，皮肤附属器的稀少而呈现的萎缩状态，可以分别称为表皮萎缩或真皮萎缩，或称为皮肤萎缩。

由于激素水平的下降、营养不良、皮脂腺分泌减少等原因，老年动物的毛发通常稀疏和缺乏光泽，相应的组织学可以有不同程度的表皮和附属器的萎缩改变。自发性实验动物脱毛时，也可以有相应的皮肤萎缩（图12-13）。关于与药物相关的皮肤萎缩，文献报道皮肤萎缩多是人体长期接受全身或局部类固醇皮质激素治疗的不良反应[9-11]。实验动物如啮齿类和猪全身或局部使用促肾上腺皮质激素（ACTH）或类固醇皮质激素也可以发生皮肤类似的萎缩[12-15]，组织病理学表现为表皮变薄，颗粒细胞层消失，表皮与真皮交界处细胞扁平化和基底细胞的核固缩，毛囊上皮的萎缩变薄。

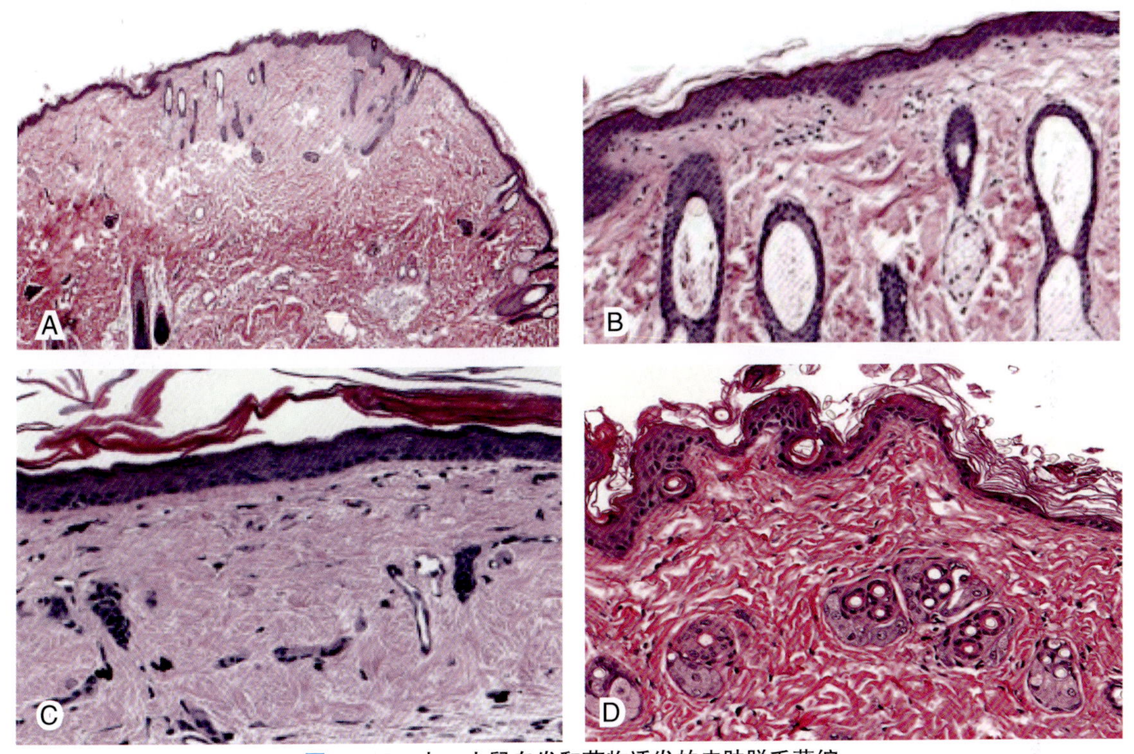

图12-13 大、小鼠自发和药物诱发的皮肤脱毛萎缩

A.大鼠自发皮肤灶状脱毛镜下见表皮变薄，皮肤附属器减少；B.正常大鼠皮肤；C.某Car-T类药物诱发的小鼠皮肤被毛稀疏附属器萎缩消失；D.正常小鼠皮肤和附属器（选自昭衍病理数据库）

四、表皮增厚

表皮增生是皮肤对各种损伤的反应，这些反应因素包括炎症、使用刺激或毒性物质、摩擦、紫外线的长时间暴露等。表皮增生还受生长激素或促生长激素的影响，如在对比格犬进行的生长激素研究中，可观察到面部和额部皮肤的增厚，镜下显示主要是真皮胶原蛋白增多[16]。表皮生长因子能够刺激DNA合成，已得到动物实验证实[17]。表皮增生的病变特点包括不同程度的角化过度、角化不全、颗粒层细胞增厚、棘细胞增厚及乳头状瘤样增生，但并不是真正的肿瘤。某些供试品可也导致各种附属器的增生。皮脂腺增生与使用雄激素和雄激素的促进剂如柠檬醛和L-精氨酸有关。润肤剂如油酸乙醇可引起啮齿类动物的皮肤炎症伴表皮和皮脂腺增生[18-20]。

（一）角化过度和角化不全

角化过度（hyperkeratosis）和角化不全（parakeratosis）表现为角化层增厚，可单独发生或作为一系列改变的一部分出现，是皮肤对刺激的一种保护性反应，常见于局部用药研究中刮毛皮肤的区域。与角化过度与角化不全在形态上有所区别，角化过度是指表皮不同程度角质增多、变厚，而角化不全时，角化层内含有未角化的细胞核（图12-14）。表皮增生引起的过度角化取决于刺激的程度和持续的时间，其病变就包括了角化过度、角化不全、颗粒细胞层突出与棘细胞层增厚。

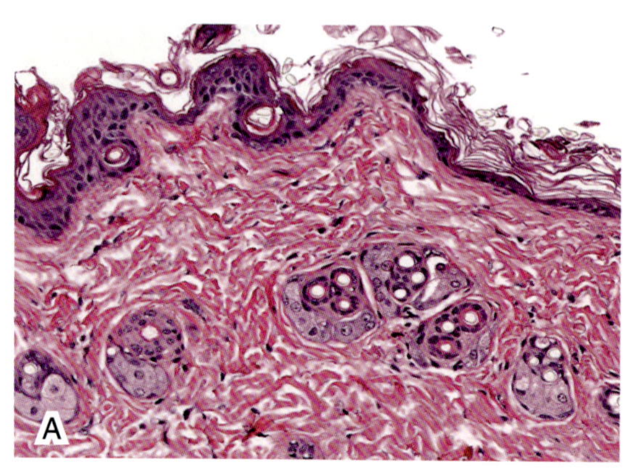

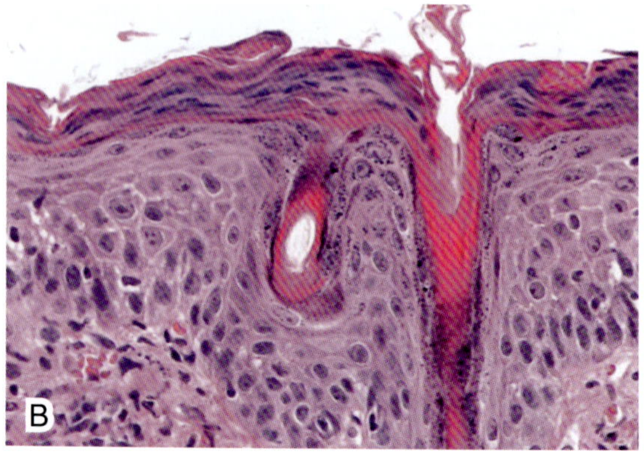

图12-14　小鼠皮肤角化过度和角化不全

A.皮肤角质显著增生角化过度，角质层变厚（来自小鼠银屑病皮肤）；B.角质层细胞角化不全，细胞核残留（来自小鼠银屑病皮肤病的病变）（选自昭衍病理数据库）

（二）表皮增生增厚

表皮增生增厚见图12-15～图12-17。

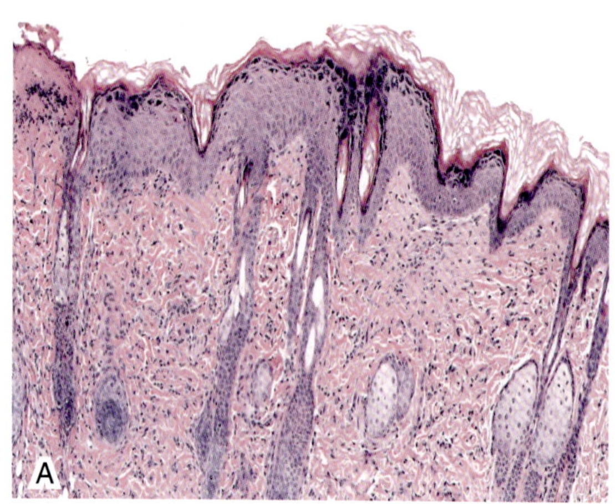

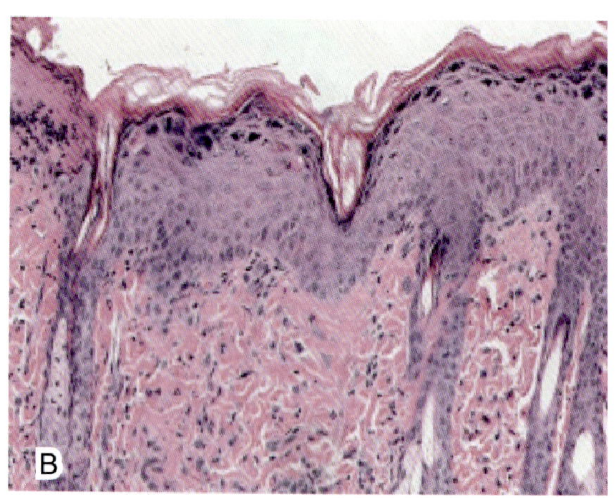

图12-15　大鼠药物性毒性损伤表皮增厚

A.左侧可见皮肤糜烂表皮脱落，中间可见靠近糜烂连接处表皮的增生，右侧是健康皮肤（某抗肿瘤药物静脉输注后诱发）；B.高倍镜观察，可见表皮增厚（选自昭衍病理数据库）

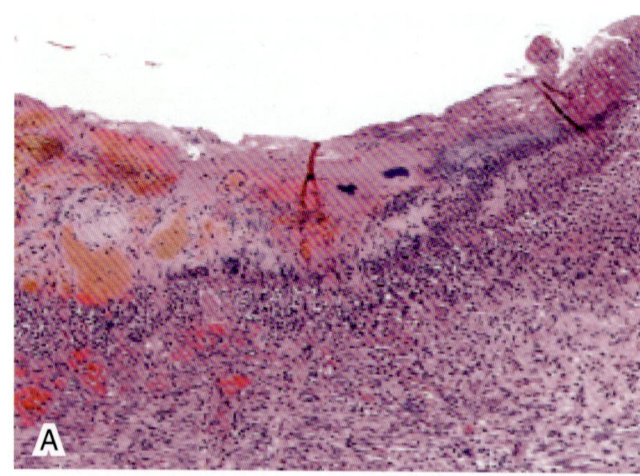

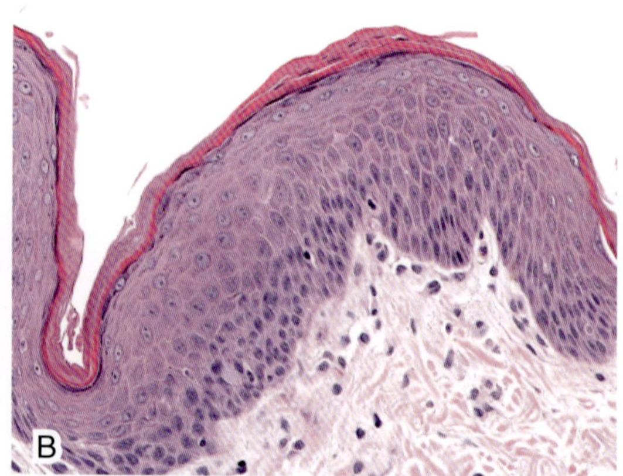

图12-16　食蟹猴表皮结痂糜烂和表皮增生

A.食蟹猴表皮损伤形成糜烂溃疡（静脉输注表皮生长因子受体单抗）；B.药物诱发的食蟹猴表皮增厚（应用表皮生长因子受体EGFR单抗诱发）

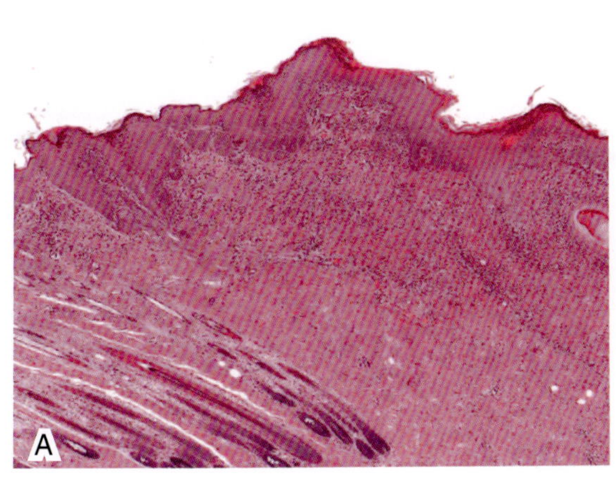

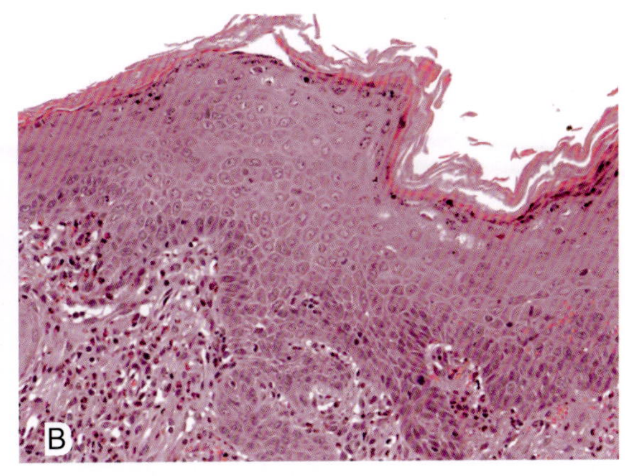

图12-17　新西兰兔表皮增生

A. 皮肤增厚（硝酸甘油刺激作用）；B.高倍镜观察，可见表皮棘细胞层明显增厚伴角化，真皮炎症（选自昭衍病理数据库）

（三）银屑病

银屑病（psoriasis）是一种以表皮过度增生和真皮慢性炎症反应为特征的自身免疫性皮肤病，又称牛皮癣。患者表皮的角质层细胞不能完全成熟，成为角化不全的细胞，继而引起以表皮细胞增生为主的各种病变，表现为颗粒层细胞减少或完全消失，棘细胞层增厚，上皮的皮脚因增生伸长呈钉突状，两个增生延长的上皮脚之间的真皮乳头顶表皮变薄，称为乳头上方变薄。有些病例在表皮形成芒罗微脓肿（Munro microabscess）和科戈介微脓肿（Kogji microabscess）。芒罗微脓肿常发生在角化不全的角质下方，表现为中性粒细胞积聚，中性粒细胞是穿过病变表皮进入角化不全的鳞屑而形成（须注意和表皮结痂的痂皮相鉴别，痂皮内虽然有大量密集浓密的中性粒细胞积聚，但结痂皮下方表皮常有渗出糜烂坏死）。科戈介微脓肿发生在表皮层内，是由于水肿的表皮细胞破裂，细胞壁连成海绵状，真皮的中性粒细胞游走到海绵状泡腔内成为海绵状脓肿，即科戈介微脓肿。表皮的两种微脓肿形成是牛皮癣病理特征之一[21]。此外，真皮层内常有程度不等的急慢性炎细胞浸润。银屑病属于自身免疫性疾病，但其确切的发病机制尚不明确。虽然动物或者实验动物自然发生银屑病罕见报道，但医学实验研究中很多用动物做银屑病模型的报道，其病理变化也与人的银屑病相类似[22-24]。昭衍实验室（2018年）开始应用咪喹莫特（IMQ）涂抹皮肤方法，成功建立多个小鼠种类的银屑病模型，病变特点与经典的银屑病相似（图12-18，图12-19）。

五、非肿瘤性增生性病变

（一）表皮囊肿或鳞状囊肿

表皮囊肿或鳞状囊肿（squamous cyst）表皮囊肿是一种常见的皮肤囊肿，关于发生机制有3个原因：①起源于皮肤附件中较为原始有分化潜能的上皮细胞；②皮脂腺囊肿的皮质细胞发生萎缩，由剩下的鳞状上皮形成；③外伤或手术时把木刺或片段表皮带入真皮内增生而形成。组织学可见囊壁为复层扁平上皮，囊内有大量角化物质，如囊肿破裂可伴有异物巨细胞反应（图2-20）。

（二）皮脂囊肿

实验动物较少发生，常把表皮和皮脂腺的囊肿称为皮脂囊肿。囊肿多长在真皮层内，囊肿腔内含有油脂液，囊壁为薄层鳞状上皮，鳞状上皮外侧可见散在的皮脂腺组织（图12-21）。

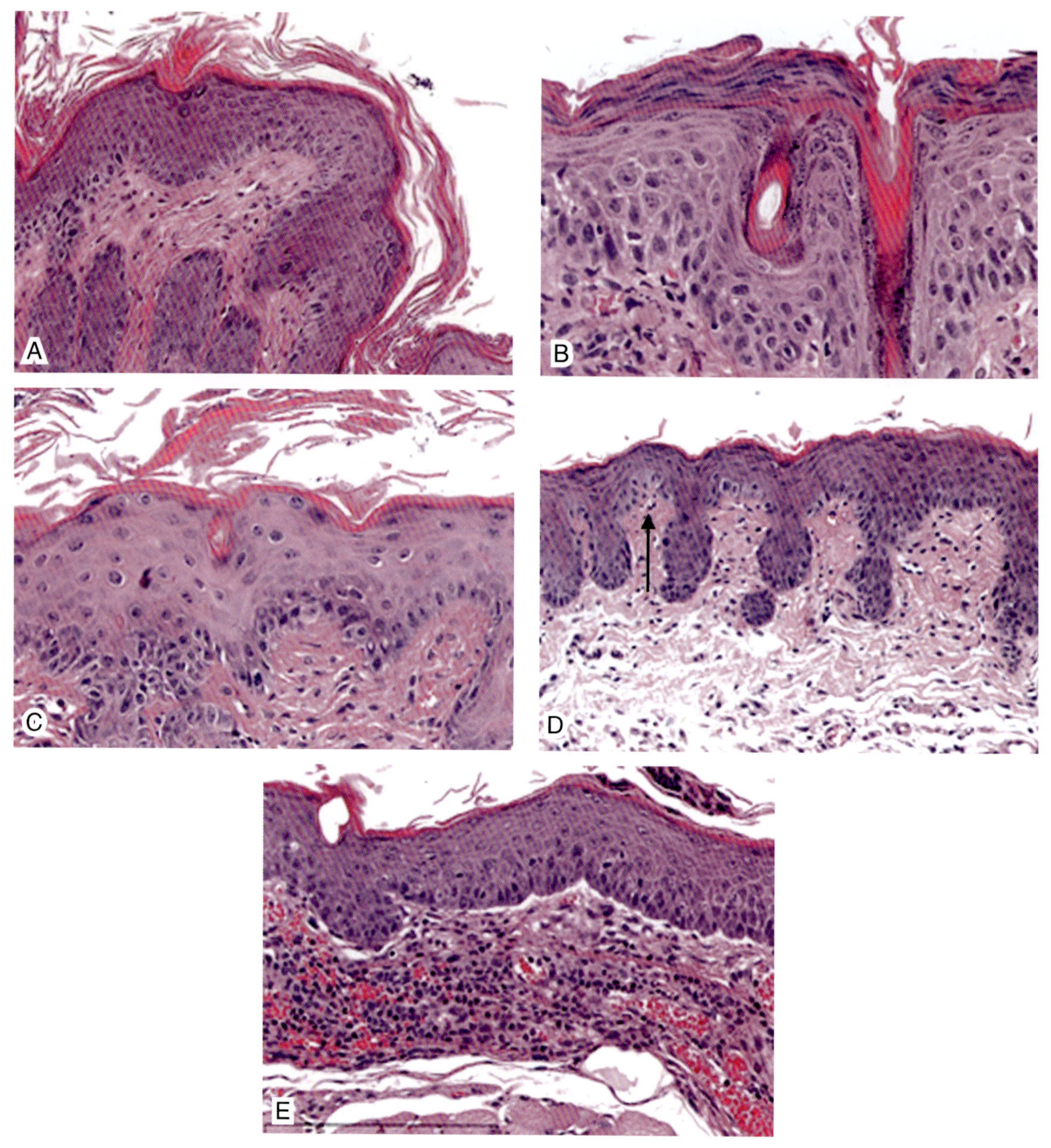

图12-18 BAL B/c小鼠银屑病病变 Ⅰ

A.表皮角化过度表皮增厚；B.表皮角化不全，角物质中有大量细胞核残留；C.颗粒层细胞减少或完全消失，表皮增厚；D.上皮脚增生延长伸入真皮，两个增生延长的上皮脚之间的真皮乳头顶表皮变薄（箭头）；E.真皮内炎细胞浸润（选自昭衍病理数据库）

（三）汗腺囊肿

由于汗腺导管阻塞扩张而成，实验动物较少发生。囊肿单房壁薄，内衬立方上皮，囊内含淡色液体，囊肿附近常可见正常汗腺。

（四）基底细胞增生

实验动物可见自发性的基底细胞增生（basal cell hyperplasia），尤其是在2年大鼠致癌实验中，基底细胞向下生长，呈结节状，细胞形态与正常的基底细胞差异不大，嗜碱性略强（图12-22）。须注意和基底细胞癌相鉴别，基底细胞增生时，仍可以看到表皮的结构和向下伸出的皮脚，而基底细胞癌形成一个相对完整的肿块。

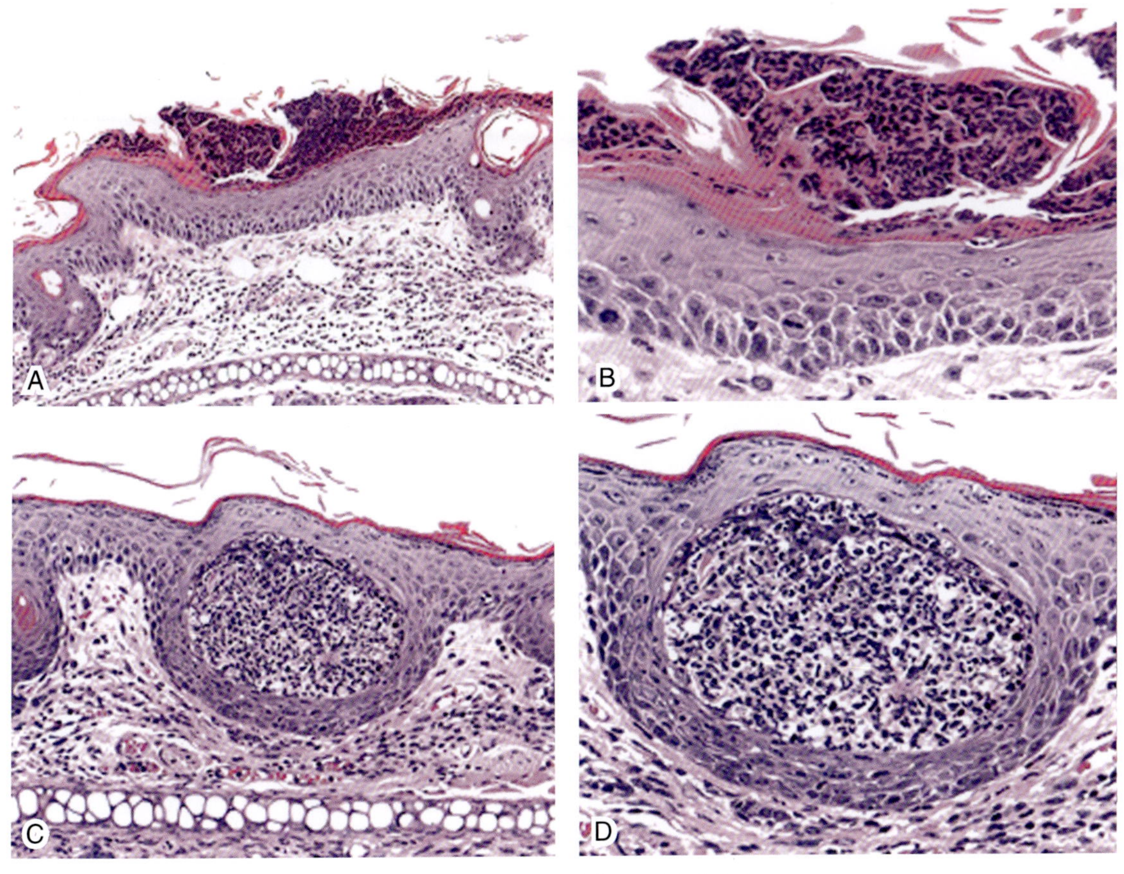

图12-19 BAL B/c小鼠银屑病病变Ⅱ

A.耳部皮肤，表皮的角质层可见芒罗微脓肿；B.高倍镜观察微脓肿内为中性粒细胞积聚，脓肿下方可见角化不全的表皮，表皮颗粒细胞消失；C.耳部皮肤表皮内的科戈介为微脓肿；D.高倍镜观察微脓肿可见呈空泡状的表皮细胞和中性粒细胞积聚（选自昭衍病理数据库）

六、肿瘤

肿瘤（tumor）是一类常见病和多发病，其中恶性肿瘤是危害人类健康和生命最严重的疾病之一。和人类一样，动物也可以发生各种不同的良性或恶性肿瘤，由于动物种类繁多和野外生存等条件的限制，人们无法获得各种动物肿瘤发生的确切资料，但是人类在1918年第一次发现用煤焦油涂抹兔子耳朵可以引起皮肤鳞状细胞癌，此后已有大量实验研究多环碳氢化合物对小鼠和大鼠等动物皮肤的影响，此后致癌实验方兴未艾。昭衍实验室在2011年即开展了大鼠致癌实验，从420例SD大鼠和Wistar大鼠中发现了大量自发性肿瘤，其中包括皮肤和软组织的肿瘤[25]。本部分从诊断角度出发，介绍部分实验动物皮肤和软组织自发和诱发的肿瘤。

（一）表皮及其附属器来源的肿瘤

1.皮肤乳头状瘤（papilloma of skin） 是由复层的被覆上皮，如鳞状上皮或移行上皮发生的良性肿瘤，肿瘤向表面呈外生性生长，形成许多手指样或乳头状突起。肿瘤根部常形成一个细蒂，与正常组织相连（图12-23）。显微镜下可见每一乳头表面覆盖增生的鳞状上皮，乳头轴心由具有血管的结缔组织构成。乳头状瘤可以自发，也可以是化学物质诱发。啮齿类动物和犬类多见，其中犬和仓鼠的乳头状瘤检测到了乳头状瘤病毒[26, 27]。

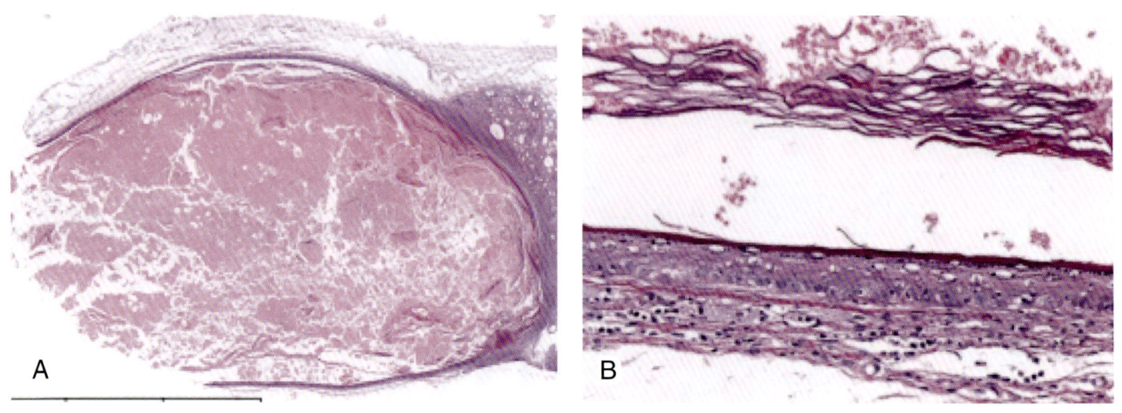

图12-20　大鼠胸部皮肤表皮囊肿

A.囊肿周围有表皮围绕，囊内含大量角化物质；B.囊壁内衬角化的鳞状上皮（选自昭衍病理数据库）

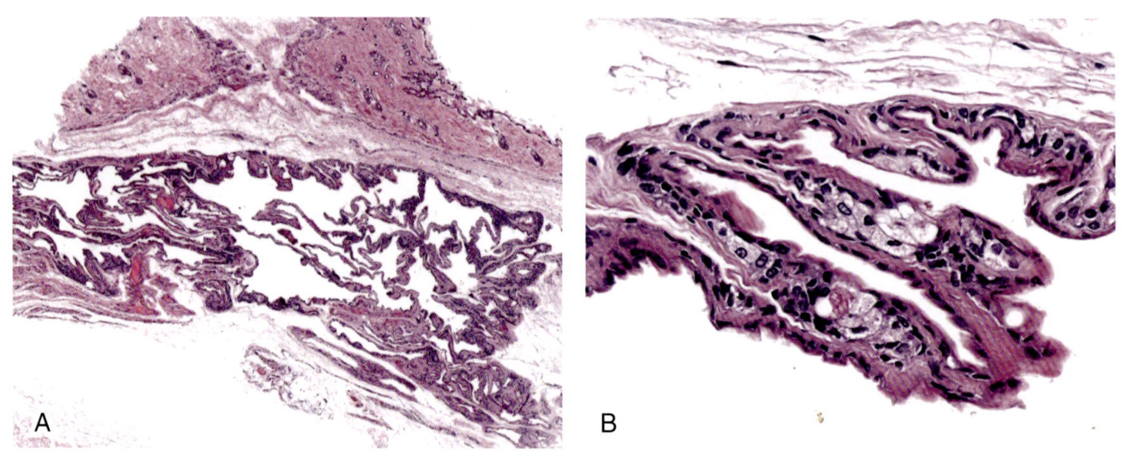

图12-21　小鼠鼻侧皮肤皮脂囊肿

A.囊肿位于皮下，周围界线清楚，多囊；B.囊肿内衬薄层表皮，表皮下可见皮脂腺细胞（选自昭衍病理数据库）

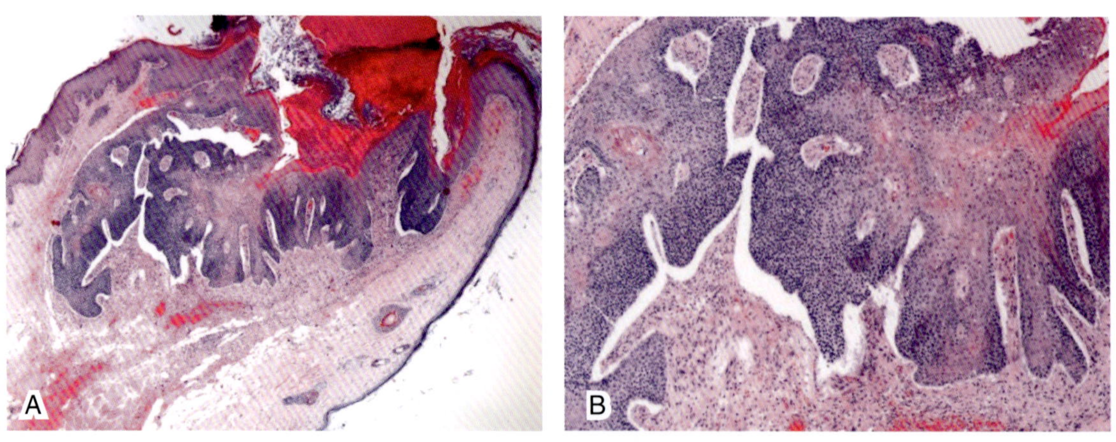

图12-22　SD大鼠基底细胞增生

A.增生的基底细胞向下生长，结节状，嗜碱性略强；B.高倍镜显示基底细胞增生明显（选自昭衍病理数据库）

2.角化棘皮瘤（keratoacanthoma）　一般认为角化棘皮瘤细胞源于毛囊漏斗部上皮而非表面上皮的增生。其病变特点是上皮增生而极度增厚，周边凸起部是分化好的鳞状上皮或增生的鳞状上皮，中心形成一个腔呈成火山口状，火山口中充满角化物质，形成轮层状（图12-24）。该肿瘤需和鳞癌鉴别，鳞癌形成典型的癌巢并有浸润生长。实验室小鼠可有自发的角化棘皮瘤，还有自行消退的例子。有的小鼠角化棘皮瘤可以转变成鳞癌，即有浸润性生长的行为和形态出现。

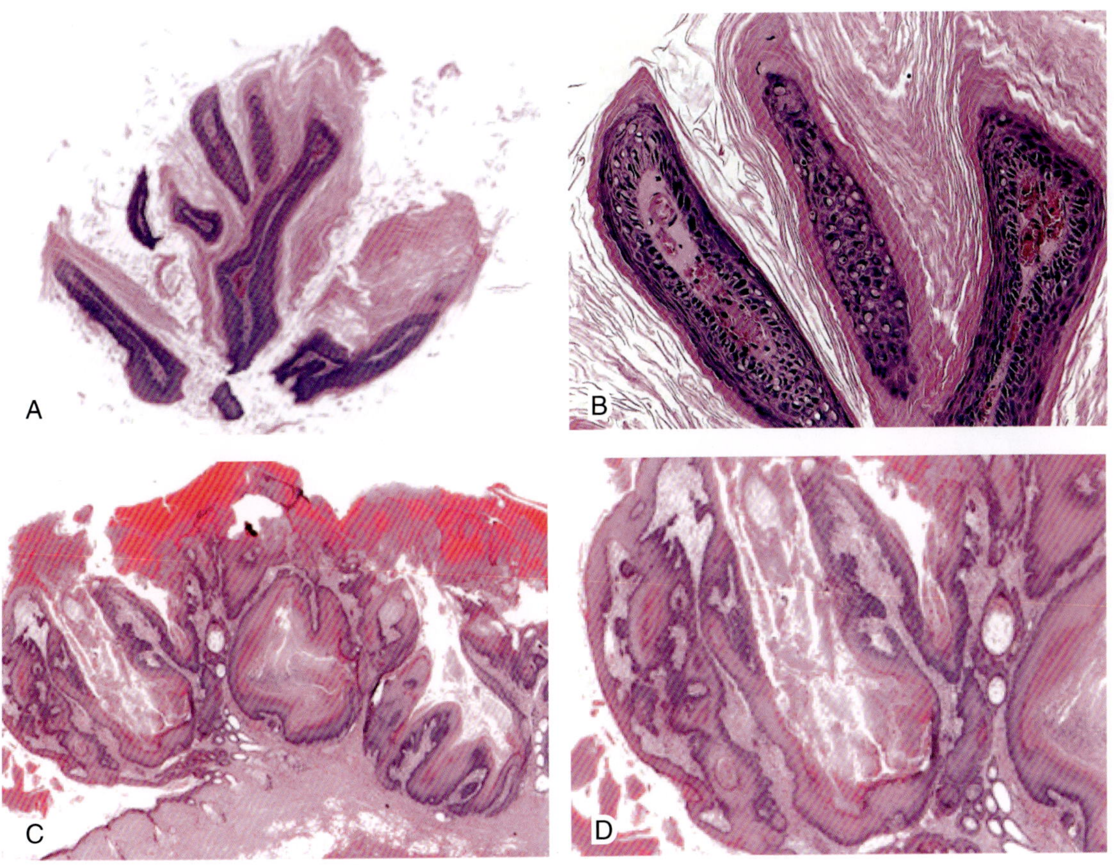

图12-23 Tg-rasH2小鼠和SD大鼠的皮肤鳞状上皮乳头状瘤

A.Tg-rasH2小鼠皮肤鳞状上皮乳头状瘤，肿瘤外生性向表面生长，形成手指状凸起，顶部角化过度，根部有蒂（MNU类促进剂诱发）；B.乳头中轴为结缔组织和血管，瘤细胞在表皮内生长，未侵犯表皮基底膜；C.SD大鼠皮肤鳞状上皮乳头状瘤（自发），表面角化，基底部有蒂；D.肿瘤细胞在表皮内生长，无浸润（选自昭衍病理数据库）

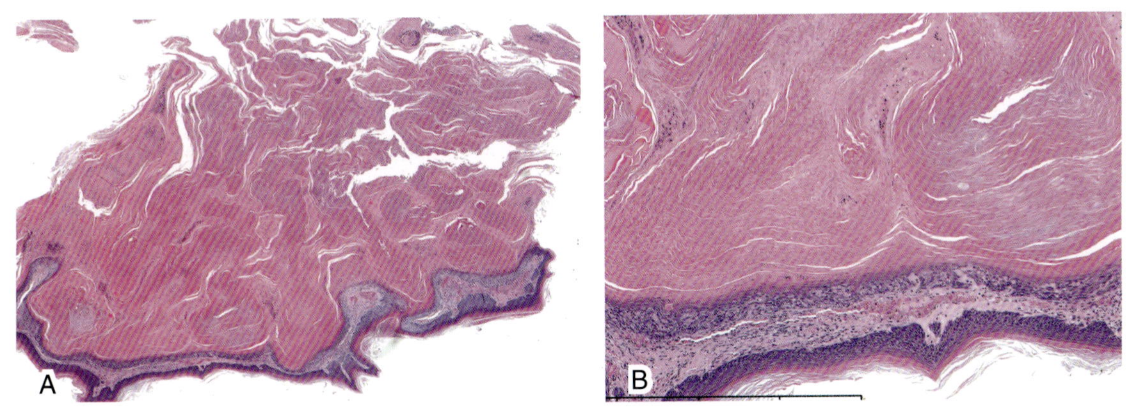

图12-24 小鼠自发角化棘皮瘤

A.表皮增生并高度角化而形成突出于表皮的肿块，中央部的火山口不明显；B.中央内的角化物质形成轮层样结构（选自昭衍病理数据库）

3.良性毛囊瘤　可分为毛囊瘤型、毛发上皮瘤型、毛根鞘瘤型和毛母质瘤型。良性毛囊瘤源于毛囊上皮的肿瘤，大体观察时可见界线清楚的无包膜、无浸润的肿块。肿块由纤维性血管间质支持的小叶组成。小叶内可见不同分化阶段的毛囊细胞和一个或多个囊肿。有丝分裂象罕见。①毛囊瘤型：小叶中心管腔（囊肿）包含角质化和毛干；小叶中心管腔由鳞状上皮组成，这些鳞状上皮是数量多呈放射状、分化良好的毛囊上皮，是毛干结构形态，可见皮脂腺细胞。②毛发上皮瘤型：类基底细胞不规则的岛样结构，伴有断裂的角质化和中心的囊肿；类基底的上皮细胞清晰显著，但毛的外根鞘、内根鞘、毛母质分化不规则；肿瘤内无分化的皮脂腺细胞；小叶外周的基底膜经常内陷，与毛真皮乳头类似。③毛根鞘瘤型：肿瘤上皮形成小岛样圆形结构；肿瘤的外周细胞是四周环绕呈栅栏样的基底细胞，上基底细胞有空泡（糖原）；中心细胞有角质化（高嗜酸性无结晶的角蛋白）；而基底细胞的外围有显著的基底膜。④毛母质瘤型：肿瘤结节可见多层上皮细胞结节，中心腔充满了角蛋白和血影细胞（ghost cell）角质化断裂（图12-25）。

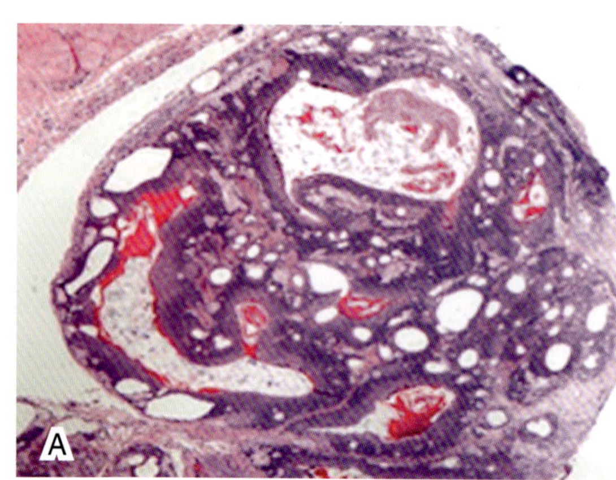

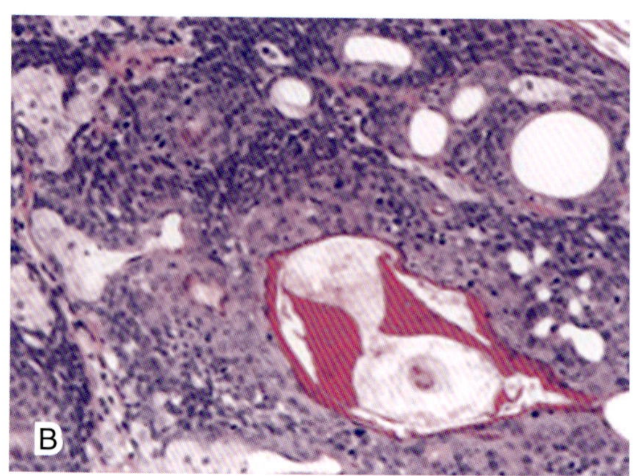

图12-25　大鼠皮肤良性毛囊瘤

A. 肿瘤与周围组织界线清楚，毛囊瘤型，可见多个囊肿小叶，小叶中心腔内可见角质化（2年SD大鼠致癌实验皮肤）；B.高倍镜下可见分化良好的毛囊上皮，类基底细胞清晰可见，可见皮脂腺细胞（选自昭衍病理数据库）

4.皮脂腺腺瘤（sebaceous adenoma）　源于皮脂腺细胞的肿瘤。有序排列的皮脂腺结构断裂。肿瘤肿块可外生性生长或内生性生长，可见腺泡小叶样结构，肿瘤组织有纤维性血管支持。显微镜可见下肿瘤小叶的外周有许多的类基底细胞，所有发育成熟的皮脂腺细胞（泡沫至清晰的细胞质和核固缩）均朝向中心。肿瘤的小叶内常见囊肿样区域。皮脂腺导管处可分化成鳞状上皮的角质化。在小叶的外周（有生殖能力的类基底细胞）可见有丝分裂象（图12-26）。

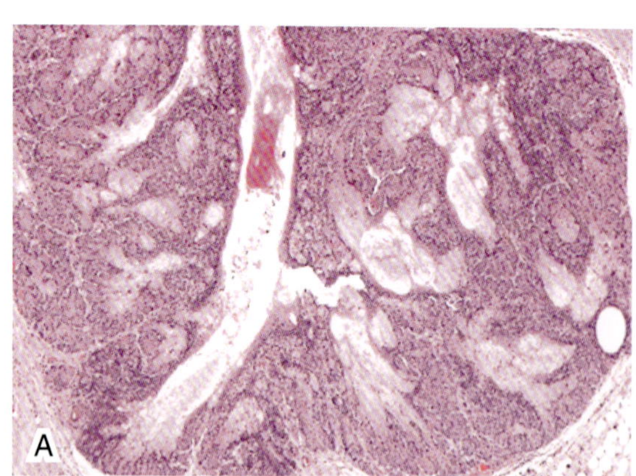

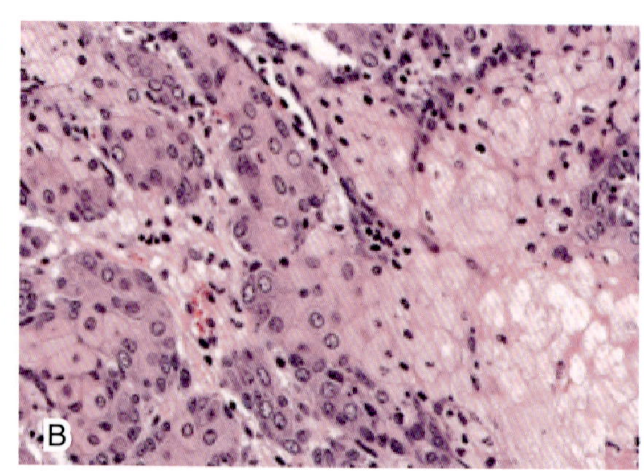

图12-26　SD大鼠皮肤皮脂腺瘤

A.肿瘤源于皮肤皮脂腺细胞，形成小叶状结构，可见发育成熟的皮脂腺细胞；B.高倍镜下显示皮脂腺细胞发育成熟，有囊肿样区域，泡沫样的皮脂腺细胞朝向中心（选自昭衍病理数据库）

5.良性基底细胞瘤（benign basal cell tumor） 大多数源于毛囊膨大部的干细胞，该肿瘤没有浸润基底膜，没有与周围的真皮组织粘连。肿瘤细胞形态可以是圆形、圆柱形或纺锤形，胞质少，与正常的基底细胞类似。肿瘤细胞核深染，圆形或卵圆形，一般有丝分裂象罕见。肿瘤组织内的类基底细胞可形成不均一的小叶状，或密集堆积的肿瘤细胞形成条索状，内有纤维性血管支持，或肿瘤细胞内可见小的皮脂腺灶或毛囊。在该肿瘤内可见鳞状上皮灶或皮脂腺分化的小灶，有时也可见黑色素沉积（图12-27）。

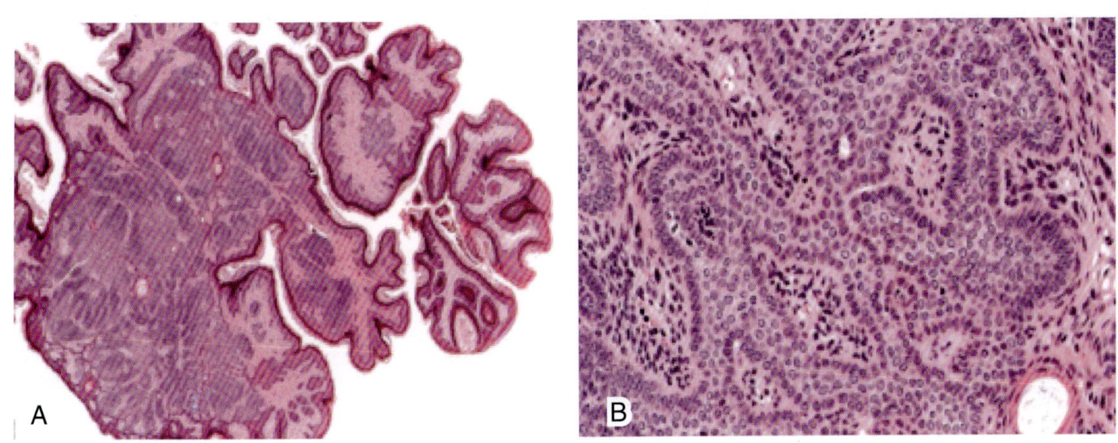

图12-27 SD大鼠皮肤基底细胞瘤

A. 肿瘤呈结节状，与周围组织界线清楚，肿瘤内可见毛囊结构；B. 高倍镜下显示肿瘤细胞排列成梁状，细胞核圆形，嗜碱性，分化好（选自昭衍病理数据库）

6.基底细胞癌 传统的理论学说认为基底细胞癌（basal cell carcinoma）由表皮基底细胞发生，在人类多见于老年人面部，如眼睑、面颊及鼻翼等处。癌巢主要由浓染的基底细胞构成。此癌生长缓慢，表面常形成溃疡，并可浸润破坏深层细胞，但几乎不发生转移，对放射治疗很敏感，属低度恶性肿瘤。但是近年来的新观点认为肿瘤细胞象是源于皮肤毛的滤泡上皮细胞。根据INHAND文献介绍，实验动物基底细胞肿瘤有良性、恶性之分，良性者肿块周围有组织围绕，没有向周围侵犯，多分叶状，间质为真皮纤维，称为良性基底细胞瘤。恶性基底细胞癌与周围组织界线不清，向周围侵犯，肿瘤细胞可形成相互连接的梁状、实性团状或鳞状细胞分化。肿瘤细胞质少，核染色质深，嗜碱性，可见核分裂象（图12-28）。

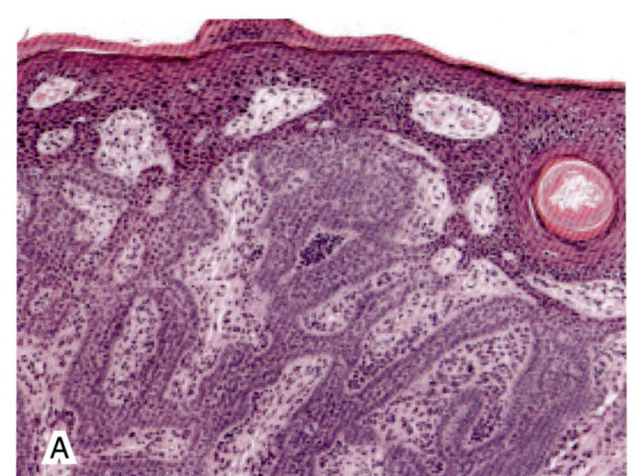

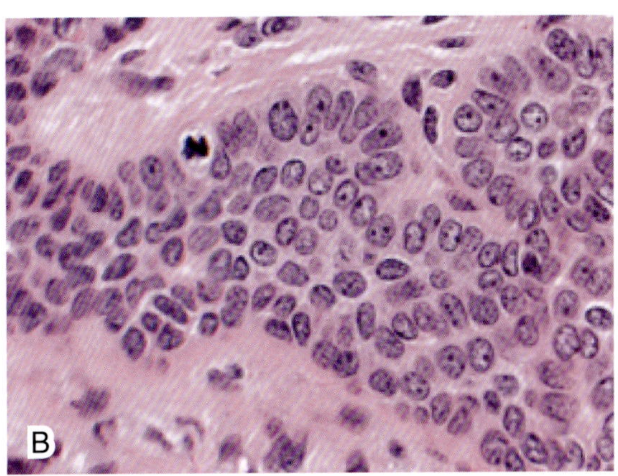

图12-28 大鼠皮肤基底细胞癌

A.大鼠皮肤基底细胞癌，梁状，间质为真皮组织；B.肿瘤细胞呈椭圆形，胞质少，核染色质深，嗜碱性，可见核分裂象（选自昭衍病理数据库）

7.皮肤鳞状细胞癌（squamous cell carcinoma of skin） 是皮肤最常见的一类恶性肿瘤。鳞癌常以浸润性生长为主，故与周围组织分界不清，没有包膜，发生在皮肤黏膜表面者外观上常呈蕈伞状或菜花状，表面常有坏死及溃疡形成。发生在器官内的常为不规则的结节状，并呈树根状或蟹足状向周围组织浸润。切面为灰白色，质地较硬，较干燥。镜下癌细胞可呈巢状或条索状排列，与间质分界清楚。癌巢中间有层状角化物，称为癌珠或角化珠（图12–29）。鳞状细胞癌是用致癌物处理紫外线照射后啮齿类动物皮肤最常见的皮肤恶性肿瘤，也见于兔和犬类，而在啮齿类的大鼠小鼠和仓鼠中也偶有自发病例[28, 29]。

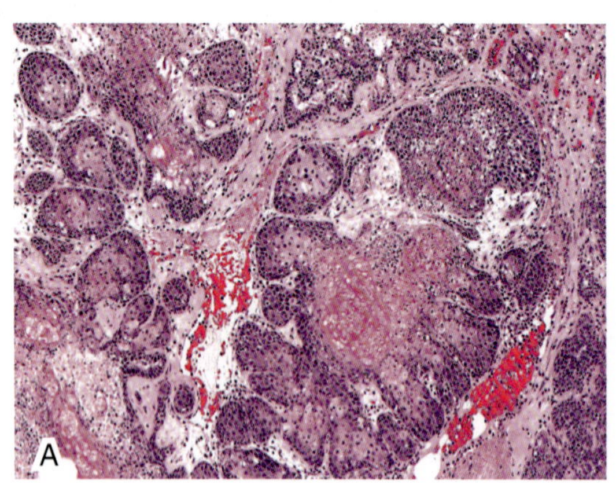

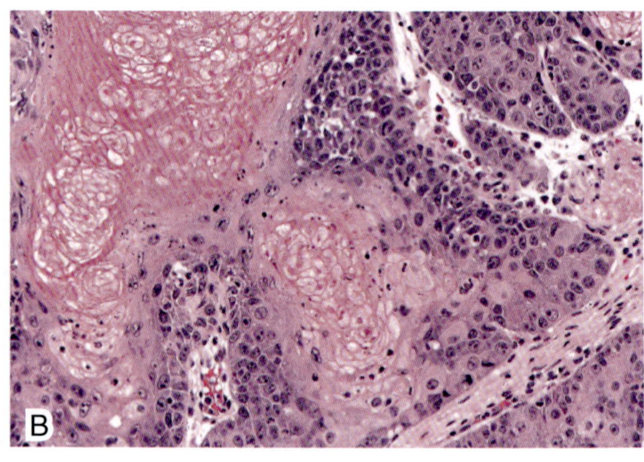

图12–29 **大鼠自发性皮肤鳞状细胞癌**

A.癌细胞形成大小不等的巢，浸润性生长，肿瘤实质与间质界线清楚；B.癌巢中间形成角化株，癌巢周边上可见基底细胞和棘细胞分化，属高分化鳞癌（选自昭衍病理数据库）

8.黑色素瘤（melanoma） 单从字面上看，像是个良性肿瘤，其实是个恶性程度很高的恶性肿瘤。黑色素瘤只是个习惯叫法，因此又称为恶性黑色素瘤（malignant melanoma）。黑色素瘤源于神经外胚层细胞。人类黑色素瘤组织学分类非常繁杂，而实验动物发生的皮肤黑色素瘤组织学种类比较简单。该肿瘤的特点是在真皮内或突出表皮形成增生的结节，结节没有包膜与周围界线不清，肿瘤细胞常呈散在或巢状分布，瘤细胞有多角形、梭形、上皮形，胞质中含有黑褐色颗粒。细胞核的核仁非常明显是为一个特点（图12–30）。也有HE染色不含颗粒的肿瘤，需做Masson–Fontana特殊染色证明，或做免疫组织化学酪氨酸酶（tyrosinase–related protein ，TRD–2）染色证实。实验室大鼠和小鼠可以偶发黑色素瘤，也有一些用化学试剂诱发皮肤不同部位黑色素瘤的报道。

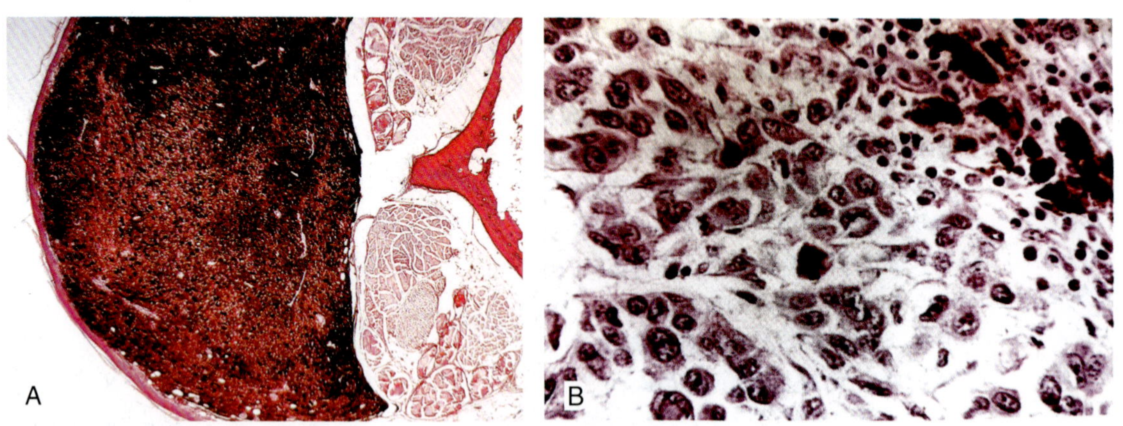

图12–30 **黑色素瘤**

A.DBA/S小鼠尾巴皮肤黑色素低倍镜照片，肿瘤结节突出于皮肤表面，颜色黑，右侧是皮下肌肉、尾骨及骨髓腔内细胞成分；B.皮肤黑色素瘤组织，肿瘤细胞散在或巢状分布，瘤细胞多角形或梭形，胞质中含有黑褐色颗粒（右上），核仁明显（引自：刘彤华.诊断病理学.北京：人民卫生出版社，2018.）

（二）皮下软组织肿瘤

皮下软组织可以发生各种各样的肿瘤，包括上皮组织、间叶组织、肌肉组织和神经组织来源的良性和恶性肿瘤。这些肿瘤可以是自发性的，也可以是致癌试验诱发的肿瘤。图12-31～图12-35为部分肿瘤图片，可供读者诊断和鉴别诊断参考。

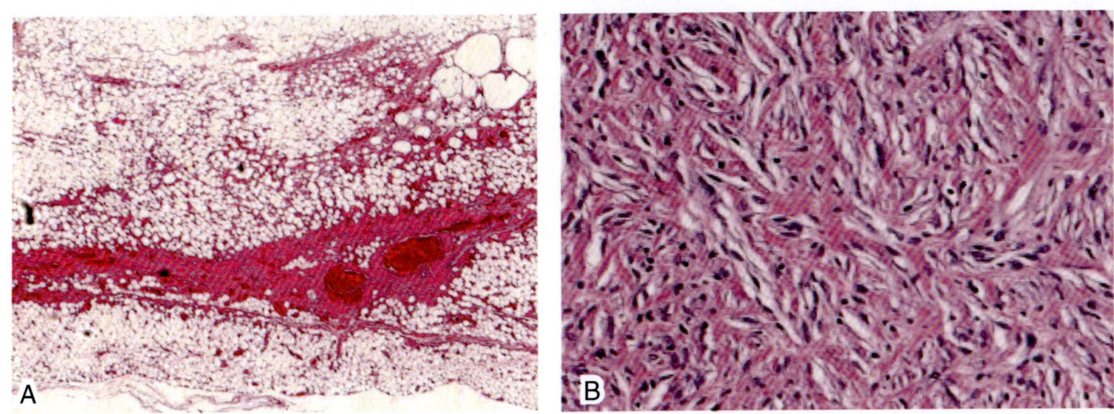

图12-31　**大鼠皮肤脂肪瘤和纤维瘤**

A.大鼠皮肤脂肪瘤，肿瘤组织失去正常脂肪小叶结构；B.大鼠皮肤纤维瘤，肿瘤由交错排列的纤维性细胞构成，分化良好（选自昭衍病理数据库）

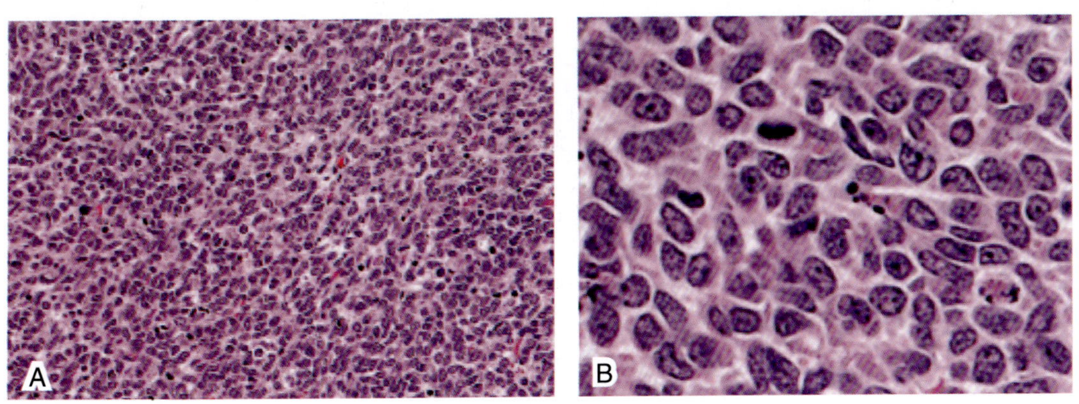

图12-32　**大鼠皮下纤维肉瘤（fibrosarcoma）**

A.肿瘤细胞散在密集排列，实质和间质几乎没有界线；B.肿瘤细胞圆形或椭圆形，胞质粉染，胞核嗜碱性深染，可见病理可分裂象（选自昭衍病理数据库）

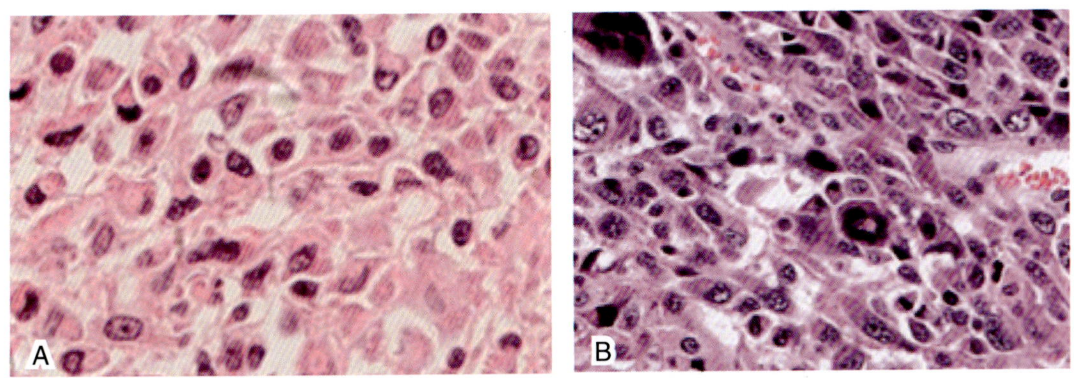

图12-33　**大鼠皮下组织细胞肉瘤、恶性纤维组织细胞瘤**

A.组织细胞肉瘤，肿瘤细胞散在分布，细胞质丰富嗜酸性，细胞核呈圆形或椭圆形，有的细胞核靠边；B.恶性纤维组织细胞瘤（malignant fibro histiocytoma），肿瘤细胞由大小不等的圆形（组织性细胞）或椭圆形细胞（纤维性细胞）构成，有不同程度的异型性的，特别是可以看到多核的瘤巨细胞

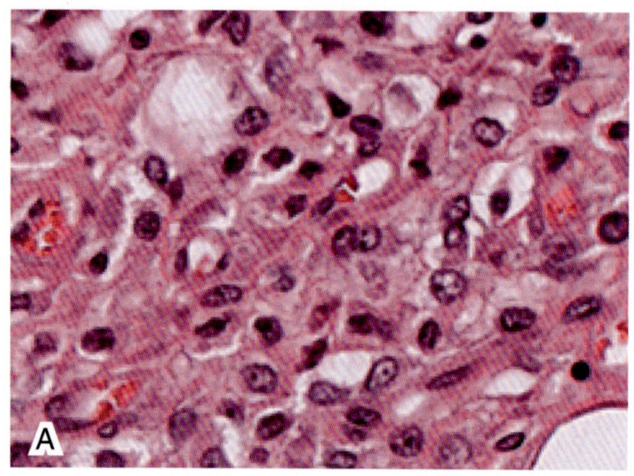

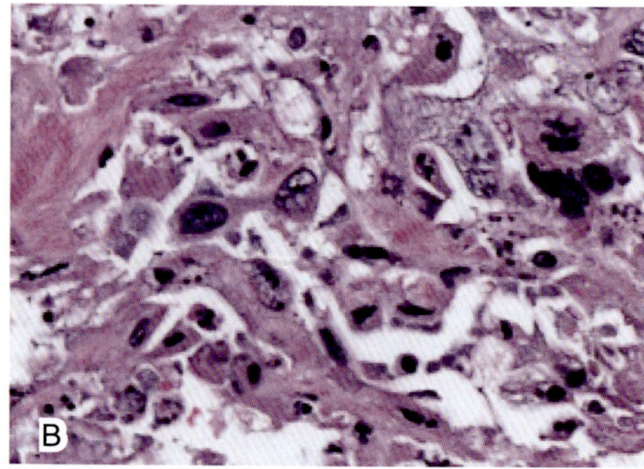

图12-34 大鼠皮下组织脂肪肉瘤和横纹肌肉瘤

A.脂肪肉瘤（liposarcoma），肿瘤由幼稚的脂肪细胞组成，有的肿瘤细胞内可以找到脂肪滴或脂肪空泡；B.横纹肌肉瘤，肉瘤细胞大小不等，核型不规则和典型的病理核分裂象，胞质嗜酸性长条状有横纹分化（选自昭衍病理数据库）

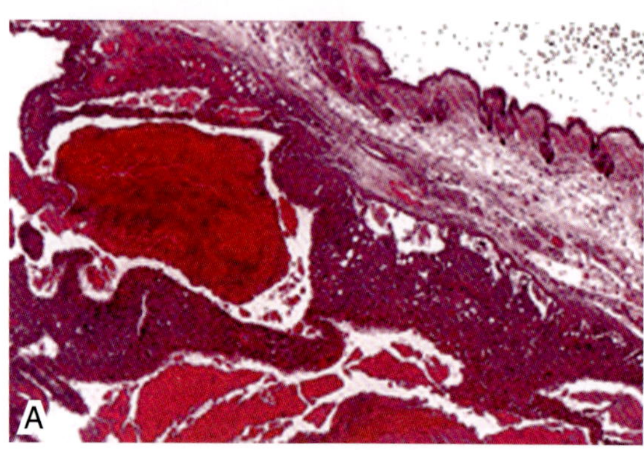

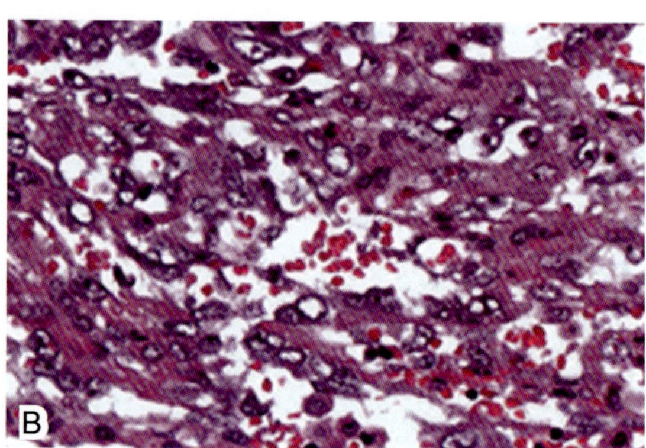

图12-35 小鼠皮下血管肉瘤

A.皮下可见含有较大血腔的肿瘤；B.高倍镜观察肿瘤实质由血管腔组成，管壁可见异型性较大的来源于血管的肿瘤细胞，诊断为血管肉瘤（选自昭衍病理数据库）

（杜 牧）

参考文献

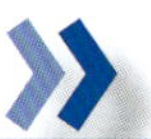

[1] 杨倩. 动物组织学与胚胎学. 北京: 中国农业大学出版社, 2008: 312-318.

[2] 王晓冬, 徐邦生. 组织学与胚胎学. 北京: 科学出版社, 2010: 95-99.

[3] Greaves P. 临床前毒性试验的组织病理学: 药物安全性评价中的解释与相关性. 4版. 王和枚, 吕建军, 乔俊文, 等, 译. 北京: 北京科学技术出版社, 2008: 11-14.

[4] Gopinath C, Mowat V. 毒性病理学图谱. 胡春燕, 刘克剑, 王和枚, 等, 译. 北京: 北京科学技术出版社, 2017: 220-226.

[5] Goto N, Akama K. Local histopathological reactions to aluminum-adsorbed tetanus toxoid. Die Naturwissenschaften, 1984,71(8): 427-428.

[6] Chong H, Brady K, Metze D, et al. Persistent nodules at injection sites (aluminium granuloma)-clinicopathological study of 14 cases with a diverse range of histological reaction patterns. Histopathology, 2006, 48(2): 182-188.

[7] Day MJ. Vaccine safety in the neonatal period. Journal of Comparative Pathology, 2007, 137(suppl 1): S51-S56.

[8] Ramot Y, Ben-Eliahu S, Kagan L, et al. Subcutaneous and intraperitoneal lipogranulomas following subcutaneous injection of olive oil in sprague-dawley rats. Toxicologic Pathology, 2009, 37(7): 882-886.

[9] Sneddon IB . Atrophy of the skin. The clinical problems. British Journal of Dermatology, 2010, 94(suppl 12): 121-123.

[10] Thomas RHM, Black MM, Lowe NJ. Corticoateroids // Maibach HI, Lowe NJ. Models. Basel: Karger, 1985.

[11] Lavker RM, Schechter NM, Lazarus GS. Effects of topical corticosteroids on human dermis. The British Journal of Dermatology, 1986, 115(Suppl 31): 101–107.

[12] Baker BL, Ingle DJ, Growth inhibition in the skin induced by parenteral administration of adrenocorticotrophin. The Anatomical Record, 1948, 102(3): 313–331.

[13] Kirby JD, Monro DD. Steroid–induced atrophy in an animal and human model. The British Journal of Dermatology, 1976, 94(Suppl 12): 111–119.

[14] Winter GD, Burton JL. Experimentally induced steroid atrophy in the domestic pig and man. The British Journal of Dermatology, 1976, 94(suppl 12): 107–109.

[15] Winter GD, Wilson L. The effect of clobetasone butyrate and other topical steroids on skin thickness of the domestic pig. The British Journal of Dermatology, 1976, 94(5): 545–550.

[16] Prahalada S, Stabinski LG, Chen HY, et al. and toxicological effects of chronic porcine growth hormone administration in dogs. Toxicologic Pathology, 1998, 26(2): 185–200.

[17] Maraschin R, Bussi R, Conz A, et al. Toxicological evaluation of u–hEGF. Toxicologic Pathology, 1995, 23(3): 356–366.

[18] Marks F, F ü rstenberger G, Kownatzki E. Prostaglandin E–mediated mitogenic stimulation of mouse epidermis in vivo by divalent cation ionophore A 23187 and by tumor promoter 12–O–tetradecanoylphorbol–13–acetate. Cancer Research, 1981, 41(2): 696–702

[19] Moon SH, Seo KI, Han WS, et al. Pathological findings in cumulative irritation induced by SLS and croton oil in hairless mice. Contact Dermatitis, 2001, 44(4): 240–245.

[20] Skjaeggestad O. Experimental epidermal hyperplasia in mice: relation to carcinogenesis. Acta Pathol Microbiol Scand Suppl,1964, 169: 1–126.

[21] Nestle FO, Kaplan DH, Barker J. Psoriasis. New England Journal of Medicine, 2009, 361(5): 496–509.

[22] Schön MP. Animal models of psoriasis: a critical appraisal. Experimental Dermatology, 2008, 17(8): 703–712.

[23] 金权鑫, 金桂花, 金丹, 等. 咪喹莫特诱导的小鼠银屑病模型的建立. 延边大学医学学 报, 2014, 37(4): 241–243.

[24] Rosa and Ackerman. 外科病理学. 9版. 杨邵敏, 高东霞. 柳剑英, 译. 北京: 北京大学医学出版社, 2006: 103–104.

[25] 何亚男, 张素才, 张惠铭. SD和Wistar大鼠自发性肿瘤的病理学观察. 中华病理学杂志, 2017, 46(4): 249–254.

[26] Coggin JH, Hyde BM, Heath LS, et al. Papovavirus in epitheliomas appearing on lymphoma–bearing hamsters: lack of association with horizontally transmitted lymphomas of Syrian hamsters. Journal of the National Cancer Institute, 1985, 75(1):91–97.

[27] Sundberg JP, Junge RE, Lancaster WD. Immunoperoxidase localization of papillomaviruses in hyperplastic and neoplastic epithelial lesions of animals. American Journal of Veterinary Research, 1984, 45(7): 1441–1446.

[28] D'Agostini F, Fiallo P, di Marco C, et al. Detection of p53 and histopathological classification of skin tumours induced by halogen lamps in hairless mice. Cancer Letters, 1994, 86(2): 167–175.

[29] Bruner R, K ü ttler K, Bader R, et al. Integumentary system // Mohr U. International classification of rodent tumors. The mouse. Heidelberg: Springer, 2001: 4.

第十三章

骨关节肌肉

骨、软骨、关节和肌肉是实验动物自发病变较少发生的部位，在传统的药物安全评价研究中也认为是少见的原发毒性靶器官[1]。生物体内的骨和软骨一生中处于相对动态的过程，是具有生长、修复和重塑能力的细胞群体[2]。在这个过程中，骨和软骨要应对骨折等机械损伤而进行修复和重建，要应对激素和一些生长因子对破骨细胞和成骨细胞的调节，要受到某些药物的药理作用而发生形态改变。长骨的生长板位于干骺端和次级骨化中心（骨骺）之间，由几层软骨细胞构成，包括软骨静止区、软骨增生区、软骨钙化区和成骨区。生长板中的软骨细胞增殖和分化受一系列生长因子和各种激素的调控，增殖软骨细胞的数量及分裂速度是控制骨骼生长的关键因素[3，4]，因而任何影响骨骺发育和代谢的因素都会导致骨骼异常。

在常规药物安全评价研究中，取材一般是一个关节，可以观察骨、关节软骨和关节软组织的变化。对于骨和关节组织病变的观察，取决于切片的质量，而影响切片质量最关键的因素是对脱钙技术的掌握。如果脱钙出现问题，就不可能制作出合格的骨切片，从而影响甚至不能对骨、软骨和关节软骨等做出正确的病理诊断。本章从实践工作中收集一些较为常见的典型的骨、软骨、关节和肌肉自发性和药物影响的病理改变，旨在为病理毒理工作者提供一些实用的参考资料。

第一节　骨、软骨的解剖组织学

一、软骨

软骨组织由软骨细胞、纤维和基质组成，软骨本身具有弹性，能缓冲相连的骨关节在运动时的震动和冲击，起到支持和保护作用。

（一）结构

1.软骨细胞（chondrocyte）　在软骨表面是一些幼稚的细胞，细胞体小，扁椭圆形，细胞长轴与软骨表面平行，多为单个存在，此处称为静止区，越向深层，软骨细胞逐渐长大，变成圆形或椭圆形，成群分布，每群有2～5个细胞，它们均由一个软骨细胞增生分裂而来，也称同源细胞群，细胞核小而圆，有1～2个核仁，胞质呈弱嗜碱性。软骨细胞具有合成、分泌基质和纤维的能力。软骨细胞包埋在软骨基质的小腔内，此腔称为软骨陷窝（cartilage lacuna）。

2.软骨基质（cartilage matrix）　软骨基质呈半固态，主要化学成分为软骨黏蛋白和水。基质嗜碱性，一般染成蓝色（图13-1）。软骨组织内无血管无淋巴管，但由于基质内富含水分，易于物质的渗透，使深层软骨细胞也能获得营养物质。

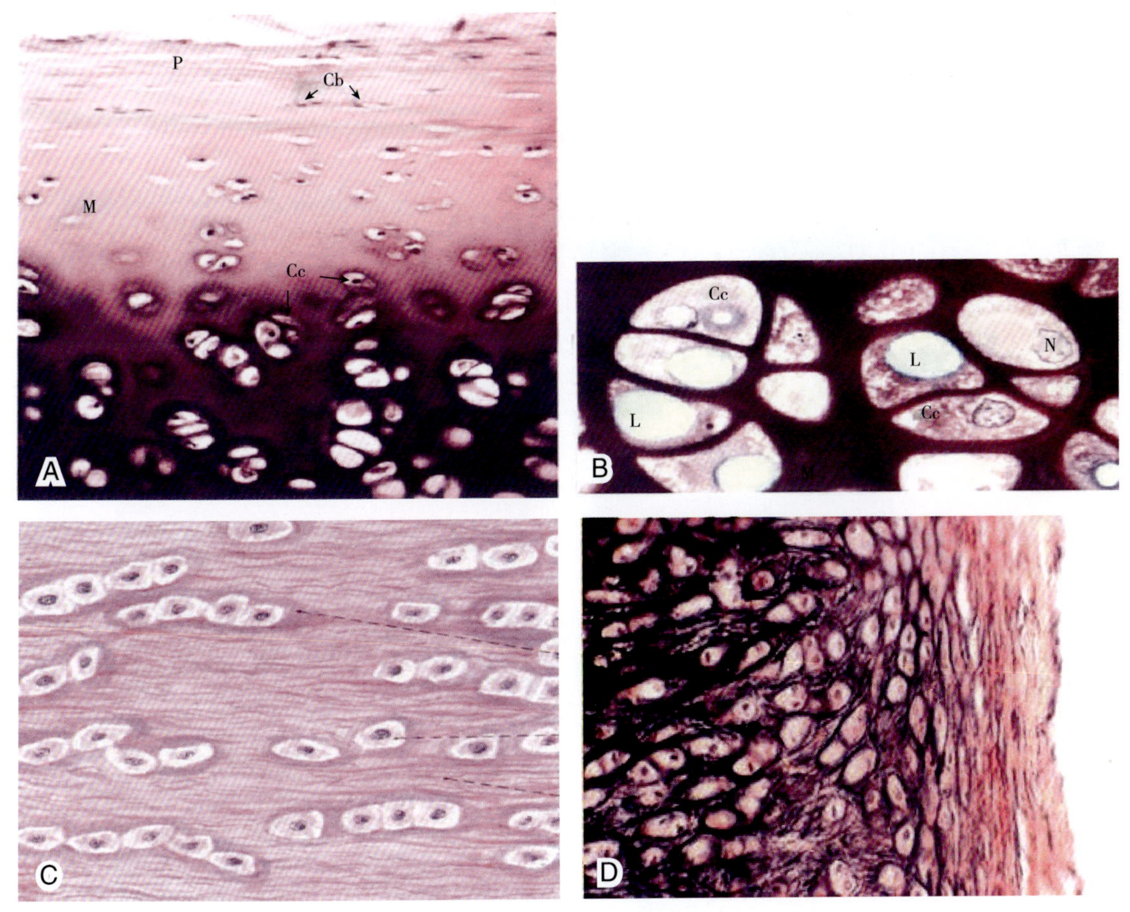

图13-1 软骨及分类

A.软骨细胞和软骨基质，Cb为成软骨细胞，M为软骨基质，P为软骨膜；B.是A图的局部放大，Cc为软骨陷窝内的软骨细胞；N为软骨细胞核；L为软骨细胞内的脂滴；C.纤维软骨，基质内含有大量平行或交织排列的胶原纤维束；D.弹性软骨，基质内含有大量弹力纤维，相互交织成网

3.纤维（fiber） 由细小的胶原纤维构成，排列不规则。

4.软骨膜（perichondrium） 软骨组织外面覆有一层致密结缔组织，即为软骨膜。软骨膜分内外两层，外层致密，含胶原纤维多，血管和细胞少，主要起保护作用，内层疏松，纤维少，而血管和细胞多，其中有一种骨原细胞，可增殖分化为软骨细胞。软骨膜内层的血管供给软骨细胞营养，并运走代谢产物（图13-1）。

（二）分类

1.透明软骨（hyaline cartilage） 分布在鼻、喉、气管、支气管、肋软骨和关节软骨等处，新鲜时为淡蓝色半透明状，其基质内有少量的胶原纤维交织排列，和基质的折光率一致，HE染色切片上不易辨认。透明软骨较脆，易折断。

2.弹性软骨（elastic cartilage） 分布于耳郭、会厌等处，基质内含有大量的弹性纤维，相互交织成网，具有较强的弹性。

3.纤维软骨（fibrocartilage） 分布于椎间盘、耻骨联合、关节盘等处。基质内含有大量平行或交织排列的胶原纤维束，软骨细胞成行排列在胶原纤维束间，具有较强的抗压性。

（三）生长板的结构

在动物出生后不久，长骨两端骨骺部的软骨中央部分出现骨化中心，称次级骨化中心，最初是软骨细胞肥大和基质钙化，然后是血管连同骨原细胞和破骨细胞的入侵，最后形成大量的骨小梁和骨髓腔。

但是在长骨骨骺两端的关节面永远保留一层透明软骨，称为关节软骨。在骨骺与骨干之间也留有一层软骨，称为骺板（epiphyseal plate），即生长板。长骨的骺板从上到下依次分为 4 个区。

1.软骨静止区（resting cartilage zone） 软骨细胞较小，分散存在，均为幼稚的软骨细胞，软骨基质弱嗜碱性。

2.软骨增生区（proliferating cartilage zone） 由同源细胞群纵列成行。

3.软骨钙化区（calcified cartilage zone） 紧接增生区，此区软骨细胞更加肥大，呈空泡状，核固缩，基质内钙盐不断沉积增多，软骨基质呈强嗜碱性。

4.成骨区（ossification zone） 此区变化主要表现为成骨细胞造骨和破骨细胞吸收改建的过程，大量成层排列的成骨细胞附着于残留的软骨基质表面，形成许多骨小梁，骨小梁表面也有破骨细胞的分布，其中小梁形成的骨髓腔中已出现骨髓造血细胞（图13–2）。

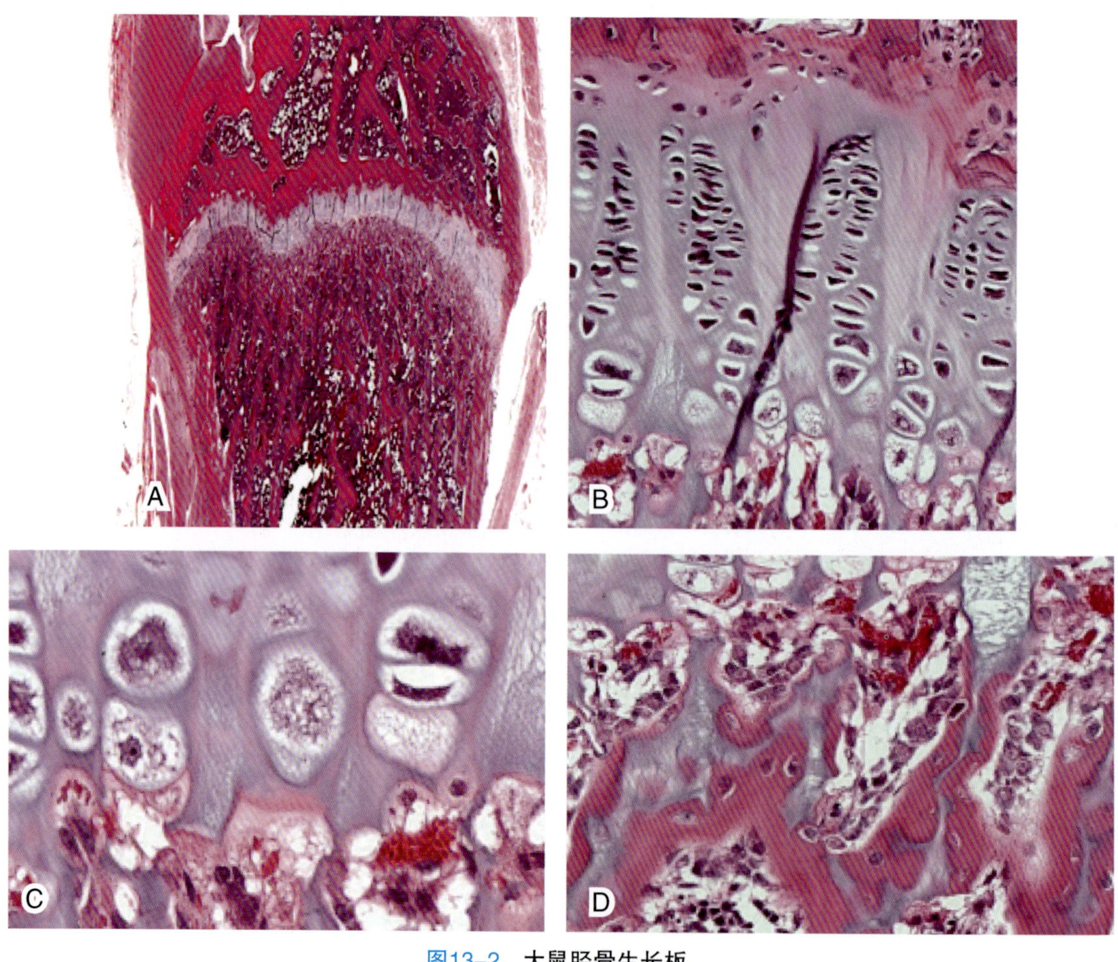

图13–2 大鼠胫骨生长板

A.大鼠正常股骨低倍镜照片，中间浅蓝色横条是生长板，上面是骺端的骨松质，下面是骨干骨髓腔的骨小梁和骨髓成分；B.生长板细胞从上至下依次为软骨静止区、软骨增生区软骨钙化区和成骨区，每一区细胞的特点见“软骨组织结构”；C.高倍镜示成骨区，可见破骨细胞（多核细胞）和成骨细胞（单个核）；D.大量成骨细胞和新建的骨小梁及骨髓细胞（选自昭衍病理数据库）

从胚胎时期骨开始发生至出生后动物生长一段相当长的时期内，骨化中心不断向两端伸延，主要是通过骨骺部的生长板软骨细胞的增殖、肥大、基质钙化、破骨和成骨的过程而导致骨的连续生长，使长骨的骨干增粗和增长。任何导致营养不足或负氮平衡的药物可以减少骨的纵向生长。每当纵向增长放缓及生长板开始关闭，可以见到软骨的局灶性退行性改变，也可以见到干骺端小梁增厚，这是因为纵向生长减缓使得骨组织在骨小梁表面沉积的时间更长，当生长停滞到一定程度可能会有生长板闭合的趋势，称为横向衔接，形成于生长板之下，但最后终被改建。大鼠、猪及小牛维生素A中毒后可见早期生长板闭合，在过量使用维生素时，生长板厚度变薄，局部生长板闭合。

二、骨

骨由骨组织、骨膜和骨髓等构成。骨组织（osseous tissue）由骨细胞和细胞间质组成，间质成分中有大量钙盐沉着，使骨组织成为最坚硬的结缔组织，在体内承担主要的支持作用。

（一）骨组织的结构

1.骨间质（interstitial bone） 即骨质，是一种钙化的间质组织，由有机成分和无机成分构成。有机成分主要是大量胶原纤维和少量的无定形基质，胶原纤维占有机成分的95%。基质呈凝胶状，化学成分为黏蛋白，起黏合胶原纤维的作用。无机成分主要是大量的钙盐，占骨重的65%。化学成分是磷酸钙、碳酸钙、柠檬酸钙等，这些成分不溶于水。骨组织的胶原纤维平行排列呈板层状，相邻两层骨板的胶原纤维排列方向互相垂直成一定角度，钙盐平行排于胶原纤维之间，由基质黏合在一起，形成了坚固的板层样结构，称为骨板（bone lamella）。骨板的这一结构犹如多层的木质胶合板，使骨质既坚硬又有韧性，能承受多方面的压力。

2.骨细胞（osteocyte） 包括骨原细胞、成骨细胞、骨细胞和破骨细胞。

（1）骨原细胞（osteoprogenitor cell）：是一种分化很低的幼稚细胞，位于骨质的表面附近，即骨外膜和骨内膜的内层，细胞体积小，呈梭形或椭圆形，胞质少，弱嗜碱性。骨原细胞具有很强的分裂增殖能力，可以分裂增殖成为成骨细胞。

（2）成骨细胞（osteoblast）：由骨原细胞分化而来，胞体比骨原细胞大，呈柱状或立方形，胞质嗜碱，并有细长的小凸起。成骨细胞具有合成和分泌纤维和基质的功能。成骨细胞未钙化时称类骨组织，钙化后称为骨质。成骨细胞在分泌类骨质的过程中逐渐被埋在其中，然后转变为骨细胞。

（3）骨细胞（osteocyte）：数量最多，单个分散于骨板内或骨板间，呈扁椭圆形，表面有许多细长凸起，胞体位于骨陷窝内，凸起则伸至骨陷窝四周的骨小管中，相邻的骨陷窝借细长的骨小管彼此相连。

（4）破骨细胞（osteoclast）：由多个单核细胞融合而成，是一种多核巨细胞，可有40～50个甚至更多个核。破骨细胞数量较多，多位于骨组织被吸收的部位所形成的陷窝处，在贴近骨质的一面有皱褶缘。破骨细胞具有溶解和吸收骨质的作用。

（二）长骨的结构

长骨由骨松质、骨密质、骨膜、关节软骨、骨髓、血管和神经等构成。

1.骨松质（spongy bone） 主要位于长骨的骨骺深部，由大量针状或片状的骨小梁互相连接形成类似海绵状的多孔网架。骨小梁的间隙内充满红骨髓。

2.骨密质（compact bone） 主要分布于长骨骨干、扁骨和不规则骨的表面。长骨骨干的骨密质骨板排列很有规律，根据骨板的排列方式不同，长骨骨干的密质骨可分为环骨板、骨单位和骨间板（详细内容略）。

3.骨膜（periosteum） 骨的内外表面，均覆盖一层致密结缔组织构成的骨膜，分别称为骨内膜和骨外膜。骨内膜（endosteum）衬于骨髓腔、骨小梁、中央管和穿通骨表面，主要为薄层结缔组织，其中含有少量细纤维，而细胞和血管较多，其中含有骨原细胞。骨外膜（periosteum）覆盖于骨的外表面，它又可以分成2层，外层有致密结缔组织构成，含较多胶原纤维，少量细胞和血管；内层富含血管和细胞，主要是幼稚的骨原细胞。当成骨活跃时，骨原细胞能分裂分化形成成骨细胞，以利于骨的重建和生长。

4.骨髓（bone marrow） 骨髓充满于骨髓腔和小梁的腔隙中，是一种柔软的造血组织[5]。

三、关节

关节是连接骨的一种特殊的组织结构，由相邻的骨与骨之间借致密结缔组织构成的关节囊相连，相对的骨面（关节面）之间具有腔隙，腔内含有少量滑液。

（一）基本结构

关节包括关节面、关节囊和关节腔3部分。

1.关节面　是构成关节的各骨之间的邻接面，凸面称关节头，凹面称关节窝，面上覆盖一层关节软骨，关节软骨具有弹性，表面光滑，运动时可减轻关节面之间的摩擦和冲击。

2.关节囊　为膜性囊状结构，分内、外两层，外层为纤维层，由致密结缔组织构成，厚而坚韧，附着在关节面附近的骨面上，并与滑膜相延续。内层为滑膜层，薄而柔软，能分泌滑液，润滑关节。滑膜层又分为2层，外层为滑膜细胞（面对关节腔），呈立方形，上皮细胞特性，细胞角蛋白（cytokeratin）阳性；内层是纤维细胞层，波形蛋白（vimentin）呈阳性，含有血管和神经等，起到支持和营养作用。滑膜组织发生的恶性肿瘤滑膜肉瘤中通常含有向上皮性分化的肿瘤细胞，也有向间叶组织分化的肿瘤细胞，即所谓的双向分化。滑膜内衬于关节囊和关节内韧带及肌腱的表面。关节炎症主要指的是滑膜组织发生炎症，继而累及关节软骨及周围软组织。

3.关节腔　是关节囊和关节软骨共同围成的潜在性密闭腔隙，腔内为负压，有少量滑液，使关节面接触密切，增加关节的稳固性（图13–3）。

（二）辅助结构

除关节的基本结构以外，还有韧带、关节盘和关节半月板（仅在膝关节）等辅助结构。韧带是位于关节囊周围或关节囊内致密结缔组织束，可增强关节的稳固；关节盘和半月板由软骨构成，位于两关节面之间，使相邻关节面的曲度更相适应，增强关节的稳固性和灵活性（图13–4）。不同部位的关节，基本结构类似，但关节与韧带形态、受力强度皆有差异，如膝关节与腕关节之间的构造差异甚大。

四、骨骼肌

骨骼肌（skeletal muscle）一般附着在骨骼上，大小不一。人类的骨骼肌有600 多块，各种哺乳类动物的骨骼肌数量各异。每一块肌肉表面均有致密结缔组织构成的肌外膜（epimysium），肌外膜内伸分隔，包围大小不等的肌束，为肌束膜（perimysium），最后包绕在每一根肌纤维表面，为肌内膜（endomysium）。这些结缔组织膜内有血管、淋巴管和神经，有支持、营养、连接、保护肌肉的作用。肌细胞又称肌纤维，每条肌纤维呈圆桶、长条状，周边有大量的长椭圆形的细胞核，核的数量很多，有的可达100～200个。肌纤维的胞质内充满大量平行排列成束的肌原纤维（myofibril），是肌肉能收缩的形态学和物质基础。每条肌原纤维有许多明暗相间的带所组成，明带和暗带都整齐的排列地同一平面上，故使纵切的横纹肌呈现明暗相间的横纹，而横切面上的肌原纤维呈点状（图13–5）。肌原纤维由两种粗细、长短和化学组成不同的细肌丝和粗肌丝构成，细肌丝由肌动蛋白、原肌球蛋白和肌钙蛋白组成，粗肌丝由肌球蛋白组成。

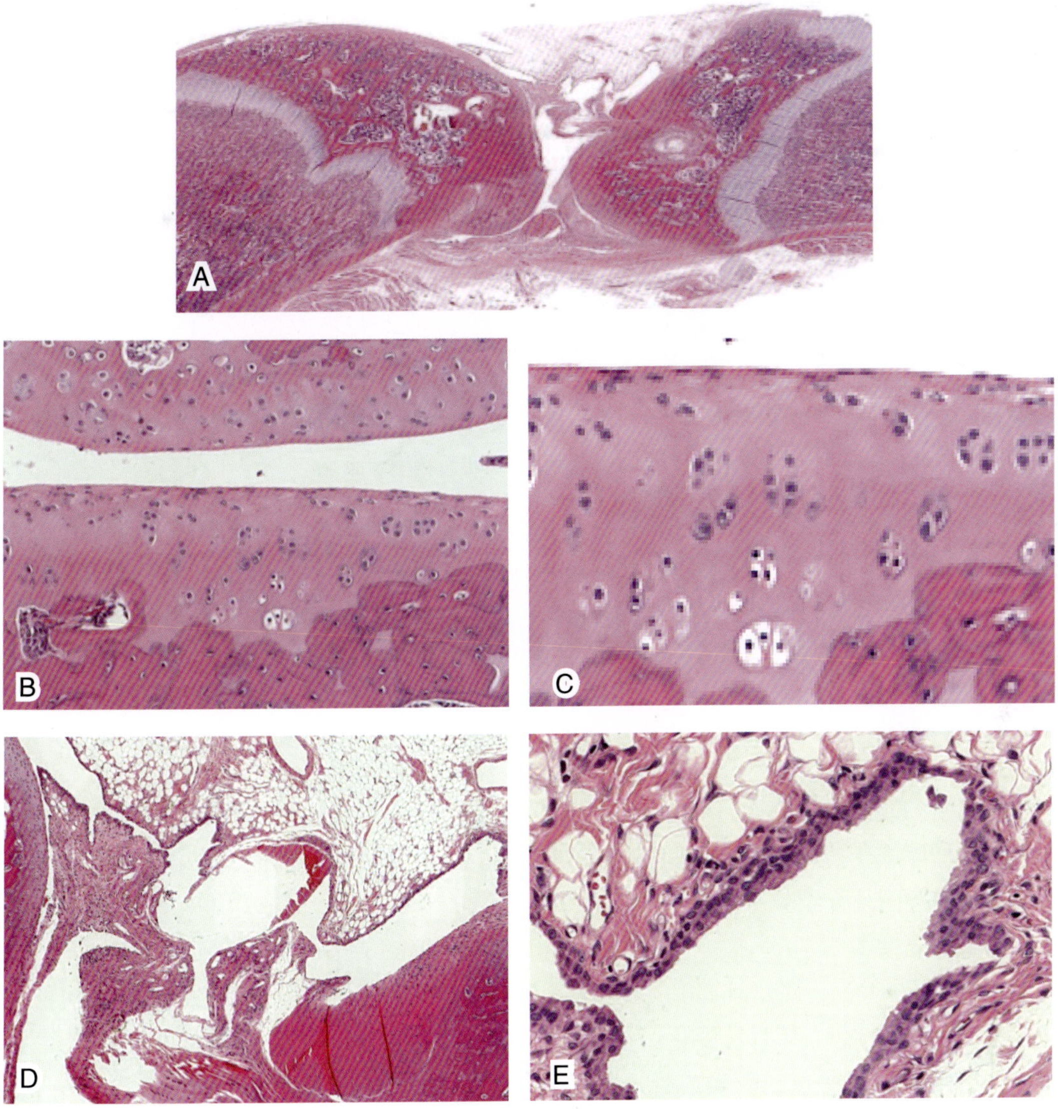

图13-3 大鼠关节的基本结构组织学

A.大鼠膝关节矢状切面，可见股骨下端骨（左）和胫骨上端骨（右）、生长板、骺端松质骨和骨干松质骨、关节软骨、关节囊、韧带和滑膜组织等；B.正常股骨和胫骨的关节面；C.胫骨的关节软骨显示不同阶段的软骨细胞；D.关节囊、滑膜及周围的软组织；E.滑膜组织高倍观察：外层细胞即滑膜衬里细胞，立方状，上皮特性，紧密连接；内层细胞即为间叶特性的纤维细胞，位于衬里细胞的下面，还有血管和周围的软组织（选自昭衍病理数据库）

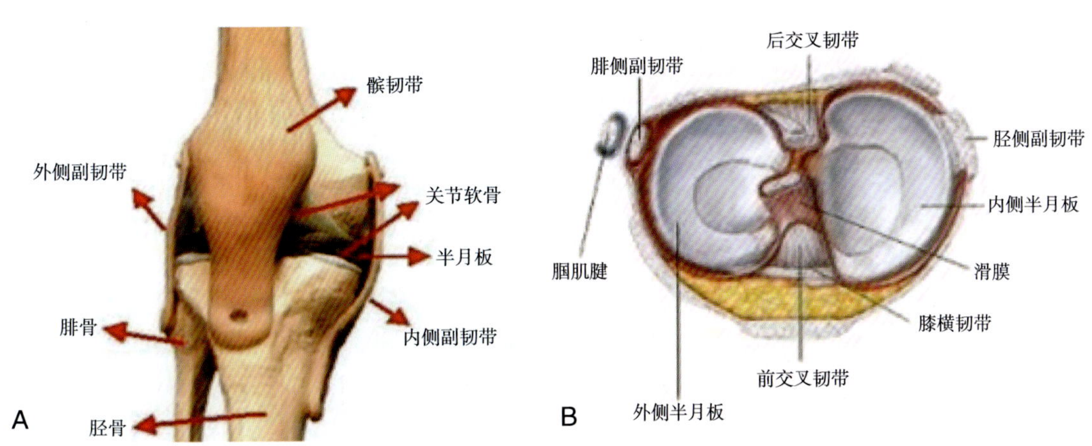

图13-4 膝关节的辅助结构

A.右膝关节正面观，可见内侧副韧带、外侧副韧带、髌上韧带、关节软骨及半月板，半月板位于胫骨平台表面层（灰色）：B.胫骨平台顶层平面观，可见关节盘、半月板及关节内的交叉韧带，人和动物关节结构大同小异

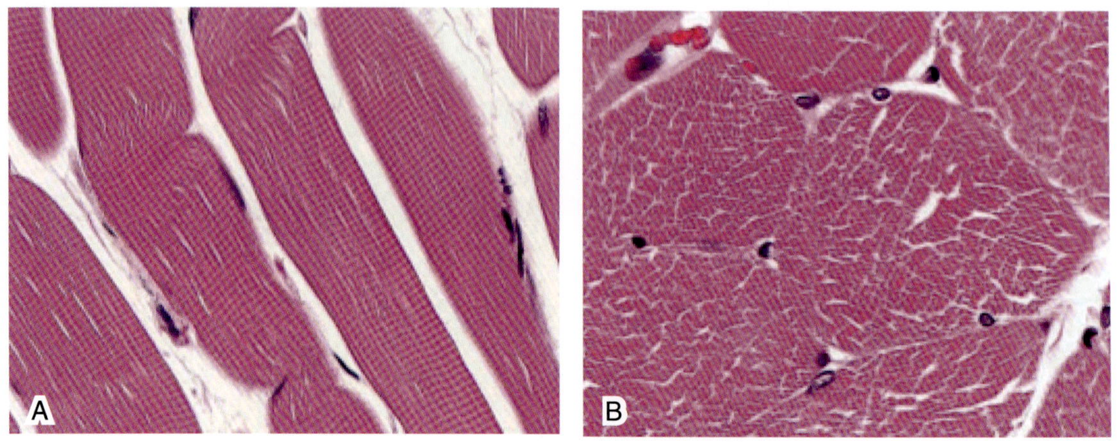

图13-5　大鼠骨骼肌纵切面和横切面

A.横纹肌纵行切面，可见清晰的纵行的肌原纤维和横纹，肌纤维的核位于周边；B.横纹肌横切面，肌原纤维呈点状，左上角和右下角是间质和血管（选自昭衍病理数据库）

第二节　非增生和增生性病变

一、骨和软骨

软骨最多发生的改变是关节软骨和生长板软骨的病变，病变包括软骨的溶解、坏死、增生和化骨障碍、软骨生长板增厚或变薄等。昭衍实验室在安全评价工作中遇到了一些骨、软骨自发和诱发的毒性病变，结合文献和病理图片介绍如下。

（一）骨类骨质增多

软骨类骨质增多（increased osteoid）又称类骨质增多症、骨硬化等。在人类和实验动物常是矿化不足导致的非增生性改变。所谓骨硬化，是指骨髓腔内每单位体积中矿化骨体积的增大，类骨质增多，大量矿化骨堆积在成骨区，影响成骨，并进入骨髓腔，使骨髓腔缩小，骨髓减少。类骨质增加可以在不同情况下发生，其本质上可以说是增生性病变，也可以说是非增生性病变，因为其发生在正常化骨的增生过程中，类骨质化骨障碍似乎不是增生的问题。类骨质增加除了可以发生维生素D缺乏、甲状旁腺功能亢进、肾性骨营养不良等，外源性治疗药物，包括激素的治疗等也可以引起类骨质增加。实验动物也有自发性骨和类骨质的增加[6]。组织学表现是增厚的骨小梁几乎完全取代骨髓腔，除了具有显著的年龄关系，这种情况的发生机制尚不明确。昭衍实验室发现1例大鼠自发性类骨质增生性病变，股骨、胫骨和胸骨的类骨质显著增多，软骨钙化区极度增大，类骨组织堆积并进入骨髓腔，使骨髓腔普遍变小（图13-6）。

（二）生长板的发育不良和增生

生长板软骨细胞的增殖和分化，受一系列生长因子和不同的激素调控，如垂体的生长激素、甲状腺激素、性激素、胰岛素样生长因子、转化生长因子β、维生素D代谢产物，以及一些相关蛋白产物等[7, 8]，因此在安全评价工作中，凡是应用了和这些因素相关的供试品，都可能引起各种不同的生长板的变化，提醒病理学家注意供试品的背景资料。由于增殖软骨细胞的数量及其分裂速度是控制骨骼纵向生长的关键因素，任何影响发育及其生理因素都会导致骨骼异常，如限制大鼠饮食可以引起生长板细胞增殖减少，缩短生长板的高度[9]；抗有丝分裂药物可以影响生长板软骨细胞的增殖[10]；小鼠去卵巢能增加生长板厚度[11]。值得注意的是，不同实验动物生长板的成熟期时间和消失时间不尽相同，因此在判定生长板的厚度时要注意动物的年龄，以免误判，如雄性比格犬生长板在12个月时消失；老年大鼠生长板可以存在，但不会再生长。此外要注意啮齿类动物胸骨生长板的变化，啮齿类动物胸骨由软骨原基几个骨化中心发育而成，这些软骨节段不融合，软骨原基的残留体以软骨结合体的形式保留。性成熟后，形成软骨下骨板，即在两侧各自形成一个类似长骨的生长板，将2个大的骨髓腔隔开（图13-7）。胸骨的这些软骨结构一样可以受到相关外来物质的影响而改变。

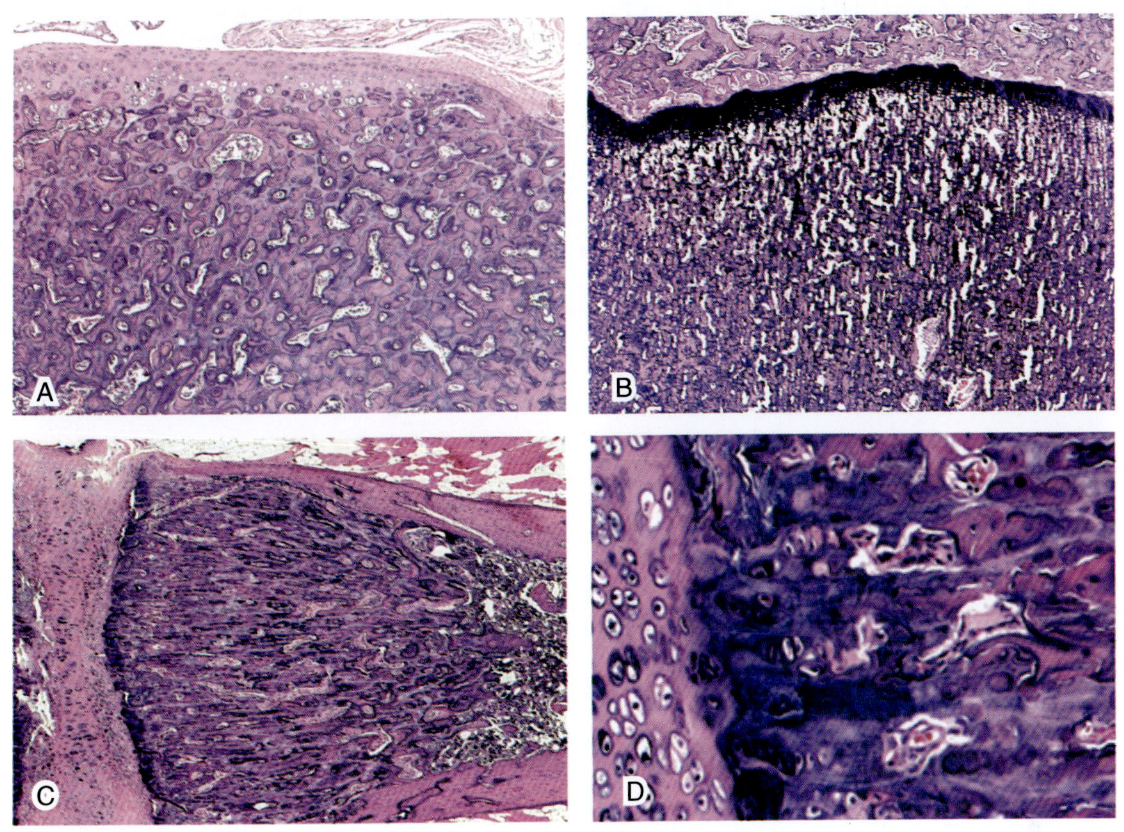

图13-6 **大鼠自发性类骨质增加**

A.大鼠胫骨上段关节软骨类骨质增加，大量类骨组织堆积；B.胫骨生长板软类骨质增加，大量类骨组织堆积是该区显著增厚；C. 胸骨生长板处类骨质增加，大量类骨组织堆积，进入骨髓腔，骨髓腔受影响变小；D.高倍镜观察生长板与钙化区连接部位，软骨增生区细胞堆积（选自昭衍病理数据库）

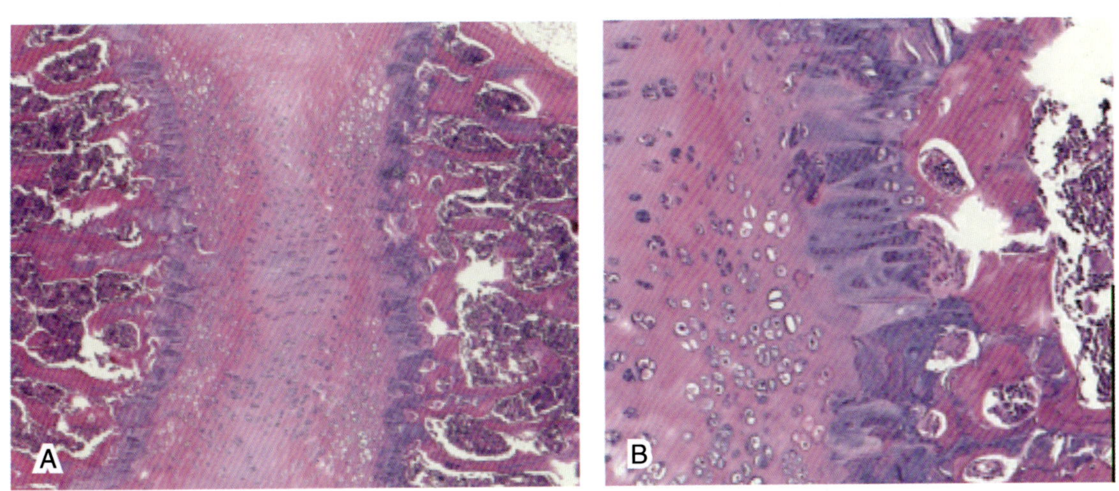

图13-7 **大鼠正常胸骨生长板**

A.SD大鼠胸骨软骨化骨，图中心是软骨化骨中心，两侧各形成一个生长板；B.高倍镜下看生长板各层和成骨区及骨髓组织（选自昭衍病理数据库）

（三）食蟹猴股骨生长板增厚

1.本实验室案例，应用某重组抗RANKL（特异性靶向核因子κB受体活化因子配体RANKL）的完全人源单抗，该单抗有阻止RANKL和其受体物质结合，抑制破骨细胞活化和增殖，减少骨吸收，增加骨密度，用于治疗绝经后妇女骨质疏松症。予以食蟹猴重复皮下注射RANKL单抗4周加恢复期 4周，膝关节股骨、胫骨和胸骨的生长板显著增厚，软骨各层增生，排列紊乱，类骨组织增厚，成骨障碍（图13-8）。

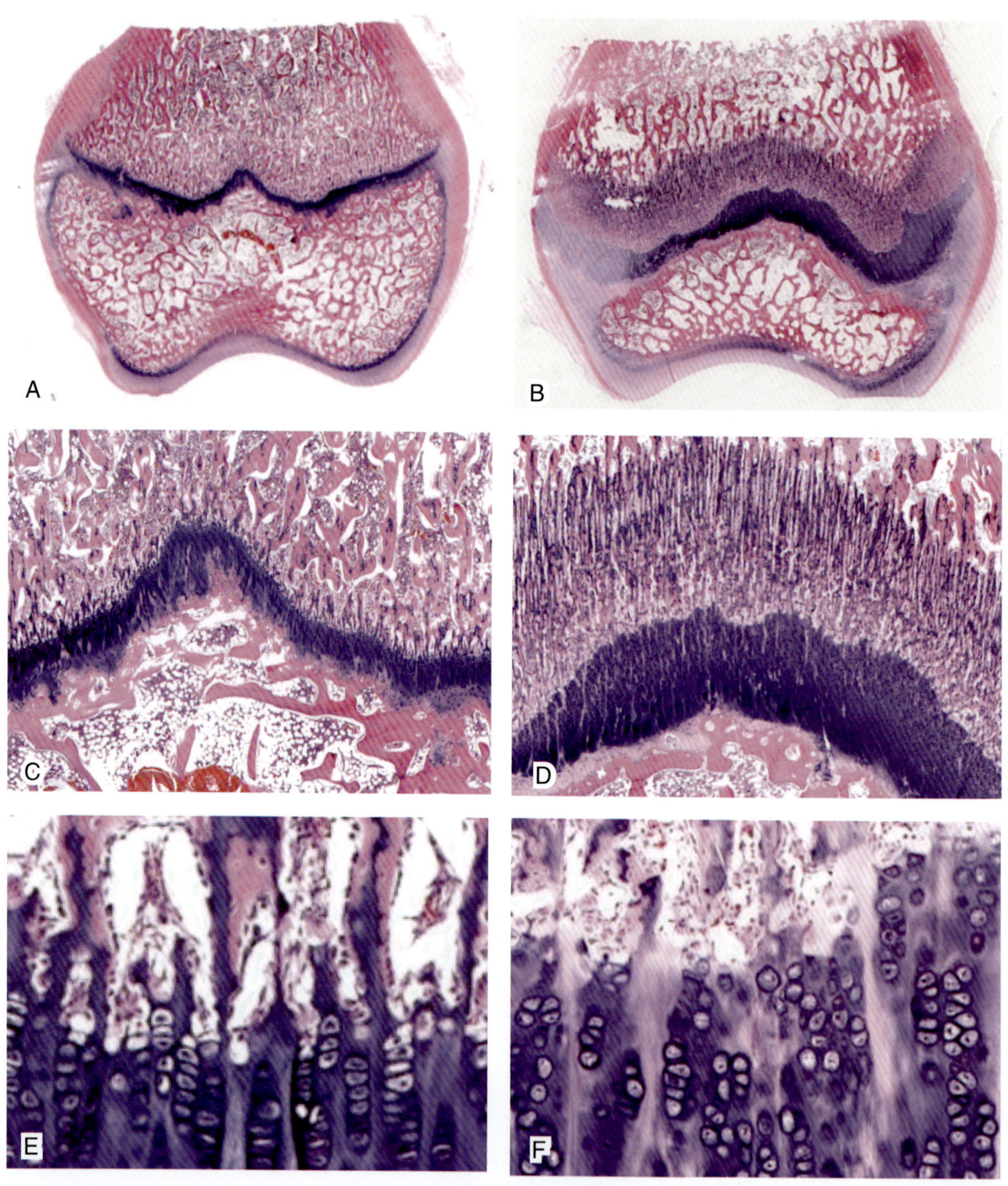

图13-8　比格犬股骨下端生长板增厚

A.正常对照组股骨下端生长板，生长板下方是骨松质，上方是骨干骨组织及骨髓腔，化骨正常骨小梁规则；B.供试品组生长板显著增厚，骨干侧类骨组织增加；C.对照组生长板放大倍率观察；D.供试品组生长板放大倍率观察；E.对照组生长板的软骨钙化区和成骨区交界处放大像，界线清晰，增殖的软骨细胞规则呈串状排列，可见较多的破骨细胞和成骨细胞；F.供试品组生长板的软骨钙化区和成骨区交界处放大像，界线欠清晰，增殖的软骨细胞排列成团状，破骨细胞和成骨细胞稀少（选自昭衍病理数据库）

2.食蟹猴胫骨生长板增厚：本实验室案例，给予食蟹猴静脉输注某VEGF单抗注射液，实验时长为4周，每周给药1次，共给药4次。病理组织学检查，供试品组动物多发生胫骨上段生长板显著增厚（图13-9）。

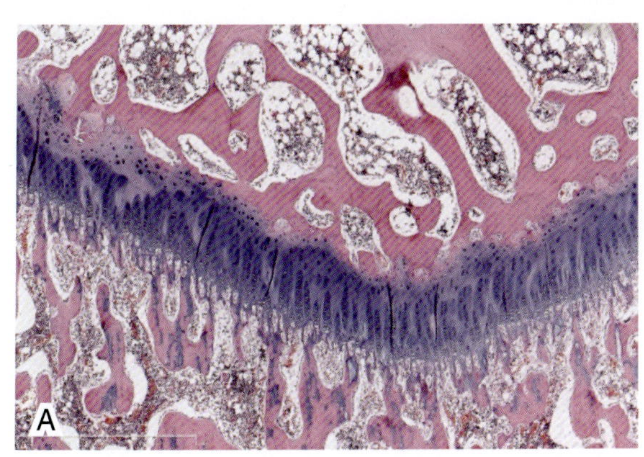

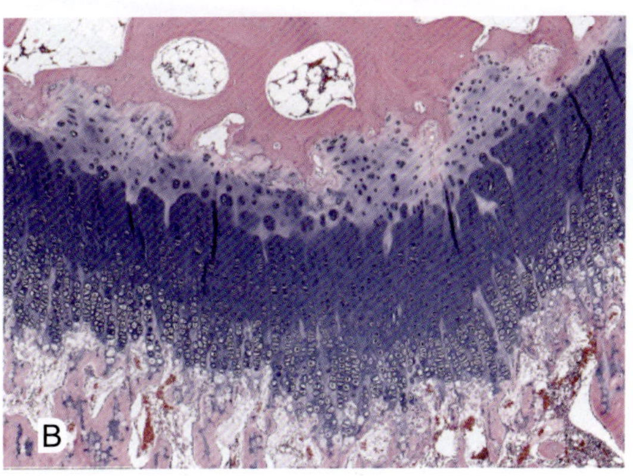

图13-9 食蟹猴胫骨上段生长板增厚

A.正常对照组生长板，生长板上下两侧是松质骨、骨干骨组织及骨髓腔，化骨正常，骨小梁规则；B.供试品组生长板，生长板软骨细胞增多（透明区），生长板显著增厚（选自昭衍病理数据库）

（四）小梁和（或）皮质增加

小梁和（或）皮质增加，形态学上是以皮质骨和骨小梁成分向骨髓腔内伸延，数量增加为特征的一种病变。病变伴有皮质骨表面和骨小梁表面新骨形成，纤维组织增多，骨小梁增粗，数量增加，骨皮质增厚。由于小梁和（或）皮质增加，骨髓腔不同程度地被替代，骨髓组织减少。该病变的同义词包括骨肥大、骨硬化、骨硬化病、小梁肥大等。该病变几乎可以发生在所有骨，大小鼠多发。关于发生机制，认为是成骨细胞和基质的生成增加，而破骨细胞的吸收减少所致。尽管该病变常被视为少见的自发或偶发病变，但有文献报道，氟化钠、某些金属和生长因子类制品可能引起相关的病变。昭衍实验室在1例小分子化学抗癌药物的毒性实验中，发现80%以上的给药组大鼠（雄性9/10只和雌性9/10只）的胫骨、股骨和胸骨发生了显著的小梁和（或）皮质增加（图13-10）。小梁和（或）皮质增加和前面提到的骨类骨质增多的病变和发生机制不同，后者主要是类骨质化骨障碍所导致的类骨质堆积。

二、骨、软骨组织坏死

骨坏死（osteonecrosis）一般是骨创伤或其他疾病的并发症，如骨外伤感染、恶性肿瘤侵袭等，造成血液供应断绝后引起。骨坏死更被认为是高剂量的皮质激素治疗而引起的并发症。实验室动物犬和啮齿类有时可发生无菌性坏死，如大鼠发生的股骨头坏死。骨坏死组织学的改变是骨组织结构和细胞的溶解消失。实验室通过在关节腔内注射化学毒性物质，可以制作骨、软骨的坏死模型。昭衍实验室给大鼠关节腔注射碘乙酸（lodoacetic acid）诱发了骨关节炎模型，主要病变是关节软骨的坏死（图13-11）。

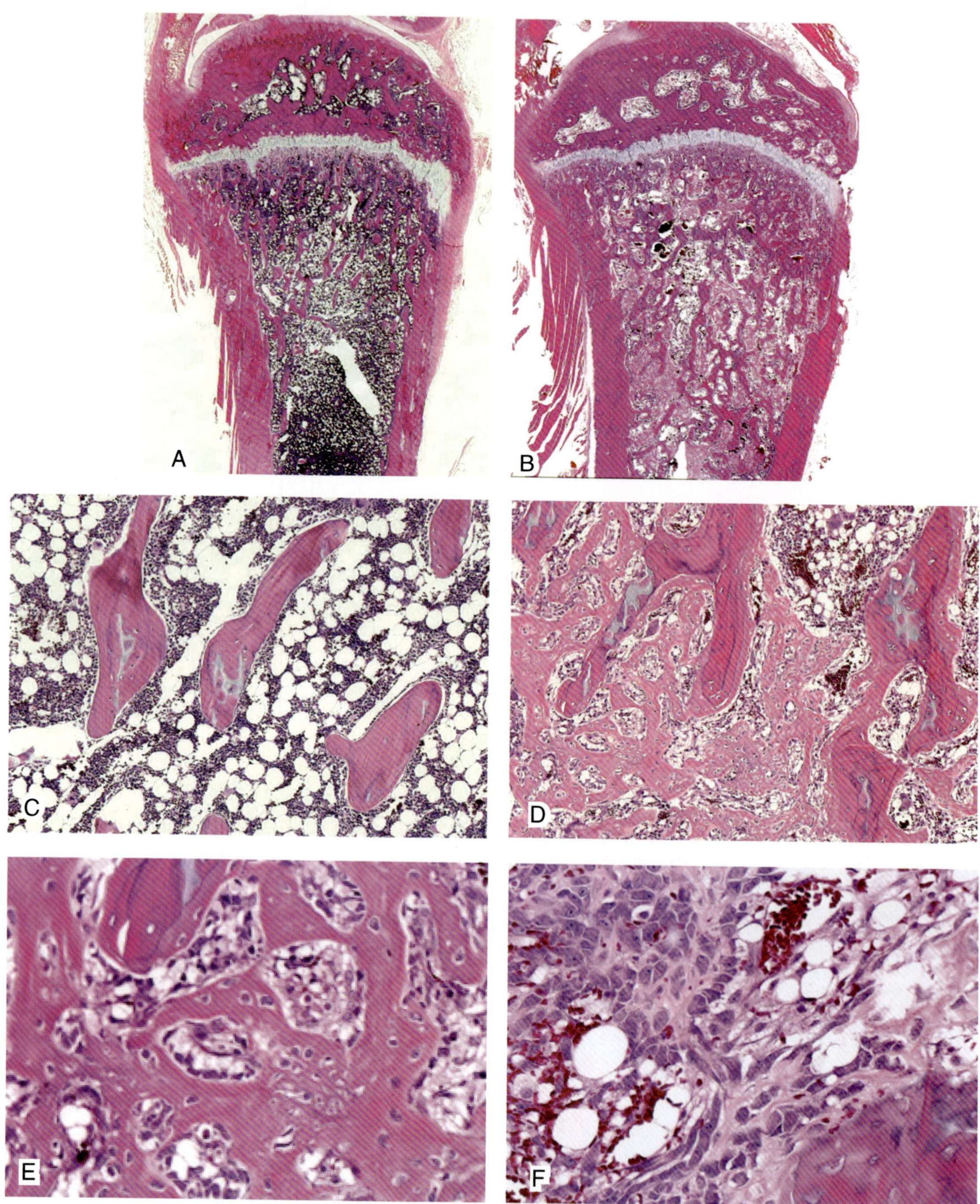

图13-10 SD大鼠小梁和（或）皮质增加

A.正常SD大鼠胫骨矢状切面低倍镜下观察，骨髓腔内的骨小梁和骨髓组织分布正常；B.给药组胫骨骨髓腔内可见大量增加的骨小梁，替代骨髓组织；C.正常骨髓腔内骨小梁和骨髓分布规则；D.骨小梁增粗，数量增加，新生骨增多，替代骨髓组织；E.可见新生骨和成骨细胞，而破骨细胞少见；F.新生骨表面和附近有大量成骨细胞，需注意和骨肉瘤形态相鉴别（选自昭衍病理数据库）

三、骨肿瘤

骨组织的自发性肿瘤在实验室动物是很少见的，但某些致癌的诱变剂已经用于骨肿瘤动物模型的研究，这些肿瘤的诱导方式包括电离辐射、骨内直接接种病毒诱发、雌激素诱导小鼠骨肉瘤等。骨肉瘤（osteosarcoma）在人类主要发生在青少年，恶性程度极高，死亡率极高，而大部分报道的实验动物骨肿瘤也是骨肉瘤。昭衍实验室在喂饲2年的420例大鼠的自发肿瘤观察中，发现1例发生在后肢胫骨的骨肉瘤，肿瘤细胞已经转移至肺（图13–12）。其他骨和软骨多发的肿瘤包括骨瘤（osteoma）、成骨细胞瘤（osteoblastoma）、骨纤维瘤（osteofibroma）、软骨瘤（chondroma）、骨软骨瘤（osteochondroma）和脊索瘤（chordoma）等。

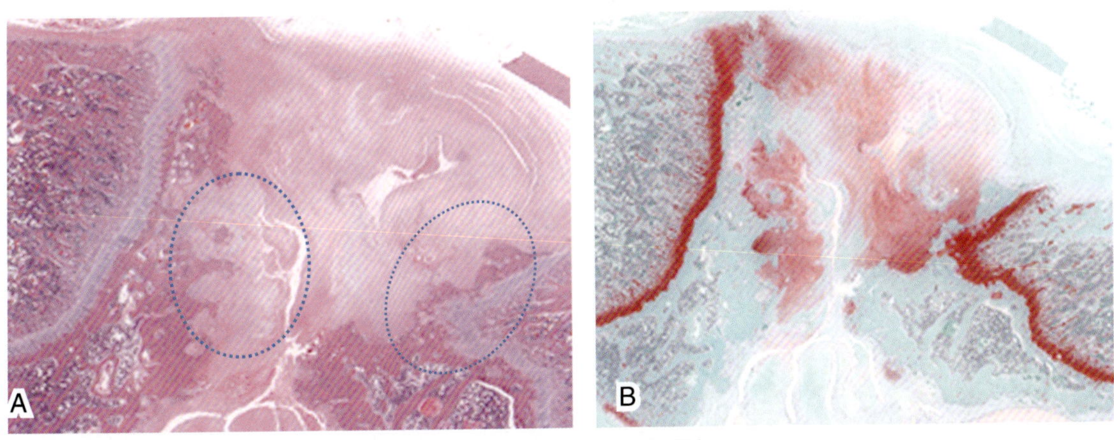

图13–11 大鼠膝关节骨软骨坏死

A.胫骨和股骨关节面软骨溶解消失，呈溶解模糊状态（圆圈内）；B.番红O染色证明坏死的软骨基质染成淡红色，模糊不清，而胫骨和股骨的生长板软骨染成真红色（选自昭衍病理数据库）

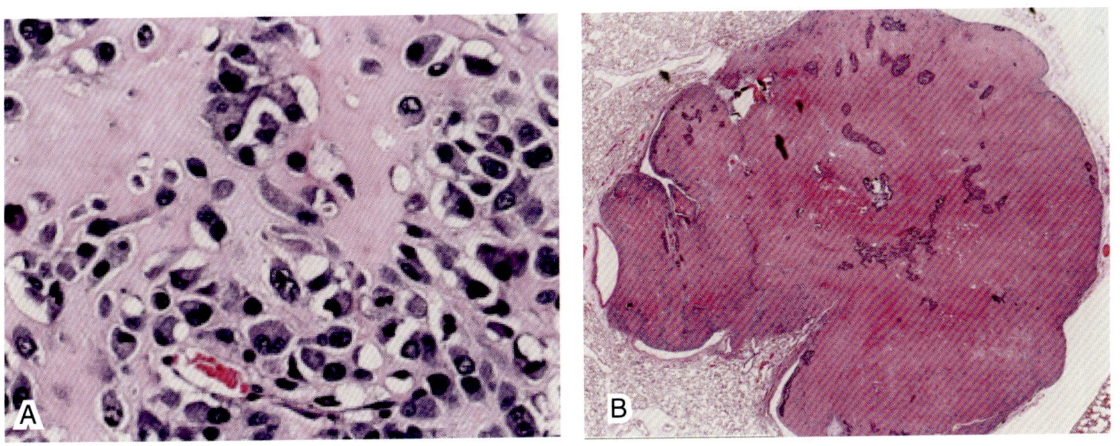

图13–12 SD大鼠后肢股骨下端自发性骨肉瘤

A.肉瘤细胞异型性大，大小形态不一，核染色深，肉瘤细胞间可见肿瘤细胞分泌的骨样基质；B.该例骨肉瘤转移至肺，形成巨大转移结节（选自昭衍病理数据库）

四、关节毒性病变

实验动物关节病变主要是关节滑膜组织的炎症及其继发性的软骨组织损伤等改变。尽管实验动物很少见自发的关节炎，但老龄大鼠自发性关节炎可能是一种背景性病变，常发于后肢。关节附近皮肤的创伤感染可以直接累及关节。在安全评价工作中，有些药物可以因其药效的作用诱发滑膜炎症，如有报道大鼠口服6-磺胺-氨基吲唑（6-Sulphanil-aminoindazole）可诱发关节炎；多种佐剂足垫内注射可以诱发关节炎；激素可以治疗关节炎，但同时也可以造成软骨变性；给予大小鼠背部皮肤注射Ⅱ型牛胶原，可成功诱发关节炎，病变类似于类风湿关节炎。

关节炎的组织学改变主要是急性炎症，表现为渗出，渗出浆液引起滑膜组织水肿或关节腔积液，渗出中性粒细胞浸润滑膜组织，渗出纤维素进入关节腔或滑膜组织，关节软骨可以因炎症波及而有变性或坏死。严重的炎症还可局部蔓延而波及骨膜及关节周围软组织。如果急性炎症未能消退，可以变成慢性炎症，此时的渗出物吸收，纤维组织增生，慢性炎细胞即单核细胞和淋巴细胞增多。本部分主要介绍几例在昭衍实验室工作时遇到的自发和诱发的关节炎病变和肿瘤。

1.食蟹猴自发性急性滑膜炎　踝关节腔内大量炎性渗出物，包括蛋白性液体、纤维素和炎细胞，滑膜组织呈乳头状增生伴弥漫性炎症（图13-13）。

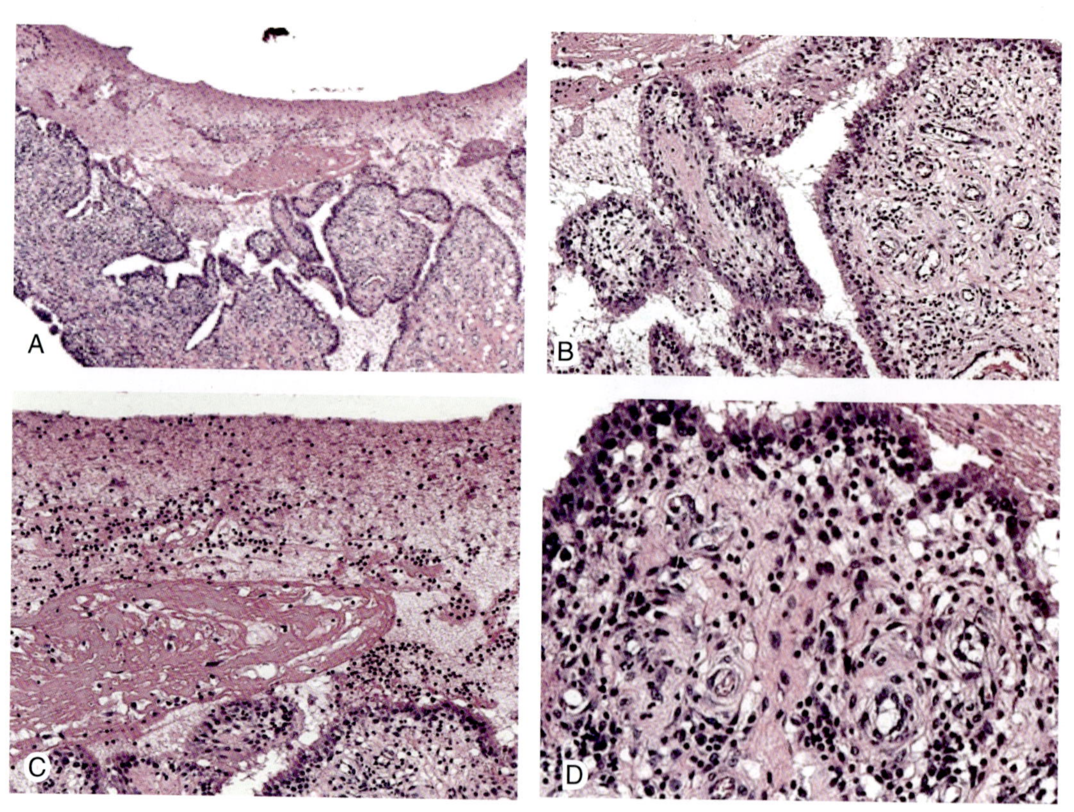

图13-13　**食蟹猴急性滑膜炎**

A.低倍镜下观察，可见关节腔内有渗出液，滑膜增生成乳头样或结节样；B.高倍观察增生的乳头状结构；C.关节腔内渗出的蛋白液、纤维素和炎细胞；D.滑膜细胞增生和炎细胞浸润（选自昭衍病理数据库）

2.Ⅱ型牛胶原蛋白诱发的食蟹猴拇指类风湿关节炎　于食蟹猴背部多点注射Ⅱ型牛胶原蛋白2ml（4mg/ml），第22天时，相同剂量加强注射1次，第35天行安乐死。观察食蟹猴的指关节和趾关节，可见关节囊滑膜组织血管扩张，组织水肿，中性粒细胞、巨噬细胞和淋巴细胞浸润，表层滑膜细胞肿胀增生、脱落，关节腔纤维素渗出，关节周围软组织炎症扩散，伴关节软骨的损伤（图13-14）。

3.Ⅱ型牛胶原诱发的小鼠腕关节慢性关节炎　于DBA1小鼠尾根部皮下注射0.1ml乳化剂（含1mg/ml牛Ⅱ型胶原），第50天再加强注射1次，第64天行安乐死，观察腕关节和踝关节病变。注射Ⅱ型牛胶原蛋白后，诱发了关节内弥漫性炎症，波及很多腕骨的关节软骨、滑膜、骨膜和周围软组织，使关节结构破坏。软组织内浸润以炎细胞主为淋巴单核细胞，关节软骨因炎症影响而有溶解消失，部分关节软骨变薄，边缘呈锯齿状。滑膜组织也可见乳头状增生，关节软骨呈结节状增生（图13-15）。

4.大鼠右腋窝肩关节滑膜肉瘤　见图13-16。

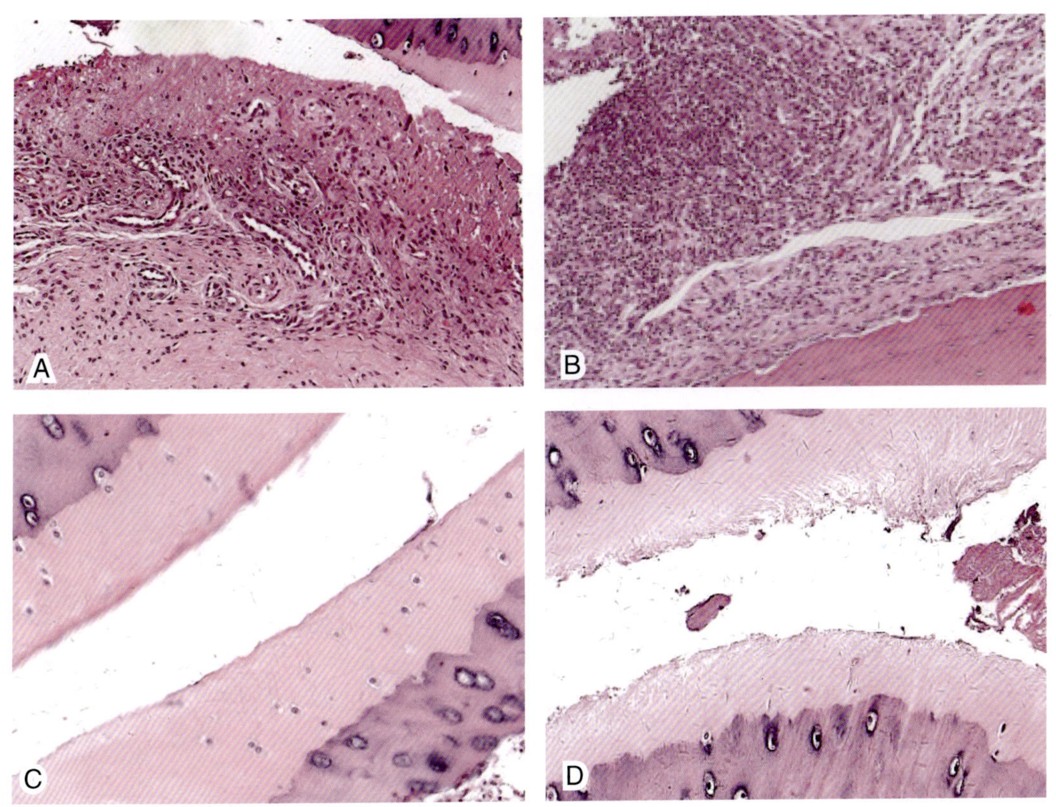

图13-14　Ⅱ型牛胶原蛋白诱发的食蟹猴拇指急性关节炎

A.关节滑膜急性炎症，滑膜细胞消失，表面渗出纤维素，下方滑膜组织血管扩张和炎细胞浸润；B.炎症蔓延至骨干的骨膜；C.正常关节软骨，可见软骨膜和软骨细胞；D.关节软骨受炎症影响而有溶解，关节软骨膜和软骨细胞消失（选自昭衍病理数据库）

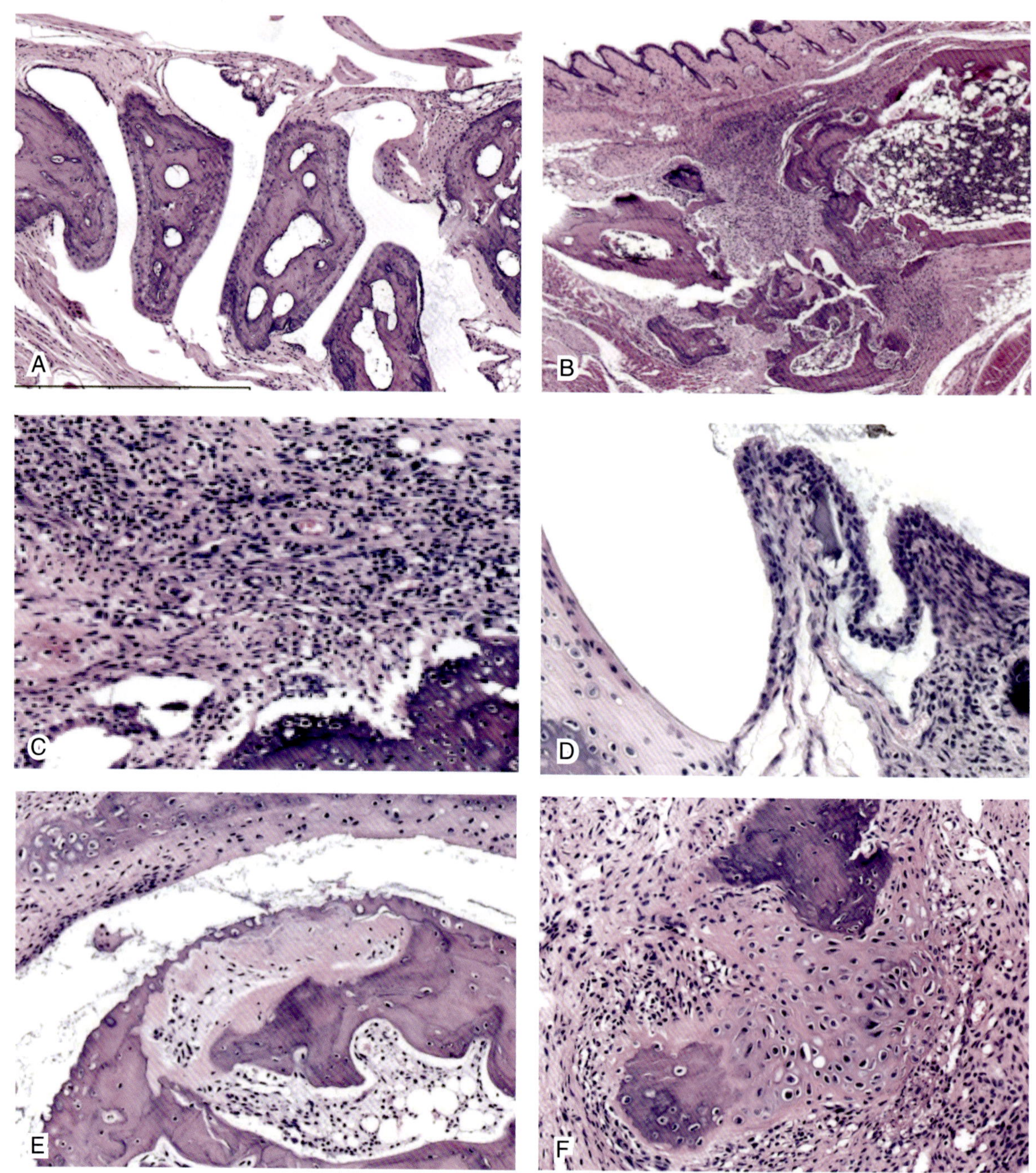

图13-15 Ⅱ型牛胶原蛋白诱发小鼠腕关节炎

A.正常小鼠腕关节，可见数个腕骨及其骨、软骨、关节囊、滑膜和韧带；B.注射Ⅱ型牛胶原蛋白后，诱发了关节内弥漫性炎症，炎症波及很多腕骨的关节软骨、滑膜、骨膜和周围软组织，关节结构破坏；C. 滑膜和软组织内的炎细胞主为淋巴和单核细胞，关节软骨因炎症影响而溶解消失；D.滑膜组织呈乳头状增生；E.关节软骨变薄，边缘呈虫蚀样；F.关节软骨结节状增生（选自昭衍病理数据库）

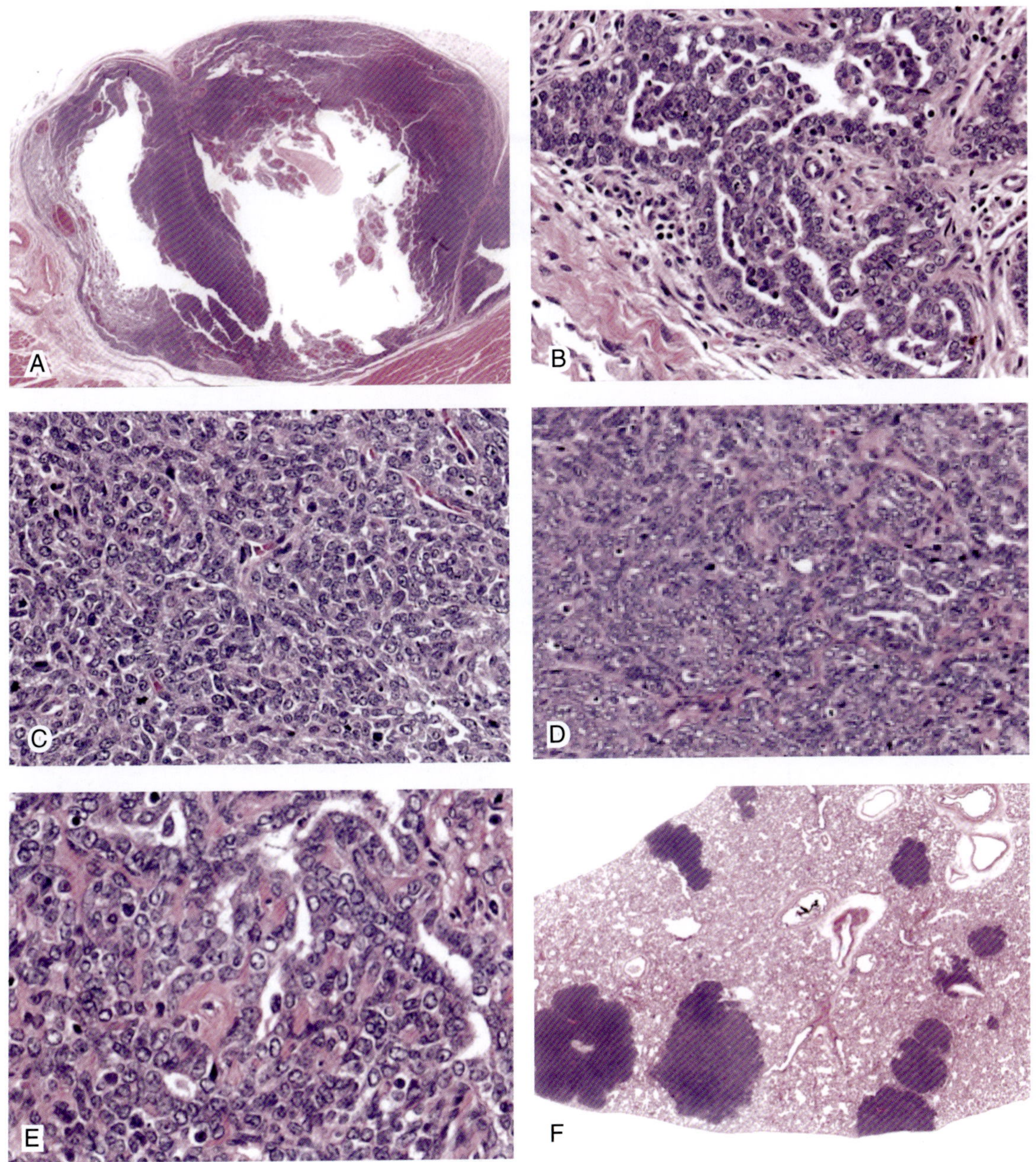

图13-16 大鼠自发右腋窝肩关节滑膜肉瘤

A.肿瘤位于肩关节附近，周围有假包膜，肿瘤中心组织坏死脱落；B.向上皮分化的肿瘤细胞形成癌性腺体结构；C.向间叶分化的细胞，类似于纤维肉瘤；D.癌和肉瘤组织混合存在；E.癌和肉瘤组织混合存在（高倍镜下）；F.肺的肿瘤转移结节（选自昭衍病理数据库）

第三节 骨骼肌毒性病变

实验室动物很少发生自发性骨骼肌损伤，尽管在有些毒性实验中也取股四头肌观察，但是这通常是常规步骤，除非供试品背景资料提示可能有骨骼肌损伤，一般很少能看到有病变。自从1982年Mastaglia[12]报道了药物诱发的肌肉病变的发病率比实际情况可能要高，毒性病理学界才开始注意到治疗性药物和其他化学物质引起的骨骼肌改变。近年来，随着传统药物和创新药物的开发，特别是某些抗病毒疫苗的研发，需要观察这些受试物对肌肉的局部组织刺激和损伤时，则观察到很明显的，甚至是非常严重的骨骼肌损伤性病变，经研究证实局部肌肉的损伤主要是由佐剂引起[13]。全球每年甚至每日都有大量儿童接受各种疫苗注射以预防各类疾病，因此对这些疫苗进行安全评价极其重要。骨骼肌的病变大致包括骨骼肌的萎缩、变性、坏死、矿化、再生和间质的炎症等。

（一）萎缩

骨骼肌萎缩（skeletal muscle atrophy）可由营养不良、代谢紊乱、去神经支配、失用、炎症、血管功能不全、药物和化学物质毒性引起。在人和动物实验中对于糖皮质激素诱导的肌肉萎缩已有广泛记载。有研究周围神经的去神经性萎缩，组织学特点是运动终板肿胀、核固缩、核周池扩大、染色质浓缩及凋亡的形态改变。总体来说，萎缩表现为肌纤维体积的缩小变细，纵切面观察可见肌纤维间距变小，横切面观察可见直径面积缩小，染色较深，肌细胞核密集，或有脂褐素沉积，或萎缩的肌纤维横纹消失，间质有脂肪组织浸润（图13-17）。

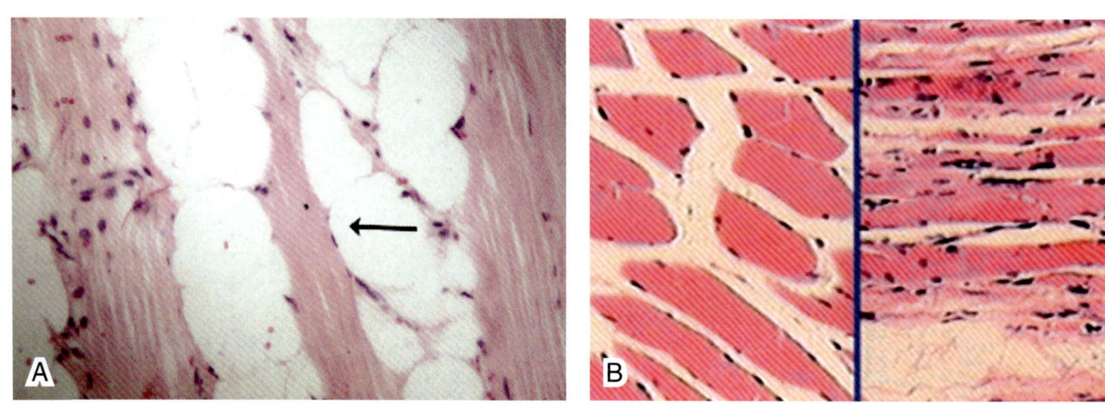

图13-17 **骨骼肌萎缩（人）**

A.肌纤维变细，脂肪细胞浸润。该患者长期瘫痪卧床，致肌肉萎缩，是营养不良和失用联合作用下导致的（选自百度病理学园地）。B.面神经去神经性萎缩，面部肌肉横纹肌纤维变细，细胞核增多，核固缩，左侧为正常面部肌肉

昭衍实验室在安全评价实验中遇到一些不同原因导致的骨骼肌萎缩的案例，现介绍如下。

1.新西兰兔骨四头肌注射肉毒杆菌致骨骼肌萎缩　见图13-18。

2.食蟹猴股四头肌注射冻干狂犬病病毒疫苗+佐剂引发炎症致骨骼肌萎缩　见图13-19。

（二）肌纤维变性坏死

骨骼肌肌纤维变性坏死（skeletal muscle fiber degeneration and necrosis）的原因可以是局部组织细胞的营养不良、代谢障碍、缺血缺氧、物理因素的高温低温电流击伤等引起，实际上，实验动物的骨骼肌变性坏死主要由药物和化学物质的毒性及炎症的破坏导致。下面列举的是一些不同原因导致的骨骼肌的变性和坏死案例。

1.大鼠股四头肌空泡化　见图13-20。

2.食蟹猴骨骼肌纤维嗜酸性变　见图13-21。

3.食蟹猴股四头肌间质横纹肌坏死　图13-22。

4.食蟹猴股四头肌坏死、再生　见图13-23。

（三）肌病

肌病或肌病性改变，实际上包含了多种不同的病理过程。如对于啮齿类动物病变分类中包括了肌纤维空泡变性、胞质内嗜碱性小滴、靶样或裂缝样和玻璃样变[14, 15]，这些变化一般常伴随炎症和萎缩出现，组织病理特点常为混合型。肌病的发生常与某些状况如肌肉受挤压、癫痫发作、感染、全身性疾病、乳酸性酸中毒及一些遗传缺欠等相关。弥漫性坏死性肌病也与全身给予某些治疗药物相关，这方面的研究报道很多。有文献报道，几乎所有携带人原始型c-Ha-ras gene（rasH2）的小鼠都发生骨骼肌肌

病。组织病理学变化显示有肌纤维大小的改变、细胞核位于肌纤维中央及肌纤维和间质纤维化再生，有时也可见到肌纤维的玻璃样变和坏死及周围的炎症，但未见文献报道非转基因小鼠类似肌病的这些变化[16]。昭衍实验室在一项用Tg.rasH2 小鼠的致癌实验中证实了这一改变，几乎所有参与实验小鼠不同程度的发生了上述肌病性改变（图13–24）。这种转基因小鼠自发性肌病的发病机制尚不清楚[16]。

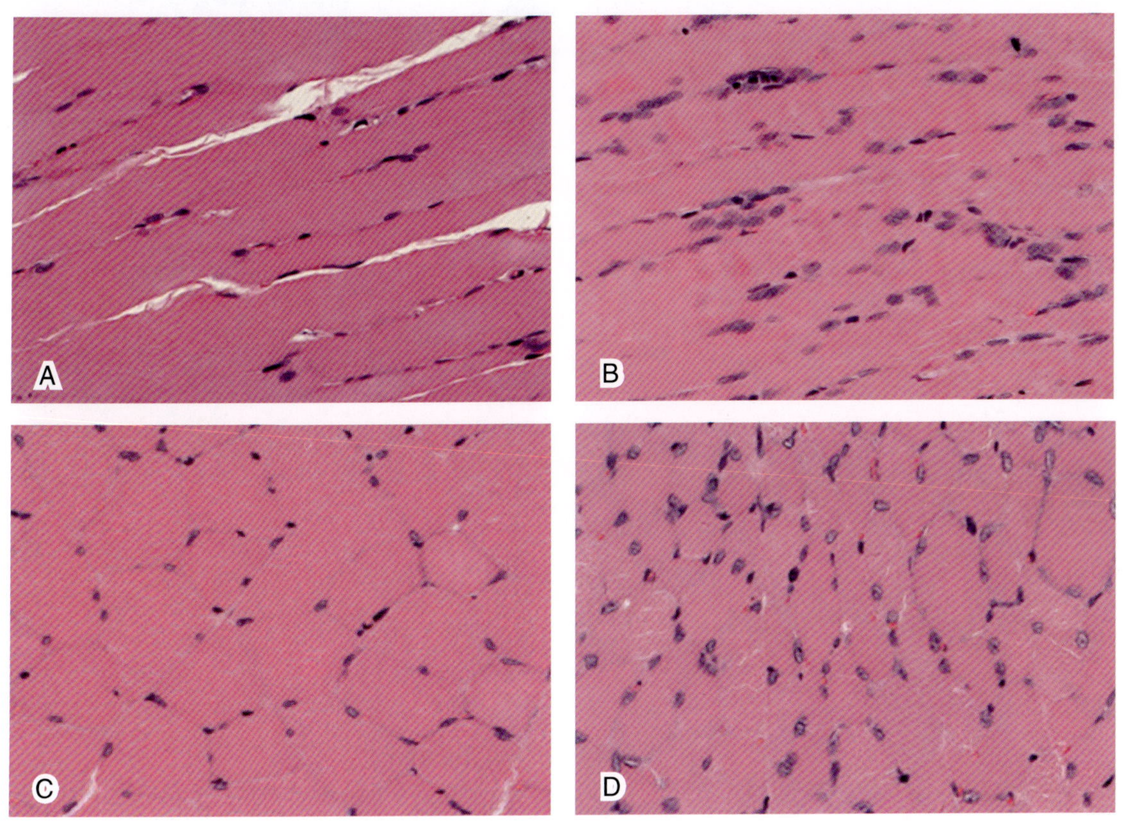

图13–18 新西兰兔肌内注射肉毒杆菌致骨骼肌萎缩

A.正常骨四头肌纵断面；B.肉毒杆菌注射后，股四头肌萎缩，肌纤维变细，横纹不清楚或消失，核增多密集；C.正常股四头肌横断面观察；D.萎缩的肌纤维横断面观察，直径缩小，横纹不清，细胞核增多深染（选自昭衍病理数据库）

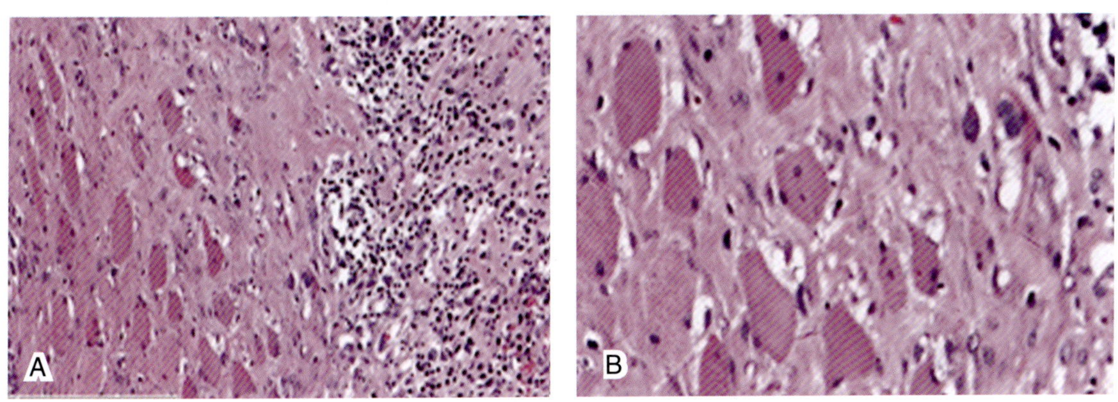

图13–19 食蟹猴股四头肌注射某病毒疫苗+佐剂致骨骼肌萎缩

A.低倍镜下观察股四头肌重度非特异性炎症，肌纤维萎缩，间质纤维化；B.萎缩的骨骼肌大小不等，形状不一，略呈三角形，横纹消失，肌肉的萎缩是间质的炎症和纤维化所致（选自昭衍病理数据库）

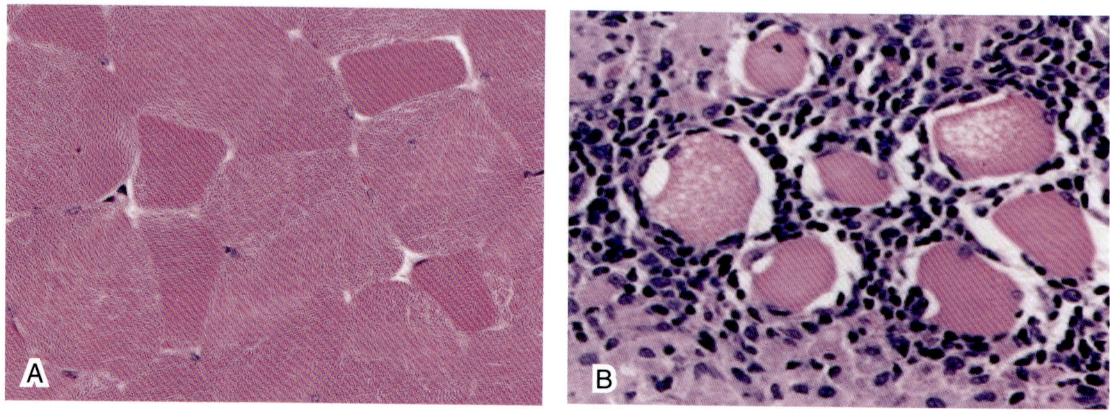

图13-20　**大鼠骨四头肌空泡化**

A.正常大鼠股四头肌；B.注射某病毒+铝佐剂引起炎症，骨骼肌变性（空泡化）（选自昭衍病理数据库）

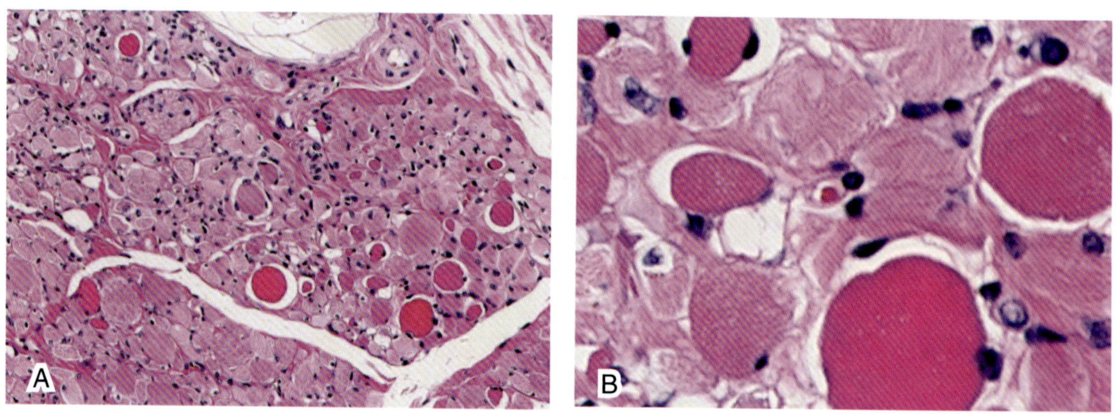

图13-21　**骨骼肌纤维的嗜酸性变**

A.于食蟹猴股四头肌和腓肠肌注射病毒+铝佐剂，诱发骨骼肌嗜酸性变，低倍镜右下角可见一群嗜酸性肌纤维；B.高倍镜可见肌纤维呈强酸性染色，横纹消失（选自昭衍病理数据库）

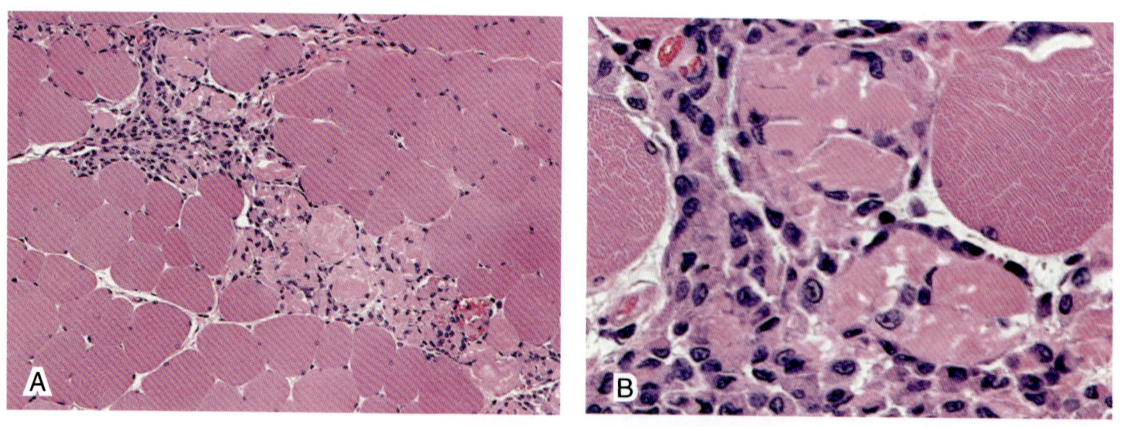

图13-22　**食蟹猴股四头肌间质横纹肌坏死**

A.重复注射重组I型癌症病毒后诱发横纹肌灶状坏死（低倍镜下）；B.坏死的横纹肌纤维体积缩小，横纹消失，呈凝固状，深染，周围有炎细胞浸润（坏死灶右边是正常肌纤维，横纹清晰）（选自昭衍病理数据库）

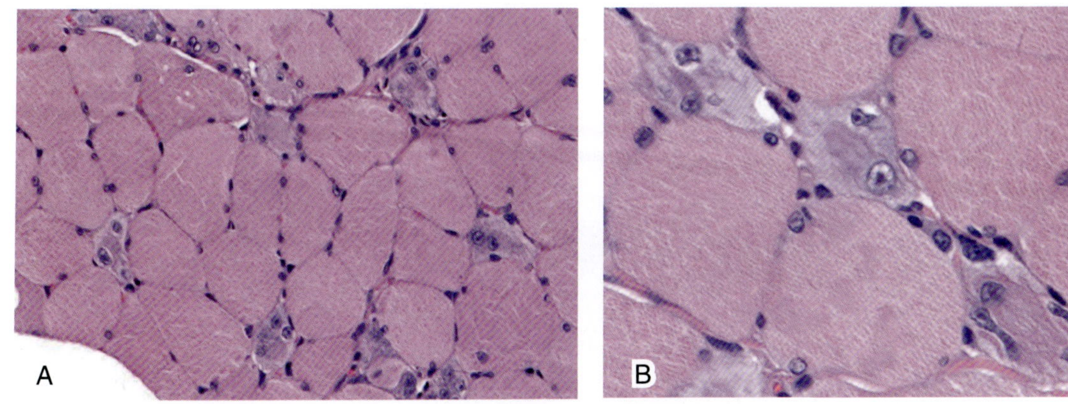

图13-23 食蟹猴股四头肌坏死、再生

A.股四头肌纤维灶状坏死（重复静脉注射某ADC+小分子类药物诱发）；B.高倍镜下见损伤肌纤维横断面显著缩小，胞质溶解或凝固深染（非萎缩性改变），周边可见再生的肌细胞，核大，核仁明显。该病变是小分子的损伤作用而引起的动态发生横纹肌变性/再生（degeneration/regeneration ）改变（选自昭衍病理数据库）

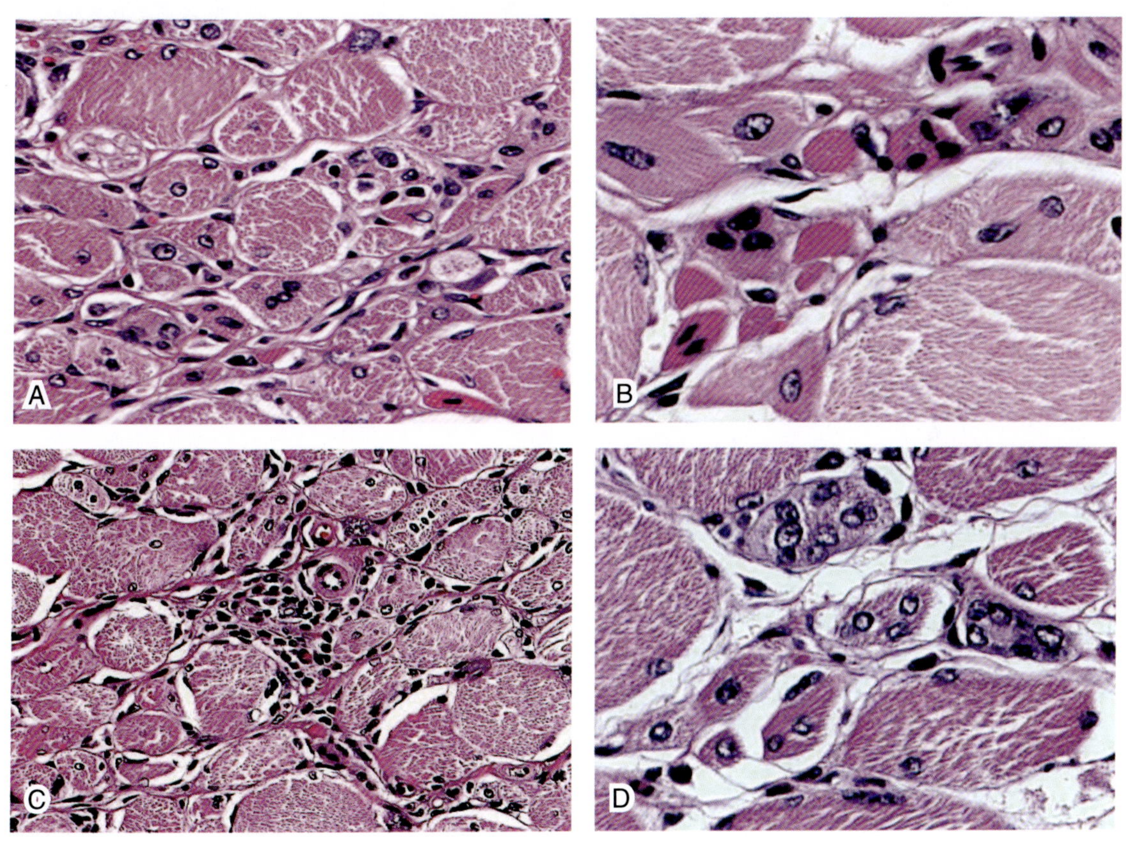

图13-24 Tg.rasH2小鼠自发性肌病

A.灶状横纹肌群体积变小，细胞核中心移位；B.部分横纹肌纤维体积变小，胞质嗜酸性，呈玻璃样变，细胞核中心移位；C.间质炎细胞浸润；D.变性的横纹肌再生，再生的细胞核变大，呈圆形，核仁清楚（选自昭衍病理数据库）

（四）炎症

实际上，实验动物肌肉的炎性病变，主要指科研或安全评价工作中遇到的药物和化学物及病毒疫苗注射诱发的炎症（inflammation），包括非特异性急性渗出性炎、坏死性炎、慢性炎症、肉芽肿性炎症等。下面介绍的是昭衍实验室在安全评价工作中遇到的不同类型骨骼肌的炎症案例。

1.骨骼肌间质急性渗出性炎症　见图13-25。

2.急性纤维素渗出性炎症　见图13-26。

3.淋巴单核细胞渗出为主的炎症　见图13-27。

4.急性渗出坏死性炎症　见图13-28。

5.肉芽肿性炎症　见图13-29～图13-33。

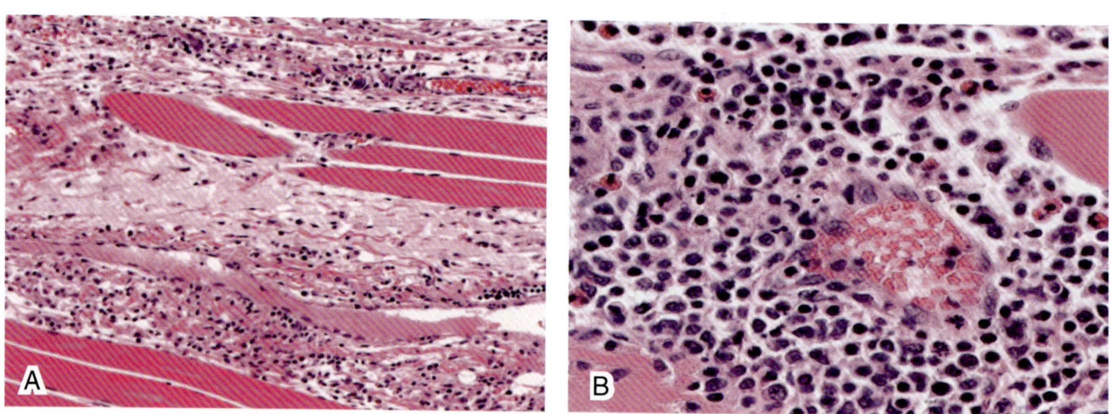

图13-25　骨骼肌间质急性渗出性炎症（新西兰兔股四头肌注射冻干狂犬病疫苗+佐剂）

A.骨骼肌间质水肿，大量炎细胞渗出，肌纤维被渗出物分离；B.渗出的炎细胞有中性粒细胞、单核细胞和淋巴细胞（选自昭衍病理数据库）

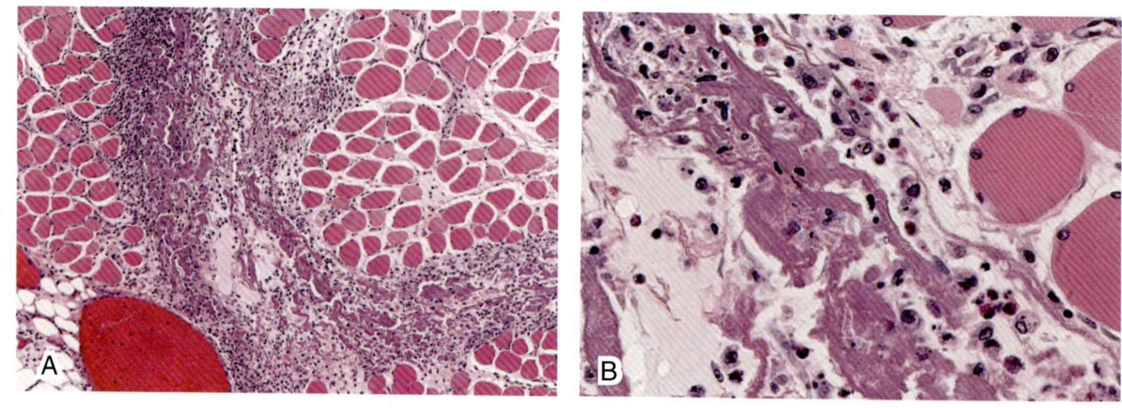

图13-26　急性纤维素渗出性炎症（大鼠股四头肌、腓肠肌注射肉毒杆菌）

A.注射部位骨骼肌间质急性渗出性炎症，间质血管扩张，大量渗出物聚集；B.渗出物主要是纤维素（选自昭衍病理数据库）

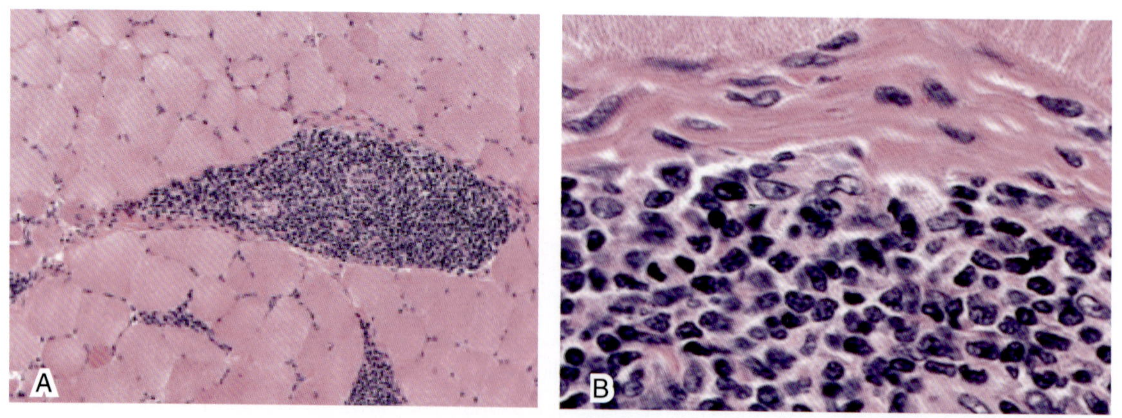

图13-27　单核淋巴细胞渗出为主的炎症（食蟹猴股四头肌重复注射重组I型癌症病毒疫苗）

A.注射部位骨骼肌间质的炎性病灶，病灶大小不等，界线清楚，周围的骨骼肌未见明显损伤；B.高倍镜下可见病灶内有大量淋巴细胞和单核细胞浸润（选自昭衍病理数据库）

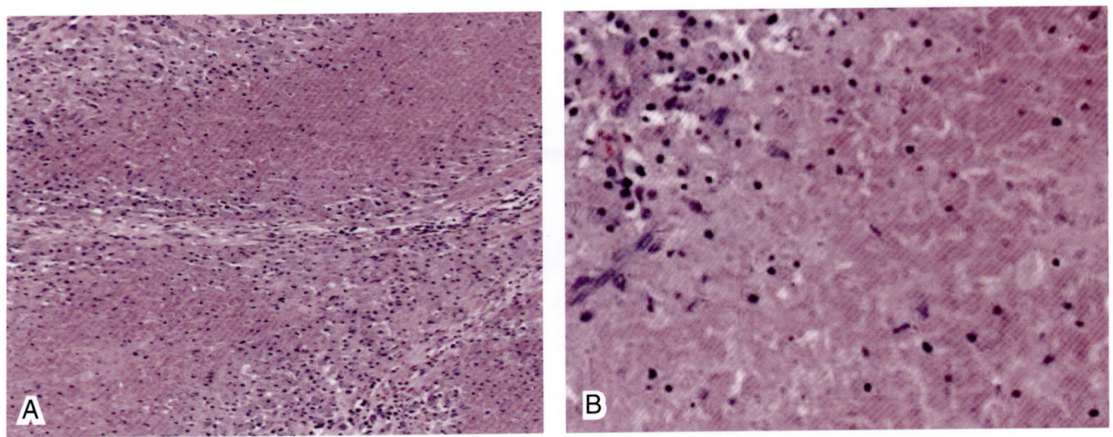

图13-28 急性渗出坏死性炎症（食蟹猴股四头肌注射病毒疫苗+铝佐剂）

A.注射部位骨骼肌大片坏死；B.坏死组织为呈颗粒状、无结构的红染物质（选自昭衍病理数据库）

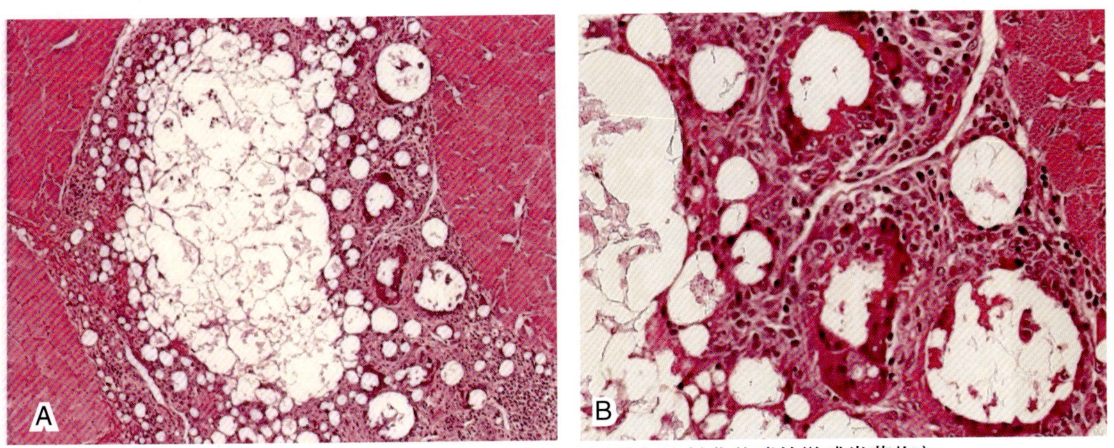

图13-29 肉芽肿性炎症（比格犬股四头肌重复注射曲普瑞林微球类药物）

A.注射部位骨骼肌间质内可见大面积注射的异物（空白处），周边肉芽肿形成；B.高倍观察肉芽肿中央，可见异物和空泡，周围有大量炎细胞浸润，主要为巨噬细胞，并可见异物巨细胞形成（选自昭衍病理数据库）

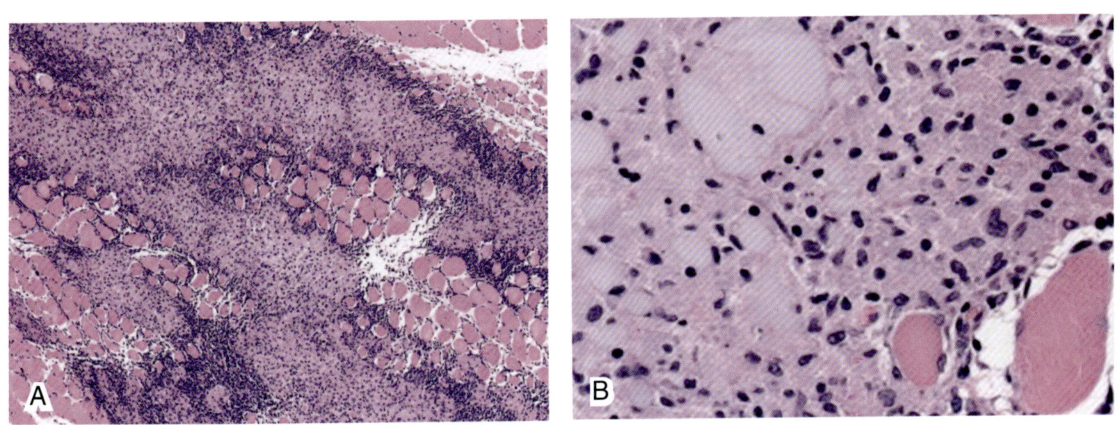

图13-30 芽肿性炎症（大鼠股四头肌反复注射狂犬病毒疫苗+氢氧化铝佐剂）

A.注射部位骨骼肌间质肉芽肿形成，肉芽肿病变连接成片；B.肉芽肿中央可见异物沉积（氢氧化铝物质），以及周围的巨噬细胞和上皮样细胞（选自昭衍病理数据库）

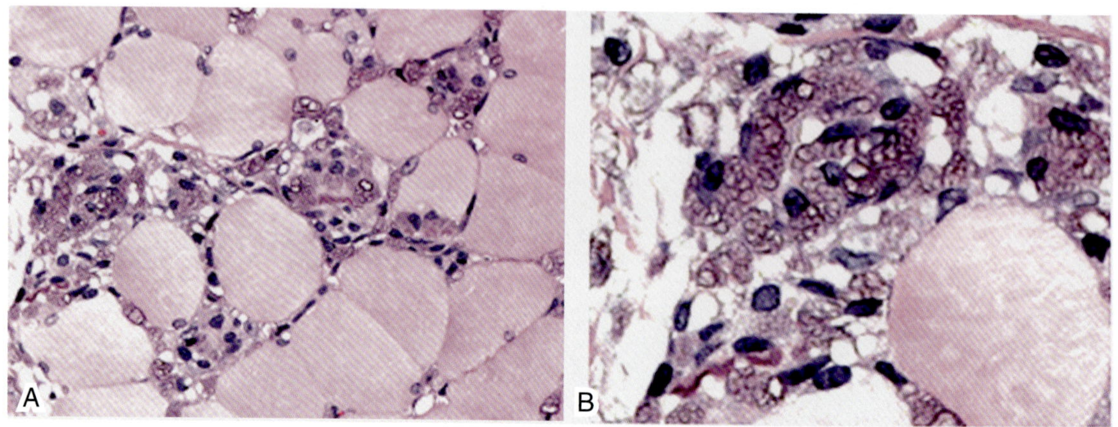

图13-31　**肌肉肉芽肿性炎症（肌内注射聚乙二醇+罗派卡因探索实验）**

A. 横纹肌间质巨噬细胞增生形成小结节；B.高倍镜观察巨噬细胞内含大小度等的空泡，是为吞噬的聚乙二醇（选自昭衍病理数据库）

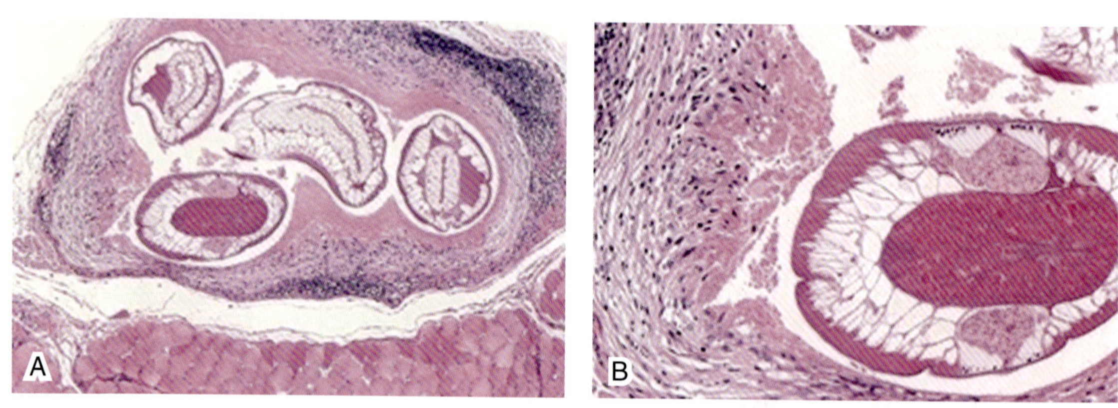

图13-32　**食蟹猴股四头肌线虫感染**

A.骨骼肌内可见寄生虫体（线虫，nematode），虫体中央可见消化管等器官，周围形成肉芽肿；B.肉芽肿壁内侧依次可见坏死物质、上皮样细胞、炎细胞及纤维组织（选自昭衍病理数据库）

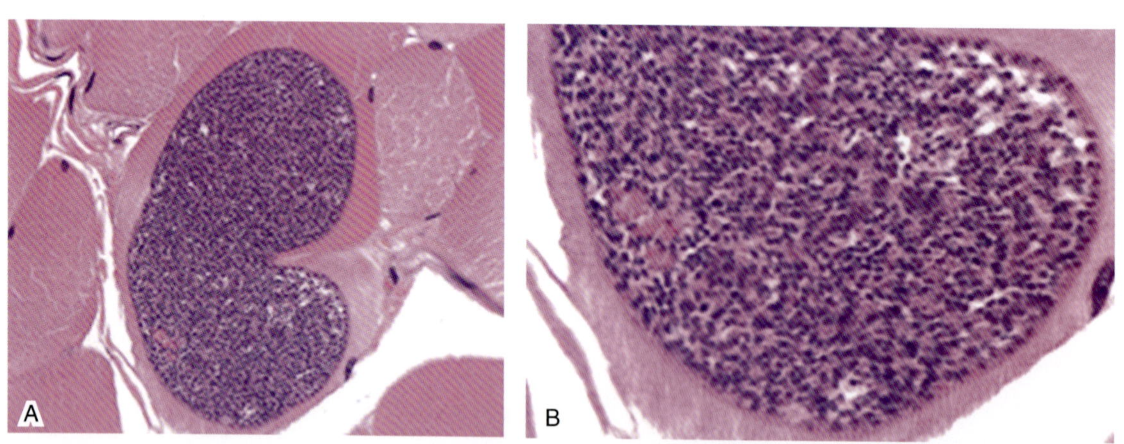

图13-33　**食蟹猴猴股四头肌寄生虫感染**

A.股四头肌内肉孢子虫（sarcocystis）寄生虫感染，形成境界清楚的结节；B.结节是由巨噬细胞和淋巴细胞围绕虫体而形成的肉芽肿（选自昭衍病理数据库）

6.骨骼肌寄生虫感染性肉芽肿

（1）比格犬骨骼肌可发现由内脏迁移过来的线虫体并伴有肉芽肿性炎[17]，本例为食蟹猴骨骼肌内发现的线虫（图13-34）。

（2）食蟹猴骨骼肌肉孢子虫（sarcocystis）感染：孢子虫是一种球类寄生虫，同样可见于许多非人灵长类动物的骨骼肌，病变表现为圆形或椭圆形生物体在骨骼肌内聚集[18]。

7.骨骼肌炎症伴脂滴沉积　图13-35。

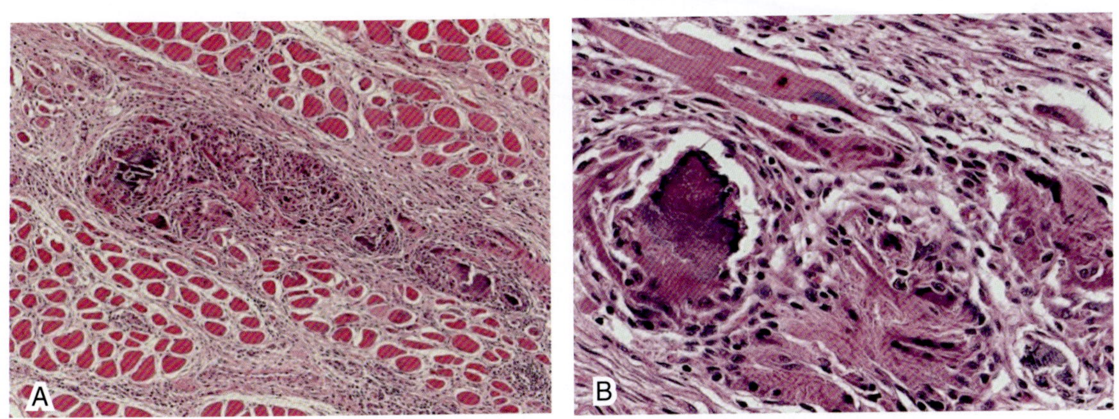

图13-34　肉芽肿性炎症（新西兰兔股四头肌反复注射GLP-1同类药物）

A.注射部位骨骼肌间质异物肉芽肿形成，横纹肌受累萎缩；B.高倍镜下见肉芽肿中心坏死、矿化，周围有炎细胞和异物巨细胞，左上部可见萎缩的横纹肌（选自昭衍病理数据库）

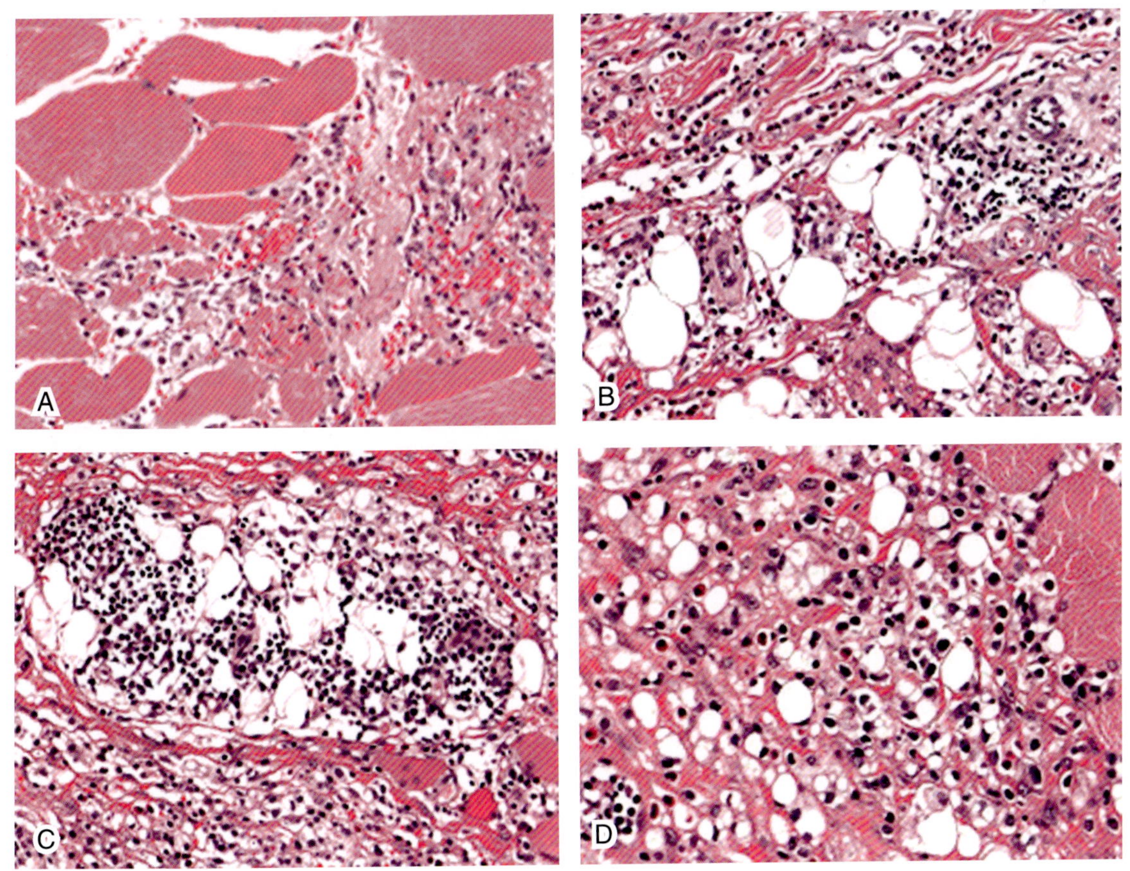

图13-35　骨骼肌急慢性炎症伴脂滴沉积

A.氯化钠对照注射组，机械刺激引起的炎症和出血；B.水包油佐剂组，肌肉间质内可见急慢性炎细胞浸润、血管增生和脂滴空泡集聚；C. 水包油佐剂+SARS-Cov-2疫苗高剂量组，肌肉间质内可见急慢性炎细胞浸润、血管增生和脂滴空泡集聚；D. 水包油佐剂+SARS-Cov-2疫苗高剂量组，肌肉间质内可见急慢性炎细胞浸润、血管增生和弥漫分布的脂滴空泡（选自昭衍病理数据库）

（张惠铭）

参考文献

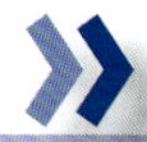

[1] Gopinath C, Mowat V. 毒理病理学图谱. 胡春燕, 刘克剑, 王和枚, 等, 译. 北京: 北京科学技术出版社, 2018: 207.

[2] Seeman E, Delmas PD. Bone quality: the material and structural basis of bone strength and fragility. The New England Journal of Medicine, 2006, 354(21): 2250–2261.

[3] Greaves P. 临床前毒性实验的组织病理学. 王和枚, 吕建军, 乔俊文, 等, 译. 4版. 北京: 北京科学技术出版社, 2018.

[4] Hunziker EB, Schenk RK. Physiological mechanisms adopted by chondrocytes in regulating longitudinal bone growth in rats. The Journal of Physiology, 414(1): 55–71.

[5] 杨倩. 动物组织学与胚胎学. 北京: 中国农业大学出版社, 2008: 73–79.

[6] Yamasaki K, Itakura C. Osteosclerosis in F244/DuCrj rats. Laboratory Animals, 1988, 22(2): 141–143.

[7] Burdan F, Szumiło J, Korobowicz A, et al. Morphology and physiology of the epiphyseal growth plate. Folia Histochemica et Cytobiologica, 2009, 47(1): 5–16.

[8] Svensson O, Hjerpe A, Reinholt FP, et al. The effect of manganese ingestion, phosphate depletion, and starvation on the morphology of the epiphyseal growth plate. Clinical Orthopaedics and Related Research, 1985, 197: 286–294.

[9] Hrinrichs C, Colli M, Yanovski JA, et al. Effects of fasting on the growth plate: systemic and local mechanisms. Endocrinology, 1997, 138(12): 5359–5365.

[10] Van Leeuwen BL, Hartel RM, Jansen HW, et al. The effect of chemotherapy on the morphology of the growth plate and metaphysis of the growing skeleton. European Journal of Surgical Oncology, 2003, 29(1): 49–58.

[11] Yao XF, Chen HY, Ohtake N, et al. Morphological alterations in the growth plate cartilage of ovariectomized mice. Medical Molecular Morphology, 2006, 39(4): 193–197.

[12] Mastaglia FL. Adverse effects of drugs on muscle. Drugs, 1982, 24(4): 304–321.

[13] Elicker S, Sipos W . The tissue compatibility of different Mycoplasma hyopneumoniae vaccines is mainly dependent upon their adjuvants. Berliner Und Munchener Tierarztliche Wochenschrift, 2009, 122(9/10):348–353.

[14] Greaves P, Carlton WW, Courtney CL, et al. Proliferative and non–proliferative lesions of soft tissue and skeletal muscle in mice // Guides for toxicologic pathology, Vol. MSTM–1.WashingtonDC: STP/ARP/AFIP, 2000.

[15] Greaves P, Seely JC. Non–proliferative lesions of soft tissue and skeletal muscle in rats In: Guides for toxicologic pathology, Vol. MST–1. Washington DC: STP/ARP/AFIP, 1996.

[16] Tsuchiya T, Kobayashi K, Sakairi T, et al. Skeletal myopathy in transgenic mice carrying human prototype C–Ha–ras gene. Toxicologic Pathology, 2002, 30(4): 501–506.

[17] Barron CN, Saunders LZ. Visceral larva migrans in the dog. Pathologia Veterinaria, 1966, 3(4): 315–330.

[18] 田村一利, 大町一康, 涉谷一元, 等. 新毒性病理组织学. 东京: 西村书店, 2017: 604.

第十四章

内分泌系统

内分泌系统与神经系统一起构成了机体的两大稳态控制系统。其中神经系统主要负责快速和即时的反应，内分泌系统则以分泌各种激素的体液性调节方式较慢和更持久地调节一系列与个体生存密切相关的生理过程。内分泌系统与神经系统协同工作，共同调节并维持机体的内环境稳定。不同内分泌腺之间也相互协同，形成复杂的反馈回路，严格控制关键的生理过程[1]。

内分泌系统由经典的内分泌腺及分散于特定器官中的细胞群或孤立细胞组成。经典的内分泌腺包括甲状腺、甲状旁腺、肾上腺、垂体和松果体等，其腺细胞排列成索状、网状、团状或围成滤泡状，分泌物不经过导管，而是通过有孔或窦状毛细血管直接进入血液。分散于特定器官中的内分泌细胞或聚集成群，如胰腺的胰岛细胞、卵巢的黄体细胞和睾丸的间质细胞；或分散在器官内，如消化道、呼吸道、肾等。内分泌细胞的分泌物称为激素，激素通过作用于远隔的特定细胞或邻近细胞上的相应受体而发挥生理学效应。根据化学性质的不同，激素可分为含氮激素（包括氨基酸衍生物、胺类、肽类和蛋白质类激素）和类固醇激素两大类。含氮激素分泌细胞的超微结构特点是含有丰富的粗面内质网、高尔基体及数量不等的分泌颗粒；类固醇激素分泌细胞则含有大量的滑面内质网、丰富的线粒体及较多脂滴，其中线粒体嵴多呈管状，脂滴为合成类固醇激素的原料，合成的类固醇激素呈脂溶性、不形成分泌颗粒而直接通过胞膜扩散到细胞外。机体的大多数内分泌细胞是含氮激素分泌细胞，仅肾上腺皮质和性腺的内分泌细胞为类固醇激素分泌细胞[2]。外源物可通过各种机制引起内分泌系统功能异常，包括直接影响激素的产生，改变激素轴的调节，影响激素的转运、结合与信号转导，以及负调节激素系统的类似变化等。除肾上腺外，大多数内分泌腺体的直接毒性作用罕见，所见到的改变主要是过量的激素和反馈机制引起的。

本章主要概述经典内分泌腺中垂体、甲状腺、甲状旁腺、肾上腺和胰岛等的自发性病变及外源性物质引起的诱发性改变，性腺（睾丸和卵巢）和其他功能器官内分泌的毒性病理学内容将在相关章节介绍。

第一节　垂　体

垂体位于颅骨蝶鞍的垂体窝内，为椭圆形小体。垂体一方面可分泌多种激素，调控机体的生长发育、代谢和生殖等活动；另一方面又接受下丘脑对其功能的调节，因此垂体被认为是神经与内分泌两大调节系统的重要枢纽。垂体的病变多由激素介导，并且反映了供试品放大的药理作用。本节主要介绍垂体的正常结构和功能，以及常见的非增生性病变与增生性病变。

一、结构和功能

垂体（pituitary gland）表面被覆结缔组织被膜，分为腺垂体（adenohypophysis）和神经垂体（neurohypophysis）（图14-1）两部分[3]。神经垂体居后，起源于间脑底部的神经外胚层，由神经部和漏斗组成，漏斗与下丘脑相连，可分为正中隆起和漏斗柄。腺垂体居前，由胚胎时期口凹的表面外胚层上皮形成的拉克氏囊（Rathke's pouch）发育而来，包括远侧部（pars distalis）、中间部（pars intermedia）和结节部（pars tuberalis）三部分，远侧部最大，中间部位于远侧部和神经部之间，结节部包绕在漏斗周围。远侧部也称为腺前叶（adenohypophysis）；中间部和神经部合称为神经后叶（posterior nerve lobe）。

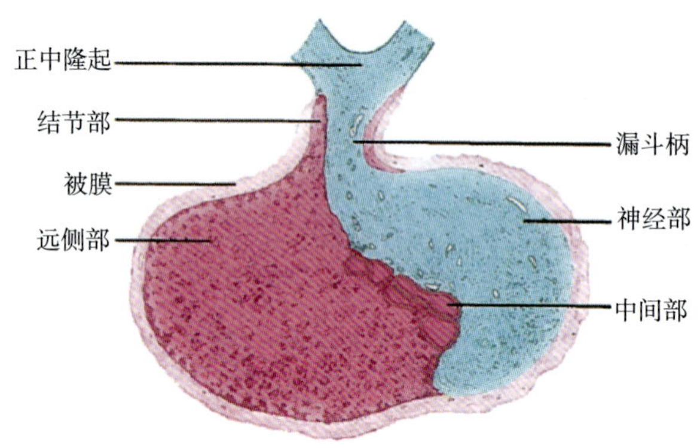

图14-1　垂体矢状切面

（一）腺垂体

1.远侧部　腺细胞呈团索状排列，细胞间含有丰富的窦状毛细血管和少量结缔组织。腺细胞可分为嗜酸性细胞（eosinophilic cell）、嗜碱性细胞（basophilic cell）和嫌色细胞（chromophobe cell）3类（图14-2）。

（1）嗜酸性细胞：呈椭圆形或圆形，胞质嗜酸性，数量较多，分为生长激素细胞（somatotroph）和催乳激素细胞（mammotroph）。前者分泌生长激素（growth hormone，GH），促进骨骼肌和内脏的生长及多种代谢过程，尤其是刺激骺软骨生长，使骨增长；后者分泌催乳激素（prolactin，PRL），促进乳腺发育和乳汁分泌。

（2）嗜碱性细胞：呈椭圆形或多边形，胞质嗜碱性，分为促甲状腺激素细胞（thyrotroph）、促肾上腺皮质激素细胞（corticotroph）和促性腺激素细胞（gonadotroph）3种，分别分泌促甲状腺素（thyroid stimulating hormone，TSH）、促肾上腺皮质激素（adrenocorticotropic hormone，ACTH）和促性腺激素（gonadotropin）。促甲状腺激素可促进甲状腺激素的生成和释放。促肾上腺皮质激素主要促进肾上腺皮质束状带细胞分泌糖皮质激素。促性腺激素分为促卵泡激素（follicle stimulating hormone，FSH）和黄体生成素（luteinizing hormone，LH）。促卵泡激素在雌（女）性可促进卵泡发育，在雄（男）性可刺激生精小管的塞尔托利细胞合成雄激素结合蛋白以促进精子的发生；黄体生成素在雌（女）性可促进排卵和黄体发育，在雄（男）性可刺激睾丸间质细胞合成雄激素。

（3）嫌色细胞：数量较多，细胞体积小，胞质少且染色浅，细胞境界不清。电镜下胞质内可见少量分泌颗粒。这些细胞可能是脱颗粒的嗜色细胞或处在形成嗜色细胞的初期阶段。

2.中间部　为处于远侧部和神经部之间的纵行狭窄结构，由滤泡及嗜碱性细胞和嫌色细胞组成。滤泡大小不等，其上皮为单层立方上皮或柱状上皮，滤泡腔内含功能不明的嗜酸性或嗜碱性胶质。低等脊椎动物该部位的嗜碱性细胞可分泌促黑素（melanocyte stimulating hormone，MSH），人类产生MSH的细胞分散于腺垂体中。MSH可促进皮肤黑色素细胞合成与扩散黑色素。

3.结节部　含丰富的纵行毛细血管，腺细胞较小，以嫌色细胞为主，含少量嗜酸性细胞和嗜碱性细胞，它们呈条索状纵向排列于这些血管之间。

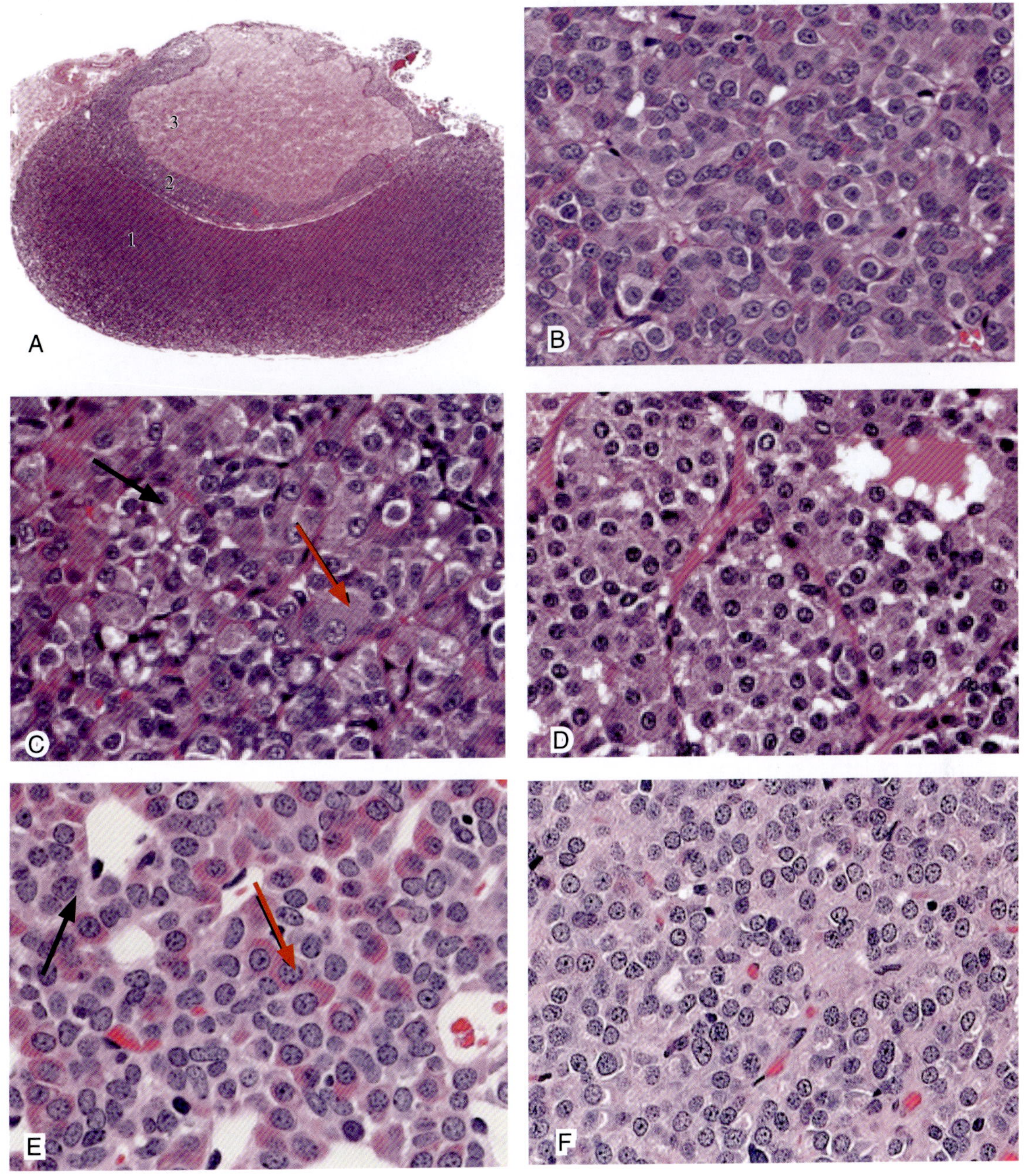

图14-2　食蟹猴和大鼠的垂体正常组织学

A.食蟹猴垂体远侧部、中间部和神经部，其中1为远侧部，2为中间部，3为神经部；B.垂体远侧部，嗜酸性细胞、嗜碱性细胞和嫌色细胞混合存在；C.远侧部细胞高倍观察，嗜酸性细胞（红色箭头）、嗜碱性细胞（黑色短箭）；D.垂体中间部，细胞呈滤泡状结；E.大鼠垂体远侧部的嗜酸性（红色箭头）和嗜碱性细胞（黑色箭头）；F. 嫌色细胞，成群或灶状分布（选自昭衍病理数据库）

（二）神经垂体

神经垂体位于下丘脑的视上核及室旁核，内含大型神经内分泌细胞，其轴突形成无髓神经纤维，经漏斗到达神经垂体的神经部，构成下丘脑神经垂体束，与对其起支持和营养作用的神经胶质细胞（即垂体细胞）一并成为神经部的主要成分。视上核和室旁核的神经内分泌细胞合成血管升压素（vasopressin）和缩宫素（oxytocin），并形成内分泌颗粒经轴突运输至神经部储存与释放，通过神经部丰富的有孔毛细血管输往全身。分泌颗粒在轴突沿途和终末聚集成大小不等的弱嗜酸性团块，称为赫林体（Herring body）（图14-3）。血管升压素可使小动脉的平滑肌收缩，升高血压；并可促进肾远端小管和集合管重吸收水，使尿液浓缩，因而也称为抗利尿激素（antidiuretic hormone，ADH）。缩宫素可使子宫平滑肌收缩，促进分娩，并促进乳腺分泌。缩宫素也称为催产素。由上可以看出，下丘脑与神经垂体构成了密不可分的统一整体[3]。

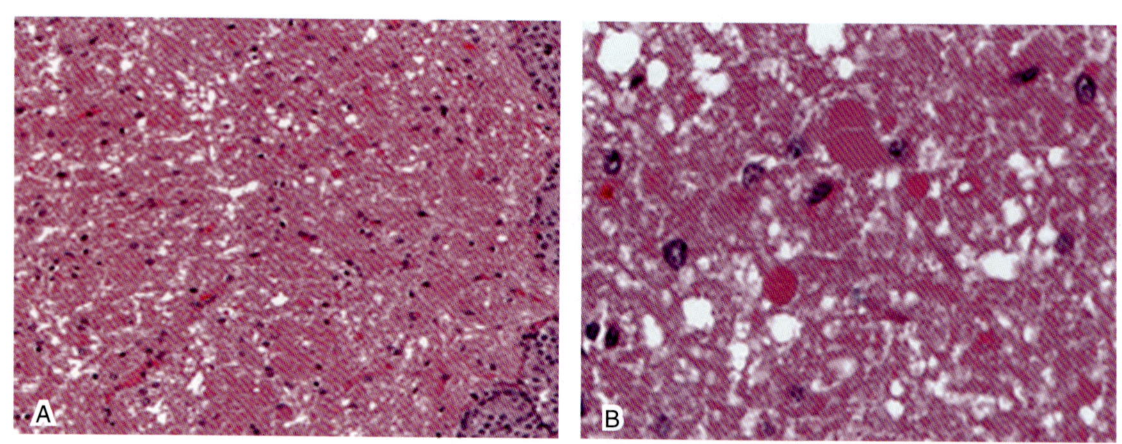

图14-3　**食蟹猴的垂体神经部**

A.垂体神经部无髓神经纤维；B.垂体神经部的垂体细胞（黑）和赫林体（选自昭衍病理数据库）

（三）下丘脑对腺垂体的调节

下丘脑不仅与神经垂体密不可分，与腺垂体也存在紧密联系。下丘脑的弓状核等神经核团所含神经元为神经内分泌细胞，可分泌多种释放激素和释放抑制激素。目前已知的有生长激素释放激素、泌乳素释放激素、促甲状腺激素释放激素、促肾上腺激素释放激素、促性腺激素释放激素和黑色素细胞刺激素释放激素6种，已知的释放抑制激素包括生长激素释放抑制激素、泌乳素释放抑制激素和黑色素细胞刺激素释放抑制激素3种。这些释放激素和释放抑制激素由下丘脑腺垂体束输送至位于垂体漏斗部的轴突末梢并释放，经垂体门脉系统的第一级毛细血管网入血，继而通过垂体门微静脉抵达腺垂体远侧部的第二级毛细血管网，与远侧部相应腺细胞的受体结合而调节其分泌活动（图14-4）。下丘脑通过上述方式调节腺垂体各类细胞的激素分泌，同时腺垂体又通过嗜碱性细胞分泌的各种促激素分别调节甲状腺、肾上腺和性腺的分泌，神经系统通过上述内分泌系统即下丘脑-垂体-靶腺轴的介导，从而实现对机体物质代谢及功能活动的调节。

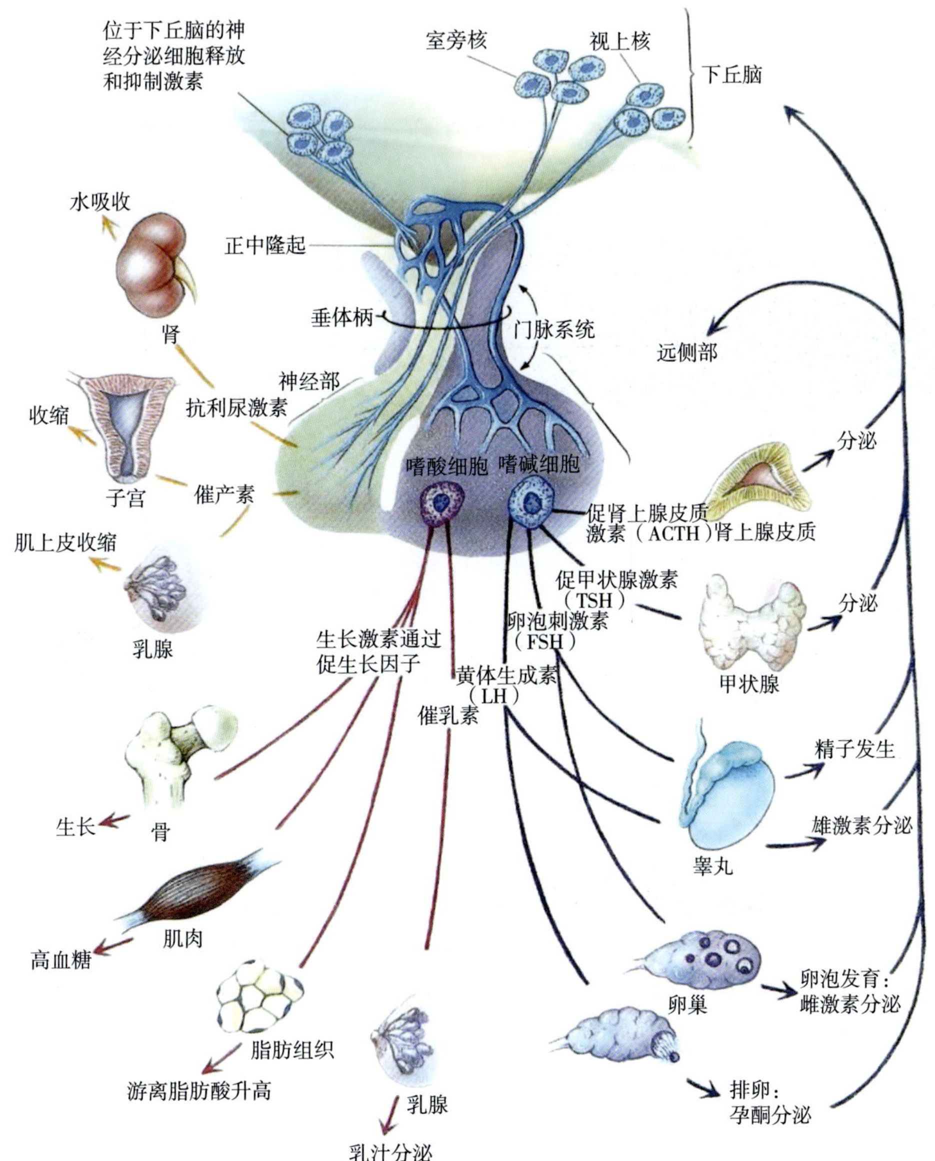

图14-4　垂体与下丘脑相互关系及其分泌激素模式

二、垂体非肿瘤性病变

（一）炎症细胞浸润

垂体间质可出现少量炎症细胞浸润（图14-5），呈单灶或多灶分布，通常为单形核细胞，但有时可能含有少量的中性粒细胞。一般不伴有组织损伤和血管病变。炎症细胞浸润的病理机制不明，可能是一种局部的免疫反应[4]。

（二）炎症

垂体偶见各种类型的自发性炎症，如中性粒细胞性、淋巴浆细胞性、组织细胞性或化脓肉芽肿性等，常伴随组织损伤和（或）血管病变，炎症灶内的实质细胞发生变性、坏死或丢失（图14-6）。垂体炎症可由脑膜炎、中耳炎、鼻窦炎或败血症蔓延所致。

（三）囊肿

垂体囊肿（pituitary cyst）在大鼠、小鼠和犬中较为常见，多见于远侧部，也可发生在远侧部与中间部之间或神经部。囊肿呈单房或多房，由单层立方上皮、柱状上皮或扁平上皮衬覆（有时也可见假复层），上皮内可有黏液细胞，上皮的囊腔面可有纤毛，囊腔内通常充满嗜酸性或双嗜性黏蛋白性物质，PAS阳性（图14–7）。垂体囊肿可由拉克氏囊遗迹发展而来，也可来源于颅咽管残留或滤泡星状细胞。不能根据囊肿的结构、位置或内容物判定其确切的来源[5]。

（四）假性囊肿

假性囊肿（pseudocyst）多见于垂体远侧部，偶见于中间部。囊壁无上皮衬覆而是正常或变性的垂体内分泌细胞，囊腔空或含有蛋白性液体（图14–8）。

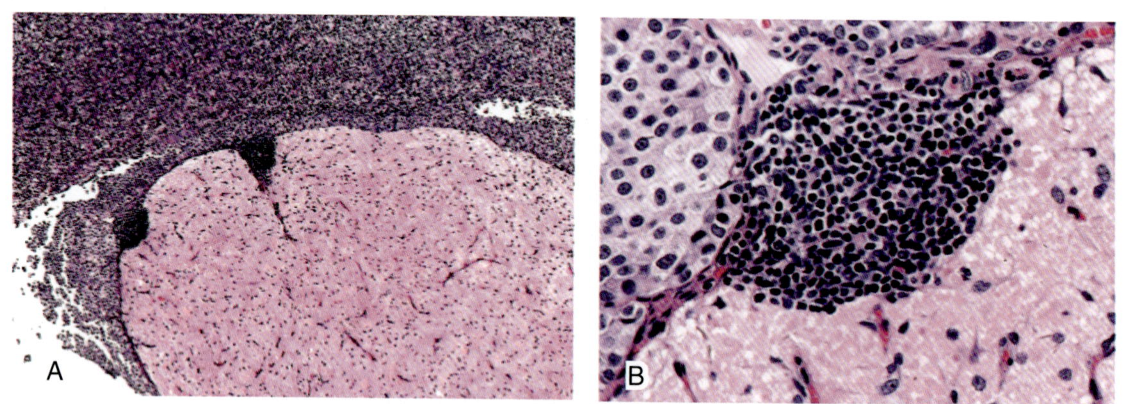

图14–5　食蟹猴垂体中间部和神经部交界处炎细胞浸润

A.炎细胞浸润灶位于中间部和神经部交界处（自发）；B.炎细胞浸润为局灶性，浸润的炎症细胞主要为淋巴和单核细胞，浸润灶与周围组织界线清楚（选自昭衍病理数据库）

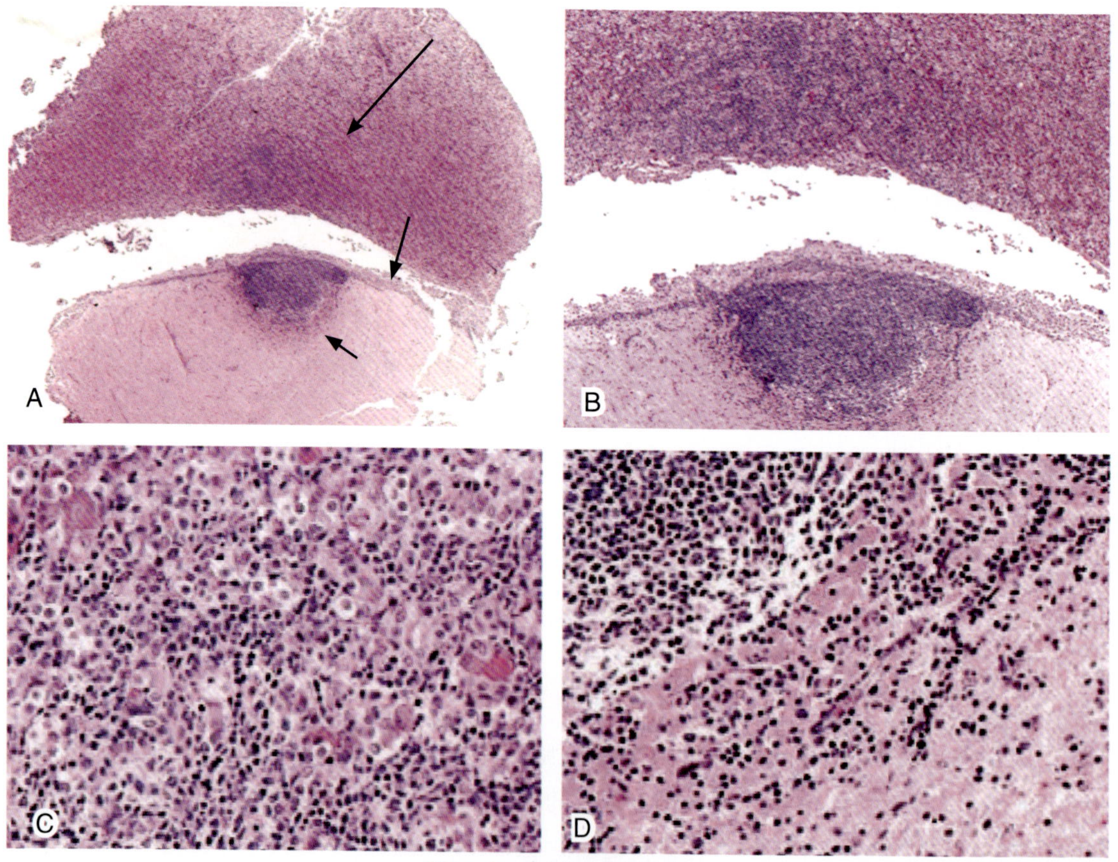

图14–6　食蟹猴垂体炎症

A.低倍镜下观察食蟹猴垂体，炎症累及远侧部（长箭头）、中间部（中箭头）和神经部（短箭头）；B.远侧部炎细胞弥漫浸润，中间部和神经部炎症形成结节性炎细胞灶；C.远侧部炎细胞浸润在实质细胞之间；D.神经部炎症细胞主为淋巴细胞和单核细胞（选自昭衍病理数据库）

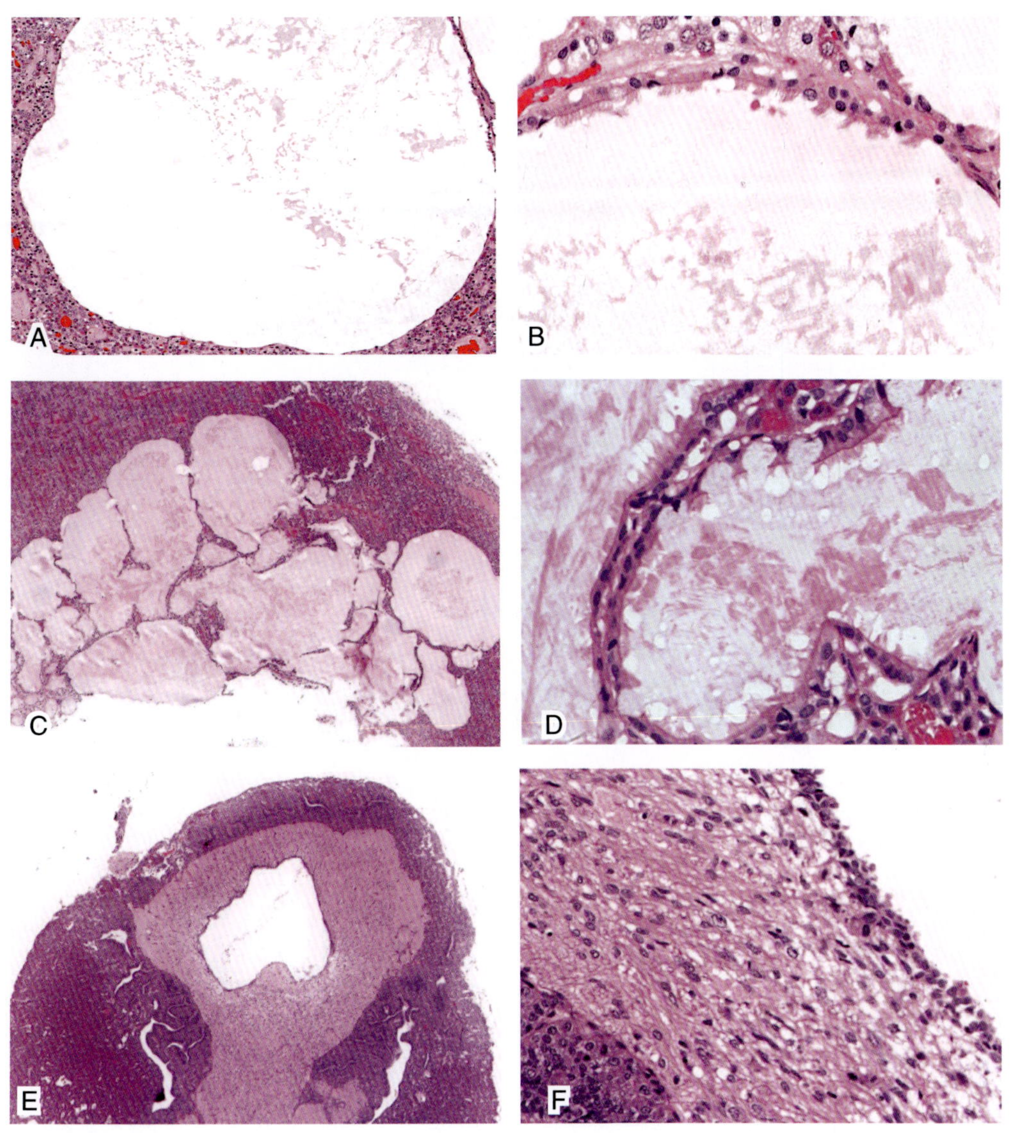

图14-7　垂体囊肿

A.大鼠垂体远侧部囊肿；B.囊肿被覆单层立方上皮，可见纤毛，囊腔内可见嗜酸性蛋白样物质；C.远侧部多房性囊肿；D.囊肿被覆单层扁平上皮，可见纤毛，囊腔内可见嗜酸性蛋白样物质；E.比格犬垂体神经部囊肿；F.囊肿被覆假复层柱状上皮，未见明显纤毛（选自昭衍病理数据库）

（五）血管扩张

垂体血管扩张（vasodilatation）在老年大鼠和小鼠中非常常见，多见于垂体远侧部，是垂体远侧部增生或肿瘤性病变的重要表现之一，但也可发生在没有增生的垂体中。病变的血管管腔显著增宽，管腔内充满血液，管壁血管内皮细胞分化良好，周围组织可因血管扩张而扭曲变形（图14-9）。

（六）颅咽结构异位

颅咽结构异位（ectopic craniopharyngeal structure）多发生在垂体神经部或神经部与中间部之间，被认为是颅咽管（拉克氏囊）口咽上皮的遗迹，多数伴发有拉克氏囊肿。这些颅咽结构呈腺泡状、管状或梭形细胞状增生。其中腺泡结构与浆液性唾液腺相似，腺泡细胞含有丰富的嗜酸性胞质，细胞核为卵圆形，位于细胞的底部，细胞顶部有时可以见到PAS阳性、阿尔辛兰阴性的嗜酸性分泌颗粒；管状结构由单层或多层立方形细胞构成，细胞核为圆形，位于细胞基底部，管腔狭窄（图14-10）；梭形细胞结构含1～2层细胞，胞质稀少，细胞核呈圆形或卵圆形。

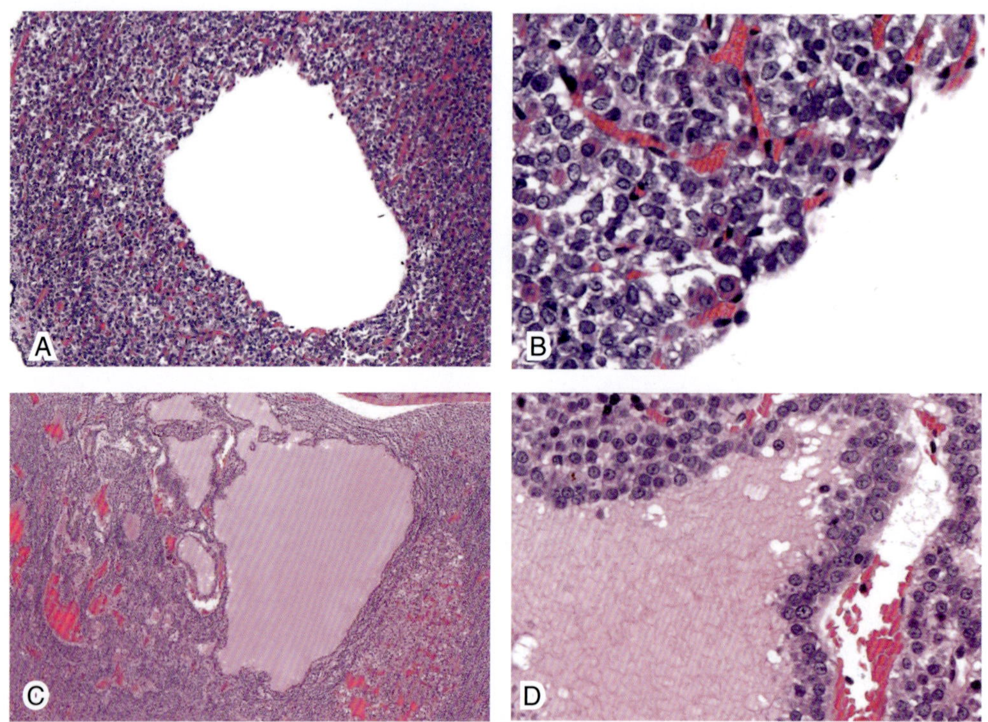

图14-8 垂体假性囊肿

A.Tg. rasH2小鼠垂体远侧部假性囊肿；B.囊肿壁为正常内分泌细胞，没有上皮细胞被覆，囊腔内未见明显内容物；C.SD大鼠垂体远侧部假性囊肿（多发）；D.囊肿壁为正常的内分泌细胞，囊腔内可见嗜酸性蛋白性液体（选自昭衍病理数据库）

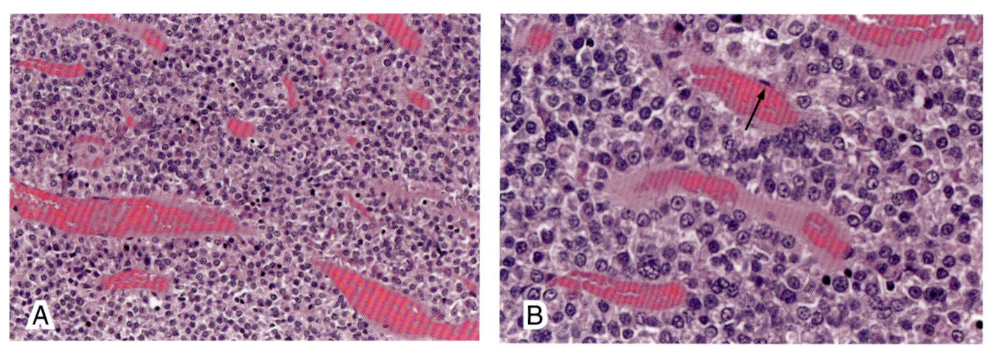

图14-9 SD大鼠垂体远侧部血管扩张

A. SD大鼠垂体远侧部血管扩张；B.扩张的血管被覆正常的血管内皮（箭头所指处），腔内充满血液。周围组织扭曲变形，但未见明显增生（选自昭衍病理数据库）

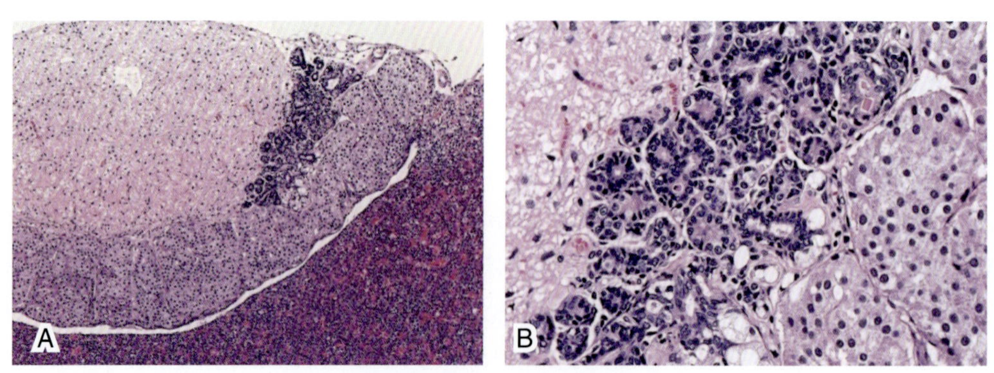

图14-10 颅咽结构异位

A.SD大鼠垂体神经部与中间部之间可见异位的颅咽结构；B.异位组织主要由狭窄的管状结构组成，未见囊肿伴发（选自昭衍病理数据库）

（七）髓外造血

垂体的髓外造血不常见。文献报道猴在供试品诱发重度贫血后，腺垂体出现粒系或红系髓外造血[6]。人体原发性或诱发性垂体髓外造血有一些零星报道。如1例中年男性患者神经垂体原发性髓外造血（伴纤维化和神经胶质增生）并导致尿崩症[7]。另有1例老年男性原发性骨髓纤维化患者，经沙利度胺及脾切除术治疗后因多器官衰竭死亡。尸检发现肝、淋巴结、心脏、肾、肾上腺、脑膜和垂体广泛髓外造血[8]。还有1例老年女性患者因急性粒细胞性白血病接受脐带血干细胞移植后，在垂体周围脂肪中发生了髓外造血并出现癫痫发作[9]。

实验动物也有发生腺垂体髓外造血的报道，一般也是出现在患有重度贫血的动物（图14-11）。如果髓外造血灶较大，需要和骨髓白血病或恶性淋巴瘤细胞浸润垂体组织相鉴别，关键是要在体内找到有白血病或恶性淋巴瘤病变[10]。

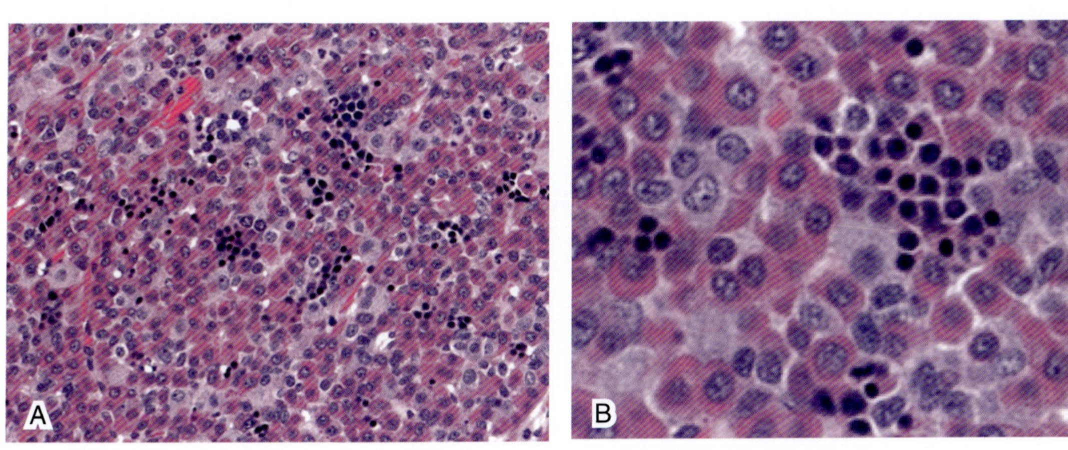

图14-11 老年SD大鼠自发性垂体远侧部红系髓外造血

A.SD大鼠垂体远侧部髓外造血灶；B.高倍镜下观察为红系的髓外造血（选自昭衍病理数据库）

（八）垂体神经部细胞磷脂沉积

垂体神经部毒性病变少见。昭衍实验室在某新靶点抗病毒化药灌胃SD大鼠4周的毒性实验中观察到包括垂体神经部在内的全身多脏器空泡变（图14-12），结合全身大多数器官细胞出现这种病变，诊断为磷脂质沉积症。空泡见于神经部垂体细胞和无髓神经纤维，大小不等，位于细胞的周边，细胞核居中，未见明显挤压。该病变对神经垂体激素分泌未见明显影响，动物未出现多尿等异常临床表现。

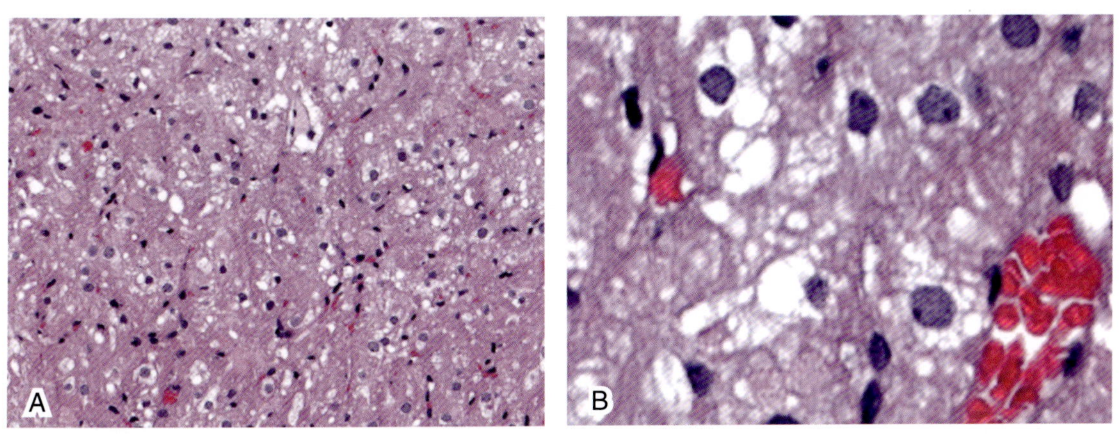

图14-12 大鼠神经垂体细胞磷脂质沉积

A. SD大鼠重复灌胃某新靶点抗病毒化药4周，垂体神经部广泛性垂体细胞胞质空泡变；B.高倍镜下观察垂体细胞增大，胞质内含空泡（选自昭衍病理数据库）

（九）肥大与增生

1.腺垂体肥大 在毒性实验中相对常见，常与增生相伴发生。这些变化多数是药物药理学作用的继发效应，反映了与垂体关联的靶内分泌器官（如性腺、甲状腺和肾上腺等）的功能变化。肥大可见于老年大鼠，导致腺垂体肥大的共同机制包括手术切除内分泌器官（性腺或甲状腺），或使用性激素、口服避孕药、营养素、可升高泌乳素水平的抗精神病药物及服用其他可以引起内分泌系统长期变化的物质后，常是由于下丘脑-垂体-性腺（或甲状腺）轴中的靶内分泌器官（target endocrine organ）的毒性或功能减退，或靶内分泌器官所分泌激素的代谢加快或排泄增加，导致循环中的内分泌激素浓度降低，从而降低或消除这些内分泌激素对下丘脑-垂体轴的负反馈调节作用，腺垂体相应类型的细胞在下丘脑分泌的释放激素长期刺激下逐渐出现肥大和增生。因此，垂体的肥大和增生通常不是药物对垂体的直接毒性所致。受累及的腺垂体细胞首先出现脱颗粒，然后发生肥大，并出现空泡化，胞质着色变浅，为胶体样，PAS染色呈阳性，细胞核偏位，表现出所谓的“印戒”（signet-ring）外观（图14-13）。雄性和雌性大鼠切除性腺后出现的“印戒细胞”过去也称为“去势细胞”，但目前业内提倡采用“肥大/空泡化”这一术语。如果这种情况持续下去，则发展为弥漫性增生。利用免疫细胞化学方法，可以确定前叶受累及的特定细胞类型[11]。

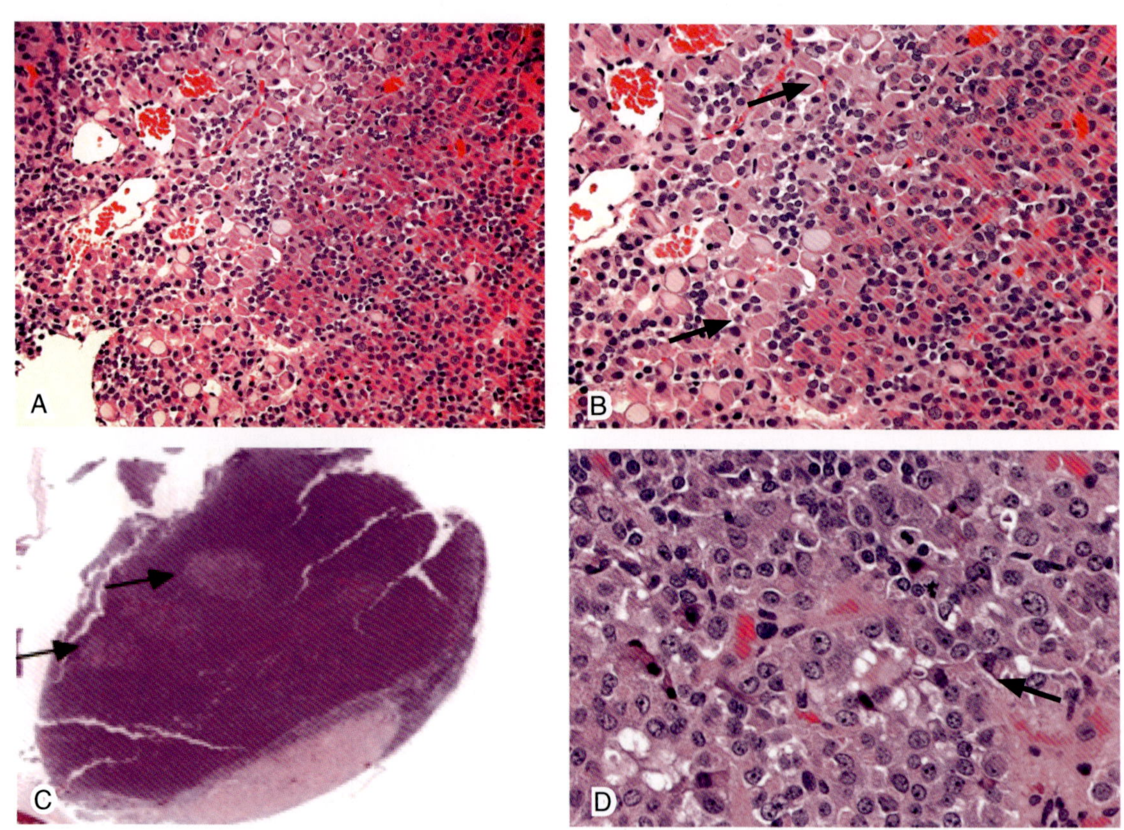

图14-13　老年SD大鼠自发性腺垂体细胞肥大和空泡变

A. 腺垂体细胞体积增大灶；B.胞质淡染，胞质内可见单个或多个空泡，将核推向一边，使细胞呈现“印戒”外观（箭头所指处）；C.前叶细胞结节状增生灶（箭头所指处）；D. 细胞体积明显增大，胞质空泡化（箭头所指处）（选自昭衍病理数据库）

2.腺垂体增生 是指腺垂体某种类型的内分泌细胞局灶性或弥漫性增生，病灶内血窦可见扩张，但细胞生长模式未受影响。其中局灶性增生通常呈多发性，大多由嫌色细胞组成，病灶局限于腺垂体的一个象限以内，其直径通常不超过前叶宽度的50%，与周围正常组织分界不清并且对周围组织没有或只有轻微压迫，病灶内细胞形态一致、无细胞多形性或异型性，细胞可能增大（图14-14）。以上特点可以用于鉴别局灶性增生和腺垂体腺瘤。当局灶性增生与腺瘤鉴别存在困难时，可以借助网状纤维染色。增生灶内的网状纤维仍保留像正常组织的规则网状结构，将垂体细胞分隔成巢状，而腺瘤中网状纤维变得不规则或分散。

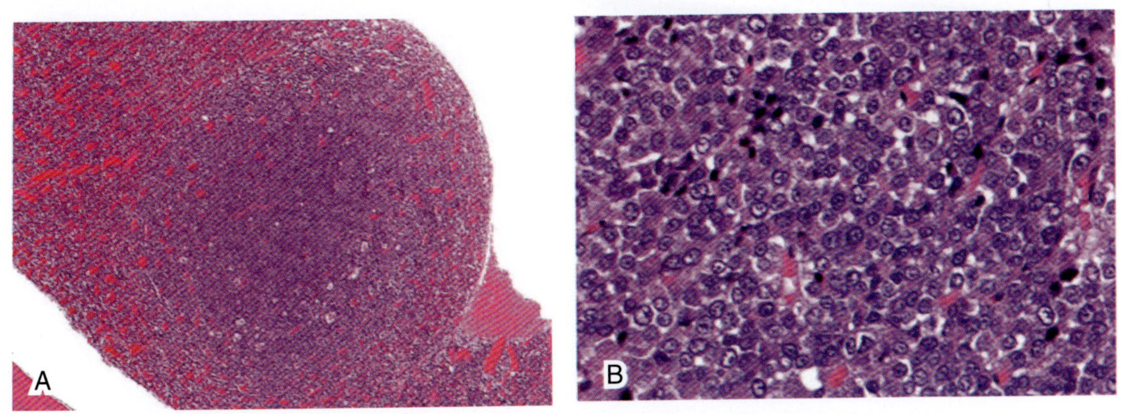

图14-14 老年SD大鼠自发性腺垂体局灶性和弥漫性增生

A.腺垂体增生细胞灶，增生灶周围组织未见明显压迫；B.灶内增生的细胞大小一致，细胞排列紧密

弥漫性增生病变细胞排列拥挤、细胞密度增高，累及整个腺垂体或其大部（图14-15）。人类和哺乳类动物在哺乳期可见泌乳素细胞的生理性增生。此外，腺垂体的弥漫性增生可自发于老年大鼠和犬，也可在大鼠和犬给予性激素或影响内分泌系统的其他因素长期作用之后发生。如大鼠给予雌激素和口服避孕药可引起严重的催乳激素细胞增生，并表现出明显的时间依赖性，停药后可以恢复。大鼠给予促性腺激素释放激素（LHRH），如物布舍瑞林也可引起腺垂体局灶性或弥漫性增生。给予啮齿类动物某些抗精神病药物后可引起腺垂体泌乳素细胞增多，如多巴胺D_2受体和5-羟色胺2型受体拮抗剂利培酮和帕潘立酮都能引起大鼠和小鼠垂体增生。笔者在中枢多巴胺D_2受体阻滞剂罗通定的临床前研究中，发现SD大鼠连续给药13周后腺垂体细胞明显增生，雌性大鼠乳腺呈假孕样反应，卵巢和子宫都停留在间情期（图14-16），卵巢（睾丸）和子宫的绝对重量和相对重量均显著升高。

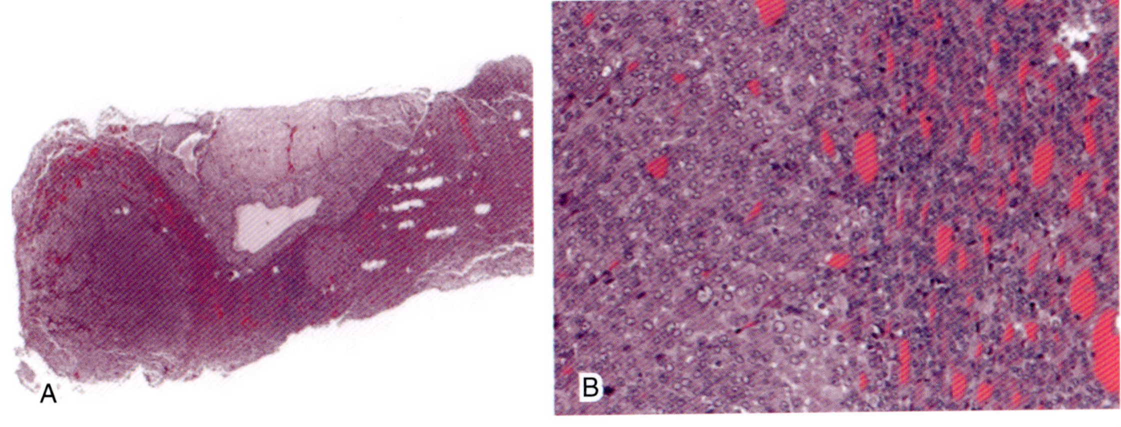

图14-15 老年SD大鼠自发性腺垂体弥漫性增生

A. 腺垂体弥漫增生（图左侧大面积的增生）；B.增生细胞边缘无包膜和挤压现象（选自昭衍病理数据库）

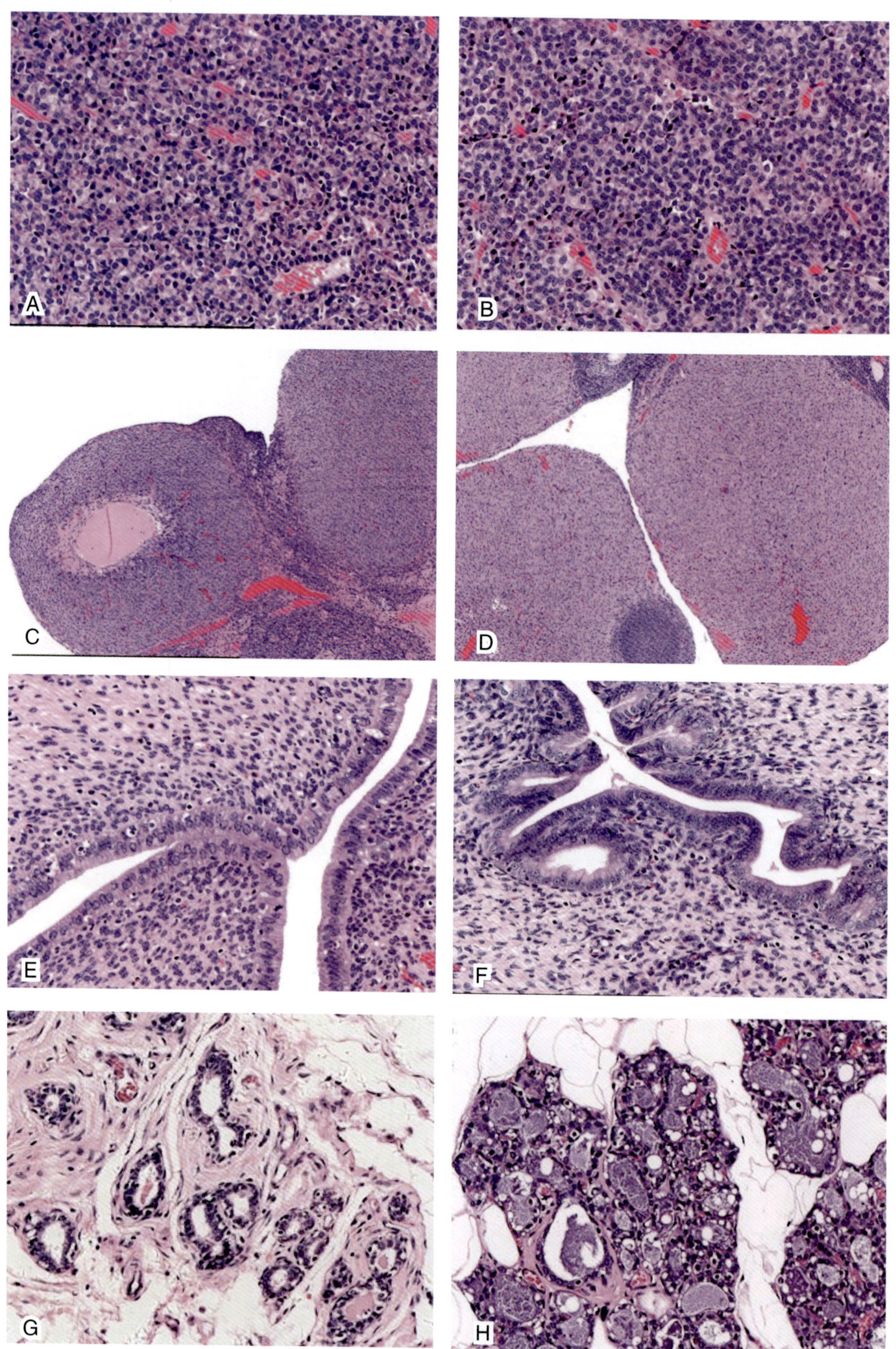

图14-16　SD大鼠灌胃给予罗通定13周后垂体、卵巢、五官与乳腺的变化

A.对照组雌性大鼠腺垂体组织结构正常；B.罗通定80 mg/kg组雌性大鼠，腺垂体细胞增生，细胞密度明显增高；C.对照组雌性大鼠卵巢，动情后期；D.罗通定80 mg/kg组雌性大鼠卵巢，间情期；E.对照组雌性大鼠子宫，动情后期；F.罗通定80mg/kg组雌性大鼠子宫，间情期；G.对照组雌性大鼠乳腺，结构正常；H.罗通定80 mg/kg组雌性大鼠乳腺，假孕样反应

三、垂体的肿瘤性病变

大鼠好发各种垂体肿瘤，包括远侧部腺瘤、中间部腺瘤和远侧部癌等。有文献报道雄性SD大鼠远侧部腺瘤的发生率为59.28%（46.00%～73.30%），中间部腺瘤的发生率为0.54%（0.00%～2.50%），远侧部癌的发生率为3.78%（0.00%～16.00%）；雌性SD大鼠的垂体肿瘤发生率更高，远侧部腺瘤发生率为72.61%（60.00%～88.33%），中间部腺瘤为0.09%（0.00%～1.67%），远侧部癌为8.83%（1.67%～22.00%）。

Wistar大鼠的垂体肿瘤发生率略低于SD大鼠，其中雄性Wistar大鼠垂体远侧部腺瘤发生率为38.77%（19.59%～71.01%），中间部腺瘤为0.33%（0.00%～4.35%），恶性神经鞘瘤为0.05%（0.00%～1.43%）；雌性Wistar大鼠远侧部腺瘤的发生率为63.7%（41.67%～83.33%），中间部腺瘤为0.24%（0.00%～4.17%），远侧部癌为0.11%（0.00%～3.06%），垂体瘤为0.08%（0.00%～1.72%）。

F344大鼠垂体肿瘤发生率更低。雄性F344大鼠远侧部腺瘤发生率为29.24%（10.00%～52.00%），中间部腺瘤为0.04%（0.00%～2.00%），远侧部癌为1.34%（0.00%～10.00%），恶性颅咽管瘤为0.04%（0.00%～0.42%）；雌性F344大鼠远侧部腺瘤发生率为37.42%（12.00%～74.00%），中间部腺瘤为0.08%（0.00%～2.00%），远侧部癌为2.56%（0.00%～12.00%），良性颅咽管瘤为0.08%（0.00%～4.00%），良性神经节细胞瘤为0.08%（0.00%～2.00%）[12]。

昭衍实验室研究SD大鼠垂体腺瘤的发生率，雄性为19.5%，雌性为27%；Wistar大鼠垂体腺瘤发生率雄性为10.9%，雌性为13.8%[13]。

小鼠的垂体肿瘤不如大鼠常见。如B6C3F1小鼠和CD-1小鼠可以见到散发的远侧部腺瘤、中间部腺瘤和远侧部癌。

（一）垂体远侧部腺瘤

垂体远侧部腺瘤通常与周围正常组织有明显的分界，在一个或多个象限出现压迫周围组织的征象，大小超过远侧部宽度的50%，病灶内血管丰富并显著扩张，可见囊性或出血区，瘤细胞呈小梁状或实性排列，通常细胞和细胞核均增大，细胞大小较一致，但可出现多形性或异型性（图14-17）。远侧部腺瘤不会侵袭其他器官，但可在垂体内呈浸润性生长而进入中间部和神经部。大的远侧部腺瘤可压迫脑组织。有证据表明垂体远侧部腺瘤多由局灶性增生发展而来。两者的鉴别点主要是病灶的大小和周围组织是否受到压迫。目前业界认为没有必要将垂体远侧部腺瘤分为嗜酸性腺瘤、嗜碱性腺瘤和嫌色腺瘤，在2年的标准致癌性实验中常规记录为腺瘤即可，不需要通过免疫组化染色来鉴定是哪一种细胞发展而来。大鼠的垂体腺瘤多为泌乳素瘤，但也有分泌其他激素的肿瘤或混合型肿瘤。泌乳素瘤常伴发高泌乳素血症。

（二）垂体中间部腺瘤

垂体中间部腺瘤的瘤组织形态为实性、小叶状或假滤泡性，有时可见漩涡形成，对周围组织有明显压迫，瘤细胞大小一致或多形性的，细胞形态与正常的中间部相似，但细胞质比正常更白或嗜酸性更强（图14-18），常蔓延至附近的神经部或远侧部甚至压迫脑组织，不浸润垂体以外器官。

垂体中间部腺瘤不如远侧部腺瘤常见。当与远侧部腺瘤鉴别困难时，可进行ACTH或α-黑色素细胞刺激激素（α-MSH）免疫组化染色，如阳性则可确诊为中间部腺瘤。

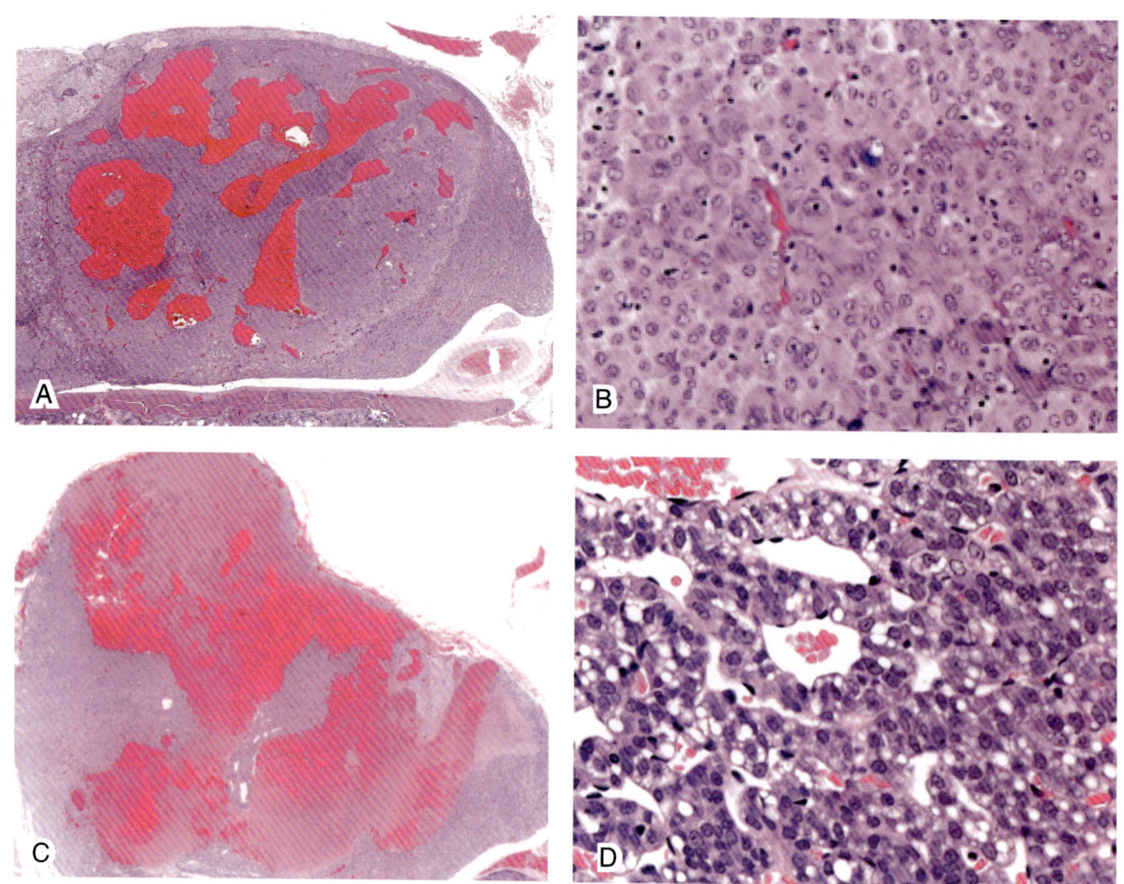

图14-17　SD大鼠垂体远侧部腺瘤

A.垂体腺瘤组织与周围组织分界清楚，周围组织受到明显压迫，肿瘤内血管丰富并出现显著扩张；B.瘤细胞明显较正常细胞增大，大小较为一致，嗜酸性；C.大鼠垂体腺瘤，肿瘤组织内大面积出血；D.大鼠垂体腺瘤，肿瘤细胞嗜碱性（选自昭衍病理数据库）

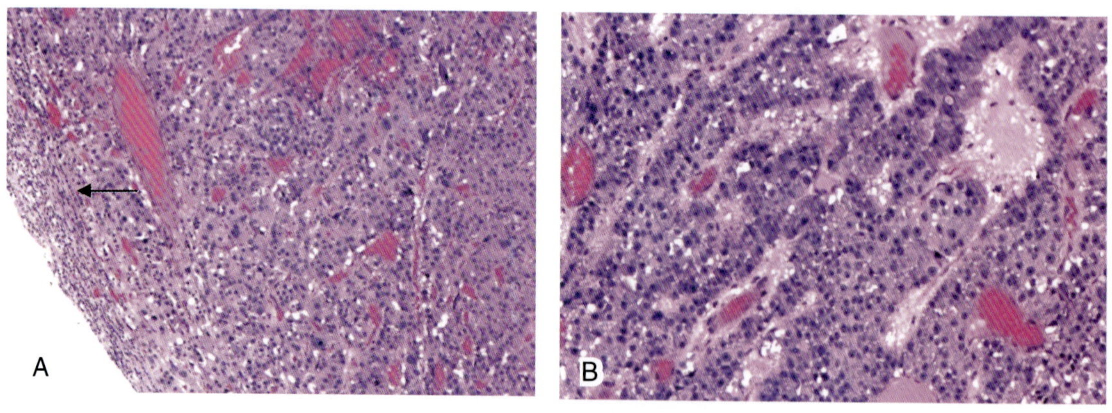

图14-18　SD大鼠中间部腺瘤

A.瘤组织与周围组织分界清楚，周围组织受到明显压迫；B.瘤细胞明显较正常细胞增大，大小较为一致，呈实性或假滤泡性排列，类似正常中间部

（三）垂体远侧部腺癌

垂体远侧部癌的细胞呈小梁状或实性排列，瘤细胞巨大及核巨大，细胞具有明显的多形性和异型性，病灶内含有丰富的血管或呈血管瘤样，可出现囊性变或出血，肿瘤组织可穿过脑膜侵袭到脑组织或蝶骨（图14-19）。

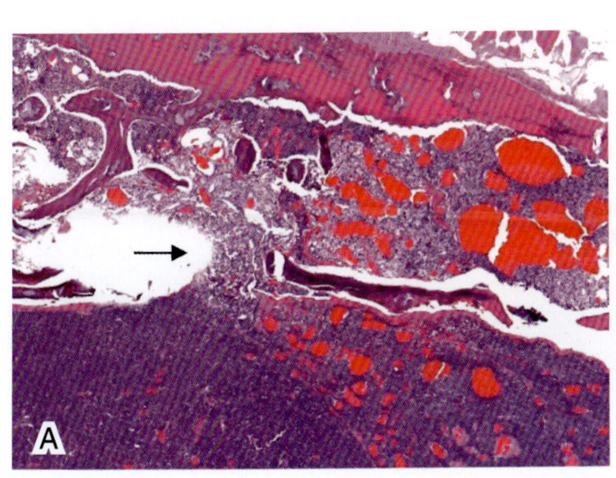

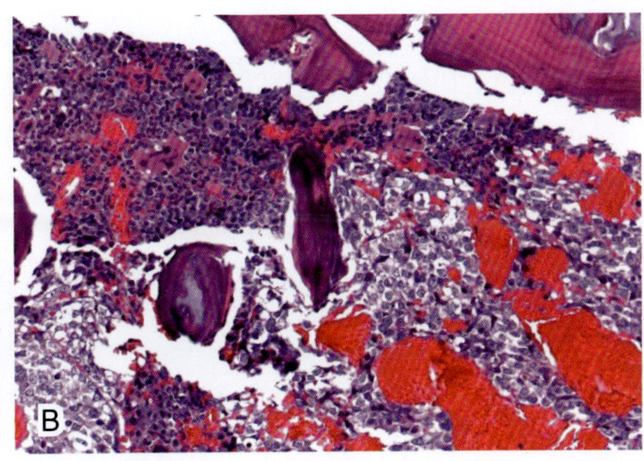

图14-19 SD大鼠垂体远侧部腺癌

A.肿瘤组织侵犯蝶骨，进入骨髓腔；B.高倍镜下观察肿瘤细胞浸润性生长，有明显的异型性（选自昭衍病理数据库）

垂体远侧部癌的诊断有赖于对其周围脑组织和蝶骨的组织学评价，因此蝶骨和脑组织的完整性对肿瘤诊断非常关键。肿瘤周围的反应性脑膜细胞不应当作恶性肿瘤证据。同样，肿瘤组织浸润到垂体其他区域和压迫大脑也不应作为恶性肿瘤的特征。垂体癌很少发生远隔器官的自发性转移。

第二节 甲状腺

和其他内分泌器官的特点一样，甲状腺也是接受下丘脑-垂体-甲状腺内分泌轴调节的器官，其自发、偶发和继发病变的特点很相似，如萎缩、增生或肥大，病变基本上都和激素的失调有关联。然而，在新药安全评价的实验中，发现很多药物长期服用也可以影响甲状腺，导致甲状腺功能和形态上的改变。本节主要介绍笔者在工作实践中遇到的甲状腺炎症、囊肿、色素沉积、增生、萎缩等这些非肿瘤性病变和肿瘤，并附以典型的组织病理学图片，希望能为毒性病理工作者提供参考。

一、解剖学组织学和功能

甲状腺位于气管上段，甲状软骨两侧，包括左右两叶，两者以峡部相连。小型猪的甲状腺位于胸廓入口处气管腹侧面，较难定位。甲状腺表面由薄层结缔组织被膜包裹，腺实质由滤泡和滤泡旁细胞组成，间质包含少量疏松结缔组织和丰富的有孔毛细血管。兔的甲状腺常见淋巴细胞浸润，与免疫介导无关，也不存在自身抗体，无活性炎性成分，提示兔的特殊淋巴组织比其他种属动物更多[14]。

（一）甲状腺滤泡

甲状腺滤泡大小为0.02～0.9mm，呈圆形或不规则形，由单层立方状滤泡上皮细胞组成，滤泡腔内含有数量不等的均质状嗜酸性胶质，为甲状腺激素的前体即碘化的甲状腺球蛋白。甲状腺功能活跃时，其上皮呈低柱状，滤泡腔内胶质含量少；反之上皮呈扁平状，滤泡腔内充满胶质（图14-20A～D）。

甲状腺滤泡上皮细胞核呈球形，居中或靠近基底，染色质颗粒状，含1～2个核仁，胞质含有丰富的粗面内质网、较多的线粒体及散在的溶酶体和位于核上区的高尔基体，它们共同完成甲状腺激素的生成。一方面，滤泡上皮细胞从基底面摄取氨基酸，通过粗面内质网合成及高尔基体加工形成甲状腺球蛋白分泌颗粒，后者以胞吐方式释放入滤泡腔储存。另一方面，细胞通过主动转运从血液中摄取碘离子，后者被细胞顶部胞膜上的过氧化物酶氧化后，与甲状腺球蛋白分子的酪氨酸残基结合。滤泡上皮细胞在垂体分泌的TSH的作用下转化成高立方形细胞，并在细胞顶部形成伪足，伪足内吞甲状腺胶质形成吞饮小泡，后者与溶酶体融合，其中的碘化甲状腺球蛋白被水解酶水解，释放出甲状腺激素即占90%的甲状腺素（T4）和占10%的三碘甲状腺原氨酸（T3），由细胞基底面释放入血。甲状腺激素在调节基础代谢、提高神经兴奋性、促进生长发育尤其是婴幼儿的骨骼发育和大脑发育过程中发挥重要功能，并能促进内分泌腺的功能。

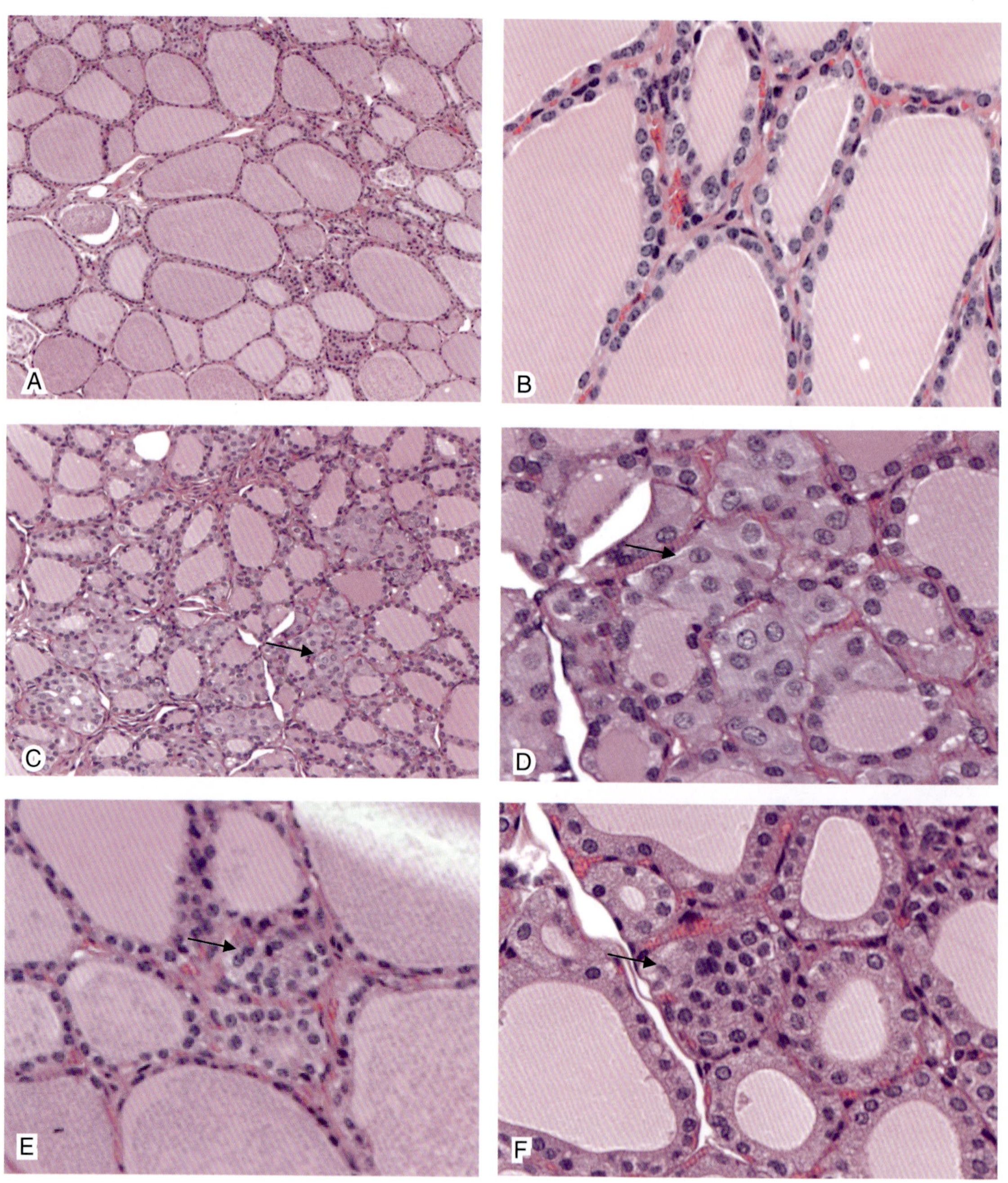

图14-20 食蟹猴、犬和大鼠的甲状腺

A.食蟹猴甲状腺主由甲状腺滤泡组成；B.甲状腺滤泡大小较一致，滤泡上皮立方状，滤泡内充满胶质；C.比格犬甲状腺滤泡旁细胞丰富，形成大小不一的团状；D.滤泡旁细胞体积稍大于滤泡细胞，胞核圆形，胞质淡染（C细胞复合体）；E.食蟹猴甲状腺C细胞巢；F.大鼠滤泡旁细胞巢（选自昭衍病理数据库）

甲状腺激素的分泌受促甲状腺刺激素（TSH）的调节。垂体分泌TSH受甲状腺激素的负反馈调节和下丘脑甲状腺释放激素（TRH）的正向调节。生长抑素、左旋多巴和多巴胺可能降低甲状腺对TRH的反应[15, 16]。甲状腺激素在肝代谢，肝细胞肥大时导致甲状腺激素过度消耗和低甲状腺激素水平，可反馈性促进垂体释放TSH，从而引甲状腺滤泡细胞增生甚至发生肿瘤。

（二）滤泡旁细胞

滤泡旁细胞紧靠于滤泡旁或位于滤泡间的疏松结缔组织中，细胞较滤泡上皮细胞大，卵圆形、多边形或梭形胞质着色较淡，镀银染色时其胞质内可见黑色嗜银分泌颗粒，可分泌降钙素（calcitonin），因而也称为C细胞（图14-20C～F）。啮齿类动物和猴的甲状腺C细胞在HE 染色不明显，犬的甲状腺可见局灶性至弥漫性C细胞巢，称为C细胞复合体。兔的滤泡旁细胞也较为丰富。降钙素可通过促进成骨细胞活动，促进钙盐沉着于类骨质，抑制胃肠道和肾小管吸收钙离子而降低血钙离子浓度[15]。

二、自发性病变与诱发性病变

（一）非增生性自发性或诱发病变

1. 炎症　人类和实验动物的慢性甲状腺炎是最常见的自发病变。慢性甲状腺炎在比格犬和某些品系的大鼠都有发生，成年食蟹猴也偶有发病[17]，虽然通常是自发病变，但是多与自身免疫因素相关。在实验室安全评价工作中，尽管也可以偶尔见到甲状腺有急性炎细胞、淋巴细胞或巨噬细胞的浸润，但是这种情况没有特殊的诊断意义（图14-21A）。人类的甲状腺炎有两种病变形式，一种是甲状腺间质单个核细胞浸润，腺体破坏，出现以胶质和多核巨细胞为主的肉芽肿，称为亚急性甲状腺炎，此类型少见（图14-21B）；另一种是淋巴细胞性甲状腺炎，组织学特征是甲状腺间质内淋巴细胞、浆细胞和单核细胞弥漫性或灶状浸润，并可有淋巴滤泡形成。甲状腺滤泡破坏严重，常呈萎缩退化状态。该病患者血清中可以检测到自身抗体，如抗TSH受体抗体、抗甲状腺球蛋白抗体、抗滤泡上皮膜抗体、抗核抗体等。由于本病是日本学者桥本于1912年首次报道，因此又称为桥本病（Hashimoto disease）、桥本甲状腺炎（Hashimoto thyroiditis）、慢性淋巴细胞性甲状腺炎（chronic lymphocytic thyroiditis）[18]。

在实验室动物中，比格犬自发性淋巴细胞性甲状腺炎最为多见。胰岛素依赖型糖尿病模型大鼠Buffalohe 和BioBreeding/Woreester（BB/W）老年大鼠会出现自发性淋巴细胞性甲状腺炎[19]。由于甲状腺组织易受自身免因素的影响，免疫调节剂或抑制性的药物或如某些抗癌或抗感染的免疫调节剂可能导致淋巴细胞性甲状腺炎。昭衍实验室在某治疗糖尿病减肥类药物的毒性实验中，诱发了食蟹猴的淋巴细胞性甲状腺炎（图14-21C、D）。

2.囊性扩张和囊肿　甲状腺囊性扩张和囊肿（thyroid cystic dilation and cyst）是大鼠常见的背景性病变。

（1）单纯性扩张或囊肿：甲状腺腺体囊性扩张比较多见，而真正的囊肿不多见，扩张的腺腔或囊肿壁内衬立方上皮或扁平上皮，大鼠、小鼠和食蟹猴甲状腺都有发生，可以是灶状，也可以是弥漫性（图14-22A、B）。某些药物也可能诱发甲状腺滤泡的扩张，昭衍实验室在对某治疗糖尿病减肥药的毒性实验中发现了多数给药的食蟹猴有弥漫的甲状腺腺泡扩张，上皮扁平，类似于人的胶样甲状腺肿（图14-22C、D）。

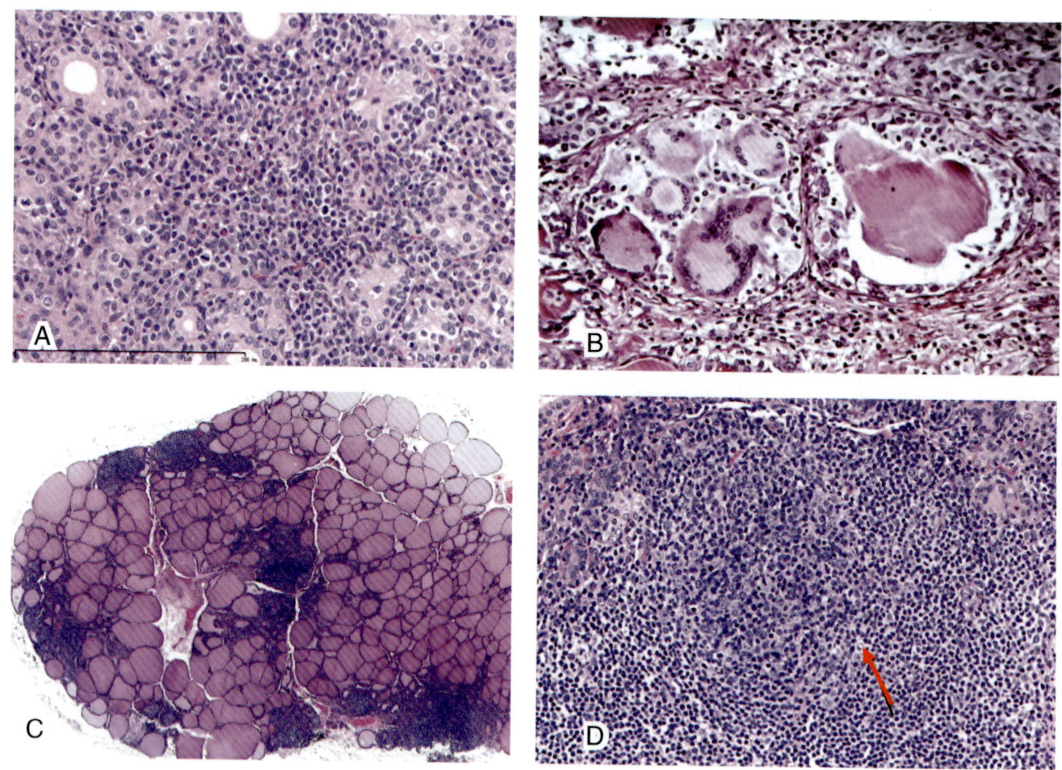

图14-21　**慢性甲状腺炎**

A.大鼠甲状腺内有嗜酸性粒细胞、淋巴细胞和巨噬细胞浸润（非特异性炎症）；B.人亚急性甲状腺炎，间质弥漫性炎细胞浸润，腺体破坏，出现以胶质和多核巨细胞为主的肉芽肿；C.食蟹猴淋巴细胞性甲状腺炎，甲状腺组织多灶性炎细胞浸润；D.浸润的细胞为淋巴细胞，并有淋巴滤泡形成（红色箭头所指处）（选自昭衍病理数据库）

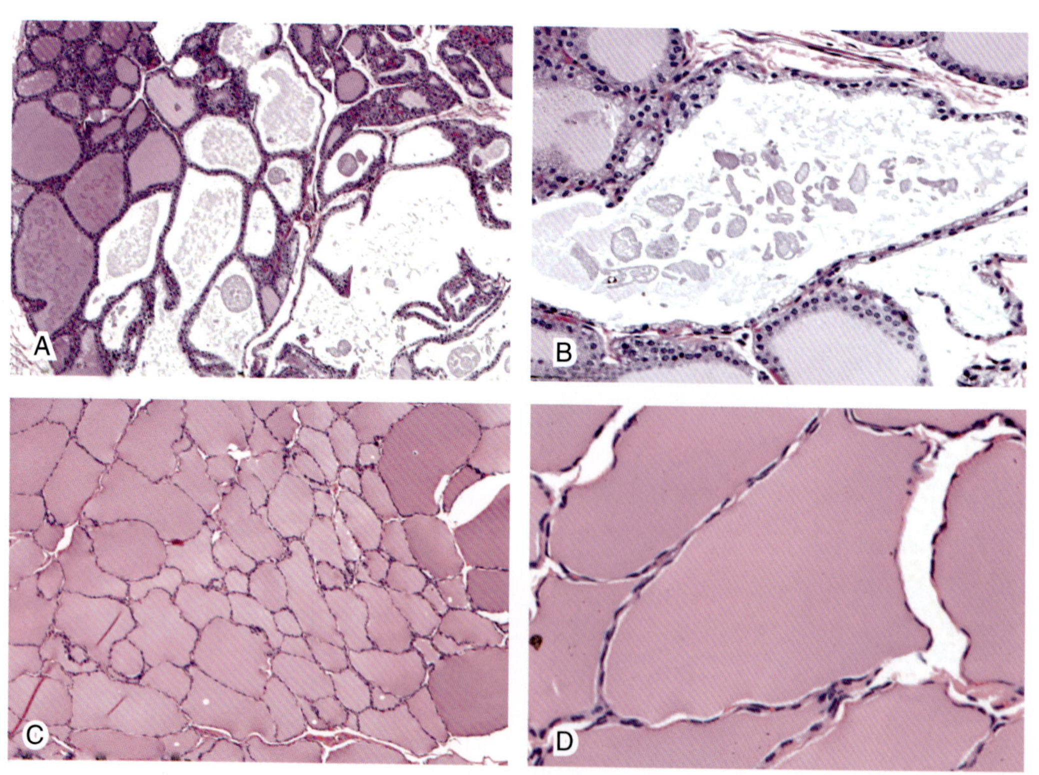

图14-22　**甲状腺囊性扩张和囊肿**

A.食蟹猴甲状腺局灶性滤泡囊性扩张；B.扩张的滤泡上皮扁平胶质减少，多为淡染的碎片物质；C.药物诱发的大鼠甲状腺弥漫性滤泡扩张，胶质增多；D.滤泡上皮受压显著扁平状，胶质浓缩粉染（选自昭衍病理数据库）

（2）甲状腺腮后体残留（remnant of ultimobranchial body）：是胚胎时期滤泡旁细胞分化的甲状腺腮后体原基未能继续分化残留而形成的囊肿，囊肿通常内衬了复层扁平上皮，囊内充满角化物质和细胞碎片，多见于大小鼠的甲状腺[20]（图14-23A、B）。在实践中，笔者发现比格犬甲状腺的腮后体残留灶与大鼠腮后体残留灶形态有较大的不同，比格犬的残留灶较大，灶内形成大小不等的鳞状细胞巢，巢内可见甲状腺滤泡，间质内有淋巴细胞积聚，需注意和鳞状细胞癌相鉴别。昭衍实验室遇到2例，均为双侧性，形态一致（图14-23C～F）。

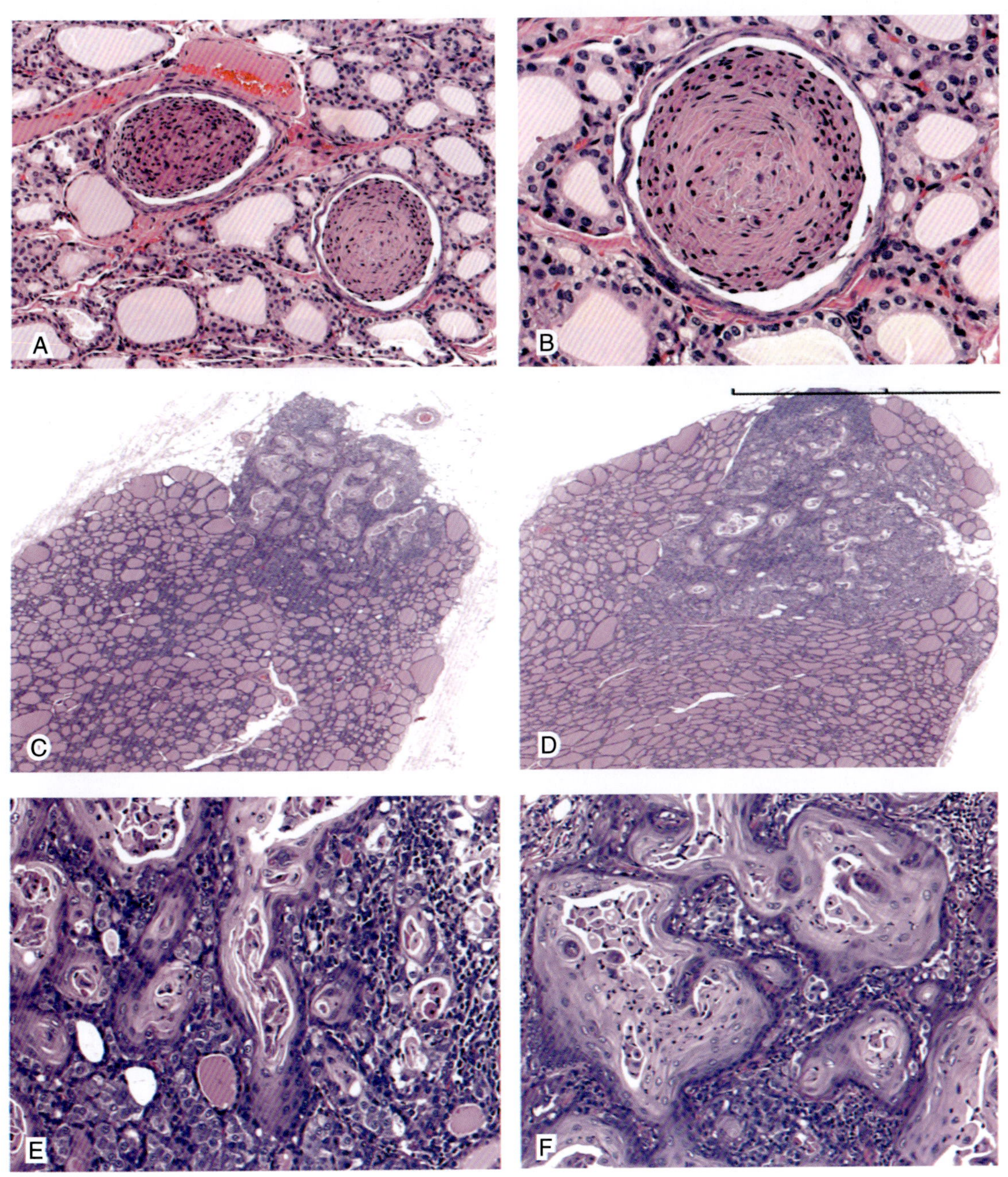

图14-23 **甲状腺腮后体残留**

A.大鼠甲状腺后体残留灶；B.病变形成囊，囊内为复层扁平上皮呈同心圆排列；C.比格犬左侧甲状腺上极可见腺腮后体残留灶；D.右侧甲状腺腮后体残留灶，灶较大，界线不清，与周围甲状腺组织有接连；E.病灶中心有大量鳞状上皮巢形成，灶内可见甲状腺滤泡；F.高倍镜下可见大小不等的鳞状细胞巢，间质有淋巴细胞积聚（选自昭衍病理数据库）

3.磷脂质症　甲状腺磷脂质症（thyroid phospholipidosis）通常是由药物和化学物质诱发的全身性磷脂质症的一部分。形态学特点是甲状腺滤泡增大，胞质内充满泡沫（图14-24）。形态诊断可以用空泡化描写，如果确定诊断腺磷脂质症须做酸性苏木红（Baker）特殊染色或电镜下找到板层小体。

4.异位　甲状腺异位组织最常见的是甲状腺胸异位（ectopic thyroid）。大、小鼠多见，比格犬和食蟹猴也有偶发。在胚胎发育期间，甲状腺、甲状旁腺和胸腺源于同一胚胎组织——咽囊，因此可以偶发组织的异位（图14-25）。

5.死后自溶改变　实验动物死后都会发生组织的自溶，如果死后不久即被发现而解剖的动物自溶变化不明显。但实验动物多数是在夜里死亡，第2天进行解剖时自溶变化就比较严重。除胃肠道组织自溶变化是最为明显外，甲状腺是所有脏器自溶变化最明显的脏器。形态表现为整个组织淡染，但组织轮廓尚存，上皮细胞脱离管壁，胞质为空泡状，核变小而深染（图14-26）。

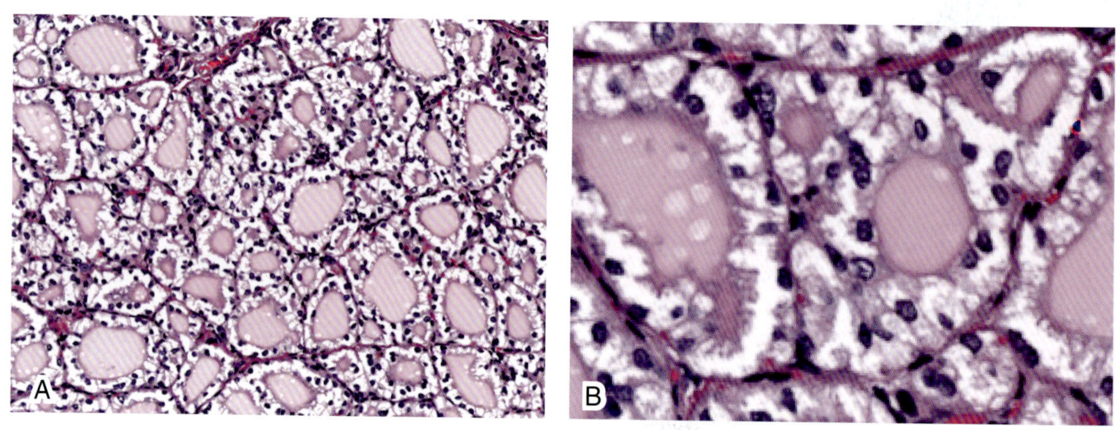

图14-24　**大鼠甲状腺磷脂质症**

A.甲状腺滤泡弥漫性空泡化；B.滤泡上皮胞质内含泡沫状物质（选自昭衍病理数据库）

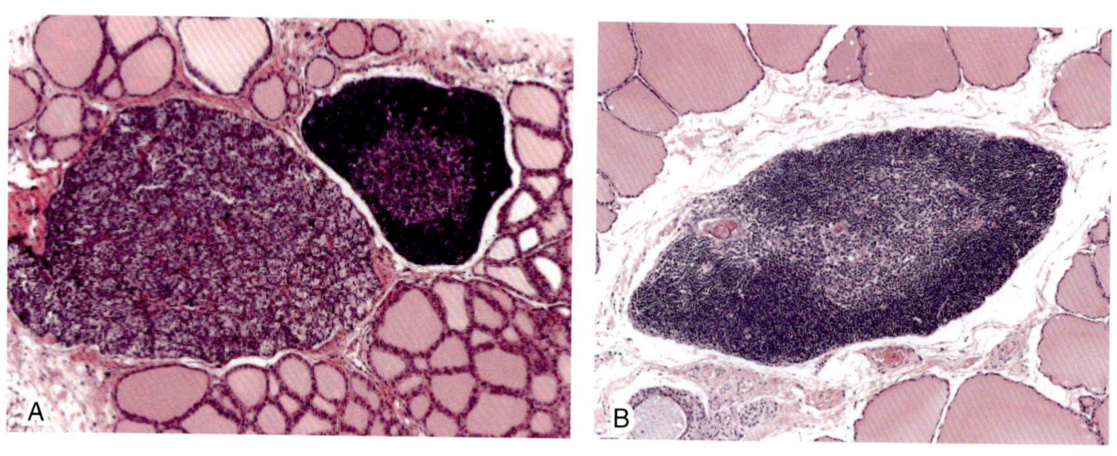

图14-25　**甲状腺异位组织**

A.大鼠甲状腺组织胸腺异位；B.食蟹猴甲状腺组织胸腺异位（选自昭衍病理数据库）

6.大鼠甲状腺滤泡上皮内胞质　大鼠甲状腺内偶可见甲状腺滤泡上皮内胶质,即在滤泡上皮细胞内存在粉红色不定形、小囊状的胶质（图14-27），考虑可能是偶发的胶质释放障碍而一过性潴留。

（二）非肿瘤性增生性病变

人类甲状腺增生性疾病很多见，由于增生导致肿大，教科书上常用甲状腺肿（goiter）。此时增生的甲状腺组织学表现是滤泡上皮的增生和胶质的增多。由于甲状腺激素正常的合成和分泌是通过腺垂体分泌的甲状腺刺激素（TSH）来调节，如果不能维持正常甲状腺激素的水平，不管什么原因，滤泡上皮增生，滤泡内胶质就增多，以应答TSH的刺激。

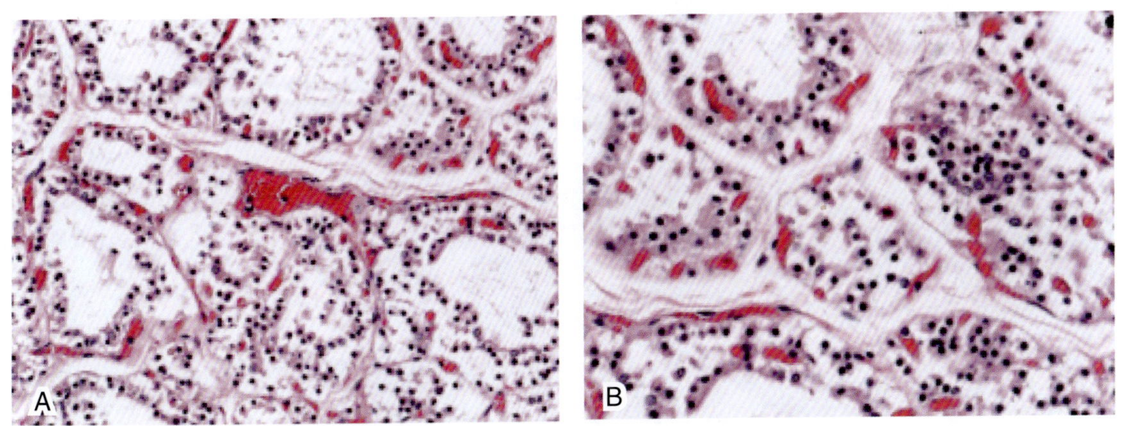

图14-26 大鼠甲状腺死后自溶

A.自溶的甲状腺组织染色浅，组织轮廓尚存；B.上皮细胞脱落，胞质呈空泡状，核变小而深染（选自昭衍病理数据库）

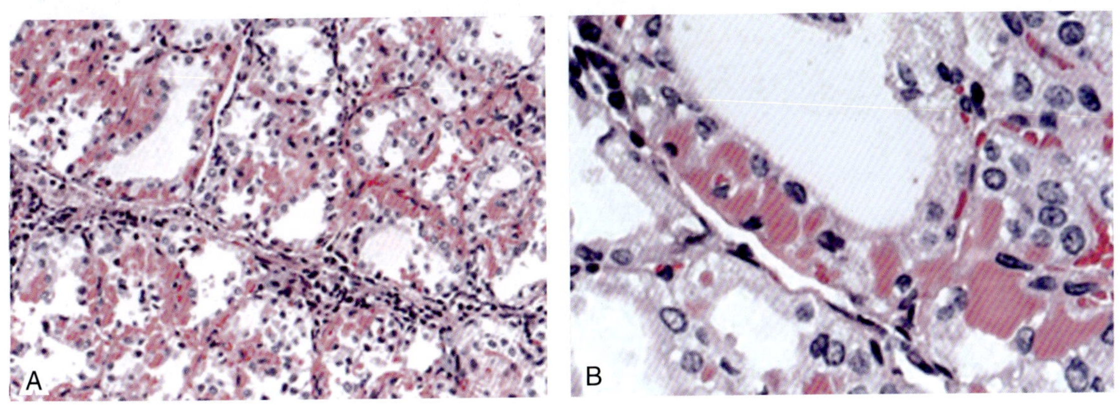

图14-27 大鼠甲状腺死后自溶

A.大鼠甲状腺滤泡上皮胞质内可见粉色胶质，而滤泡腔内则不见胶质；B.高倍镜观察胶质形状不一或成囊状位于细胞内（选自昭衍病理数据库）

导致人类甲状腺肿的原因大致有3类：一是结节性地方性甲状腺肿，在全世界许多地方都有发生，我国主要发生在山区和半山区，主要原因是饮食中缺碘，影响甲状腺素合成，反馈引起垂体TSH分泌，刺激甲状腺细胞增生，胶质潴留，结节形成，有的病变增生的结节最大可以达到2000g，被民间称为大粗脖病（图14-28A、B）。中华人民共和国成立后，通过应用碘盐，此类疾病基本上已经消失。二是内分泌障碍引起的甲状腺肿（goiter），这是由于先天性甲状腺障碍，体内甲状腺素含量低，反馈性引起垂体TSH持续分泌，甲状腺腺体代偿性增生或肿大。三是弥漫性毒性甲状腺肿，这是一种自身免疫性疾病，又称格雷夫斯病或巴塞多病（Basedow disease）。由于机体产生了抗TSH受体的抗体，此抗体和滤泡上皮细胞表面的TSH受体结合后具有了TSH的作用，刺激滤泡上皮细胞增生，甲状腺肿大，分泌过多的甲状腺素，引起甲状腺功能亢进[21]（图14-28C、D）。

和人类一样，实验动物也可以发生甲状腺增生或肥大，或者是自发性，或者是与给药相关。由于结节性甲状腺肿和甲状腺瘤都是形成结节，因此区分甲状腺肿和腺瘤有时较困难，有时不同的病理医生常给出不同的诊断，或是增生或是腺瘤。根据长期工作实践，毒性病理专家仍然相信腺瘤常具有包膜并挤压周围组织，实质内滤泡结构相对均匀，而增生病灶则与周围组织分界不清，滤泡也大小不等（图14-29）。

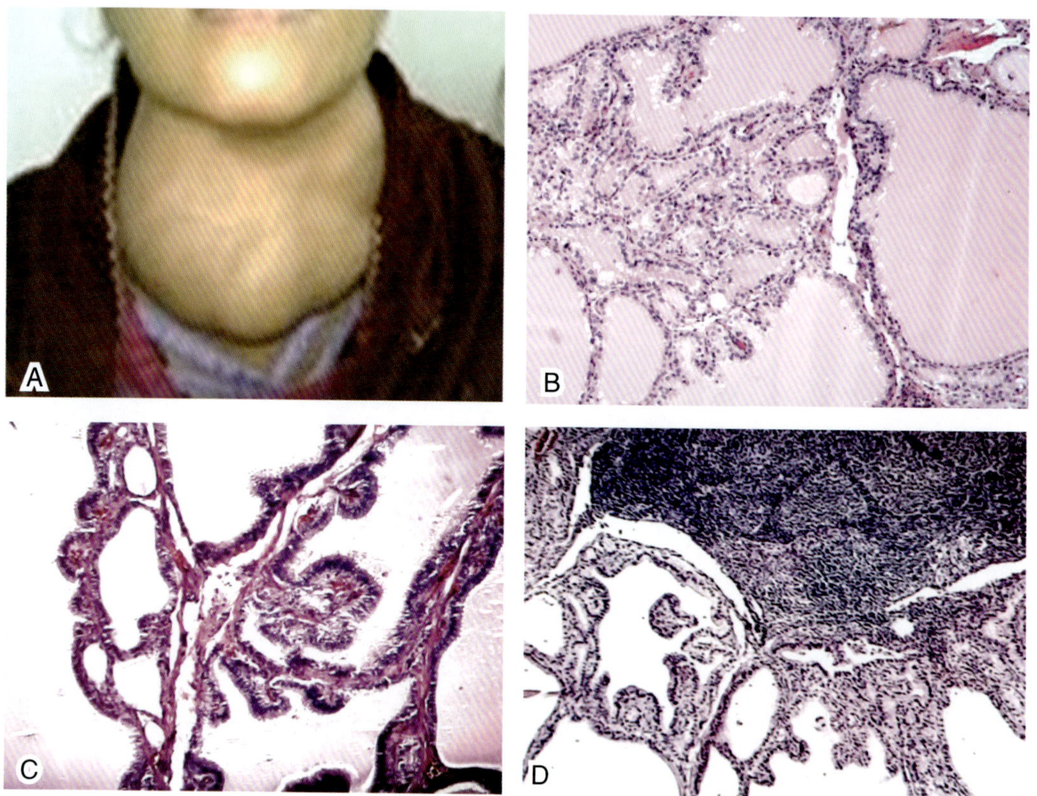

图14-28　人地方性结节性甲状腺肿和毒性甲状腺肿

A.缺碘引起的地方性甲状腺肿，患者脖子粗大结节（大粗脖病）；B.甲状腺组织滤泡增生，胶质潴留，上皮增生形成乳头；C.弥漫性毒性甲状腺肿，滤泡明显增生，上皮乳头状凸向管腔；D.甲状腺间质，可见淋巴细胞浸润并有淋巴滤泡形成（C、D引自：Rosai J. ROSAI&ACKERMAN外科病理学. 9版. 回允中，译. 北京：北京大学出版社, 2006：526-528.）

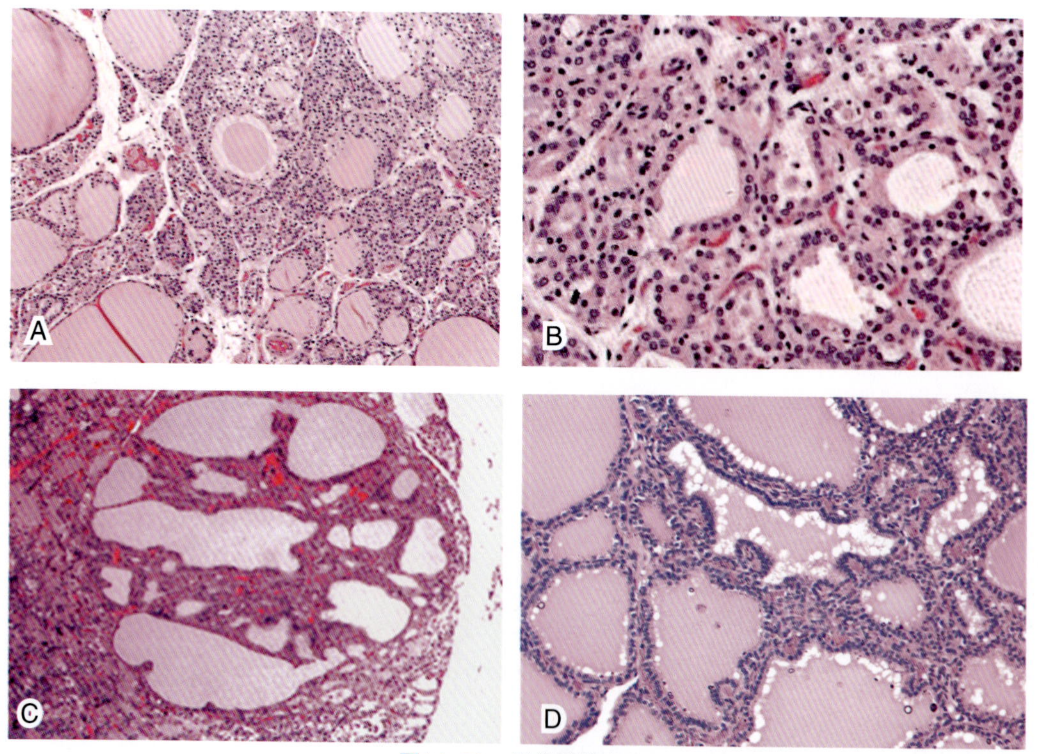

图14-29　甲状腺增生

A.大鼠甲状腺弥漫性增生（自发）；B.增生的滤泡变小，排列密集的上皮细胞立方状，胶质减少；C.大鼠甲状腺结节性增生，增生的腺体大小不等，边缘没有挤压现象（自发）；D.食蟹猴甲状腺弥漫性增生（某肽类药物诱发）（选自昭衍病理数据库）

另一方面，许多治疗药物，包括能够抑制甲状腺素合成的药物，长期应用可以引起啮齿类动物的甲状腺增生/肥大，甚至肿瘤。还有一类影响甲状腺素清除的药物，使体内甲状腺素增多，导致甲状腺上皮细胞增生[22-24]。

（三）肿瘤性增生

1.腺瘤　如前面论述甲状腺增生提到的，尽管有时单从组织学形态上难以区别增生、腺瘤和腺癌，但是一般认为，腺瘤是独立的、有包膜的结节或团块，显微镜下组织结构非常均匀，大小相对一致，与周围的甲状腺组织不同，邻近甲状腺组织有被挤压的现象，这被认为是肿瘤自主性生长的依据。甲状腺腺瘤有很多类型，如滤泡细胞腺瘤、乳头状腺瘤、透明细胞腺瘤等（图14-30）。

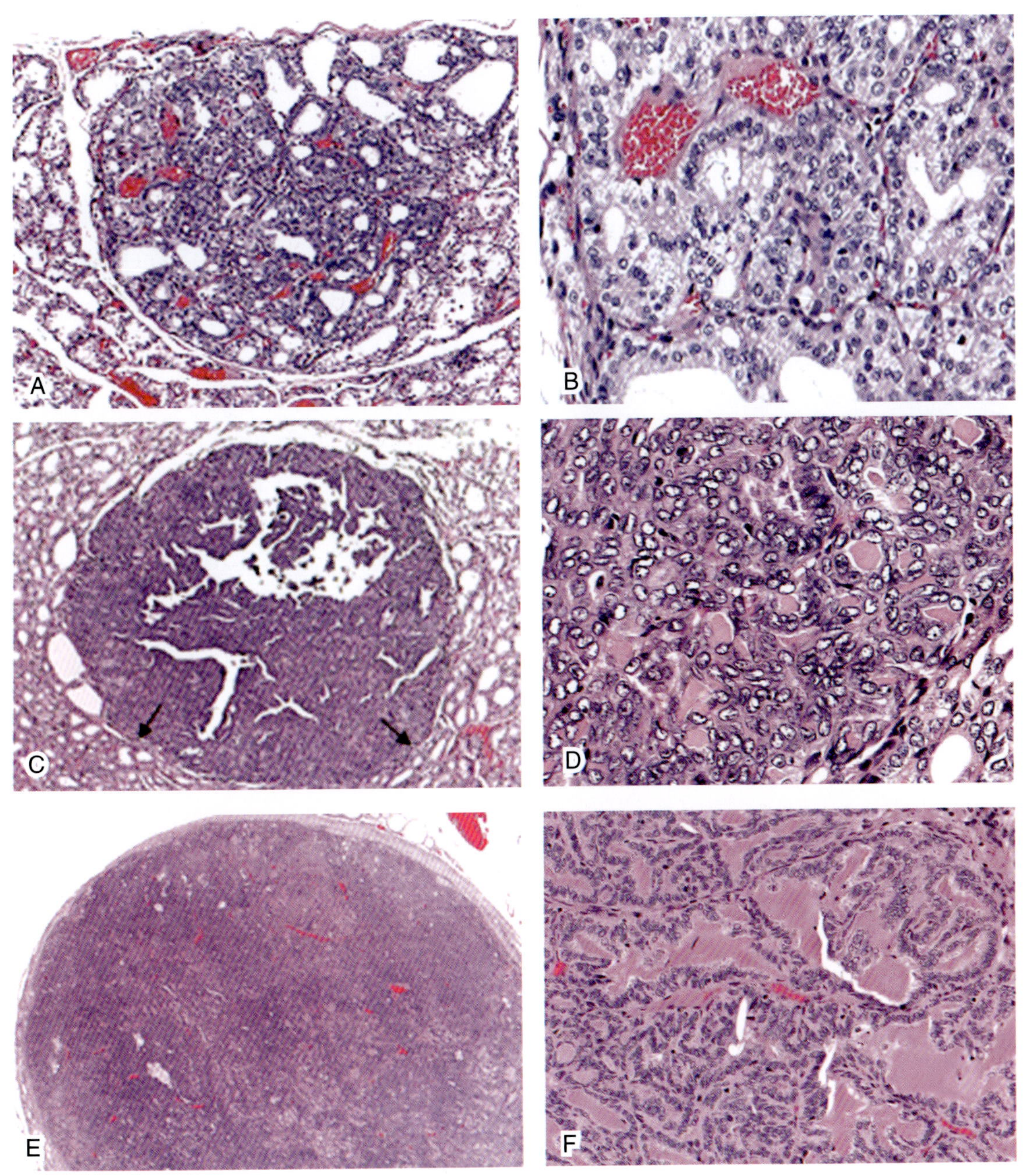

图14-30　**甲状腺腺瘤**

A.大鼠甲状腺腺瘤，有包膜；B.肿瘤性腺体结构均匀大小一致，上皮细胞单层排列整齐，为滤泡腺瘤；C.大鼠甲状腺腺瘤，周围界线清楚有包膜并有挤周围组织压；D.肿瘤性腺体结构均匀，腺腔内仍可见胶质，诊断为滤泡腺瘤；E.大鼠甲状腺腺瘤，体积较大，但有完整包膜，无浸润；F.腺瘤内的滤泡上皮细胞增生形成乳头状，诊断为乳头状腺瘤（选自昭衍病理数据库）

2.甲状腺癌（thyroid carcinoma） 是甲状腺滤泡上皮发生的恶性肿瘤，癌肿块一般没有包膜，向周围组织浸润性生长，或有包膜但被癌组织侵犯。组织学特征是腺体结构大小不均，组织结构的异型性大。癌细胞增生多层，排列紊乱，或形成乳头，异型性大（图14-31）。人类甲状腺癌组织学分类多样，包括乳头状癌、滤泡癌、髓样癌（C细胞癌，可见C细胞及其肿瘤）、低分化癌、未分化癌和鳞癌等。实验动物的甲状腺癌主要是乳头状癌和滤泡癌。

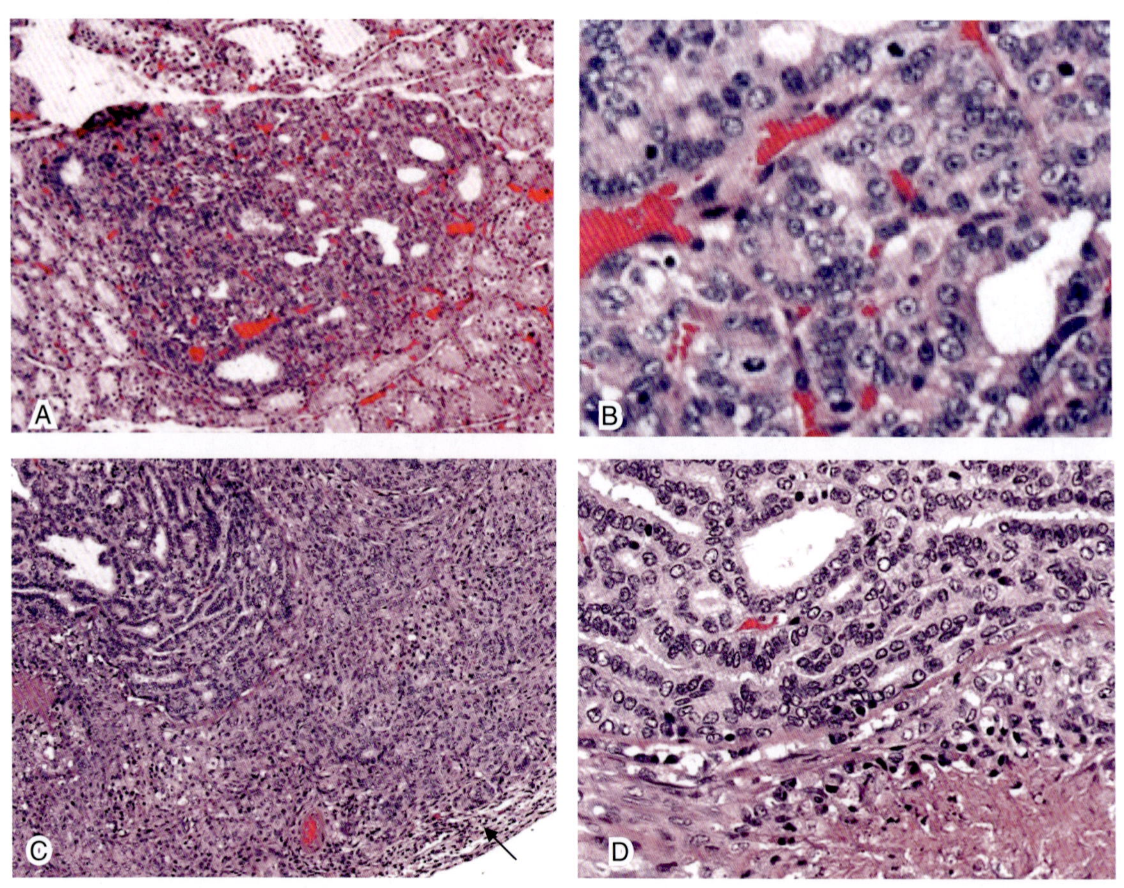

图14-31 **大鼠甲状腺癌**

A.甲状腺滤泡细胞癌结节，无包膜，浸润周围组织；B.癌组织滤泡大小不均匀，滤泡上皮密集多层，可见较多的核分裂象；C.甲状腺滤泡乳头混合型腺癌，癌组织部分为滤泡癌（右下方），部分为乳头状癌（左上方），癌组织侵犯包膜（箭头所指处）；D.高倍镜下观察，右下方可见癌组织坏死（选自昭衍病理数据库）

（四）C细胞增生和C细胞肿瘤

C细胞又称滤泡旁细胞，是位于甲状腺的内分泌细胞，能分泌降钙素（calcitonin）。降钙素能促成骨细胞活性，促进钙盐沉着与类骨质。和人类一样，很多家畜和实验动物甲状腺都有C细胞存在[25-28]。

Delellis（于1979年）提出大鼠的C细胞肿瘤的形成就是人甲状腺髓样癌的模型。人类甲状腺的C细胞常形成的是恶性肿瘤，即髓样癌，预后差。而大鼠的C细胞肿瘤常诊断为C细胞腺瘤[29]。由于C细胞增生或形成肿瘤，均为大小不同的结节，因此鉴别C细胞增生、C细胞腺瘤和C细胞腺癌，是毒性病理医生应该了解和掌握的。弥漫性多发的小灶增生结节，应该诊断为增生；界线清楚，无周围组织浸润的通常被诊断为腺瘤，由于增生的细胞结节大小不一，界线不明显，专家们达成一个共识，大于5个相邻平均大小滤泡的C细胞灶则一概被定为腺瘤，这已经成为诊断标准之一[30,31]，而C细胞癌（髓样癌）的诊断则需要观察周围组织、间质和血管浸润、细胞的异型性较大或有远处的转移（图14-32）。免疫组织化学染色降钙素阳性是诊断C细胞增生和肿瘤的可靠证据。

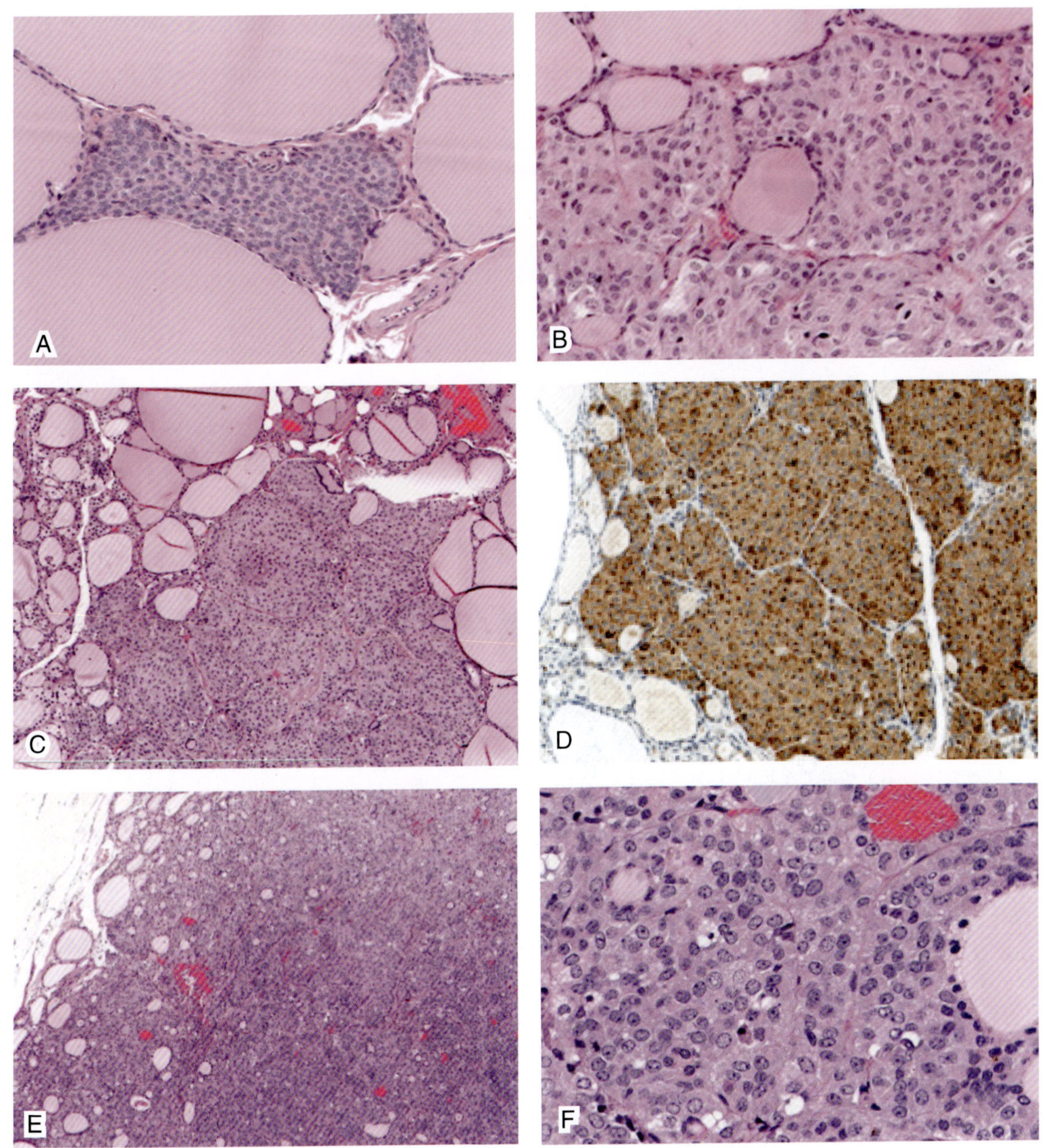

图14-32 甲状腺C细胞增生、C细胞腺瘤和C细胞腺癌

A.食蟹猴甲状腺C细胞增生灶；B.大鼠甲状腺C细胞增生灶；C.大鼠甲状腺C细胞腺瘤，有包膜，界线清楚；D.大鼠甲状腺C细胞腺瘤免疫组织化学染色降钙素（calcitonin）阳性（选自INHAND）；E.大鼠甲状腺C细胞腺癌，侵犯周围组织，无包膜；F.高倍镜观察癌细胞成团状生长，核为圆形，胞质丰富（选自昭衍病理数据库）

第三节 甲状旁腺

一、结构和功能

灵长类动物的甲状旁腺通常分上下两对，位于甲状腺的背面。其他实验动物都是1对甲状旁腺。小型猪的甲状旁腺不贴附于甲状腺，而是紧靠颈动脉分叉，也可包被于胸腺、脂肪或结缔组织内，胸腺位于胸腔前部和颈部气管两侧。所有种属实验动物的甲状腺都可有异位，常在颈前方和胸腺内。

甲状旁腺外覆薄层结缔组织被膜，腺体由排列成索团状的实质细胞和丰富的有孔毛细血管、散在的脂肪细胞及少量结缔组织构成。实质细胞包括数量众多的主细胞（principal cell）和少量的嗜酸性细胞（oncocytic cell）。主细胞体积小，多边形，核圆居中，胞质弱嗜酸性，根据胞质变化有亮细胞和暗细胞之分，有活跃合成蛋白质的超微结构特点，可合成与分泌甲状旁腺激素（parathyroid hormone，PTH）。PTH作用于骨组织的骨细胞和破骨细胞，使骨盐溶解，同时促进小肠和肾小管对钙离子的吸收，升高血钙。PTH与降钙素、维生素D协同作用，维持血钙恒定。嗜酸性细胞单个或成群分布于主细胞间，比主细胞大，呈多边形，核小而深染，胞质因富含线粒体而呈强嗜酸性，其功能不明[32-34]（图14-33）。

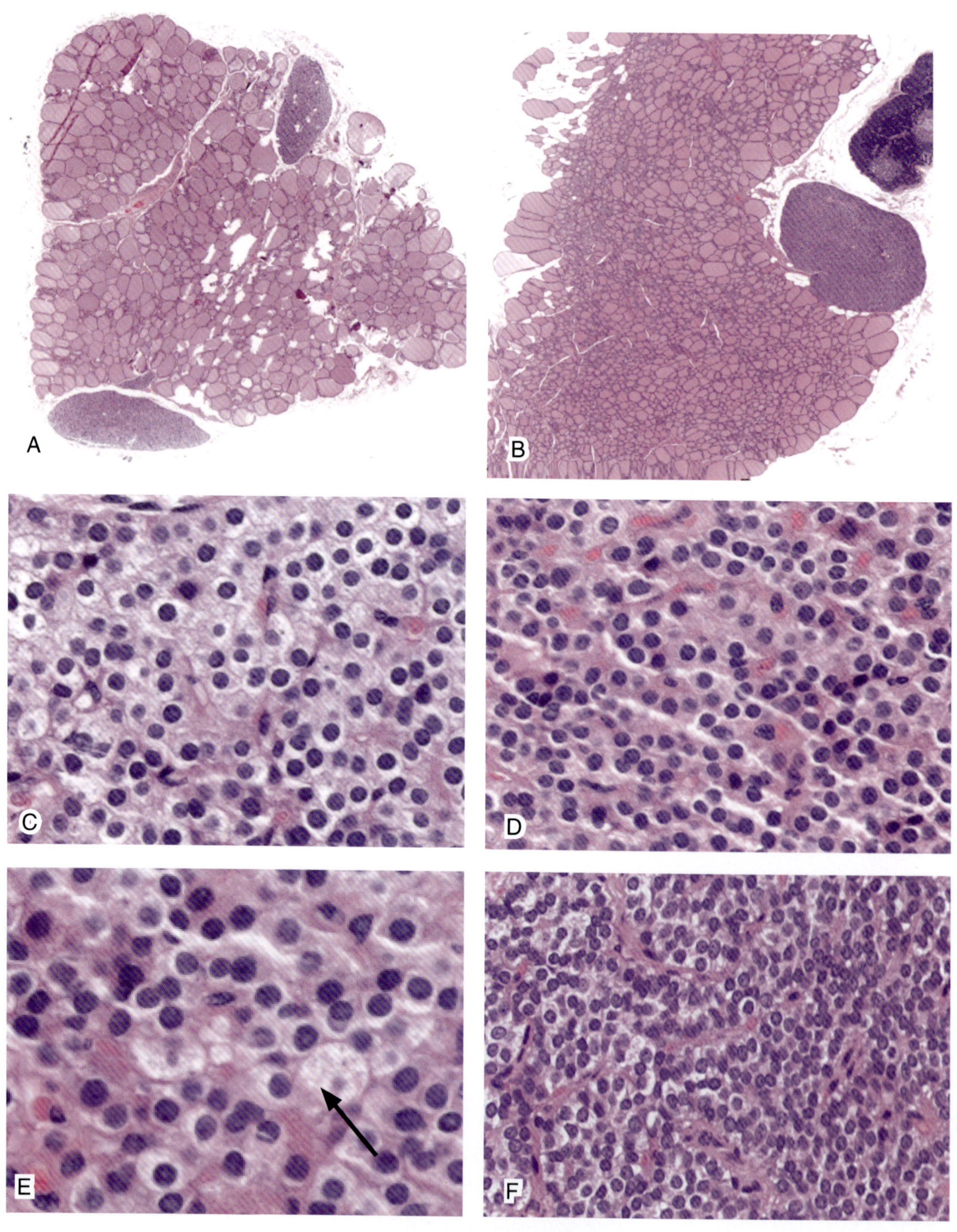

图14-33　实验动物甲状旁腺

A.食蟹猴单侧甲状腺，上下各有一个甲状旁腺；B.比格犬单侧甲状腺，只有一个甲状旁腺；C.食蟹猴甲状旁腺亮细胞；D.食蟹猴甲状旁腺暗细胞；E.食蟹猴甲状旁腺的嗜酸性细胞，细胞核小，胞质中含嗜酸性颗粒；F.比格犬甲状旁腺的亮细胞和暗细胞（选自昭衍病理数据库）

二、非增生和增生性病变

在药物安评毒性病理实践中，很少看到甲状旁腺的病变，主要是甲状旁腺的囊肿、增生和肿瘤。

（一）囊肿

大鼠、小鼠和仓鼠的甲状旁腺起源于第三个腮囊，与胸腺的胚胎发生有连接管（Küersteiner管），此连接管有时可以形成囊肿，故也称Küersteiner囊肿。囊肿多发生在一侧，大小不等，囊壁为矮立方或扁平上皮衬里，囊内含粉染蛋白物质。比格犬甲状旁腺也可偶见这种囊肿（图14-34）。诊断此囊肿时需注意和甲状旁腺偶发的腮后体残留囊肿相鉴别，腮后体残留的囊内为同心圆排列的复层扁平上皮。

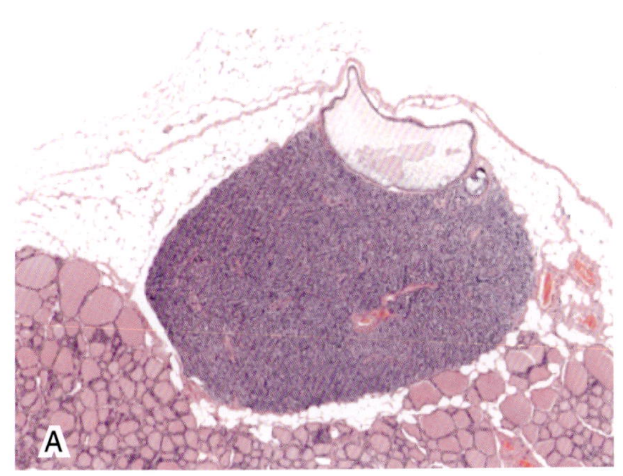

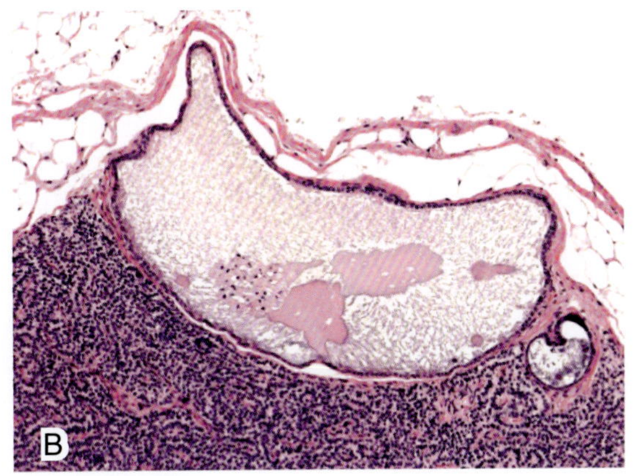

图14-34 **大鼠甲状旁腺囊肿**

A.甲状旁腺囊肿，位于一侧；B.囊肿壁内衬扁平上皮，囊内含粉染蛋白物质和脱落的细胞（选自昭衍病理数据库）

（二）磷脂质症

甲状旁腺磷脂质症（parathyroid phospholipidosis）和甲状腺磷脂质症通常是由药物和化学物质诱发的全身性磷脂质症的一部分，很少发生。其形态学特点是甲状旁腺增大，主细胞增大，胞质内充满泡沫（图14-35）。形态诊断可以用空泡化描写，如果确定诊断磷脂质症须做酸性苏木红（Baker）特殊染色或电镜下找到板层小体（见“肾上腺磷脂质症”）。

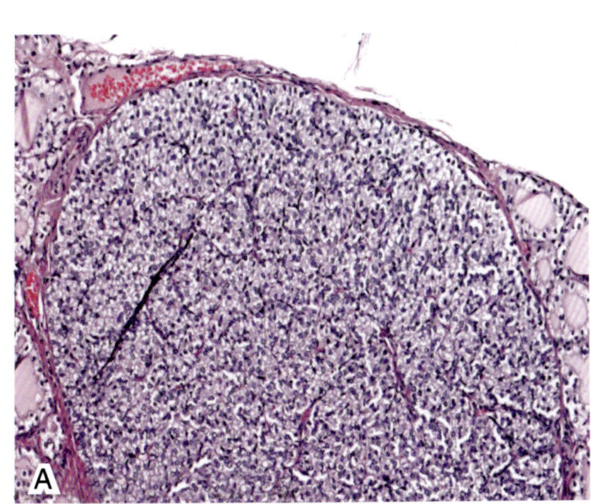

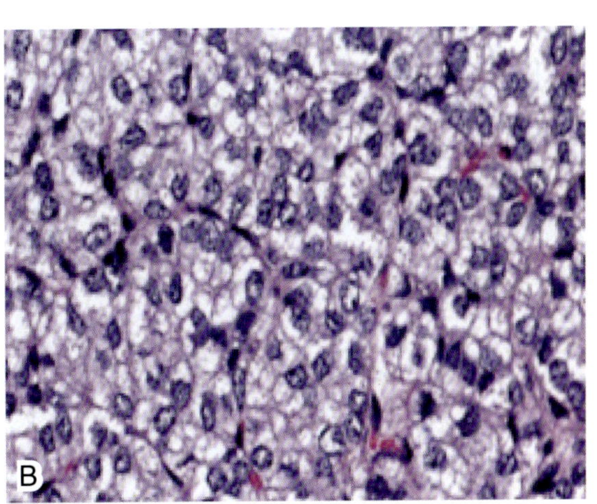

图14-35 **大鼠甲状旁腺磷脂质症**

A.甲状旁腺体积增大；B.主细胞增大，胞质内充满泡沫（选自昭衍病理数据库）

（三）增生、腺瘤和腺癌

在人类能导致低血钙的疾病如肾病、佝偻病和骨质疏松等，都可以引起甲状旁腺激素（PTH）代偿性分泌过多，从而导致甲状旁腺增生。老年大鼠的慢性肾病，常伴有低血钙，可引起继发性甲状旁腺功能亢进及甲状旁腺增生肥大。这种肥大可能发展成为肿瘤[35]。

甲状旁腺腺瘤一般形成结节，周围常有包膜和挤压周围组织，此为诊断的重要标准（图14-36）。甲状旁腺癌在大小鼠中极其罕见，诊断标准和其他内分泌癌一样，主要看周围组织的浸润、细胞的高度异型性和有无远处器官转移。

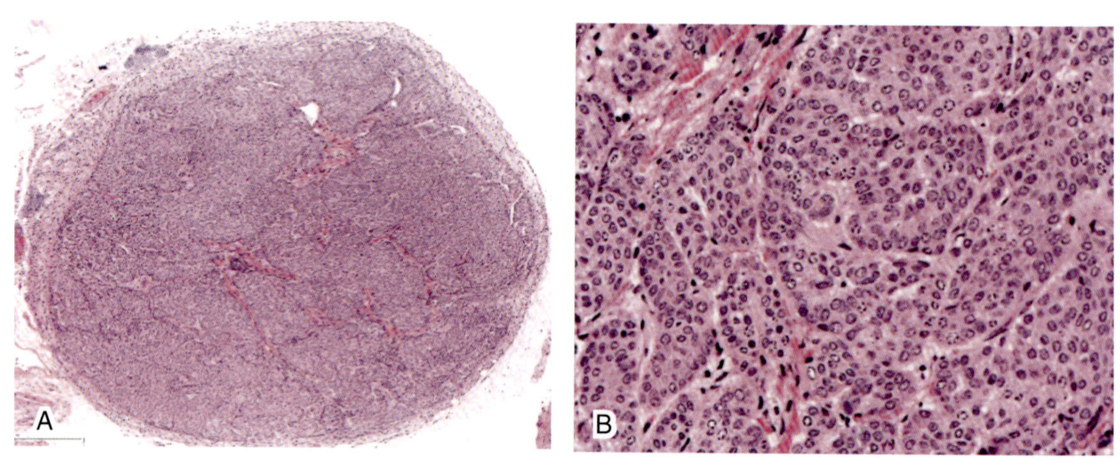

图14-36　**大鼠甲状旁腺腺瘤**

A.肿瘤有包膜，挤压周围组织；B.肿瘤细胞形成大小不等的巢，细胞呈铺石状排列，细胞分化好，异型性小（选自昭衍病理数据库）

第四节　肾上腺

肾上腺的正常解剖结构、组织学分类和功能相对多样和复杂，因而其自发性病变、继发性病变和毒性损伤比较多见，如炎症、出血、细胞变性/坏死、色素沉积、磷脂质沉积、萎缩、增生、良恶性肿瘤等。根据Ribelin在1篇综述中的介绍，在所有外源性物质引起的实验动物内分泌腺的病变中，有关肾上腺改变的报道最为多见[36]。

本节收集了昭衍实验室多年来积累的实验室动物肾上腺常见的自发性、继发性和毒性改变，重点介绍形态学的诊断和鉴别诊断的特点，以期能对毒性病理工作者提供帮助。

一、解剖结构和功能

肾上腺位于肾的上方，左右各一。肾上腺外被致密结缔组织被膜，实质分为皮质和髓质，分别起源于中胚层上皮和神经外胚层。除肾上腺主腺外，在脊柱附近或盆腔等处常可见缺乏髓质的副肾上腺皮质组织（accessory adrenal cortical tissue）。

（一）皮质

皮质较厚，约占肾上腺体积的80%，由腺细胞、丰富的血窦及少量结缔组织构成。皮质由外向内依次为球状带、束状带和网状带。小鼠肾上腺存在雌雄异型，即雄性小鼠肾上腺含有少量脂肪细胞且比雌鼠肾上腺略小。

1.球状带　紧贴被膜，由小锥形细胞呈球团状排列而成，胞核小而深染，胞质少，含少量脂滴。球状带细胞分泌以醛固酮为主的盐皮质激素，促进远曲小管和集合管重吸收Na^+及排出K^+，促进胃黏膜吸收Na⁺，调节水和电解质平衡。

2.束状带　最厚，由大多边形细胞呈单行或双行索状排列而成。胞核大且圆，着色浅。胞质含大量脂滴，脂滴因制片过程溶解而使胞质呈泡沫状，故束状带细胞也称为海绵状细胞。束状带细胞分泌皮质醇和皮质酮等糖皮质激素，具有调节糖类代谢、促进脂肪和蛋白质分解、抗炎和抑制免疫应答等广泛生物学作用。

3.网状带　细胞排列呈短索状，细胞索相互吻合成网。细胞小，核小而深染，胞质嗜酸性，含较多脂褐素和少量脂滴，故HE染色较深。网状带细胞主要分泌雄激素，但雄激素活性弱，也可分泌少量糖皮质激素[37]。

此外，小鼠肾上腺没有明显的网状带，但幼龄小鼠有X带。X带细胞小，胞质嗜碱性。X带自小鼠出生即开始发育，断乳时完全形成。雄鼠断乳后X带迅速退化，到青春期消失。受孕雌鼠X带在首次怀孕期间发生空泡变。未交配的雌鼠X带保持时间长，体积不断增大，之后经历缓慢的退化和变性而出现明显空泡化[38]（图14–37，图14–38）。

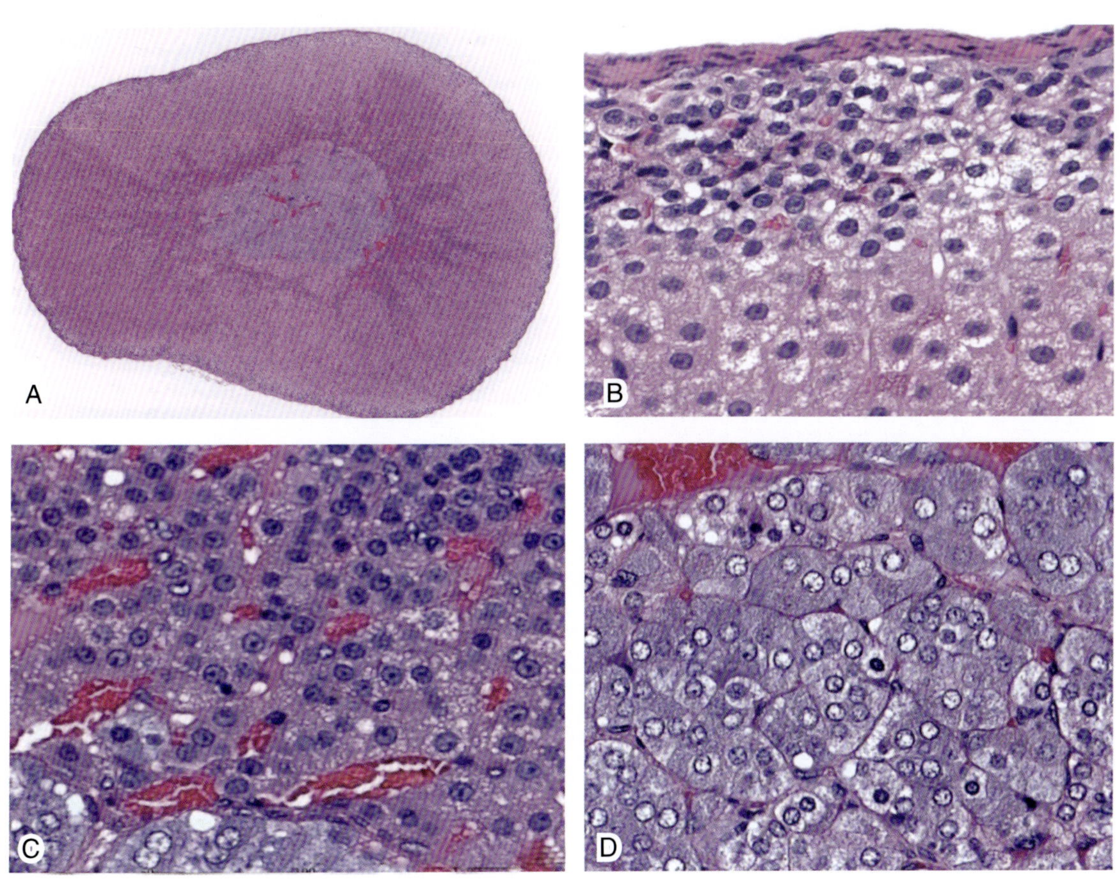

图14–37　**大鼠正常肾上腺组织**

A.大鼠肾上腺低倍镜下看全貌，可见被膜、球状带、束状带、网状带和中央的髓质；B.放大的被膜、球状带细胞和束状带细胞；C.网状带细胞；D.髓质细胞（选自昭衍病理数据库）

（二）髓质

髓质（medulla）位于肾上腺的中央，主要由排列成索状或团状的细胞组成，其间有血窦和少量结缔组织。髓质细胞较大成多边形，核圆染色浅。用铬酸盐处理后，胞质内可见黄褐色嗜铬颗粒，因此又称嗜铬细胞（chromaffin cell）。此外，髓质内还有少量交感神经节细胞，胞体较大，散在分布。肾上腺髓质分泌含氮类激素，一种为分泌肾上腺素（adrenaline）的细胞，约占80%；另一种为分泌去甲肾上腺素（noradrenaline）细胞，数量较少。肾上腺素和去甲肾上腺素均属儿茶酚胺类物质，前者使心率加快心脏和骨骼肌的血管扩张，后者使全身的各脏器的血管广泛收缩，血压升高，心、脑和骨骼肌的血流加速，是机体处于危机状态应激分泌的激素。

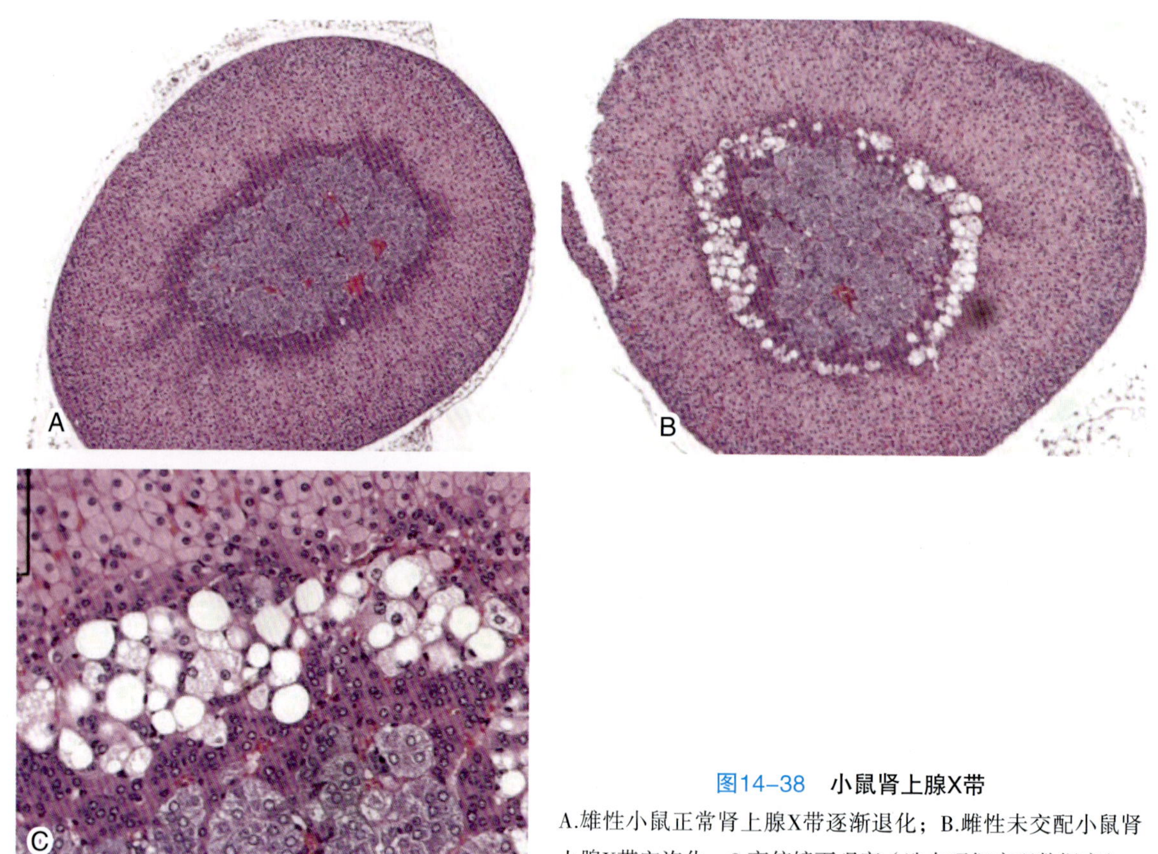

图14–38 小鼠肾上腺X带

A.雄性小鼠正常肾上腺X带逐渐退化；B.雌性未交配小鼠肾上腺X带空泡化；C.高倍镜下观察（选自昭衍病理数据库）

二、非增生性和增生性病变

（一）非增生性病变

1. 出血和坏死　在实验室动物中，肾上腺血管扩张、出血、出血囊肿和坏死是常见的自发病变（或称背景病变）。病变常发生在深层皮质，这和此区域的独特的门脉系统血管特点相关。由于哺乳类动物肾上腺的深层皮质区没有重要的动脉血供应，主要依靠已经灌注过皮质外层并含有分泌的类固醇血液来供应，经由腺体头部进入皮质的血液最后在髓质排空，形成皮髓质门脉系统[39]。这种血管结构的特点，容易继发肾上腺血管扩张、出血、出血囊肿等变化。出血病灶周围常伴有不同程度的组织坏死，坏死原因有时说不清楚，如果肾上腺出血动物伴有感染败血症、烧伤、心肌梗死、心力衰竭或应用了抗凝血药物，则肾上腺出血原因容易说明。还有一些外源性物质的应用引起的肾上腺出血坏死，如丙烯腈、硫鸟嘌呤、硫代乙酰胺、二甲苯丙蒽（DMBA）和海底美嗅铵等[40]，这时的出血坏死属于与供试品相关的毒性病理改变（图14–39）。

2. 血栓形成和梗死　肾上腺内血管的血栓形成常是偶发病变，大小鼠均不常见。一般认为和血管扩张、血流缓慢相关，或动物有全身感染败血症发生，诊断时需注意全身有否相同的病变[41]。梗死是器官血液供应断绝引起的凝固性坏死，多是由于器官血栓形成或栓塞造成。根据被阻塞血管部位和大小而造成的梗死面积不同（图14–40）。

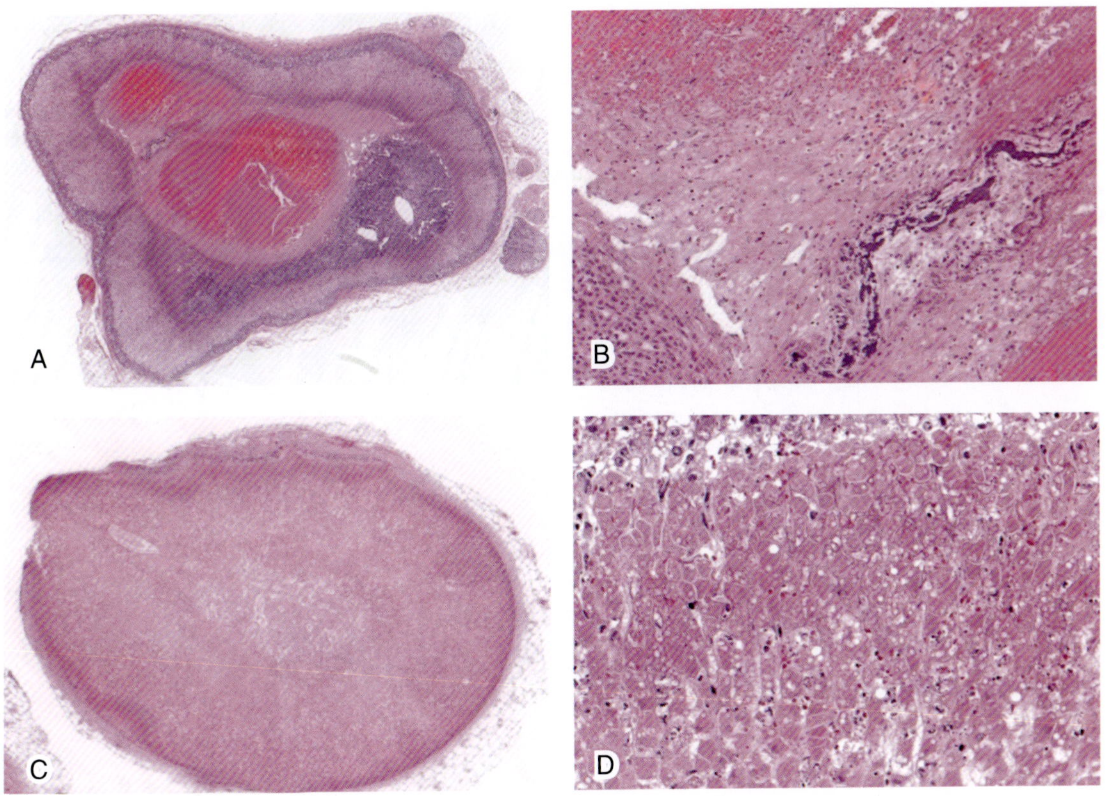

图14-39　大鼠肾上腺血管扩张囊肿形成和坏死

A.食蟹猴肾上腺皮质出血，髓质被挤压（偶发）；B.出血灶边缘可见机化和矿化灶；C. 大鼠肾上腺大面积坏死（偶发）；D.肾上腺组织轮廓尚存，细胞坏死，细胞核消失（选自昭衍病理数据库）

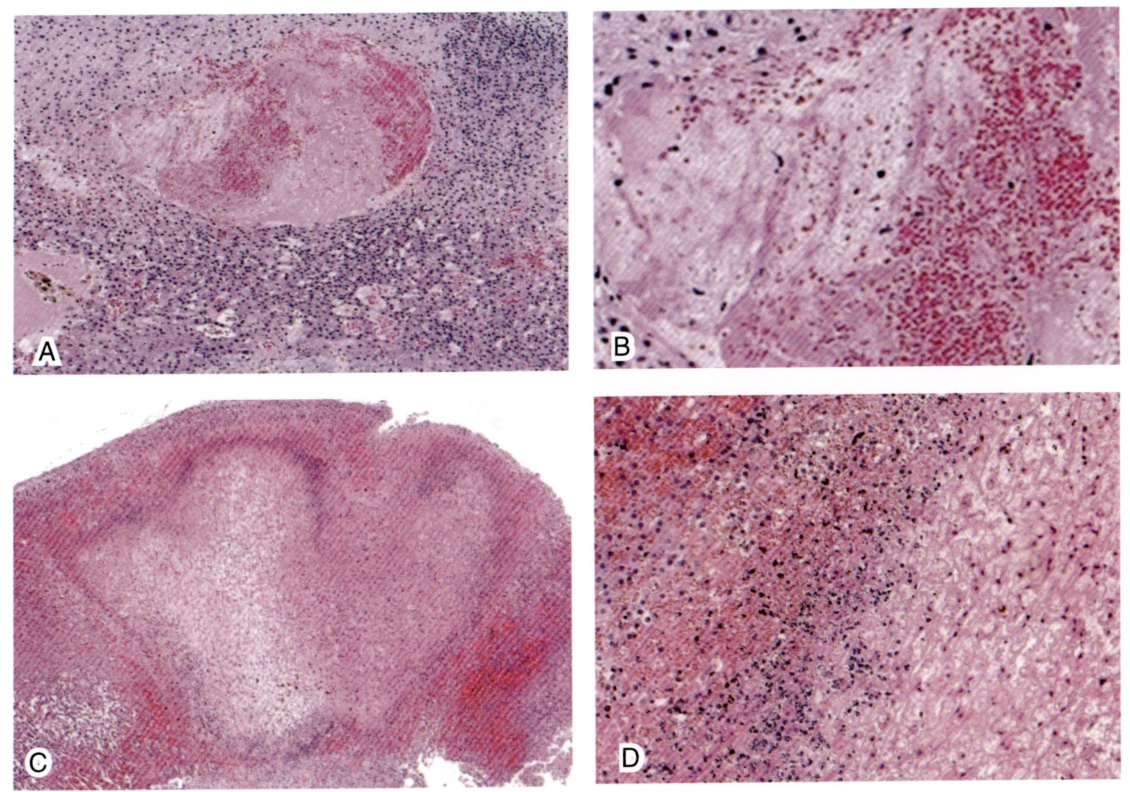

图14-40　血栓形成和梗死

A.大鼠肾上腺内血栓形成；B.高倍镜下观察血栓内的纤维素和红细胞；C.大鼠肾上腺大面积梗死；D.梗死区周边可见充血出血带和白细胞（选自昭衍病理数据库）

3.空泡变和囊状变性　肾上腺皮质空泡变（vaculation）在啮齿类动物很常见，病变可以是局灶性，多灶性，也可以累及整个皮质，变性细胞大小不等，胞质内含有清亮的空泡。囊状变性（cystic degeneration）是指肾上腺内出现多少不等的囊泡，囊泡大小不等，囊内有时可见血性或蛋白性液体，但是囊壁没有血管内皮细胞（图14-41）。肾上腺皮质囊状变性在老年雌鼠较为多发，特别是SD大鼠。关于囊状变性的发生机制，一般认为是细胞肿胀或脂肪变性的后果（sequela of cell swelling or fatty degeneration），还有学者认为其可能是增生和肿瘤病变的一部分[42, 43]。

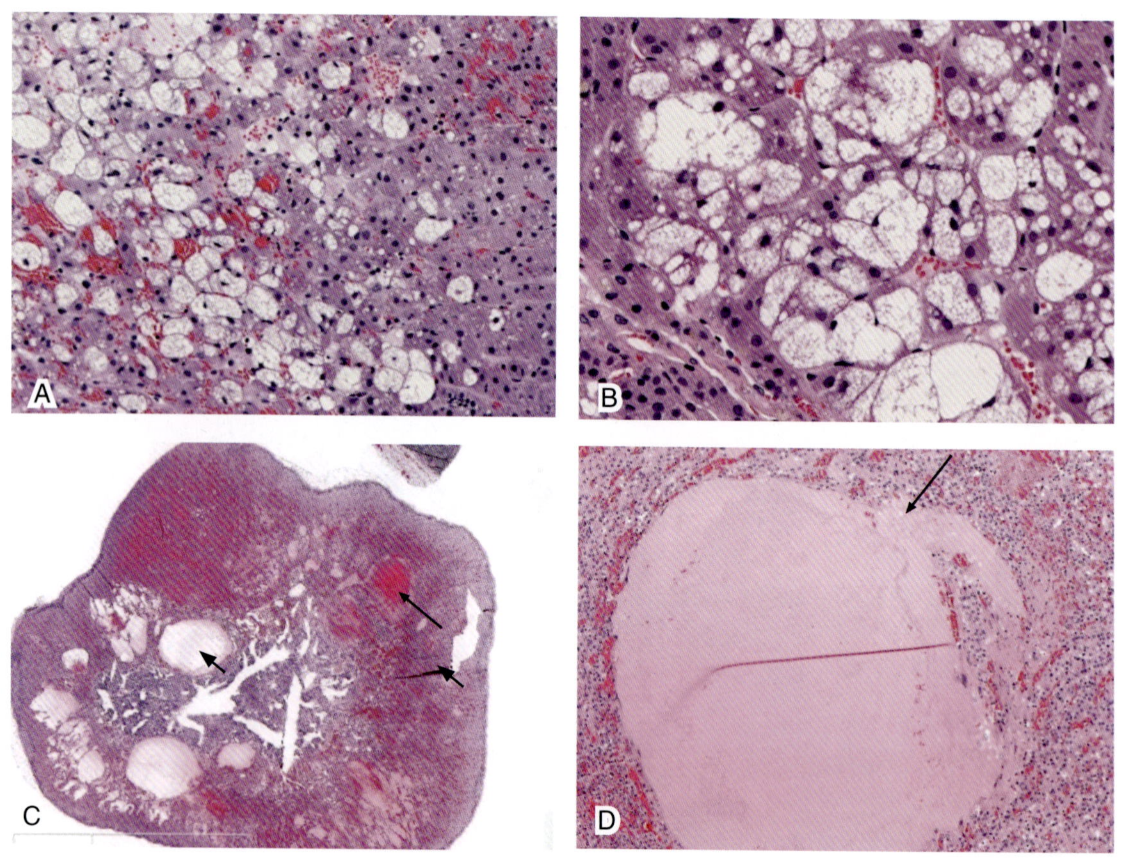

图14-41　肾上腺皮质空泡变和囊状变性

A.大鼠肾上腺皮质细胞空泡变，成片状或灶状；B. 变性的细胞大小不一，胞质内含清亮的空泡；C.大鼠肾上腺囊状变性（短箭头所指处），多发，有的囊内含血液（长箭头所指处），有的囊内含蛋白性物质；D.高倍镜下可见含蛋白性物质的囊壁没有血管内皮细胞（选自昭衍病理数据库）

4. 色素沉积　肾上腺的色素沉积（adrenal pigmentation）可以有以下几种类型。

（1）脂褐素：又被称为消耗性色素，多在萎缩的细胞内或间质沉积，肾上腺内沉积的脂褐素主为破碎的细胞器。老年动物和食蟹猴的肾上腺常有脂褐素的增加。有文献报道咪唑类抗菌药物酮康唑投予大小鼠诱发肾上腺皮质细胞的脂褐素沉积，使用雌激素、肾上腺皮质激素时，肾上腺细胞内可有脂褐素增加[44]。

（2）蜡样质色素沉积（wear-tear）：是意译，原英文词汇“wear-tear”是眼泪流尽的意思，按此意翻译成“蜡样质沉积”，现在一般将蜡样质沉积，译为“ceroid deposit”。一般多在小鼠肾上腺发生，大鼠的肾上腺也偶有发生，多见于皮髓交界处的X带。组织学特点是形成大块棕色细胞样团块，团块内可见细胞核或碎片，染色嗜品红、嗜酸，但是铁染色阴性[45]（图14-42）。

（3）含铁血黄素沉积：一般是肾上腺的陈旧性出血后，红细胞破裂后形成。

（4）淀粉样物质沉积：高龄小鼠偶可发生肾上腺的淀粉样物质沉积（amyloidosis），多在皮髓交界处或网状带出现，形态上为均质粉染无结构的物质，刚果红染色阳性（图14–43）。ob/ob肥胖小鼠约有50%的淀粉样沉积的发病率[46]。

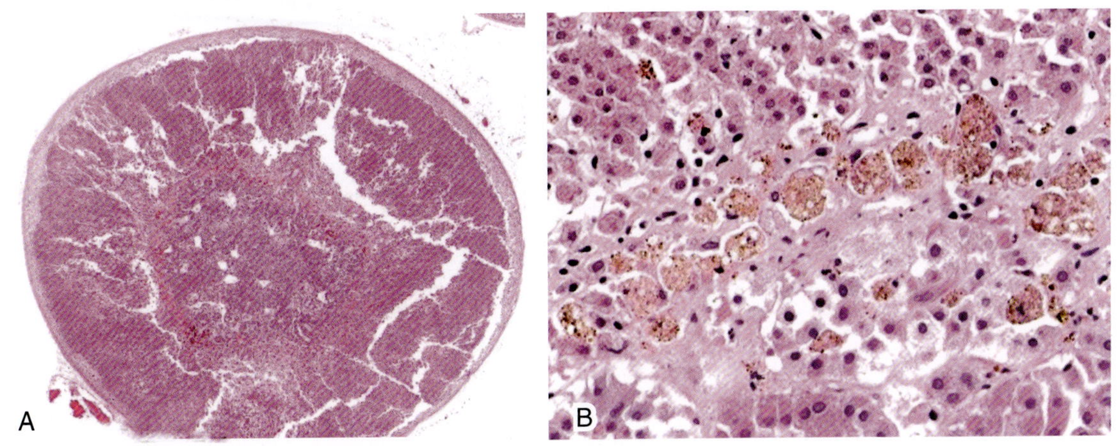

图14–42　肾上腺色素沉积

A.老年大鼠肾上腺皮髓交界处蜡样质色素沉积；B.蜡样质色素形成棕色细胞样团块，可见细胞核或碎片

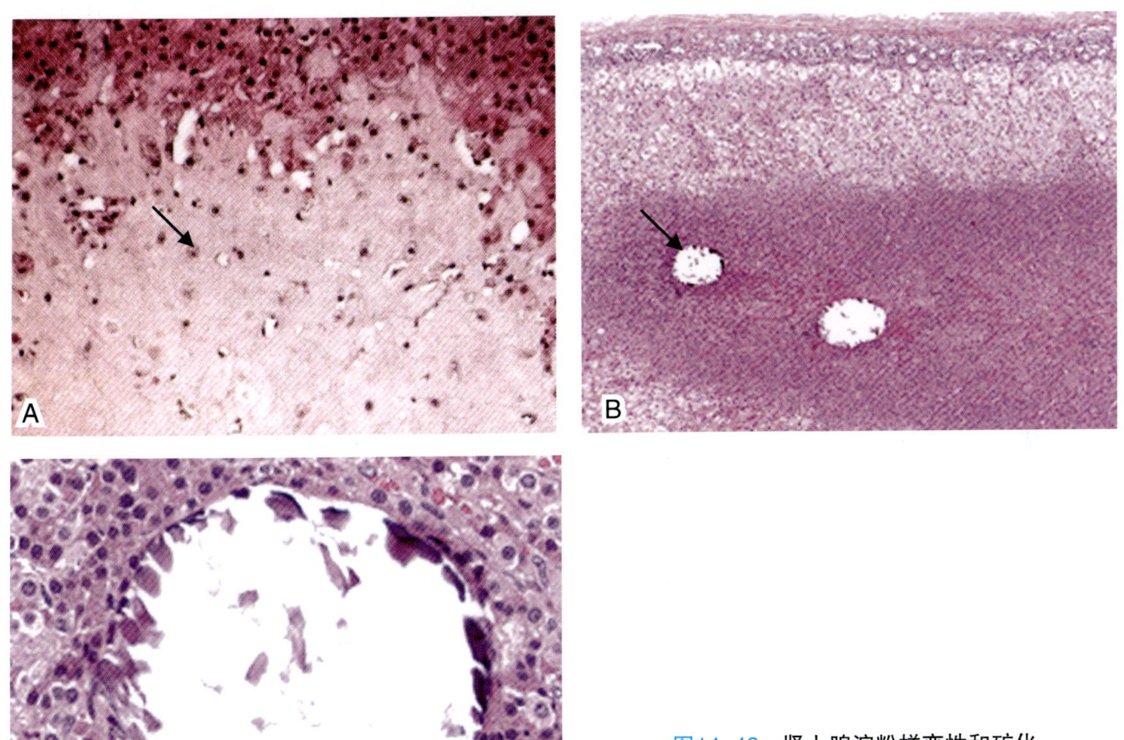

图14–43　肾上腺淀粉样变性和矿化

A.高倍镜下观察淀粉样物质呈淡粉染无结构样；B. 食蟹猴肾上腺皮质细胞矿化灶（箭头）；C.高倍镜观察可见壁上残留的矿化物质，即退变的细胞（选自昭衍病理数据库）

5.磷脂沉积　肾上腺的磷脂质沉积常是全身性磷脂质病的一部分，可为慢性或局灶性，表现为细胞体积增大，细胞质泡沫增多（图14–44）。需要和脂肪变性和普通脂质增多相区别，以下几点可以参考：①是否有全身性多处的磷脂质沉积；②有的是酯化性胆固醇的正常背景现象；③脂肪变性胞质内是空泡状而非泡沫状。

6.髓外造血　啮齿类动物的肾上腺是髓外造血的常见脏器，多见于皮髓交界处。该变化虽然常被看作是背景性病变，但常和动物本身贫血情况或感染有关联（图14–45）。

7.副肾上腺皮质组织　指除了肾上腺以外发现的一个大小不等的含有肾上腺皮质组织的结节，或称肾上腺残留，可与肾上腺分离或附属于肾上腺（图14–46）。实验动物的副肾上腺皮质组织在小鼠中很常见，Hummel报道指出C57BL、C57L和C57BR小鼠发病率达60%[47]。

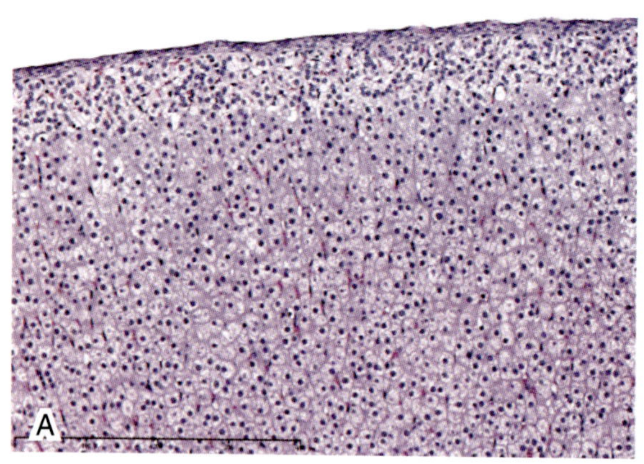

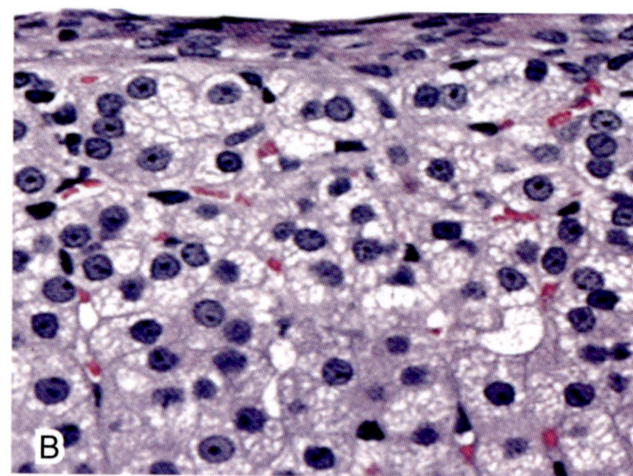

图14–44　**大鼠肾上腺磷脂质沉积**

A.肾上腺皮质细胞弥漫性空泡化，主要是球状带和束状带细胞（某新型靶向抗病毒类化学药诱发全身各器官的磷脂质沉积，包括肾上腺）；B.细胞体积增大，胞质呈明显的泡沫状（选自昭衍病理数据库）

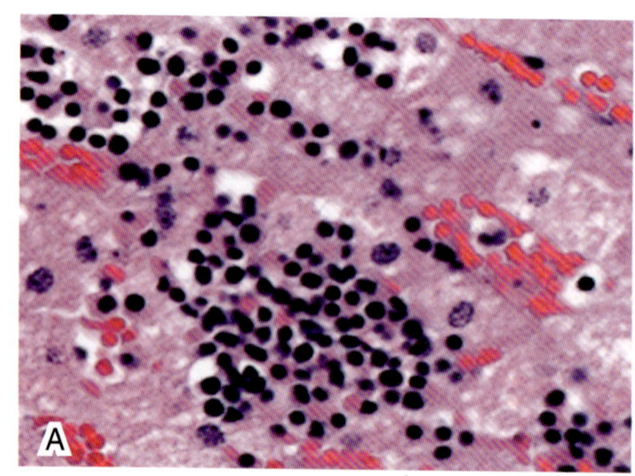

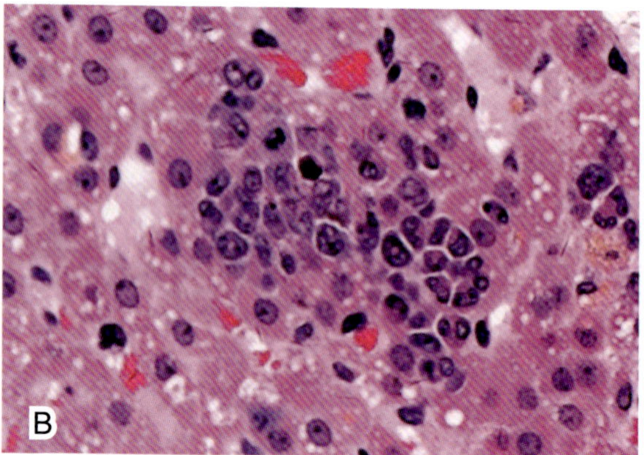

图14–45　**大鼠肾上腺髓外造血**

A.大鼠肾上腺髓外造血灶，红系；B.大鼠肾上腺髓外造血灶，粒系（选自昭衍病理数据库）

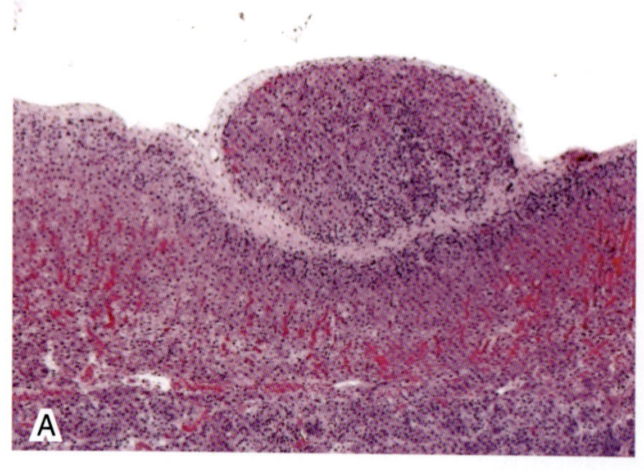

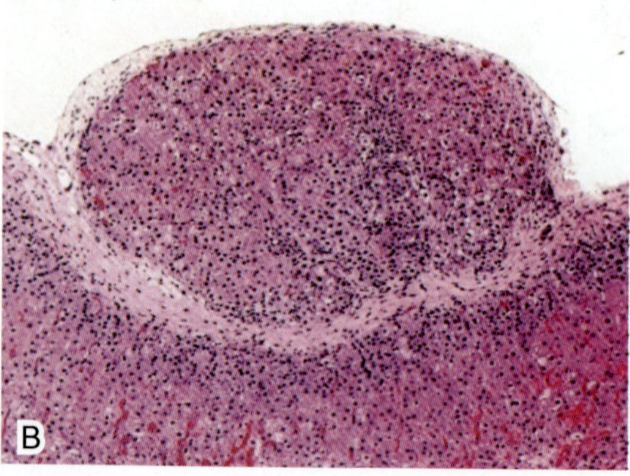

图14–46　**大鼠副肾上腺**

A.肾上腺被膜外可见一个被膜完整的结节；B.结节内为肾上腺皮质细胞（选自昭衍病理数据库）

8. 肾上腺异位　实验动物可偶发肾上腺异位（ectopia），最多见的异位是在肾。在食蟹猴，异位的肾上腺常附着在肾被膜或肝（图14-47）。

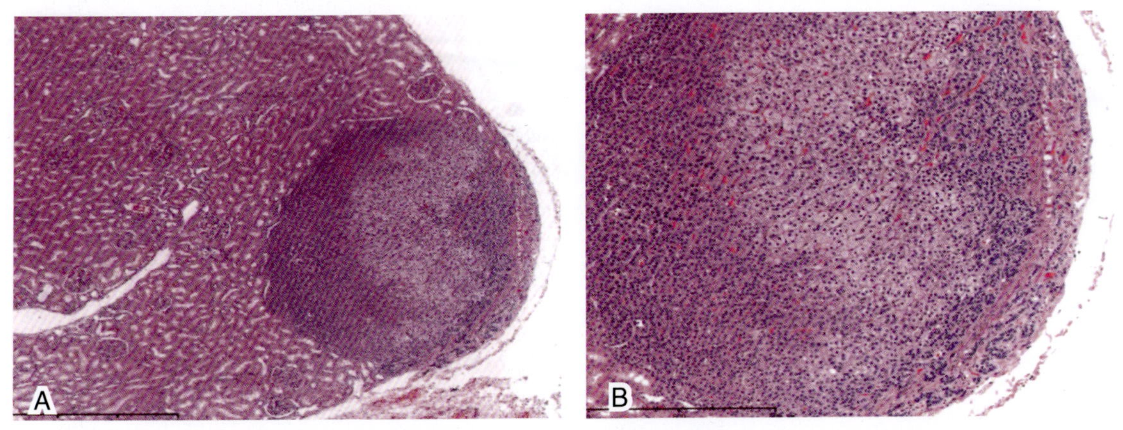

图14-47　**食蟹猴肾脏肾上腺异位**

A.肾被膜下可见完整的肾上腺组织；B.高倍镜下观察可见皮质各带（选自昭衍病理数据库）

9.萎缩　一般来说，在药物安全评价工作中很少能见到肾上腺萎缩，这是因为实验动物均为成年动物，实验周期短，供试品多为非激素类药物。只有那些专门评估垂体-肾上腺各种激素药效的实验中，才可以充分观察到肾上腺的萎缩和增生性改变。由于肾上腺皮质有球状带、束状带和网状带3个分区，3个分区有不同的上级激素调控并分泌各自的激素，因此萎缩的发生原因和变化情况各异。如对肾素-血管紧张素系统有抑制作用的物质可以影响球状带的功能，可以使球状带变薄，细胞缩小。如大鼠投予血管-紧张素转化酶抑制剂卡托普利后，球状带细胞体积变小[48]；内外源性皮质类固醇的过量应用或患有内分泌皮质类固醇肿瘤的情况下，均可以导致肾上腺重量降低和皮质萎缩，主要发生在束状带和网状带。这种现象已经在犬类和大小鼠实验动物中得以证实。形态学观察，萎缩可以是弥漫性的，或是局限性的、压迫性的（肿瘤），肾上腺长期萎缩可以观察到被膜纤维性增厚，细胞变小或消失，间质增生。

10.应激　所谓应激（stress）或应激反应，是指机体在受到一定强度的应激元（躯体或心理刺激）作用时，所出现的全身性非特异性适应反应。适度应激有利于机体在变动的环境中维持自身稳定，提高机体应对不利环境的能力，但过强或持续时间过长的应激可导致器官损伤和功能障碍。应激的发生机制主要是通过两个通路完成，一是通过下丘脑-垂体-肾上腺轴，通过垂体释放促肾上腺皮质激素，使肾上腺皮质分泌糖皮质激素（glucocorticoid，GC）增多，作用于免疫系统包括对靶器官的影响，并造成新陈代谢和其他器官的影响[49]；二是各种损害因素通过交感-肾上腺髓质系统的兴奋，使肾上腺髓质分泌大量的肾上腺素（adrenaline）和去甲肾上腺素，造成全身免疫系统的影响。在全身应激反应中，肾上腺是针对体内的急性损伤发生最多的应激反应变化的器官。健康非应激状态下的动物的肾上腺皮质细胞内充满脂质，特别是束状带细胞质呈疏松泡沫状。

肾上腺应激早期的主要形态学表现为肾上腺皮质增生、增厚、细胞肥大，继而皮质细胞内的泡沫空泡减少或消失，细胞体积变小，这是因为大量的皮质激素释放甚至枯竭所致（图14-48）。肾上腺髓质的急性应激反应表现嗜铬细胞脱颗粒，慢性应激反应表现时细胞的增生/肥大。

肾上腺出血/坏死也是肾上腺应激的常见病变。

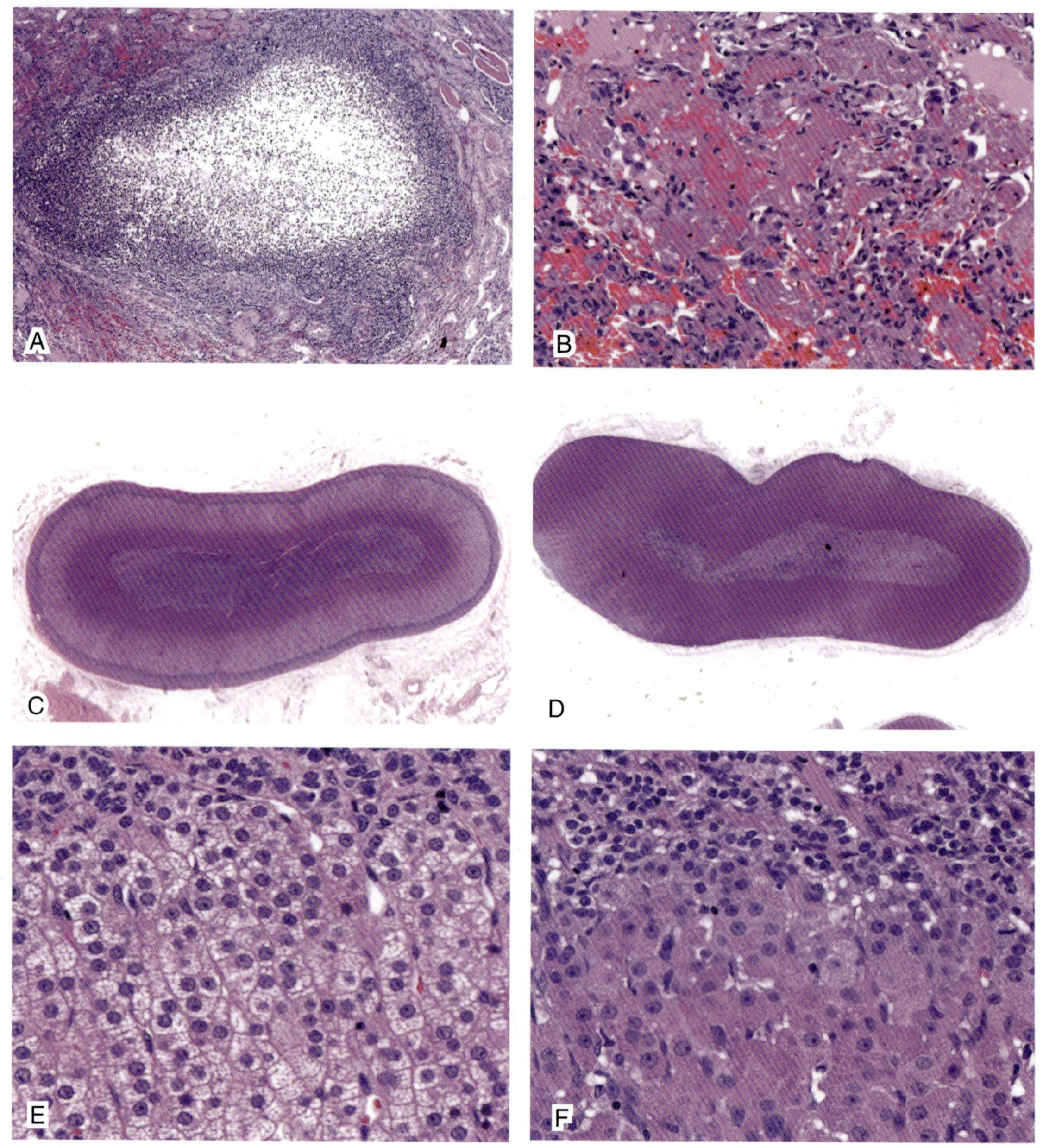

图14-48 **食蟹猴急性全身感染的肾上腺应激反应**

该案例是食蟹猴注射信息菌素致全身感染败血症，病变包括肾脓肿、纤维素性肺炎、皮肤蜂窝织炎、感染脾等。A.肾脓肿，脓肿中心已液化；B.纤维素性肺炎，肺泡腔内有大量纤维素渗出和出血；C.正常肾上腺低倍照，皮质各带分布及皮髓质分界清晰，细胞质泡沫状（类固醇激素）；D.应激肾上腺，体积增大，皮质增厚；E.正常皮质细胞，细胞质内含脂质（泡沫状）；F.应激肾上腺皮质束状带增厚，细胞内泡沫消失，细胞质嗜酸性增强（类固醇应激释放造成）（选自昭衍病理数据库）

（二）增生性病变

1.非肿瘤性增生　在内分泌组织和器官的非肿瘤性增生病变描述时，常使用增生和肥大的概念。所谓增生（hyperplasia），是指组织或器官细胞数量上增多。长时期持续的增生便可导致组织器官的肥大（hypotrophy），肥大是指组织或器官体积增大，肥大一定是因细胞增生而致，此时肥大成为诊断的主要用词。

肾上腺增生/肥大的发生和改变，也和萎缩的发生相似，有区域性、弥漫性和局限性的分布，也与上级激素水平和自分泌的激素水平紧密相关，或是过度反应，或是应激反应，或是供试品的直接毒性，在诊断时需结合实验所用的药物或激素而具体分析增生/肥大的原因和结果。根据增生/肥大发生的部位，常可见到以下几种类型和分类。

（1）被膜下细胞增生：顾名思义，增生的细胞位于被膜下，这是与年龄增加相关的一种改变，小鼠常发生，无论性别均可发生，但以雄性多见。增生的细胞呈梭形（A型）或多边形（B型），可局限，也可弥漫。这些细胞的功能尚不清楚，其发生可能与急速的功能紊乱有关[50]（图14-49A、B）。诊断局灶结节性被膜下增生时需和被膜下腺瘤相鉴别，腺瘤一般有包膜，对周围组织有压迫。

（2）球状带增生：能引起球状带增生的因素主要是肾素-血管紧张素调节系统的化合物的作用，此时球状带细胞肿大，球状带增宽。血管紧张素Ⅱ是球状带增大的强效刺激剂[51]。

（3）束状带增生：束状带细胞分泌糖皮质类固醇，凡能促进ACTH增多的因素和ACTH的药效试验，均可使束状带细胞增生肥大，肾上腺重量增加。在机体处于应激状态下ACTH大量释放，导致肾上腺皮质增生增厚，是最为多见的经典的变化。安全评价工作中有某些化学药物也可以诱发束状带的增生，机制需根据供试品的药效特性而分析。在形态上，束状带的增生可以是局限性的（图14-49C、D），也可以是弥漫性的（图14-50）。局限性结节状增生需与腺瘤相鉴别。腺瘤一般是有包膜，对周围组织有挤压是诊断要点。

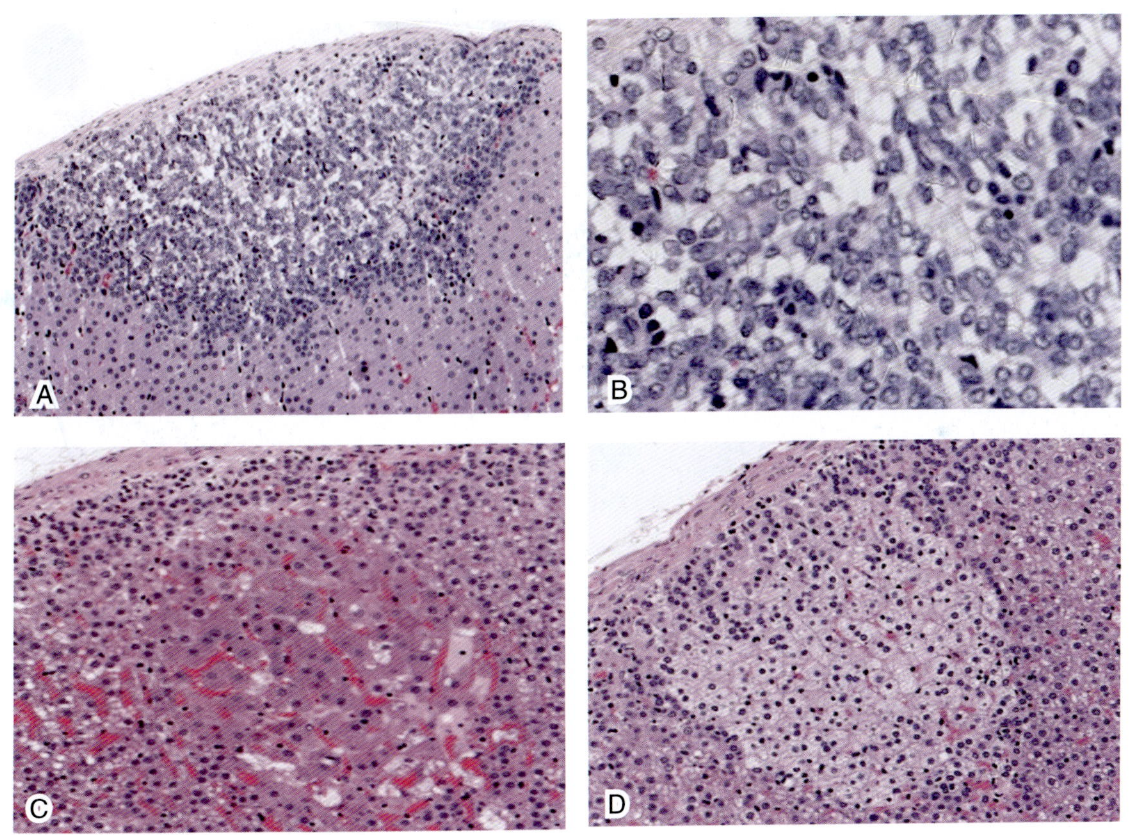

图14-49　大鼠肾上腺被膜下增生和束状带结节状增生

A.肾上腺被膜下结节状增生，与周围组织界线不清，无压迫现象；B.增生的细胞略呈梭形，胞质少，核染色深；C.肾上腺皮质束状带细胞结节状增生/肥大，挤压周围组织，胞质嗜酸性增加；D.肾上腺皮质束状带细胞结节状增生/肥大，胞质空白泡化（选自昭衍病理数据库）

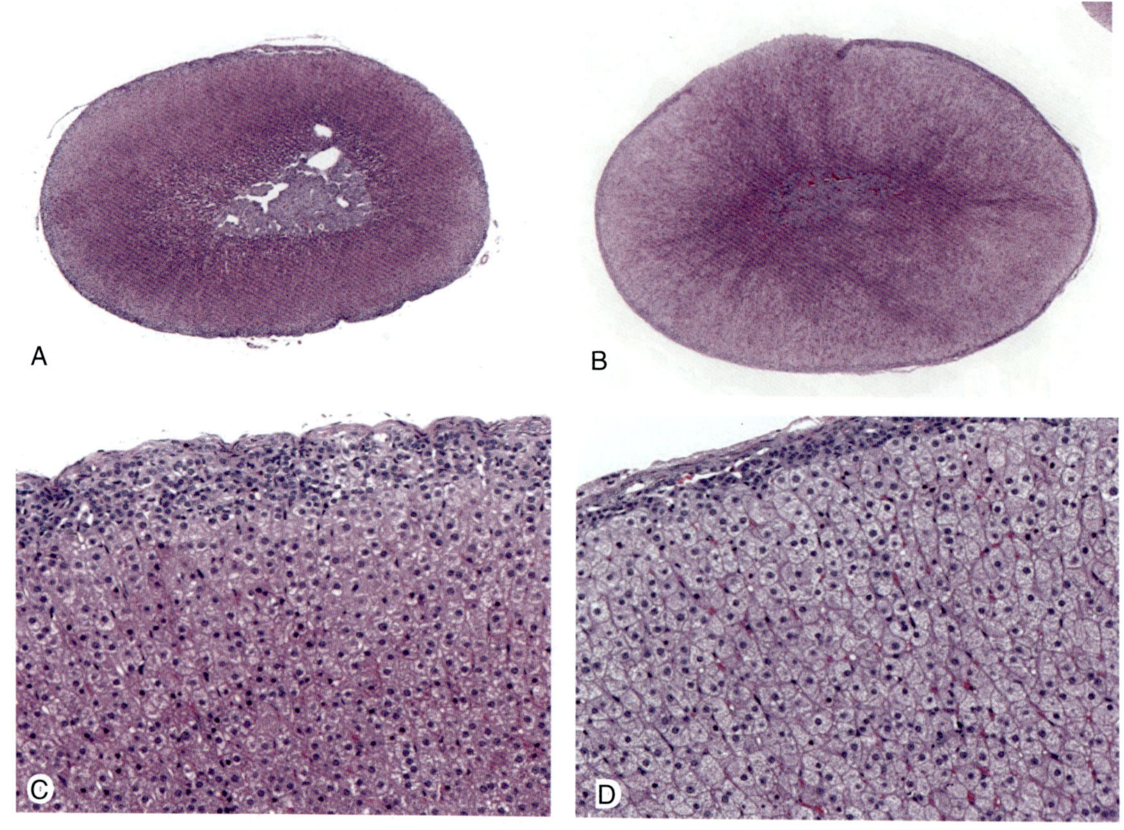

图14-50 **大鼠肾上腺弥漫增生**

A. 大鼠正常肾上腺，皮质各带分布及皮髓质分界清晰；B.增生肥大的肾上腺，皮质弥漫增厚，髓质缩小；C. 正常皮质细胞，细胞质内含脂质（泡沫状）；D.弥漫增生的皮质束状带细胞，细胞体积增大（选自昭衍病理数据库）

2. 肿瘤　尽管啮齿类动物肾上腺的腺瘤和腺癌不多见，但是组织学分类却很复杂，从发生部位上，可有被膜下腺瘤（包括A细胞性和B细胞性）、被膜下细胞癌、皮脂腺瘤、髓质腺瘤、皮脂癌和其他间叶或神经组织的肿瘤，包括节细胞神经瘤、神经纤维瘤、神经母细胞瘤。一般来说，良性的腺瘤有包膜，挤压周围组织，细胞和腺体分化良好，而腺癌则与周围组织界线不清，有浸润性生长，腺体和细胞异型性大，或远处有转移。肾上腺皮质腺瘤可有无功能和有功能之分，但从形态学上很难区分鉴别诊断，需根据肿瘤的生化、激素和免疫组化测定。髓质肿瘤即嗜铬细胞瘤，肿瘤组织可为叶状，细胞呈圆形或卵圆形，核染色深。

昭衍实验室（2011～2013年）在一项致癌实验预实验中观察了420 例SD和Wistar大鼠的肿瘤自发情况，肾上腺肿瘤的总发病率为4%，组织学类型包括了皮质嗜酸性腺瘤、嗜碱性腺瘤、嫌色细胞腺瘤、髓质腺瘤和髓质腺癌[52]（图14-51，图14-52）。另外，还发现了少见的间叶组织和神经组织肿瘤（图14-53）。

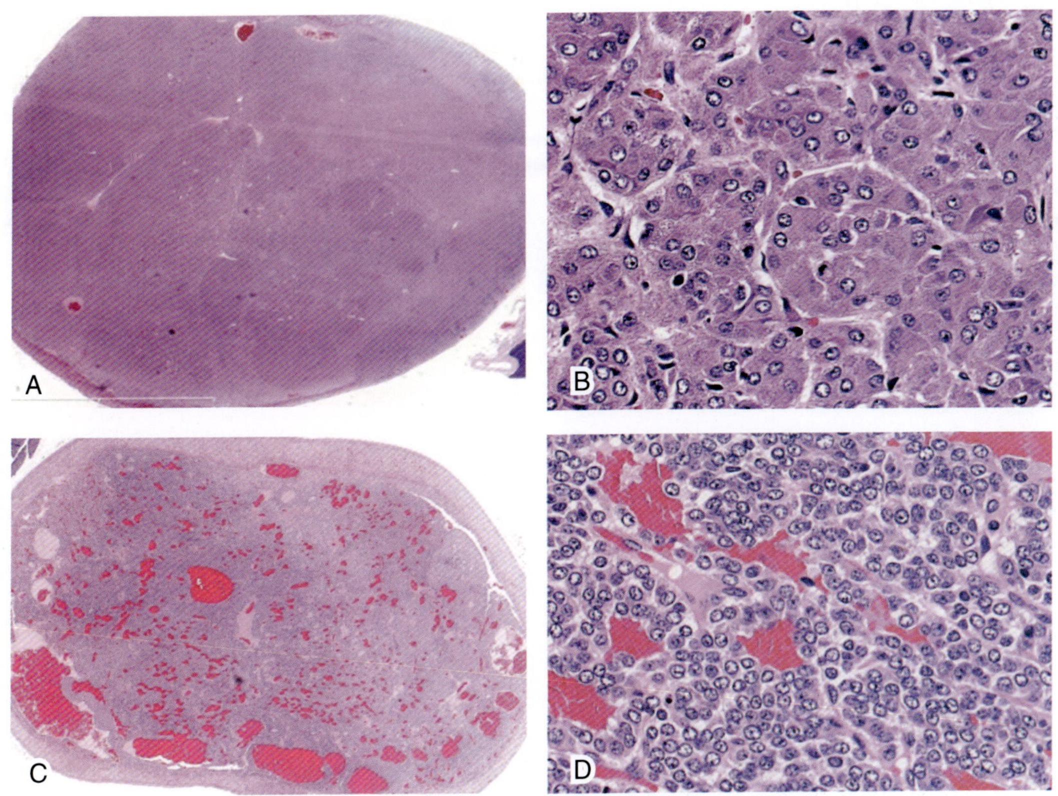

图14-51 **大鼠肾上腺皮脂腺瘤和髓质良性嗜铬细胞瘤**

A.大鼠肾上腺皮脂腺瘤，界线清楚；B.肿瘤腺体排列成团状，胞质嗜酸性，细胞核圆形分化良好；C.大鼠肾上腺髓质腺瘤，与周围组织界线清楚；D.肿瘤细胞排列呈团状或巢状，胞质少，核大小一致，嗜碱性染色强（选自昭衍病理数据库）

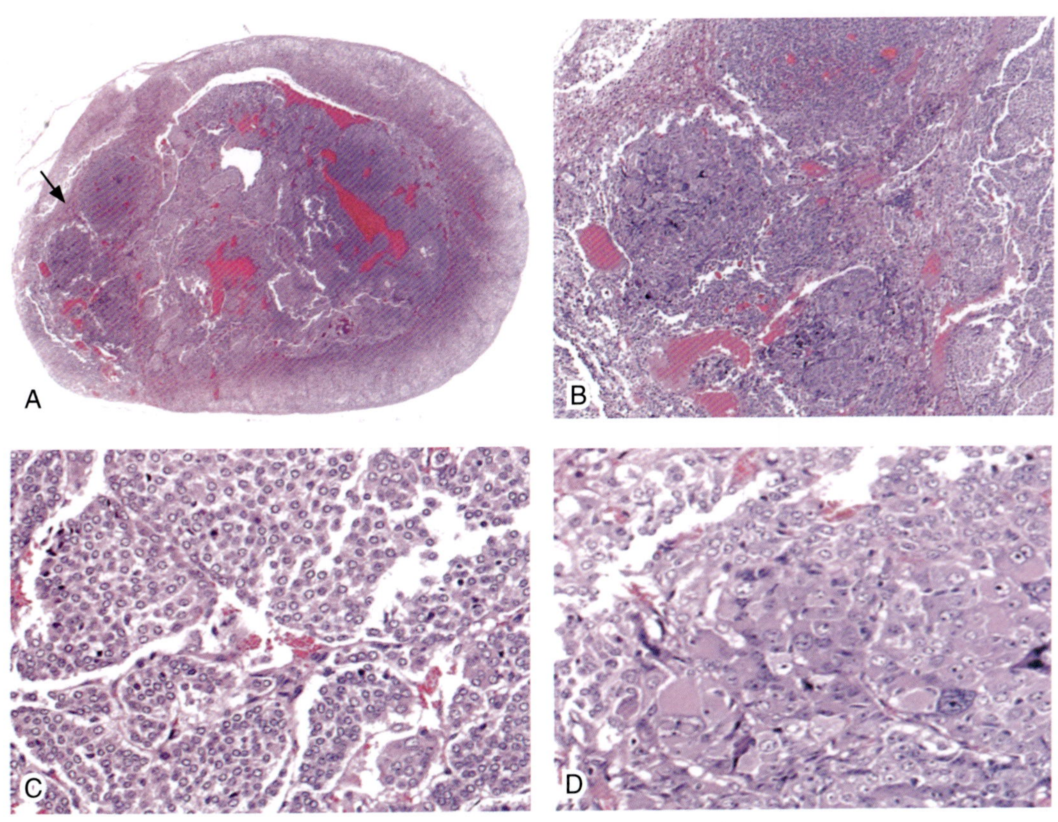

图14-52 **大鼠肾上腺髓质恶性嗜铬细胞瘤**

A.大鼠肾上腺髓质癌，肿瘤居中，左侧可见3个癌性增生的结节；B.结节与周围组织分界不清，侵袭生长；C.癌中心分化较好的癌细胞，排列成大小不等的巢状；D. 边缘分化差的癌细胞巢，癌细胞异型性大（选自昭衍病理数据库）

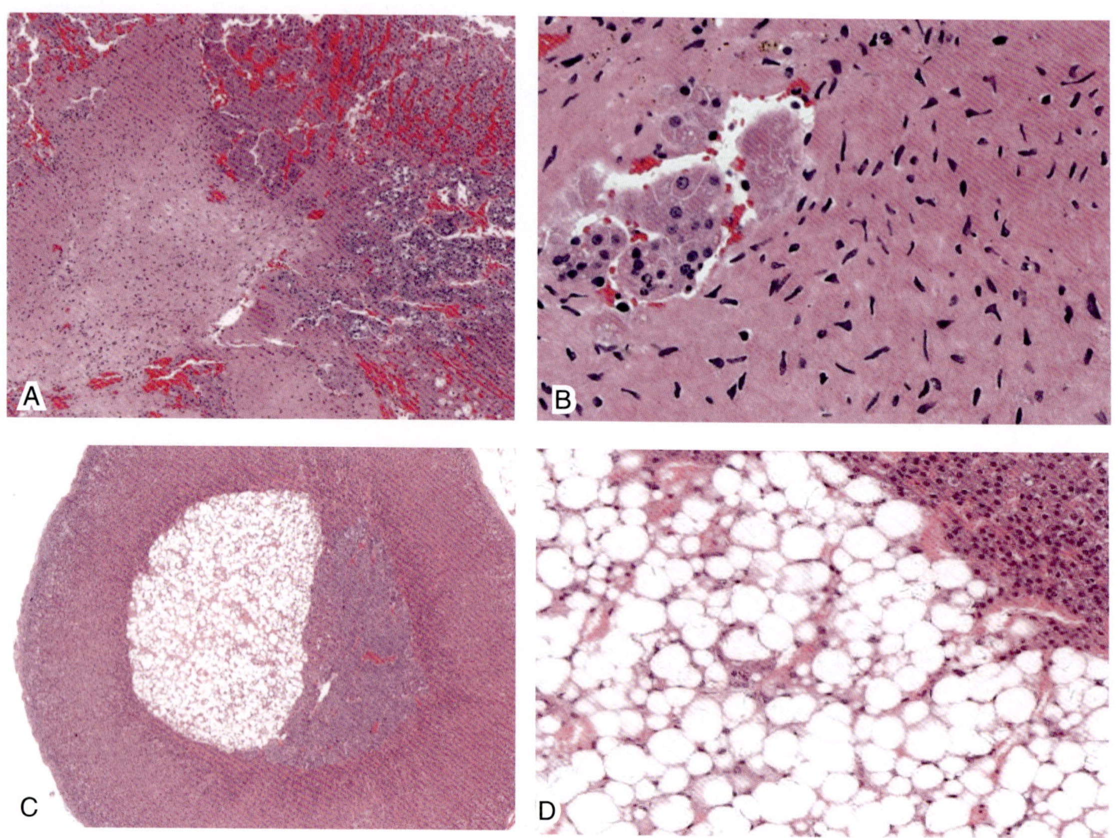

图14-53 大鼠肾上腺髓质神经纤维瘤和脂肪瘤

A.大鼠肾上腺髓质神经纤维瘤；B.高倍镜下可见瘤细胞核梭形或三角形，背景有神经基质样物质；C.大鼠肾上腺脂肪瘤，界线清楚，实质无小叶结构；D.脂肪瘤，高倍镜下可见分化成熟的脂肪细胞（选自昭衍病理数据库）

第五节 胰 岛

胰腺的内分泌部又称胰岛（pancreatic islet），是内分泌细胞组成的细胞团，散布于外分泌腺的腺泡之间。

一、结构与功能

（一）结构

胰岛散在分布于外分泌腺泡之间，借少量网状纤维与腺泡分隔，即薄层界膜。胰尾的胰岛较多。成年人胰岛约有100万个。胰岛大小不等，大的胰岛有数百个细胞，小的胰岛仅由几个细胞组成，也有单个胰岛细胞散在分布。胰岛细胞排列成团状分布，染色较浅，HE染色细胞种类不易区分，细胞间有丰富的有孔毛细血管（图14-54）。各种实验动物的胰岛分布和细胞形态基本相同。

（二）胰岛内的细胞

胰岛中各种细胞的布局十分巧妙，胰岛中央聚集着B细胞，周围覆盖着杂居的A细胞和D细胞，中央区和周围区交界处，B细胞与其他细胞相互靠拢和混杂在一起，有利于形成邻分泌系统，调节诸胰岛激素对代谢的作用。采用免疫组织化学方法及特殊染色方法可区分出胰岛的A细胞、B细胞、D细胞和PP细胞4种，用电镜和免疫组化方法还发现了D_1细胞。电镜下胰岛内各种细胞的区分主要在于其分泌颗粒的特点。

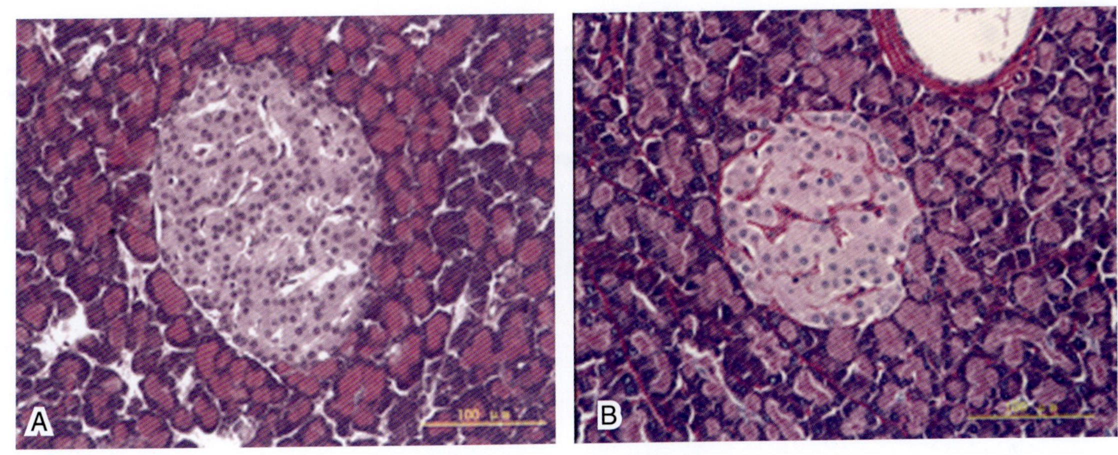

图14-54　**正常胰岛组织形态**

A.大鼠胰岛细胞成团状，浅染，散在分布于胰腺外分泌腺中（HE染色）；B. 大鼠胰岛细胞间毛细血管丰富红染（PAS）（选自中日友好医院临床医学研究所病理数据库）

A细胞（又称α细胞）：约占胰岛细胞总数的20%，多分布于胰岛周边。细胞较大，电镜下A细胞的分泌颗粒较大，呈圆形或卵圆形。A细胞分泌胰高血糖素（glucagon），能促进肝细胞糖原分解为葡萄糖，并抑制肝细胞糖原合成，使血糖升高，满足机体活动能量的需要（图14-55A）。

B细胞（又称β细胞）：约占胰岛细胞总数的70%，主要位于胰岛中央。电镜下B细胞的分泌颗粒为圆形，大小不一，颗粒内有形状多样的致密芯，芯呈针状、圆形、矩形或菱形及不规则形等，芯与膜之间有较宽的间隙。B细胞分泌胰岛素（insulin）。胰岛素的主要作用是促进葡萄糖在肝细胞、肌细胞内合成糖原或转化为脂肪，储存能量，使血糖降低。B细胞分泌胰岛素是糖调节激素，负责协调经肠道吸收入血运送到组织脏器的葡萄糖进入细胞内提供能量（图14-55B）。

D细胞（又称δ细胞）：约占胰岛细胞总数的5%。D细胞分布于A、B细胞之间。电镜下D细胞与A、B细胞紧密相贴，细胞间有缝隙连接。D细胞分泌颗粒较大，圆形或卵圆形，电子密度较低且均匀。D细胞分泌生长抑素，生长抑素能抑制胰高血糖素和胰岛素等的分泌，对A细胞与B细胞等的分泌活动起调节作用。此外，生长抑素还可进入血液循环，对胰岛及远处的靶细胞（消化道）功能起调节作用（图14-55C）；D_1细胞（又称H细胞），在人胰岛内D_1细胞极少，主要位于胰岛周围，分泌颗粒细小，分泌血管活性肠肽（vascular intestine peptide，VIP），动物实验显示VIP能引起胰腺腺泡细胞分泌，亦能刺激胰岛素和胰高血糖素的分泌。

PP细胞（又称D_2细胞）：数量很少，但随年龄增长有所增加。主要位于胰腺钩突部的胰岛外周，也有嵌在胰导管上皮细胞之间。细胞内分泌颗粒呈圆形，分泌胰多肽（pancreatic polypeptide，VIP），能抑制胃肠运动、胰液分泌及胆囊收缩。在胰腺实质性炎症、肿瘤、糖尿病等疾病中，PP细胞有不同程度增多（图14-55D）。胰岛细胞的免疫荧光染色见图14-55E～G。

胰岛的分泌活动受进食和胃肠激素及神经调节。胰岛内可见交感神经和副交感神经末梢。交感神经可促进A细胞分泌，使血糖升高；而副交感神经可促进B细胞分泌，使血糖降低[53]。

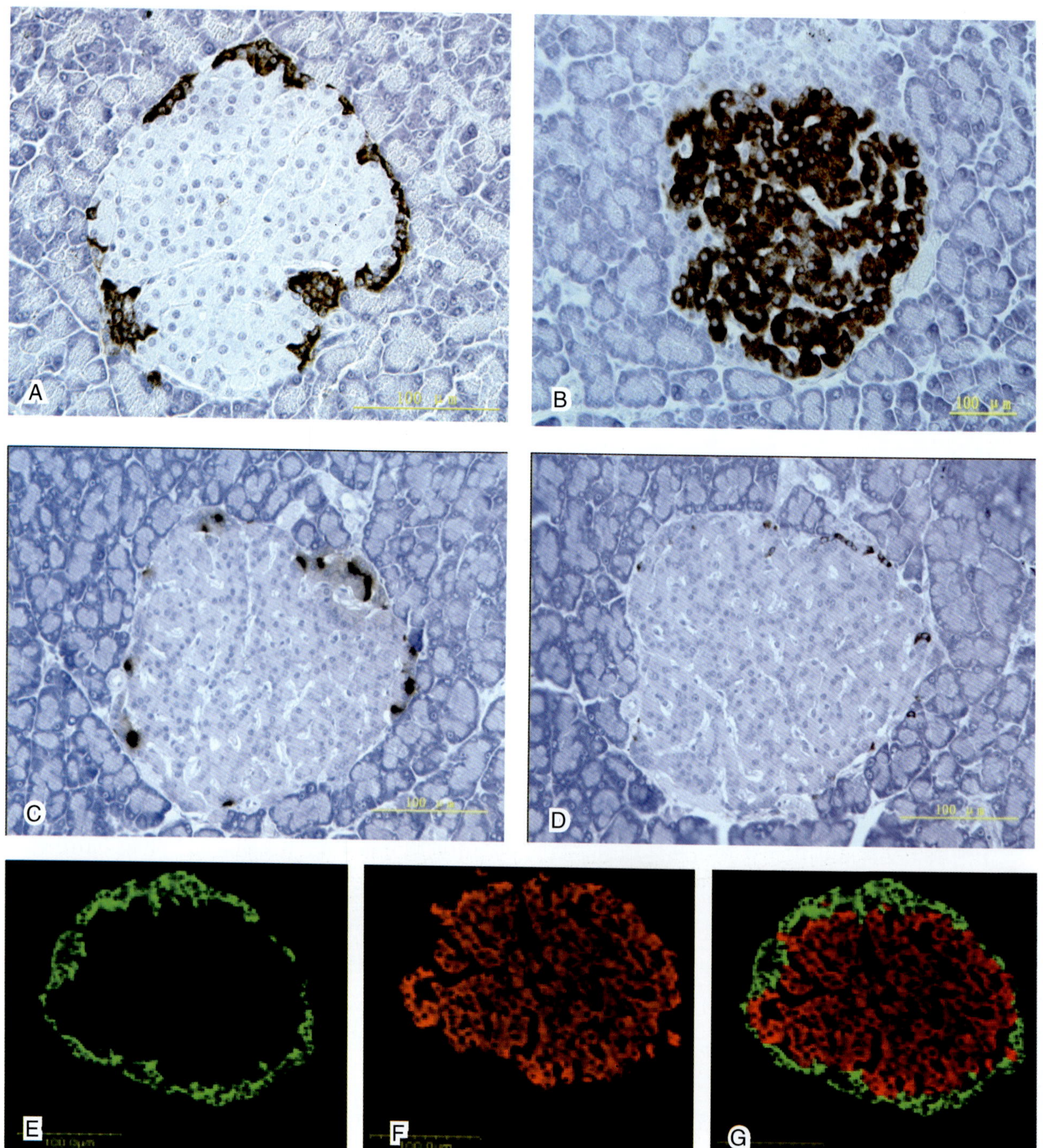

图14-55　胰岛细胞分类和部位的免疫组织化学及免疫荧光染色

A.胰岛A细胞分布于胰岛周边，呈棕黄色（免疫组化法）；B.胰岛B细胞分布于胰岛中央，呈棕黄色（免疫组化法）；C.胰岛D细胞分布于胰岛周边，呈棕黄色（免疫组化法）；D.胰岛PP细胞分布于胰岛周边，呈棕黄色（免疫组化法）；E.胰岛A细胞位于胰岛周边，呈绿色（免疫荧光法）；F. B细胞位于胰岛中央，呈红色（免疫荧光法）；G.双重染色示A和B细胞（免疫荧光法）（选自中日友好医院临床医学研究所病理数据库）

二、糖尿病

WHO对糖尿病的定义：糖尿病是以持续性高血糖为基本生化特征的代谢异常综合征，而高血糖是由于胰岛素分泌缺陷或其生物作用障碍，或者两者同时存在引起的。

（一）流行病学研究

糖尿病已成为严重危害人们健康的主要慢性疾病，我国糖尿病发病率也在逐年增高，杨文英等在2007～2008年进行的流行病学研究显示，我国糖尿病的发病率为9.7%，糖耐量减低和空腹血糖受损的发病率为15.5%，分别约有9240万人和14820万人可以诊断为糖尿病或糖尿病前期。2010年我国慢病监测暨糖尿病专题调查显示，我国糖尿病的发病率为11.6%，目前可能有多达1.139亿成年糖尿病患者，4.934亿糖尿病前期人群，提示糖尿病已成为我国重大的公共卫生问题。根据2013年IDF公布的数据；全球约有糖尿病患者3.82亿，IGT患者3.16亿。2015年因糖尿病死亡的患者人数约为500万，相当于每6秒就有一个成年人死于糖尿病。因糖尿病死亡的人数约占全因死亡人数的14.5%，其中46.6%的患者年龄不足60岁，因糖尿病死亡的患者最多的国家分别是中国、印度、美国和俄罗斯。糖尿病及其并发症是导致过早死亡的主要原因，50%以上患者的死因是心血管疾病。2011年3B研究纳入中国25 817例2型糖尿病患者交叉、多中心观察研究显示80%的2型糖尿病患者合并有心脑血管高危风险，在中国每5个2型糖尿病患者就有4人合并心脑血管高危风险[54]。

（二）病因和分型

1.糖尿病的病因　2010年人类全基因组研究提示糖尿病是一种多基因、复杂性疾病，有数十个候选基因与糖尿病有关，仅有很少患者能发现有确切定位的致病基因。因此，糖尿病的病因比较复杂，主要是胰岛素分泌不足和胰岛素抵抗。胰岛素分泌不足的原因有胰岛细胞免疫性炎症、原因不明的B细胞萎缩，如胰岛素分泌或合成障碍、胰腺切除、胰腺损伤累及胰岛感染、化学毒物、外伤等。胰岛素抵抗的原因有胰岛素受体缺陷，胰岛素受体后缺陷，胰岛素受体不敏感，胰岛B细胞负荷过度（肥胖），升糖激素分泌过高（ACTH、F、GH、CA等激素）[55]。

2.糖尿病分型　①1型糖尿病，约5%主要是免疫介导和特发性；②2型糖尿病，90%以上主要是胰岛素抵抗为主伴分泌不足及胰岛素分泌不足为主伴抵抗；③妊娠型糖尿病（GDM）；④其他类型糖尿病占1%以上，主要是胰岛细胞功能基因异常、胰岛素受体基因异常、由胰腺疾病引起、与内分泌疾病相关、药物或化学制剂所致感染、非常见分型免疫调节病，以及其他遗传疾病伴糖尿病等。

（三）并发症及危害

糖尿病的慢性高血糖对全身血管（大血管、微血管病变）的危害，导致各种组织，特别是眼睛、肾、神经、心血管及脑血管的长期损伤、功能缺陷和衰竭。糖尿病还常合并其他代谢异常（高血压、血脂紊乱、高血尿酸、高血凝状态），共同加重血管病变和相关组织器官的功能损伤。因此，糖尿病常伴随多种慢性并发症如微血管病变，糖尿病视网膜病变、糖尿病心肌病变，糖尿病肾病、糖尿病足，糖尿病周围神经病变等。临床统计表明，40%～50%的糖尿病患者在发病10年后发生视网膜病变；约有2%的患者在发病15年后完全失明；5%～10%的患者在发病20年后恶化成终末期肾病等。大血管病变（严重的导致心肌梗死、脑血管病）其中心血管并发症是糖尿病患者的首要死因，而微血管并发症则是糖尿病患者致残的主要原因，严重影响糖尿病人群的生存质量。因此，糖尿病伴有多种并发症的原因是因血管损伤。正如第64届ADA大会Banting奖得主Brownlee博士所讲："糖尿病如果没有血管并发症，将不再是一个重大的公共健康难题。"[56-59]

（四）糖尿病动物模型

为了利用动物模型来阐明糖尿病及其并发症的发病机制，早期防治及其新药研发，多年来，国内外学者在糖尿病动物模型（animal model of diabetes mellitus）建立方面进行了大量实验研究，建立了多种糖尿病动物模型，根据动物造模的方法不同，糖尿病动物模型分为自发性糖尿病动物模型，诱发性糖尿病动物模型、手术切除胰腺动物模型、转基因动物模型等。自发性糖尿病动物模型（spontaneous diabetes animal model）是指动物自然发生的，或通过遗传育种培养而保留下来的糖尿病动物模型，与人类糖尿病有相似之处。自发性糖尿病模型应用价值较高，但饲养、繁殖条件要求高，动物价格比较昂贵。诱发性糖尿病动物模型（experimental diabetes animal model）是指通过物理、生物、化学等致病因素，人工诱发出具有人类糖尿病特征的动物模型，具有方法简便、易于掌握、重复性好、耗时短的特点，在较短时间内可诱导出大量诱发性糖尿病模型。目前，大多数学者认为这类模型相对较为可靠、稳定，造模成本比遗传性动物模型低廉，可作为广泛研究应用。以下介绍我们实验所采用过的糖尿病动物模型和胰岛素抵抗动物模型[60, 61]。

1.1型糖尿病动物模型

（1）自发性1型糖尿病模型：自发性1型糖尿病动物由于自身免疫的损害造成胰岛B细胞破坏，引起胰岛素绝对缺乏，呈现高血糖症状，在病因学上表现出遗传与环境的双重影响。通过对该模型的研究能更好地了解1型糖尿病的病因、发病机制、病理特征及预防和治疗。NOD（non obesity diabetes，NOD）小鼠，是一非肥胖型糖尿病小鼠，1980年Tochino等通过近亲繁殖，从Jcl-ICR小鼠中获得一种纯系的自发性1型糖尿病小鼠。雌性小鼠发病年龄明显较雄性小鼠早，发病率高于雄性小鼠，其发病多突然，发病初期表现出高血糖、糖尿、多饮、多尿、丙酮尿、消瘦、血胰岛素水平过低等症状，如无外源性胰岛素治疗，动物多因酮血症在1～2个月死亡。雌性NOD小鼠的糖尿病发病率高于雄性NOD小鼠。NOD小鼠的糖尿病在病因学上表现出遗传与环境的双重影响，病理特征表现为3～5周龄逐渐出现胰岛炎，淋巴细胞不同程度浸润胰岛（图14-56），12周龄时出现明显糖尿病症状。免疫系统在NOD小鼠的糖尿病发生发展中起重要作用，其自身免疫由T细胞（包括CD4和CD8细胞）介导，发展过程中受控于一系列T细胞的调节，产生谷氨酸脱羧酶自身抗体、胰岛素自身抗体和胰岛细胞抗体。B细胞损伤继发于自身免疫过程，引起低胰岛素血症。NOD小鼠伴发DM是遗传、免疫和自由基损伤多因素综合作用的结果。NOD小鼠这些特点与1型DM患者相似，是研究关于1型糖尿病遗传学、免疫学、病毒学特征及其预防和治疗等方面很好的动物模型[62]。

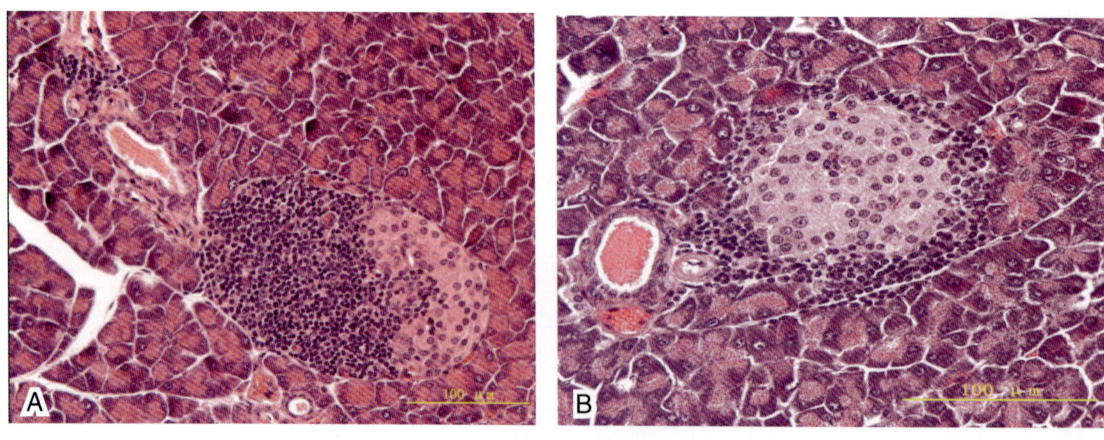

图14-56　NOD小鼠自发性糖尿病胰岛病变

A.胰岛内可见大量淋巴细胞浸润；B.胰岛周围可见淋巴细胞浸润（选自中日友好医院临床医学研究所病理数据库）

（2）诱发性1型糖尿病模型：链脲佐菌素（Streptozotocin，STZ）诱发大鼠、小鼠发生的1型糖尿病模型，与人类1型糖尿病的临床表现、病程经过及胰岛形态学改变等方面有许多相似之处。STZ是目前使用最广泛的糖尿病动物模型化学诱导剂，对动物胰岛B细胞有特异性的破坏作用。STZ原本是一种广谱抗生素，具有抗菌、抗肿瘤性能的同时，也有特异性损伤胰岛B细胞诱发糖尿病的副作用。有学者认为，STZ首先损伤B细胞及有关细胞器的膜结构，导致酶扩散和酶活性改变，进而影响B细胞功能和结构的改变。也有学者针对STZ损伤胰岛B细胞分子水平作用机制认为，其毒性作用首先是将DNA碱基上的特殊位点烷基化，再进一步作用于ADP核糖体合成酶，从而损伤胰岛B细胞。目前确切机制虽尚不清楚，但STZ直接特异性损伤B细胞诱发糖尿病的机制已得到公认。利用STZ对胰岛B细胞具有特异性损伤的特点，高剂量STZ致动物胰岛B细胞坏死而无胰岛炎发生，诱导动物发生1型糖尿病。STZ具有方法简便、用药量小、特异性损伤胰岛B细胞、药物毒性较低等优点。建模方法：Wistar大鼠（体重200～300g）一次性大剂量或多次小剂量腹腔或静脉注射STZ（60～80mg/kg，临用前溶于pH为4.5、0.1mol/L的枸橼酸-枸橼酸钠缓冲液中），72小时后Wistar大鼠出现血糖稳定升高，三多症状（多饮、多食、多尿）明显，检测血糖在11.1mmol/L时，即制成无炎性1型糖尿病模型。形态学改变：胰岛萎缩、形状不完整，细胞数量减少，细胞肿胀、退变、坏死、凋亡。随着病程的延长逐渐加重，胰岛明显萎缩，并有不同程度胰岛纤维化。免疫组化染色显示，胰岛B细胞数量明显减少，甚至无B细胞，A细胞数量增多[63]（图14-57）。

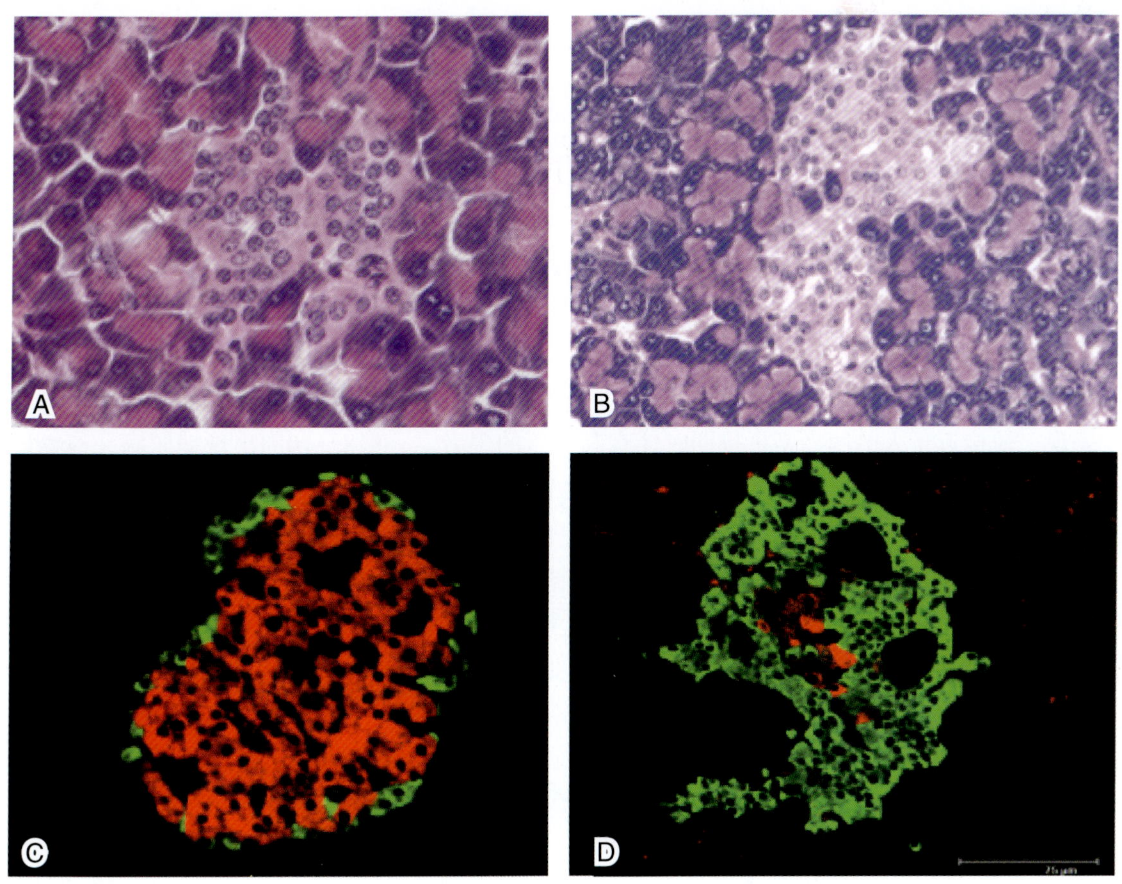

图14-57　链脲佐菌素（STZ）诱发大鼠1型糖尿病模型胰岛病变

A.21天3个月大鼠胰腺，胰岛形态不规则，外分泌腺侵入胰岛；B.31天3个月大鼠胰腺，胰岛萎缩细胞数目明显减少；C. 正常大鼠胰腺，胰岛B细胞呈红色，A细胞呈绿色（免疫荧光法）；D. 51天6个月大鼠胰腺，胰岛A细胞明显增生，B细胞明显减少（免疫荧光法）（选自中日友好医院临床医学研究所病理数据库）

2.2型糖尿病动物模型

（1）自发性2型糖尿病模型：OLETF大鼠（otsuka long evans tokushima fatty rats，OLETF）是河野等利用Long-Evans系大鼠建立的自发性2型DM动物模型。OLETF大鼠由于胆囊收缩素（CCK）-A受体mRNA的表达完全缺失，导致其食欲亢进。OLETF大鼠8周起轻度肥胖、高胰岛素血症、高三酰甘油血症，餐后血糖均明显高于对照组大鼠，多饮，多尿。14周的OLETF大鼠已存在胰岛素抵抗，体重和腹内脂肪重量增加，同时存在三酰甘油和胆固醇增高。大鼠在24周龄时发病率明显增高，血浆胰岛素代偿性增加，30周龄时血TG水平增高，尿蛋白明显增多。病理组织学研究发现，OLETF大鼠胰腺呈进行性纤维化，22周龄时可出现肾并发症，肾小球增大，基底膜增厚，逐渐发展成结节性肾小球硬化与2型糖尿病患者的病理变化很相似[64, 65]（图14-58）。

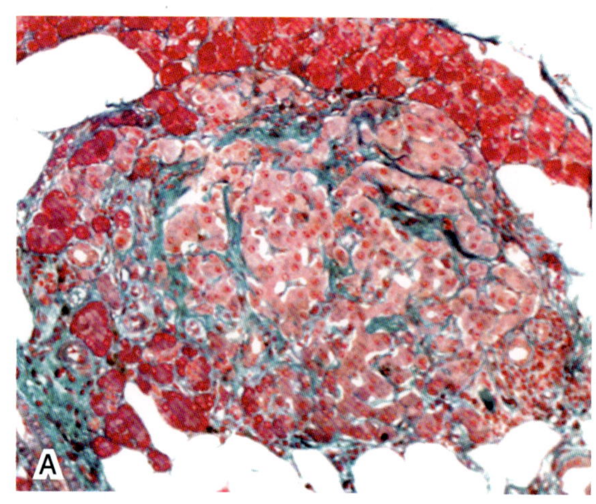

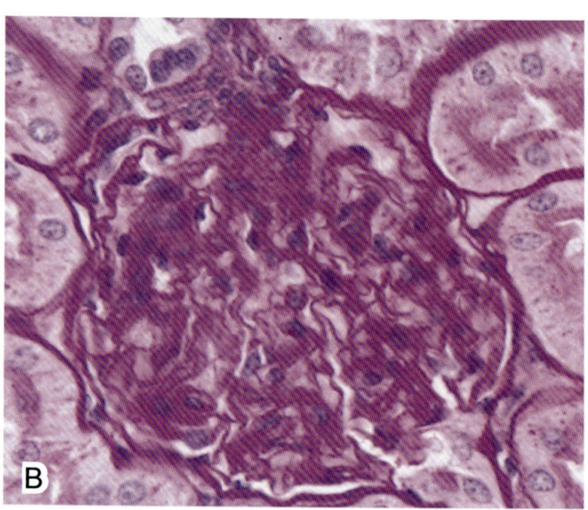

图14-58 OLETF大鼠自发性2型糖尿病模型胰岛病理变化

A.胰岛内纤维组织增生（Masson）；B.肾小球基底膜增厚和系膜区增宽（选自中日友好医院临床医学研究所病理数据库）

（2）ZDF肥胖大鼠2型糖尿病模型：ZDF大鼠（zucker diabetic fatty rat）是良好的肥胖型2型糖尿病模型，由于瘦素受体突变导致多食、肥胖，同时伴有高血糖、高胰岛素血症、高脂血症、中度高血压，无酮症表现，较接近于人的胰岛素抵抗同时伴有高血压的患者。一般8～10周出现糖尿病，有糖尿病的典型症状如多饮、多尿、体重增加缓慢等，易发展为肾微血管病变，并可出现神经病变。胰岛病变形态多样，包括胰岛萎缩，外分泌腺内侵，胰岛细胞空泡化，炎细胞浸润和纤维组织增生（图14-59）。

（3）GK大鼠（Goto-Kakizaki rat）非肥胖性2型糖尿病动物模型：是自发性非肥胖性2型糖尿病动物模型，雌、雄鼠发病率相当，一般于3～4周龄时发生明显的糖尿病，在高血糖发生前，有一段血糖正常时期，即从出生后到断奶，相当于人类的DM前期早期时胰岛素分泌增加，后期出现葡萄糖刺激的胰岛素分泌受损，空腹血糖升高，肝糖原生成增多，肝、肌肉和脂肪组织中度胰岛素抵抗，晚期合并各种并发症，与人类2型糖尿病心脏病进展极为相似，可用于糖尿病微血管并发症研究，如糖尿病视网膜病变，糖尿病肾病等[66]（图14-60）。

（4）db/db小鼠糖尿病模型：是瘦素受体基因缺陷导致，常染色体隐性遗传先天肥胖性2型糖尿病小鼠，其发病过程与人2型糖尿病非常相似，是目前最好的2型糖尿病的动物模型之一。由于瘦素缺陷导致贪食，在出生后2周内就发生高胰岛素血症，3～4周发展为肥胖，8～10周就发展为糖尿病，伴有高三酰甘油血症，B细胞功能逐渐衰竭，如不进行干预多在10个月内死亡，可发生明显的糖尿病肾病。db/db小鼠是适用于研究2型糖尿病发病机制的动物模型[67]。db/db小鼠品系纯合子小鼠瘦素基因缺陷，属常染色体隐性遗传，引起肝脂肪生成和肝糖原异生，表现为肥胖、高血糖及高胰岛素血症。11周龄开始就会出现明显的坐骨神经传导障碍、后肢感觉神经麻木，出现继发外周神经性疾病症状。组织学显示db/db小鼠胰岛B细胞显著增生、肥大，而胰岛A细胞、外分泌腺内侵、D细胞及PP细胞数量明显减少[68, 69]（图14-61）。

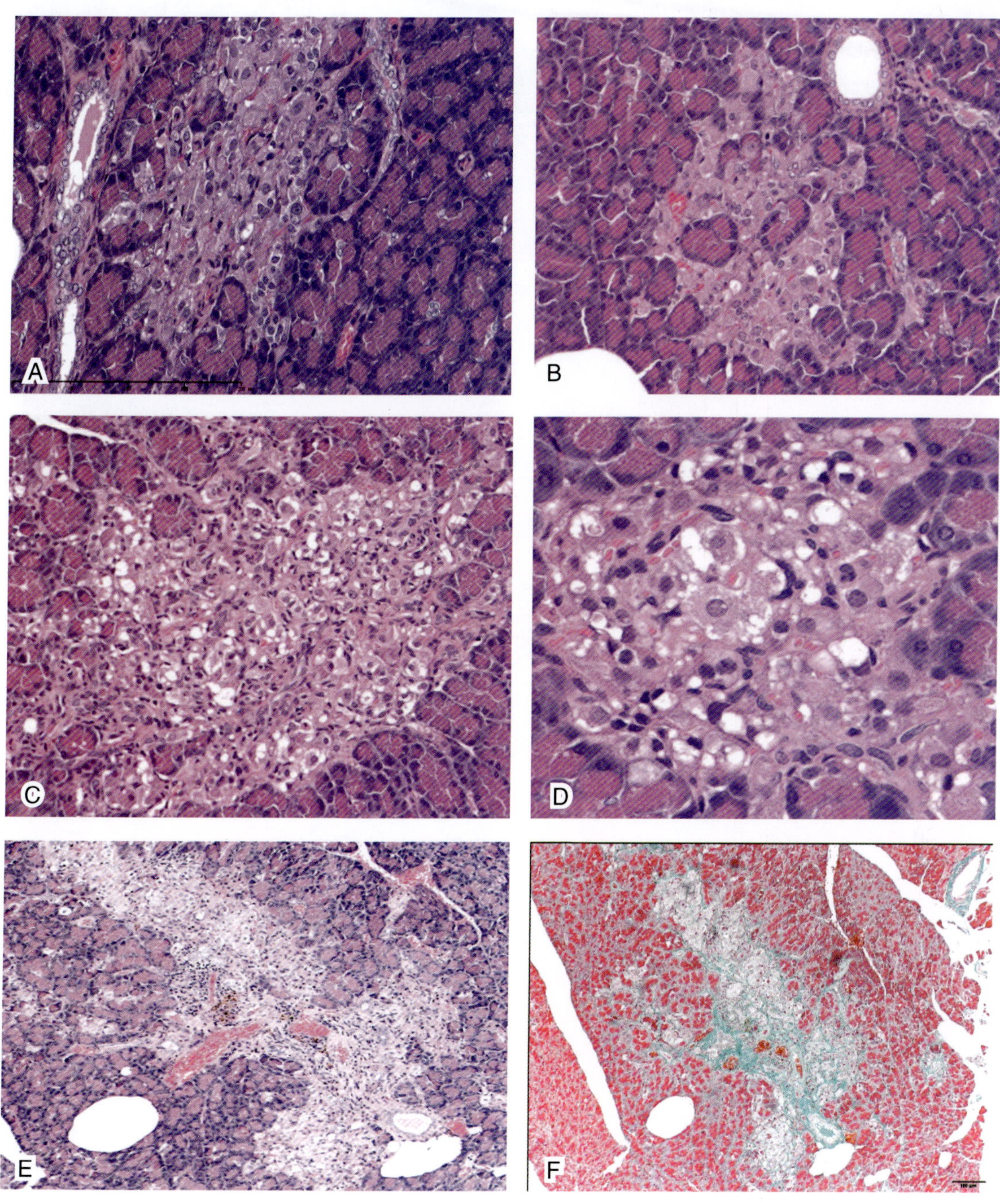

图14-59　2型糖尿病模型胰岛病变

A.胰岛边界不清，壁层纤维膜消失；B.外分泌侵入胰岛；C.胰岛细胞空泡化；D.高倍；E.胰岛纤维化；F. 胰岛纤维化（Masson）（选自昭衍病理数据库）

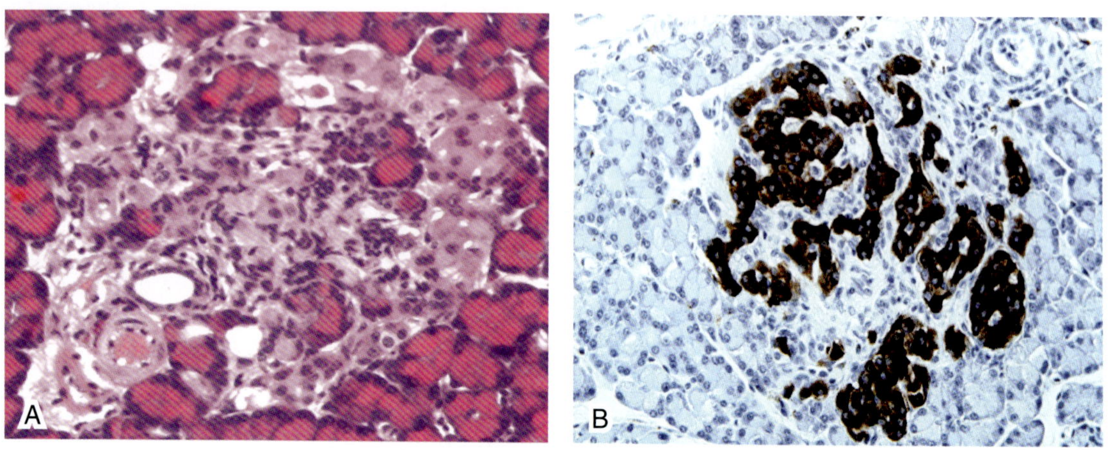

图14-60　GK大鼠非肥胖性2型糖尿病动物模型

A. 2型糖尿病6月龄GK大鼠，外分泌腺泡侵入胰岛，纤维组织增生分隔胰岛细胞（HE）；B.2型糖尿病7月龄GK大鼠，胰岛B细胞减少（免疫组化法）（选自中日友好医院临床医学研究所病理数据库）

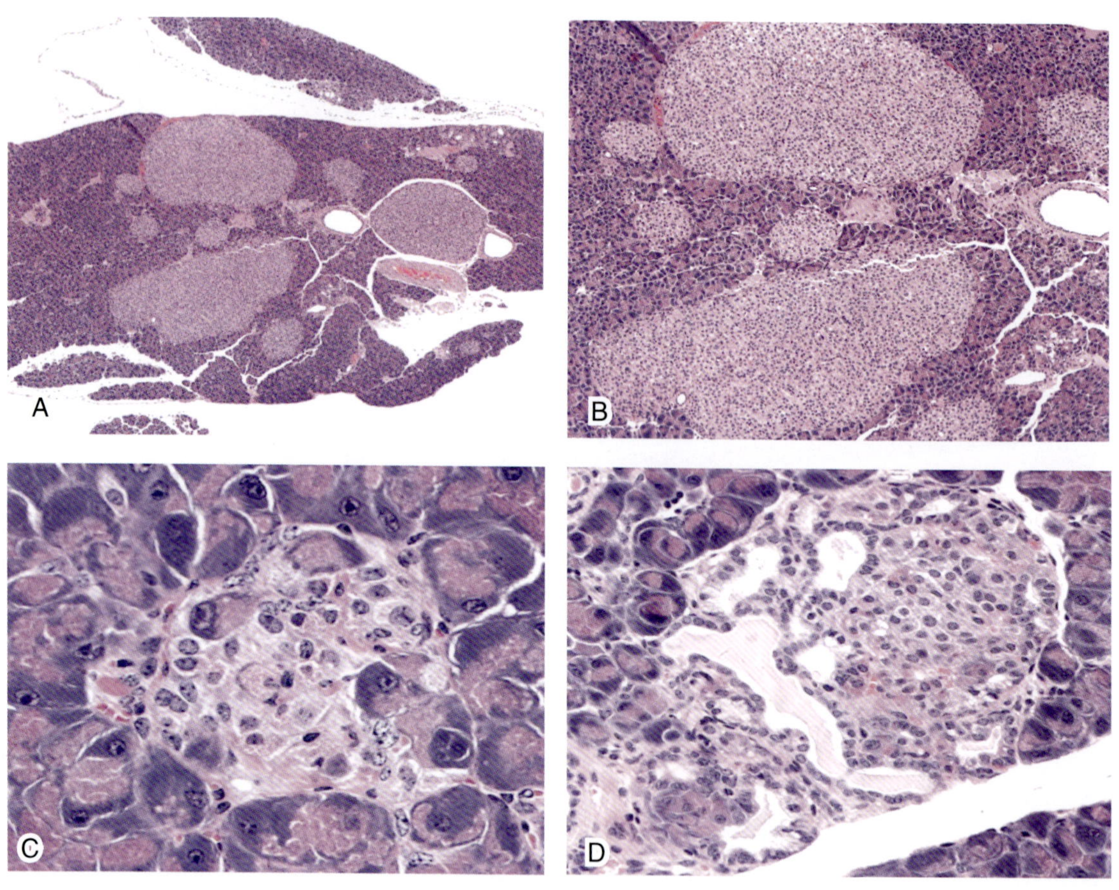

图14-61　db/db小鼠糖尿病模型胰岛病变

A.胰岛肥大，大小不均；B.肥大的胰岛与正常胰岛体积相差悬殊；C.胰岛萎缩，细胞减少，外分泌腺内侵；D.胰岛中心或周边可见导管增生（选自昭衍病理数据库）

（5）KK-Ay小鼠糖尿病模型：KK-Ay小鼠是一种毛色基因（Ay）突变型糖尿病小鼠，由日本学者将黄色肥胖基因（Ay）转至KK小鼠培养而得。Ay基因不仅影响小鼠的毛色，还在遗传易感基础上加环境因素引起小鼠代谢紊乱，出现肥胖、高血糖、脂代谢紊乱、高胰岛素血症等代谢综合征而诱发糖尿病，与人类2型糖尿病的表现极其相似，是一种理想的2型糖尿病动物模型。KK-Ay小鼠从5周龄起，血糖、血循环中胰岛素和Hb1c水平逐步升高，出现胰岛肥大和胰岛细胞空泡样变性，B细胞有脱颗粒和糖原沉积，肝细胞脂肪样变性和脂肪组织增多，脂肪组织的胰岛素敏感性降低比KK小鼠明显（图14-62）。肾病变发生早、发展迅速，发生肾小球基底膜增厚等改变。KK-Ay小鼠是典型的自发性2型糖尿病小鼠，具有过量饮食、高血糖、高胰岛素血症、胰岛素抵抗、葡萄糖耐量减少等症状。2月龄时开始出现中度肥胖，4～5月龄进入稳定期，并逐渐出现角膜退化、细胞核内损伤等症状；15周龄时还会出现心肌间质纤维化；后期的高肾糖蛋白、肾小球系膜细胞增殖和细胞外基质积聚会进一步恶化形成糖尿病肾病[70]。

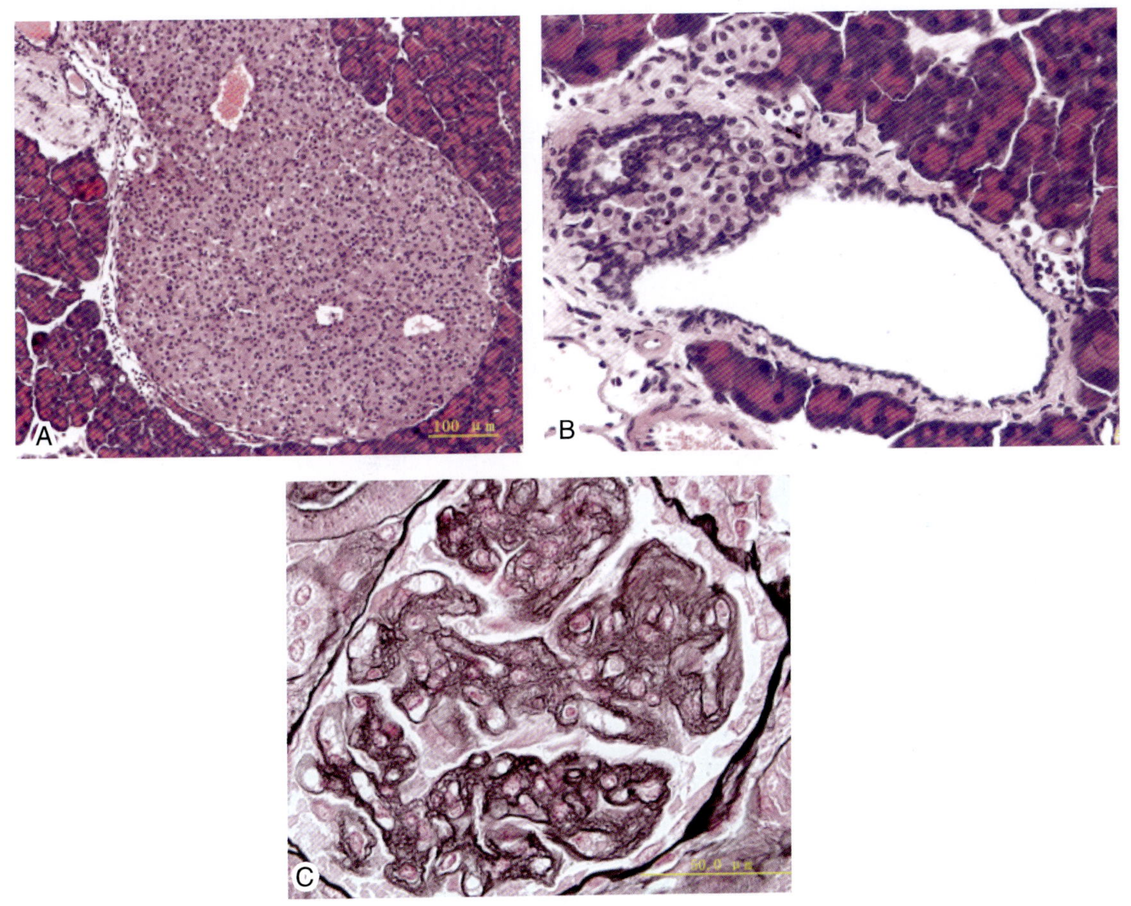

图14-62 KK-Ay小鼠糖尿病模型病理变化

A.2型糖尿病10周龄KK-Ay小鼠，胰岛增生肥大，部分连成片状（HE）；B.2型糖尿病10周龄KK-Ay小鼠，胰岛导管壁胰岛样细胞形成（HE）；C.2型糖尿病16周龄KK-Ay小鼠，肾脏肾小球系膜增生（PAM染色）（选自中日友好医院临床医学研究所病理数据库）

3. 胰岛素抵抗动物模型　胰岛素抵抗（insulin resistance，IR）是由于胰岛素受体或受体后缺陷使生理浓度的胰岛素不能将血糖维持在正常水平的现象，是2型糖尿病的前期阶段。胰岛素抵抗出现后，一旦胰岛 B 细胞破坏，糖耐量将迅速恶化，进一步发展为2型糖尿病。胰岛素抵抗与肥胖、原发性高血压、冠心病密切相关。胰岛素抵抗动物模型也分为自发型和诱发型[71，72]。

（1）自发性胰岛素抵抗模型：自发性高血压大鼠（spontaneously hypertensive rat，SHR）与生俱来的胰岛素抵抗现象使之成为研究胰岛素抵抗（IR）的首选动物模型。SHR是Okamoto和Aoki用高血压大鼠交配生产出的高血压大鼠，再进行选择性近亲繁殖而获得。SHR的血压随鼠龄的增长而逐步升高，最早是用于研究人类原发性高血压理想的动物模型。近年来的研究证明，2型糖尿病和高血压的早期病理生理基础都是胰岛素抵抗，人类这两种疾病通常是共同发生的，建立糖尿病和高血压共存的动物模型更接近人类发病的模式。将SHR在新生期给予STZ处理，到成年时可获得2型糖尿病合并原发性高血压模型（STZ-SHR）。该模型已得到普遍的认可和应用。用相同种属的非高血压品系大鼠（WKY）作为对照，高胰岛素血症、高三酰甘油血症和高非酯化脂肪酸等血液生化改变，均可作为评价药物和营养物质的敏感指标[73，74]（图14-63）。

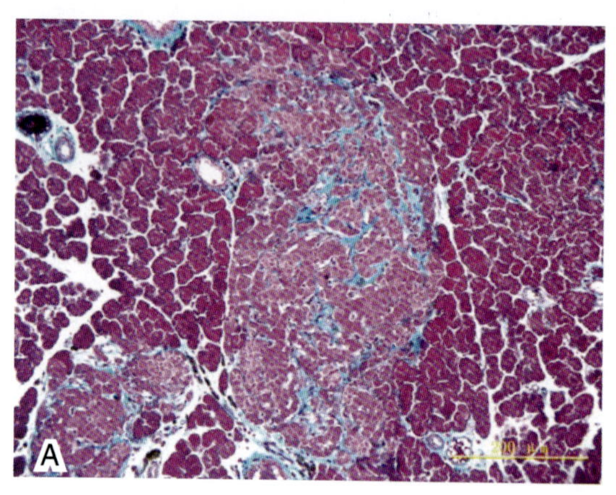

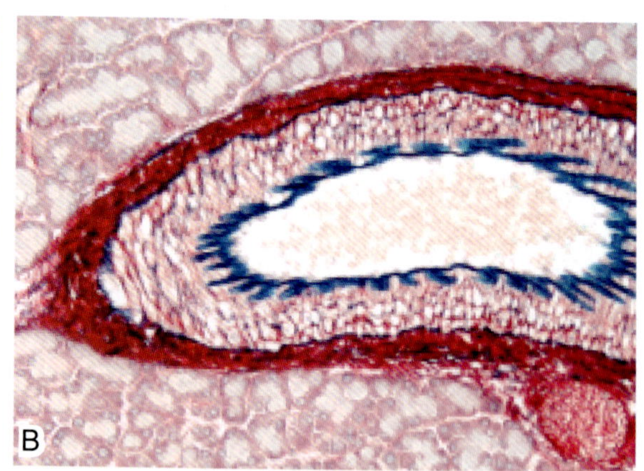

图14-63　自发性高血压大鼠胰岛素抵抗模型病变

A.自发SHR大鼠IR模型，胰岛细胞减少，胶原纤维沉积（Masson）；B.自发SHR大鼠IR模型，胰腺间质动脉壁增厚，平滑肌细胞增生，血管外胶原纤维增多（VB-SR法）

（2）诱发性胰岛素抵抗模型：高脂高糖饮食饲养的大鼠，其肌肉、脂肪组织的胰岛素结合、葡萄糖转运、胰岛素介导的葡萄糖代谢均有不同程度的下降。胰岛素抵抗模型建立方法：8周龄SD大鼠，高脂饮食饲养20周以上，建成胰岛素抵抗模型。高脂肪饲料中脂肪来源多为猪油，其主要成分为饱和脂肪酸。过多的脂肪分解成FFA，升高的FFA可使胰岛B细胞受损、肝对胰岛素的清除率下降，导致高胰岛素血症，骨骼肌表现为胰岛素抵抗（图14-64）。

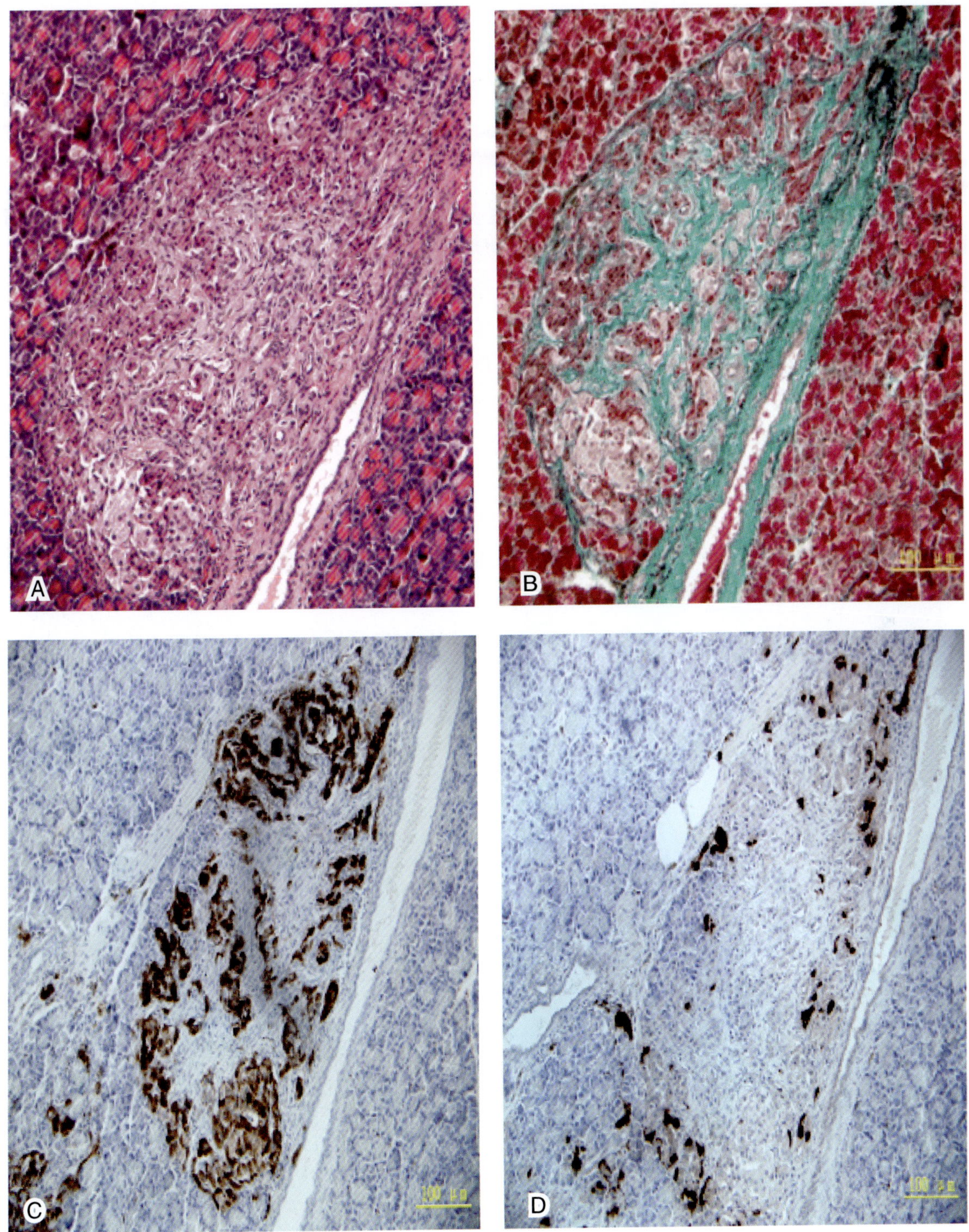

图14-64 **大鼠诱发性胰岛素抵抗模型**

A.诱发IR大鼠胰岛纤维化，纤维化面积约60%（HE）；B.诱发IR大鼠胰岛纤维化，胶原纤维沉积于胰岛（Masson）；C.诱发IR大鼠胰岛B细胞减少（免疫组化法）；D.诱发IR大鼠胰岛A细胞杂乱分布（免疫组化法）（选自中日友好医院临床医学研究所病理数据库）

三、自发性和毒性损伤

如前文所述，无论自发性还是诱发性糖尿病的胰岛，都可以出现胰岛萎缩、肥大、炎症、胰岛纤维膜的破坏、纤维化、细胞空泡化、淀粉样变等，这些病变不难识别，病理学家根据发病率和病变特点容易给出造模是否成功的诊断。但是在安全评价工作中，仍然也可以发现某些实验动物的胰岛出现上述改变。如投予大鼠某抗组胺类药诱发B细胞的空泡化[75]，也有某些抗生素类药物诱发犬和猴的胰岛细胞空泡化的报道[76]，糖皮质激素也可以诱发B细胞的肥大[77]，这些药物都不属于诱发糖尿病的专用药物，因此如何判定胰岛的这些改变，并与糖尿病病变的关系非常重要。我们在安全评价实际工作中的经验，一是药物引起的单纯胰岛损伤病变还是很少见，也通常没有引起注意的高发病率，多为偶发，如果出现高发病率，且发生在供试品组，则可以考虑判定是与供试品相关的毒性；二是我们每年都接受多项委托方要求制作各种糖尿病模型，同时给予治疗药物并观察疗效。只要胰岛病变符合糖尿病改变，就是模型制作成功，而治疗效果如何，则另有判断的病理标准。实验动物胰岛都可以有一些自发性病变，包括血管扩张、淀粉样沉积、出血、炎症、水肿、坏死和增生等（图14-65），只要注意排除与供试品的关系，都可以诊断为自发或偶发的改变。关于胰岛增生性病变，还有一种少见的自发病，称为胰岛母细胞增生症。该病变的特点是在胰腺的外分泌部腺泡间或间质内可见胰管细胞和肥大的胰岛细胞增生呈混合不规则存在，犬和大鼠多见（图14-66），肥大的内分泌细胞免疫组化可显示高血糖素和生长抑素阳性[78]。

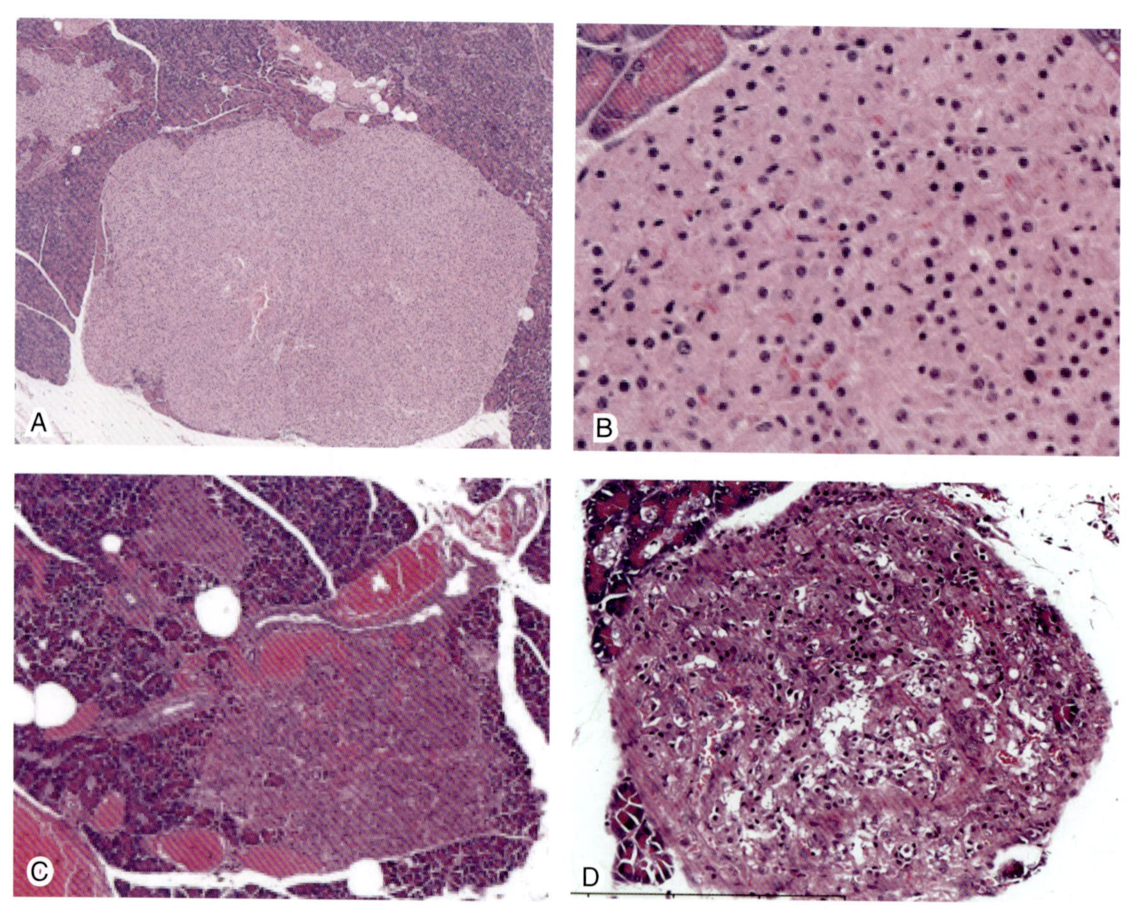

图14-65　**大鼠自发胰岛细胞增生肥大**

A.胰岛大小不等，最大的胰岛看上去像是肿瘤；B.高倍镜观察可见胰岛细胞散在分布，与正常胰岛细胞相似，没有肿瘤性结构；C.胰岛大小不等；D.增生的巨大胰岛细胞有空泡化（选自昭衍病理数据库）

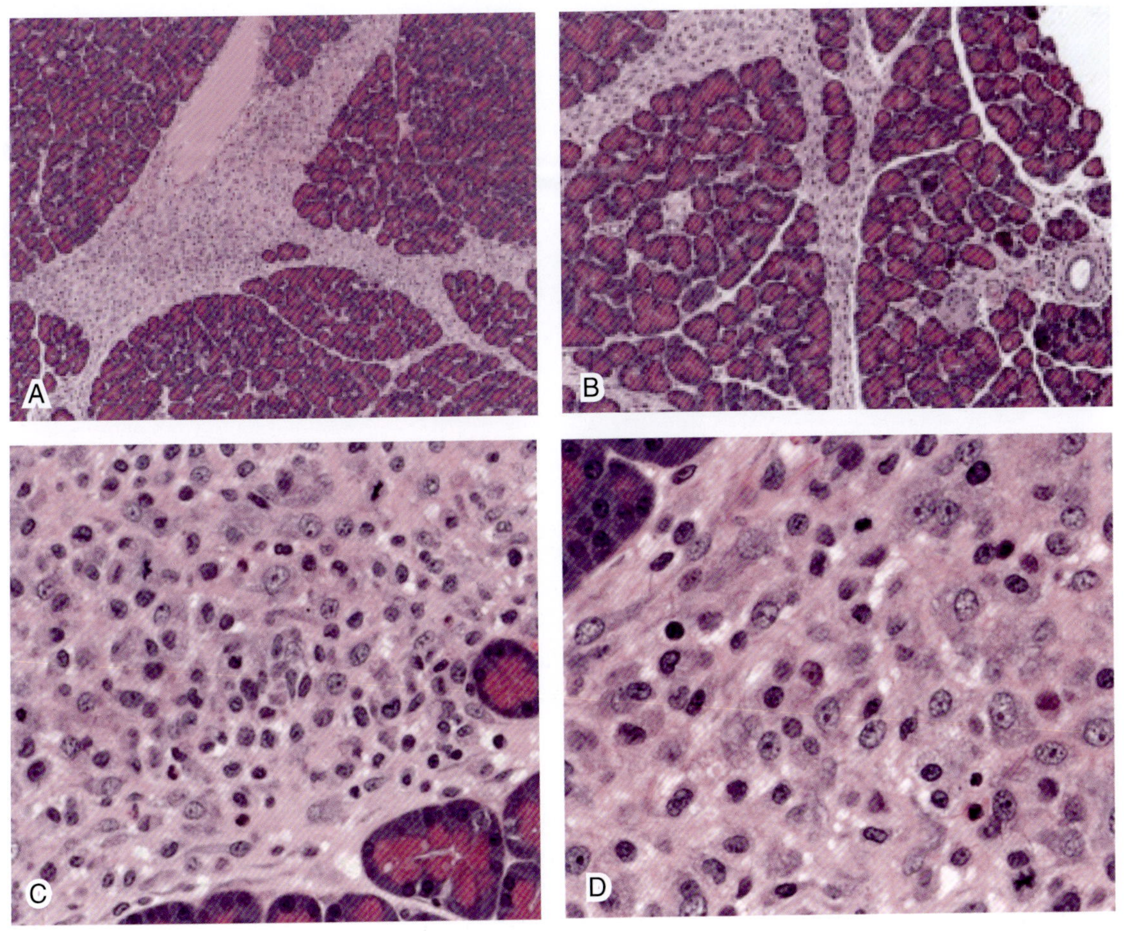

图14-66 **大鼠胰岛母细胞增生症**

A.胰腺腺泡之间和间质内可见大量散在细胞；B.伴有胰管增生（右下方）；C.增生的细胞类似胰岛内分泌细胞并伴有少量淋巴细胞；D.高倍镜观察可见典型的胰岛内分泌细胞，并可见核分裂象（选自昭衍病理数据库）

四、胰岛肿瘤

大多数实验动物随着年龄的增长，会发生胰岛肿瘤，特别是在啮齿类动物更为多见，其肿瘤的分类、形态和功能也与人类的肿瘤相似，包括胰岛细胞腺癌、腺泡-胰岛细胞癌、胰岛细胞癌和腺泡-胰岛细胞癌。昭衍实验室（2011～2013年）在SD大鼠和Wistar大鼠致癌实验中对照组的420例动物中发现4例胰岛细胞瘤，发病率为1%[79]（图14-67）。胰岛肿瘤需要做免疫组织化学才能真实证明其来源细胞和含有的激素。有报道实验室诱发的胰岛肿瘤，如单次投与脲链霉素或四氯嘧啶同时给予烟酰胺或吡啶酰胺，可以与诱发胰岛细胞肿瘤，但诱发机制不详[80-85]。关于胰岛的恶性肿瘤，可以称为恶性胰岛细胞瘤或胰岛细胞癌。诊断的关键是否有周围组织的侵犯和远处转移。

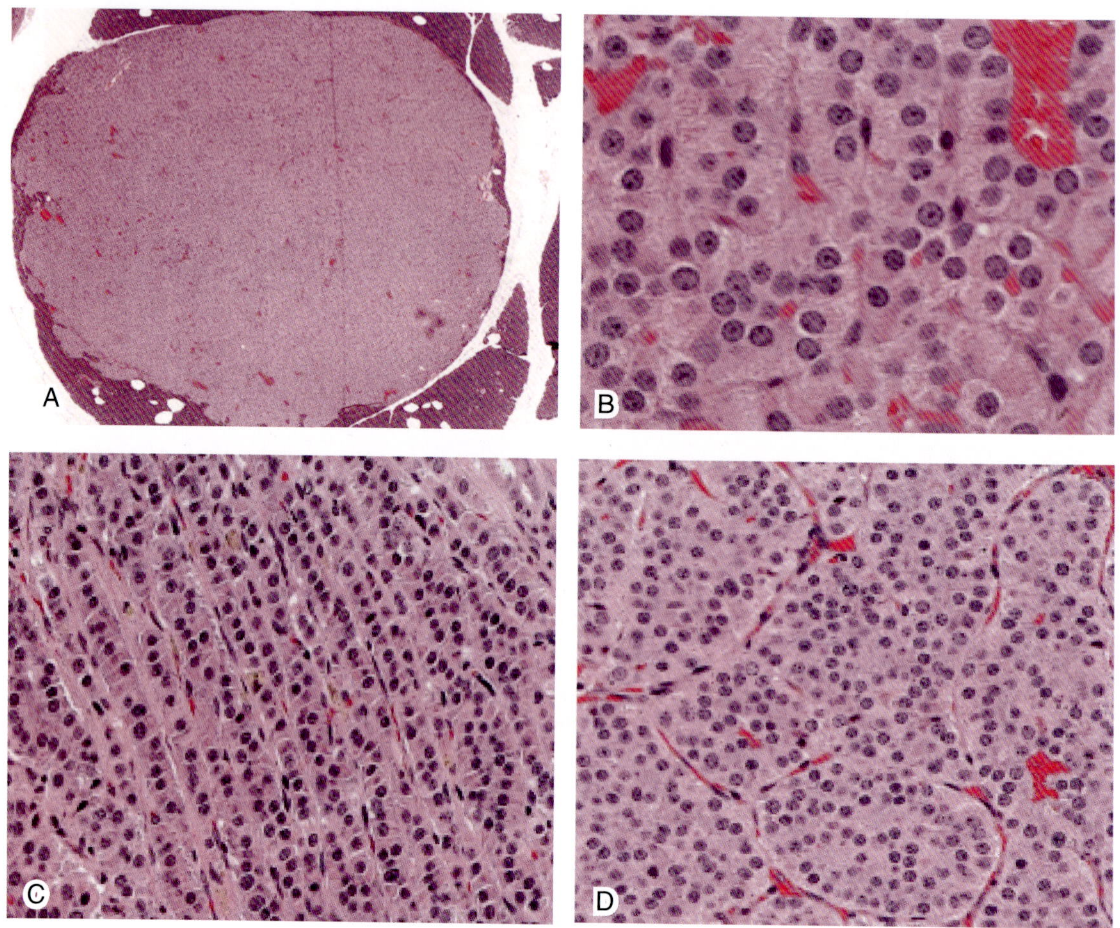

图14-67　自发的大鼠胰岛细胞瘤

A. 肿瘤圆形增大周围界线清楚，没有侵犯周围胰腺组织；B.高倍镜下可见细胞分化良好，细胞核呈圆形，胞质可见颗粒；C.肿瘤细胞形成梁状结构；D. 肿瘤细胞形成的团状（岛状）结构（选自昭衍病理数据库）

（王和枚　张惠铭　潘　琳　孙维梁　郭　静）

参考文献

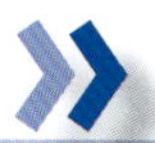

[1] 朱大年. 生理学. 7版. 北京: 人民卫生出版社, 2008: 333-377.

[2] Gartner LP, Hiatt JL. 组织学彩色图谱.4版. 史小林, 翁静, 梁元晶, 等, 译. 北京: 化学工业出版社, 2008: 193-201.

[3] 邹仲之, 李继承. 组织学与胚胎学.7版, 北京: 人民卫生出版社, 2008: 125-133.

[4] Brändli-Baiocco A, Balme E, Bruder M, et al. Nonproliferative and proliferative lesions of the rat and mouse endocrine system. Journal of Toxicologic Pathology, 2018, 31(3 suppl): 1S-95S.

[5] 金井清, 榎本真, 任进. 图解毒性病理学. 昆明: 云南科技出版社, 2006: 263-264.

[6] 日本毒性病例学会. 毒性组织病理学. 东京: 西村书店东京编辑部, 2017: 477-493.

[7] Badon SJ, Ansell J, Smith TW, et al. Diabetes insipidus caused by extramedullary hematopoiesis. American Journal of Clinical Pathology, 1985, 83(4): 509-512.

[8] Kreuziger LB, Carlson M, Mesa H, et al. Perinephric extramedullary haematopoiesis in primary myelofibrosis. British Journal of Haematology, 2012, 157(2): 157.

[9] Kusumi E, Yuji K, Miyakoshi S, et al. Extramedullary haematopoiesis surrounding the pituitary gland after cord blood transplantation. Neuropathology and Applied Neurobiology, 2007, 33(2): 243-245.

[10] 日本毒性病例学会. 毒性组织病理学. 东京: 西村书店东京编辑部, 2017: 477-493.

[11] Greaves P. 临床前毒性试验的组织病理学: 药物安全性评价中的解释与相关性. 4 版. 王和枚, 吕建军, 乔俊文, 等, 译. 北京. 北京科学技术出版社, 2018: 520–524.
[12] 田村一利, 大町一康, 涉谷一元, 等. 新毒性病理组织学. 东京: 西村书店, 2017: 709–723.
[13] 何亚男, 张素才, 张惠铭. SD和Wistar大鼠自发性肿瘤的病理学观察. 中华病理学杂志, 2017, 46(4): 249–254.
[14] Elizabeth FM. 实验动物背景病变彩色图谱. 孔庆喜, 吕建军, 王和枚, 等, 译. 北京:北京科学技术出版社, 2008: 30–33.
[15] 杨倩. 动物组织学与胚胎学. 北京: 中国农业大学出版社, 2008: 187–191.
[16] 李宪堂, Khan KN, Burkhardt JE. 实验动物功能性组织学. 北京: 科学出版社, 2019: 57–59.
[17] Guzman RE, Radi ZA, 2007. Chronic lymphocytic thyroiditis in a cynomolgus macaque (Macaca fascicularis). Toxicologic Pathology, 35(2): 296–299.
[18] 梁志永, 刘彤华. 诊断病理学. 3 版. 北京: 人民卫生出版社, 2006: 408–422.
[19] Petterson A, Wilson D, Daniels T, et al. Thyroiditis in the BB rat is associated with lymphopenia but occurs independently of diabetes. Journal of Autoimmunity, 1995, 8(4): 493–505.
[20] 金井清, 榎本真, 任进. 图解毒性病理学. 昆明: 云南科技出版社, 2006: 289–290.
[21] 刘彤华, 梁志勇. 诊断病理学. 3版. 北京: 人民卫生出版社, 2012: 410–411.
[22] McClain RM. The significance of hepatic microsomal enzyme induction and altered thyroid function in rat. Implications for thyroid gland neoplasia. Toxicologic Pathology, 1989, 17(2): 294–306.
[23] Oppenheimer JH, Bernstein G, Surks MI. Increased thyroxine turnover and thyroidal function after stimulation of hepatocellular binding of thyroxine by phenobarbital. The Journal of Clinical Investigation, 1968, 47(6): 1399–1406.
[24] Jones HB, Clarke NA. Assessment of the influence of subacute phenobarbitone administration of the multi–tissue cell proliferation in the rat using bromodeoxyuridine immunocytochemistry. Archives of Toxicology , 1993, 67(9): 622–628.
[25] DeLellis RA, Nunnemacher G, Bitman WR, et al. C–cell hyperplasia and medullary thyroid carcinoma in the rat. An immunohistichemical and ultrastructure analysis. Lab Invest, 1979, 40(2): 140–154.
[26] Capen CC, Black HE. Animal model of human disease. Medullary thyroid carcinoma, multiple endocrine neoplasia, Sipple's syndrome. Animal model: ultimobranchial thyroid neoplasm in the bull. American Journal of Pathology, 1974, 74(2): 377.
[27] Leav I, Schiller AL , Rijnberk A, et al. Adenomas and carcinomas of the canine and feline thyroid. The American Journal of Pathology, 1976, 83(1): 61–122.
[28] Zwieten MJV , Frith CH , Nooteboom AL , et al. Medullary thyroid carcinoma in female BALB/c mice. A report of 3 cases with ultrastructural, immunohistochemical, and transplantation data. American Journal of Pathology, 1983, 110(2): 219–229.
[29] Mart í n–Lacave I, Rojas F, Bernab é R, et al. Comparative immunohistochemical study of normal, hyperplastic and neoplastic C cells of the rat thyroid gland. Cell and Tissue Research, 2002, 309(3): 361–368.
[30] Capen CC, Karber E, Deschl U, et al. Endocrine system // Mohr U. International classification of rodent tumors. The mouse. Heidelberg: Springer, 2001: 269–322.
[31] Landas SK, Schelper RL, Tio FO, et al. Black thyroid syndrome: Exaggeration of a normal process?. American Journal of Clinical Pathology, 1986, 85(4): 411–418.
[32] 李宪堂, Khan KN, Burkhardt JE. 实验动物功能性组织学. 北京: 科学出版社, 2019: 59–60.
[33] 杨倩. 动物组织学与胚胎学. 北京: 中国农业大学出版社, 2008: 187–191.
[34] 黄韧, 谭文雅, 程树军, 等. 恒河猴组织学. 广州: 广东科技出版社, 2010: 138–142.
[35] 金井清, 榎本真, 任进. 图解毒性病理学. 昆明: 云南科技出版社, 2006: 280–288.
[36] Ribelin WE. The effects of drugs and chemicals upon the structure of the adrenal gland. Toxicological Sciences, 1984, 4(1): 105–119.
[37] 杨倩. 动物组织学与胚胎学. 北京: 中国农业大学出版社, 2008: 73–79.
[38] Elizabeth FM. 实验动物背景病变彩色图谱. 孔庆喜, 吕建军, 王和枚, 等, 译. 北京: 北京科学技术出版社, 2018: 115.
[39] Neville AM, O' Hare MJ. Structure of the adult adrenal cortex // The human adrenal cortex. Pathology and biology–an integrated approach. London: Springer, 1982: 16–34.
[40] Strauss FH. The endocrine system // Pathology of drug–induced and endocrine disease. New York: Churchill Livingston, 1982: 631–648.

[41] Hamlin MH, Banas DA. Adrenal Gland // Pathology of the Fischer rat: reference and atlas. San Diego: Acdemic Press, 1990: 501–518.

[42] Frith CH. Non-proliferative leson of the endocrine system in rats // Guiden for toxicology pathology. Washington DC: STP/ARP/AFIP, 2000: 1–22.

[43] Elmore SA, Berridge BR, Boyle MC, et al. Proceedings of the 2012 national toxicology program satellite symposium. Toxicologic Pathology, 2013, 41(2): 151–180.

[44] Tachibana M, Noguchi Y, Monro AM. Toxocology of fluconazole in experimental anomals //Fromtling RA. Recent trends in the discovery , development and evaluation of antifungal drugs. Prous Science, 1987: 93–102.

[45] Brändli-Baiocco A, Balme E, Bruder M, et al. Nonproliferative and proliferative lesions of the rat and mouse endocrine system. Journal of Toxicologic Pathology, 2018, 31(3 suppl): 1S–95S.

[46] 日本毒性病例学会. 毒性组织病理学. 东京. 西村书店部, 2017: 508–517.

[47] Hummel KP, Accessory adrenal cortical nodules in the mouse. The Anatomical Record, 1958, 132(3): 281–295.

[48] Mazzocchi G, Nussdorfer GG. Long-term effects of captopril on the morphology of normal rat adrenal zona glomerulosa. A morphometric study. Exp Clin Endocrinol, 2009, 84(2): 148–152.

[49] Alfano J, Pederson RC, Kramer RE, et al. Cholesterol metabolism in the rat adrenal cortex: acute temporal changes following stress. Canadian Journal of Biochemistry and Cell Biology, 1983, 61(7): 708–713.

[50] 金井清, 榎本真, 任进. 图解毒性病理学. 昆明: 云南科技出版社, 2006: 273.

[51] Nussdorfer GG. Cytophysiology of the adrenal cortex. International Review of Cytology–a Survey of Cell Biology, 1986, 98: 1–405.

[52] 何亚男, 张素才, 张惠铭. SD和Wistar大鼠自发性肿瘤的病理学观察. 中华病理学杂志, 2017, 46(4): 249–254.

[53] 刘斌. 组织学与胚胎学. 北京: 北京大学医学出版社, 2005: 181–184.

[54] 潘琳. 实验性糖尿病病理图谱. 北京: 科学出版社, 2007: 2–6.

[55] Skyler JS, Bakris GL, Bonifacio E, et al , Differentiation of diabetes by pathophysiology, natural history, and prognosis. Diabetes. 2017, 66(2): 241–255.

[56] Yang WY, Lu JM, Weng JP, et al. Prevalence of diabetes among men and women in China. New England Journal of Medicine, 2010, 362(12): 1090–1101.

[57] di Iorgi N, Napoli F, Allegri AEM, et al. Diabetes insipidus diagnosis and management. Hormone Research in Paediatrics, 2012, 77(2): 69–84.

[58] 孙颖, 单忠艳, 姜雅秋. 中国医科大学附属第一医院1991至2010年住院糖尿病患者死亡原因调查. 中国医科大学学报, 2011, 40(10): 949–951.

[59] 杨青, 虞慧婷, 韩明, 等. 2010年上海市糖尿病死亡现况分析. 中国慢性病预防与控制, 2012, 20(3): 333–334.

[60] de Marco R, Locatelli F, Zoppini G, et al. Cause-specific mortality in type 2 diabetes. The Verona Diabetes Study. Diabetes Care, 1999, 22(5): 756–761.

[61] 中华医学会糖尿病学分会. 中国2型糖尿病防治指南(2017年版). 中华糖尿病杂志, 2018, 10(1): 4–67.

[62] Al-Awar A, Kupai K, Veszelka M, et al. Experimental diabetes mellitus in different animal models. Journal of Diabetes Research, 2016: 9051426.

[63] 潘琳. 实验病理学技术图鉴. 北京: 科学出版社, 2012: 533–537.

[64] Pearson JA, Wong FS, Wen L, The importance of the Non Obese Diabetic (NOD) mouse model in autoimmune diabetes. Journal of Autoimmunity, 2016, 66: 76–88.

[65] Goyal SN, Reddy NM, Patil KR, et al. Challenges and issues with streptozotocin-induced diabetes–A clinically relevant animal model to understand the diabetes pathogenesis and evaluate therapeutics. Chem Biol Interact, 2016, 25(244): 49–63.

[66] Kawano K, Hirashima T, Mori S, et al. OLETF (Otsuka Long-Evans Tokushima Fatty) rat: a new NIDDM rat strain. Diabetes Research and Clinical Practice, 1994, 24(Suppl): S317–S320.

[67] Katsuda Y, Ohta T, Miyajima K, et al. Diabetic complications in obese type 2 diabetic rat models. Experimental Animals, 2014, 63(2): 121–132.

[68] Portha B, Giroix MH, Tourrel-Cuzin C, et al. The GK rat: a prototype for the study of non-overweight type 2 diabetes.

Methods Mol Biol, 2012, 933: 125–159.

[69] Akash MS, Rehman K, Chen S. Goto–Kakizaki rats: its suitability as non–obese diabetic animal model for spontaneous type 2 diabetes mellitus. Current Diabetes Reviews, 2013, 9(5):387–396.

[70] Guilbaud A, Howsam M, Niquet–L é ridon C, et al. The LepRdb/db mice model for studying glycation in the context of diabetes. Metabolism Research and Reviews, 2019, 35(2): e3103.

[71] Lindström P. β –cell function in obese–hyperglycemic mice [ob/ob mice]. The Islets of Langerhans, 2010, 654: 463–477.

[72] Lindström P. The physiology of obese–hyperglycemic mice [ob/ob mice]. The Scientific World Journal, 2007, 29(7): 666–685.

[73] Kitada M, Ogura Y, Koya D. Rodent models of diabetic nephropathy: their utility and limitations. International Journal of Nephrology and Renovascular Disease, 2016, 14(9): 279–290.

[74] Beale EG. Insulin signaling and insulin resistance. Journal of Investigative Medicine, 2013, 61(1): 11–14.

[75] Guo S. Insulin signaling, resistance, and metabolic syndrome: insights from mouse models into disease mechanisms. Journal of Endocrinology, 2014, 220(2): T1–T23.

[76] Shimamoto K, Ura N. Mechanisms of insulin resistance in hypertensive rats. Clinical and Experimental Hypertension, 2006, 28(6): 543–552.

[77] Hariya N, Mochizuki K, Inoue S, et al. Insulin resistance in SHR/NDmc–cp rats correlates with enlarged perivascular adipocytes and endothelial cell dysfunction in skeletal muscle. Journal of Nutritional Science and Vitaminology, 2014, 60(1): 52–59.

[78] Greaves P. Histopathology of preclinical toxicity studies. 3rd ed. Amsterdam: Elsevier, 2007: 780–860.

[79] Tucker M. Some effects of prolonged administration of progestogen to dogs. Proc Eur Soc Study Drug Toxic, 1971, 12: 228–238.

[80] Gopinath C, Prentice DE , Lewis DJ. Endocrine system // Gopinath C, Prentice DE , Lewis DJ. Atlas of experimental toxicological pathology. Dordrecht: Springer Netherlands, 1987: 104–121.

[81] 金井清, 榎本真, 任进. 图解毒性病理学. 昆明: 云南科技出版社, 2006: 280–281.

[82] 何亚男, 张素才, 张惠铭. SD和Wistar大鼠自发性肿瘤的病理学观察. 中华病理学杂志, 2017, 46(4): 249–254.

[83] Rakieten N, Gordon BS, Beaty A, et al. Pancreatic islet cell tumors produced by the combined action of streptozotocin and nicotinamide. Experimental Biology and Medicine, 1971, 137(1): 280–283.

[84] Kazumi T, Yoshino G, Fujii S, et al. Tumorigenic action of streptozotocin on the pancreas and kidney in male Wistar rats. Cancer Research, 1978, 38(7): 2144–2147.

[85] Yamagami T, Miwa A, Takasawa S, et al. Induction of rat pancreatic B–cell tumors by the combined administration of streptozotocin or alloxan and poly(adenosine diphosphate ribose) synthetase inhibitors. Cancer Research, 1985, 45(4): 1845–1849.

第十五章

组织交叉实验中免疫组织化学应用

组织交叉反应（tissue cross reaction，TCR）研究是使用免疫组化技术（immunohistochemistry，IHC）进行体外组织结合形态学分析的筛选性实验，用以鉴定和检测单克隆抗体或抗体样蛋白在人体或实验动物体内各种组织中抗原决定簇的结合情况。如果使用人体组织，主要目的是在多种组织中鉴定潜在的脱靶、交叉反应表位（毒性和药效靶点）。如果使用动物组织，则可帮助选择具有与人类相似的靶点表达谱的最相关种属，用于药效学和毒理学研究。

关于TCR研究在抗体类大分子药物早期研发中的作用和意义，有必要通过国际通用法规的学习进一步深入了解。欧洲药品评价局（European Medicines Evaluation Agency，EMEA）指导原则认为，通过比较人体与其他实验动物TCR实验的研究结果，可以找到与人体存在相同的靶抗原并同时表达出相似的组织交叉反应特性的动物，为毒理学实验动物的选择提供一定的参考。人用药品技术要求国际协调理事会（International Council for Harmonisation of Technical Requirements for Pharmaceuticals for Human Use）也指出，“对于单克隆抗体……在一系列的人体组织中应采用适当的免疫组织化学方法进行此类交叉反应试验”，其目的是了解产品对人非靶组织的任何非预期反应和（或）细胞毒性。同时，在该指导原则在“动物种属/模型选择”一节提到，“用于单克隆抗体实验的相关动物种属应能表达所预期的抗原表位，并能证明其与人体组织具有类似的组织交叉反应。这将显著提高评价与抗原决定簇结合和任何非预期组织交叉反应所致毒性的能力。如果能证明非预期的组织交叉反应与人体相似，即使是一种不表达预期抗原表位的动物种属，对毒性评价仍有一定意义”。但在ICHS6（R1）的增补内容有关TCR研究中提到，“动物组织交叉反应性的评估对种属选择的意义有限。但在特定的情况下（如不能证明药理学相关种属时），组织交叉反应（TCR）实验可以通过对预期具有靶向结合的人体和动物组织结合特征的比较指导毒理学种属的选择”。在该文件针对TCR的注释中进一步指出，使用一组人体组织进行的TCR试验，是（法规监管机构）推荐的支持此类产品初始临床给药剂量的系列安全性评估实验之一。但在某些情况下，临床候选药物不是一种良好的IHC反应物时，TCR实验可能在技术上不可行。TCR实验可以为靶点分布提供有用的补充信息，还可以提供潜在的非预期结合信息。组织结合本身并不能表明在体内具有生物学活性。此外，在体内与抗体一般无法达到的区域（即细胞质）结合通常不具有相关性意义。应该在药理学和安全性评估全部数据的背景下对结果进行评价和解读。如果在人体组织中出现非预期结合，对选择的有关动物组织进行评价，可以提供补充信息，说明这些非预期结合与临床前毒性是否存在潜在相关性，但该情况下不推荐使用全套动物组织进行TCR实验。尽管原位杂交、免疫印迹、常规病理、电镜及其他分子生物学技术也可以用来进行药物体外组织结合情况的观察，但是IHC技术仍然是目前TCR实验最为常用的检测技术[1-3]。

组织交叉反应是抗体类药物研发中早期非临床安全评价的重要项目之一。1986 年美国食品药品监督管理局（Food and Drug Administration，FDA）批准首个鼠源单克隆抗体Muromonab-CD3（商品名为莫罗单抗，OTK3）上市，用于治疗肾移植排斥反应。由于此类鼠源性单抗在其结构上与人灵长类动物和大鼠组织差异较大，通过与上述组织进行TCR实验时，易于检测到鼠源单抗与目标抗原的结合，且不易产生内源性成分的干扰。但鼠源单抗具有较强的免疫原性，能够诱发人体自身产生抗鼠源单抗的抗体（human anti-mouse antibody，HAMA），以清除外源性鼠源单抗，导致机体发生过敏等一系列反应，药物的临床应用受到很大限制[4]。

随着单抗药物的研究深入，通过逐步合成人鼠嵌合抗体、人源化抗体和全人源单抗以减轻药物的免疫原性。但是由于这类抗体药物具有与人体免疫球蛋白IgG相似甚至完全一致的结构，因此人体组织的内源性IgG也会被检测为阳性，同时组织间质也容易产生一些非特异性的背景染色，从而影响实验结果的判定，最终导致TCR实验研究不可行[5, 6]。

近年来，北京昭衍新药研究中心股份有限公司对大量不同结构的单克隆抗体及抗体相关药物包括人鼠嵌合抗体、人源化抗体、全人源抗体、抗体融合蛋白、双特异性抗体、抗体混合物、抗体链接物等的安全评价进行研究，同时这些抗体药物涵盖的靶点主要有Her2、EGFR、CD20、TNFa、VEGF、VEGFR2、PD-1、PD-L1等，从中获得一些关于TCR研究实践的经验及体会，在这里与读者分享。

一、抗体类药物

（一）单克隆抗体

1975年Kohler和Milstein首次报道了体外杂交瘤技术，并制备了鼠源性单克隆抗体（monoclonal antibody）。如前所述，美国FDA批准上市的世界首个鼠源性单克隆抗体药物莫罗单抗是由于其鼠单抗性质而具有较强的免疫原性，因而极大限制了其临床应用。随着生物制药技术的发展，单克隆抗体结构和氨基酸序列更加明确，从而能够使用抗体工程技术进行改造。用人源单克隆抗体的C区替代鼠源的C区，使鼠源性比例降低至30%～40%，不良反应也大大降低。例如，1994年FDA批准上市的美罗华即为抗CD20人鼠嵌合单克隆抗体。随着抗体互补决定区（complementarity determining region，CDR）移植技术的应用，单克隆抗体可以达到90%以上人源化程度。到目前为止，基于噬菌体和核糖体技术平台及转基因小鼠的应用，已经可以制备不含鼠源结构的单克隆抗体，并应用于临床[7, 8]。

（二）双特异性抗体

常规的双特异性抗体（bispecific antibody）与单克隆抗体结构基本一致，主要通过人工进行基因改造，将单克隆抗体的两个可变区分别进行修饰，使其可以同时特异性结合两种不同的抗原决定簇。双特异性抗体的主要作用机制为：①通过两个特异性结合抗原位点，连接靶细胞和具有功能的免疫分子，如T细胞、NK细胞及巨噬细胞等免疫细胞来杀伤靶细胞；②利用不同抗原结合位点来同时阻断两种信号通路，以达到联合用药的效果；③促进蛋白形成功能性复合体[9-11]。双特异性抗体装配灵活，通过有效地连接两个不同的抗原决定簇，因而治疗效果优于单克隆抗体。

（三）抗体偶联药物

抗体偶联药物是将抗体和细胞毒性药物通过偶联子（linker）连接起来，通过抗体的靶向性作用将细胞毒性药物带至靶组织，以达到靶组织局部富集细胞毒性药物的目的，从而极大地降低了体内其他组织、器官的药物浓度，降低化疗中常见的药物非特异性全身毒性反应[12]。抗体偶联药物同时具有抗体的“特异性”和细胞毒类药物“高效”杀伤作用，因此对于治疗高活性的肿瘤细胞疗效较好。

（四）融合蛋白

1.抗体融合蛋白（antibody fusion protein）　是将抗体分子片段与其他蛋白融合，并在真核或原核细胞中表达出的具有上述两部分结构域的重组蛋白，成为具有抗体活性和其他多样生物学活性或功能的抗体融合蛋白体，如含有Fc段的抗体融合蛋白：将Fc与某些免疫毒素、酶、细胞因子基因拼连，通过这些抗体的引导，可将其生物活性物质导向靶细胞特定部位，即所谓的“生物导弹”。

2.嵌合受体　将单链抗体（single chain antibody fragment，scFv）与某些细胞膜蛋白分子融合，形成的融合蛋白。由于其介导的杀伤效应不受MHC限制，在过继性免疫治疗中有潜在应用价值。

3.免疫毒素　通过将对肿瘤细胞具有特异识别能力的抗体与毒素蛋白通过化学交联而构建成的一种杂交分子。由于抗肿瘤抗体可以特异性地识别肿瘤细胞，毒素部分具有细胞毒作用，所以免疫毒素在体内可以像“导弹”一样定向寻找肿瘤细胞，并将其杀死。由于正常的细胞没有肿瘤特异性抗原，故免疫毒素不会对正常细胞造成损害。

随着抗体工程技术的不断进步，越来越多的新型抗体分子将被开发出来，将可获得免疫原性更低和疗效更高的抗肿瘤药物。

二、在新药安全性评价中应用的技术指导原则

单克隆抗体及单克隆抗体衍生药物的组织交叉反应是药物临床前安全性评价中的重要组成部分，基于国内外药品监管机构如美国FDA、EMA及中国国家药品监督管理局（national medical products administration，NMPA）的药品审评要求，制订相关的技术指导原则并组织实施。

（一）美国FDA TCR实验指导原则

人用单克隆抗体产品的生产和检验的考虑要点（points to consider for the manufacture and testing of monoclonal antibody products for human use，PTC）是早在1983年由美国颁布的TCR指导原则，其后随着各界对TCR实验认识的逐步深入，该指导原则又经历了1987年、1994年和1997年3次修订改版[13]。

其涉及的主要内容如下。

1.TCR实验的目的是发现和确定药物体内毒性实验相关动物种属。

2.受试物应与临床试验使用的受试物一致，且应在1期临床试验之前完成。

3.为覆盖人类基因的多态性，TCR实验组织材料应为来源于至少3个无血缘关系的人类捐赠者的快速冷冻组织（对于动物实验来讲，来源于2只动物的组织材料即可被接受），不再使用化学固定组织，首选手术来源的样本或经过良好保存的尸体来源组织，并在附录中列出了32个常用的人体组织。

4.实验技术要求方面，指导原则建议设置阴性和阳性对照。

5.建议根据抗体亲和力和预期血液中药物峰浓度选择实验抗体浓度；提出使用纯化抗原抑制实验区分潜在的非特异性交叉反应（包括FcR介导的非特异性结合）和由抗体互补决定区介导的特异性交叉反应。

6.IHC、微量细胞毒性方法、免疫荧光抗体和（或）自显影技术、集落形成实验（colony form assay）、免疫细胞化学或其他合适的新方法都适用于TCR的检测。

7.TCR实验应检测多个抗体浓度，且最佳抗体浓度应为能与靶器官有效结合的最低浓度。

8.对于非结合单抗，若无与人组织的交叉反应，且无表达相关抗原的动物和疾病模型，可不进行动物体内毒性实验。

（二）欧盟及其他TCR实验指导原则

ICHS6和EMA关于TCR的指导原则在政策层面上强调TCR对于选择毒性实验相关动物种属的重要意义，同时明确了相关动物种属的定义，即具有相关受体或抗原，受试单抗在其体内具有药理活性的动物种属。此外，ICHS6指出，除IHC实验外，免疫化学或其他新技术皆适用于相关动物种属的选择；当无表达靶抗原的相关动物种属时，若有动物表现出与人相似的非靶组织交叉反应，建议采用该种属动物进

行体内毒性实验。然而，ICHS6在2011年修订的附件（第二部分）注释中指出，动物组织的TCR研究对选择相关动物种属的指导意义可能具有局限性。例如，当候选药物不是好的IHC反应物时，TCR实验从技术上可能是不可行的。

2007年，EMA发布的“关于确认和减轻研究性药品首次用于人体临床试验风险的战略指南”（*guideline on strategies to identify and mitigate risks for first-in-human clinical trials with investigational medicinal products*）同样建议主要依据TCR实验结果选择用于体内毒性试验的相关动物种属，并提出应结合靶部位抗原特性（如表达、分布、一级结构）和药效终点指标（如结合占位、功能性后果、细胞信号、药动学特性、代谢）等因素综合分析TCR的实验结果。此外，EMA颁布的TCR待测组织与FDA的PTC（1997版）内容略有不同，EMA补充了腮腺、周围神经和扁桃体。

（三）我国TCR实验指导原则

我国相关指导原则对TCR实验在非临床试验中的定位和具体技术要求与国际主流认识基本一致，要求对具有细胞毒性的结合抗体进行更广泛的非临床安全性试验；对于来源于肿瘤相关抗原的单抗，建议进行与各种人体肿瘤组织的交叉反应性试验。

目前，单抗类抗体及基于抗体类药物的组织交叉反应是国内外药品监管机构如美国FDA、EMA、ICH及中国NMPA的要求，其主要目的是发现待测药物和靶抗原以外的表位结合（交叉反应）并发现既往未发现的靶位结合，以帮助预测在人体中可能产生的毒性，为临床试验毒副作用的监控提供参考。本文主要对单克隆抗体及基于抗体类药物组织交叉反应的相关指导原则、技术挑战、试验设计、结果判断及存在问题进行讨论，以期为我国临床前安全评价领域单抗类抗体及基于抗体类药物的组织交叉反应研究提供参考。

三、TCR实验构成

（一）受试物

TCR实验所需要检测的受试物必须是临床拟开发为药品的物质，结构应与临床使用的药品一致。目前各企业生产的抗体类药品基本都为全人源单克隆抗体，应用人源化单抗作为一抗与人体及食蟹猴组织进行常规IHC染色时，容易产生非特异性背景染色。因此通常TCR实验都会对抗体药物进行特殊标记，如生物素、辣根过氧化酶、荧光素等，然后应用特殊的显色方法，定位抗体上的标志物，间接展示抗体药物与组织结合情况[14, 15]。标记后的抗体药物需要进行与抗原结合的活性检测，以确保标志物不会因为占位等问题而影响与靶抗原的结合力。

（二）待测组织

依据美国FDA的PTC中的表述，待测组织应该为手术或者活检新鲜组织，用恰当的取材、固定及保存方法制备而成冷冻切片（图15-1）[16]。同时实验前需要对冷冻切片进行抗原检测，以确保试验用的冷冻切片内抗原保存完好。正常人体冷冻组织至少要选择3套来自不同种族、年龄、性别的捐献者，而非人灵长类动物及啮齿类动物冷冻组织则需来自2套不同的动物个体。

取材后的新鲜组织经过甲醛固定制备成为石蜡切片。在制片期间会经过有机溶剂反复浸洗，同时实验过程中通常还需要进行抗原修复（antigen retrieve），这就可能导致抗原的空间结构发生变化，对于某些仅能识别三级空间结构的人源化单抗来讲，就可能出现假阳性或假阴性，因此石蜡切片可能并不是TCR实验研究的一种理想材料。

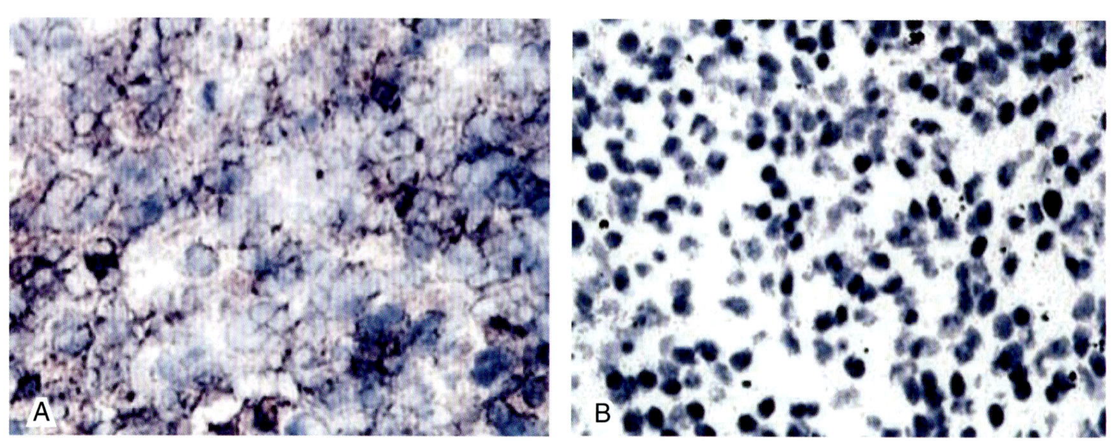

图15-1　食蟹猴冷冻脾固定取材切片染色

A组织取材固定不良，细胞界线不清，细胞内结构模糊；B组织取材固定良好，细胞界线结构清晰（选自昭衍病理数据库）

但是新鲜冷冻切片的组织、细胞形态易受操作程序、保存条件、切片温度等因素的影响，如处理不当可能造成其形态学的改变，造成抗体定位不准确，产生大量非预期染色。而且，有研究指出新鲜冷冻切片也并非适用于所有靶抗原[17，18]。

（三）组别设计

依据美国PTC中的表述，待测药物需要设置多个浓度，通常设置待测药物的低剂量组和高剂量组即可满足要求。此外，TCR实验还需要设置同型抗体对照组（与待测药物亚型一致的同型抗体，如人IgG）及使用缓冲液代替一抗的阴性对照组。

待测药物低剂量组浓度选择一般是要参考该抗体与阳性对照片发生最大结合时使用的最低浓度，而高剂量组需要参考染色时组织的背景色。同型抗体对照品使用浓度与待测药物高剂量浓度相同。

（四）质量控制

进行TCR实验时，需要使用阳性及阴性对照片进行相同条件的IHC染色，以确保该条件下，能够得到明确的阳性及阴性结果。对于正常组织或者肿瘤组织内含有靶抗原的单抗，即可直接使用含有靶抗原的冷冻组织切片进行TCR实验检测。如果无法找到能与待测药物结合的冷冻组织，能够表达抗原的细胞或者抗原涂片等也可以作为实验的阳性对照片（图15-2）。

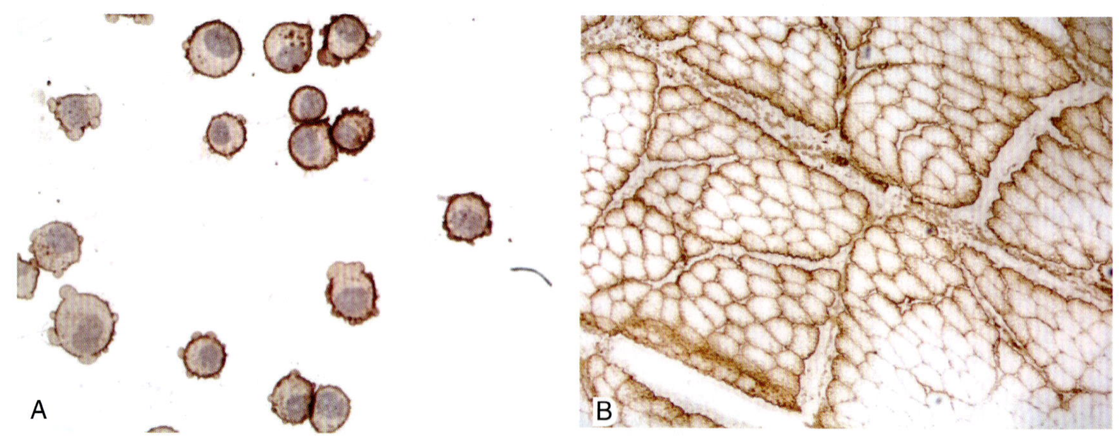

图15-2　TCR检测的阳性对照片

A 高表达HER2抗原的BT474细胞，阳性染色可见BT474位于细胞膜上；B 注射白介素6的食蟹猴冷冻肌肉组织切片，阳性染色可见于肌肉细胞膜/浆（选自昭衍病理数据库）

（五）实验条件优化

正式的TCR实验开始前，需要确定各种抗体的使用浓度及具体操作步骤。优化TCR实验条件一般使用阳性对照片在不同条件与不同浓度的抗体进行染色，以筛选最佳的实验条件（图15-3）。随抗体使用浓度降低，受试细胞染色强度逐渐降低[19]。

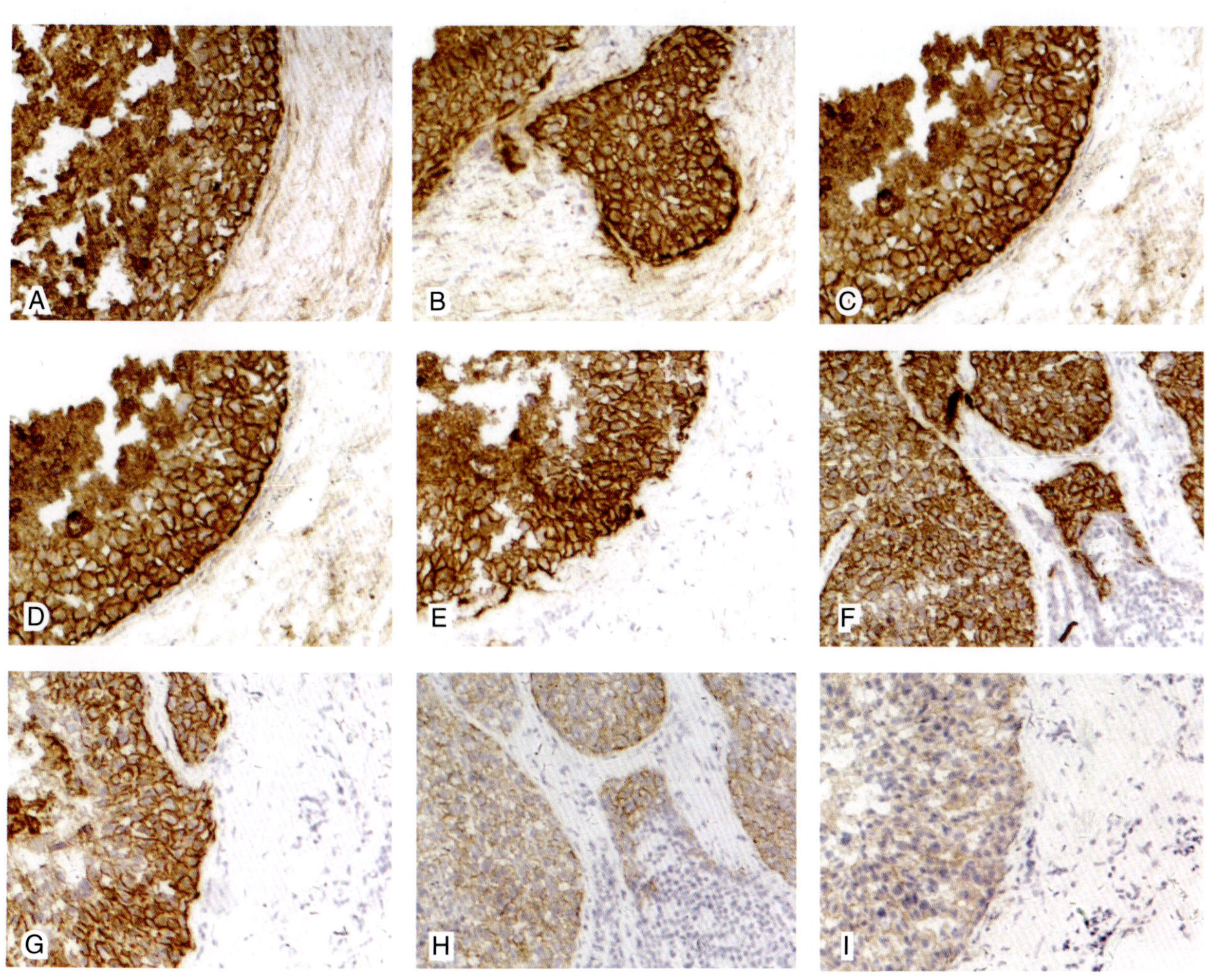

图15-3 **不同剂量抗HER2单抗与人体乳腺癌冷冻组织免疫组化染色呈阳性**

A. 40μg/ml剂量组；B. 20μg/ml剂量组；C. 10μg/ml剂量组；D. 5μg/ml剂量组；E. 2μg/ml剂量组；F. 1μg/ml剂量组；G. 0.5μg/ml剂量组；H. 0.2μg/ml剂量组；I. 0.1μg/ml剂量组。从各组图片中可以看出随抗体使用浓度降低，染色强度逐渐降低（选自昭衍病理数据库）

（六）结果判定

在TCR实验中，待测药物与阳性对照的染色结果决定着实验结果的真实性。若染色结果为阴性，说明该实验体系未检测出药物与预期靶点发生结合，以及由此得到的染色结果均不具有实际的研究意义，染色实验失败。即使染色结果为阳性，也要通过比较同型对照抗体组及阴性对照组的阳性对照的染色结果来最终进行判定。同型对照抗体和阴性对照品与待测药物结合位点均不同，如果阳性对照片也出现相似的阳性染色，则说明实验体系出现问题，待测药物出现的阳性结果很可能为假阳性。

非特异性染色是指免疫组化染色过程中产生的非靶抗原的呈色结果，能严重干扰免疫组化染色结果的正确判断。其原因涉及免疫组化染色流程的各个环节，主要包括内源性干扰（内源性过氧化酶、内源性生物素等）；试剂的污染（质量差，交叉反应，Fc受体干扰等）；组织处理不当（组织固定不及时或固定不良所导致的抗原弥散移位、洗涤不充分所导致的游离试剂残留等）。

免疫组化标记具有一定形态特点，包括定性、定位和定量3方面。染色强度和阳性细胞百分比是定性及定量的指标，与抗原含量有关；阳性细胞的着色形态及组织分布特点主要是定位的指标，与功能有关。染色强度一般依照细胞阳性着色程度（抗原含量）分为：微弱阳性染色（+，1分），弱阳性染色（++，2分），中阳性染色（+++，3分），以及强阳性染色（++++，4分）。阳性细胞百分比以25%为分界线，分为阳性细胞占同类细胞小于25%（1分）、阳性细胞占同类细胞25%～50%（2分）、阳性细胞占同类细胞50%～75%（3分）和阳性细胞占同类细胞大于75%（4分）。此外，还需要记录细胞学及组织学特征，阳性细胞特征可分为：胞膜型、胞核型、胞质（浆）型、微绒毛型和复合型（包膜-胞质兼有、胞核-胞质兼有或微绒毛-胞质兼有），而阳性细胞的组织学分布主要包括局灶型、弥漫型、片块型、网状型、腺管型、腔缘型和菊团型等。

如需要比较组间数据差异，有时需要对染色强度和阳性细胞的百分比进行量化，并通过量化的数值进行加权处理，最终进行积分综合计算，建议随机观察5～10个视野，以进行分析统计。

四、TCR实验染色结果

（一）表皮生长因子受体

1.表皮生长因子受体（epidermal growth factor receptor，EGFR） 简称ErbB-1或HER1。EGFR广泛分布于哺乳类动物上皮细胞、成纤维细胞、胶质细胞、角质细胞等细胞表面，EGFR信号通路对细胞的生长、增殖和分化等生理过程发挥重要的作用。以西妥昔单抗（Cetuximab）为代表的EGFR靶向药物，主要用于治疗直肠癌、头颈部癌等。

本实验室进行的抗EGFR单克隆抗体与人体冷冻组织TCR实验染色结果显示，上皮组织具有很强的抗体结合力，阳性反应主要分布于乳腺、食管、肾、肝、肺、胰腺、胎盘、前列腺、皮肤、输尿管、结肠、胃、胸腺和甲状腺等器官，且未见明显非预期的非靶组织阳性染色（图15-4）。

本实验室进行的食蟹猴TCR实验阳性组织的染色强度及阳性组织数量均与人体TCR实验阳性染色强度及阳性组织数量差异不大，说明人体及食蟹猴EGFR差异不明显，食蟹猴为抗EGFR单抗的相关动物（图15-5）。

2.原癌基因人类表皮生长因子受体α（human epidermal growth factor receptor-α）基因 即*c-erbB-2*基因，定位于染色体17q12-21.32上，编码相对分子质量为185000的跨膜受体样蛋白，具有酪氨酸激酶活性。以赫赛汀（Herceptin）为代表的HER2抑制剂主要治疗HER2高表达的乳腺癌、胃癌、肠癌。本实验室进行的抗HER2单克隆抗体与人体冷冻组织TCR实验染色结果显示，上皮组织具有很强的抗体结合力，阳性反应主要分布于皮肤、乳腺、输卵管、输尿管、胃、结肠、食管、胰腺、前列腺、甲状腺、子宫颈等，且未见明显非预期的非靶器官阳性染色（图15-6）。

本实验室进行的抗HER2单克隆抗体与食蟹猴冷冻组织TCR实验染色结果显示，上皮组织也具有很强的抗体结合力，阳性主要分布于皮肤、乳腺、输尿管、输卵管等，且未见明显非预期的非靶器官阳性染色。食蟹猴TCR实验阳性组织的染色强度及阳性组织数量均少于人体TCR实验阳性染色强度及阳性组织数量。大鼠TCR检测结果未见阳性染色，证实大鼠HER2与人体及食蟹猴HER2差异较大，说明食蟹猴为该抗体相关动物，而SD大鼠为不相关动物（图15-7）。

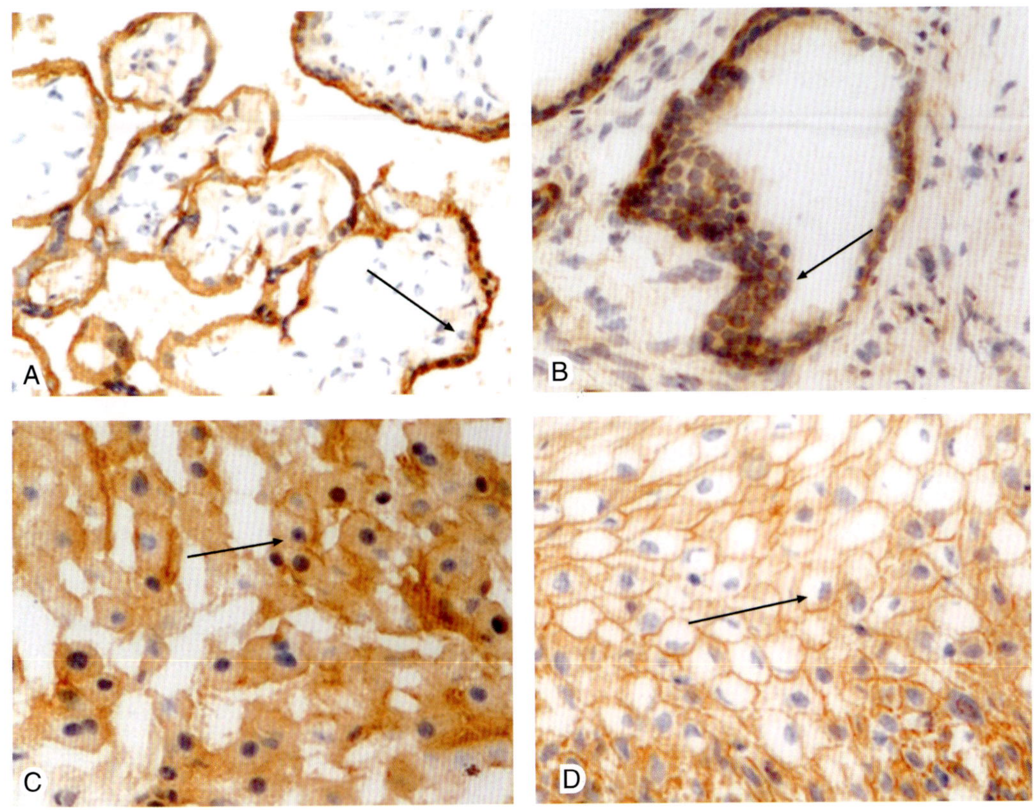

图15-4 抗EGFR单抗与正常人体组织冷冻TCR实验结果

A.正常人体胎盘冷冻组织，胎盘细胞滋养层细胞膜为阳性；B.正常人体前列腺冷冻组织，前列腺上皮细胞膜为阳性；C.正常人体肝冷冻组织，肝细胞膜为阳性；D.正常人体子宫颈冷冻组织，鳞状上皮细胞膜为阳性（选自昭衍病理数据库）

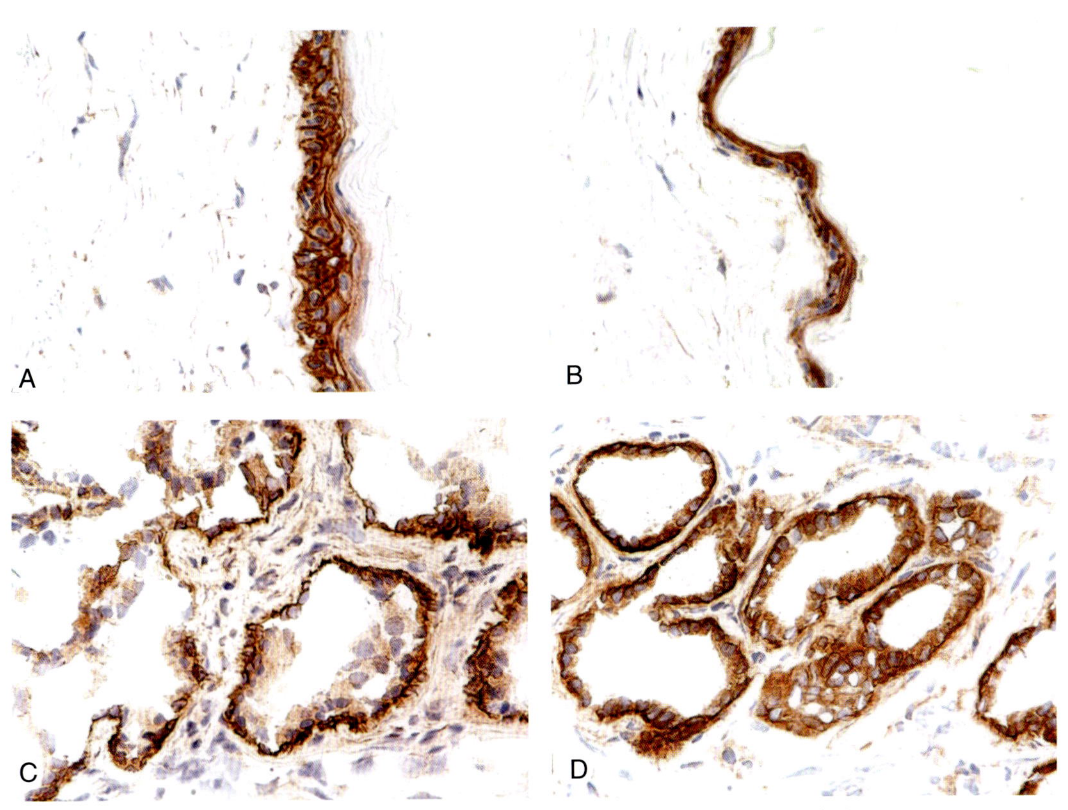

图15-5 抗EGFR单抗与正常人体及食蟹猴冷冻组织TCR实验结果

A 正常人体皮肤冷冻组织，表皮细胞膜为阳性；B 正常食蟹猴皮肤冷冻组织，表皮细胞膜为阳性；C 正常人体前列腺冷冻组织，前列腺上皮细胞膜为阳性；D正常食蟹猴前列腺冷冻组织，前列腺上皮细胞膜为阳性（选自昭衍病理数据库）

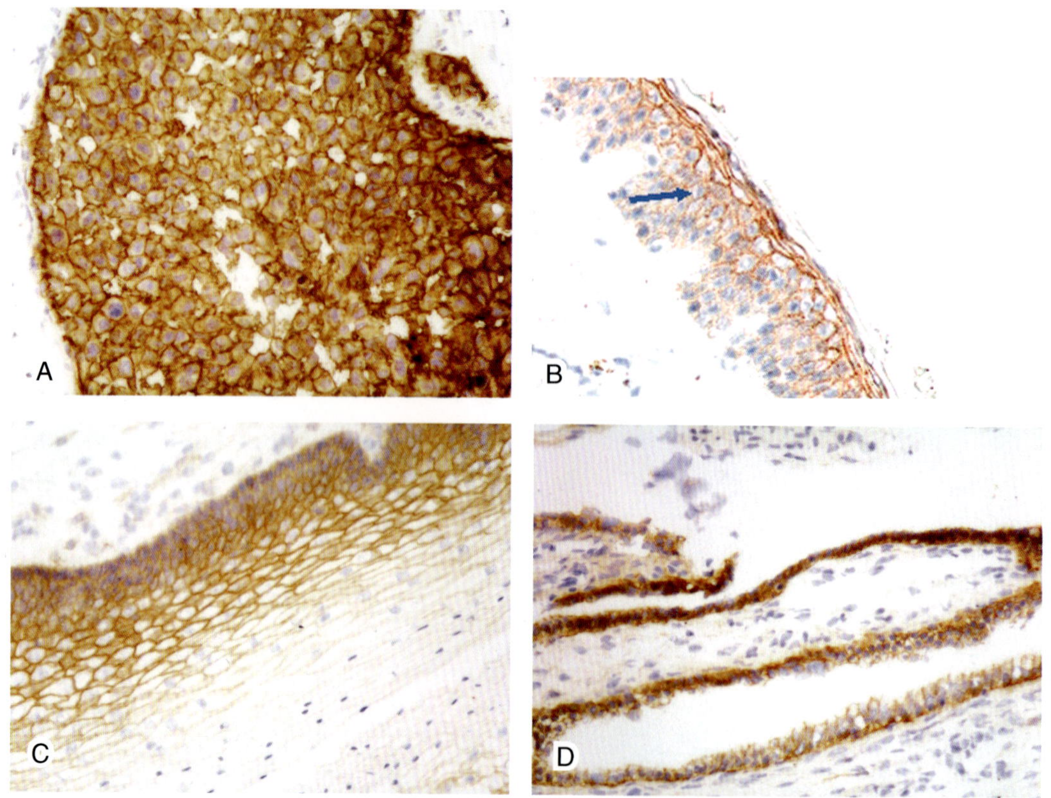

图15-6　抗HER2单克隆抗体与人体冷冻组织TCR实验结果

A 人体乳腺癌冷冻组织，乳腺癌细胞膜为阳性；B 正常人体皮肤冷冻组织，表皮细胞膜为阳性；C 正常人体子宫颈冷冻组织，鳞状上皮细胞膜为阳性；D 正常人体输尿管冷冻组织，上皮细胞膜为阳性（选自昭衍病理数据库）

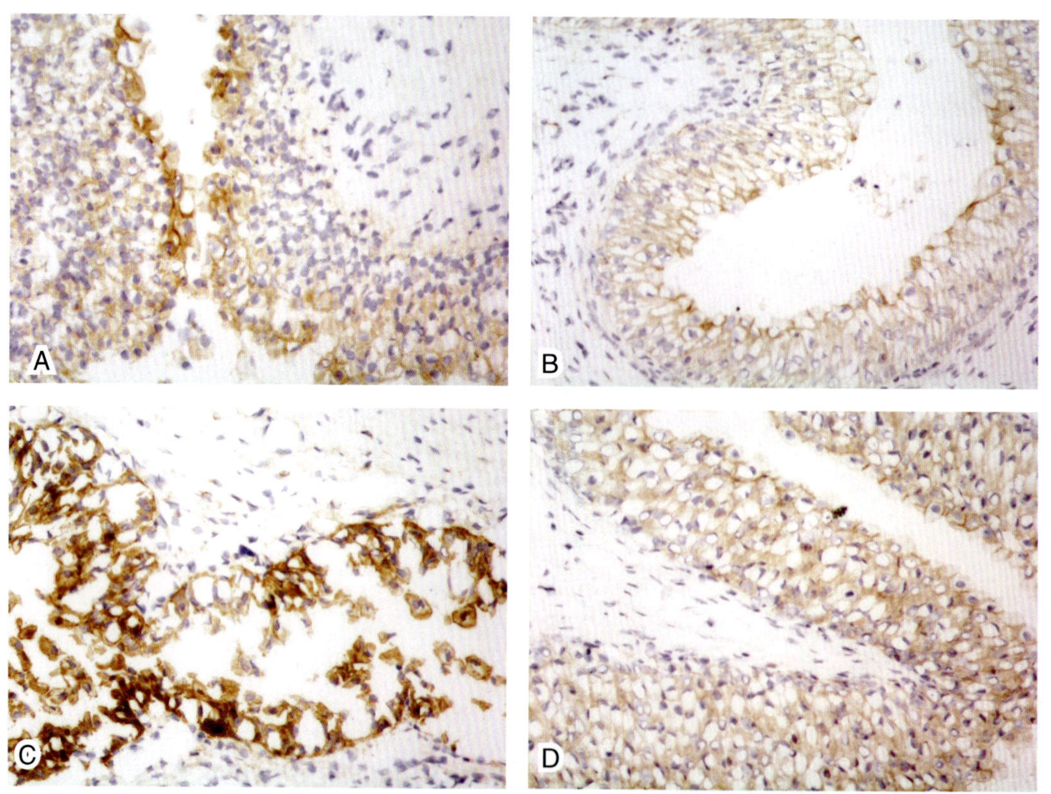

图15-7　抗HER2单抗与正常人体及食蟹猴冷冻组织TCR实验结果

A.正常人体膀胱冷冻组织，膀胱尿路上皮细胞膜为阳性；B.正常食蟹猴膀胱冷冻组织，膀胱尿路上皮细胞膜为阳性；C.正常人体输尿管冷冻组织，输尿管尿路上皮细胞膜为阳性；D.正常食蟹猴输尿管冷冻组织，输尿管尿路上皮细胞膜为阳性（选自昭衍病理数据库）

（二）抑制血管生成类抗体药物

癌细胞的生长、转移依赖新生血管的形成，血管内皮生长因子是最有效的促血管生长因子。以VEGF及其受体VEGFR为靶点治疗癌症一直是抗体药物开发的热点。

1.血管内皮生长因子（vascular endothelial growth factor，VEGF） 又称血管通透因子（vascular permeability factor，VPF），是胎儿和成年人血管发生和血管生成过程中重要的调控因子。VEGF是特异性作用于内皮细胞的糖基化细胞有丝分裂素，在增强血管渗透性、诱导血管发生和血管生成及内皮细胞生长、促进细胞迁移、抑制细胞凋亡等方面发挥作用。

本实验室进行的抗VEGF单克隆抗体与人体及食蟹猴冷冻组织交叉实验染色结果显示，未见正常人体及食蟹猴组织出现阳性染色。由于VEGF是血管生成中一种重要的调控因子，主要表达于具有活性的肿瘤细胞，因此正常人体及食蟹猴组织可能不存在特异性靶器官。

2.血管内皮细胞生长因子受体2（vascular endothelial growth factor receptor 2，VEGFR-2） 存在于血管和淋巴管内皮细胞，与VEGF-C、VEGF-D结合，调节淋巴管内皮细胞和血管内皮细胞的生理活性，促进淋巴管和血管的生成，还有调节淋巴细胞的迁移等作用。

本实验室进行的抗VEGFR组织交叉反应实验染色结果显示，不同生物制剂厂家生产的抗体染色结果差异较大。人体与食蟹猴TCR实验结果基本差异不大，都以血管内皮细胞阳性为主要特征，食蟹猴为抗VEGFR2单抗的相关动物。本公司所进行的VEGFR2实验研究中，阳性染色结果主要有以下3类。

（1）以血管内皮细胞阳性为主（图15-8）。

（2）以血管内皮细胞及周围平滑肌细胞阳性为主（图15-9）。

（3）以血管内皮细胞及上皮细胞阳性为主（图15-10）。

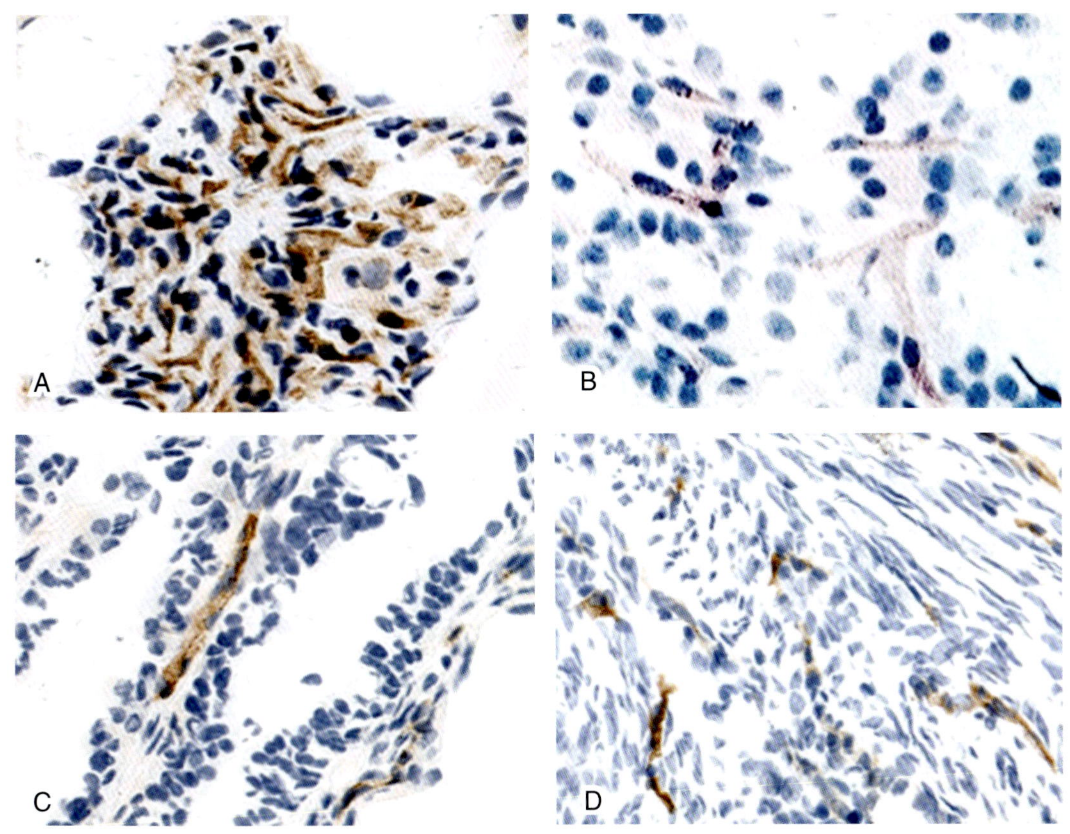

图15-8 抗VEGFR单抗与正常人体冷冻组织TCR实验结果

A.正常人体肾冷冻组织，肾小球血管内皮细胞为阳性；B.正常人体胃冷冻组织，血管内皮细胞为阳性；C.正常人体输卵管冷冻组织，管周血管内皮细胞为阳性；D.正常人体子宫内膜冷冻组织，血管内皮细胞为阳性（选自昭衍病理数据库）

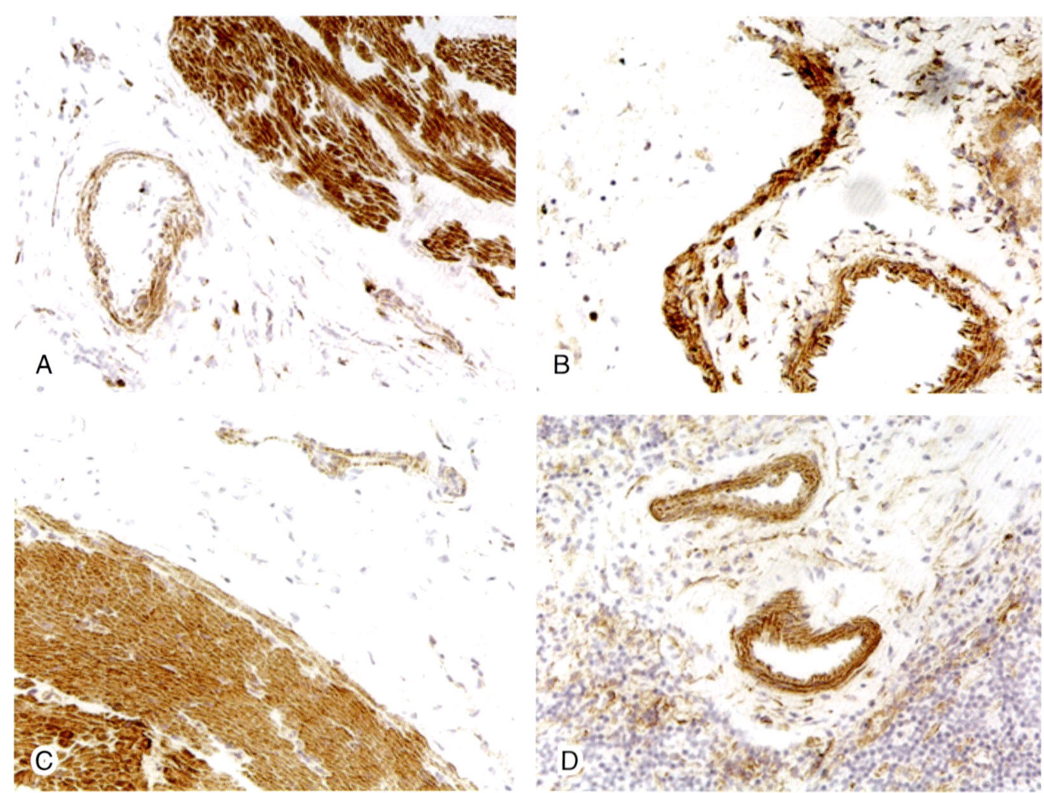

图15-9 抗VEGFR2单抗与正常人体冷冻组织TCR实验结果

A.正常人体膀胱冷冻组织，血管内皮细胞及周围平滑肌细胞阳性；B.正常人体肝的冷冻组织，血管内皮细胞及周围平滑肌细胞为阳性；C.正常人体回肠冷冻组织，血管内皮细胞及周围平滑肌细胞为阳性；D.正常人体淋巴结冷冻组织，血管内皮细胞及周围平滑肌细胞为阳性（选自昭衍病理数据库）

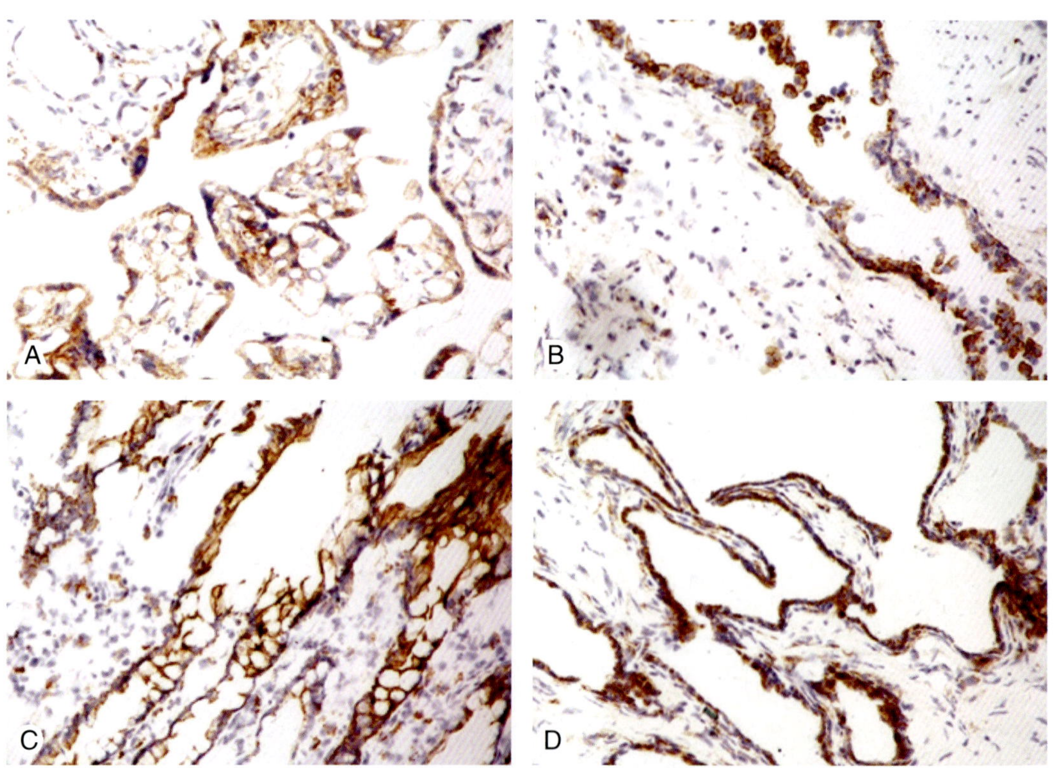

图15-10 抗VEGFR2单抗与正常人体冷冻组织TCR实验结果

A.正常人体胎盘冷冻组织，血管内皮细胞及滋养层细胞为阳性；B.正常人体肺脏冷冻组织，支气管上皮细胞为阳性；C.正常人体回肠冷冻组织，腺上皮细胞为阳性；D.正常人体前列腺冷冻组织，前列腺上皮细胞为阳性（选自昭衍病理数据库）

（三）免疫系统抑制剂

1.抗CD20单克隆抗体　CD20抗原是一种B细胞分化抗原，仅存在于前B细胞和成熟B细胞，它在95%以上的B细胞性淋巴瘤中有表达，而在造血干细胞、血细胞和其他正常组织中不表达。

本实验室进行的抗CD20单克隆抗体与人体冰冻组织TCR实验染色结果显示，仅免疫系统的脾和淋巴结等出现明显阳性染色，未见明显非预期的阳性染色（图15-11）。

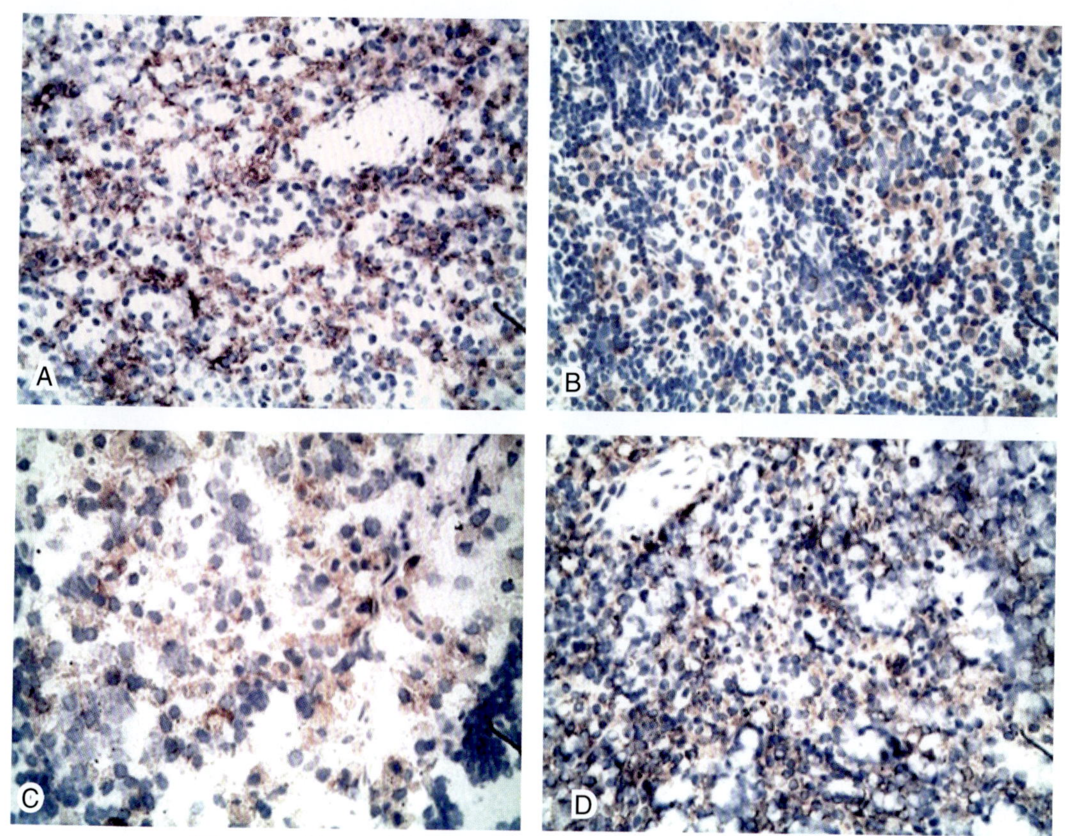

图15-11　抗CD20单抗与正常人体及食蟹猴冷冻组织TCR实验结果

A.正常人体脾脏冷冻组织，淋巴细胞为阳性；B.正常食蟹猴脾脏冷冻组织，淋巴细胞为阳性；C.正常人体淋巴结冷冻组织，淋巴细胞为阳性；D.正常食蟹猴淋巴结冷冻组织，淋巴细胞为阳性（选自昭衍病理数据库）

2. 抗PD-1单克隆抗体　程序性死亡受体1（programmed death 1，PD-1），是一种重要的免疫抑制分子。以PD-1为靶点的免疫调节对抗肿瘤、抗感染、抗自身免疫性疾病及器官移植存活等均有重要的意义。

本实验室进行的抗PD-1单克隆抗体与人体冷冻组织TCR实验染色结果显示，仅免疫系统脾、淋巴结及胸腺等组织出现明显阳性染色，未见明显非预期的阳性染色（图15-12）。

3. 抗肿瘤坏死因子α单克隆抗体　抗肿瘤坏死因子α单克隆抗体与人体冷冻组织TCR实验染色结果显示，各组织器官内单核-巨噬细胞出现明显阳性染色，其他组织细胞未见明显非预期的阳性染色。

（四）特殊靶点的单克隆抗体

特殊类型的单克隆抗体，其结合的抗原位点一般不存在于正常组织中，如抗蓖麻毒素单克隆抗体、抗狂犬病毒单克隆抗体、抗白介素-6、抗肝炎病毒等。这类抗体由于结合位点较为特殊，需要利用阳性细胞或抗原液作为比对标准，确定抗体最佳结合情况，以此来判定单克隆抗体与正常组织结合情况。

这些抗体组织交叉反应实验结果通常差异很大，正常来讲人体及食蟹猴组织交叉反应实验结果应该均为阴性，但个别抗体组织交叉反应实验染色结果存在平滑肌以及间质结缔组织阳性的情况，具体原因还不十分清楚。总体来说平滑肌及间质组织阳性的结果，不具有很明确的毒理学意义（图15-13，图15-14）。

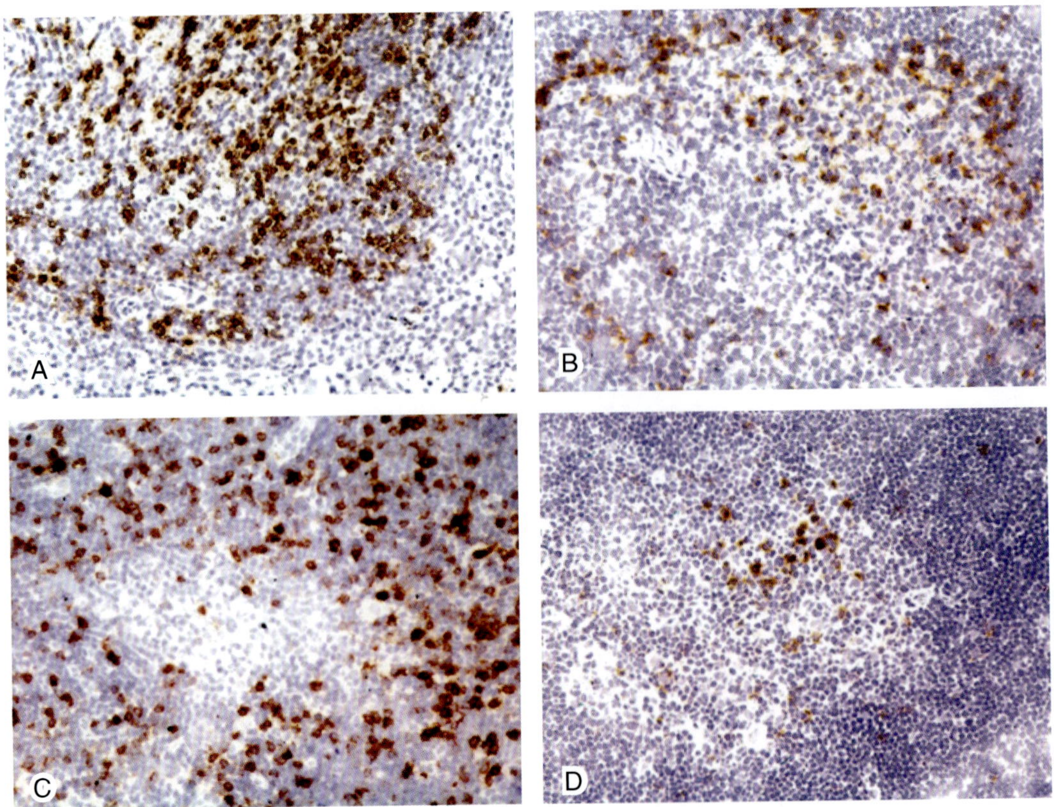

图15-12　抗PD-1单抗与正常人体及食蟹猴冷冻组织TCR实验结果对比

A.正常人体脾冷冻组织，淋巴细胞膜阳性；B.正常食蟹猴脾冷冻组织，淋巴细胞为阳性；C.正常人体胸腺冷冻组织，淋巴细胞为阳性；D.正常食蟹猴胸腺冷冻组织，淋巴细胞为阳性（选自昭衍病理数据库）

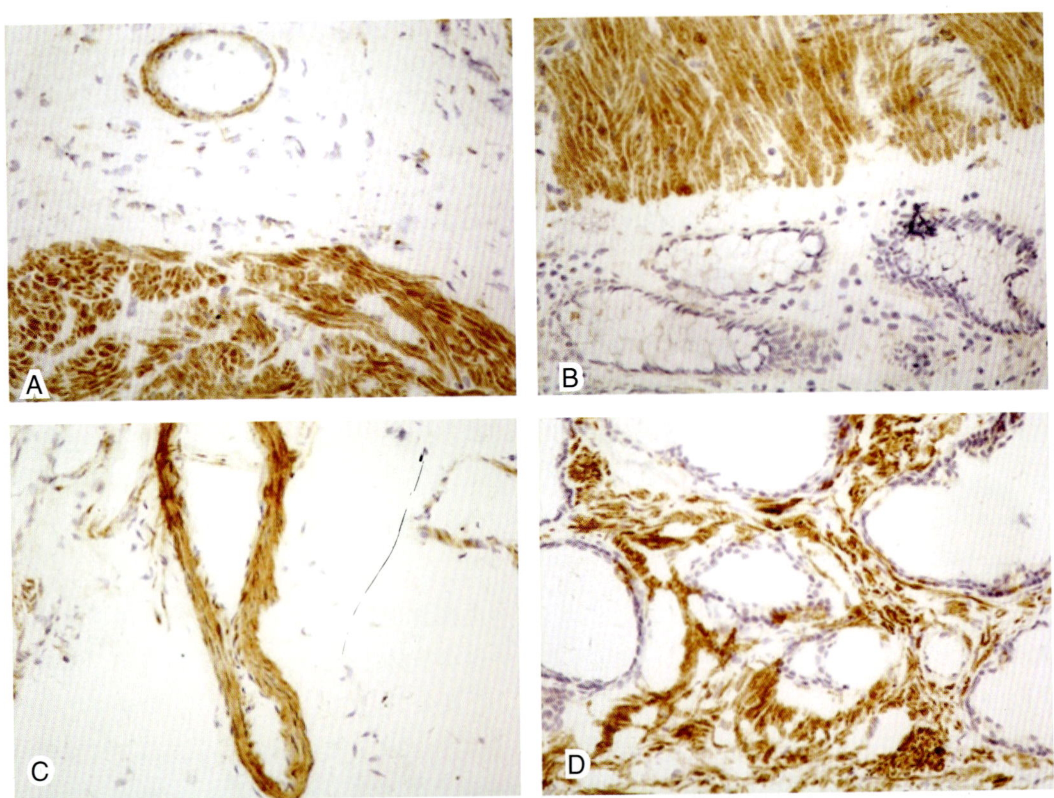

图15-13　抗肝炎病毒单抗与正常人体冷冻组织TCR实验结果

A.正常人体膀胱冷冻组织，平滑肌组织细胞为阳性；B.正常人体结肠冷冻组织，平滑肌组织细胞为阳性；C.正常人体淋巴结冷冻组织，平滑肌组织细胞为阳性；D.正常人体前列腺冷冻组织，平滑肌组织细胞为阳性（选自昭衍病理数据库）

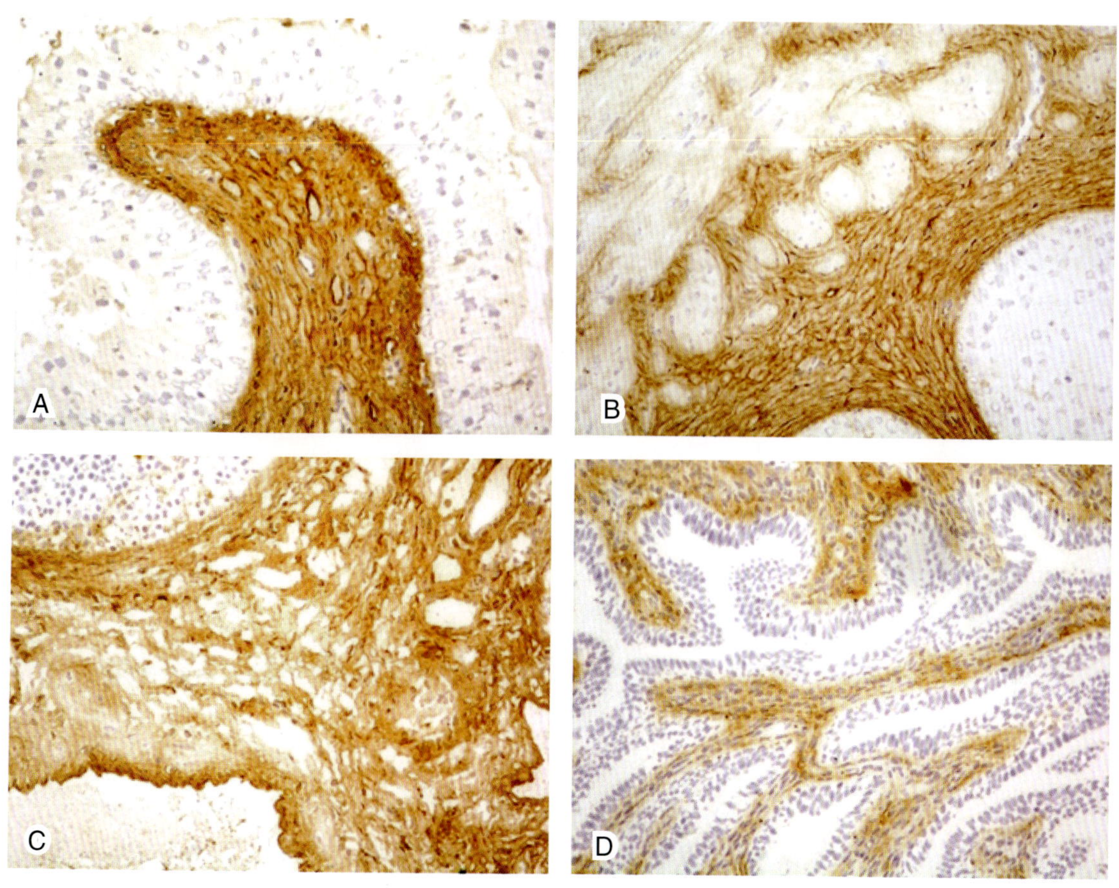

图15-14 抗肝炎病毒单抗与正常食蟹猴冷冻组织TCR实验结果

A.正常食蟹猴膀胱冷冻组织，间质结缔组织细胞为阳性；B.正常食蟹猴结肠冷冻组织，间质结缔组织细胞为阳性；C.正常食蟹猴淋巴结冷冻组织，周围结缔组织细胞为阳性；D.正常食蟹猴输卵管冷冻组织，间质结缔组织细胞为阳性（选自昭衍病理数据库）

五、小结

抗体类药物在申报临床试验前，基于监管机构的要求，均需对人体及多种种属动物进行TCR实验检测。人体组织TCR实验结果所确定的毒性靶器官，也很有可能在临床试验中发现相似的毒性反应，因此对这些实验结果应予以足够的重视。一方面，如果某些特定种属动物TCR实验结果与人TCR实验结果相似，那么可以确定该种属动物为抗体药物的相关动物，并作为实验动物选择的重要依据；另一方面，如果该动物种属实验结果与人体TCR实验结果不一致或无特异性靶组织，则需要结合其他实验或文献资料进行综合性评价。

与体内试验相比，TCR实验作为以组织切片为展示平台的体外实验体系，不需要考虑抗体药物的体内代谢、全身或局部血药浓度及各种体内屏障等问题，直接将抗体药物与待检测的组织进行孵育。这种检测方法可以使药物最大程度并全面地接触组织和细胞，因此一般TCR实验靶器官的检出率要高于体内动物实验，同时对于解释毒性实验结果具有很重要的参考意义。

TCR实验所应用的切片厚度一般只有5～10μm，因此所有组织细胞均处于被切割状态，受测组织细胞的胞内、外的物质均可以充分接触抗体药物。此外实验程序中不可避免地引入生物素或过氧化酶等外源物质，因此有可能导致一些非预期的阳性染色。新鲜的组织在制备成切片时，也不可避免地需要经过一定的处理，如化学试剂固定等，因此切片上的抗原量也不可能与活体组织内含量保持一致，也会因此导致产生一些假阴性结果。

以下仅就本实验室多年来所进行的TCR实验研究的经验和教训加以总结。

1.阳性对照的选择一般没有特定的标准，主要有组织切片、表达抗原的细胞涂片及抗原片等。这3种材料的应用性依次降低，如组织切片中未检测出可用的阳性片，才建议考虑使用细胞涂片或者抗原涂片。这是由于细胞片和抗原片中抗原含量较高，较容易产生阳性结果，因此在应用这两种材料作为阳性对照的时候，建议摸索正常组织切片的染色背景值，以扩大抗体使用浓度范围，避免因浓度过低产生漏检。

2.TCR实验染色结果有时候因为切片质量和抗体质量等问题较难判定，这就需要依据专业人员的经验进行分析，一方面依据文献和抗体药物的特性判定目标组织；另一方面对组织的边缘、组织破损和折叠部分、有气泡样的显色区域、无特定规律，以及单个细胞出现的阳性染色加以区分，以判定是否为人工产物。

（1）对于细胞质内出现的阳性染色，由于体内试验中，抗体类药物一般不容易穿透细胞膜屏障，所以不认为具有很重要的毒性意义。组织间质及平滑肌等出现的阳性染色，可能是由于实验条件中抗体的微环境产生变化，导致亲和力增高。在体内试验中，间质及平滑肌细胞内血液不丰富，抗体富集的含量较低，因此也不认为这种现象有很重要的毒理学意义。

（2）抗体类药物的TCR实验一般会有很多关于该抗体有用的背景资料和参考文献，由于不同实验室对组织材料的处理方式不同，引入的辅助试剂不同，经历的孵育时间不同，实验技术人员操作熟练程度不同，因此导致各实验室最终报道实验结果不尽相同。所以很重要的经验是，TCR实验需要立足于本实验室，精确地设计整个实验，设置适合的抗体浓度，这样才能得到比较理想和客观的结果。

（3）TCR研究通常会受非特异性抗体与组织结合，以及背景性的干扰。在技术上可行的情况下，TCR实验究可以识别人和动物组织中的潜在靶点，脱靶效应，或意外抗体结合部位。TCR研究结果的解读，应结合药物抗体的药理学特性和其他非临床安全评价数据的解释。

按照美国FDA、EMA和中国NMPA的要求，TCR实验需要在新药申请1期临床实验前完成，因此从事新药研发的委托方和合同研究机构（CRO）应紧密配合，对所开发的抗体类药物的分子特性、预期作用靶点、可能的脱靶效应等进行全面分析，务使TCR实验结果充分揭示抗体抗原在体内组织和细胞特异性结合的客观事实和规律。

（尹　君）

参考文献

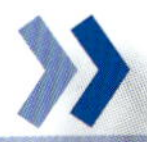

［ 1 ］林志, 屈哲, 吕建军, 等. 单克隆抗体类药物组织交叉反应常见问题的探讨. 中国新药杂志, 2012, 21(14): 1600–1602.

［ 2 ］吕建军, 张硕, 林志, 等. 单克隆抗体及基于抗体类药物组织交叉反应研究现状及关注点. 药物分析杂志, 2015, 35(12): 2061–2069.

［ 3 ］余珊珊, 王海学, 胡晓敏, 等. 组织交叉反应试验在非临床安全性评价中的应用及案例分析. 中国新药杂志, 2016, 25(6): 634–638.

［ 4 ］Wilde MI, Goa KL. Muromonab CD3: a reappraisal of its pharmacology and use as prophylaxis of solid organ transplant rejection. Drugs, 1996, 51(5): 865–894.

［ 5 ］Bruno V, Battaglia G, Nicoletti F. The advent of monoclonal antibodies in the treatment of chronic autoimmune diseases. Neurological Sciences, 2001, 31(3): 283–288.

［ 6 ］Yeung MY, Gabardi S, Sayegh MH. Use of polyclonal/monoclonal antibody therapies in transplantation Expert Opinion on Biological Therapy, 2017, 17(3): 339–352.

［ 7 ］Bussiere JL, Leach MW, Price KD, et al. Survey results on the use of the tissue cross-reactivity immunohistochemistry assay.

Regulatory Toxicology and Pharmacology, 2011, 59(3): 493–502.

[8] Leach MW, Halpern WG, Johnson CW, et al. Use of tissue cross-reactivity studies in the development of antibody-based biopharmaceuticals: history, experience, methodology, and future directions. Toxicologic Pathology, 2010, 38(7): 1138–1166.

[9] Sado Y, Inoue S, Tomono Y, et al. Monoclonal suncus antibodies: generation of fusion partners to produce suncus-suncus hybridomas. Acta Histochemica et Cytochemica, 2017, 50(2): 71–84.

[10] Cymer F, Beck H, Rohde A, et al. Therapeutic monoclonal antibody N-glycosylation Structure, function and therapeutic potential. Biologicals, 2018, 52: 1–11.

[11] Li XR, Liu R, Liu FK, et al. Culture process for fully human anti-VEGF165 monoclonal antibody. J China Pharm Univ, 2015, 46 (6): 734 –739.

[12] Junttila TT, Li G, Parsons K, et al. Trastuzumab-DM1 (T-DM1) retains all the mechanisms of action of trastuzumab and efficiently inhibits growth of lapatinib insensitive breast cancer. Breast Cancer Research and Treatment, 2011, 128(2): 347–356.

[13] US Food and Drug Administration (FDA). Points to Consider in the Manufacture and Testing of Monoclonal Antibody Products for Human Use, 1997. http://www.fda.gov. [2015–04–06]

[14] Sharma P, Allison JP. The future of immune checkpoint therapy. Science, 2015, 348 (6230): 56–61.

[15] Jameson JL, Longo DL. Precision medicine: personalized, problematic, and promising. The New England Journal of Medicine, 2015, 372(23): 2229–2234.

[16] Shi S R, Liu C, Pootrakul L, et al. Evaluation of the value of frozen tissue section used as “gold standard” for immunohistochemistry. American Journal of Clinical Pathology, 2008, 129(3): 358–366.

[17] 林志, 吕建军, 屈哲, 等. 单抗药物组织交叉反应中不同免疫组织化学方法的比较性研究. 医学研究杂志, 2012, 41(8): 25–28.

[18] 祁德波, 王新国, 富欣, 等. 组织交叉试验中多路径体系技术难点的探索和研究. 药物评价研究, 2017, 40(10): 1372–1377.

[19] 何亚男, 王贝贝, 宋良文, 等. 注射用重组抗 HER2 人源化单克隆抗体的特异性人体组织交叉反应试验. 首届中国药物毒理学年会2011年暨国际药物非临床安全性评价研究论坛, 2011: 135–136.

第十六章

致癌性研究基本原则与组织病理学方法

致癌性研究的目的是确定外源性化学品和药物在实验动物体内的潜在致癌性，从而评估其对人类健康有无致癌风险。除学术研究及探讨农药、杀虫剂对人体或畜禽致癌的潜能外，新药研发中致癌性实验的研究目的主要是为了考察人体长期慢性用药乃至终身用药导致肿瘤发生的可能性。在过去的半个多世纪里，许多国家的基础研究，已建立起规模巨大的啮齿动物化学致癌剂的数据库，同时通过对化合物构效关系的不断研究和完善，得到了具有潜在致癌性化合物类别的重要依据。尤其是在美国国立毒理计划（National Toxicologic Program，NTP）、国立癌症研究所（Tational Institute of Cancer，NCI）及常规啮齿类动物致癌性生物检测（Routine rodent Cancer Bioassays，RCB）等机构的努力下，已经报道了530多种具有致癌活性的化学品，并且目前这类研究仍在进行中。同时，通过各种短期的诱变实验、细胞遗传学实验、细胞转化及非预期DNA合成和肝细胞修复等研究，为癌前病变和DNA加合物的研究及对致癌化合物的预测提供了更精确的信息[1]。美国FDA及日本和欧盟药品监管机构于20世纪90年代初，正式颁布法规文件，要求药物研发者在药物临床前安全评价中，针对长期用药或终身用药适应证的药物，在啮齿类动物中进行全生命周期（life-time）给药的致癌性实验，同时要求进行临床前遗传毒理、毒代动力学和机制研究，以便解释致癌性研究结果与人体的相关性。事实上，在FDA正式颁布致癌性实验法规要求之前，国际上的大型药企就已经对长期用药的在研新药开展了致癌性实验。基于药物致癌性研究在我国起步相对较晚，故本章除简要介绍化学品的致癌活性、肿瘤病理学常用术语和概念外，重点介绍目前国际通用的标准2年普通啮齿类动物致癌实验及基因工程改造小鼠（genetically engineered mouse）6个月短期致癌实验的生物检测实验设计的基本原则和组织病理学方法。

第一节　癌变机制和化学品的致癌活性

一、肿瘤发生的分子机制

肿瘤是一种具有多种发病原因的复杂疾病，调查资料显示，美国每4人一生中就有一人会发生癌症，每5人中会有一人死于癌症。根据“全球癌症负担统计”结果显示，我国恶性肿瘤新发病例和死亡病例分别占全球新发和死亡病例的23.7%和30.2%，均居世界首位。许多内在和外源因素都会影响肿瘤的发生和发展，内在因素包括年龄、性别、遗传特征、免疫系统功能、新陈代谢、激素水平和营养状况；外源因素包括饮食内容、饮食习惯、吸烟、环境（空气、水和土壤）暴露、自然和（或）医学辐射暴露、性行为等[2]，内在因素和外源因素可以相互作用，共同影响肿瘤的发生和发展。据估计，人类癌症中5%是由病毒引起，5%是由辐射引起，其余90%都是由化学物质引起，可见化学品致癌性在癌症发生中至关重要。在化学致癌剂中，约30%来自烟草制品，其余的则是由与饮食、生活方式和环境相关的化学物质引起。化学品致癌的重要性还体现在有多达8%的人类癌症与职业性化学暴露有关。所有化学致癌物或其衍生物都是高反应性的亲电子物质，它们具有电子不足的原子，可与细胞中亲核的富电子位点发生反应。而脱氧核糖核酸（DNA）恰是由一系列亲核中心组成，在这些中心可以通过一个或多个共价键加成形成破坏DNA的物质。迄今为止，《化学文摘》（*Chemical Abstracts Services*）已登录了约600万种化学品，其中约有超过5万种常规应用于商业和工业。然而，目前仅对不到2000种化学物质进行过致癌性检测。

流行病学、群体遗传学、肿瘤病理形态学、临床研究及动物实验研究的资料表明，肿瘤是一种“多阶段”（multistep）启动的连续和进行性疾病，尤其是采用实验动物的肿瘤模型，在表型水平上提供了有关这种“多阶段”发病过程的重要信息。这种“多阶段”癌变是肿瘤生物学的重要概念，也是肿瘤的本质特征之一。分子生物学分析已证实，肿瘤是由单个细胞的克隆扩增产生的，并且在其演化为新生物过程中，会累积非致死性的遗传损伤，尤其是调控生长和DNA修复过程的基因。在啮齿类实验动物中，致癌过程可能需要数月，而在人类则可能需要数年。因此，临床上主张在肿瘤发生早期及早采取诸如手术切除良性肿瘤的干预策略，则可能实现疾病终止和临床治愈（即防止癌变）。当肿瘤发展到恶性阶段并扩散到全身时，传统的放疗和化疗结合手术有时也很难实现临床治愈。

从本质上说，肿瘤是一种基因疾病（genetic disease），但并非传统意义上的纯粹家族代际遗传（少数特殊肿瘤例外）。随着分子遗传学技术的广泛应用，目前已知致癌过程涉及4种癌症相关基因的改变，即癌基因（oncogene或称致癌基因）激活、抑瘤因子（tumor suppressor）失活、细胞凋亡基因（apoptosis gene）逃逸和DNA修复基因缺陷（DNA repair gene defect）。在哺乳类动物基因组约25 000个基因中，有上百个已知的癌基因，但仅有相对较少的抑瘤因子、凋亡逃逸基因或修复基因。肿瘤发生过程中还有其他基本的细胞改变，包括无限的复制潜力、持续的血管生成能力和组织侵袭及转移能力。在这个多阶段致瘤过程中，每个肿瘤都起源于单个细胞。癌基因至少涉及80种遗传改变，其中有12种被认为是导致癌症不受控制地生长的“驱动”突变。这种多阶段模型构成了当前癌变生物学机制假说的基石，并在各种实验动物的多种器官系统（如皮肤、肝、膀胱、肺、肾、肠道、乳腺和胰腺）建立了多阶段致癌过程的模型。通过使用这些模型系统，将各种致癌化合物分类为肿瘤引发剂或称启动剂（initiator）、促进剂（promoter）和完全致癌剂（complete carcinogen）[3]。简单地说，在致癌剂的作用下，肿瘤是由癌前细胞（如化生或间变）转变为表达恶性表型的细胞。这些恶性特征主要有：①细胞不受正常调控，自主生长、增殖；②成功逃避细胞凋亡和衰老，实现细胞永生（immortal）；③失去细胞的区域性限制，具有了侵袭和转移能力；④自主的血管生成能力。癌前细胞的恶变过程需要进一步的遗传学改变。在致癌实验中，对于细胞恶变的发生，致癌剂的总量不如屡次重复给药重要，一旦给药中断，良性或癌前病变就会退化，这种规律直接指导了致癌性实验必须重复给药的原则。肿瘤演进包括恶性表型的进一步表达，以及与时俱增的侵袭和转移能力。肿瘤转移是由于肿瘤细胞能分泌蛋白酶侵袭邻近组织，使原发癌超出原来的占位。肿瘤演进的许多细节一直在深入研究中。由于本章重点是讨论致癌性研究的实验实施和组织病理学，故对肿瘤发生的分子机制将不予赘述，有兴趣的读者可参阅相关文献。

二、癌变的生物学过程

癌变（carcinogenesis）或肿瘤发生（tumorigenesis）是正常细胞转化为癌细胞（或瘤细胞）的整个过程。在这个“多阶段”的成瘤过程中，由于内外环境因素作用，细胞通过不断积累遗传改变，以及细胞分裂、凋亡和组织自稳性的正常调控紊乱，从而获得生存优势，克隆扩增和不断演进，最终演变为恶性肿瘤，或只有细胞快速分裂但并未获得恶性遗传性质而形成良性肿瘤。目前公认的“多阶段”成瘤过程所包括的“引发”、“促进”和“进展”3个阶段，就是在上文所述致癌剂分类中提及的肿瘤引发剂、促进剂和完全致癌剂的分别作用或协同作用下发生的一系列细胞生物学过程。

（一）引发

在化学致癌作用的起始阶段，化学致癌物与细胞相互作用，产生不可逆的变化，这种变化最终会使细胞获得自主生长的能力。起初细胞看起来正常，并可能在数周、数月甚至数年保持自主生长的潜在能力。所谓“引发”（另译“启动”），意味着在一个或多个位点改变受影响细胞的DNA，使之成为遗传性突变。DNA反应性致癌物会直接与细胞DNA相互作用造成破坏，而间接作用的致癌物必须被细胞代谢，以产生与细胞DNA相互作用的化学物质。大多数受损细胞具有在几天或几周内修复受损DNA的能力。但是，如果细胞在DNA损伤被修复之前即发生伴随其DNA复制的细胞分裂，则该DNA改变将变成“固定的”无法修复的改变，并随后被所有子代细胞继承。启动的操作阶段相对较短，可能会在数小时或数天内发生。相反，启动细胞向完全恶性肿瘤的进展则是一个漫长的过程，在动物中需要数月，而人类则需要数年。大量证据表明多数启动剂具有诱变或遗传毒性，在细菌和细胞培养系统中进行的一系列短期诱变测试，可鉴定具有遗传毒性的化学物质。通常认为，即使是诱变物质的单个分子也可能足以引起DNA的不可逆性破坏。因此，不存在诱变剂暴露的阈值或安全水平。大多数已知的启动剂既具有引发活性，又具有促进活性，因此当重复或高水平暴露时，可以迅速高产地诱导肿瘤。因此，启动剂的剂量是其致癌潜力的关键决定因素。

（二）促进

传统上认为“促进”是多步致癌过程的一部分。当经典启动剂以足够高的剂量并长时间间隔给药时，可能会发生肿瘤形成而没有事先启动的证据。尽管某些启动剂具有致癌性（如佛波酯），但并非所有的启动剂（如苯巴比妥和苯酚）都具有致癌性。反之，并非所有的致癌物都是启动剂。某些启动剂诸如药物、植物产品和激素之类的化学物质，它们不会直接与宿主细胞DNA相互作用（非遗传毒性），但会以某种方式影响细胞DNA中编码遗传信息的表达。实验证据表明，所施用促进剂的性质会特异地调节基因表达。据信某些启动剂通过与细胞膜、细胞质或细胞核中的受体（如激素、二噁英、佛波酯和多氯联苯）相互反应而产生作用。促进剂可通过其在细胞界面的分子取向发挥作用。其他启动剂可以选择性地刺激DNA合成并增强起始细胞的细胞增殖能力，从而使它们比周围的正常细胞具有选择性的生长优势。

启动子似乎具有相对较高的组织特异性。因此，苯巴比妥可诱发啮齿动物肝肿瘤，而不是膀胱肿瘤的启动子；糖精可促进大鼠的膀胱肿瘤形成，而非肝肿瘤形成。同样，在实验室啮齿动物中，佛波酯是一种有效的皮肤和前胃肿瘤促进剂，但在肝中却没有明显的活性。其他试剂，如抗氧化剂3-叔丁基-4-甲氧基苯酚和2，6-二叔丁基-4-甲氧基苯酚，可能在某器官中起促进剂的作用，在另一器官中起抗促进剂的作用，而对第三器官没有作用。因此，启动剂的实际定义必须包括易感组织的名称。实验证明高脂饮食可促进暴露于乳癌致癌物二甲基苯并蒽的大鼠中乳腺癌的发生。与此相似，已知受脂肪消耗调节的胆汁酸是大鼠肝癌和人结肠、直肠癌的促进剂。根据人类流行病学研究，雌激素、黄体酮和雄激素的激素水平与年龄和性别相关的调节被认为是乳腺癌的潜在诱发因素。反复的研究表明，除垂体泌乳素外，这些激素也可促进由乳癌致癌物引发的大鼠乳癌。另外，表观遗传的调节机制也是促进过程的一部分。

（三）进展

进展是起始细胞向生物学恶性细胞群发展的过程，常被用来表示良性增殖变为恶性的阶段，或者肿瘤从低度恶性发展为高度恶性的阶段。在进展过程中，肿瘤表现出侵袭性增强并产生转移能力，同时伴随着生化、代谢和形态特征的改变。肿瘤细胞表达异质性是肿瘤进展的重要特征，包括产生抗原和蛋白质产物、形成血管生长因子、出现染色体异常、具有转移能力、发生代谢改变等。在常规肿瘤组织病理学评估中，常难以区别肿瘤的促进与进展过程，某种程度上可以说是学术性的问题，因为有时认为促进是进展过程的一部分。常规的组织病理学不能确定与肿瘤进展相关的结构基因组与生化反应的改变。随着组织化学、免疫细胞化学、原位杂交、激活的癌基因鉴定、肿瘤抑制基因的丢失、基因表达、蛋白质组学和代谢组学分析等技术的发展，有望区分从良性到恶性肿瘤演进的各个阶段。癌变生物学过程的免疫组织化学研究示意图见图16-1。

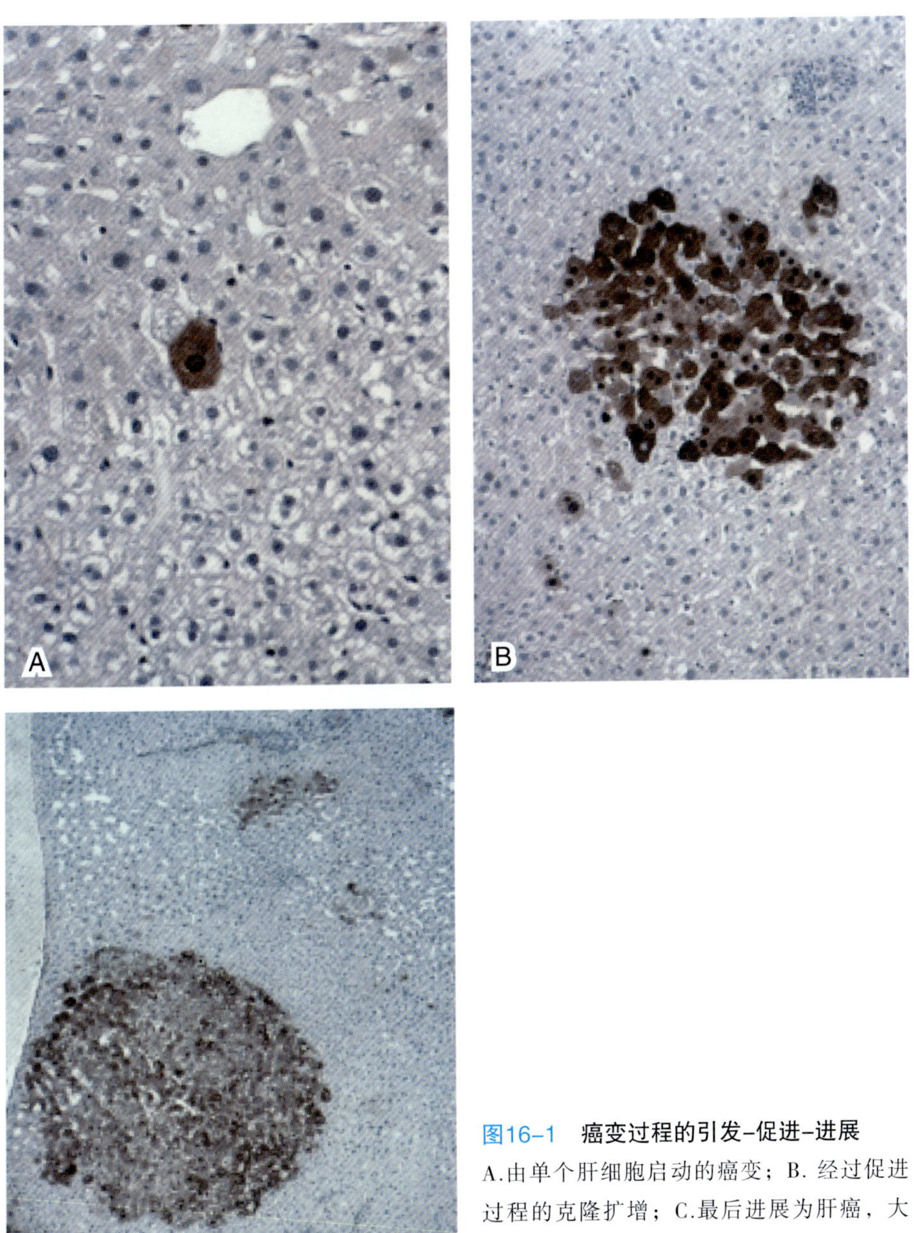

图16-1 癌变过程的引发-促进-进展

A.由单个肝细胞启动的癌变；B. 经过促进过程的克隆扩增；C.最后进展为肝癌，大鼠肝脏，抗谷胱甘肽S-转移酶［glutathione s-transferase pi（GST-P）］免疫组化染色（由Dr.Robert Maronpot提供）

三、致癌物的种类

致癌物（carcinogen）是指任何可促进组织细胞癌变和肿瘤形成的物质，这里主要讨论化学致癌物。众所周知，根据长期动物实验结果确定的致癌物在其功效和作用机制方面都具有极为不同的特征，致使评估其对人类致癌性风险变得十分复杂和困难。目前通常将致癌物分为遗传毒性和非遗传毒性两大类，“遗传毒性致癌物”是指能够与DNA反应，引起DNA损伤而致癌的化学致癌物，可用生物化学试验或间接地应用体外和体内遗传毒性试验方法来鉴定遗传毒性致癌物，包括直接致癌剂、间接致癌剂及某些无机致癌剂；而“非遗传毒性致癌物”是不涉及DNA遗传序列（即与直接基因损伤无关）、能够诱导宿主体细胞内某些关键性病损和可遗传的改变而导致肿瘤发生的化学物质。这种分类有助于排除各种啮齿类动物特异性致癌剂对人类的潜在致癌风险。但是“非遗传毒性致癌物”一词通常会给人以误解，即认为在一系列测试系统中对致突变性呈阴性的致癌物可能对人体无害。事实上非遗传毒性致癌物的种类和致癌机制十分广泛且复杂。研究表明，广泛的有机化学致癌剂，在肿瘤的多阶段致瘤过程中，以不同方式参与影响细胞生长与代谢，包括使正常细胞转化为肿瘤的启动作用（initiation effect），或引起并促进肿瘤发生和发展的表观遗传作用（epigenetic effect），进而使人们认识到化学品可通过不同作用方式促进肿瘤的生成。肿瘤启动是癌变的第一阶段，是不可逆的遗传学损伤的结果。这些遗传学损伤可以是自发的，即由细胞内在因素引起，如低频率的DNA复制和染色体分裂错误，以及细胞代谢过程产生的活性氧离子（reactive oxygen specie，ROS）等引发的DNA损伤，后者在癌变的启动、促癌和发展过程中充当了重要角色，并通过诱导脂质、蛋白质、DNA氧化损伤和调控基因表达两种方式发挥非遗传毒性致癌作用[4, 5]。这类不能与DNA发生直接反应的非遗传毒致癌物包括许多经啮齿类动物实验证实的促癌剂（如TPA、苯巴比妥、色氨酸和糖精、丁基羟甲苯、DDT、多氯联苯、氯丹、七氯和四氯二苯并对二噁英“TCDD”等），以及细胞毒药物、激素、免疫抑制剂、石棉或铀矿粉尘及过氧化物酶体增生剂等（表16–1）。由于现有与非遗传毒性致癌剂作用机制相关的资料不足，目前尚未建立明确的分类标准[6]。环境中的各类理化、生物致癌因子也可引起DNA结构和序列的改变，这类以复合物形式存在的化学致癌物中的有效致癌成分可修饰DNA结构形成加合物，在DNA复制时可引发突变。随着研究技术的发展，除遗传毒性致癌剂外，表观遗传调控已成为化学致癌研究的新方向[7]。

根据国际癌症研究机构（International Agency for Research on Cancer，IARC）、美国环境保护署（Environmental Protection Agency，EPA）及美国国立毒理计划（National Toxicology Program，NTP）发表的致癌剂总结报告，目前有100多种确切已知对人类致癌的化合物。截至2020年2月18日IARC的化学专著（monograph）中[8]，新的致癌剂清单包括：①一类致癌剂（对人体有明确致癌性的化合物）120种；②二类A致癌剂（对人体致癌可能性较高的化合物）83种；③二类B致癌剂（对人体致癌可能性较低的化合物）314种；④三类致癌剂（对人类致癌性尚未归类的化合物）500种。

已经证实，所有已确定的人类致癌剂都可在动物中引起肿瘤[9,10]。按照IARC的分类，致癌物主要包括DNA反应性化学品（DNA reactive chemical）和表观遗传性化学品（epigenetic chemical）两大类。此外，还包括无机化合物及未分类化合物。DNA反应性致癌剂是指能够与癌变宿主细胞中的DNA发生共价反应，引起致癌突变，进而转化为肿瘤的基因毒性化合物；而在致癌性条件下，表观遗传学改变作为癌变机制的一部分，和遗传学一样，可使原癌基因活化成癌基因，肿瘤抑制基因灭活，间接引起DNA突变，使细胞增殖、凋亡和分化失控，最终导致肿瘤的发生。总之，各类致癌剂引发肿瘤的核心生物学过程是一致的。Williams等通过实验性致癌研究结果总结了包括以上四大类不同作用方式（Mode of Action，MoA）的化合物（表16–1），其中很多化合物都是致癌研究领域中广泛应用的化学品。

表16-1　实验性致癌活性化合物的分类

A.DNA 反应性化学品	
a. 依赖性激活	烷化剂：氮芥、苯丁酸氮芥、环磷酰胺 环氧化物：环氧乙烷
b. 非依赖性激活	脂肪族卤化物：氯乙烯 芳香胺、氨基偶氮染料和硝基芳族化合物：邻甲苯胺、2- 氨基 -1- 甲基 -6- 苯基 - 咪唑吡啶、多环四氨基联苯、联苯胺、二甲基氨基偶氮苯、1- 硝基丙烷 多环芳烃：苯并芘 亚硝基化合物：二甲基亚硝胺、亚硝基烟碱 肼衍生物：1，2 二甲基肼、乙氧基甲烷、甲基乙氧基甲醇 霉菌毒素：黄曲霉毒素 B1、吡咯嗪核生物碱 药物：非那西丁、他莫昔芬（啮齿动物肝肿瘤） 三嗪（重氮氨基化合物）：3,3- 二甲基 -1- 苯基三氮烯
B. 表观遗传性化合物	
a. 启动剂	肝酶诱导剂类致肝癌剂：氯丹、DDT、五氯苯酚、苯巴比妥、多溴联苯、多氯联苯 尿路上皮增生促进剂：糖精
b. 内分泌调节剂	激素：雌激素、阿特拉津（除草剂）、己烯雌酚、氯三嗪 抗雄激素：非那雄安、长春氯唑啉 抗甲状腺肿瘤促进剂：甲状腺过氧化物酶抑制剂（阿米特罗、磺胺二甲嘧啶）；激素结合增强剂（苯巴比妥、螺旋内酯） 胃肠内分泌肿瘤的胃泌素升高诱导剂：奥美拉唑、兰索拉唑、托拉唑
c. 免疫调节剂	嘌呤类似物 环孢素
d. 细胞毒素	小鼠前胃毒物：丁基羟基茴香醚、丙酸、邻苯二甲酸二烯丙酯、丙烯酸乙酯 大鼠鼻毒物：氯乙酰苯胺除草剂 大鼠肾毒物：溴酸钾、次氮基三乙酸 大鼠 α 2u- 球蛋白肾病诱导剂：d- 柠檬烯、对二氯苯
e. 过氧化物酶体增殖物	降血脂贝特类：环丙贝特、氯贝丁酯、吉非贝齐 邻苯二甲酸盐类：邻苯二甲酸二（2- 乙基己基）酯（DEHP）、邻苯二甲酸二（异壬基）酯、乳氟禾草灵（又名克阔乐，为催乳物质）
f. 核苷类似物	齐多夫定、扎西他滨
C. 无机化合物（由于可造成 DNA 损伤，其中有些也归类于遗传毒致癌剂；其他的可通过改变 DNA 聚合酶保真度的表观遗传机制致癌）	
a. 金属类	铍、镉、铬、镍、二氧化硅
b. 纤维类	石棉
D. 未分类化合物	丙烯酰胺、丙烯腈、二噁烷、糠醛、甲萘丙啶、糖醇

第二节　肿瘤病理学术语及概念

与肿瘤相关的术语和命名在民间经常引起混淆，而肿瘤病理学的一些术语和命名对非专业人士有时也会引起误解和误用。广义的肿瘤（tumor）是泛指任何组织发生的肿物或新生物（neoplasm），包括良性和恶性两大类；狭义的肿瘤则特指恶性肿瘤，即人们常说的癌症（cancer）。而"癌症"中不同恶性肿瘤的恶性程度差别可能甚大。需要注意的是，在民间"癌症"一词使用宽松，可能意指包括良性肿瘤在内的任何肿瘤。而有时科学家们指出某种药物可能引起癌症，其实也意味着良性或恶性肿瘤，从而加剧了术语的混乱，正如英文词汇"carcinogenicity"（致癌性）和"tumorigenicity"（致瘤性）一样，两者并无本质上的界限和区别。但在医药界，如果说某种药物具有致癌性，即意指其可导致肿瘤，实际上是指它可能会导致恶性肿瘤（癌症），因为人们不会特别关注良性肿瘤。这些通用术语和非关键性非界定性用法已根深蒂固，以至于术语标准化的尝试没有取得很大的成功。目前比较明确的术语是良性肿瘤和恶性肿瘤。

一、良、恶性肿瘤的比较

根据肿瘤的生物学生长特性和临床表现，将肿瘤分为良性（benign）和恶性（malignant）两大类。表16–2对良、恶性肿瘤的各方面特征进行了全面比较。总体上说，良性肿瘤以局部缓慢生长为特点，对周围组织可造成挤压，位于腔道内的良性肿瘤体积过大可造成管腔阻塞，通常适合手术切除，且一般不易复发，不发生远处转移；而恶性肿瘤生长迅速且具侵袭性，可呈浸润性向周围组织内生长，并会发生局部扩散或远处转移，通常难以通过手术彻底切除。

表16–2　良性与恶性肿瘤的比较

	良　性	恶　性
对机体的一般影响	很小，通常不致命	如不予以治疗，通常会致死
生长速度	缓慢，可能自行停止生长或缩小	迅速
组织特征	多有包膜，原位生长	浸润性或侵犯性生长
生长方式	通常为膨胀性生长，挤压周围组织	侵犯、破坏和取代周围正常组织
转移	不转移	绝大多数会发生转移
瘤组织结构	有包膜包绕，有完善的间质组织，有正常血供	无包膜，缺乏正常间质，肿瘤中心常发生坏死
对人体危险性	多无生命威胁	未经及早切除或有效治疗，最终致死
对机体伤害	通常无大碍，但体积过大可压迫或阻塞器官	可破坏重要器官而直接致死
对放疗敏感性	与正常组织相同，基本无须放疗	基本随肿瘤恶性度而增高，多需要放疗
组织内行为	细胞集结在一起，受相互接触的约束不易脱落	细胞不集结，不受相互接触的制约，易脱落
与母组织相似性	细胞形态与组织结构与起源组织相似	细胞不典型，多形性，结构及排列紊乱
核分裂象	少见或正常	多见，极性和形态异常

续表

	良　性	恶　性
胞核形状	正常，染色性亦正常	不规则，核通常嗜碱深染
胞核大小	正常，核浆比例亦正常	通常较大，核浆比例增大
核仁	不明显	深染，大于正常

二、肿瘤的分类和命名

大多数肿瘤是依据其起源的细胞和组织及其良性或恶性的生长形态特征进行分类和命名的。肿瘤一般起源于3种基本组织类型，即上皮组织、间叶组织和神经组织。

（一）分类

1.上皮组织（epithelial tissue）　是个体发生中最先形成的一种组织，由内、中、外3个胚层分化形成，但主要来自外胚层和内胚层。外胚层分化的上皮主要有表皮及其衍生物（毛发及皮肤附属腺等）、身体所有开口（口腔、鼻腔、外耳道、肛门、阴道、尿道）处被覆上皮及神经管壁上皮等。内胚层分化的上皮有消化道和呼吸道上皮、消化腺腺泡和导管、膀胱、甲状腺及甲状旁腺的上皮等。中胚层分化的上皮有心血管循环系统的内皮，衬于腹腔、胸腔、心包腔及某些器官表面的间皮，以及肾、肾上腺皮质和生殖腺的上皮等。

2.间叶组织（mesenchyme）　又称为间充质，是胚胎发育时由中胚层的间充质分化发育来的组织的统称，如结缔组织、脂肪组织、脉管组织、骨及软骨组织、黏液组织、淋巴造血组织、横纹肌及平滑肌组织、滑膜等，均属于间叶组织。

3.神经系统（nerve system）　由脑、脊髓及全身各处的周围神经组成。神经系统在人体各器官、系统中占有特殊重要的地位。神经系统自发的肿瘤包括星形胶质细胞瘤、少突胶质细胞瘤、室管膜胶质细胞瘤、脑膜瘤、神经节细胞瘤、髓母细胞瘤、神经母细胞瘤、神经鞘瘤和神经纤维瘤等。

（二）命名方式

1.良性肿瘤　为“生长部位（器官）+起源组织+瘤”。起源于腺体组织的良性上皮肿瘤称为腺瘤（adenoma），其前缀“adeno-”（腺）表示起源于腺体组织，后缀“-oma”意为肿胀或组织肿大。例如，肝细胞腺瘤、胃肠道腺瘤、甲状腺腺瘤、乳腺腺瘤等。有的腺瘤由于分泌物潴留或液化而形成囊腔，称为囊腺瘤，如卵巢囊腺瘤；若形成的是单一囊腔而非腺瘤液化形成的囊腔，则称为囊肿（非真性肿瘤）。来自被覆上皮（如皮肤和膀胱黏膜等处）的良性瘤，瘤组织常向表面呈手指状或乳头状突起性生长，称为乳头状瘤（papilloma），如膀胱乳头状瘤、皮肤乳头状瘤等。来自间叶组织的良性肿瘤也使用“-oma”后缀，如脑膜瘤、骨瘤、软骨瘤、脂肪瘤、血管瘤和纤维瘤等。通过在名称中加上一个或多个限定词或修饰词，以指示组织来源及各种形态学特征，如长在腹部的、由脂肪组织发生的良性瘤，称为腹部脂肪瘤。以此类推，如面部血管瘤、子宫平滑肌瘤等。

2.恶性肿瘤　来源于上皮组织的恶性肿瘤称为癌（carcinoma），如果肿瘤主要由鳞状细胞组成，则称为鳞状细胞癌（squamous cell carcinoma）；主要由腺上皮组成，则称为腺癌（adenocarcinoma）；如果肿瘤细胞主要来源于基底细胞，则称基底细胞癌（basal cell carcinoma）。间叶组织来源的恶性肿瘤称为肉瘤（sarcoma），如纤维肉瘤、脂肪肉瘤、平滑肌肉瘤（leiomyosarcoma）、横纹肌肉瘤（rhabdomyosarcoma）、骨肉瘤、软骨肉瘤（chondrosarcoma）等（表16-3）。

但有些肿瘤例外，无法按照上述规则的命名法进行命名，其中有些是传统上约定俗成的命名，这些例外的命名有许多在传统病理学实践中已根深蒂固，学界一直尝试将其标准化，但很大程度上都没有成功。典型的例子有胸腺瘤、淋巴瘤、黑色素瘤和神经母细胞瘤，按照上述命名法，其名称听起来似乎都是良性，但事实上都是恶性肿瘤，因此人们在前面加上“恶性”二字，分别称为恶性胸腺瘤或胸腺肉瘤、恶性淋巴瘤或淋巴肉瘤、恶性黑色素瘤或黑色素肉瘤，以及恶性神经母细胞瘤，尽管按命名规则称它们为肉瘤也并不合适，但一定程度上可避免造成误解。而某母细胞瘤则均应视为恶性，如骨母细胞瘤、软骨母细胞瘤、髓母细胞瘤、胶质母细胞瘤等。

还有的肿瘤则因其物理属性而命名，如嗜铬细胞瘤（有良性、恶性之分，通常出现在肾上腺髓质中，瘤细胞较大，胞质颗粒状，嗜碱性或嗜双染，核仁明显）。此外，一些肿瘤是根据最初描述病变的学者的名字来命名的，直到今天，如淋巴组织的霍奇金病（Hodgkin disease，旧译“何杰金病”）和肾的维尔姆斯瘤（Wilms tumor）的名称仍然存在。还有些肿瘤并非由单一细胞成分构成，因此命名要包括组成肿瘤的各种细胞成分，如纤维腺瘤、腺鳞癌和癌肉瘤。更为复杂的是，尽管有些肿瘤由多种组织构成，其本质不是肿瘤，但名字却暗示它们是瘤，如错构瘤（hamartoma）和迷离瘤（choristoma），两者均是由正常组织异常聚集形成。在组织学上，还有肿瘤被认为是恶性但在临床表现上恶性程度并不大，如皮肤的基底细胞癌，通常可以治愈。另外，临床上公认的将正常组织成分局部过度生长也称为肿瘤，如皮肤的皮赘和声带息肉，但事实上并非真正的肿瘤（表16–3）。

表16–3 与组织类型相关的肿瘤命名

起源的成熟组织	基本细胞类型	良、恶性肿瘤命名
口腔与咽部 呼吸道黏膜 消化道黏膜 肝、胰、胆囊 甲状腺、甲状旁腺和胸腺 泌尿道 皮肤表皮、汗腺、毛发和指甲	➡ 上皮组织 ➡	上皮瘤 / 癌 腺瘤 / 腺癌
结缔组织、骨、软骨和肌肉 血管和淋巴管 淋巴样组织 皮肤内层（真皮） 胸膜、心包膜和腹膜	➡ 间叶组织 ➡	纤维瘤 / 纤维肉瘤 骨瘤 / 骨肉瘤 血管 / 瘤血管肉瘤
神经系统（脑、脊髓和神经） 外部感觉器官	➡ 特化细胞 ➡	神经系统和感觉器官特化名称：星形细胞瘤、胶质瘤、施万细胞瘤、视网膜母细胞瘤

三、癌变的组织学变化

正常组织和细胞转化为肿瘤的主要形态学证据，是能够观察到量变（quantitative alteration）与质变（qualitative alteration）这两种改变，量变的主要表现是增生（hyperplasia）或癌前增生或称癌前病变（precancerous lesion）；质变包括化生（metaplasia）和不典型增生或称间变（anaplasia），乃至最终的恶性变。因此增生是肿瘤病变最显著的形态表现，即首先是量的改变。组织形态学上，增生性病变可分为增生、肿瘤形成（neoplasia）、良性肿瘤及恶性肿瘤，几种情况可能会重叠和发展，而不是各自独立的固定状态。如前所述，大多数肿瘤起源于单个起始细胞的克隆增殖，与正常的细胞增殖不同，在克隆扩增的早期，肿瘤细胞在表型上与周围正常组织是有差异的。尽管这类病灶可能尚不具备足够的特征可以称为肿瘤，但在癌变过程的早期即可被识别，故人们称之为癌前病变或瘤前病变。

增生是指单位组织中细胞数量的增加，但正常情况下细胞增生的数量会受到限制，并会在引起增生的刺激因素（如慢性炎症）消失后终止。生理或病理因素刺激下不同细胞类型的增生能力不同。以肠道肿瘤为例，肠黏膜是由单一的肠上皮细胞构成，锚定在下方的基底膜上。癌变最早期的改变表现为上皮增生，此时细胞过度增殖，细胞数量异常增多，但形成肿块的细胞在组织学上与正常组织无明显差异。进一步发展，增生处可能形成息肉或腺瘤样息肉，但此时仍为良性，直至这种增生失去调控（细胞遗传特性发生改变），方能转变为良性或恶性肿瘤。

另一种情况是增生的组织与正常组织差异不大，但有进一步恶性演进的倾向，肿瘤病理诊断时视其为癌变警示，形态表现是化生（metaplasia）。化生是指在特定组织内一种完全分化成熟的细胞转化为另一种分化的细胞。化生可能是正常成熟过程的一部分，但通常是由某种异常刺激引起的。例如，原来的细胞不足以承受其环境的改变，因此它们转换为更适应周围环境的另一种细胞类型。化生多发生在上皮组织的过渡带中，故又称上皮化生，如食管与胃、子宫颈与宫颈管连接处等。例如，在进行长期香烟烟雾吸入的大鼠实验时，由于烟草毒性化学物质造成的慢性刺激，大鼠气管黏膜出现鳞状上皮取代气道中正常纤毛柱状上皮，即柱状上皮鳞状化生。虽然鳞状上皮可能提供了针对烟草刺激的功能保护，但是正常纤毛状柱状上皮的损失导致了肺清除呼吸道中微粒的能力降低，从而引起大鼠的慢性支气管炎。刺激消除后，化生的鳞状上皮还有可能恢复原来正常的纤毛柱状上皮[11]。除上皮组织化生外，间质组织有时也可发生化生，如纤维结缔组织的骨化生。

间变又称不典型增生（atypical hyperplasia），主要指细胞分化不良，回复到较原始形态，失去了成熟细胞的形态特征，在形状、大小和细胞构成方面显示异型性，细胞间排列方向丧失极性而排列紊乱。细胞大小不等，形态多样，核大深染，核质比例增大，核形不规则，核分裂象增多（病理性核分裂象少见）。虽然像恶性肿瘤，但其还不足以诊断为癌。像化生一样，不典型增生是潜在的可逆性组织学改变，在某些情况下，它也被认为是癌前病变。不典型增生的出现，通常预示着早期的肿瘤形成过程，可能与慢性刺激有关，并常可随着化生而发生，是肿瘤形成风险增加的标志[12]。发生间变的上皮细胞尽管数量增加，有时细胞体积可能很大，但不会穿过基底膜，属良性病变，如果过度增生演变为良性肿瘤并获得进一步的遗传学改变，可发生恶性转变，形成原位癌（carcinoma in situ）。原位癌虽然形态学诊断为癌，但癌细胞仍局限于基底膜之上而未突破基底膜向下浸润。发现为原位癌时不一定能见到先期组织学异常，如果先前有先期病变存在或与癌共生，则有可能是与先期病变同样或类似的致瘤因素所造成的癌肿。当原位癌继续演进，瘤细胞突破基底膜并侵袭邻近组织或发生远处转移时，则成为具有侵袭（invasive）和转移（metastatic）能力的恶性肿瘤。癌变相关的组织学变化见图16-2～图16-4。

深入了解肿瘤发生发展的过程和肿瘤生长的生物学特点，对揭示化学致癌剂的作用机制以及从实验动物致癌研究的结果外推到人体，具有重要意义。Hanahan和Weinberg基于长期积累的肿瘤生物学和组织病理学研究资料，总结了肿瘤生物学行为的十大特征，包括：①生长信号自给自足；②对生长抑制信号不敏感；③抵抗细胞死亡；④无限复制（limitless replicative potential）；⑤持续血管生成；⑥组织浸润和转移；⑦免疫逃逸；⑧肿瘤促进炎症；⑨细胞能量异常；⑩基因组不稳定和突变[13]。

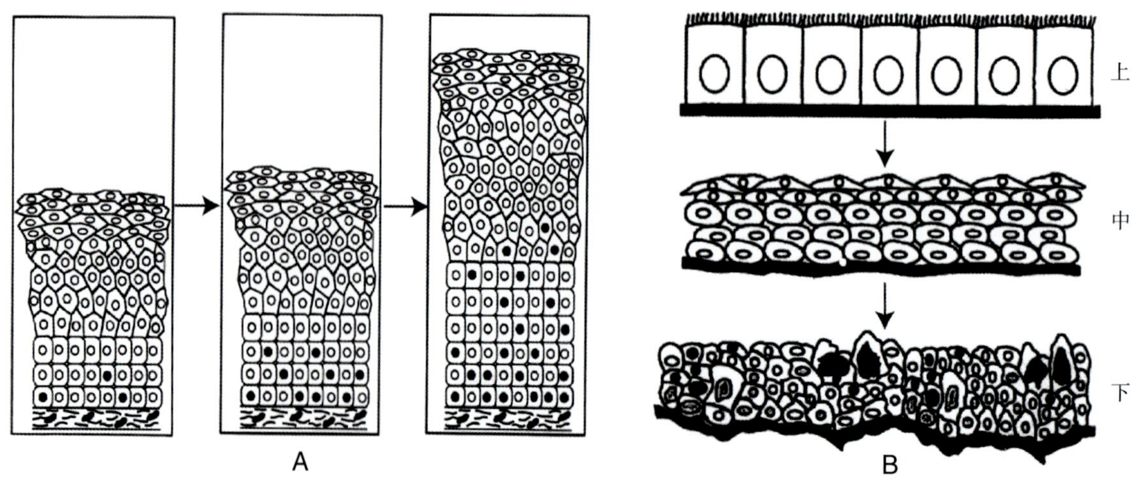

图16-2 上皮细胞增生和化生演变

A.上皮细胞增生过程示意图，增生标志着器官或组织内细胞数目增多，通常伴有肥大；B.正常单层纤毛柱状上皮细胞（上）转变为鳞状上皮细胞（中）和进一步发生间变（下）（由Dr. Robert Maronpot提供）

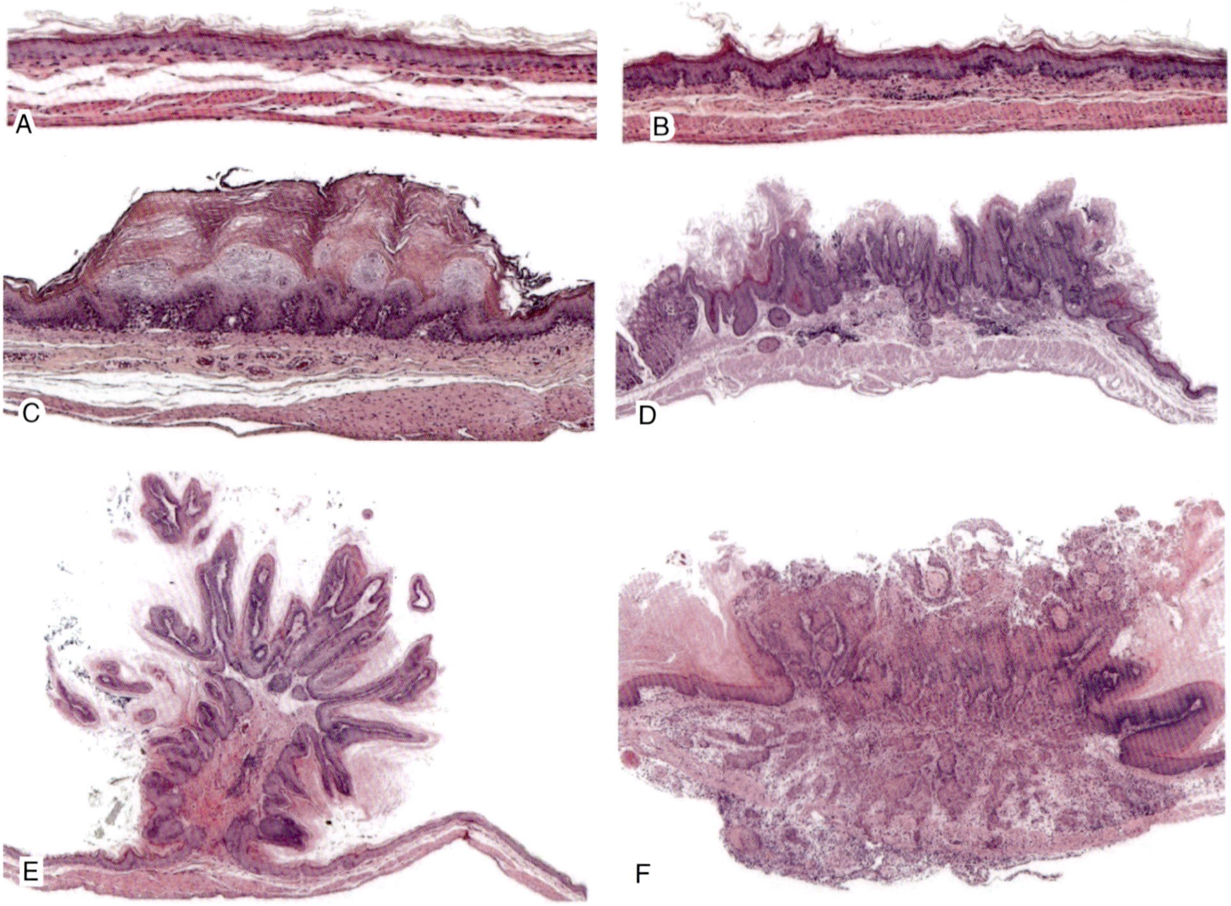

图16-3 SD大鼠食管鳞状上皮由正常组织转化为肿瘤的病理形态学改变过程

A.正常食管黏膜的鳞状上皮，表面少量角蛋白；B.轻度增生，上皮层稍微增厚；C.明显的黏膜上皮增生和过度角化，这是一个相对局灶的病变；D.上皮高度增生，增生的上皮形成指状突出物，并在固有层中可见“上皮脚”伸入生长（侵入性尚不足以称为恶性）；E.典型的鳞状上皮乳头状瘤，结缔组织的蒂连同表面过度增生的上皮细胞形成分支指状凸起的肿物；F. 典型的鳞状细胞癌，其恶性上皮细胞浸润至黏膜下层和肌层深处（由Dr. Robert Maronpot 提供）

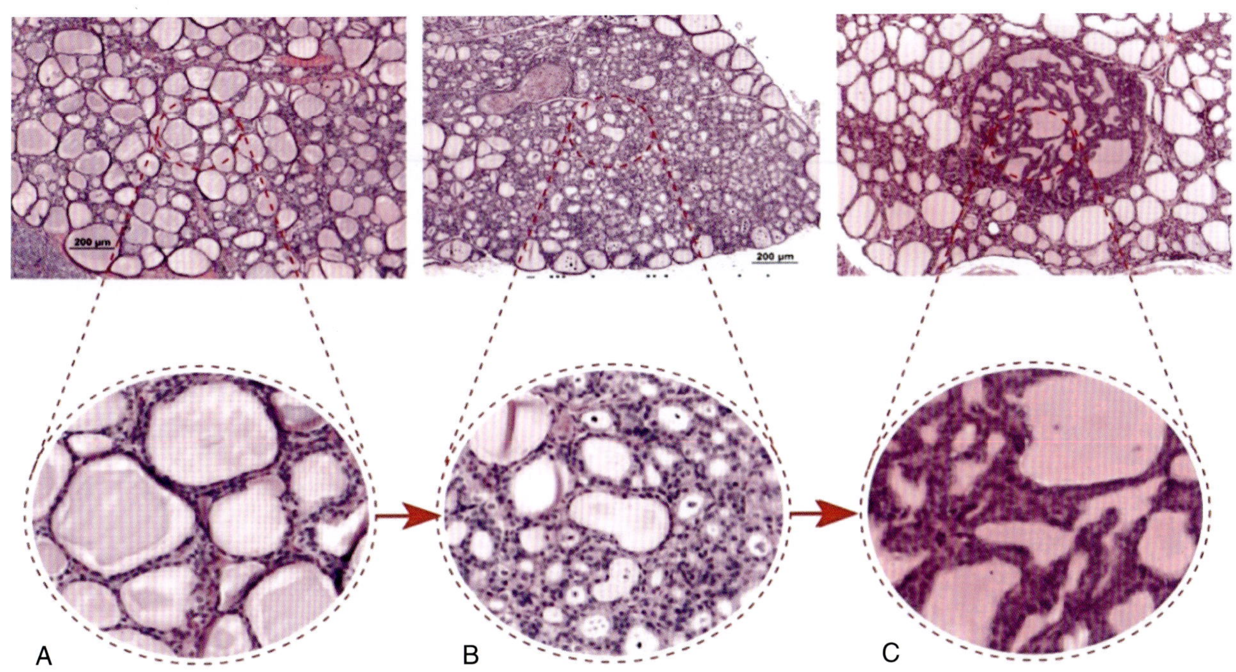

图16-4 腺上皮细胞由正常转化为肿瘤的病理形态学改变过程

A.大鼠正常甲状腺；B.甲状腺腺泡上皮细胞显著增生、肥大，但无异型性；C.甲状腺腺泡细胞腺瘤形成，细胞分化良好，肿瘤周围有包膜形成并挤压周围组织（根据Dr.Robert Maronpot提供的原版镜下照片改编而成）

第三节　致癌性实验的技术要求和实验方法

一、技术要求

长期致癌性研究的目的是通过适当的给药途径，观察受试动物在生命周期的大部分时间内，在暴露于不同剂量的供试品过程中，是否发生肿瘤性病变，以及肿瘤发生部位和发生率。对预期需要长期用药的小分子化学药，主要指新分子体（new molecule entity，NME）在啮齿类动物中的潜在致癌性评估，是药物临床前安全性评价的重要组成部分。20世纪90年代，日本、美国和欧盟都陆续推出了致癌研究的法规要求，此后，技术指南文件也在不断修改和完善。目前国际上公认可供采纳使用的技术指导原则，主要包括ICH S1A药物致癌实验必要性的指导原则；ICH S1B药物致癌性实验；ICH S1C药物致癌实验的剂量选择；FDA啮齿类动物致癌性实验设计和结果分析的统计学考虑；FDA致癌性实验设计方案的提交；EMEA致癌性风险潜力；EMEA-CHMP SWP对采用转基因动物开展致癌性实验的建议；EMEA治疗HIV 药品的致癌性风险。这些致癌性实验技术指导原则内容广泛而全面，是指导致癌性实验设计、实验实施和结果分析的重要法规技术文件。

目前国际上基本遵循ICHS1A法规指南的要求，即任何药物如果预期临床使用至少6个月，或针对某些需要间断性用药的慢性或复发性疾病（如过敏性鼻炎、抑郁和焦虑症）的化合物，也要求进行啮齿类动物的致癌性实验；某些可能导致长时间暴露的给药系统可能要考虑致癌性研究。不经常使用或短期应用的药物（如麻醉药和放射性标记的成像剂）则不要求进行致癌性研究。

由于致癌实验耗时长，成本高，故对药物开发中的某个化合物是否需要进行致癌性研究，最好事先进行仔细评估，或首先采用简便的短期快速筛选实验。常用的实验方法如下。①致突变实验：其中Ames实验最为常用，其理论依据是体细胞突变是致癌作用的基础。根据Ames实验结果，证实已知致癌物中至少有80%具有致突变作用，但也有不致突变的致癌物（如石棉纤维）和不致癌的致突变物。由于本法简便、灵敏，结果较为可靠，是目前使用最普遍的一种致癌物快速筛检法。②哺乳类动物细胞体外转化实验：将哺乳类动物细胞株在体外与供试品接触，如供试品有致癌作用，可使正常细胞在形态与生理特性方面发生变化，且与癌细胞相似。此过程称为转化，已发生转化的细胞称为转化细胞。细胞转化并非形成肿瘤，但提示供试品可能具有致癌作用。目前的经验是多将Ames实验与细胞体外转化实验结合使用，筛查效果更好。③DNA修复合成实验：常用方法为程序外DNA合成实验。

此外，下列几个判断标准值得药物研发者参考：①是否在先前与人用药物相关的产品类别中显示出潜在的致癌性；②结构-活性关系是否警示致癌风险；③重复给药毒性研究中病理检查有无特殊增生或癌前病变的证据；④母化合物或代谢物的长期组织滞留有否导致局部组织增生反应或其他病理生理反应。

Williams等进一步细化了上述原则，提出了如何确定致癌物的“五步决策点”评估策略[14]，致癌物检测中的分步决策点评估方法如下。

第一步：化学结构。

①是否是亲电子物质；②是否是已知致癌物。

第二步：短期遗传毒性测定。

①细菌诱变；肝细胞DNA修复；②其他。

（决策点1：评估第一步和第二步的结果）

第三步：表观遗传效应的分析。

①体外细胞培养观察：有丝分裂情况；细胞色素P450的诱导；过氧化物酶体增殖；间隙连接蛋白下调；细胞间通信的抑制；激素激动剂作用；基因表达改变。②体内试验观察：细胞增殖增加；细胞凋亡减少；细胞色素P450的诱导；过氧化物酶体增殖；激素扰动；癌前病变促进；免疫抑制；基因表达改变。

（决策点2：评估第一步到第三步的结果）

第四步：体内测定。

① DNA反应性：DNA损伤测试。②有限的生物检测：癌前病变（大鼠肝、小鼠皮肤、小鼠肺、大鼠乳腺）；基因工程改造小鼠。

（决策点3：评估第一步至第三步的结果，以及第四步中选定的测试项目）

第五步：致癌性生物检测。

①短期致癌性实验；②长期致癌性实验。

（决策点4：所有结果的最终评估和癌症危害评估）

二、种属选择及实验方法

经过上述对化合物致癌可能性的分步骤评估后，尤其对那些具有致癌性警示结构类别的化合物，或体外实验证实有致癌活性及遗传毒理研究提示有致癌风险的药物，从法规角度看，在开发过程中很难豁免致癌性研究。

近几十年来的实践证明，在普通大鼠和小鼠中进行标准的两年体内生物检测（bioassay）被认为是临床前评估致癌物的“金标准”[15]。目前，美国环保署、FDA和其他国际主要药品监管机构推荐的这类研究设计，已经广泛地应用于评估农药、杀虫剂、职业化学品、环境污染物及各种其他化学试剂的潜在致癌性，并已证明对预测人类致癌物有实际应用价值[16]。

鉴于这种长达104周的常规慢性致癌试验耗时之久和花费之巨，同时考虑到早期临床试验给药时长和受试人群规模等特点，法规规定对于非遗传毒性药物的致癌性研究可在1期和2期临床试验之后进行，在正式提交新药上市申请时完成。但是，如果供试品在遗传毒理学实验中确定具有遗传毒性或结果可疑，则在1期临床试验开始前，便要求进行致癌性研究，但可采用“附加性试验”，尽量使用能提供致癌终点的体内模型，包括啮齿类启动-促进模型、转基因啮齿类动物致癌模型及新生啮齿类动物的短期致癌实验。附加试验应重点选择有“证据权重法”意义的试验方法，如机制研究中的细胞学改变、生化检测、附加遗传毒性实验等[17]。目前已经确定，采用基因工程改造（转基因或基因敲除）小鼠为期6个月的短期致癌实验，可用于遗传毒物和非遗传毒物的致癌性检测[18]。其可行性机制是此类小鼠插入了癌基因或从其种系中删除了抑癌基因而容易形成肿瘤，使得这些动物对致癌剂的敏感性更高，从而可以在更短的暴露时间内完成致癌性生物检测。国内曾将运用基因工程小鼠进行的给药6个月的致癌性研究称为“替代性致癌实验”，实际意义是替代普通小鼠的两年慢性致癌实验。随着相关科学证据的不断积累，目前FDA已经接受在有常规2年普通大鼠致癌研究资料基础上，辅以相对短期的基因工程小鼠致癌实验可支持安全性评价的法规申报和药品上市审评。

（一）啮齿类动物品系选择

由于长期致癌实验的剂量选择主要依据亚慢性毒理实验的数据和结果，即通常根据3个月重复给药的一般毒理实验结果包括毒代动力学（TK）资料，因此长期致癌性研究所用的大鼠或小鼠品系最好与相应的一般毒理实验相同。同时，还应考虑结果分析时可能引用的肿瘤病理历史数据来源的动物品系，以便使致癌性实验动物品系与之达成一致性和可比性。

长期致癌性实验中常用的大鼠品系包括Sprague-Dawley（SD）大鼠及其衍生品系，如CD大鼠、F344（Fischer）大鼠及Wistar大鼠的一些亚系。常用的小鼠品系包括各种Swiss或Swiss衍生小鼠品系（如ICR和CD-1小鼠）和B6C3F1杂交小鼠。

Wistar Hannover大鼠的体型比SD大鼠小很多，体重增加曲线也相对较缓。同时由于长期饲养过程中自然发病较少，寿命相对延长，因此也认为其是可替代SD大鼠用于长期毒性实验的品系。无论何种品系，致癌性实验所用大鼠或小鼠必须是无特定病原体（SPF）动物。

使用基因工程改造小鼠进行短期致癌实验的研究始于20世纪90年代，其中两个独立研究不同基因工程小鼠品系的研究小组证明，在插入*Ha-ras*癌基因的小鼠中，癌症发生率增加且肿瘤潜伏期缩短[19]。1992年，另一组研究者的研究表明，从细菌中删除*p53*抑癌基因也可以促进肿瘤的发展[20]。其后一系列广泛的后续研究清楚表明，与普通小鼠相比，基因工程改造小鼠品系既显示了自发性肿瘤的发生率增加，又出现了外来化合物致瘤形成加速的特性，且对广泛的化学致癌物发生阳性反应。因此，基于此类基因改造小鼠对药物致瘤易感的特点，将其用于致癌性研究不仅显著缩短了时间，还相对减少了成本，目前已广泛应用于相对短期的药物致癌性研究中。常用基因改造小鼠品系为*rasH2*转基因小鼠和*p53*基因敲除小鼠。过去10年来，昭衍实验室为委托方进行的多项6个月短期致癌实验中，全部应用的是日本CIEA培育的*rasH2*转基因小鼠，该品系小鼠遗传特征稳定，且对致癌物敏感，所有研究项目都得到了可靠的结果。

（二）实验设计和剂量选择

1. 普通大鼠和小鼠104周常规致癌实验　药品法规监管机构对长期致癌性实验并没有固定的方案要求，尽管不同类型的供试品及不同临床适应证的药物可能需要相应的非常规方案，但经过几十年的研究实践，业界基本已形成了成熟的实验设计和方法。McCormick根据多数机构的做法总结了最基本的方案框架（表16-4）可供国内实验室参考，同时建议每个实验室根据具体情况设计出更加符合实际情况和法规要求的实验程序。

表16-4 普通大鼠或小鼠常规慢性致癌实验简易方案示例

组别	性别	每性别最低动物数/性别	对照/供试品	剂量
1	雄、雌	50	辅料对照	0
2	雄、雌	50	空白对照	0
3	雄、雌	50	供试品	低
4	雄、雌	50	供试品	中
5	雄、雌	50	供试品	高

最常见的实验组数量设置是至少4组，一个对照组（辅料vehicle或空白sham对照组）和3个给药剂量组。也有观点倾向4个给药剂量组（低、中低、中高和高剂量），以便更好地观察剂量反应曲线。此外，较常见的设计是设置双对照组，当第一个对照组肿瘤发生率与历史对照数据相差过大，则加入第二对照组同步对照数据进行分析和比较。例如，假如第一对照组雌性大鼠的乳腺肿瘤发生率低于历史对照的肿瘤发生率，则与给药组比较后可能将该供试品误认为乳腺致癌物，此时对第二对照组数据综合分析，便可确认是否为意外差异性所致。

尽管每组每性别动物数量的设置原则是最低不少于50只，但实际上多数研究机构都采用50只以上的动物，目的是确保在整个实验结束时有足够的存活动物，便于对肿瘤发生率的统计学分析。同时，也要参考所用种属和品系动物在历史数据中的存活率情况来决定。在采用SD大鼠的实验中，人们通常设置每组每性别60只或70只动物。尽管有的实验室用于致癌实验的动物每组每性别多达100只，以显著增加对致癌剂生物检测的敏感性，降低假阴性和提高统计学效力。但笔者认为如此大幅度增加动物数并不适合常规药物安评的实验设计，同时也与AAALAC的3R原则相违背，并极大增加了委托方的费用负担。但以研究为目的实验，偶尔使用超大数量的动物也可理解。

至于每组双性别动物的使用，也并非一成不变，例如所开发的药物预期仅用于男性或女性患者，而不发生跨性别使用，则允许采用相应的单性别动物，但应在向FDA提交的特殊方案评估（special protocol assessment，SPA）文件时，取得FDA致癌试验评估执行委员会（Executive Carcinogenicity Assessment Committee，ECAC）的认可。

长期致癌性实验的剂量选择是实验设计的核心内容，也是最为复杂和关键的一环。剂量过高，动物会在实验期间因药物毒性大量死亡，实验结束前存活动物数过少，会使整个研究工作彻底失败；剂量过低，无法使动物得到充分暴露量，就达不到致癌研究的根本目的。因此，药监机构（如美国FDA）设置了前述SPA的管控机制，在实验开始前就得到FDA对实验设计，尤其是剂量选择的建议和批准。尽管如此，笔者本人经历过的一些案例也曾出现过因剂量偏高导致早期动物大面积死亡而不得不中途修改剂量的情况。剂量选择的基本原则是要在足够高的剂量下，最大限度地反映出药物的潜在致癌能力。理想情况下，选择高剂量的简要标准是不会在实验动物中出现严重的毒性，且需注意：①高剂量不应诱发与致癌作用无关的死亡率，即在此剂量下动物不应出现实验早期的非肿瘤因素死亡；②与同性别对照组动物相比，不应出现体重增重减少10%的情况，以免造成因严重的体重降低而引起致瘤性的抑制；③不应产生明显影响动物健康的限制性毒性。多数情况下，推荐采用最大耐受剂量（MTD）作为高剂量。这个基于毒性终点的MTD应该是从致癌性实验所用相同种系动物的亚慢性毒性实验中（如3个月重复给药）获得的。而欧洲和日本监管机构则接受最高剂量为最大预期人体临床剂量的较大倍数，通常≥100倍[21]。另一个选择高剂量的标准是基于药代动力学的终点，即致癌实验动物的全身暴露水平应远大于人体暴露水平，以确保对致癌性的充分显示。要求以致癌实验所用同种系动物的母化合物全身暴露量（曲线下面积AUC）和人体每日剂量下的血浆AUC足够大的倍数为基准，即在大鼠或小鼠中选择人体AUC暴露量的25倍作为高剂量。长期实践证明，这种剂量选择标准是实用的。其他选择高剂量的标准还包括吸收饱和剂量、最大可行剂量等。关于中、低剂量的选择，主要以能够帮助评估研究结果与人类的相关性为目的，详见ICH指导原则。

2. 基因工程小鼠6个月致癌实验　如前所述，除应用普通大、小鼠进行长期致癌实验外，对NME的潜在致癌性评估还可采用基因工程改造的小鼠模型。随着过去30年来研究资料的不断积累和基因改造小鼠培育的进步，美国FDA等药品监管机构已正式接受应用合适的基因工程小鼠品系来进行短期的致癌生物测定，用以替代常规普通小鼠的2年慢性暴露实验。这样一来，致癌性的临床前评估可以包括普通大鼠中进行的为期两年的生物检测，以及在基因工程小鼠中进行的6个月替代性生物检测。在普通大鼠和小鼠的长期致癌研究中，最关键的实验终点十分明了，即特定部位良性和恶性肿瘤在暴露于供试品的动物中发生率与接受辅料的阴性对照动物或空白对照动物发生率的比较。而在给药6个月基因工程小鼠实验中，需要全面比较的是暴露于已知致癌物的阳性对照组、供试品组及辅料阴性对照组中肿瘤的发生率。阳性对照动物应出现强力的致癌反应，方可证明所用基因工程小鼠对致癌作用的敏感性和合理性，而阴性对照动物则只应出现该品系特有的自发性肿瘤。

目前，使用基因工程小鼠进行6个月给药暴露的致癌实验，通常采用表16-5中的设计模式，包括5组动物的设置，以及按照法规监管机构的要求，每组每性别不少于25只动物。尤其重要的是要包括一个阳性致癌药对照组。但针对不同供试品，有时需要进行个性化调整，不必拘泥于该模式。目前常用的基因工程小鼠主要包括*rasH2*转基因小鼠[22]和半合子*p53*基因敲除小鼠[23]，其基因改造手段、品系特点及背景资料可参考相关文献进一步了解。

表16-5　基因工程小鼠6个月致癌实验简易方案示例

组别	每性别最低动物数	对照/供试品	剂量
1	25	辅料对照	0
2	25	供试品	低
3	25	供试品	中
4	25	供试品	高
5	25	阳性对照品	种属特异阳性药物

基因工程小鼠致癌实验剂量选择的原则，与上述普通小鼠2年慢性实验的原则基本相似，即所选择使用的高剂量应最大化地诱发可能的阳性致癌反应。因此，高剂量组的剂量水平应尽可能高，并应引起至少某种程度的毒性（如适度的抑制体重增加），但高剂量供试品不应引起动物早期死亡或将体重抑制到可能干扰肿瘤发生的程度（与对照动物相比，体重增加抑制程度不应超过10%）。通常首选MTD作为高剂量，该MTD是在用于致癌实验的转基因或基因敲除小鼠的非遗传修饰品系中进行的初步毒性研究（通常为重复给药4周的毒性实验）中确定的。相比之下，ICH指南也接受选择预期人类剂量的较大倍数（通常＞100X）作为高剂量。关于中剂量和低剂量的选择，最好能够借此观察到肿瘤的剂量反应关系，通常将假定人类剂量的倍数选择为低剂量，而将低剂量和高剂量之间的对数水平定为中剂量。

3.两类致癌实验的差异比较　普通小鼠中进行标准的2年（或18个月）给药和基因工程小鼠6个月药物暴露实验之间，在实验设计和研究方法上有许多共同之处，但也存在几个重要差异。

首先是所需时间。基因改造小鼠给药暴露时间明显缩短，原因是基因工程小鼠中肿瘤发生的潜伏期较短，因此无论是时间成本还是经济成本，都具有显而易见的优势。确定转基因或基因敲除小鼠中致癌性评估持续时间的主要决定因素是所用动物模型中自发和化学诱导的致癌动力学。大多数转基因或基因敲除小鼠中的致癌性研究均可在药物持续暴露6个月完成，但用于研究目的的个别模型可能需要更长的暴露时间。*rasH2*转基因和半合子*p53*基因敲除小鼠致癌实验的标准方案为26周的药物暴露，该方案已被广泛用于提交FDA批准的新药安全性评估中。

其次是使用动物数量。以新药上市申请为目的向药品监管机构提交的基因工程小鼠致癌性研究通常包括每组每性别25只小鼠，与普通啮齿动物2年给药的实验相比，后者要2倍于前者或更多，即每组每性别至少要有50只动物，为提高安全性和灵敏度起见，多数情况下还要增至60～70只或以上，且为得到更理想的剂量关系曲线，有时还要加设剂量组。应用基因工程小鼠进行的致癌性研究中，使用动物数量和设组较少，反映了这些小鼠对已知致癌物和统计学考虑的肿瘤发生的敏感性更高。尽管用于致癌性实验的市售转基因和基因敲除小鼠的购置成本远高于非转基因啮齿类动物，但基因工程小鼠致癌性研究的组数和动物数规模较小，极大降低了与组织病理学评估相关的研究成本，因而受到业界和政府监管机构的欢迎。

在基因工程小鼠致癌性研究设计中通常包括一个阳性致癌药对照组，而在2年致癌性实验中则不需要。阳性对照动物会出现明确和强烈的致癌反应，提供了药物暴露期间动物模型对致癌作用敏感性的确切证据。尤其在发现供试品无致癌活性的实验中，纳入阳性对照组尤为重要。

（三）给药途径

给药途径通常应与预期人体给药途径相一致或相似，至少要有药物体内处置（PK）的相似性，除非技术操作上不可行。在大、小鼠长期致癌实验中最常用的给药途径包括胃管灌饲（oral gavage）、皮下注射、体表涂抹和吸入给药。在昭衍实验室的多年实践中，致癌性实验应用最多的给药方式是灌胃给药，其次为皮下注射，皮肤涂抹和吸入相对较少。

（四）生存期观察及检测指标

尽管慢性致癌性实验的设计包括了生存给药期间一系列毒理学观察和健康状况评估，但致癌性研究主要实验终点是通过全面的肉眼和显微镜下组织病理学检查，对供试品诱导的恶性和良性肿瘤的发生率和发生部位进行详细的评估。因此，至关重要的生存期常规临床观察中，尤其在给药一段时期后直至实验结束，对体表或可触及肿瘤的每日发现和记录，是实现研究目的的关键。除了常规的生命指标观察外，还需要进行对临床表现、体重、摄食量等指标的观察。在实验给药期间应尽量减少对动物的扰动，如临床病理项目的检查或毒代动力学检查，一是频繁取血可能导致动物的应激反应、血液或化学指标的改变甚至影响药物致瘤性的观察，二是相关毒理学指标及TK指标在此前的亚慢性或慢性毒性实验中均已考察，无须重复。FDA的ECAC通常也不建议在致癌实验设计中加入太多非必要检查项目。如果存在必要的检查，如血液学或TK，最好设置同步卫星给药组（且不必连续给药2年），以避免干扰主实验动物。当然，在实验结束动物安乐死时的检查项目（包括TK），则不存在顾虑。

（五）实验动物养护和管理

由于致癌性研究耗时漫长，为保证实验动物在长达2年的连续给药期间得以健康生存，应尽量减少和避免自发或合并发生的疾病，从而延长其生存时间，得到预期的药物暴露，以真实反映受试药物的潜在致癌性。因此，使所有实验动物获得一致的精心养护和管理，是保障实验成功的前提，直接关系的实验的成败。

普通大、小鼠长期致癌实验中，约在给药26周起，动物将陆续出现体表可触及的自发性或药物所致肿瘤，故在常规例行检查时，应关注体表可触及肿块的发生、进展和改变，予以准确记录。一般规律是，雌性动物肿瘤发生率往往高于雄性。如果研究早期即发现给药组出现高发肿瘤或高死亡率的情况，则必须由委托方及时向药监部门汇报。在美国，FDA要求出现类似情况时，必须在15个日历日内尽早报告相应的药审部门（即所谓“15-day safety report”）。由于致癌实验动物数量庞大，饲养及管理较复杂，故对于动物房环境、饲料和饮水质量、动物福利保障、兽医巡诊等方面的要求，要比常规毒性实验更加严格。有关这方面的经验，可参考相关的文献论述[24, 25]。

第四节　肿瘤组织病理学评估

对各组实验动物，无论是在给药期间发现死亡或濒死处死者，还是存活到实验结束时的终末安乐死，每只动物都要进行系统的尸体剖检并收集组织。为避免死后组织和脏器自溶，在给药生存期发现死亡或濒死处死的动物，应尽快进行剖检。剖检及组织处理的整个过程应遵循SOP规定，并应符合GLP法规要求。

动物体重称量和记录后，致癌性实验的尸体剖检程序与常规GLP毒理学研究的操作规程基本一致，包括详细检查体表、所有器官开口、颅腔、胸腔和腹腔及其内容物，除了注意观察组织和器官有无肉眼异常改变或大体病变外，最应关注的是有无肿物及肿物的特点。通常首先检查和记录体表可触及的肿物，以及原位检查体腔或内脏发现的肿物。器官取出称重后，对所发现肿瘤的部位、大小、形状、颜色、质地、有无包膜、与周围组织界线、是否易于从局部分离、有无肿大的淋巴结等细节，都要进行详细的描述和记录。采集器官和组织时应尽量避免人工所致的组织损伤。组织冲洗应用生理盐水，避免使用自来水。为防止胃肠道黏膜自溶，应剖开清理内容物，并仔细检查有无肿瘤病变。双肺应采用10%中性缓冲福尔马林溶液予以气管灌注固定，大鼠用4ml，小鼠用2ml即可，之后将气管扎紧，使肺组织维持充盈状态。关于需要采集标本的种类及剖检时的其他注意事项，请参考“重复给药毒性试验及致癌试验病理标本取材清单”。

尸检完成后，病理学PI或剖检技术人员应按SOP规定的取材范围留取标本，并尽快固定在10%中性缓冲福尔马林溶液中，眼球和睾丸可根据研究方案的要求分别固定于Davidson固定液和Bouin固定液中，随后通过常规组织学方法处理组织。需要提醒的是，在肿物组织取材切块时，不仅要切取主要的瘤体组织部分，还应包括部分肿瘤包膜或与其连带的周围组织，以便镜下判断肿瘤生长与周围组织关系。显微镜切片制备应符合SOP要求，常规采用石蜡包埋，5μm切片，苏木精-伊红染色后，光镜下进行组织病理学检查和评估。对致癌实验的组织阅片，要求尽量采用“明读”方式。除常规石蜡切片、HE染色外，根据研究方案要求可采用其他组织学技术，如福尔马林溶液固定标本可用于检测增殖细胞细胞核抗原（PCNA）的免疫组化染色（通常事先即在方案中进行详细说明或作为SOP的一部分）。由于能够识别细胞增殖、癌前病变及早期肿瘤，近年来PCNA方法已显示出良好的实用性[26]。偶尔标本需进行树脂包埋或制成用于电镜观察的半薄切片，但在标准的致癌实验方案中一般无须该特殊处理程序。

阅片记录是致癌性病理评估中极为重要的一环，而且每只动物的个体资料都要作为附录加入病理报告中。肿瘤诊断，尤其针对增生性非肿瘤病变、良性肿瘤和恶性肿瘤的鉴别诊断，应遵循STP/ARP/AFIP的标准命名和诊断标准及INHAND公认的术语和命名方式予以记录。

一、肿瘤细胞的形态特征及组织学改变

正常成熟细胞的再生或增生及其分化受细胞的遗传基因所调控，一旦发生癌变，子代细胞即脱离了母代的遗传特性，而出现基因组改变，细胞周期加速，获得侵袭性生长能力，细胞动能增加，细胞表面分子改变，裂解因子分泌等；数量上表现为过度增生或恶性增生，形态上表现为异型性。其中细胞动能增加指微丝、中间丝和微管比例改变，肌动蛋白含量增加，这些是侵袭性生长和转移的动力基础。一般

来说，良性瘤生长相对较慢，细胞形态常与其起源母组织相似，无或少有异型性。例如，脂肪瘤的镜下形态与正常脂肪组织无异，由完全成熟的脂肪细胞构成，无法与正常脂肪细胞相区别，与正常脂肪组织的唯一不同是具有纤维结缔组织包膜，肿物可能需数年才能长大。相反，恶性肿瘤生长迅速，如脂肪肉瘤，瘤细胞形态与起源母组织成熟脂肪细胞相距甚远甚至无法识别，更接近脂肪组织胚胎细胞的状态，或者仅能通过脂肪染色阳性偶可认定为脂肪组织来源。

肿瘤组织由实质和间质两部分构成，肿瘤实质即肿瘤细胞，是肿瘤的主要成分，具有组织来源特异性。它决定肿瘤的生物学特点及每种肿瘤的特殊性。人们通常根据肿瘤的实质形态来识别各种肿瘤的组织来源，进行肿瘤的分类、命名和组织学诊断，并根据其分化程度和异型性大小来确定肿瘤的良恶性和肿瘤的恶性程度。肿瘤细胞有3个显著的基本特征：不死性、迁移性和失去接触抑制。除此之外，肿瘤细胞还有许多不同于正常细胞的生理、生化和形态特征。肿瘤间质起支持和营养肿瘤实质的作用，不具特异性，一般由结缔组织和血管组成，有时还可有淋巴管。

尽管检测药物致癌性对良、恶性肿瘤都需关注，但在组织病理诊断时对恶性肿瘤的识别尤为重要，尤其是对恶性细胞特点的认识。一般来讲，恶变细胞的主要特征是异型性和多形性，以及异于正常组织细胞的生长方式。具体表现在下列形态变化上。

（一）细胞核的改变

1.核增大：癌细胞体积增大主要是由于胞核显著增大，为同类正常细胞核大小的1～4倍，有时甚至可达10倍以上。

2.核畸形：在高度间变的肿瘤中，癌细胞核形态不一，出现各种畸形，如结节状、分叶状、杆状、三角形、不规则形，可有凹陷、折叠，并可出现巨核、双核或多核现象，显示为异常分裂的结果。胞核的这些变化代表了不同细胞克隆的存在及与这些变化相关的遗传异常，但某些腺癌细胞的细胞核畸形不明显。

3.核深染：由于癌细胞DNA大量急剧增加，染色质明显增多、增粗，故染色加深，HE染色呈蓝紫色甚至似墨滴状。腺癌细胞核深染程度不及鳞癌和未分化癌明显。

4.核浆比失调：由于胞核显著增大，引起核浆比增大，显著高于正常细胞。正常分化的细胞，核浆比仅为1：（4～6），而癌细胞核浆比可达1：1或更大；癌细胞分化越差，核浆比失调越明显。

5.可见增大的核仁。

6.病理性核分裂象：是恶性细胞的重要特征之一。有丝分裂的细胞数目增加，在有丝分裂纺锤体中出现具有缺陷的非典型有丝分裂形式，多极分裂很常见，可出现结构不对称的染色体。

上述肿瘤细胞核的形态特征反映了细胞在代谢水平发生的变化，细胞分裂相关的结构改变，以及与其他代谢相关的结构衰减。

（二）细胞质的改变

1.胞质量异常　胞质成分相对减少，分化程度越低，胞质越少，常有液泡出现。

2.染色加深　核糖体和mRNA在胞质中的积累使其具有嗜碱性，且着色不均。

3.细胞形态畸形　癌细胞呈不同程度的畸形变化，如纤维形、蝌蚪形、蜘蛛形及其他异型。细胞分化程度越低，畸形越明显。

4.空泡变　腺癌细胞较为突出，常可融为一个大空泡，将胞核挤向一侧，形成戒指样细胞。尤其是有分泌功能的腺上皮来源的腺癌。

5.吞噬异物　癌细胞胞质内常见吞噬的异物，如血细胞、细胞碎片等。偶见胞质内封入另一个癌细胞，称为封入细胞或鸟眼细胞。

6. 退行性细胞改变　胞质内出现包含物。某些肿瘤中，胞质出现凋亡小体，可发生细胞凋亡。

（三）癌细胞巢

上皮组织来源的癌细胞通常形成巢状，无论是鳞状上皮还是腺上皮，均可形成癌巢。由于癌细胞增殖迅速，互相挤压，故常呈堆叠状或镶嵌状。在鳞状细胞癌，细胞从其共同中心向外延伸生长形成细胞团块。癌巢内细胞大小、形态不一，失去极性，排列紊乱。分化较好的皮肤或黏膜鳞状细胞癌有时可见其起源组织的特性，即形成环绕共同中心的角化珠，或称癌珠。癌巢之间为间质结缔组织，内有血管、淋巴管。分化较好的腺癌可形成类似腺泡或腺管样结构，但不是正常的腺泡或腺管，有时癌细胞尚有分泌功能，可见黏液形成。低分化腺癌则不易形成腺泡或腺管样癌巢。

肉瘤细胞不形成巢，只构成弥漫性瘤体，大体切面类似鱼肉样细腻外观。与癌组织不同，肉瘤细胞的间质结缔组织与肉瘤细胞混合在一起。根据这个特点，采用网状纤维染色可区别癌和肉瘤，癌巢的癌细胞之间没有网状纤维，而肉瘤细胞之间则可见网状纤维。有时可通过应用特异性生物标志物进行免疫组化染色来鉴别癌和肉瘤，尤其是在人体肿瘤病理诊断中，而啮齿动物致癌实验通常无此必要。

由于癌瘤生长速度快，其自身又有形成新生血管的能力，故瘤体内血管网十分丰富。但由于癌细胞生长速度远超新生血管形成的速度，因而可因缺血造成坏死和出血，同时瘤细胞分泌的某些细胞因子也会导致肿瘤坏死，这也是恶性肿瘤的形态特征之一。如果新生血管形成受到抑制，肿瘤生长速度将会减慢或停滞，这也是VEGF受体抑制剂类大分子开发为抗肿瘤药的理论基础。

（四）基底膜

在良性肿瘤中，上皮组织的基底膜完好存在，但恶性细胞的侵袭性生长导致基底膜的断裂、重复或破坏消失，这是由于恶性肿瘤细胞能够分泌破坏基底膜的溶解因子。

（五）浸润性生长和转移能力

恶性肿瘤的特征性生物学能力是瘤细胞脱离原位并穿透邻近组织，形成对周围组织的浸润性生长，从而发生肿瘤的局部蔓延及肿瘤晚期易形成的远隔部位转移，最终破坏宿主组织。侵入或转移的恶性细胞能产生纤溶酶原激活剂、胶原酶、弹性蛋白酶和蛋白聚糖分解酶等，这种生长特点及其分泌的分子造成的后果通常是实验动物致死的原因，包括肿瘤局部组织破坏和远处转移所致的器官损伤和功能障碍，最后导致贫血、感染和全身衰竭。在致癌性研究的病理组织学评估时，经常可以见到转移性肿瘤，如果瘤细胞分化程度过低，识别原发部位往往会有一定困难。

（六）良性瘤组织的局部间变和恶变

这是一个略有争议的说法，因为从理论上说，良性和恶性肿瘤各自继承其成瘤（或成癌）起始细胞的遗传特征，在过度增生过程中应始终按照既成的遗传密码去分裂增殖，要么良性生长，要么恶性生长。但实际工作中的确能够见到良性瘤组织中的局部细胞间变或恶变现象，如良性的息肉（如结肠息肉）可演变成腺瘤或腺癌。在致癌性实验阅片过程中，如果见到这类现象，首先要确定原发良性瘤是否已具备恶性肿瘤的基本特征，包括细胞形态的恶变、有无基底膜或肿瘤包膜的侵犯或破坏、核分裂象增多和病理性核分裂象，以及有无出血、坏死等继发性改变。

总之，在肿瘤病理诊断中，典型的组织图像不难判断，但如果形态学反映的是处于良恶性之间的状态（尤其指瘤细胞分化程度的差异）及标本取块时仅切取肿瘤中央组织进行包埋切片导致无法观察与周围正常组织关系，则相对比较困难。这也正是在致癌性实验中设置同行评议程序的意义所在。在作者本人部分参与的美国某药厂某款减肥药的FDA法规审评过程中，病理工作组（Pathology Working Group，PWG）的致癌实验同行评审结果就是一个很好的实例。在对某些肿瘤良恶性及组织来源判断上的明显分歧，显示了参与评议的个体毒性病理学家认知的主观性及对最终结果所产生的影响。在这项长期致癌实验的全部雌性大鼠乳腺和肺组织同一套切片的盲读结果揭盲后，尽管参与PWG的5位毒性病理学家的最后统计结果中，对有的肿瘤类型和发生率达到了高度的共识率（转移的乳腺腺癌和乳腺纤维腺瘤，分别为100%和97.1%），但其他肿瘤，如乳腺纤维瘤（69.2%）、非乳腺来源转移癌（78.6%）、乳腺腺瘤（78.9%）的诊断共识率则相对较低，对原发性乳腺腺癌共识率也只有92.5%。

二、病理学评估的核心问题

（一）动物死亡率过高的应对策略及死因分析

致癌实验中发生动物死亡过多是一个常见且复杂的现实问题。之所以在此讨论这个问题，是因为一旦死亡，动物需尽快解剖；同时，也涉及阶段性报告（intermittent report）的问题。常见的情况有因剂量设置偏高、药物毒性过大而造成高剂量组动物死亡；毋庸置疑，无论是自发性肿瘤还是供试品相关的肿瘤，都有可能因其发生和进展导致动物死亡；最后，由于慢性致癌实验的给药过程几乎涵盖了啮齿动物的整个生命周期，长期饲养和给药期间动物会发生自然衰老、自发性疾病、潜在感染等，这些因素也会造成动物死亡。由于致癌实验要求在实验结束时确保足够的存活动物数，保证这些动物的药物暴露时长以确保达成致癌实验目的，以及实现最大化的统计能力，因此致癌实验中发生过多动物死亡的处理方式、对死亡原因的分析、对药物致癌性结果的判定和统计学处理都有重要意义。这里要讨论的是，如果实验过程中发生了过多动物死亡，应当如何处理这个复杂而棘手的问题，以及在最后进行实验结果分析时如何处置。

在实验过程中，尤其是早期，发现高剂量组发生动物死亡，多数情况下可能是所设剂量过高、毒性过大所致。此时应与药审机构（如FDA的CAC）及时沟通（即“safety report”），以决定是否及如何调整剂量。其次，如果实验中期发生大批动物死亡，应先关注有无特定类型肿瘤相关的死亡，并及早报告FDA的药审部门和CAC，以确定正在进行的临床人体试验有无相关发现及有无安全性担忧，并取得FDA的指导性建议。另一个常见现象是在实验中、后期（80～90周）发生过多动物死亡，经常遇到的困惑是，当某组存活动物数已低于总数50%，是否需要终止该组动物的实验。Roth等建议，如果有其他生物学方案可行，不建议提前终止该剂量组。因为致癌实验的目的是使动物接受足够长时间的药物暴露以模拟人类终身给药，应最大程度保证致癌风险评估的研究意义。因此，应按照FDA指南中提出的建议，即当面临有关死亡率相关问题的研究时，申办方（sponsor）应与FDA的审评部门和CAC进行商讨。Roth等的文章还提出了对涉及4种不同死亡率情况修改试验设计的策略，很有参考价值[27]。对此类情况，FDA的基本原则是：“即使无法避免（动物死亡），也尽量不要提前终止实验，否则会使该研究信息不完全，且如果处死存活的少数动物，其因寿命太短而不足以代表该化合物的充分暴露量。这对于评估阴性实验设计的有效性尤为重要。通常，任何给药组在80～90周时，50只初始动物中50%存活率被认为是足够的。如果每组每性别中使用的动物数量大于或小于50，则该存活率可以更高或更低，但在这几周中，仍应有20～30只动物存活。当任何一组动物的存活率低于50%时（即少于20～30只），若在第80～90周动物已有足够的药物暴露，是否可以在预定的终止日期之前提前终止实验？这个问题的回答是，如果仅低剂量组和（或）中剂量组的存活率发生改变，就没有理由终止实验，因为对照组与高剂量的比较仍将是有益的。如果第80周后高剂量组的存活率低于50%（存活动物少于20～30只），则应继续进行实验，或者停止高剂量组动物给药，或者仅处死高剂量组，因为至少对照组和低/中剂量组比较仍是有益的（高剂量比较将取决于具体情况）。如果对照组（或其他各组）的存活率在80～90周后低于50%（存活动物少于20～30只），则可以提早终止研究，因为以后的比较将无法提供信息。其他建议则是，当对照组或低剂量组的存活率降低到原始动物数量的20%～25%时，应尽早终止实验。如果仅在高剂量组中死亡率增加，则可考虑尽早终止该组实验。由于提前终止研究会带来复杂的问题，因此强烈建议根据审评中心（CDER）和负责相关审评部门的意见，早日终止研究或研究组。”同时，FDA的指导原则也提到，如果企业在与FDA审评中心的讨论中，FDA批准根据该建议提前终止研究，则可以向申办方保证，CDER认为该致癌研究在药物暴露时间方面是充分的，实验是有效的。

美国毒性病理学会（STP）曾在关于啮齿类动物致癌性实验统计分析的建议中指出，确定每只动物的死亡原因对致癌性实验的解释都非常关键。病理学家应尽可能明确死亡动物或濒死动物的死亡原因，来确定组间死亡率的差异及与药物暴露的相关性。有些动物的死因无法确定，则只能记录为死因未确定（undetermined）。死亡原因的定义应使用WHO对死亡率和发病率编码指南的定义，即引发病态并直接导致死亡的疾病、意外事故或外伤。如果有多个可能的死因，病理学家需判定哪个最可能导致死亡。如果认为多个原因对发病率和死亡率均有显著影响，则可以判定为多个死亡原因。必须强调的是，死亡原因分析是基于某只动物疾病过程的具体信息，而不是基于该种属疾病过程的一般表现。STP关注如何判定毒性实验动物死因的目的是为确定毒性实验和致癌性实验动物死亡原因分析提供一般性指导，包括以下6条建议：①病理学家负责确定毒性实验和致癌性实验死亡或濒死动物的死亡原因，是解释性诊断过程，死亡原因的意见分歧可通过同行评议解决；②病理学家应获得每只动物所有的信息以确定死亡原因，包括血液学、血液生化、体重、临床观察、代谢等数据；③每只动物的死亡原因应基于导致该动物发病或死亡的主要疾病予以确定；④病理学家应确定总死亡率及死亡率的组间差异是否与供试品相关；⑤如果死亡原因无法确定，应该表述为死亡原因不确定或现有的信息无法确定死亡原因；⑥对较高比例的死亡原因不确定应进行相关数据的审议，病理同行评议应包括死亡原因诊断的审核，并应考虑实验的局限性、动物种属等因素[28]。

对致癌性研究进行死亡率的统计学评估多采用Peto检验，要求将实验过程中发生死亡和濒死的每只动物的每个肿瘤归类为致命（fatal）、可能致命（probably fatal）、偶可致命（mortal）或可能偶可致命（probably incidental）几种情况。这种区分法对于啮齿类动物致癌研究中能否准确确定死亡原因存在相当大的争议。Ettlin等回顾检查了10个连续致癌性研究项目中发现的死亡或濒死原因，重新复查了其中5项实验中的2400只OFA（SD的衍生品系）和Wistar大鼠，以及5项实验中的2400只OF1和NMRI小鼠。在超过80%的大鼠和70%以上的小鼠中确定了死亡或濒死状态的原因。在大鼠中，这些原因主要是垂体瘤、慢性进行性肾病（雄性）、乳腺肿瘤（雌性）和皮下肿瘤（雄性）。在小鼠中，主要是血管淋巴管网肿瘤、肺肿瘤、肝肿瘤（雄性）和肾小球肾病。用于确定肿瘤或非肿瘤病变为死亡原因的标准是基于生存期所见和病理检查的发现[29]。

（二）摄食量、体重与肿瘤发生率

目前已经明确，在啮齿动物致癌性实验中，摄食量增加及体重增加与肿瘤发生率相对增加之间的事实和机制，但并非所有肿瘤都是如此。Paranjpe等在*rasH2*转基因小鼠的致癌实验中分析了体重参数和摄食情况，包括初始体重、最终体重、食物消耗及体重增加的克数和百分比，来确定这些参数与肿瘤发生率之间的相关性。结果发现，*rasH2*雄性小鼠常见自发性肿瘤，如肺肿瘤、脾血管肉瘤、非脾源血管肉瘤，以及血管肉瘤与哈德腺瘤合并发生率与体重参数并没有统计学上的显著相关性；体重参数与雌性动物肺肿瘤和哈德腺瘤的发生率也没有统计学意义。然而，在雌性*rasH2*小鼠中，增加的初始体重与非脾源性血管肉瘤确实存在统计学上的显著相关性，而增加的终末体重与脾血管肉瘤、非脾源血管肉瘤及所有血管肉瘤的合并发生率也确实具有统计学上的显著性关系[30]。

此外，Haseman等回顾了NTP在历史对照数据库中4000多只雄性和雌性Fischer-344大鼠及B6C3F1小鼠的资料，结果发现了某些特定器官的肿瘤，尤其是大鼠乳腺和垂体肿瘤及小鼠肝肿瘤，与52周时的体重有很强的正相关性。通过使用个体动物数据，逻辑回归推导出了用于预测特定部位肿瘤发病率与52周体重、年龄和其他因素有关的模型。体重与肿瘤发生率之间的相关性也解释了NTP在许多致癌实验中观察到的肿瘤发生率下降的现象。另一个值得关注的问题是，给药组和对照组之间的体重差异通常可以掩盖药物对体重变化敏感部位的真实致癌性反应。因此，在设计长期啮齿动物致癌性实验时，应采取措施尽量减少给药组与对照组之间的潜在体重差异[31]。何亚男等总结了近十余年昭衍实验室进行的大鼠致癌性实验对照动物的自发性肿瘤，为积累本实验室历史对照数据奠定了基础[32]。

三、组织病理学报告、数据处理和结果分析

致癌实验最终要回答的问题是，在足够高的剂量暴露下（如MTD），供试品是否会导致特定类型肿瘤的发生、所致肿瘤类型有无特异性及其发生率。如果实验设计和实施得当，应当能够得出这个答案，而得出确切可信答案的前提是正确的数据汇总、结果分析和统计学处理。在进行肿瘤数据处理前，所有的阅片工作应已全部完成，在文字报告中所能体现的内容包括肿瘤发生的时间及其发展情况：①按性别和剂量组的大体解剖和组织病理学检查，说明肉眼和镜检发现的病变性质；②病理组织学检查所见的详细描述；③对结果进行处理的统计学方法；④数据处理和结果评价，包括肿瘤发生率、致癌性实验阳性的判断标准，对结果进行处理的统计学方法。

（一）病理学报告的撰写

致癌性实验的组织病理学报告与其他GLP一般毒理研究的原则和方式基本一致，有关资料汇总、报告撰写及格式方面，请参阅本书第一章。略有不同的是，致癌性实验的重点是对肿瘤病变的发现、定位、良恶性诊断和评估解释，要求毒性病理学家必须以统一的方式记录所有病理数据。根据STP提出的建议，肿瘤诊断应遵循公认的组织病理学术语，特别是要区分增生性非肿瘤病变、良性肿瘤和恶性肿瘤。在诊断术语、肿瘤命名、发生率记录方面保持一致性。除了必须生成总结性数据表（summary data sheet）外，还要求对每只动物的个体数据予以单独记录、制表，并列入“附录”文件中。

毫无疑问，肿瘤发生率是致癌性实验病理报告的核心内容，但要求病理学家在报告中必须整合所有临床、大体及镜下形态学和功能检查数据。此外，病理学家要确保对肉眼和镜下病变观察及记录的准确和可信性。Williams等总结了包括下列问题在内的GLP致癌性实验的常见缺陷，值得业界同仁借鉴：①报告中未提供大体观察结果，与药物暴露相关的作用未与镜下组织学观察结果进行比较；②大体观察所见与镜下发现缺乏关联性并缺乏解释；③实验记录中的器官重量与报告中的数据不匹配；④报告中未注明实验结束时的动物处死日期，且未给予任何解释；⑤病理报告中提供的数据表格形式与SOP中所要求的不一致；⑥实验记录中的动物个体数据与病理报告中的数据不相符，且未予解释；⑦报告中所使用的病理术语不一致，且缺乏解释；⑧病变诊断可信性不足，重要组织缺失且未予解释；⑨对切片评估方式（如“明读”或同行评议）未予说明；⑩在诸项记录中，如实施剖检、组织取材切块、镜下阅片、组织归档等的日期未予记载，这些缺陷是不符合GLP法规要求的。

（二）肿瘤统计指标及致癌性分析

可通过总结表的形式汇集和展示实验结果，总结表应包括各实验组和实验各时段（周数）存活的动物数、出现肿瘤及可疑肿瘤组织的动物数，以及肿瘤类型和良恶性分类等。对所有数据应采用适当的统计学方法进行评价，统计学方法应在实验设计时在方案中就已确定。如上节所述，给药组与对照组动物的平均寿命差别会影响实验结果的可靠性。因肿瘤发生率和动物寿命关系极大，所以统计分析实验结果时，一定要列出各组动物的平均寿命。

首先应计算肿瘤发生率。肿瘤发生率是整个实验结束时发现荷瘤的动物数在有效动物总数中所占的百分比。有效动物总数指最早出现肿瘤时的存活动物总数，简要公式如下。

$$肿瘤发生率=\frac{实验结束时荷瘤动物数}{有效动物总数}\times 100\%$$

在分析供试品致癌性时需要注意以下方面的特点：①是否为不常见的肿瘤类型；②有无多个部位发生的肿瘤；③不同种系动物及雌雄动物皆发生的肿瘤；④所发现的癌前病变到癌变的进展证据；⑤癌前病变潜伏期是否有缩短；⑥有无转移癌发生及发生率；⑦有无某个类型肿瘤异常增大和增多；⑧恶性肿瘤在所有肿瘤中的比率；⑨是否存在剂量-效应关系。

（三）药物致癌性结果评估

对给药组与同步对照动物组之间肿瘤数据经统计学处理后，下列任何一项有统计学差异时，即可考虑供试品致癌活性为阳性。

- 特定类型肿瘤只发生在给药组动物中，而同步对照组动物未见该类型肿瘤。
- 给药组与同步对照组动物均发生肿瘤，但给药组动物肿瘤发生率显著增高。
- 给药组动物多发性肿瘤明显易见，而对照组中无多发性肿瘤或仅少数动物出现多发性肿瘤。
- 给药组与对照组动物肿瘤发生率差异并不显著，但给药组中肿瘤发生的时间相对较早。
- 给药组与对照组动物肿瘤发生率差异不显著，但癌前病变显著多于对照组，尤其是药物暴露时间不足的情况下，如实验早期发生死亡动物较多，导致实验结束时动物数量不足。

NTP也曾对致癌活性的证据水平（level of evidence，LOE）进行概括，基本包括下列4种情况。

Ⅰ.明确的致癌活性证据，包括剂量相关的

ⅰ.恶性肿瘤发生率增加。

ⅱ.恶性与良性肿瘤合并发生率增加。

ⅲ.良性肿瘤发生率显著增加（本试验或其他试验显示此类肿瘤具有进展至恶性的能力）。

Ⅱ.部分致癌活性

化学品相关性肿瘤增加的证据，但反应强度弱于明确的致癌活性证据。

Ⅲ.疑似致癌活性证据

边际性肿瘤发生率增加，可能与供试品相关。

Ⅳ.无致癌活性证据

上述LOE的标准，基本可以解决致癌性评估中对病理诊断结果的解释。如果发现有统计学意义的恶性肿瘤发生率增高，通常会认定为该供试品存在致癌活性。如果相同来源细胞类型的恶性和良性肿瘤总和发生率增高也可认定为阳性致癌结果（即与良恶性无关）。在评估肿瘤发生率是否增加时，必须注意肿瘤发生部位的组织病理学改变，如细胞损伤和代偿性细胞增殖有可能促进肿瘤的发生和发展。

在评估各给药剂量组的肿瘤发生率时，要将存活至实验终末动物的肿瘤发生率，以及实验过程中濒死和发现死亡动物的肿瘤发生率合并统计。尤为重要的是，应当评估给药组与同步对照组中常见自发性肿瘤（spontaneous tumor）的发生率及以死亡时间来表示的发病率（即肿瘤分布），并与已知的历史对照数据（historical control data，HCD）相比较。Son和Gopinath总结了英国Huntingdon Life Sciences在1990～2002年完成的20项大鼠和20项小鼠的灌胃给药致癌实验，分析了实验中前50周内零星发现死亡动物的肿瘤发生率，并比较了50～80周的肿瘤发生率。结果显示，小鼠中最常见的肿瘤是淋巴瘤，其次是细支气管-肺泡腺瘤。在大鼠中，最常见的肿瘤是垂体腺瘤，其次是乳腺纤维腺瘤和腺癌。对50周之前、50～80周及2年实验终止时肿瘤资料的比较，除了雄性大鼠，在肿瘤发生方面没有太大差异。其中雄性大鼠长达50周时的最常见肿瘤是淋巴瘤，而在50～80周及2年内最常见的肿瘤是垂体腺瘤（表16-6）。可见，在短期研究中，有时很难评估死亡率及给药动物中发生肿瘤的相关性[33]。

文献中有关啮齿类动物自发肿瘤的信息量庞大，仅举1例，可见一斑：Prejean等报道了未给予任何药物的空白对照SD大鼠和Swiss小鼠在18个月致癌实验中自发肿瘤的发生率。在360只SD大鼠中（雄性179，雌性181），自发肿瘤发生率高达45%；在254只Swiss小鼠中（雄性101只，雌性153只），自发肿瘤发生率为26%。雌性大鼠自发肿瘤发生率几乎是雄性的2倍，这主要是由于雌性中乳腺肿瘤的高发病率造成的。肿瘤最多见于内分泌系统，主要是垂体和肾上腺，雌性的发病率也高于雄性。在小鼠，最高发的肿瘤见于肺部，且雌性发病率高于雄性。在雄性中可观察到泌尿系统肿瘤，而在雌性中则没有。同时还观察到了皮肤、生殖器官，以及网状内皮系统和淋巴器官的肿瘤[34]。

表16-6　按实验时间段统计的大、小鼠常见自发性肿瘤的发生率（%）

种属/发生部位/肿瘤	雄性			雌性		
	发生率排位	<50周[a]（%）	>50周[a]（%）	排位[a]（%）	<50周[a]（%）	>50周[a]（%）
SD 大鼠						
垂体腺瘤	1	0	100	1	8	92
乳腺纤维腺瘤	2	9	91	2	7	93
皮肤纤维瘤	3	18	82	NA[b]	NA[b]	NA[b]
淋巴瘤，多中心性	4	60	40	5	40	60
皮肤纤维肉瘤	5	11	89	NA[b]	NA[b]	NA[b]
乳腺腺癌	NA[b]	NA[b]	NA[b]	3	27	73
垂体腺癌	NA[b]	NA[b]	NA[b]	4	0	100
CD-1 小鼠						
淋巴瘤，多中心性	1	39	61	1	24	76
支气管肺泡腺瘤	2	14	86	2	7	93
肝细胞腺瘤	3	13	87	NA[b]	NA[b]	NA[b]
支气管肺泡癌	4	5	95	NA[b]	NA[b]	NA[b]
肝细胞癌	5	14	86	NA[b]	NA[b]	NA[b]
组织细胞肉瘤	NA[b]	NA[b]	NA[b]	3	14	86
乳腺腺癌	NA[b]	NA[b]	NA[b]	4	12	88
髓性白血病	NA[b]	NA[b]	NA[b]	5	25	75

a.表内数值代表两个不同时段（50周前和50周后）肿瘤的总发生率；b.因不适合统计或为非常见肿瘤，故未予以统计

要得出缺乏致癌活性的结论，必须有足够数量的动物在足够的暴露量下存活下来。通常在MTD剂量下，按照NTP等机构归纳的“具有致癌活性的化学品”中讨论的标准下没有肿瘤增加的迹象，方可认定。尽管研究中会存在其他因素的影响，如体重增加过多或存活率降低，但通常认为统计学上有显著意义的肿瘤发生率增加才是有效的。同时还应考虑到这种增加可能是毒性所致，而不是供试品的化学作用。由于所见到的差异可能是偶然发生的，故使用2个阴性对照组的设计可能减少偶发的差异或假阳性。

（四）历史对照数据的应用

在啮齿类动物致癌性实验中，通过对正常对照动物自发性肿瘤数据的不断积累形成的历史对照数据数据库，对了解不同种系动物和给药途径的自发肿瘤发生率、特定器官及性别特异性等信息有重要价值。不同实验室都积累有各自的HCD资料，目前信息量最大的当属由美国NTP所发布的HCD，它包括网上实时更新的慢性毒性和长期致癌实验HCD及生殖发育毒性实验HCD。2020年更新的HCD包括从多达290项的2年致癌实验中总结的大鼠和小鼠常见自发性肿瘤发生率的资料。

尽管在致癌实验结果分析中，最适合用于比较肿瘤发生率的数据始终是与给药组同步进行的对照组生成的资料，但在某些情况下，同时使用HCD有助于研究者对肿瘤发生率数据进行宏观上更具整体意义和客观性的评估。为此，STP专门组织了致癌实验的HCD工作小组，以期审查与啮齿类动物致癌实验中镜下组织学确认的HCD相关的科学实践、监管指南和相关文献，以便为定位、生成和应用此类数据提供最佳的建议。该工作组专门研究了非临床啮齿动物致癌研究中的肿瘤性和增生性病变的HCD，提出了以下具有共识性原则的建议[35]，以指导对大、小鼠长期致癌实验肿瘤发生率的评估和解释时对HCD的使用。

- 同步对照组数据始终是最相关的。
- 首选当下正在进行致癌性研究的实验室积累的HCD。
- 经过独立的同行评议过程的HCD通常更可靠。
- HCD可能有助于解释罕见肿瘤、对照组动物增生性变化略有增加及肿瘤发生率出乎意料的增加或减少。
- HCD的来源应与正在评估的研究采用相同种属、品系、性别的动物和研究持续时间。
- 应考虑每笼动物的数量（单养或多只动物群养）。
- HCD必须来源于采用相同饲养方式的研究。
- 必须考虑与给药相关的生存率和（或）对体重的影响。
- 应考虑给药途径及所用的对照品（辅料、安慰剂）。
- 可使用给定增殖变化的简单参考范围（有时可能误导）。
- 应在合理的生物学原理范围内考虑使用何种统计学工具：四分位数间距、极坐标靶心图、正式统计分析。
- 应仔细评估已发布的HCD，可能在评估与特定作用（如极为罕见的肿瘤）相关的数据时提供指导。
- HCD最好用作质量保证工具。

充分和正确应用HCD的情况包括对给药组发现的罕见肿瘤、高发肿瘤、发生率高度变异的肿瘤、相对于同步对照组发生率略有增加的肿瘤，以及同步对照组动物的肿瘤发生率出乎意料地略有增加或减少等情况的解释。但在评估化合物的潜在致癌作用时，应将HCD用作可以增加“证据权重”方法的众多信息来源之一，而不是唯一。其他应当考虑的因素包括动物种系的相似性、体重、存活率、肿瘤发生的时间及其他病变的发生率。如果肿瘤在两个种属或两个性别中都发生，则要看是否存在与剂量相关的阳性反应，或者是否存在成对器官的双侧病变[36]。Greim等对正确应用HCD也提出了一些具体建议，与上述HCD工作小组提出的原则基本相似，但提到可以使用尚未发布的HCD，前提是它们应满足使用HCD的基本原则[37]。总之，应在合理的生物学原理范围内考虑如何正确应用HCD。

基于致癌实验所用同一种属的不同品系动物有时需要更换，如NTP于2008年启用Harlan SD大鼠取代了以往常用的F344/N大鼠，因此对两者的HCD数据进行了总结和比较。在动物性别、实验室、所用饲料和给药途径相匹配情况下，通过在雌性SD和F344/N大鼠中多达9项致癌实验数据的比较，发现了2个不同品系之间值得重视的自发肿瘤差异，如阴蒂腺瘤、乳腺纤维腺瘤、乳腺癌、甲状腺C细胞腺瘤和单核细胞白血病在发病率上呈现显著的统计学差异。同时发现，不同的辅料对照会产生一定影响，在雌性F344/N大鼠中，当给予玉米油为对照辅料时，其垂体后叶腺瘤的发生率明显高于以饮用水为辅料的大鼠，显示了辅料在自发肿瘤方面可能有一定影响[38]。

目前，以FDA为代表的国际药品监管机构，已接受了基因工程小鼠模型作为常规标准致癌研究小鼠生物检测的替代方法，同时要求伴以2年的大鼠长期实验。业界对用时较短的基因工程小鼠致癌性生物检测的接受速度较慢，主要是由于缺乏历史对照数据和诊断标准，以及在已发表的数据中非标准化术语的应用问题。为了解决这些问题，特别是为生成大型HCD数据库的目的，Nambiar等将某药厂于2004～2009年部实施的共21项*rasH2*转基因小鼠给药6个月的GLP致癌性研究进行了回顾总结，将自发性肿瘤发生率与已发表的文献进行了分析和比较。在这些研究中观察到的常见自发性肿瘤发生率>1%者为支气管肺泡腺瘤（平均3.9%～9.9%）、支气管肺泡腺癌（平均1.4%～2.4%）、脾血管肉瘤（平均3.0%～3.9%）、皮肤鳞状细胞乳头状瘤（平均1.1%～1.2%）、哈德腺腺瘤（平均0.8%～1.2%）和肝细胞腺瘤（平均1.8%）。10年来，多次*rasH2*研究中肿瘤发生率的显著相似性及所观察到的人类基因插入稳定性是该模型中最小漂移的重要指标。总之，这些自发性肿瘤的HCD有助于评估和解释未来的*rasH2*小鼠致癌性研究结果（表16-7）[39]。

表16-7　*rasH2*转基因小鼠常见自发肿瘤背景数据

	对照组动物		MNU（阳性对照）	
	雄性	雌性	雄性	雌性
实验数量（只）	10	11	6	6
检查的动物数（只）	333	363	87	87

器官	肿瘤	均数（范围）	均数（范围）	均数（范围）	均数（范围）
肺	腺瘤	9.9%（0%～18%）	3.9%（0%～16%）	9.0%（0%～20%）	18.4%（0%～27%）
	腺癌	2.4%（0%～5%）	1.4%（0%～4%）	2.3%（0%～7%）	2.3%（0%～7%）
脾	血管肉瘤	3.0%（0%～8%）	3.9%（0%～17%）	3.4%（0%～20%）	4.6%（0%～13%）
肝	肝腺瘤	1.8%（0%～9%）	0	0	0
胃	鳞状细胞乳头状瘤	0.6%（0%～4%）	0	71.3%（47%～83%）	63.2%（33%～87%）
	鳞状细胞癌	0.3%（0%～4%）	0.3%（0%～4%）	34.5%（7%～60%）	29.9%（20%～40%）
淋巴网状组织	淋巴瘤	0	0.3%（0%～1%）	65.5%（47%～87%）	66.7%（47%～80%）
皮肤	鳞状细胞乳头状瘤	1.2%（0%～4%）	1.1%（0%～4%）	29.9%（7%～60%）	46.0%（20%～53%）
	鳞状细胞癌	0	0.3%（0%～1%）	6.9%（0%～33%）	10.3%（0%～27%）

续表

		对照组动物		MNU（阳性对照）	
		雄性	雌性	雄性	雌性
哈德腺	腺瘤	1.2%（0%～4%）	0.8%（0%～4%）	3.4%（0%～7%）	6.9%（0%～13%）
	腺癌	0.6%（0%～4%）	0.8%（0%～4%）	0	4.6%（0%～13%）
小肠	腺瘤	0	0.3（0%～4%）	4.6%（0%～13%）	2.3%（0%～7%）
	腺癌	0	0	8.0%（0%～27%）	11.5%（0%～25%）

MNU. N–甲基–N–亚硝基脲（阳性致癌对照药）

（五）啮齿类动物致癌实验阳性结果与人类相关性的评估和解释

啮齿类动物致癌实验阳性结果在药物非临床研究中并非罕见。由于实验动物研究的局限性，人们担心啮齿动物的生物检测是否足以代表在人类中潜在的风险，导致对动物致癌性结果与人类相关性的解释十分困难且有争议。在正式的人类风险评估中，核心问题是在动物中的致癌反应有无可能以相似的机制发生于人类。这取决于动物种属与人类在许多方面的差异性及低剂量所生成数据的外推。例如，以某化学品在雄性大鼠中诱导的肾肿瘤为例，一方面致瘤机制似乎取决于药物通过α 2u–球蛋白在肾小管上皮细胞沉积，且雌性大鼠中不发生；但在人类肾小管上皮不存在α 2u–球蛋白，因此不必担心此类种属和性别特异性化学品在人类的潜在致癌作用[40]。另一方面，如果动物与人之间致癌机制的相关性无法确定，则需通过多因素评估来确保上市药物的安全性。

昭衍实验室张素才等系统总结了2014～2017年美国FDA批准的154种上市新药，其中开展一项或多项致癌实验的药物48个，这48个药物中有17个经统计学判定为致癌实验结果阳性，且阳性率达35%[41]。显然，这17个药物致癌实验的阳性结果并没有阻止药物的上市审批。对这17个药物的致癌性结果分析表明，对于阳性结果，无论信号强度如何，其核心在于判定是否存在安全窗（safety margin），评估发生在致瘤剂量下其他毒性的相关性，鉴别啮齿类动物致瘤效应的关键事件及其与人体的生物学关系。有些肿瘤是啮齿类动物常见的，甚至是啮齿类动物特有的肿瘤，这些肿瘤在人体的发生率较低或基本不会发生（表16–8）。啮齿类动物特异性肿瘤来源于几个因素，包括：①生理差异，如动物和人体存在不同的内分泌调节机制；②药物代谢动力学差异，如代谢产物不同，产生药物蓄积的器官或蓄积程度不同，以及排泄途径差异；③种属之间甚至在不同品系之间的病理学差异，如小鼠常见肿瘤主要发生在肺脏、肝脏、肾上腺、造血系统和卵巢，而对于大鼠，更多的自发性肿瘤则发生在乳腺和垂体；④解剖学差异，如人体不存在但大、小鼠可见的前胃、哈德腺、Zymbal腺和包皮腺等器官组织。

表16–8 人类与啮齿动物常见与少见肿瘤类型的比较

给药的啮齿类动物中高发，但人类少见	肝、肾、甲状腺
给药的啮齿类动物和人皆高发	肺、造血组织、乳腺、皮肤
人类高发，但给药的啮齿类动物中少见	前列腺、结肠、胰腺、脑、子宫颈、子宫

以下列举了一些啮齿动物常见肿瘤，当出现这些肿瘤且具有相同或相似的作用模式时，一般可认为动物的肿瘤发现与人体不具有相关性（表16–9）[42]。

表16-9 常见的啮齿类动物特异性肿瘤

肿瘤类型	可能的作用模式	代表化合物
雄性大鼠肾肿瘤	α-2u球蛋白肾病，α-2u球蛋白沉积	异佛尔酮、五氯乙烷
大鼠和小鼠膀胱肿瘤	外源物质或结石刺激，泌尿道上皮增加	尿嘧啶
大鼠卵巢系膜平滑肌瘤	β_2受体兴奋剂相关	沙丁胺醇
胃嗜铬细胞瘤	H_2受体拮抗剂，质子泵抑制剂，抑制胃酸分泌，胃泌素水平升高	拉呋替丁
甲状腺滤泡细胞肿瘤	肝微粒体酶诱导剂，增加甲状腺激素的代谢和排泄	磺胺类药物
乳腺肿瘤	啮齿类动物对多巴胺分泌引起的雌激素抑制比较敏感，且导致泌乳素释放增加	黄体酮
子宫内膜肿瘤	多巴胺激动剂，抑制垂体泌乳素分泌，导致黄体溶解和新滤泡形成，继而雌激素合成	溴隐亭
睾丸间质细胞瘤	大鼠具有唯一的促黄体激素释放激素（LHRH），大鼠睾丸莱氏细胞的黄体激素受体比人体多14倍	西咪替丁、非那雄胺、布舍瑞林
肠系膜淋巴结血管瘤	雄性大鼠肠系膜淋巴结血管瘤	达隆，拉帕替尼

国际生命科学研究院的风险科学研究所（Risk Science Institute of the International Life Sciences Institute，ILSI RSI）于2001年6月提出了以MoA为基础的人体相关性分析理论，并建立了人体相关性框架（human relevance framework，HRF）分析，目前已广泛应用于多个领域的风险评估。HRF基于两种假设：其一，实验动物中所见肿瘤在人体具有指示性；其二，实验动物确定的MoA适用于人体。HFR的核心目的在于收集足够的证据信息来建立动物MoA，之后通过确立MoA中关键事件（key event）的动物与人体的相似性，以及关键事件的量效和时效关系来进一步判定动物肿瘤的人体相关性。目前，最为经典的MoA分析当属Novo Nordisk原研的GLP-1受体激动剂类药物利拉鲁肽（Liraglutide）。在大鼠2年致癌实验中发现与药物相关的甲状腺肿瘤，且具剂量相关性，药厂通过大量的研究工作，发现其MoA可概括为：①GLP-1受体激动剂结合并激活甲状腺C细胞（腺泡旁细胞）上的GLP-1受体；②GLP-1受体激活，继而诱导降钙素释放；③降钙素释放增多反馈引起降钙素合成增加；④降钙素合成增加刺激甲状腺C细胞增生。啮齿类动物甲状腺C细胞肿瘤的发生与甲状腺C细胞的受体分布及药物半衰期有很大关系。

另一个典型的实例是过氧化物增殖体活化受体（peroxisome proliferator activated receptor，PPAR）激动剂类化合物在啮齿动物致癌性与人类相关性的评估。作为2型糖尿病的一大类有效药物（Fibrate，格列酮类），PPAR激动剂类化合物显示了多品系、多性别、多组织的致癌性。在CD-1小鼠2年致癌实验中诱发包括血管瘤、脂肪瘤、脂肪肉瘤、乳腺腺瘤等多种肿瘤。FDA审评部门综合评估了PPAR激动剂的致癌性特点，统计了11个PPAR激动剂的小鼠和大鼠致癌性实验信息，发现诱发的肿瘤分布与PPAR的受体分布一致，致癌作用与PPAR激动剂在啮齿动物中受体介导的药理作用机制有关。根据该类化合物的致癌性实验结果，FDA认为，该类化合物的动物致癌阳性结果提示了临床致癌性风险，但该类化合物的遗传毒性研究中未显示遗传毒性；多项体外MoA研究未证明其致癌性；虽然动物致癌暴露量（AUC）低于人体暴露量25倍，但同类药物的临床研究和上市药物中未发现人体类似肿瘤的增加，故认为其肿瘤具种属特异性，在小鼠和大鼠中观察到的致瘤作用没有确定的临床相关性。虽无致人体肿瘤风险，但FDA要求申办方进一步调研，积累数据，以保障上市药品安全性。目前PPAR激动剂类药物的上市后临床安全性研究仍在进行。

再如礼来（Eli Lilly）公司研发的绝经期后骨质疏松症治疗药特立帕肽（teriparatide，又名Forteo），可谓又一个阳性啮齿动物致癌药与临床相关性长期考察的典型。特立帕肽是一种合成的甲状旁腺激素，可通过增加骨形成而有效增加骨密度。大鼠2年给药致癌性实验发生显著性剂量相关的骨肉瘤，多项MoA研究证实骨肉瘤的发生可能与该药药理作用相关。2002年，FDA和专家顾问委员会经过极为审慎地评估，批准了该药有条件上市（说明书加注警示黑框），并要求4期临床研究进行密切追踪观察。如今10多年过去了，并未发现该药在大鼠的致癌结果与人类相关，据称临床上仅见1例患者发生骨肿瘤[43]。

事实上，并非所有致癌实验阳性药物都要进行MoA研究，张素才等介绍的17个致癌实验阳性药物均无须进行MoA分析。FDA审评人员经过多因素综合分析，尤其是借鉴同类化合物的已知信息，从肿瘤多样性和跨种属特性、啮齿类动物特异性肿瘤、体内暴露倍数对比及人体相关性框架等方面进行综合判定，对动物肿瘤的人体相关性提出了针对性的审评意见。

（姚大林）

参考文献

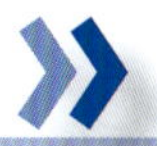

[1] Milman HA, Elizabeth K, Weisburger EK. Handbook of Carcinogen Testing. 2th ed. New Jersey: Noyes Publications, 1994.

[2] Malarkey DE, Maronpot RR. Carcinogenesis // Wexler P. Encyclopedia of Toxicology. 2nd ed. Amsterdam: Elsevier, 2105: 445–466.

[3] David E, Malarkey DE, Hoenerhoff M, et al. Carcinogenesis: Mechanisms and Manifestations // Haschek WM, Rousseaux CG,Wallig MA. Haschek and Rousseaux's Handbook of Toxicologic Pathology. 3rd ed. San Diego: Academic Press, 2013: 107–146.

[4] van Delft JHM, van Agen E, van Breda SGJ, et al. Discrimination of genotoxic from non–genotoxic carcinogens by gene expression profiling. Carcinogenesis, 2004, 25(7): 1265–1276.

[5] 刘倩, 文海若, 王雪. 氧化应激与化合物非遗传毒性致癌性的研究进展. 药物分析杂志, 2018, 38(8): 1318–1324.

[6] Hayashi Y. Overview of genotoxic carcinogens and non–genotoxic carcinogens. Experimental & Toxicologic Pathology, 1992, 44(8): 465–471.

[7] 张波, 李道传, 陈雯. 环境化学致癌物的表观遗传调控研究进展. 中华预防医学杂志, 2010, 45(5): 452–455.

[8] IARC. IARC monographs on the identification of carcinogenic hazards to humans. Agents classified by the IARC Monographs, Vol 1–125. https://monographs.iarc. fr/agents–classified–by–the–iarc/.

[9] Gold LS, Zeiger E. Handbook of carcinogenic potency and genotoxicity databases. Boca Raton: CRC Press, 1997.

[10] IARC. 2010. IARC monographs on the evaluation of carcinogenic risks to humans, Vol 1–69. International Agency for Research on Cancer, Lyon, France. https://academic.oup com/occmed/article/61/7/521/1464220.

[11] Metaplasia. https: //en. wikipedia. org/wiki/Metaplasia.

[12] Kumar V, Abbas AK, Fausto N, et al. Robbins basic pathology. 8th ed. Amsterdam: Elsevier, 2007: 176–177.

[13] Hanahan D, Weinberg RA. Hallmarks of cancer: the next generation. Cell, 2011, 144(5): 646–674.

[14] Williams GM, latropoulos MJ, Enzmann HG. Principles of testing for carcinogenicity activity// Hayes AW. Principles and methods of toxicology. 5th ed. Boca Raton: CRC Press, 2008: 1265–1316.

[15] McCormick DL. Preclinical evaluation of carcinogenicity using standard–bred and genetically engineered rodent models. 2nd ed. Amsterdam: Elsevier, 2017: 273–292.

[16] Huff J. Long–term chemical carcinogenesis bioassays predict human cancer hazards: issues, controversies, and uncertainties. Annals of the New York Academy of Sciences, 1999, 895: 56–79.

[17] 王海学, 刘洋, 闫莉萍, 等. 国际上新药致癌性试验技术要求介绍. 药物评价研究, 2010, 33(5): 329–331.

[18] Gulezian D, Jacobson–Kram D, McCullough CB, et al. Review article: use of transgenic animals for carcinogenicity testing: considerations and implications for risk assessment. Toxicologic Pathology, 2000, 28(3): 482–499.

[19] Leder A, Kuo A, Cardiff RD, et al. V-Ha-ras transgene abrogates the initiation step in mouse skin tumorigenesis: effects of phorbol esters and retinoic acid. PNAS, 1990, 87(23): 9178-9182.

[20] Donehower LA, Harvey M, Slagle BL, et al. Mice deficient for p53 are developmentally normal but susceptible to spontaneous tumours. Nature, 1992, 356(6366): 215-221.

[21] Listed NA. International conference on harmonisation of technical requirements for registration of pharmaceuticals for human use (ICH) adopts consolidated guideline on good clinical practice in the conduct of clinical trials on medicinal products for human use. International Digest of Health Legislation, 1997, 48(2): 231-234.

[22] Mitsumori K, Koizumi H, Nomura T, et al. Pathological features of spontaneous and induced tumors in transgenic mice carrying a human prototype c-Ha-ras gene used for six-month carcinogenicity studies. Toxicologic Pathology, 1998, 26(4):520-531.

[23] French J, Storer R, Donehower L. The nature of the heterozygous trp 53 knockout model for identification of mutagenic carcinogens. Toxicologic Pathology, 2001, 29 (5): 24-29.

[24] 张素才, 芮志佩, 张冬霞, 等. 长期致癌试验动物饲养管理技术关注要点. 中国新药杂志, 2017, 26(2): 162-168.

[25] 张晶璇, 崔艳君, 凡春荣, 等. 新药致癌性试验研究实施体会. 中国药理学与毒理学杂志, 2013, 3(v.27): 582-583.

[26] Iatropoulos MJ, Williams GM. Proliferation markers. Experimental & Toxicologic Pathology, 1996, 48(2-3): 175-181.

[27] Roth A, Kadyszewski E, Geffray B, et al. Excess mortality in two-year rodent carcinogenicity studies. Toxicologic Pathology, 2007, 35(7): 1040-1043.

[28] 霍桂桃, 吕建军, 林志, 等. 非临床毒性试验和致癌性试验动物死亡原因分析方法简介. 中国药事, 2018, 32(3): 412-416.

[29] Ettlin RA, Stirnimann P, Prenti DE. Causes of death in rodent toxicity and carcinogenicity studies. Toxicologic Pathology, 1994, 22(2): 165-178.

[30] Paranjpe MG, Denton MD, Vidmar TJ, et al. Relationship of body weight parameters with the incidence of common spontaneous tumors in Tg. rasH2 mice. Toxicologic Pathology, 2014, 42 (7): 1143-1152.

[31] Haseman JK, Young E, Eustis SL, et al. Body weight-tumor incidence correlations in long-term rodent carcinogenicity studies. Toxicologic Pathology, 1997, 25(3): 256-263.

[32] 何亚男, 张素才, 张惠铭. SD和Wistar大鼠自发性肿瘤的病理学观察. 中华病理学杂志, 2017, 46(4): 249-254.

[33] Son WC, Gopinath C. Early occurrence of spontaneous tumors in CD-1 mice and Sprague-Dawley rats. Toxicologic Pathology, 2004, 32(4): 371-374.

[34] Prejean JD, Peckham JC, Casey AE, et al. Spontaneous tumors in sprague-dawley rats and swiss mice. Cancer Research, 1973, 33(11): 2768-2773.

[35] Keenan C, Elmore S, Francke-Carroll S, et al. Best practices for use of historical control data of proliferative rodent lesions. Toxicologic Pathology, 2009, 37(5): 679-693.

[36] Elmore SA, Peddada S. Points to consider on the statistical analysis of rodent cancer bioassay data when incorporating historical control data. Toxicologic Pathology, 2009, 37(5): 672-676.

[37] Greim H, Gelbke HP, Reuter U, et al. Evaluation of historical control data in carcinogenicity studies. Human & Experimental Toxicology, 2003, 22(10): 541-549.

[38] Dinse GE, Peddada SD, Harris SF, et al. Comparison of historical control tumor incidence rates in female Harlan spraguedawley and Fischer 344/N rats from two-year bioassays performed by the national toxicology program. Toxicologic Pathology, 2010, 38 (5): 765-775.

[39] Nambiar PR, Turnquist SE, Morton D. Spontaneous tumor incidence in rasH2 mice. Toxicologic Pathology, 2012, 40(4): 614-623.

[40] Dietrich DR, Swenberg JA. The presence of α 2u -globulin is necessary for d-limonene promotion of male rat kidney tumors. Cancer Research, 1991, 51(13): 3512-3521.

[41] 张素才, 谷玲玲, 姚大林, 等. 新药非临床安全性评价中啮齿动物致癌试验结果分析要点. 中国新药杂志, 2018, 27(23): 2755-2764.

[42] 林海霞, 刘洋, 王海学, 等. 药物致癌性的机制研究. 中国新药杂志, 2010, 19(23):2124-2126.

[43] Black DM, Rosen CJ. Postmenopausal osteoporosis. New England Journal of Medicine, 2016, 374(3): 254-262.